Ania Muntau

Intensivkurs Pädiatrie

W0052886

Ania Muntau

Intensivkurs Pädiatrie

zum GK 3

3., aktualisierte und erweiterte Auflage

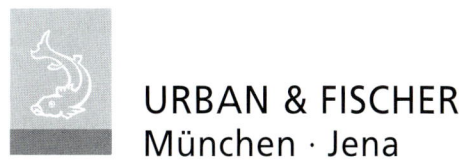

URBAN & FISCHER
München · Jena

Zuschriften und Kritik an:
Elsevier GmbH, Urban & Fischer Verlag, Lektorat Medizinstudium, Karlstraße 45, 80333 München
PD Dr. med. Ania Muntau, Dr. von Haunersches Kinderspital der Ludwig-Maximilians-Universität München,
Lindwurmstraße 4, 80337 München
e-mail: Ania.Muntau@kk-i.med.uni-muenchen.de

Wichtiger Hinweis für den Benutzer
Die Erkenntnisse in der Medizin unterliegen laufendem Wandel durch Forschung und klinische Erfahrungen. Die Autorin dieses Werkes hat große Sorgfalt darauf verwendet, dass die in diesem Werk gemachten therapeutischen Angaben (insbesondere hinsichtlich Indikation, Dosierung und unerwünschten Wirkungen) dem derzeitigen Wissensstand entsprechen. Das entbindet den Nutzer dieses Werkes aber nicht von der Verpflichtung, anhand der Beipackzettel zu verschreibender Präparate zu überprüfen, ob die dort gemachten Angaben von denen in diesem Buch abweichen und seine Verordnung in eigener Verantwortung zu treffen

Wie allgemein üblich wurden Warenzeichen bzw. Namen (z.B. bei Pharmapräparaten) nicht besonders gekennzeichnet.

Bibliografische Information der Deutschen Bibliothek
Die Deutsche Bibliothek verzeichnet diese Publikation in der Deutschen Nationalbibliografie; detaillierte bibliografische Daten sind im Internet unter http://dnb.ddb.de abrufbar.

Um den Textfluss nicht zu stören, wurde bei Patienten und Berufsbezeichnungen die grammatikalisch maskuline Form gewählt. Selbstverständlich sind in diesen Fällen immer Frauen und Männer gemeint.

Printed in Germany
ISBN 3-437-43390-3

Aktuelle Informationen finden Sie im Internet unter www.urbanfischer.de

Planung und Lektorat: Dr. med. Dorothea Hennessen
Leitung Team Klinik: Nathalie Blanck
Lektorat: Kerstin Popp
Redaktion: Eva Cramer
Herstellung: Cornelia Reiter
Satz: Mitterweger & Partner, Plankstadt
Druck und Bindung: Stürtz, Würzburg
Grafiken: Stefan Elsberger
Umschlaggestaltung: SpieszDesign, Neu-Ulm
Gedruckt auf: Nopacoat 100 g

Vorwort

Vorwort zur 3. Auflage

Die erste Auflage des Buches entstand aus den Aufzeichnungen zu meiner Examensvorbereitung mit dem Ziel, eine kurz gefasste und dennoch vollständige Darstellung des prüfungsrelevanten Stoffes anzubieten. In der nun vorliegenden 3. Auflage stand das Bemühen im Vordergrund, die Lerninhalte ebenso kompakt und praxisorientiert zu vermitteln, gleichzeitig jedoch eine möglichst fundierte Übersicht über das Fach Pädiatrie vorzulegen. Hierzu wurde das Buch völlig neu gestaltet. Sämtliche Kapitel wurden intensiv überarbeitet, aktualisiert und zu einem großen Teil neu geschrieben. Neu hinzugekommen sind das Kapitel Sozialpädiatrie sowie das Kapitel Unfälle und Vergiftungen.

Besonders freue ich mich darüber, dass es nun gelungen ist, 230 Farbabbildungen aufzunehmen, die das Buch wesentlich bereichern. Die Fotos – häufig meiner eigenen Patienten – stammen fast ausschließlich aus dem umfangreichen Archiv des Dr. von Haunerschen Kinderspitals der Ludwig-Maximilians-Universität München. Meinem Chef, Herrn Prof. Dr. D. Reinhardt, danke ich sehr für die Erlaubnis, die Bilder zu verwenden. Darüber hinaus enthält das Buch zahlreiche Tabellen und Checklisten, in denen spezielle Lerninhalte und Differentialdiagnosen zusammengefasst werden. Farbig unterlegte Merksätze betonen besonders wichtige – häufig praxisbezogene – Aspekte. Die Inhalte aller IMPP-Fragen der letzten drei Jahre sind am Rand farbig markiert.

Ein weiteres neues Element sind die Kasuistiken, die besonders wichtige Krankheitsbilder am Beispiel „echter Fälle" aus unserer Klinik beschreiben, viele davon entstammen dem klinischen Alltag meiner Freunde und Kollegen. Dafür danke ich ganz herzlich Marcus Benz, Nadine Berkowicz, Søren Gersting, Alf Heger, Pablo Landgraf, Esther Maier, Bettina Ruf, Kristina Schmid, Andrea Schweiger-Kabesch, Stephan Springer und Silvia Stojanov.

Den Mitarbeiterinnen des Urban & Fischer Verlages, meiner Lektorin Kerstin Popp, Nathalie Blanck und ihren Kolleginnen möchte ich danken für die hervorragende, konstruktive Zusammenarbeit und für die Bereitschaft, in das neue Konzept eines „Intensivkurses Pädiatrie" zu investieren. In diesem Format kann das Buch nicht nur zur Examensvorbereitung, sondern auch als klinischer Leitfaden für den angehenden Facharzt hilfreich sein.

Zuschriften von Studenten mit Anregungen und Kritik sind für die kontinuierliche Verbesserung des Buches von essentieller Bedeutung. Ich freue mich immer sehr darüber und hoffe, auch in Zukunft viele Kommentare von denjenigen zu bekommen, die mit dem Buch arbeiten. Ihre Meinung ist es, auf die es ankommt.

Ich wünsche Euch und Ihnen viel Freude mit der Pädiatrie!

München, im Sommer 2003   Ania Carolina Muntau

Zum Geleit aus der 1. Auflage

Die Pädiatrie hat in den letzten Jahrzehnten eine Fülle von neuen Erkenntnissen gesammelt, pathologische Zusammenhänge aufgeklärt und neue therapeutische Richtlinien erarbeitet. Diese Entwicklung hat aber auch dazu geführt, daß Studenten, die sich auf das Dritte Staatsexamen vorbereiten, Schwierigkeiten haben, ein Repetitorium vorzufinden, das kurz gefaßt ist, einerseits unter bewußtem Verzicht auf ausführliche Literaturzitate, aber andererseits alle wesentlichen und gesicherten Tatsachen enthält und vor allem praktischen Belangen Rechnung trägt. Aber auch praktisch tätige Kinderärzte, die ihre grundlegenden Kenntnisse effektiv auffrischen wollen, sind eine der Zielgruppen dieses Buches.

Durch eine tabellarische, alles Überflüssige vermeidende und dennoch umfassende Darstellung ist es der Autorin gelungen, diesem Bedarf kompetent zu entsprechen. Das Buch ist kein Repetitorium in herkömmlichem Sinne, sondern ein praktisches Handbuch für alle diejenigen, die bereits über die grundlegenden Kenntnisse der Kinderheilkunde verfügen, und kann allen Studenten zur Vorbereitung auf das Staatsexamen wie auch allen praktisch tätigen Kinderärzten wärmstens empfohlen werden.

München, im März 1993   Prof. Dr. R. J. Haas

V

Inhaltsverzeichnis

Labor-Normalwerte Pädiatrie

Blut	NG	Kinder/Erwachsene
Blutgasanalyse		
Basenüberschuss	–6 bis +2	–3,5 bis +2,5 mmol/l
pH	7,26 – 7,49	7,35 – 7,45
pCO_2 (art.)	28 – 45	32 – 47 mmHg
pO_2 (art.)	50	80 – 108 mmHg
BSG 1. Stunde $<$ 6 mm/h; 2. Stunde $<$ 12 mm/h		
Serum/Plasma		
AP	$<$ 520 U/l	$<$ 345 U/l
Bilirubin gesamt Bilirubin direkt	**NG:** 0,7 – 8,5 mg/dl **NG:** $<$ 1,2 mg/dl	**1 Mon.-Erwachsene:** $<$ 0,4 – 1,3 mg/dl **1 Mon.-Erwachsene:** $<$ 0,4 mg/dl
Chlorid	95 – 115 mmol/l	94 – 112 mmol/l
CRP	$<$ 5 mg/l	
Glukose (nüchtern)	**FG:** 50 – 80 mg/dl (2,8 – 4,5 mmol/l) **NG:** 50 – 80 mg/dl (2,8 – 4,5 mmol/l) **Sgl:** 50 – 80 mg/dl (2,8 – 4,5 mmol/l)	**Kinder/Erwachsene:** 55 – 110 mg/dl (3 – 6 mmol/l)
GOT (37 °C)	$<$ 40 U/l	$<$ 40 U/l
GPT (37 °C)	$<$ 44 U/l	$<$ 44 U/l
Harnstoff	6 – 13 mg/dl	6 – 19 mg/dl
Kalium	3,1 – 5,2 mmol/l	3,6 – 5,5 mmol/l
Kalzium gesamt	2,2 – 2,7 mmol/l	2,1 – 2,7 mmol/l
Kreatinin	0,4 – 1,2 mg/dl	0,7 – 1,2 mg/dl
Magnesium	0,8 – 1,1 mmol/l	0,7 – 1,2 mmol/l
Natrium	135 – 148 mmol/l	135 – 148 mmol/l
Gerinnung		
Fibrinogen	150 – 300 mg/dl	150 – 300 mg/dl
PTT	35 – 65 Sek.	25 – 42 Sek.
Quick	45 – 85 %	70 – 120 %
Thrombozyten	150 – 350 $10^3/\mu l$	140 – 475 $10^3/\mu l$

Normalwerte des roten Blutbildes

Alter	Erythrozyten	Retikulozyten	MCV	Hb	Hämatokrit
	$10^6/\mu l$	‰ Erys	μm^3	g/dl	%
1 Tag	5,5 (4,5 – 6,5)	42 (15 – 65)	106 ± 7	19 (14 – 24)	
5 Tage	5,3 (4,4 – 6,1)	30 (10 – 50)		18 (13 – 23)	60 (58 – 62)
4 Wo.	4,7 (3,9 – 5,3)	8 (3 – 13)	100 ± 6	14 (11 – 17)	44 (41 – 48)
3 Mon.	3,8 (3,2 – 4,3)	19 (10 – 35)	88 ± 6	11 (10 – 13)	34 (30 – 37)
6 Mon.	4,2 (3,8 – 5,0)	8 (3 – 13)	77 ± 7	11,5 (10,5 – 14,5)	37 (34 – 39)
1 Jahr	4,9 (4,2 – 5,5)	8 (3 – 13)	73 ± 8	12 (11 – 15)	37 (33 – 40)
2 – 6 J.	5,0 (4,3 – 5,5)	5 (1 – 13)	76 ± 8	13 (12 – 15)	38 (34 – 41)
7 – 12 J.	5,1 (4,5 – 5,5)	5 (1 – 13)	79 ± 8	14 (13 – 15,5)	41 (37 – 43)
13 – 17 J., männl.	5,4 (4,8 – 5,7)	5 (1 – 13)	78 ± 8	16 (13 – 18)	44 (39 – 47)
13 – 17 J., weibl.	5,0 (4,3 – 5,5)	5 (1 – 15)	79 ± 8	14 (11 – 16)	41 (36 – 44)

Normalwerte des weißen Blutbildes

	Säuglinge	Kinder	Erwachsene
Leukozyten	$9 – 15 \ 10^3/\mu l$	$8 – 12 \ 10^3/\mu l$	$4 – 9 \ 10^3/\mu l$
Granulozyten (Polymorphkernige)	%	%	%
Neutrophile	25 – 65	35 – 70	55 – 70
Stabkernige	0 – 10	0 – 10	3 – 5
Segmentkernige	22 – 65	25 – 65	50 – 70
Eosinophile	1 – 7	1 – 5	2 – 4
Basophile	0 – 2	0 – 1	0 – 1
Mononukleäre Zellen			
Monozyten	7 – 20	1 – 6	2 – 6
Lymphozyten	20 – 70	25 – 50	25 – 40

Liquordiagnostik

	Neugeborene	Kinder/Erwachsene
Eiweiß	15 – 130 mg/dl	10 – 50 mg/dl
Erythrozyten	0	0
Glukose	50 – 80 mg/dl (2,8 – 4,5 mmol/l)	55 – 110 mg/dl (3 – 6 mmol/l)
Laktat	0,7 – 2,0 mmol/l	0,7 – 2,0 mmol/l
Leukozyten	< 50 Zellen/μl	4/μl

Abkürzungsverzeichnis

A	Anamnese
ADA	Adenosindeaminase
AGS	Adrenogenitales Syndrom
AK	Antikörper
ALL	akute lymphatische Leukämie
ALTE	Apparent Life-Threatening Episode
AML	Akute myeloische Leukämie
ANI	Akute Niereninsuffizienz
ANS	Atemnotsyndrom
ASD	Vorhofseptumdefekt
ATIII	Antithrombin III
AVSD	Atrioventrikulärer Septumdefekt
BAT	Blutaustauschtransfusion
BCG	Bazillus-Calmette-Guerin
BPD	Bronchopulmonale Dysplasie
BSG	Blutsenkungsgeschwindigkeit
CF	Zystische Fibrose (Mukoviszidose)
CK	Kreatinkinase
CML	chronisch myeloische Leukämie
CMV	Zytomegalie-Virus
CNI	chronische Niereninsuffizienz
CPAP	kontinuierlicher positiver Atemwegsdruck
CrP	C-reaktives Protein
D	Diagnostik
DeM	Dermatomyositis
Diag	Diagnose
DM	Diabetes mellitus
DTP	Diphtherie, Tetanus, Pertussis
FSH	Follikel-stimulierendes Hormon
FSME	Frühsommermeningoenzephalitis
GBS	Guillain-Barré-Syndrom
GN	Glomerulonephritis
GÖR	gastroösophagealer Reflux
HB	Hepatitis B
HiB	Haemophilus influenzae B
HIV	Human Immunodeficiency Virus
HLA	Human-Leukocyte-Antigen
HMSN	hereditäre motorisch-sensible Neuropathie
HNO	Hals – Nasen – Ohren
HUS	hämolytisch-urämisches Syndrom
HWI	Harnwegsinfektion
IRD	Infantile-Refsum-Disease
ITP	immunthrombozytopenische Purpura
JCA	juvenile chronische Arthritis
JIA	juvenile idiopathische Arthritis
JRA	juvenile rheumatoide Arthritis
K	Klinik
KG	Körpergewicht
KO	Körperoberfläche
LK	Lymphknoten
MAS	Mekoniumaspirationssyndrom
MCAD-Defekt	Medium-Chain-Acyl-CoA-Dehydrogenase-Defekt

MCGN	Minimal-Change-Glomerulonephritis
MEN	multiple endokrine Neoplasie
mg/kgKG/d	Milligramm pro Kilogramm Körpergewicht pro Tag
MH	maligne Hyperthermie
MMR	Masern, Mumps, Röteln
NALD	neonatale Adrenoleukodystrophie
NEC	nekrotisierende Enterokolitis
NHL	Non-Hodgkin-Lymphom
NS	nephrotisches Syndrom
PAH	Phenylalanin-Hydroxylase
pCO_2	Partialdruck Kohlenmonoxid im Blut
PDA	persistierender Ductus arteriosus
PEEP	positiver endexspiratorischer Atemwegsdruck
PFC-Syndrom	Syndrom der persistierenden fetalen Zirkulation
PM	Polymyositis
PNET	primitiver neuroektodermaler Tumor
PNP	Purin-Nukleosid-Phosphorylase
pO_2	Partialdruck Sauerstoff im Blut
PSH	Purpura-Schoenlein-Henoch
PVL	periventrikuläre Leukomalazie
RCDP	Rhizomele Chondrodysplasia punctata
RDS	Respiratory-Distress-Syndrome
ROP	Retinopathia praematorum
RPGN	Rapid-Progressive-Glomerulonephritis
RSV	Respiratory-Syncytial-Virus
RTA	renal tubuläre Azidose
SCID	Severe-Combined-Immunodeficiency
SIDS	Sudden-Infant-Death-Syndrome
SIRS	Systemic-Inflammatory-Response-Syndrome
SLE	systemischer Lupus erythematodes
SMA	spinale Muskelatrophie
SSSS	Staphylococcal-Skaled-Skin-Syndrome
SSW	Schwangerschaftswochen
T	Therapie
TORCH	Toxoplasmose, Others, Rubella, Cytomegaly, Herpes
TGA	Transposition der großen Arterien
TLVF	totale Lungenvenenfehlmündung
TRH	Thyreotropin-Releasing-Hormon
TSH	Thyroidea-stimulierendes Hormon
V	Verlauf
VSD	Ventrikelseptumdefekt
VUR	Vesikoureteraler Reflux
z.A.	zum Ausschluss
ZNS	zentrales Nervensystem
ZP	Zerebralparese
ZS	Zellweger-Syndrom

1 Neonatologie

1.1 Definitionen

Checkliste: Definitionen zur Neonatologie.	
Lebendgeburt	Vorhandensein von mindestens einem der drei Vitalzeichen Herzschlag, Nabelschnurpulsation, Atmung
Totgeburt	keine Vitalzeichen, Geburtsgewicht $> 1000\,g$
Gestationsalter	Schwangerschaftsdauer vom ersten Tag der letzten Regelblutung bis zur Geburt des Kindes (280 Tage)
Perinatalperiode	29. SSW bis 7. Lebenstag
Neonatalperiode	1.–28. Lebenstag
Reifes Neugeborenes	Gestationsalter 260–293 Tage: vollendete 37. bis Ende 41. SSW
Frühgeborenes	Gestationsalter < 260 Tage: $< 37.$ vollendete SSW
Übertragenes Neugeborenes	Gestationsalter > 293 Tage: 43 SSW und mehr
Dystrophes Neugeborenes SGA: Small for Gestational Age	Geburtsgewicht $< 10.$ Perzentile
Eutrophes Neugeborenes	Geburtsgewicht 10.–90. Perzentile

1

Checkliste: Definitionen zur Neonatologie. (Fortsetzung)

Hypertrophes Neugeborenes **LGA: Large for Gestational Age**	Geburtsgewicht > 90. Perzentile
Perinatale Mortalität	Sterblichkeit in den ersten sieben Lebenstagen einschließlich Totgeburten: 5:1000 Lebendgeborene in der BRD
Neonatale Mortalität	Sterblichkeit in den ersten vier Wochen: 7,9:1000

Wichtigste Ursachen der perinatalen und neonatalen Mortalität sind Unreife, Untergewicht und Anpassungsstörungen.

1.2 Beurteilung von Vitalität und Reifezustand

1.2.1 Apgar-Score zur Beurteilung der Vitalität

Das Neugeborene wird nach 1, 5 und 10 Minuten beurteilt (☞ Tab. 1.1):
- >8 Punkte: Risiko gering
- 6–8 Punkte: Intensive pädiatrische Untersuchung erforderlich
- <6 Punkte: Verlegung auf pädiatrische Intensivstation

Tab. 1.1 Kriterien des Apgar-Scores.

Kriterien	0	1	2
A = Aussehen	blass oder blau	Stamm rosig, Extremitäten blau	rosig
P = Puls	0	< 100/min	> 100/min
G = Grimassieren beim Absaugen	keines	Verziehen des Gesichtes	Husten
A = Aktivität	keine Bewegung	geringe Beugung der Extremitäten	aktive Bewegung
R = Respiration	keine	unregelmäßig, langsam	kräftiges Schreien

1.2.2 Petrussa-Index zur Beurteilung des Reifezustands

Beurteilung

Reifealter = 30 + Punktzahl aus Petrussa-Index.
Erhält ein Neugeborenes für jedes Kriterium zwei Punkte, so entspricht die Reife der 40. Gestationswoche (☞ Tab. 1.2).

Tab. 1.2 Kriterien zur Beurteilung der Reife eines Neugeborenen.

Kriterien	0	1	2
Ohrform	ungeformt	weich	fest
Haut	durchsichtig	dünn	rosig, fest
Hoden	nicht tastbar	hoch im Skrotum	deszendiert
Labien	Labia majora <Labia minora	Labia majora =Labia minora	Labia majora >Labia minora
Lanugo	überall	Gesicht frei	fehlt
Fußsohlen	keine Falten	distal Falten	überall Falten

1.3 Postnatale Adaptation

Atmung

Die Atmung setzt nach Unterbrechung des plazentaren Gasaustausches ein. Die **Lungenentfaltung** wird durch Surfactant (oberflächenaktives Lipoprotein) unterstützt und ist nach einigen Minuten beendet. Die mittlere **Atemfrequenz** beim schlafenden Neugeborenen beträgt 40–60/min. Beim Neugeborenen ist die **Asphyxietoleranz** mit 5–15 Minuten länger als beim Erwachsenen. Ein Sauerstoffmangel bis zum ersten Atemzug ist unvermeidbar. Eine transitorische, metabolische und respiratorische Azidose ist somit physiologisch. Die Durchführung einer Nabelarterien-pH-Messung gehört bei jedem Neugeborenen zur Erstversorgung. Der pH-Wert beträgt durchschnittlich 7,25 und hat sich in der Regel nach zehn Stunden normalisiert.

Merke!
Die **mittlere Atemfrequenz** beim schlafenden Neugeborenen beträgt 40–60/min. Der Nabelarterien-pH-Wert beträgt durchschnittlich 7,25.

Kreislauf

Durch Unterbrechung des Plazentakreislaufs steigt der Widerstand in der A. descendens. Es kommt zu einer Verringerung des Zuflusses in den rechten Vorhof aus der V. cava inferior. Durch die Öffnung der Lungenstrombahn sinkt der Druck in der Pulmonalarterie und steigt im linken Herzen an → **Verschluss des Foramen ovale**.
Durch erhöhten Sauerstoffgehalt des durchfließenden Blutes kommt es zur Kontraktion der Muskulatur des Ductus arteriosus → **Verschluss des Ductus arteriosus Botalli**, der nach Stunden oder Tagen vollständig ist (☞ Abb. 1.1).
Die **Herzfrequenz** beträgt initial 150–180/min, später etwa 125/min. Das **Blutvolumen** beträgt 80–100 ml/kg. Eine Spätabnabelung bewirkt eine Erhöhung um 15 ml/kg! Die **periphere Zirkulation** ist beim Neugeborenen schlecht, häufig besteht eine periphere Zyanose. Eine Stagnation der Blutzirkulation in der Peripherie führt zu lokaler Hypoxie, Plasmaaustritt aus den Kapillaren sowie zu einem Anstieg von Erythrozytenzahl, Hämoglobinkonzentration und Hämatokrit.

Merke!
Die **Herzfrequenz** liegt initial bei 150–180/min, später bei 125/min. Das **Blutvolumen** beträgt 80–100 ml/kg.

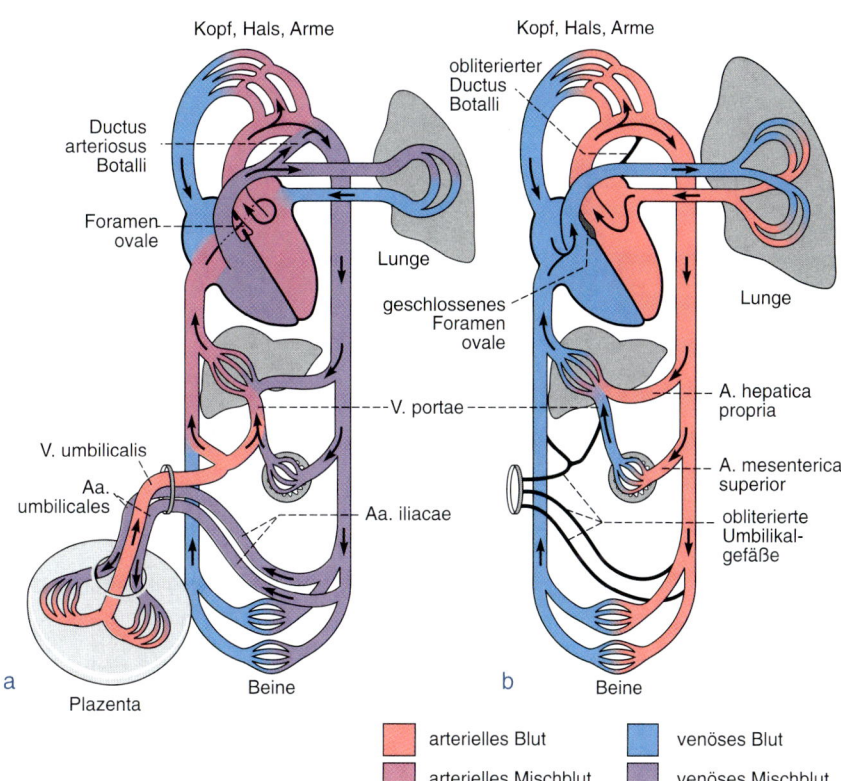

Abb. 1.1: Vereinfachte Darstellung des Blutkreislaufs vor (a) und nach der Geburt (b). Farben zeigen den unterschiedlichen Sauerstoffgehalt, Pfeile die Richtung des Blutstroms an. [1]

Gastrointestinaltrakt

Die Entleerung von **Mekonium** (grünschwarz, zäh) erfolgt meist innerhalb der ersten zwölf Stunden. Bei Geburt ist der Darm steril. Die **Darmflora** entwickelt sich in den ersten Lebenstagen. Bei Muttermilchernährung kommt es zu einer Besiedelung durch Bifidusflora, bei Kuhmilchernährung durch Coliflora.

Das Fehlen von Darmbakterien ist eine der Ursachen für den Vitamin-K-Mangel bei Neugeborenen.

Energie und Wasser

In den ersten 24 Stunden erfolgt die Energiegewinnung hauptsächlich aus **Glykogenabbau,** dann zunehmend aus **Fettabbau.**

Der Verbrauch der Glykogenreserven führt zu einer **Hypoglykämietendenz.**

Ein **postnataler Gewichtsverlust** von bis zu 10 % ist physiologisch und betrifft hauptsächlich extrazelluläres Wasser!

Der tägliche **Wasserbedarf** beträgt 50–100 ml/kg/d, die tägliche **Urinproduktion** 50–150 ml/kg/d.

Die erste Blasenentleerung erfolgt in der Regel bereits während der Geburt, ist bis 48 Stunden postnatal jedoch noch normal.

Merke!

Ein postnataler Gewichtsverlust von bis zu 10 % ist physiologisch. Der tägliche Wasserbedarf beträgt 50–100 ml/kg/d, die tägliche Urinproduktion 50–150 ml/kg/d.

Wärmeregulation

Anfangs ist die Wärmeregulation schlecht. Bei **Unterkühlung** kommt es zu einem starken Anstieg des Sauerstoffbedarfs durch Fettsäureoxidation im braunen Fettgewebe. Eine anaerobe Stoffwechselsituation, Hypoxie, Surfactantinaktivierung und Hypoglykämie kann eine **Azidose** zur Folge haben. Bereits eine geringgradige Überwärmung führt zu **Hyperthermie.**

Endokrine Drüsen

Eine **Östrogenwirkung** führt zu Brustdrüsenschwellung, Neugeborenenakne und selten sogar zu Vaginalblutungen. Eine **Prolaktinwirkung** kann zu einer Milchsekretion führen. Es ist nicht bekannt, ob die Hormonproduktion durch die Mutter oder durch die Plazenta erfolgt.

1.4 Perinatale Schäden

Perinatale Asphyxie

Definition

Schwerste postnatale Anpassungsstörung, die mit Sauerstoffmangel einhergeht, oft schon intrauterin beginnt und sich klinisch als Bradykardie und Atemstörung manifestiert.

Epidemiologie

Eine perinatale Asphyxie tritt bei 1 % aller Geburten, bei 0,5 % der Neugeborenen mit einem Gestationsalter > 36 Wochen sowie bei 9 % aller Frühgeborenen auf.

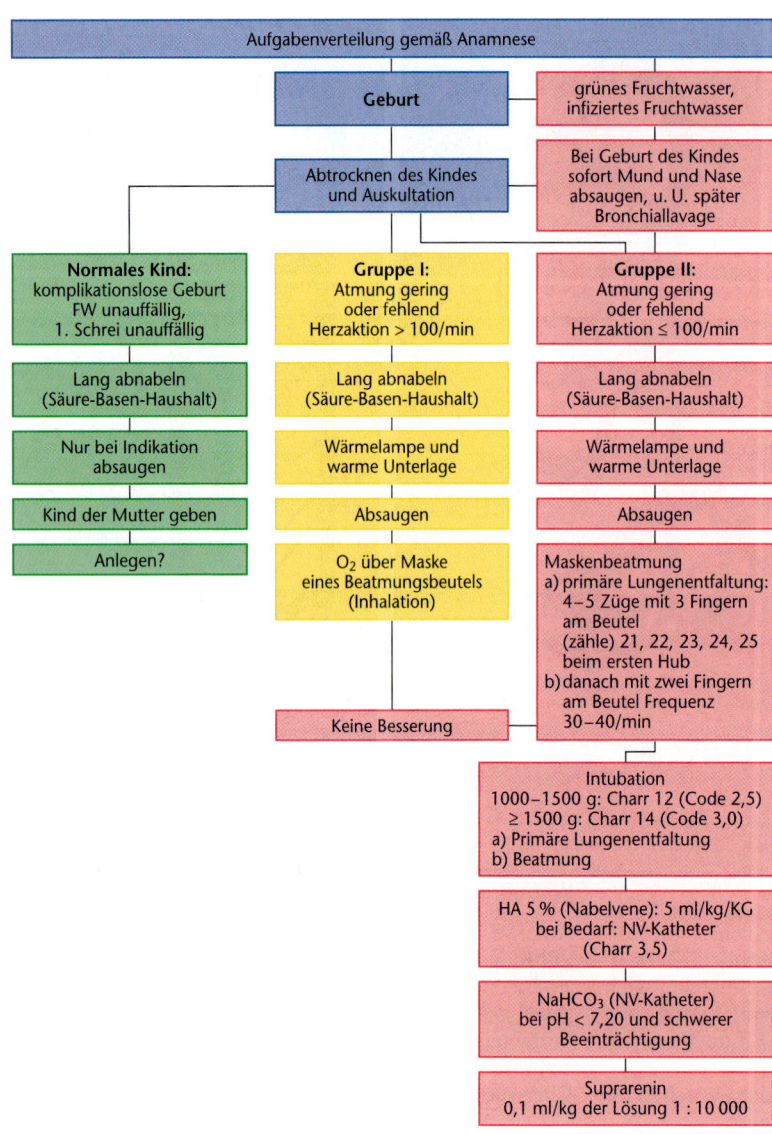

Abb. 1.2: Schema der Erstversorgung und Reanimation bei Neugeborenen. (nach Bundesärztekammer [Hrsg.]: Reanimation, Deutscher Ärzte-Verlag, Köln 1991)

Ätiologie

In **90 %** der Fälle handelt es sich um **prä- oder perinatale** Ursachen. In **10 %** der Fälle entsteht die perinatale Asphyxie in der **postnatalen** Adaptationsphase. Risiken sind präexistierende mütterliche Erkrankungen, Infektionen, eine EPH-Gestose oder Mehrlingsschwangerschaften. Weitere Ursachen sind eine Plazentainsuffizienz, Fruchtwasseranomalien, Plazenta-Nabelschnur-Anomalien und Lageanomalien. Außerdem besteht eine erhöhte Gefahr für eine Asphyxie bei operativen Geburten und Frühgeburten. Ebenso kann die Einnahme von Medikamenten, Drogen, Alkohol oder Nikotin das Asphyxierisiko erhöhen.

Klinik

Die klinischen Leitsymptome sind Bradykardie und respiratorische Insuffizienz. In schweren Fällen kommt es zu Apnoen und einer Asystolie. Eine **blaue Asphyxie** geht mit einer Zyanose, eine **weiße Asphyxie** mit Blässe und Schock einher. Weitere Symptome sind Hyperexzitabilität, muskuläre Hypertonie, Hyperventilation sowie zerebrale Krampfanfälle. Eine typische Asphyxiefolge ist ein Hirnödem (Sonographie).

Merke!

Die klinischen Leitsymptome der perinatalen Asphyxie sind Bradykardie und respiratorische Insuffizienz.

Therapie

- Kardiopulmonale Reanimation
- Sauerstoffzufuhr und maschinelle Beatmung
- Blutdruckunterstützung
- Behandlung zerebraler Krampfanfälle (Diazepam, Barbiturate)
- Sonographische Hirnödemüberwachung (☞ Abb. 1.2).

Komplikationen

Porenzephale Zysten durch Nervenzelluntergang, Hirnatrophie, psychomotorische Retardierung, spastische Zerebralparese und Epilepsie können in der Folge einer perinatalen Asphyxie auftreten.

Frakturen

Lokalisation

- Humerusfraktur durch Armlösung bei Beckenendlage.
- Die **Klavikulafraktur** ist die häufigste geburtstraumatisch bedingte Fraktur. Sie tritt hauptsächlich bei schwieriger Entbindung der Schulter oder des ausgestreckten Arms bei Lageanomalien auf.
- Oberschenkelfrakturen sind selten.
- Schädelfrakturen sind meist Impressionsfrakturen, die von einem Kephalhämatom begleitet werden. Begleitende intrakranielle Blutungen sind möglich. Typische Ursachen sind ein enges Becken oder eine Forcepsentbindung.

> **Merke!**
> Die Klavikulafraktur ist die häufigste geburtstraumatisch bedingte Fraktur.

Klinik

Frakturen führen zu Schonhaltung, pathologischer Beweglichkeit, Krepitation und tastbarer Kallusbildung. Begleitend können eine Schwellung, ein Hämatom und Schmerzen bestehen. Eine neurologische Beeinträchtigung kann z.B. bei begleitendem Plexusschaden auftreten.

Nervenläsionen

Ätiologie

Schwierige Entbindung, Beckenendlage, Schulterdystokie und Makrosomie des Neugeborenen sind die häufigsten Ursachen.

Klinik

Obere Plexuslähmung Erb-Duchenne (C5 und C6): schlaffe Lähmung von Ober- und Unterarmmuskulatur, der Arm liegt bewegungslos gestreckt und innen rotiert, die Fingerbeweglichkeit ist erhalten (☞ Abb. 1.3).
Untere Plexuslähmung Klumpke (C8 und TH1): Sie kommt seltener vor und betrifft den ganzen Arm einschließlich der Finger. Begleitend besteht oft ein Horner-Komplex mit Ptosis, Miosis und Enophthalmus.
Eine **Fazialisparese** kann nach Forcepsentbindungen vorkommen. Meistens heilt sie spontan aus.

Therapie

Die Behandlung besteht in der Durchführung von Physiotherapie mit dem Ziel, die Beweglichkeit zu erhalten und Kontrakturen zu vermeiden.

Blutungen

Muskel: Muskuläre Blutungen entstehen hauptsächlich im M. sternocleidomastoideus durch schwierige Kopfentwicklung. Oft kann ein Knoten im Muskel getastet

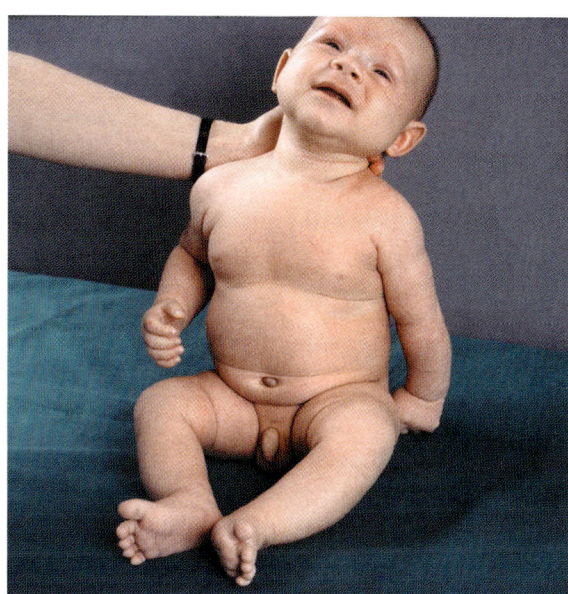

Abb. 1.3: Obere Plexuslähmung Erb-Duchenne links.

werden. Die Blutung kann zu einer Schiefhaltung des Kopfes führen. Sie ist meistens sonographisch darstellbar.
Intrakraniell: Blutungen erfolgen epidural, subdural, subarachnoidal sowie in das Kleinhirn. Ausgelöst werden sie durch eine erhebliche mechanische Belastung sub partu. Die charakteristischen klinischen Symptome sind eine vorgewölbte Fontanelle, Apnoen, zerebrale Krampfanfälle, pathologische Pupillenreaktionen, schriller Schrei und Trinkschwäche. Bei großen Blutungen kann eine Anämie entstehen. Die Kombination mit Schädelfrakturen ist möglich. Eine operative Entlastung ist sehr risikoreich.
Extrakraniell: Caput succedaneum: ödematös-teigige Schwellung über die Schädelnähte hinweg. Eine Therapie ist nicht erforderlich. **Kephalhämatom:** fluktuierende, subperiostal gelegene Schwellung ohne Überschreitung der Schädelnähte. Sie entsteht durch Verletzung periostaler Blutgefäße durch Scherkräfte. Sekundär kann eine Hyperbilirubinämie auftreten. Oft erfolgt die Rückbildung sehr langsam über Monate. Eine Verkalkung ist häufig.

> **Merke!**
> **Caput succedaneum:** ödematös-teigige Schwellung über die Schädelnähte hinweg.
> **Kephalhämatom:** fluktuierende Schwellung ohne Überschreitung der Schädelnähte.

1.5 Das Frühgeborene

Definition

Ein Frühgeborenes kommt nach einer Gestationszeit von unter 37 vollendeten Schwangerschaftswochen zur Welt. Bei sehr kleinen Frühgeborenen kann die Unreife von Organsystemen zu verschiedenen akuten und chronischen Erkrankungen wie Apnoe und Bradykardie,

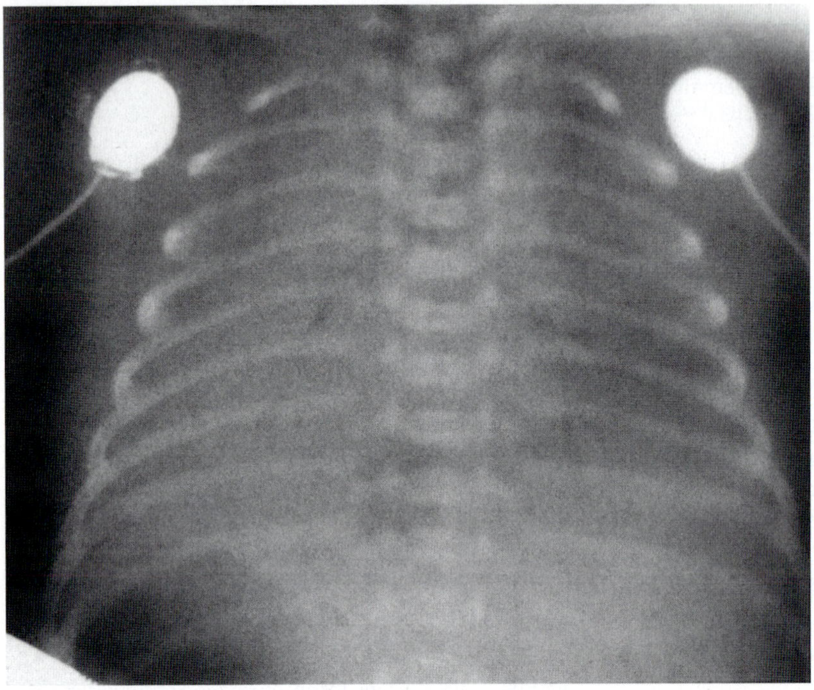

Abb. 1.4: Röntgen-Thorax bei Respiratory-Distress-Syndrom (RDS). Weiße Lunge mit fehlender Abgrenzbarkeit des Herzschattens und der Zwerchfellkonturen.

Atemnotsyndrom, bronchopulmonaler Dysplasie, persistierendem Ductus arteriosus, Retinopathie, Hirnblutung und periventrikulärer Leukomalazie führen.

Epidemiologie

Bei 5–6 % aller Geburten handelt es sich um Frühgeburten. Bei 1,5 % aller Geburten liegt das Geburtsgewicht unter 1500 g bzw. beträgt das Gestationsalter weniger als 32 SSW.
Schwere neurologische Schäden treten bei etwa 4 % sehr kleiner Frühgeborener, leichte neurologische Auffälligkeiten bei etwa 8 % sehr kleiner Frühgeborener auf.

1.5.1 Atemnotsyndrom (ANS)

Definition

Das Atemnotsyndrom bei Frühgeborenen wird in der Regel durch einen Surfactantmangel verursacht, manifestiert sich klinisch unmittelbar nach der Geburt als rasch progrediente Ateminsuffizienz und tritt fast ausschließlich bei einem Gestationsalter unter 35 SSW (< 2000 g Geburtsgewicht) auf. **Synonyme:** Respiratory Distress Syndrome (RDS), Syndrom der hyalinen Membranen.

Epidemiologie

Das ANS ist die häufigste Todesursache der Neonatalperiode (1 % aller Neugeborenen). Es tritt bei etwa 60 % der Frühgeborenen mit weniger als 30 Gestationswochen auf.

Pathogenese

Surfactantmangel: Surfactant vermindert die Oberflächenspannung der Alveolen. Dadurch wird das Alveolarsystem stabilisiert und ein Alveolarkollaps in der Exspiration verhindert. Bei Surfactantmangel ist dieser Mechanismus gestört.

Pathophysiologie

Surfactantmangel führt zu Atelektasen und damit zu einer Abnahme der Lungencompliance. Folge der Minderbelüftung sind eine Hypoxämie sowie ein Anstieg von CO_2, wodurch es zu systemischer Hypotension und Vasokonstriktion der Lungengefäße kommt. Hierdurch entsteht eine pulmonale Minderperfusion, es bilden sich intrapulmonale Shunts aus und es kommt zum Rechts-links-Shunt auf Vorhofebene (Foramen ovale, Ductus arteriosus). Azidose, Hypoxie und veränderter Lungenstoffwechsel hemmen die postnatal einsetzende De-novo-Synthese von Surfactant.

Klinik

Unmittelbar nach der Geburt oder innerhalb der ersten Lebensstunden kommt es zu **Dyspnoe, Tachypnoe** (> 60/min), **Nasenflügeln** und exspiratorischem Stöhnen. Hinzu kommen sternale und interkostale **Einziehungen**, ein abgeschwächtes Atemgeräusch, ein blassgraues Hautkolorit (Mikrozirkulationsstörung), eine Temperaturinstabilität und häufig eine **Zyanose.**

Diagnostik

- **Blutgasanalyse:** Hypoxämie, CO_2-Anstieg
- **Röntgen-Thorax:** Stadieneinteilung des Atemnotsyndroms in vier Grade:
  Grad 1: fein granuläre Zeichnung der gesamten Lunge
  Grad 2: zusätzlich positives Luftbronchogramm jenseits des Herzschattens
  Grad 3: zusätzlich Unschärfe des Herzschattens und der Zwerchfellkonturen
  Grad 4: weiße Lunge (☞ Abb. 1.4).

Komplikationen

Typische Komplikationen des ANS sind pulmonales interstitielles Emphysem, Pneumothorax, Pneumomediastinum, Pneumoperitoneum, Pneumoperikard, bronchopulmonale Dysplasie, persistierender Ductus arteriosus, persistierende fetale Zirkulation (PFC-Syndrom), nekrotisierende Enterokolitis sowie Hirnblutungen.

Therapie

Die **symptomatische Therapie** beinhaltet die Sauerstoffzufuhr und maschinelle Beatmung sowie eine Infusionstherapie bei Zirkulationsstörungen. Oberstes Gebot ist das „minimal handling" der Kinder!

Kausal kann **Surfactant** intrabronchial substituiert werden. Dadurch kommt es zu einer Verbesserung der Oxigenierung und des Gasaustausches, wodurch die Pneumothoraxinzidenz, die RDS-assoziierte Sterblichkeit und die Inzidenz der bronchopulmonalen Dysplasie reduziert werden können.

Die wichtigste **präventive Maßnahme** ist die **Lungenreifungsbehandlung.** Die Schwangere erhält 48 Stunden vor der Geburt Betamethason, wodurch die Surfactantsynthese induziert wird. Im Anschluss daran erfolgen eine schonende Geburtseinleitung und eine optimale Primärreanimation von Risikokindern.

Merke!
Die wichtigste Maßnahme zur Prävention des Atemnotsyndroms ist die Lungenreifungsbehandlung!

1.5.2 Persistierender Ductus arteriosus (PDA)

Definition

Häufigstes kardiovaskuläres Problem bei Frühgeborenen, das zu Links-rechts-Shunt und Lungenödem führen kann.

Epidemiologie

Die Häufigkeit eines PDA nimmt mit zunehmendem Geburtsgewicht ab.
- 42 % bei Geburtsgewicht $< 1000\,g$
- 21 % bei Geburtsgewicht von 1000–1500 g
- 7 % bei Geburtsgewicht von 1500–1750 g.

Pathogenese

Die postnatal ansteigende Sauerstoffsättigung führt normalerweise zu einer Kontraktion des Ductus arteriosus, der sich dann verschließt. Bei Frühgeborenen fällt die Reaktion auf die Kontraktionsreize wegen unreifer Gefäßmuskulatur und hoher Prostaglandinkonzentrationen (Vasodilatation) schwächer aus.

Bei Vorliegen eines ANS kommt es bei offenem Ductus arteriosus zu einem Rechts-links-Shunt. Die Vasokonstriktion der Lungenarterien (pCO_2, Azidose) und ein hoher intrapulmonaler Druck führen zu einem geringeren bidirektionalen Blutfluss durch den PDA. Bei Rückbildung des ANS sinkt der pulmonale Gefäßwiderstand. In dieser Phase entwickelt sich ein hämodynamisch signifikanter Links-rechts-Shunt mit Lungenüberdurchblutung, Lungenödem und kardialer Insuffizienz. Dadurch kommt es zu einer akuten Verschlechterung der Beatmungssituation.

Klinik

Ein PDA manifestiert sich häufig am dritten bis fünften Lebenstag mit einem **systolischen Herzgeräusch,** das anfangs infraklavikulär lokalisiert ist. Ein kontinuierliches Maschinengeräusch ist möglich. In 20 % der Fälle besteht jedoch kein Herzgeräusch! Weitere charakteristische Befunde sind Pulsus celer et altus, Tachykardie, niedriger diastolischer Blutdruck sowie eine Blutdruckamplitude $> 25\,mmHg$. Typischerweise kommt es zu einer **Verschlechterung der Beatmungssituation.**

Diagnostik

- **Röntgen Thorax:** Kardiomegalie, vermehrte Lungengefäßzeichnung, Lungenödem (☞ Abb. 1.5)
- **Echokardiographie:** direkte Darstellung des PDA und Beurteilung des diastolischen Rückflusses in der Pulmonalarterie mit Abschätzung des Shuntvolumens.

Therapie

Ziel: Der Verschluss des Ductus sollte innerhalb der ersten sieben bis zehn Lebenstage erfolgen, um chronische Schäden, z. B. eine bronchopulmonale Dysplasie, zu vermeiden. Ein frühzeitiger Verschluss ist insbesondere bei hämodynamischer Relevanz sehr wichtig.

Medikamentös: Prostaglandinsynthesehemmer (z. B. Indometacin) können einen Verschluss des Ductus bewirken. Kontraindikationen sind Thrombozytopenie und Niereninsuffizienz.

Operativ: Bei Kontraindikationen für eine Indometacin-Therapie oder bei Versagen einer solchen Therapie ist eine operative Ligatur des PDA indiziert.

Merke!
Der Verschluss des Ductus sollte innerhalb der ersten sieben bis zehn Lebenstage erfolgen, um chronische Schäden, z. B. eine bronchopulmonale Dysplasie, zu vermeiden. Ein frühzeitiger Verschluss ist insbesondere bei hämodynamischer Relevanz sehr wichtig!

1.5.3 Bronchopulmonale Dysplasie (BPD)

Definition

Schwere, chronische Lungenerkrankung, die bei 30–60 % der Frühgeborenen mit einem Geburtsgewicht unter 1000 g und bei 10 % der Frühgeborenen mit einem Geburtsgewicht unter 1500 g auftritt.

Ätiologie und Pathogenese

Lungenunreife, bronchoalveoläres Trauma bei maschineller Beatmung („Barotrauma"), Sauerstofftoxizität sowie zusätzliche Risikofaktoren wie Infektionen, PDA oder genetische Prädisposition können das Auftreten einer BPD begünstigen. Es kommt dabei zu einem interstitiellen Ödem, Atelektasen, überblähten Alveolen, interstitieller Fibrose und obliterativer Bronchiolitis.

Klinik

- Dyspnoe, Einziehungen, Rasselgeräusche, chronischer Husten, Glockenform des Thorax
- Sauerstoffbedarf $> 21\,\%$ im Alter von 28 Tagen

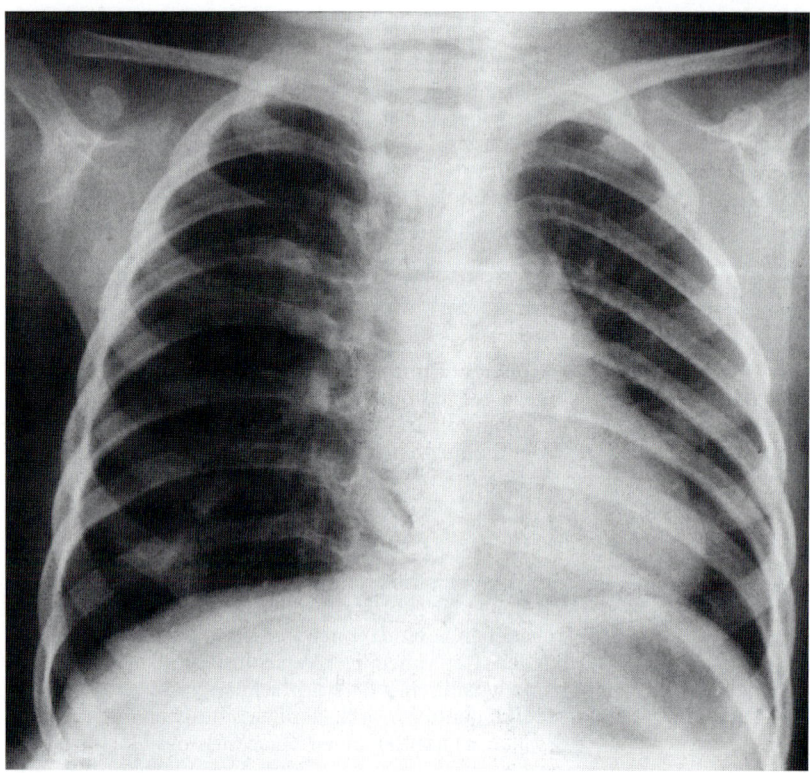

Abb. 1.5: Röntgen-Throrax bei persistierendem Ductus Botalli mit Kardiomegalie und vermehrter Lungengefäßzeichnung, v.a. zentral.

- Einschränkung der Lungenfunktion: pCO_2 erhöht, Atemwegswiderstand erhöht, intermittierender Bronchospasmus, vermehrte Schleimproduktion
- Pulmonale Hypertonie, Cor pulmonale, Rechtsherzversagen, Lebervergrößerung
- Rezidivierende bronchopulmonale Infektionen, obstruktive Bronchitiden.

Diagnostik

Röntgen Thorax: überblähte Areale neben atelektatischen Bezirken; fibrotische Verdichtungen, Emphysemblasen, Kardiomegalie.

Therapie

Die Therapie besteht in erster Linie in einer adäquaten Oxygenierung, da die Hypoxie den pulmonalen Gefäßwiderstand erhöht: Sauerstoffgabe mit dem Ziel, eine Sauerstoffsättigung über 90 % zu erreichen! Hinzu kommen eine ausreichende Kalorienzufuhr, eine Flüssigkeitsrestriktion, die Verabreichung von Diuretika (Hydrochlorothiazid und Spironolacton), Bronchodilatatoren (Salbutamol per inhalationem) und u.U. Dexamethason. Die Physiotherapie hat bei der BPD einen besonderen Stellenwert!

Prognose

Die Mortalität im ersten Lebensjahr beträgt 25 %! Langzeitfolgen sind hyperreagibles Bronchialsystem, Asthma bronchiale und eingeschränkte Lungenfunktion.

Prävention

Die pränatale Steroidgabe, eine frühzeitige Surfactanttherapie, die frühzeitige Behandlung eines relevanten

PDA sowie eine frühzeitige Extubation senken die BPD-Rate.

Merke!
Präventive Maßnahmen zur Reduktion der Häufigkeit der bronchopulmonalen Dysplasie sind die pränatale Steroidgabe, eine frühzeitige Surfactanttherapie, die frühzeitige Behandlung eines relevanten PDA sowie eine frühzeitige Extubation von Frühgeborenen!

1.5.4 Retinopathia praematurorum (ROP)

Definition und Ätiologie

Bedrohliche, durch Unreife und Sauerstofftoxizität verursachte vasoproliferative Erkrankung der Retina, die zur Erblindung ehemaliger Frühgeborener führen kann.

Epidemiologie

76 % aller Frühgeborenen der 24.–25. SSW und 54 % aller Frühgeborenen der 26.–27. SSW sind betroffen.

Ätiologie und Pathogenese

Die akute und chronische toxische Wirkung von Sauerstoff auf die retinalen Blutgefäße führt zur ROP. Sie kommt nur bei Frühgeborenen vor! Weitere Risikofaktoren sind Hyperkapnie, Blutaustauschtransfusionen, häufige Bluttransfusionen sowie Lichteinwirkung.
Erhöhte arterielle Sauerstoffpartialdrucke führen zur **Vasokonstriktion** der unreifen retinalen Gefäße, es kommt zu einer Obliteration vaskulärer Strukturen. Die extraretinale fibrovaskuläre **Proliferation** bewirkt eine **Neovaskularisation.** Die Traktion von Gefäßen, die in

den Glaskörper einsprießen, führt zur **Netzhautablösung,** und durch Synechien mit frontaler Verlagerung der Linse kommt es zum **Sekundärglaukom.**

Therapie

Kryotherapie: Sie reduziert das Erblindungsrisiko auf die Hälfte. Bei bereits erfolgter Netzhautablösung sind die operativen Ergebnisse schlecht.
Lasertherapie: Sie ist ebenso effektiv, aber weniger schmerzhaft.

Prävention

Wichtige vorbeugende Maßnahmen sind die kontrollierte Sauerstofftherapie mit Meidung von Hyperoxämie bei Frühgeborenen unter 32 SSW sowie regelmäßige augenärztliche Untersuchungen!

1.5.5 Hirnblutungen

Definition

Das Auftreten einer Hirnblutung ist eine häufige Komplikation bei Frühgeborenen, die zu Hydrozephalus und anderen neurologischen Langzeitschäden führen kann.

Pathogenese

Das Kapillar- und Arteriolensystem der subependymalen Keimschicht ist fragil. Eine Blutung mit Einbruch in das Ventrikelsystem kann die Ventrikel ausfüllen. In der Folge kommt es zu einem Hydrocephalus occlusivus. Eine hämorrhagische Infarzierung des periventrikulären Hirnparenchyms ist möglich.

Epidemiologie

Die Häufigkeit von Hirnblutungen nimmt mit zunehmendem Gestationsalter ab: 50 % aller Frühgeborenen der 25. SSW, 38 % aller Frühgeborenen der 26. SSW und 20 % aller Frühgeborenen der 28. SSW sind betroffen.

Risikofaktoren

- Unreife, Asphyxie, Hypoxie, Azidose, traumatische Geburt
- Reanimation, Hypothermie, Blutdruckschwankungen
- Volumenexpansion (Bluttransfusion, Natriumbicarbonat)
- Pneumothorax, PDA
- Gerinnungsstörungen, Thrombozytopenie.

Klinik

50 % der Blutungen bei Frühgeborenen manifestieren sich am ersten, 25 % am zweiten und 15 % am dritten Lebenstag. Kleine Blutungen können asymptomatisch verlaufen. Eine vorgewölbte Fontanelle, Temperaturinstabilitäten, metabolische Azidose, muskuläre Hypotonie, zerebrale Krampfanfälle, Blutdruckabfälle sowie Apnoen können klinische Hinweise auf eine Hirnblutung sein.

Therapie

Supportive Maßnahmen sind Blutdruckstabilisierung, Oxygenierung, die Meidung von Hyper- und Hypokapnien, Gerinnungsnormalisierung sowie eine antikonvulsive Therapie.

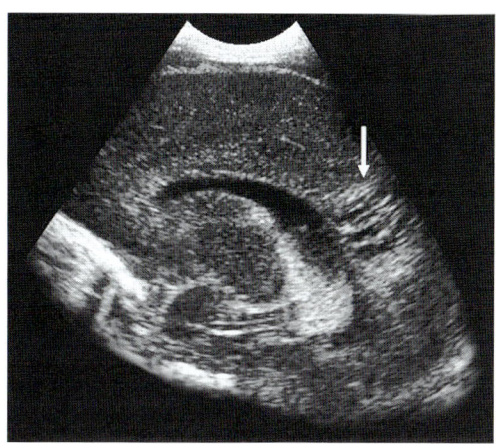

Abb. 1.6: Schädelsonographie: periventrikuläre Leukomalazie mit Nachweis von Nekrosen in Nachbarschaft des Seitenventrikels.

Prognose

Hirnblutungen I.–II. Grades erhöhen das Risiko für neurologische Komplikationen nicht wesentlich. Es sind bei Hirnblutungen III. Grades in 30 % und bei Hirnblutungen IV. Grades in 70 % der Fälle schwere neurologische Komplikationen zu erwarten.

1.5.6 Periventrikuläre Leukomalazie (PVL)

Definition

Zerebrale Erkrankung bei Frühgeborenen, die durch zerebrale Minderperfusion, Nekrosenbildung und Defektbildung entsteht und zu einer infantilen Zerebralparese führen kann.

Epidemiologie

40–50 % aller Frühgeborenen mit einem Geburtsgewicht unter 1500 g entwickeln eine PVL.

Ätiologie und Pathogenese

Hypoxie und Ischämie sowie pränatale Infektionen führen zu einer Schädigung der periventrikulären weißen Substanz. Durch eine zerebrale Minderperfusion (Ischämie) kommt es zu Nekrosen im Bereich der periventrikulär gelegenen weißen Hirnsubstanz. Es entstehen Substanzdefekte (☞ Abb. 1.6).

Klinik

Eine PVL ist im akuten Stadium oft symptomarm. Hypotonie und Lethargie sind möglich. Später können eine spastische Diplegie der Beine sowie eine infantile Zerebralparese auftreten.

Tab. 1.3 Klassifikation der Hirnblutungen nach sonographischen Kriterien.

Grad I	subependymale Blutung
Grad II	Ventrikelblutung, < 50 % des Lumens
Grad III	Ventrikelblutung, > 50 % des Lumens
Grad IV	Parenchymblutung

1.5.7 Apnoen

Definition

Atempausen > 20 Sekunden, die beim Frühgeborenen häufig als sog. idiopathische Apnoen infolge einer Unreife des Atemzentrums vorkommen und in der Regel klinisch von Bradykardie und Zyanose begleitet werden.

Epidemiologie

Rezidivierende Apnoen kommen bei 30 % aller Frühgeborenen sowie bei 80 % aller Frühgeborenen mit einem Geburtsgewicht unter 1000 g vor.

Einteilung

- **Zentrale Apnoen** (häufigste Form): fehlender Luftfluss, fehlende Atembewegungen
- **Obstruktive Apnoen:** fehlender Luftfluss, Atembewegungen sind vorhanden
- **Gemischte Apnoen.**

Ätiologie

Idiopathische Apnoen sind typische Apnoen des Frühgeborenen und Ausdruck eines noch unreifen Atemzentrums durch ungenügende axodendritische Verbindung respiratorischer Neurone im Hirnstamm. Hierdurch kommt es zu einem verminderten Ansprechen von Chemorezeptoren auf Änderungen von pO_2 und pCO_2. Frühgeborene reagieren auf Hypoxie mit Apnoe und nicht, wie reife Neugeborene, mit Hyperventilation. Insbesondere im Schlaf kann die Atmung nicht kontinuierlich aufrechterhalten werden.

Symptomatische Apnoen können verursacht werden durch Hirnblutungen, Hypoxie, mütterlichen Drogenabusus, Atemwegsobstruktionen, ANS, Pneumonie, Pneumothorax, Aspiration, Sepsis, Meningitis, nekrotisierende Enterokolitis, Hypovolämie, Anämie, PDA, Hypotension, Hypoglykämie, Hypokalzämie und Hypothermie.

Klinik

Atempause > 20 Sekunden; häufig bestehen begleitend eine Bradykardie (HF < 100/min) und eine Zyanose.

Differentialdiagnosen

Periodische Atmung des Frühgeborenen: Atempausen (5–10 s) und Hyperventilationsphasen im Wechsel. Begleitend treten weder Bradykardie noch Zyanose auf. Hierbei handelt es sich nicht um Apnoen!

Therapie

- **Stimulation:** daraufhin meist Wiedereinsetzen der Atmung
- **Maskenbeatmung** ohne Erhöhung der bestehenden O_2-Zufuhr
- **Medikamentöse Therapie:** Theophyllin oder Koffein p.o.
- **Beatmung:** Nasen-Rachen-CPAP, Intubation bei mehr als zwei Apnoen mit Bradykardie/Stunde.

> **Merke!**
> Plötzlich gehäuft auftretende Apnoen und Bradykardien sind klinische Hinweise auf eine Sepsis!

1.6 Lungenerkrankungen des Neugeborenen

1.6.1 Mekoniumaspirationssyndrom (MAS)

Definition

Komplikation einer intrauterinen Asphyxie mit den Folgen eines schweren Atemnotsyndroms unmittelbar nach der Geburt. Betroffen sind v.a. reife, dystrophe und übertragene Neugeborene.

Epidemiologie

Ein MAS tritt bei 0,2–6 von 1000 Lebendgeborenen auf.

Pathogenese

Eine intrauterine Hypoxie führt zu einer Vasokonstriktion mesenterialer Gefäße, zu einer Hyperperistaltik und zu frühzeitigem Mekoniumabgang. Mit den ersten Atemzügen gelangen Mekoniumpartikel in kleinere Bronchiolen, es kommt zu einer partiellen Bronchusobstruktion. Hierdurch entstehen Atelektasen, überblähte emphysematöse Areale und extraalveoläre Luftansammlungen (interstitielles Emphysem, Pneumothorax, Pneumomediastinum).

Es kann zu einer chemischen Pneumonie und zur Entwicklung intrapulmonaler Shunts kommen. Ein pulmonaler Hochdruck und eine persistierende fetale Zirkulation sind die Folgen.

> **Merke!**
> Mekonium im Fruchtwasser weist auf intrauterine Asphyxie hin!

Klinik

Die Haut ist mit Mekonium bedeckt. Die Symptome der respiratorischen Insuffizienz sind Tachypnoe, Dyspnoe, Zyanose und Schnappatmung. Sekundär kann es zu Bradykardien und Schock kommen.

Diagnostik

Röntgen Thorax: Dichte fleckige Infiltrate neben überblähten Arealen, abgeflachtes Zwerchfell, extraalveoläre Luftansammlungen.

Therapie

Absaugen, sobald der Kopf geboren ist! Möglichst vor dem ersten Atemzug sollte die Stimmritze laryngoskopisch eingestellt und der Larynxeingang abgesaugt werden. Unmittelbar postnatal erfolgt Intubation und tracheobronchiale Lavage mit physiologischer NaCl-Lösung. Eine primäre Maskenbeatmung ist kontraindiziert! Zunächst wird das Kind konventionell beatmet. Eine Hochfrequenzoszillationsbeatmung, die Surfactant-Substitution und u.U. der Einsatz von Stickstoffmonoxid (NO) sind bei schlechter Oxigenierung indiziert. Als ultima ratio kann eine extrakorporale Membranoxigenierung (ECMO) erwogen werden. Eine frühzeitige antibiotische Therapie ist wichtig.

Prävention

Die frühzeitige Information durch den Geburtshelfer ist entscheidend! Bei Zeichen der intrauterinen Asphyxie sollte die Geburt sofort beendet werden, wenn Hinweise auf eine kindliche Gefährdung, z. B. Herztondezelerationen im CTG, bestehen.

Prognose

Die Mortalität beträgt 10 %!

> **Merke!**
> Eine primäre Maskenbeatmung ist bei Verdacht auf Mekoniumaspiration kontraindiziert!

1.6.2 Pneumothorax

Definition und Ätiologie

Komplikation einer Vielzahl von pulmonalen Erkrankungen (z. B. Atemnotsyndrom, Mekoniumaspiration, Staphylokokkenpneumonie, Zwerchfellhernie) oder therapeutischen Maßnahmen (z. B. Reanimation, Beatmung) im Neugeborenenalter, die bei der Entwicklung eines Spannungspneumothorax oder eines Pneumoperikards einer sofortigen therapeutischen Intervention bedarf.

Epidemiologie

Ein asymptomatischer Pneumothorax tritt bei 1 % aller Neugeborenen, ein symptomatischer Pneumothorax bei etwa 10 % beatmeter Frühgeborener auf.

Pathogenese

Ein hoher intraalveolärer **Druck** führt zu einer Überblähung von Alveolen, wodurch es zu einer **Ruptur** der Alveolarwand kommt. Luft entweicht durch das interstitielle Gewebe und entlang der perivaskulären Gefäßscheiden und peribronchialen Lymphgefäße. Bei einer weiteren Ausbreitung des Alveolarlecks entsteht ein interstitielles Emphysem, ein Pneumomediastinum, ein Pneumothorax, ein Pneumoperikard, ein Pneumoperitoneum und/oder ein Hautemphysem.

Klinik

Leitsymptome von Spannungspneumothorax und Pneumoperikard sind plötzlich einsetzende Atemnot, Zyanose, Thoraxasymmetrie, seitendifferentes Atemgeräusch, Verlagerung der Herztöne, Schocksymptomatik, Bradykardie, Blutdruckabfall und eine Asystolie.

> **Merke!**
> Spannungspneumothorax und Pneumoperikard sind lebensbedrohliche Notfälle!

Diagnostik

Im Notfall darf keine Zeit mit diagnostischen Maßnahmen verloren werden!
Röntgen-Thorax: Ansammlung freier Luft. Bei Spannungspneumothorax Verdrängung von Herz und Gefäßband auf die kontralaterale Seite.

Therapie

Kleine Pneumothoraces bedürfen in der Regel keiner Therapie. Bei Spannungspneumothorax muss die sofor-

tige Pleurapunktion erfolgen. Im Anschluss daran wird eine Pleuradrainage gelegt.

1.6.3 Lungenhypoplasie

Definition und Ätiologie

Folge einer Kompression sowie Wachstums- und Reifungshemmung der fetalen Lunge mit dem klinischen Bild eines schweren Atemnotsyndroms durch:
- angeborene Zwerchfellhernie oder Zwerchfellaplasie
- Chylothorax
- Hydrops fetalis (bilaterale Pleuraergüsse)
- chronischen Fruchtwasserverlust bei vorzeitigem Blasensprung > zwei Wochen
- Erkrankungen mit Oligohydramnion.

Pathogenese

Das fetale Lungenwachstum wird durch jeden Einfluss, der das Thoraxvolumen reduziert, gehemmt! Die Ursache des Reifungsstillstands ist die Unfähigkeit, Flüssigkeit in den Lungen zurückzuhalten.

Klinik

Es kommt zu einem schweren Atemnotsyndrom mit progredienter pulmonaler Insuffizienz. Häufig treten bilaterale Pneumothoraces in den ersten Lebensstunden auf. Gelegentlich entwickelt sich das Bild einer persistierenden fetalen Zirkulation.

1.6.4 Zwerchfellhernie

Definition

In der überwiegenden Mehrzahl der Fälle links auftretender Zwerchfelldefekt mit Verlagerung von Bauchorganen in die Thoraxhöhle, wodurch es zu Lungenkompression, konsekutiver Lungenhypoplasie und Herzverlagerung kommt. Es handelt sich um einen kinderchirurgischen Notfall!

Epidemiologie

Eine Zwerchfellhernie tritt mit einer Häufigkeit von 1 : 10 000 auf.

Formen

- Bochdalek-Hernie: lumbocostal hinten, > 95 % der Fälle.
- Morgagni-Hernie: sternocostal links, < 5 % der Fälle.

Pathogenese

Der meist links bestehende Zwerchfelldefekt führt zu einer Verlagerung abdomineller Organe in den Thoraxraum. Es kommt zu einer intrauterinen Lungenkompression mit Lungenhypoplasie. Herz und Mediastinum werden nach rechts verdrängt.

Klinik

Es kommt innerhalb der ersten Lebensstunden zu einem **schweren Atemnotsyndrom** mit Dyspnoe, Tachypnoe und Zyanose und Besserung der Dyspnoe bei Oberkörperhochlagerung. Der Thorax ist asymmetrisch vorgewölbt und zeigt **keine Atemexkursionen**. Bei der Auskultation **fehlt das Atemgeräusch**, u.U. sind Darmgeräusche im Thorax bei eingesunkenem Abdomen auskultierbar.

Diagnostik

- **Röntgen-Thorax:** Unterbrechung der Zwerchfellkontur; abdominelle Organe liegen intrathorakal; Mediastinalverlagerung (☞ Abb. 1.7).
- **Pränatale Diagnostik:** Sonographie.

Therapie

Eine Maskenbeatmung ist kontraindiziert! Sie führt zur Luftfüllung des Magens und damit zur Verstärkung der Lungenkompression. Postnatal erfolgen die sofortige Intubation, Legen einer Magensonde sowie die Lagerung auf die betroffene Seite. Der Defekt wird so früh wie möglich operativ verschlossen.

Merke!

Keine Maskenbeatmung bei Verdacht auf Atemnotsyndrom durch Zwerchfellhernie!

1.6.5 Neonatale Pneumonien

Definition

Folge einer intrauterin, sub partu oder postnatal erworbenen Infektion der Lunge mit mütterlichen oder nosokomialen Keimen.

Ätiologie

Ursache ist die Aspiration infizierten Fruchtwassers. Risikofaktoren sind vorzeitiger Blasensprung > 24 Stunden, mütterliches Amnioninfektionssyndrom und Frühgeburtlichkeit.

Erreger

- β-hämolysierende Streptokokken der Gruppe B
- *Escherichia coli*
- Enterokokken
- *Staphylococcus aureus*
- *Listeria monocytogenes*
- Viren: RSV, Adeno-, Parainfluenzaviren, CMV, HSV, VZV
- Bei beatmeten Frühgeborenen: Pseudomonas, Klebsiellen, Chlamydien.

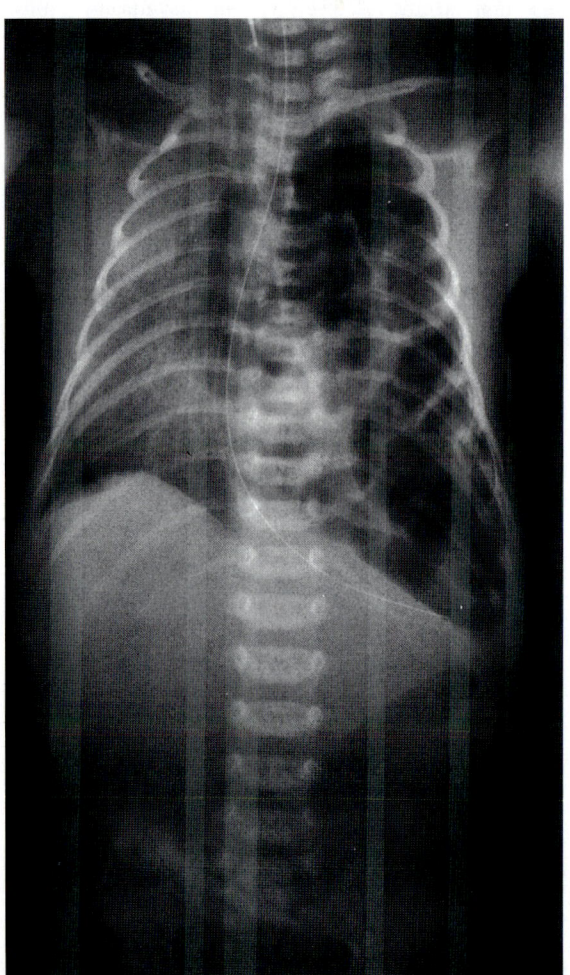
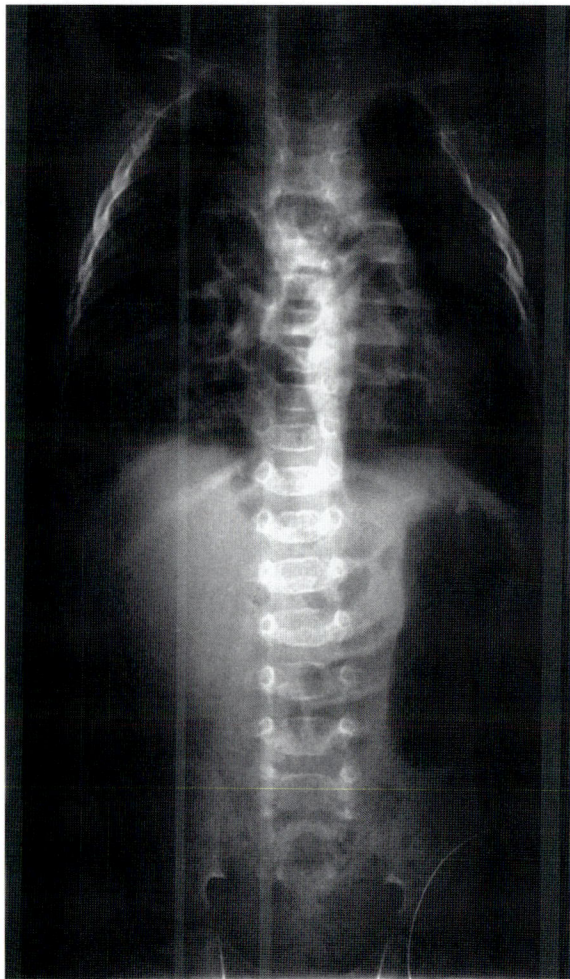

a   b

Abb. 1.7: Babygramm bei Zwerchfellhernie; a) Bochdalek-Hernie: Zwerchfell nicht abgrenzbar, Darmschlingen im linken Thorax nachweisbar, Mediastinalverlagerung nach rechts; b) Morgagni-Hernie: Zwerchfellkontur unscharf, Darmschlingen im mittleren Thorax, Herzrand unscharf.

Klinik

Wie bei Atemnotsyndrom.

Therapie

Die neonatale Pneumonie wird antibiotisch behandelt. Bei Ateminsuffizienz erfolgt die maschinelle Beatmung.

1.6.6 Persistierende fetale Zirkulation (PFC-Syndrom)

Definition

Persistenz der fetalen Kreislaufverhältnisse mit Rechts-links-Shunt durch postnatal auftretende Hypoxie und Azidose, die hauptsächlich bei reifen oder übertragenen Neugeborenen vorkommt.

Pathogenese

Perinatale Hypoxie und Azidose führen zu einer Konstriktion der Lungenarteriolen und zu pulmonaler Hypertension. Über den offenen Ductus arteriosus und das offene Foramen ovale besteht ein Rechts-links-Shunt (persistierende fetale Zirkulation). Hierdurch werden die pulmonale Hypoxie und die Azidose verstärkt.

Klinik

Ein PFC-Syndrom betrifft hauptsächlich reife oder übertragene Neugeborene. Diese zeigen das Bild der **respiratorischen Insuffizienz** mit zentraler Zyanose, Einziehungen und stöhnender Exspiration. Häufig ist ein PFC-Syndrom mit fetaler sowie perinataler Asphyxie, Mekoniumaspirationssyndrom, Pneumonie, Zwerchfellhernie, Lungenhypoplasie, Hypoglykämie und Hypothermie assoziiert.

Diagnostik

- **Röntgen-Thorax:** verminderte Lungenperfusion; oft finden sich wenig Auffälligkeiten, und es besteht eine Diskrepanz zwischen schlechtem Allgemeinzustand und Röntgenbild.
- **Echokardiographie:** Ausschluss zyanotischer Vitien, Nachweis des Rechts-links-Shunts auf Vorhof- und Ductusebene.

Therapie

Die wichtigsten therapeutischen Maßnahmen sind die maschinelle Beatmung und eine ausreichende Oxygenierung. Eine medikamentöse pulmonale Vasodilatation kann mit einer NO-Beatmung, Prostazyklin oder Tolazolin erzielt werden. Bei ausbleibender Besserung ist eine extrakorporale Membranoxigenierung (ECMO) indiziert.

1.7 Hämatologische Erkrankungen des Neugeborenen

1.7.1 Hyperbilirubinämie des Neugeborenen

Pathologische Hyperbilirubinämien

Icterus praecox: Gesamtbilirubinkonzentration > 12 mg/dl in den ersten 36 Lebensstunden.
Icterus gravis: Gesamtbilirubinkonzentration > 20 mg/dl.
Icterus prolongatus: Persistenz der Hyperbilirubinämie länger als 14 Tage.
Direkte Hyperbilirubinämie: konjugiertes Bilirubin > 2 mg/dl während der ersten zwei Lebenswochen, dann 0,5 mg/dl.

Checkliste: Differentialdiagnose des Neugeborenenikterus.	
Indirekte Hyperbilirubinämie (unkonjugiertes Bilirubin erhöht)	**Direkte Hyperbilirubinämie** (konjugiertes Bilirubin erhöht)
Verminderte Bilirubinkonjugation	**Intrahepatische Cholestase**
• physiologischer Ikterus • Crigler-Najjar-Syndrom • Gilbert-Meulengracht-Syndrom • Hypothyreose • Medikamente, Hormone (Enzymhemmung)	• neonatale Cholestase • Infektionen: CMV, Röteln, Hepatitis, Toxoplasmose • Alpha-1-Antitrypsinmangel • intrahepatische Gallengangshypoplasie • Galaktosämie, Tyrosinämie • parenterale Ernährung
Gesteigerte Hämolyse	**Extrahepatischen Gallesekretionsstörung**
• Blutgruppeninkompatibilität (Rh, AB0) • genetisch bedingte hämolytische Anämien • Infektionen	• Gallengangsatresie • Choledochuszyste • zystische Fibrose
Vermehrter Anfall abzubauender Erythrozyten	
• Polyglobulie • Hämatome	
Vermehrte enterale Bilirubinrückresorption	
• intestinale Obstruktionen • Gallengangsatresie • niedrige Kalorienzufuhr • Muttermilchikterus	

Minimaldiagnostik bei Hyperbilirubinämie

- **Untersuchung:** Kephalhämatom, andere Hämatome?
- **Blutgruppenbestimmung** bei Kind und Mutter
- Direkter und indirekter Coombs-Test
- Schilddrüsendiagnostik: TSH, FT_4, T_3
- Infektion ausschließen.

1.7.2 Bilirubinenzephalopathie

Definition und Pathogenese

ZNS-Schädigung durch pathologische Hyperbilirubinämie mit gravierenden Spätfolgen.

Pathogenese

Unkonjugiertes, lipidlösliches Bilirubin kann in lipidhaltige Nervenzellen eindringen und diese durch Hemmung der oxidativen Phosphorylierung zerstören. Basalganglien, Globus pallidus, Putamen und Nucleus caudatus sind besonders betroffen: **„Kernikterus"!** Eine schwere Enzephalopathie kann tödlich verlaufen.

Risikofaktoren

Hämolyse bei Rh-Inkompatibilität, Hypoxie, Azidose, Hypalbuminämie, Hypoglykämie, Hypothermie und Einnahme von Medikamenten, die Bilirubin aus der Proteinbindung verdrängen: Ceftriaxon, Lasix, Digoxin, Diazepam.

Klinik

Akute Zeichen sind Apathie, Trinkschwäche, abgeschwächte Neugeborenenreflexe, Opisthotonus, schrilles Schreien und Sonnenuntergangsphänomen.
Als **bleibende Schäden** können Taubheit, athetoide Zerebralparese, zerebrale Anfälle und psychomotorische Retardierung auftreten.

Therapie

Fototherapie: Bei einer Wellenlänge von 460 nm kommt es zur Isomerisation und Oxidation des Bilirubins in der Haut zu nichttoxischen Substanzen. Diese können ohne Glukuronidierung mit der Galle und renal ausgeschieden werden.
Tipps zur praktischen Durchführung der Fototherapie:
- erhöhter Flüssigkeitsbedarf unter Fototherapie!
- Abstand Lampe–Kind möglichst gering halten
- möglichst große Oberfläche bestrahlen (keine Windel)
- Augen abdecken
- abwechselnd alle drei bis vier Stunden Bauch und Rücken bestrahlen
- beidseitige Bestrahlung („Bilirubin-Matte" von unten, Lampe von oben)
- Inkubator mit Alufolie auskleiden.

Austauschtransfusion (BAT): Austausch des Kindsblutes gegen Erwachsenenblut über einen Nabelvenenkatheter in Schritten von 2–3 ml/kg. Das doppelte Blutvolumen des Kindes (2 × 80 ml/kg) wird ausgetauscht.
Die Indikationen zur Fototherapie und zur Austauschtransfusion können Tabelle 1.4 entnommen werden.
Die Situation bei Frühgeborenen < 35 SSW ist unklar. Für sie gibt es wenig Daten zur Toxizität von Bilirubin. Insgesamt werden derzeit niedrigere Fototherapie- und

Austauschgrenzen als für gesunde, reife Neugeborene empfohlen.

1.7.3 Morbus haemolyticus neonatorum

Definition

Blutgruppeninkompatibilitäten zwischen Mutter und Kind führen zur Hämolyse kindlicher Erythrozyten. In schweren Fällen kommt es zum Hydrops congenitus universalis, der jedoch nur bei der schwerer verlaufenden Rh-Inkompatibilität, nicht jedoch bei der AB0-Inkompatibilität vorkommt.

Rh-Inkompatibilität

Epidemiologie

Seit Einführung der Anti-D-Prophylaxe kommt ein Morbus haemolyticus neonatorum nur noch bei 0,07 % aller Geburten vor (davor bei 0,6 %).

Pathogenese

Konstellation: Mutter rh-negativ, Vater Rh-positiv, Kind Rh-positiv.
Größere Mengen kindlichen Blutes treten während einer Schwangerschaft in der Regel nicht in den mütterlichen Kreislauf. Die Mutter bildet daher in der ersten Schwangerschaft meist keine Anti-D-Antikörper und das erste Kind bleibt gesund. Während der Geburt kann jedoch eine größere Menge fetaler Erythrozyten in den Kreislauf der Mutter gelangen. Dies führt zur Bildung von Anti-D-Antikörpern durch die Mutter (Sensibilisierung). In der nächsten Schwangerschaft können die nun vorhandenen Anti-D-Antikörper nach Plazentapassage die Erythrozyten eines Rh-positiven Kindes hämolysieren. Es kommt zu Anämie mit Hypoxie und Azidose, zu einer Verminderung der Albuminsynthese mit Ödemen, Pleuraergüssen und Hydrops, zu einer gesteigerten Zellregeneration (Retikulozytose, Erythroblastose) sowie zu einer extramedullären Blutbildung in Leber und Milz (Hepatosplenomegalie).

Klinik

Die klinischen Leitsymptome sind Anämie, Hepatosplenomegalie, Icterus gravis et praecox mit Kernikterusgefahr sowie Ödeme und Pleuraergüsse. In schweren Fällen kommt es zum Hydrops congenitus universalis.

Tab. 1.4 Therapeutisches Vorgehen bei Hyperbilirubinämie (gesunde, reife Neugeborene).

| Alter [h] | Gesamtbilirubin [mg/dl] | | | |
	Fototherapie erwägen	Fototherapie	Fototherapie 4–6 h, falls erfolglos, BAT	BAT
25–48	≥ 12	≥ 15	≥ 20	≥ 25
49–72	≥ 15	≥ 18	≥ 25	≥ 30
> 72	≥ 17	≥ 20	≥ 25	≥ 30

Modifiziert nach: Roos, R., H. Proquitté, O. Genzel-Boroviczény (Hrsg.): Checkliste Neonatologie, 2000, Georg Thieme Verlag, Stuttgart, New York. BAT, Blutaustauschtransfusion

Diagnostik

- Blutgruppenbestimmung von Mutter und Kind
- Blutbild: Anämie
- Retikulozyten erhöht
- Indirektes Bilirubin im Serum erhöht
- Indirekter Coombs-Test: Nachweis plazentagängiger IgG-Antikörper bei der Mutter
- Direkter Coombs-Test: Nachweis inkompletter Antikörper an den Erythrozyten des Kindes.

Therapie

An erster Stelle stehen die **Fototherapie** und die **Austauschtransfusion.** Vor einer Austauschtransfusion kann ein Therapieversuch mit der Verabreichung hoch dosierter Immunglobuline i.v. erfolgen.

Bei Hydrops universalis: Aderlass, Aszitespunktion, Transfusion 0-rh-negativer Erythrozyten und Austauschtransfusion.

Prävention

Anti-D-Prophylaxe: Unmittelbar nach der Geburt erhält eine rh-negative Mutter, die ein Rh-positives Kind entbunden hat, Rh-antikörperhaltiges Gammaglobulin, das die Rh-positiven Erythrozyten im mütterlichen Kreislauf der Mutter zerstört, bevor es zur Sensibilisierung kommt.

Fetale Bluttransfusion: Bei Nachweis einer niedrigen Hämoglobinkonzentration im Nabelschnurblut werden Transfusionen in utero durchgeführt. Hierdurch kann ein Hydrops fetalis in 90 % der Fälle verhindert werden.

Kasuistik

A: Bei der Ultraschalluntersuchung einer Zweitgravida werden in der 37. SSW ein mäßiggradiger Aszites und leichte Pleuraergüsse beim Kind festgestellt. Die Blutgruppe der Mutter ist 0 rh-negativ und es können Anti-D-Antikörper im Serum nachgewiesen werden. Nach der Geburt des ersten Kindes war keine Anti-D-Prophylaxe durchgeführt worden. Die vorliegenden Befunde veranlassen die behandelnden Gynäkologen dazu, einen Kaiserschnitt durchzuführen und der Schwangeren Anti-D zu verabreichen.

K: Die neugeborene Lisa ist postnatal blass und mäßiggradig tachykard (180/min). Leber und Milz sind vergrößert. Es bestehen ein Aszites und Pleuraergüsse.

D: Der Hämoglobinwert beträgt 6 g/dl. Der direkte Coombs-Test ist positiv. Im Blutausstrich sind zahlreiche Erythroblasten nachweisbar. Die Konzentration des indirekten Bilirubins im Serum liegt initial bei 2 mg/dl und steigt innerhalb von einer Stunde auf 7 mg/dl an.

Diag: Rh-Inkompatibilität mit beginnendem Hydrops fetalis

Th + V: Lisa erhält unmittelbar postnatal eine Transfusion rh-negativer Erythrozyten und hoch dosiert Immunglobuline i.v. Anschließend wird eine Austauschtransfusion durchgeführt. Hierunter steigt die Hämoglobinkonzentration auf 15,9 g/dl an und die Konzentration des indirekten Bilirubins fällt auf 3 mg/dl ab. In den folgenden Tagen wird noch eine intensivierte Fototherapie durchgeführt. Unter diesen Maßnahmen kommt es zu einer raschen Rückbildung von Aszites und Pleuraergüssen. Lisa wird am zwölften Lebenstag in bestem Allgemeinzustand nach Hause entlassen.

ABO-Inkompatibilität

Epidemiologie

Bei 20–25 % aller Schwangerschaften besteht eine ABO-Inkompatibilität. Nur in 10 % der Fälle treten jedoch Symptome auf.

Pathogenese

Konstellationen:
- Mutter 0, Kind A, B oder AB
- Mutter A, Kind B
- Mutter B, Kind A.

Es existieren bereits ohne Immunisierung IgM-Isoantikörper gegen A und B, diese können jedoch die Plazenta nicht passieren. Zusätzlich kann die Mutter IgG-Antikörper gegen die kindliche Blutgruppe bilden, diese können die Plazenta passieren. Nicht selten ist dann bereits das erste Kind betroffen! Die Hämolyse ist weniger ausgeprägt als bei Rh-Inkompatibilität, weil ein Teil der Anti-A- und Anti-B-Antikörper durch AB-Antigene in der Plazenta neutralisiert wird und noch nicht alle Neugeborenenerythrozyten A- bzw. B-Antigene besitzen.

Klinik

Meistens tritt nur eine **geringgradige Anämie** auf. Eine Hepatosplenomegalie besteht selten, ein Hydrops kommt nicht vor. Eine Gefährdung besteht nur durch Hyperbilirubinämie und Kernikterus.

Therapie

In den meisten Fällen ist eine Fototherapie ausreichend. Eine Austauschtransfusion ist in der Regel nicht erforderlich.

1.7.4 Neonatale Anämie

Definition

Unterschreitung eines Hämoglobinwerts von 14 g/dl (Hämatokrit 40 %) am ersten Lebenstag beim Reifgeborenen (☞ Tab. 1.5 und 1.6).

Therapie

Bei akutem Blutverlust (weiße Asphyxie, Schock) muss eine umgehende Transfusion von 0-rh-negativen Erythrozyten ohne vorherige Kreuzprobe erfolgen!

Bei allen anderen Indikationen erfolgen vor der Transfusion die Blutgruppenbestimmung und Kreuzprobe.

1.7.5 Polyglobulie – Hyperviskositätssyndrom

Definition

Ein Hämatokritwert von > 65 % führt zu einer Erhöhung der Blutviskosität, wodurch es zu vaskulärer Stase, Mikrothrombosierung, Organhypoperfusion und Ischämie kommen kann.

Tab. 1.5 Ursachen neonataler Anämien.

Blutverlust	Verminderte Blutbildung	Gesteigerte Hämolyse
• fetofetale Transfusion	• Infektionen	• Rh-Inkompatibilität
• Placenta praevia	• Blackfan-Diamond-Anämie	• AB0-Inkompatibilität
• vorzeitige Plazentalösung	• konnatale Leukämie	• Erythrozytenmembrandefekte
• Nabelschnureinriss		• Hämoglobinopathien
• neonatale Blutung		
• fetomaternale Transfusion		

Tab. 1.6 Symptome neonataler Anämien.

Akuter Blutverlust	Chronischer Blutverlust	Gesteigerte Hämolyse
• Blässe	• Blässe bei guter Vitalität	• Blässe
• Tachykardie	• Tachykardie	• Ikterus
• schwache periphere Pulse	• Herzinsuffizienz	• Hepatosplenomegalie
• niedriger Blutdruck	• Hepatosplenomegalie	• Erythroblastose
• Tachypnoe	• Erythroblastose	• Hydrops fetalis
• Schock	• Hydrops fetalis	

Epidemiologie

Eine Polyglobulie tritt bei 5 % aller Neugeborenen auf.

Risikofaktoren

Betroffen sind häufiger dystrophe Neugeborene sowie Kinder nach fetofetaler oder maternofetaler Transfusion, nach später Abnabelung und mit diabetischer Fetopathie.

Klinik

Die klinischen Leitsymptome sind Plethora, Belastungszyanose, Lethargie, Hyperexzitabilität, Myoklonien, zerebrale Krampfanfälle sowie Ikterus.

Diagnostik

• Blutbild: Hämatokrit > 65 %; Hämoglobin > 22 g/dl; Thrombozytopenie.
• Serum: Hypokalzämie; Hyperbilirubinämie.

Komplikationen

Es kann zu einer Herzinsuffizienz, dem Syndrom der persistierenden fetalen Zirkulation, Nierenversagen sowie Ileus und nekrotisierender Enterokolitis kommen.

Therapie

Ziel: Hämatokrit 55–60 %.
Häufig ist eine reichliche Flüssigkeitsgabe (5 ml/kg/h) ausreichend. Bei einem Hämatokrit > 70 % ist eine Hämodilution mittels partieller Austauschtransfusion (Blutplasma oder Albumin) erforderlich.

$$Austauschvolumen = \frac{Blutvolumen \times (aktueller\ Hkt - gewünschter\ Hkt)}{aktueller\ Hkt}$$

1.7.6 Morbus haemorrhagicus neonatorum (Vitamin-K-Mangel)

Definition

Spontanblutungen bei Neugeborenen infolge eines Vitamin-K-Mangels.

Ätiologie

Vitamin-K-Mangel bei sonst gesunden und reifen Neugeborenen, der durch Mangelernährung oder antikonvulsive Therapie in der Schwangerschaft sowie parenterale Ernährung oder Antibiotikatherapie beim Neugeborenen verstärkt wird.

> **Merke!**
> Muttermilch enthält wesentlich weniger Vitamin K als Kuhmilch! Gestillte Kinder sind daher bezüglich Vitamin-K-Mangelblutungen stärker gefährdet!

Pathogenese

Infolge einer weiteren Verminderung der bei Neugeborenen normalerweise schon niedrigen Aktivitäten der Vitamin-K-abhängigen Blutgerinnungsfaktoren können Spontanblutungen auftreten. Wegen der bestehenden Leberunreife kommt es bei Frühgeborenen häufiger als bei reifen Neugeborenen zu Blutungen.

Klinik

• **Frühform:** zweiter bis fünfter Lebenstag, Haematemesis und Maelena, Nasenbluten, blutender Nabel.
• **Spätform:** dritte bis siebte Lebenswoche, vorwiegend voll gestillte Säuglinge (Vitamin-K-arme Muttermilch!). In 50 % der Fälle kommt es zu akut lebensbedrohlichen ZNS-Blutungen!

Diagnostik

Gerinnung: Quickwert erniedrigt; PTT in schweren Fällen verlängert; Fibrinogen im Normbereich; Aktivitäten von Faktor II, VII, IX und X erniedrigt; Thrombozytenzahl im Normbereich.

Therapie

Bei lebensbedrohlicher Blutung wird **Vitamin K 1 mg/kg i.v.** verabreicht. Der Wirkungseintritt erfolgt innerhalb einer Stunde. **Cave:** Bei i.v.-Gabe von Vitamin K besteht Schockgefahr! Eine intravenöse Applikation von Vitamin K sollte daher nur bei lebensbedrohlichen Zuständen erfolgen. Alternativ kann Vitamin K s.c. oder i.m. verabreicht werden. Außerdem ist die Gabe von Frischblut oder Plasmapräparaten mit hohem Gehalt an Gerinnungsfaktoren sinnvoll.

> **Merke!**
> Eine i.v.-Gabe von Vitamin K sollte nur bei lebensbedrohlichen Zuständen erfolgen, da Schockgefahr!

Prognose

Die Letalität der Spätform des M. haemorrhagicus neonatorum beträgt 20 %!

Prävention

Alle gesunden Neugeborenen erhalten Vitamin K 2 mg p.o. bei der U1 (postnatal), bei der U2 (3.–10. Lebenstag) und bei der U3 (4.–6. Lebenswoche). Dies ist bei gestillten Kindern besonders wichtig! Bei nicht gesicherter enteraler Resorption, bei manchen Frühgeborenen und bei manchen kranken Neugeborenen erfolgt die parenterale Verabreichung von 100–200 µg Vitamin K postnatal, danach Vitamin K 1 mg p.o. pro Woche bis zum errechneten Geburtstermin.

1.7.7 Neonatale Thrombozytopenie

Tab. 1.7 Ursachen neonataler Thrombozytopenien.

Mütterliche Ursachen	Kindliche Ursachen
• Autoimmunthrombozytopenie	• konnatale Infektionen
• Medikamente in der Schwangerschaft	• Neugeborenensepsis
• Alloimmunthrombozytopenie	• DIC nach Asphyxie und Schock
	• nekrotisierende Enterokolitis
	• nach Austauschtransfusion
	• Panzytopenie
	• Wiskott-Aldrich-Syndrom
	• Riesenhämangiom

Neonatale Alloimmunthrombozytopenie

Definition

Isoimmunthrombozytopenie des Neugeborenen durch aktive Immunisierung der Mutter gegen fetale Plättchenantigene, transplazentaren Antikörpertransfer und antikörpervermittelte Zerstörung kindlicher Thrombozyten.

Epidemiologie

98 % der Bevölkerung besitzen PL^{A1}-positive Thrombozyten. Eine Sensibilisierung könnte bei 1 % aller Schwangerschaften eintreten. Eine manifeste Thrombozytopenie tritt jedoch nur bei etwa 2 von 1000 Lebendgeborenen auf.

Pathogenese

Die fetomaternale Thrombozyteninkompatibilität verläuft analog zur Rh-Inkompatibilität. Die Mutter besitzt Thrombozytenoberflächenantigene nicht (PL^{A1}-negativ), die das Kind besitzt (PL^{A1}-positiv). Die Mutter bildet spezifische, gegen diese Antigene gerichtete IgG-Antikörper, die die Plazenta passieren können. Es kommt zur Zerstörung kindlicher Thrombozyten. Häufig ist bereits das erste Kind betroffen.

Klinik

Es kommt typischerweise zu einer schweren hämorrhagischen Diathese mit petechialem Blutungstyp und einer hohen Inzidenz intrazerebraler Blutungen. Die Erkrankung ist durch eine Antikörperelimination in den ersten vier bis sechs Lebenswochen selbstlimitierend.

Diagnostik

- Blutbild: Thrombozyten < 20 000/µl.
- Nachweis antithrombozytärer Antikörper.

Therapie

Die Behandlung besteht in der Verabreichung hoch dosierter Gammaglobuline i.v. Bei manifester Blutung werden gewaschene PL^{A1}-negative Thrombozytenkonzentrate, z. B. der Mutter, transfundiert.

Prävention

Bei erneuter Schwangerschaft einer sensibilisierten Mutter ist das Erkrankungsrisiko für das Kind sehr hoch. Die Diagnosestellung erfolgt durch Thrombozytopenienachweis beim Feten. Präventive Maßnahmen sind eine mütterliche Gammaglobulintherapie und/oder die fetale Transfusion geeigneter Thrombozyten.

Neonatale Autoimmunthrombozytopenie

Definition

Neonatale Thrombozytopenie durch passiven transplazentaren Antikörpertransfer, z. B. bei mütterlicher idiopathisch-thrombozytopenischer Purpura (ITP) oder bei Lupus erythematodes.

Epidemiologie

Eine neonatale Thrombozytopenie tritt bei 30 % der Kinder von Müttern mit einer ITP auf.

Klinik

Die Thrombozytopenie beginnt kurz nach der Geburt. Eine lebensbedrohliche hämorrhagische Diathese ist möglich. Die Dauer der Erkrankung beträgt zwei bis drei Monate.

Therapie

Die Behandlung besteht in der Verabreichung hoch dosierter Gammaglobuline i.v. Bei bedrohlicher Blutung werden Thrombozytenkonzentrate transfundiert. Die Wirksamkeit ist jedoch wegen der Antikörperpräsenz nur kurz.

1.8 Erkrankungen des Gastrointestinaltrakts beim Neugeborenen

1.8.1 Omphalozele und Laparoschisis

Definition

Bauchwanddefekte, bei denen im Fall der Omphalozele Darmteile und Leber in einem von Nabelschnurhäuten umgebenen Bruchsack außerhalb des Bauchraums liegen und bei denen im Fall der Laparoschisis ein Bauchwanddefekt rechts vom Nabel besteht.

Klinik

Omphalozele: Nabelschnurhernie, **mediane** Bruchsackvorwölbung, enthält amnionüberhäutete Abdominalorgane und ist häufig von anderen Fehlbildungen begleitet. **Laparoschisis:** Bauchwanddefekt **rechts lateral** der normalen Nabelschnur. Ausgetretene Abdominalorgane sind unbedeckt und oft entzündlich verändert (☞ Abb. 1.9). Meist handelt es sich um eine isolierte Fehlbildung.

Therapie

Eine operative Therapie sollte wegen der Infektionsgefahr unmittelbar nach der Geburt erfolgen.

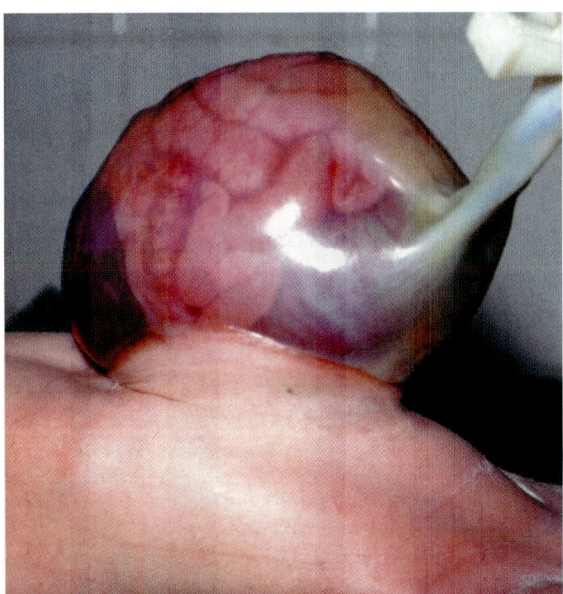

Abb. 1.8: Omphalozele. Nabelschnurhernie mit medianer Bruchsackvorwölbung.

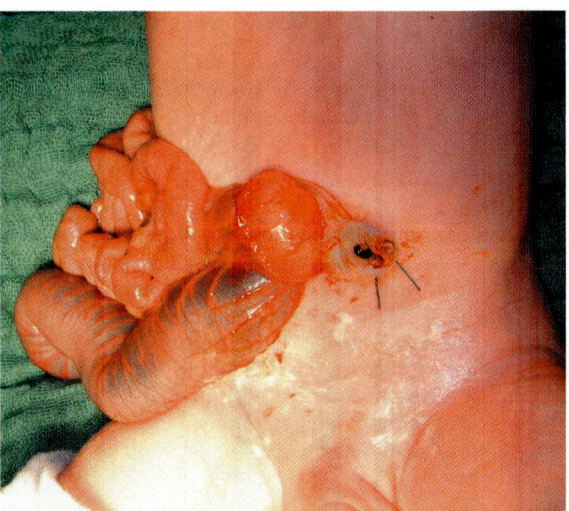

Abb. 1.9: Laparoschisis. Bauchwanddefekt rechts lateral der normalen Nabelschnur.

1.8.2 Nekrotisierende Enterokolitis (NEC)

Definition

Hämorrhagisch-nekrotisierende entzündliche Erkrankung, v.a. des terminalen Ileums und des Colon ascendens, die hauptsächlich bei Frühgeborenen auftritt.

Epidemiologie

Es handelt sich um die häufigste Ursache eines akuten Abdomens beim Neugeborenen. Es besteht eine deutliche Abhängigkeit vom Gestationsalter. 12 % aller Frühgeborenen und 2 % aller Neugeborenen sind betroffen.

> **Merke!**
> Die nekrotisierende Enterokolitis ist die häufigste Ursache eines akuten Abdomens beim Neugeborenen!

Pathogenese

Die Entstehung der NEC ist nicht vollständig geklärt. Vermutlich kommt es durch eine lokale Ischämie zu einer Vorschädigung der Darmmukosa. Bakterien wandern in die Darmwand ein und verursachen entzündliche Veränderungen mit Ödem. Es kommt zu einer Mikrozirkulationsstörung mit Darmwandnekrose, Perforation und Peritonitis.

Risikofaktoren

- Asphyxie
- Nabelschnurgefäßkatheterisierung
- Blutaustauschtransfusion
- PDA
- Polyglobulie
- Schock.

Klinik

Allgemeinsymptome sind Temperaturlabilität, Apnoe, Bradykardien, Apathie, Trinkschwäche und ein blassgraues Hautkolorit.

Lokalsymptome sind die Auftreibung und Druckschmerzhaftigkeit des Abdomens, sichtbare Darmschlingen, eine fehlende Peristaltik, galliges Erbrechen sowie schleimig-blutige Stühle. Eine Flankenrötung ist ein Spätsymptom der Peritonitis.

Diagnostik

Röntgen-Abdomen: verdickte Darmwände, Pneumatosis intestinalis (bläschenförmige intestinale Luft); freie Luft im Pfortadersystem.

Therapie

Bei Verdacht auf eine nekrotisierende Enterokolitis wird eine Magenablaufsonde gelegt. Das Kind wird bei Nahrungskarenz parenteral ernährt. Die antibiotische Therapie sollte gegen Anaerobier wirksam sein (z. B. Metronidazol). Im Rahmen der operativen Versorgung werden nekrotische Darmanteile reseziert und vorübergehend ein Anus praeter angelegt.

Prognose

Die Mortalität der NEC beträgt 20–40 %.

1.8.3 Mekoniumileus

Definition

Darmverschluss durch Verlegung des terminalen Ileums durch kittartige Mekoniumsäule, die überwiegend bei Patienten mit zystischer Fibrose (Mukoviszidose) auftritt.

Epidemiologie

Bei 5–10 % der Neugeborenen mit zystischer Fibrose tritt ein Mekoniumileus auf.

Klinik

Das Abdomen ist aufgetrieben. Typischerweise bleibt der Mekoniumabgang aus und es kommt zu Erbrechen. Eine gefürchtete Komplikation ist die Mekoniumperitonitis.

Differentialdiagnose

Mekoniumpfropfsyndrom bei Frühgeborenen mit geringer Darmmotilität und später oraler Nahrungszufuhr.

Diagnostik

Röntgen-Abdomen: feine Gasbläschen im Bereich der mit Mekonium gefüllten unteren Ileumschlingen, typischerweise keine Spiegelbildungen. Nach Kontrastmittelfüllung stellt sich der Dickdarm als charakteristischer dünner Strang dar: **Mikrokolon.**

Therapie

Zunächst wird versucht, durch Darmspülungen und Einläufe mit isoosmolarem Kontrastmittel den Ileus zu beheben. Bei Misserfolg muss chirurgisch vorgegangen werden.

1.9 Metabolische Störungen im Neugeborenenalter

1.9.1 Hypoglykämien

Transitorische Hypoglykämie des Neugeborenen

Definition

Absinken der Plasmaglukosekonzentration unter 2,8 mmol/l (50 mg/dl) bei reifen Neugeborenen und Frühgeborenen. Entgegen früheren Definitionen besteht kein Hinweis darauf, dass Frühgeborene eine höhere Toleranz gegenüber Glukosemangel haben. Im Gegenteil ist der Glukosebedarf aufgrund geringerer Glykogenreserven vermutlich höher!

Epidemiologie

Eine transitorische Hypoglykämie tritt bei etwa 2 von 1000 Lebendgeburten mit einer vielfach höheren Inzidenz bei Risikogruppen (Frühgeborene, Small-for-Gestational-Age- [SGA-]Kinder) auf.

Ätiologie

Geringe Leberglykogenspeicherung, geringe Muskelproteinmasse und geringes Körperfett führen zu einer geringen Bereitstellung der für den Energiestoffwechsel notwendigen Substrate. Häufig ist dies bei Plazentainsuffizienz der Fall. Eine verzögerte Ausreifung der Glukoneogeneseenzyme kann ebenfalls zu Hypoglykämien führen. Obwohl das hormonelle System in den meisten Fällen intakt ist, kann in seltenen Fällen auch ein Hypopituitarismus die Ursache neonataler Hypoglykämien sein.

Klinik

Klinische Symptome können auch bei schwerer Hypoglykämie fehlen! Apathie, Trinkfaulheit, Unruhe, Schwitzen, Tachykardie, Blutdruckschwankungen, Tachypnoe, Apnoen und Zyanoseanfälle sind die unspezifischen Zeichen einer Hypoglykämie. Der **zerebrale Krampfanfall** als Ausdruck des intrazerebralen Energiemangels ist die klassische Komplikation der neonatalen Hypoglykämie.

Therapie

Jede Hypoglykämie ist therapiebedürftig! Häufig ist die orale Zufuhr von Maltodextrin (z. B. 15 % in Muttermilch) ausreichend. Ist eine Fütterung nicht möglich, sollte eine Glukoseinfusion (6–8 mg/kg/min) erfolgen.

Prognose

Nach drei bis fünf Lebenstagen können die meisten Neugeborenen ihre Blutzuckerkonzentration spontan über 50 mg/dl halten.

Hypoglykämie bei Neugeborenen diabetischer Mütter

Definition

Reaktive Hypoglykämie beim Neugeborenen durch Hyperinsulinismus bei Anpassung an hohe intrauterine Glukosekonzentrationen bei Diabetes mellitus der Mutter: diabetische Fetopathie.

Epidemiologie

Bei 75 % der Kinder diabetischer Mütter und bei 25 % der Kinder von Müttern mit Gestationsdiabetes tritt eine diabetische Fetopathie auf.

Pathogenese

Die mütterliche Hyperglykämie bewirkt eine fetale Hyperglykämie. Die fetale Pankreasreaktion bewirkt eine fetale Hyperinsulinämie. Fetale Hyperglykämie und Hyperinsulinämie führen zu vermehrter Glukoseaufnahme in die Leber. Es kommt zu vermehrter Glykogensynthese, beschleunigter Lipogenese, vermehrter Proteinsynthese sowie Hypertrophie und Hyperplasie der Pankreasinselzellen. Ein erhöhtes Gewicht fetaler Organe mit Ausnahme des Gehirns sowie eine metabolische Azidose beim Fetus durch Hyperinsulinismus sind die Folge. Bei der Nabelschnurdurchtrennung wird die Glukosezufuhr über die Plazenta bei noch bestehendem Hyperinsulinismus unterbrochen. Die Folge ist eine **Hypoglykämie.**

Klinik

Makrosomie, Geburtsgewicht > 4000 g, vermehrtes Körperfett und große Organe sind erste Hinweise. Weitere Zeichen der Hypoglykämie sind eine Hyperexzitabilität (Hypokalzämie), Tachypnoe, höhere Inzidenz von **Atemnotsyndromen** sowie eine Kardiomegalie und Septumhypertrophie. Die Inzidenz angeborener Fehlbildungen ist um das Dreifache erhöht: **kaudale Regression** (Fehlbildung im lumbosakralen Übergang sowie der Femura), Neuralrohrdefekte, intestinale Atresien, Gallengangsatresie, Harntraktanomalien, Polysplenie-Syndrom mit Mesokardie und Nierenagenesie.

Therapie

Bei normalem Blutzucker des Neugeborenen zunächst Fütterung mit Maltodextrin 15 %, dann zusätzlich mit Milch ab der zweiten bis dritten Lebensstunde in dreistündlichen Abständen. Bei schlechter Verträglichkeit wird eine Glukoseinfusion (6–8 mg/kg/min) verabreicht, bis der Hyperinsulinisms abklingt.

Prävention

Die **Schwangerschaftsbetreuung** steht im Mittelpunkt der präventiven Maßnahmen! Während der Entbindung sollte eine mütterliche Hyperglykämie vermieden werden, da sie die reaktive Hypoglykämie beim Neugeborenen verstärkt.

Prognose

Die Inzidenz des Auftretens von Diabetes mellitus ist bei Kindern diabetischer Mütter erhöht. Die körperliche Entwicklung verläuft normal.

1.9.2 Hypokalzämie des Neugeborenen

Definition

Kalzium im Serum < 1,8 mmol/l beim Neugeborenen.

Epidemiologie

Eine Hypokalzämie tritt bei 5–10 % aller reifen Neugeborenen auf. Je unreifer das Kind, desto häufiger ist die Hypokalzämie.

Ätiologie

- **Frühe Form:** erste drei Lebenstage, häufigere und meist asymptomatische Form. Ein transitorischer Hypoparathyreoidismus ist die häufigste Ursache. Durch aktiven maternofetalen Kalziumtransport liegt die fetale Serumkalziumkonzentration höher als die der Mutter und es kommt zu einer Suppression der Nebenschilddrüsenfunktion und zu einem Abfall des Serumkalziums.
- **Späte Form:** erste drei Lebenswochen, seltenere und meist symptomatische Form, z.B. bei Hyperparathyreoidismus, Vitamin-D-Mangel, antikonvulsiver Therapie (Phenytoin, Phenobarbital) der Mutter oder zu hohem Phosphatgehalt von Säuglingsnahrungen.

Klinik

Die Symptome der Hypokalzämie sind Hyperexzitabilität, Irritabilität, Tremor, Myoklonien, zerebrale Krampfanfälle, Apnoen, Tachypnoe, Laryngospasmus sowie rezidivierendes Erbrechen.

Therapie

Die Behandlung beinhaltet die Verabreichung von Kalziumglukonat 10 % 2 ml/kg p.o. in achtstündigen Abständen.
Bei schweren Formen wird Kalziumglukonat 10 % 1–2 ml/kg langsam i.v. unter EKG-Kontrolle gegeben. Auf eine ausreichende orale Kalziumzufuhr sollte geachtet werden. Das Kalzium-Phosphat-Verhältnis ist in Muttermilch günstiger als in Kuhmilch!

1.10 Neonatale Krampfanfälle

Definition

Zerebrale Anfälle Neugeborener, die sich von Anfällen älterer Kinder und Erwachsener bezüglich ihres Ablaufs unterscheiden, am häufigsten infolge einer hypoxisch-ischämischen Enzephalopathie auftreten, aber auch Folge einer Hypoglykämie oder Hypokalzämie sein können.

Epidemiologie

Es besteht eine deutliche Abhängigkeit vom Gestationsalter. Neonatale Krampfanfälle treten bei bis zu 20 % aller Frühgeborenen und nur bei 0,5 % aller Reifgeborenen auf. 90 % der Krampfanfälle treten innerhalb der ersten zwei Lebenstage auf.

Klinik

Selten treten generalisierte Anfälle auf, oft bestehen nur diskrete fokale **Myoklonien. Apnoen** hingegen sind häufig. **Nystagmus** und **Hypersalivation** sind weitere wichtige Symptome.
Sonderform Vitamin-B_6-abhängige Krampfanfälle:
Es handelt sich um einen genetisch bedingten erhöhten Bedarf an Vitamin B_6. Zerebrale Krampfanfälle treten in den ersten Lebensstunden oder erst am vierten bis fünften Lebenstag auf. Auf Gaben hoher Dosen Vitamin B_6 (100 mg i.v.) erfolgt ein promptes Sistieren der Anfälle. Bei Auslassversuch treten erneut Krampfanfälle auf. Die Prognose ist bei frühzeitiger und konsequenter Therapie sehr gut.

Checkliste: Ursachen neonataler Krampfanfälle.

Stoffwechselstörungen mit Hypoglykämie	Stoffwechselstörungen mit Hypokalzämie
• Hirnstammschädigung (Asphyxie, Blutung)	• Hirnstammschädigung (Asphyxie, Blutung)
• Fetopathia diabetica	• Hypoparathyreoidismus
• Glykogenmangel (Unreife)	• Hypomagnesiämie
• erhöhter Glukoseverbrauch (Sepsis)	• Hyperphosphatämie
• primäre Kohlenhydratstoffwechselstörungen	
• primäre Aminosäurestoffwechselstörungen	**Verschiedene**
• primäre Fettsäurenoxidationsstörungen	• Kernikterus
	• Vitamin-B_6-abhängige Krampfanfälle
	Interzerebale Anfälle
	• Drogenentzug (mütterliche Abhängigkeit)
• geburtsbedingte Hirnschädigung (Hypoxie)	• Polyglobulie
• ZNS-Missbildungen (Hydrozephalus)	• Hyponatriämie/Hypernatriämie
• entzündliche ZNS-Erkrankungen (Meningitis, CMV, Toxoplasmose)	

Merke!
30 % aller Krampfanfälle bei Neugeborenen und 50 % aller Krampfanfälle bei Frühgeborenen werden durch perinatale Komplikationen, häufig durch eine hypoxisch-ischämische Enzephalopathie verursacht!

Diagnostik
- Mütterliche Anamnese: Drogen, Ernährung
- Geburtsanamnese: Asphyxie, Trauma
- Ausschluss Hypoglykämie, Hypokalzämie, Hyperammonämie
- Ausschluss Sepsis/Meningitis mittels Blutkulturen und Liquorpunktion
- EKG, EEG
- Sonographie des Schädels
- Augenärztliche Untersuchung
- Bei Ansprechen auf Vitamin B_6: Bestimmung von Glutamat, GABA und Pyridoxal-5-Phosphat im Liquor und in Erythrozyten.

Merke!
Bei neonatalen Krampfanfällen sollte stets ein Ansprechen auf Vitamin B_6 ausgetestet werden!

Therapie
Bei symptomatischen Krampfanfällen wird die Primärerkrankung behandelt. Phenobarbital und Phenytoin sind die antikonvulsiven Medikamente der ersten und zweiten Wahl. Bei nachgewiesenem Ansprechen auf Vitamin B_6 erfolgt eine Vitamin-B_6-Substitution mit etwa 10 mg/kg/d p.o. Andere Antikonvulsiva können dann häufig abgesetzt werden.

1.11 Infektionskrankheiten des Neugeborenen

1.11.1 Neonatale Sepsis und Meningitis

Definition
Die Neugeborenensepsis ist eine bakterielle Erkrankung, die durch die klinischen Symptome einer systemischen Infektion und durch eine Bakteriämie gekennzeichnet ist, in 25 % der Fälle zu einer Beteiligung der Hirnhäute führt und in hohem Maß zur Mortalität und Morbidität von Neugeborenen und Frühgeborenen beiträgt.

Epidemiologie
Bei etwa 2 % der Lebendgeborenen tritt eine neonatale Sepsis auf. Bei vorzeitigem Blasensprung erhöht sich die Inzidenz auf 3–5 %. 25 % der Sepsispatienten erkranken auch an einer Meningitis.

Klassifikation
- **Early-Onset-Sepsis:** Auftreten in den ersten Lebenstagen, foudroyanter Verlauf
- **Late-Onset-Sepsis:** Auftreten nach der ersten Lebenswoche
- **Nosokomiale Sepsis:** Auftreten bei intensivmedizinisch behandelten Früh- und Neugeborenen.

Risikofaktoren
Vorzeitiger Blasensprung > 24 Stunden, Asphyxie, Mekoniumaspiration, Amnioninfektionssyndrom, mütterliches Fieber, Leukozytose, Frühgeburtlichkeit.

Infektionswege
- Hämatogen
- Transplazentar
- Aspiration infizierten Fruchtwassers
- Kutane oder intestinale Besiedelung des Neugeborenen
- Vertikale Übertragung von der Mutter auf das Kind während der Geburt
- Nosokomiale Infektionen: Begünstigung durch invasive Maßnahmen.

Erregerspektrum
Early-Onset-Sepsis: am häufigsten β-hämolysierende Streptokokken der Gruppe B, *Escherichia coli*.
Late-Onset-Sepsis: β-hämolysierende Streptokokken der Gruppe B, *Escherichia coli*, *Staphylococcus aureus*, Listerien, *Haemophilus influenzae*.
Nosokomiale Sepsis: *Staphylococcus epidermidis*, Klebsiellen, Pseudomonas, Serratia, *Candida albicans*.

Klinik
Neonatale Sepsis: Die Symptomatik ist **unspezifisch** und variabel („schlechtes Aussehen"), mit Temperatur-

regulationsstörungen, Tachypnoe, Apnoe, Trinkschwäche und Erbrechen. Das Abdomen ist aufgetrieben. Weitere Symptome sind ein blassgraues Hautkolorit, Marmorierung, kühle Peripherie, Ikterus, Hyperexzitabilität, Apathie, Krampfanfälle, Petechien und Blutungsneigung. Die schwerste Manifestationsform ist der septische Schock.

Neonatale Meningitis: Zusätzliche Symptome sind Berührungsempfindlichkeit, schrilles Schreien, gespannte Fontanelle, opisthotone Körperhaltung. Eine Nackensteifigkeit fehlt in dieser Altersgruppe.

Diagnostik

- **Blutbild:** Leukozytose oder Leukozytopenie, Thrombozytopenie
- C-reaktives Protein erhöht
- Gerinnungsstörung
- Bakteriologische Kulturen: Haut- und Schleimhautabstriche, Urin, Blut, Liquor
- **Liquorpunktion:** Pleozytose, Glukoseerniedrigung, Eiweißerhöhung.

Therapie

Eine intravenöse antibiotische Therapie ist unbedingt erforderlich. Zunächst erfolgt z. B. eine Dreifachtherapie mit einem Cephalosporin, Ampicillin und einem Aminoglykosid. Die Therapie wird nach Erhalt der bakteriologischen Ergebnisse an das Erregerspektrum angepasst. Bei Meningitis erfolgt die Behandlung in doppelter Dosierung („Meningitisdosis"). Die Therapiedauer beträgt mindestens zehn Tage. Begleitend wird eine Kandidaprophylaxe mit Nystatin durchgeführt.

Prognose

Die Mortalität beträgt auch heute noch bis zu 25 %. Kleine Frühgeborene sind besonders gefährdet.

Kasuistik

A: Max kommt als Sohn einer 35-jährigen Erstgravida, Erstpara nach unauffälliger Schwangerschaft am errechneten Geburtstermin zur Welt. Geburtsgewicht 3210 g, Apgar 9/10/10, Nabelschnur-pH 7,32. Während der Geburt wird der Mutter wegen eines in der 35. SSW positiven Nachweises von β-hämolysierenden Streptokokken der Gruppe B im Zervixabstrich einmalig ein Aminopenicillin mit β-Lactamaseinhibitor verabreicht.

D: Am zweiten Lebenstag wird Max zunehmend „schlapper" und leicht „gräulich". Die Verlegung in die Kinderklinik erfolgt wegen einer deutlichen Erhöhung des CrPs im Serum. Bei Aufnahme ist der Allgemeinzustand bei nur mäßig reduzierter Mikrozirkulation recht gut. Nach Entnahme von Blutkulturen wird umgehend mit einer intravenösen antibiotischen Dreifachtherapie (Cefotaxim, Ampicillin, Tobramycin) begonnen. Zwei Stunden nach Aufnahme verfällt das Kind, es ist grau und marmoriert. Es bestehen eine Tachdyspnoe und eine arterielle Hypotonie. Max ist extrem berührungsempfindlich und schreit schrill. Die Blutentnahme ergibt 35 000 Leukozyten/μl bei deutlicher Linksverschiebung und eine Erhöhung des CrPs auf 10 mg/dl. Bei der Liquorpunktion finden

sich 8000 Zellen/mm^3, eine Glukosekonzentration von 30 mg/dl und eine Proteinkonzentration von 900 mg/dl. Es entwickelt sich eine erhebliche metabolische Azidose (pH 7,1) und Max wird bei progredienter klinischer Verschlechterung intubiert, beatmet und mit Katecholaminen behandelt.

Diag: Die positiven Blut- und Liquorkulturen bestätigen die Diagnose einer „Early-Onset"-B-Streptokokken-Sepsis mit Meningitis und septischem Schock.

Th + V: Unter Fortführung der intravenösen antibiotischen Therapie bessert sich der klinische Zustand rasch und Max kann nach 24 Stunden extubiert werden. Am 20. Lebenstag wird er in bestem Allgemeinzustand nach Hause entlassen.

1.11.2 Konnatale, nicht bakterielle Infektionen des Neugeborenen

Definition

TORCH (Toxoplasmose, Others, Röteln, Cytomegalie, Herpes) fasst eine Gruppe konnataler Infektionen zusammen, die sich unter einem ähnlichen klinischen Bild manifestieren können, das vom asymptomatischen bis zum letalen Verlauf reicht (☞ Tab. 1.8).

Diagnostik

Ziel: Erregernachweis.
Serum: Nachweis spezifischer IgM-Antikörper.

1.11.3 Lues connata

Definition und Ätiologie

Intrauterin oder im Rahmen der Geburt erworbene, d. h. auf den Fetus oder das Neugeborene durch die erkrankte und unzureichend therapierte Mutter übertragene Infektion mit *Treponema pallidum*.

Pathogenese

- Die luische Infektion des Fetus ist wegen fehlender Plazentapassage **vor dem fünften Schwangerschaftsmonat nicht möglich.**
- Infektion der Mutter vor der Konzeption: Absterben des Fetus im fünften oder sechsten Schwangerschaftsmonat.
- Infektion der Mutter bei Konzeption: Totgeburt im siebten oder achten Schwangerschaftsmonat.
- Infektion der Mutter im zweiten oder dritten Trimenon: Geburt eines kranken Kindes.
- Infektion der Mutter wenige Wochen oder kurz vor der Entbindung: eventuell Geburt eines gesunden Kindes.
- Infektion des Kindes ist jedoch an den luischen Veränderungen im Geburtskanal möglich. Dann erworbene Lues des Neugeborenen mit Entstehung eines Primäraffekts am Erregereintrittsort.
- Bei ausreichender Behandlung der Mutter Übertragung von Antikörpern auf den kindlichen Organismus. Das Kind wird gesund geboren, zeigt aber positive Seroreaktionen.
- Abbau der passiv übertragenen Antikörper in drei bis vier Monaten.

Tab. 1.8 Klinische Symptomatik und Therapie von TORCH-Infektionen.

Erreger	Symptomatik	Therapie/Prävention
Toxoplasma gondii	• Hydrozephalus • intrakranielle Verkalkungen • Mikrozephalus • Chorioretinitis • Hepatosplenomegalie • Fieber	• Pyrimethamin • Sulfadiazin • Folinsäure • pränatale Therapie mit Spiramycin (< 15. SSW) oder Pyrimethamin und Sulfadiazin (> 16. SSW)
Zytomegalievirus	• Mikrozephalie • intrakranielle Verkalkungen • Chorioretinitis • Purpura • Myokarditis • Hepatosplenomegalie • Dystrophie • Panzytopenie	• Aciclovir • CMV-freie Blutprodukte
Rötelnvirus	• Mikrozephalie • Dystrophie • Purpura • Hepatosplenomegalie • Ikterus • Myokarditis • interstitielle Pneumonie • Meningoenzephalitis • Katarakt, Retinopathie • Innenohrschwerhörigkeit • angeborene Herzfehler	Rötelnimpfung
Herpes simplex	**Intrauterine Infektion** • Mikrozephalie • Chorioretinitis • Hautinfektion **Postnatale Infektion** • Enzephalitis • Keratokonjunktivitis	Aciclovir

Klinik

Übersicht der Manifestationsformen der Lues connata:
- **Lues connata praecox:** Symptome des Neugeborenen
- **syphilitische Veränderungen der Rezidivperiode:** zweites bis viertes Lebensjahr
- **Lues connata tarda:** spätluetische Veränderungen, Schul- bis Jugendalter.

Einteilung der klinischen Erscheinungen der Lues connata nach Altersstufen:

Lues connata praecox:
- welke, gelbliche, greisenhafte, schlaffe Haut
- ausgeprägte Anämie, Hepatosplenomegalie
- Gedeihstörung
- **Koryza:** blutiger Schnupfen
- Pneumonia alba
- interstitielle Hepatitis (Feuersteinleber)
- **Osteochondritis syphilitica,** in der Folge Parrot'sche Pseudoparalyse durch Epiphysenlösung
- **Hochsinger'sche Infiltrate:** Papelkranz an den Lippen mit Infiltration der umgebenden Haut mit Einrissen
- **Parrot'sche Furchen:** Abheilung oben genannter Einrisse unter radiärer Narbenbildung
- **syphilitisches Pemphigoid:** Blasenbildung an Palmae und Plantae

- Alopezie, Paronychien
- zusätzlich Symptome der Lues II des Erwachsenen.

Syphilitische Symptome der Rezidivperiode: wie Symptome der erworbenen Lues, zusätzlich
- Condylomata lata
- Plaques muqueuses
- Gummata
- tuberoserpiginöse Syphilome.

Syphilis connata tarda: spätes Schul- und Jugendalter mit juveniler Tabes dorsalis, Paralyse (quartäre Metalues), Neuritis nervi acustici. Defektheilungen der Lues connata praecox mit luetischen Stigmata:
- Parrot'sche Furchen
- Caput natiforme: luetischer Quadratschädel
- Sattelnase
- Türkensäbeltibia
- Hutchinson-Trias.

Merke!

Hutchinson-Trias: Keratitis parenchymatosa, Innenohrschwerhörigkeit, Tonnenform der Schneidezähne.

Diagnostik

- Direkter Erregernachweis aus Hautblasen oder Nasensekret (Dunkelfeld)
- TPHA: Treponema-pallidum-Hämagglutinationstest in der dritten Woche positiv
- FTA: Fluoreszenz-Treponemen-Antikörpertest in der vierten Woche positiv
- IgM-Fluoreszenz-Test
- Treponema-pallidum-Immobilisationstest in der achten Woche positiv
- Röntgen
- Lumbalpunktion.

Therapie

Penicillin G i.v. 100 000 IE/kg/d über 14 Tage, kann zur Jarisch-Herxheimer-Reaktion durch Treponemenzerfall führen (10–15 % der Fälle): Fieber, Kopfschmerzen, Myalgien.

Prophylaxe

Erkennung und Behandlung der mütterlichen Lues! Therapie der Schwangeren mit Penicillin G.

1.11.4 Konjunktivitis des Neugeborenen

Definition

Infektiös bedingte Bindehautentzündung.

Erreger

Die häufigsten Erreger der neonatalen Konjunktivitis sind Chlamydien, Staphylokokken, Streptokokken, *Haemophilus influenzae* und *Escherichia coli*.

Klinik

Eine Konjunktivitis kommt häufiger bei Spontangeburten als bei Schnittentbindungen vor. Sie manifestiert sich häufig bereits in den ersten Lebenswochen mit Rötung und eitriger Sekretion der Konjunktiva. Die Infektion kann auf die Kornea übergreifen.

Therapie

Erythromycin p.o. und als Augensalbe.

Prophylaxe

Die Silbernitratprophylaxe (Credé-Prophylaxe) wird nicht mehr allgemein empfohlen. Heute wird im Kreißsaal häufig eine Prophylaxe mit Erythromycin durchgeführt.

1.12 SIDS (Sudden Infant Death Syndrome)

Definitionen

Sudden Infant Death Syndrome (SIDS): plötzlicher, unvorhersehbarer Tod eines über einen Monat alten Säuglings, ohne adäquate Erklärung durch eine gründliche postmortale Untersuchung.
Apparent-Life-Threatening-Episode (ALTE): Episode mit Apnoe, Zyanose, Blässe, Muskeltonusveränderungen und Erstickungsanfällen, die den Beobachter sehr erschreckt und die in der Regel bei Eintreffen medizinischer Hilfe beendet ist.

Epidemiologie

- Häufigkeit 2:1000; 40–50 % postnataler Todesfälle
- Häufigste Todesursache bei normalgewichtigen Säuglingen jenseits der Neugeborenenperiode
- SIDS-Rate bleibt trotz des Rückgangs der Säuglingssterblichkeit unverändert hoch
- Selten vor Ende des ersten Lebensmonats und nach Abschluss des ersten Lebensjahrs; Häufigkeitsgipfel zwischen dem dritten und sechsten Lebensmonat; 95 % der Fälle ereignen sich im ersten Lebenshalbjahr
- Jungen sind mit 65 % etwas häufiger betroffen
- Saisonale Häufung in den Wintermonaten, Häufung an den Wochenenden
- Nach dem Tod eines Kindes an SIDS ist das Wiederholungsrisiko in der Familie etwa fünf Mal höher als in der Normalbevölkerung.

Risikofaktoren

- Männliches Geschlecht
- Niedriges Geburtsgewicht
- Frühgeborene, bronchopulmonale Dysplasie
- Vorausgegangener Aufenthalt auf einer Neugeborenenintensivstation
- Peri- und postnatale Komplikationen; perinatale Asphyxie
- Kinder, die ein ALTE hinter sich haben
- Geschwister von Kindern mit SIDS
- Bauchlage
- Überwärmung
- Niedriges Alter der Mutter
- Weniger konsequente Schwangerschaftsüberwachung
- Nikotin- und Drogenabusus der Mutter, niedriger sozioökonomischer Status
- Häufige Schwangerschaften der Mutter.

Ätiologie

Die Ursachen sind weiterhin ungeklärt. Es ist von einer multifaktoriellen Genese auszugehen. Die derzeit gängige Hypothese geht von einer primären Störung der ZNS-Funktion aus, die zu Atemregulationsstörungen führt, die im Zusammenhang mit ungünstigen Begleitumständen tödlich sind.
Möglicherweise spielen auch angeborene Stoffwechselerkrankungen bei der SIDS-Genese eine wichtige Rolle; insbesondere Störungen der Fettsäurenoxidation und mitochondriale Stoffwechselerkrankungen wurden mit SIDS in Zusammenhang gebracht.

Situation am Auffindeort

Bei **fehlenden sicheren Todeszeichen** (Leichenstarre, Totenflecke, ausgeprägte Hypothermie) sollte mit einer Reanimation begonnen werden. Das Kind sollte unter Reanimationsbedingungen in die nächstgelegene Kinderklinik gebracht werden.
Bei **vorhandenen sicheren Todeszeichen** ist ein Transport in die Kinderklinik nicht mehr möglich und der Tod muss vor Ort festgestellt werden. Es sollte, wenn irgend möglich, eine genaue Anamnese erhoben, das Kind genau untersucht (inklusive Temperaturmessung) und die Auffindesituation präzise dokumentiert werden. (Collins

1961: Sudden Unexpected Death in Infants: "A disease of theories")

Differentialdiagnose

- Kindesmisshandlung!
- Gastroösophagealer Reflux mit oder ohne Aspiration
- Kardiomyopathie, Arrhythmie, Herzvitium
- Meningitis
- RSV-Infektion
- Sepsis
- Elektrolytentgleisung
- Hypoglykämie
- Hirntumor
- Krampfanfall
- Angeborene Stoffwechselerkrankung.

Diagnostik bei V.a. ALTE

- Anamnese: exakte Umstände beim Auffinden des Kindes, Vorausgehen von Schwitzen, Infekt, Fieber, Erbrechen, Diarrhö, Stridor, Zyanose beim Füttern, abnormen Extremitäten-, Zungen- oder Augenbewegungen
- Körperliche Untersuchung
- Labor: Blutbild, Blutglukose, Serumelektrolyte, Leberenzyme, Nierenwerte, Ammoniak und Laktat i.S., Blutgasanalyse, Blutkulturen, Urinstatus, Urinkultur, Aminosäuren und organische Säuren im Urin, Lumbalpunktion fakultativ
- Apparative Untersuchungen: Röntgen-Thorax, Polysomnographie: EEG, Atmung, EKG, Augenbewegungen, EMG; Sonographie zum Ausschluss eines gastroösophagealen Refluxes; Schädel-NMR und weitere Untersuchungen nach Klinik und Vorbefunden.

Weiteres Vorgehen im Todesfall

Kinder nach SIDS müssen stets obduziert werden („ungeklärte Todesursache"). Eine Gewebeasservierung (Haut, Leber, Muskel) sowie die von Plasma, Urin und Liquor wäre zum Ausschluss einer zugrunde liegenden schweren Erkrankung (z.B. genetisch bedingte Stoffwechselstörung) wünschenswert.
Die Eltern sollten darauf vorbereitet werden, dass die Kriminalpolizei dazu verpflichtet ist, der Todesursache nachzugehen. Dies dient der Entlastung der Eltern! Die Eltern haben häufig den Wunsch nach einem ausführlichen Gespräch zu einem späteren Zeitpunkt. Diesem sollte unbedingt nachgekommen werden. Darüber hinaus sollte auf die verschiedenen Selbsthilfeinitiativen (z.B. Gesellschaft zur Erforschung des plötzlichen Säuglingstodes, GEPS) hingewiesen werden.

Vorgehen bei Geschwisterkindern

Bei ALTE- und SIDS-Geschwistern sollte zunächst eine gründliche Untersuchung erfolgen. Bei pathologischen Befunden oder anamnestischer Belastung wird ein Heimmonitor zur Überwachung von Herz- und Atemfrequenz für die Dauer des ersten Lebensjahrs verordnet. Eine eingehende Aufklärung der Eltern über das signifikante Mortalitätsrisiko trotz Monitorüberwachung sowie eine Schulung der Eltern bezüglich einfacher Reanimationsmaßnahmen ist unbedingt erforderlich.

Kasuistik

A: David ist das zweite Kind gesunder Eltern. Die Geburt erfolgte in der 37. SSW bei einem Geburtsgewicht von 2400 g (SGA). Inzwischen ist er acht Monate alt und hat sich altersentsprechend entwickelt. Am frühen Nachmittag legt die Mutter David zum Mittagsschlaf in sein Bett. Etwa 30 Minuten später sieht sie nach ihm und findet ihn leblos vor. Er ist völlig schlapp, die Haut ist gräulich-marmoriert und es besteht eine ausgeprägte Lippenzyanose. Die Mutter nimmt ihn hoch, schüttelt ihn, aber er zeigt keine Regung. Sie beginnt mit verzweifelten Beatmungsversuchen, die jedoch daran scheitern, dass sie so etwas noch nie gemacht hat. Sie rennt zum Telefon und alarmiert den Notarzt. Dieser findet das Kind leblos und asystol vor. Er beginnt unverzüglich mit der kardiopulmonalen Reanimation mit Maskenbeatmung und Herz-Druck-Massage. Es werden mehrere Zugänge gelegt, David wird intubiert. Nach mehrfacher Adrenalingabe ist ein Sinusrhythmus nachweisbar. Während der gesamten Reanimation sind die Pupillen weit und lichtstarr. David wird in die nächstgelegene Kinderklinik transportiert.

K: Bei Aufnahme auf der Intensivstation beträgt die Körpertemperatur 32 °C. Glasgow-Coma-Scale 3. Äußere Verletzungszeichen bestehen nicht. Die Pupillen sind weit und lichtstarr. Herz und Lunge sind auskultatorisch unauffällig, die Leber ist 1 cm unter dem rechten Rippenbogen tastbar.

D: Die Blutgasanalyse ergibt eine ausgeprägte metabolische Azidose (pH 6,84; pCO_2 19 mmHg; BE –18; HCO_3 9 mmol/l). Die sonstigen Laborwerte (Urin, Plasma, Liquor) sind weitgehend unauffällig. Eine toxikologische Untersuchung sowie eine umfangreiche Stoffwechseldiagnostik ergeben keine Auffälligkeiten. Ebenso bleibt die bildgebende Diagnostik (Röntgen Thorax, Schädel-CT, EKG, Echokardiografie) ohne pathologischen Befund.

Dg: Nach Ausschluss einer Vielzahl möglicherweise zugrunde liegender Erkrankungen und auf Grund der Anamnese wird die Diagnose des plötzlichen Kindstodes gestellt.

V: Im weiteren Verlauf zeigt das EEG zweimal im Abstand von 24 Stunden bei einer Ableitungsdauer von jeweils 30 Minuten eine Nulllinie. Am folgenden Tag werden die Intensivmaßnahmen auf Supportivmaßnahmen reduziert. Zwölf Stunden später verstirbt David.

In einem langen Gespräch, das in einem ruhigen Raum fernab von der Station stattfindet, werden Davids Eltern darüber informiert, dass eine Obduktion stattfinden muss, da die Todesursache nicht geklärt werden kann. Sowohl die Klinikseelsorgerin als auch eine Psychologin nehmen an dem Gespräch teil. Auch werden die Eltern darüber informiert, dass die Kriminalpolizei ihnen einige Fragen stellen wird, weil sie routinemäßig dazu verpflichtet ist, der Todesursache nachzugehen.

Davids Eltern erhalten Informationsmaterial zu verschiedenen Elterninitiativen, die sie kontaktieren können. Es wird angeregt, Davids Bruder gründlich untersuchen zu lassen. Ein Heimmonitor ist nicht erforderlich, da der Junge bereits drei Jahre alt ist.

2 Genetik

2.1 Autosomale Chromosomenaberrationen

Epidemiologie

Die Häufigkeit numerischer und struktureller Aberrationen ist hoch und beträgt bei Spontanaborten 1:2, bei Totgeburten 1:20 und bei Lebendgeburten 1:200.

2.1.1 Numerische Aberrationen

Ätiologie

Meist kommt es zur **Neumutation** durch Fehlverteilung einzelner Chromosomen (Non-Disjunction) in der Meiose oder Mitose. Dadurch kann es zur Bildung aneuploider Keimzellen und nach der Befruchtung zu aneuploiden Zygoten kommen. Mit zunehmendem Alter der Mutter sind **Non-Disjunction-Prozesse** häufiger. Das Alter des Vaters beeinflusst ebenfalls die Häufigkeit von numerischen Chromosomenaberrationen.

Trisomie 21 (Down-Syndrom)

Definition

Häufigstes chromosomales Syndrom durch überzähliges Chromosom 21, das mit typischer kraniofazialer Dysmorphie, Skelettveränderungen, Organfehlbildungen, mentaler Retardierung, muskulärer Hypotonie, erhöhter Infektanfälligkeit und erniedrigter Lebenserwartung, häufig wegen erhöhter Leukämieinzidenz, einhergeht.

Epidemiologie

Die durchschnittliche Häufigkeit der Trisomie 21 beträgt 1:700 Lebendgeborene. In über 50 % der Fälle von Feten mit Trisomie 21 kommt es in der Frühschwangerschaft zum Spontanabort. Die Häufigkeit steigt mit zunehmendem mütterlichen Alter (☞ Tab. 2.1).

Ätiologie

In 95 % der Fälle liegt eine freie Trisomie 21 vor, eine Translokation findet sich bei 5 % der Patienten. Das Down-Syndrom ist nach neuen Erkenntnissen als „contiguous gene syndrome" zu werten, d.h., die dreifache Dosis mehrerer Gene einer bestimmten Chromosomenregion verursacht die für das Krankheitsbild charakteristische Symptomatik.

Klinik

Das Krankheitsbild wird durch die charakteristische **kraniofaziale Dysmorphie** geprägt: Der Schädel ist klein und rund mit flachem Okziput, der Hals kurz und breit. Die Kinder haben ein rundes Gesicht mit flachem Profil und vorgewölbter Stirn. Die Nasenwurzel ist flach, die Nase kurz. Der Mund ist auffallend klein mit dicken, evertierten Lippen. Die **Makroglossie** fehlt fast nie. Die **mongoloide Lidachsenstellung** (schräg nach außen oben) ist pathognomonisch. Es bestehen ein Hypertelorismus (weiter Augenabstand) sowie ein Epikanthus. Die Augenwimpern sind spärlich und kurz, auf der Iris sind häufig weiße Flecken sichtbar (**Brushfield-Spots,** ☞ Abb. 2.1). Die Ohren sind klein und rund mit kleinem, adhärentem Ohrläppchen.

Tab. 2.1 Geschätzte Häufigkeit des Down-Syndroms in Abhängigkeit vom mütterlichen Alter.

Mütterliches Alter	Inzidenz
> 20 Jahre	1:1925
> 25 Jahre	1:1205
> 30 Jahre	1:885
> 35 Jahre	1:365
> 40 Jahre	1:110
> 45 Jahre	1:32
> 49 Jahre	1:12

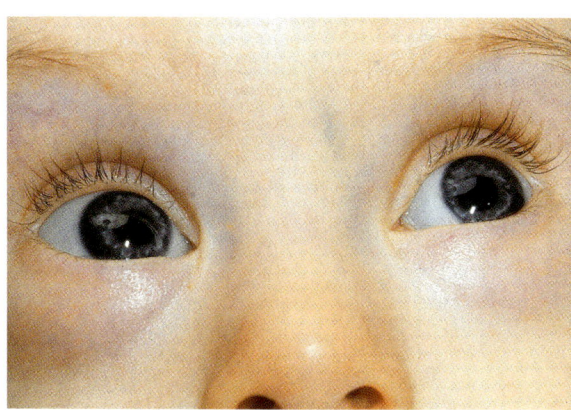

Abb. 2.1: Brushfield-Spots.

Darüber hinaus lassen sich häufig **Hand- und Fußdeformitäten** nachweisen: kurze, breite Hände mit kurzen Fingern (Brachymesophalangie), Klinodaktylie des fünften Fingers, **Vierfingerfurche,** kleine Füße, kurze Zehen sowie eine **Sandalenlücke** (vergrößerter Abstand zwischen erster und zweiter Zehe).

Skelettveränderungen sind ein weiteres typisches Kennzeichen der Trisomie 21. Die Überstreckbarkeit der Gelenke ist sehr ausgeprägt. Beckenveränderungen sind charakteristisch: Die Hüftgelenkpfannen stehen fast horizontal, die Schenkelhälse in Coxa-valga-Stellung, der Azetabularwinkel ist abgeflacht, die Darmbeinschaufeln sind ausladend („Elefantenohren"). Nahezu regelmäßig besteht ein deutlicher Kleinwuchs.

Begleitende **Organfehlbildungen** sind sehr häufig: **Herzfehler** (40 % der Fälle): ASD, VSD, Endokardkissendefekte, Fallot'sche Tetralogie; **gastrointestinale Malformationen:** Duodenalstenose, Pancreas anulare, Analatresie, Megakolon, Rektumprolaps; **Urogenitaltrakt:** bei Jungen besteht in 100 % der Fälle ein Hypogonadismus.

ZNS: mentale Retardierung variablen Ausmaßes, ausgeprägte muskuläre Hypotonie.

Weitere Komplikationen sind eine Hypothyreose durch lymphozytäre Thyreoiditis, eine hohe Infektanfälligkeit und ein zehn- bis dreißigfach erhöhtes Risiko, an einer Leukämie zu erkranken.

Merke!
Die erniedrigte Lebenserwartung bei Trisomie 21 ist häufig auf die erhöhte Leukämieinzidenz zurückzuführen.

Prognose

Der IQ beträgt im Alter von fünf Jahren durchschnittlich 50, weist jedoch eine hohe interindividuelle Variabilität auf. Die Fähigkeit zum abstrakten Denken ist am stärksten betroffen. Gefühlsleben und Sozialverhalten sind meist ausgeprägt und förderbar. Ein normaler Pubertätseintritt erfolgt bei beiden Geschlechtern. Die Mädchen sind fertil. 50 % der von ihnen geborenen Kinder sind gesund, 50 % der Fälle sind mongoloide Kinder. Väter mit Down-Syndrom sind nicht bekannt.

Die 5-Jahres-Überlebensrate von Patienten mit Herzfehler beträgt 70 %, die der Patienten ohne Herzfehler 90 %.

Die häufigsten **Todesursachen** sind Herzfehler, Infektionen und Leukämie.

Therapie

Sie richtet sich nach den begleitenden Fehlbildungen und Komplikationen: z.B. Herzfehlerkorrektur und Infektionsbehandlung.

Für die körperliche und geistige Entwicklung sind Frühfördermaßnahmen und Physiotherapie von besonderer Bedeutung.

Trisomie 18 (Edwards-Syndrom)

Definition

Chromosomales Syndrom durch **überzähliges Chromosom 18.** Leitsymptom ist die charakteristische Handstellung bei kraniofazialer Dysmorphie und erheblich verkürzter Lebenserwartung.

Epidemiologie

Die Häufigkeit beträgt 1:8000. Mädchen sind etwa viermal häufiger betroffen als Jungen.

Ätiologie

In 80 % der Fälle liegt eine freie Trisomie 18 durch meiotische Non-Disjunction vor. In 20 % der Fälle handelt es sich um ein Mosaik. Die Häufigkeit steigt mit zunehmendem mütterlichen Alter.

Klinik

Leitsymptom ist die **Beugung der Finger.** Dabei sind Zeigefinger und kleiner Finger über Mittel- und Ringfinger geschlagen (☞ Abb. 2.2).

Weiter weisen **„Faunenohren"**, eine Mikrognathie, ein langer, schmaler Schädel mit prominentem Okziput, dysplastische, tief ansetzende Ohren, ein kurzes Sternum sowie ein enges Becken und Wiegenkufenfüße auf die Diagnose hin. Die Kinder sind meist dystroph. In über 95 % der Fälle liegen **Herzvitien** vor. Zwerchfellhernien sind häufig (☞ Abb. 2.3 a und b).

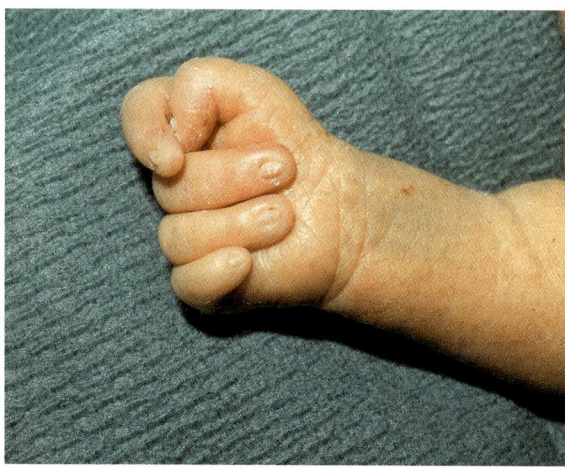

Abb. 2.2: Charakteristische Handstellung bei Edwards-Syndrom: Zeigefinger und kleiner Finger sind über Mittel- und Ringfinger geschlagen.

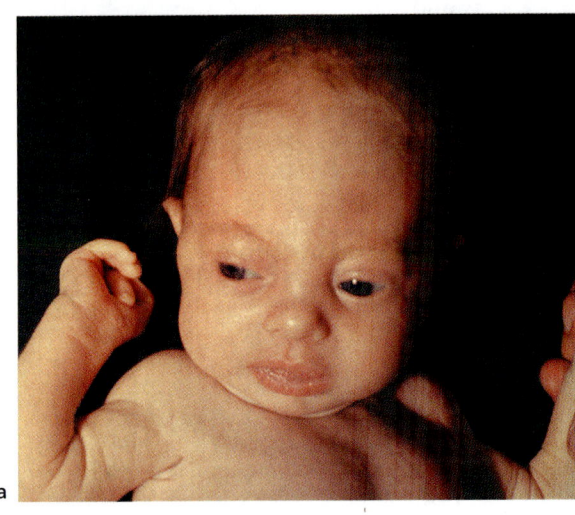

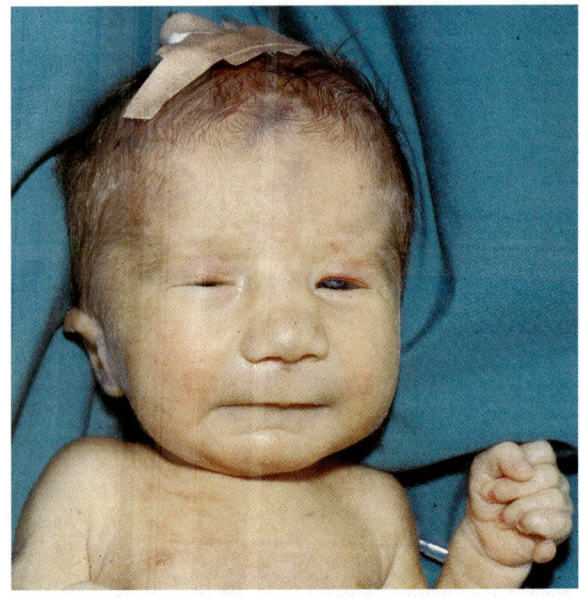

Abb. 2.3 a und b: a) Säugling mit Trisomie 18: langer, schmaler Schädel, Mikrognathie und kurzes Sternum; b) Karyogramm bei Trisomie 18.

Eine schwere Enzephalopathie tritt mit hoher Wahrscheinlichkeit auf.

Prognose

Die mittlere Lebenserwartung beträgt bei Jungen zwei bis drei Monate, bei Mädchen zehn Monate.

Trisomie 13 (Pätau-Syndrom)

Definition

Chromosomales Syndrom durch überzähliges Chromosom 13.

Epidemiologie

Die Trisomie 13 tritt mit einer Häufigkeit von 1:4000 bis 1:10 000 auf.

Ätiologie

In 80 % der Fälle handelt es sich um eine freie Trisomie 13 durch meiotische Non-Disjunction, in 20 % liegt ein Mosaik oder eine Translokation vor.

Klinik

Die **Mikrozephalie,** die häufig mit Defekten an der Schädelhaut einhergeht, ist eines der klinischen Leitsymptome. Okuläre Auffälligkeiten sind eine Mikrophthalmie (☞ Abb. 2.4) und Kolobome. Außerdem treten kapilläre Hämangiome, Lippen-Kiefer-Gaumenspalten und Hexadaktylien (☞ Abb. 2.5) gehäuft auf. Begleitende Organfehlbildungen sind **Herzvitien,** v.a. VSD und PDA, sowie eine **polyzystische Nierendegeneration.** Die geistige Entwicklung ist erheblich retardiert, häufig besteht eine Epilepsie. Der biochemische Marker des Syndroms ist eine Persistenz von embryonalem und fetalem Hämoglobin.

Prognose

Die mittlere Lebensdauer beträgt bei beiden Geschlechtern vier Monate.

2.1.2 Strukturelle Aberrationen

Ätiologie

Es kommt zu **Umbauten** innerhalb eines Chromosoms oder zwischen verschiedenen Chromosomen. Die Folge sind entweder unbalancierte Genverhältnisse durch Verlust oder Überschuss von Chromosomenmaterial innerhalb eines Karyotyps oder balancierte Genverhältnisse mit Strukturumbauten ohne Verlust oder Zugewinn von chromosomalem Material.

Unbalancierte Aberrationen führen zu Monosomien und Trisomien kleinerer Chromosomensegmente. Fehlbildungs-Retardierungs-Syndrome mit charakteristischem, Chromosomensegment-spezifischem Phänotyp sind die Folge. Monosomien führen zu schwereren Krankheitsbildern als Trisomien des gleichen Segments.

Balancierte Aberrationen sind phänotypisch unauffällig und können über mehrere Generationen vererbt werden.

Abb. 2.4: Typische Fazies bei Pätau-Syndrom.

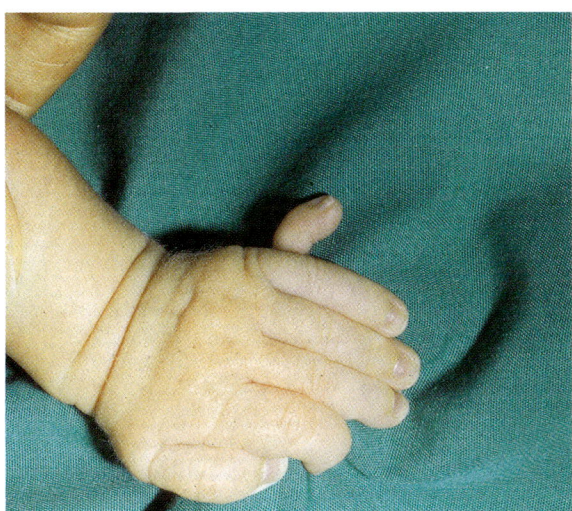

Abb. 2.5: Hexadaktylie bei Pätau-Syndrom.

Formen

Strukturelle Aberrationen sind möglich in Form von Deletion, Ringbildung, Fehlteilung einzelner Chromosomen, Duplikation, Inversion und Translokation.

Partielle Monosomie 5p, (Cri-du-Chat-Syndrom)

Ätiologie

In 80 % der Fälle liegt eine De-novo-Deletion eines Teils des kurzen Arms von Chromosom 5 vor. In 20 % der Fälle handelt es sich um eine elterliche balancierte Translokation, bei der der distale Abschnitt des kurzen Arms von Chromosom 5 auf ein anderes Chromosom transloziert ist.

Epidemiologie

Die Häufigkeit der partiellen Monosomie 5p beträgt 1:50 000 und ist unabhängig vom mütterlichen Alter.

Klinik

Leitsymptome sind der **hohe, monotone Schrei** (Katzenschrei) und eine psychomotorische Retardierung. Außerdem finden sich typischerweise ein niedriges Geburtsgewicht, eine Mikrozephalie, ein rundliches Gesicht mit Hypertelorismus und Epikanthus, tief sitzende Ohren und eine Mikrognathie (☞ Abb. 2.6 a und b).

Prognose

Bei geringer Letalität erreichen viele Kinder das Erwachsenenalter. Eine erhebliche psychomotorische Retardierung mit einem **IQ < 20** ist die Regel. Die Sprachentwicklung bleibt oft aus. Es kann zu permanenter Bettlägerigkeit kommen.

Partielle Monosomie 4p (Wolf-Syndrom)

Ätiologie

In 90 % der Fälle handelt es sich um eine De-novo-Deletion des kurzen Arms von Chromosom 4, in 10 % der Fälle besteht eine Translokation oder ein Mosaik bei einem Elternteil. Die Häufigkeit ist nicht genau bekannt.

Klinik

In 40 % der Fälle kommt es zur Übertragung; die Kinder sind bei Geburt häufig untergewichtig („small for date"). Die charakteristischen **Dysmorphiezeichen** sind ein dolichozephaler Schädel mit hoher Stirn, Hypertelorismus, Lidfaltenanomalien, eine antimongoloide Lidachsenstellung, eine breite Nasenwurzel bei breitem Nasenrücken, herabgezogene Mundwinkel, Ohrmuscheldysplasie, Mikroretrognathie und oft eine Gaumenspalte. Häufig bestehen Iriskolobome und Strabismus.
Begleitende Organfehlbildungen sind angeborene Herzfehler, Nierenfehlbildungen und eine Hypospadie bei Jungen. Am **Skelett** finden sich Grübchen an Ellenbogen und Knien sowie lange, spitz zulaufende Finger. In der Regel besteht eine schwere psychomotorische Retardierung.

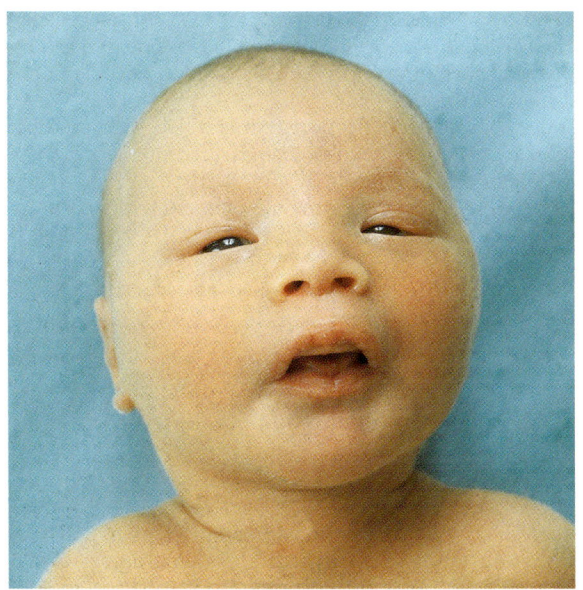
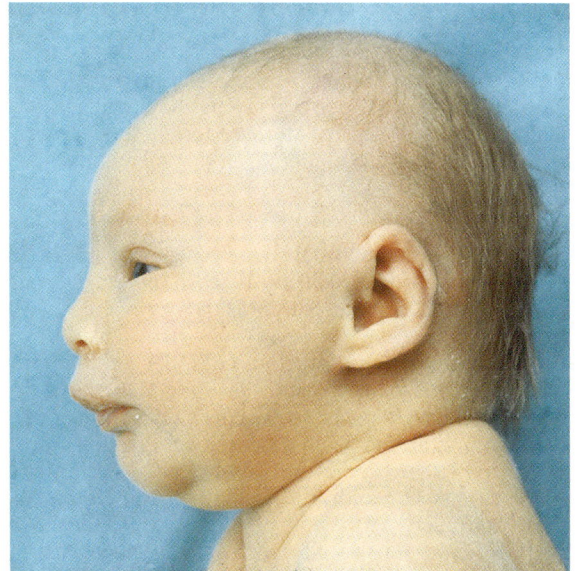

a

b

Abb. 2.6 a und b: Typische Fazies bei Cri-du-Chat-Syndrom („Katzenschreisyndrom").

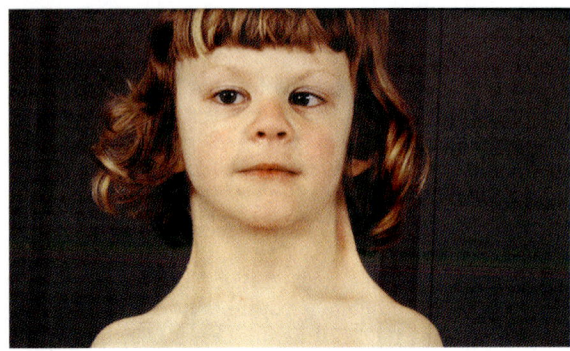
a

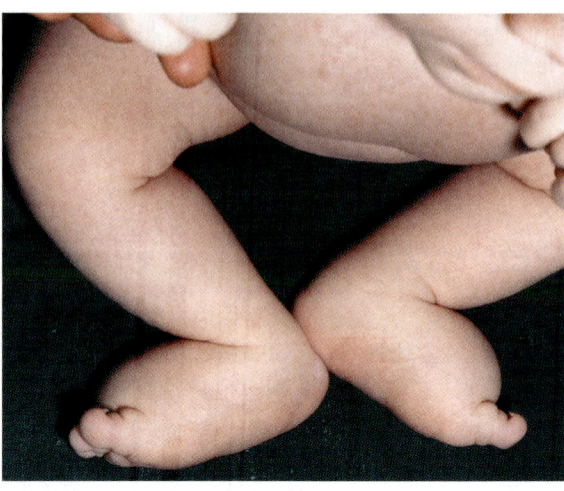
b

Abb. 2.7 a und b: a) Mädchen mit Ullrich-Turner-Syndrom: Epikanthus, Pterygium colli; b) Lymphödeme bei einem Säugling mit Ullrich-Turner-Syndrom.

Prognose

Genaue Daten hierzu sind nicht bekannt; die Lebenserwartung ist vermutlich reduziert.

2.2 Gonosomale Aberrationen

Etwa 50 % aller Chromosomenaberrationen sind gonosomale Aberrationen mit der Folge einer gestörten Gonadendifferenzierung.

2.2.1 Ullrich-Turner-Syndrom (45, X0)

Definition

Gonadendysgenesie mit hypergonadotropem Hypogonadismus infolge gonosomaler Monosomie, die zu charakteristischen Dysmorphiezeichen, Minderwuchs und Organfehlbildungen bei phänotypisch weiblichen Individuen führt.

Epidemiologie

Das Ullrich-Turner-Syndrom tritt mit einer Häufigkeit von 1:2500 auf.

Ätiologie

In 50 % der Fälle fehlt das zweite X-Chromosom infolge Non-Disjunction. Es besteht keine Abhängigkeit der Häufigkeit vom Alter der Mutter. Mosaike und strukturelle Chromosomenveränderungen kommen vor.

Klinik

Das Ullrich-Turner-Syndrom manifestiert sich bereits bei Geburt durch eine erhebliche **Wachstumsretardierung** sowie durch Lymphödeme an Hand- und Fußrücken (☞ 2.2 b).
Ein Epikanthus, das **Pterygium colli,** der Schildthorax mit weitem Mamillenabstand, der tiefe Haaransatz im Nacken mit reversem Haarstrich, der Cubitus valgus und die Verkürzung des vierten Mittelhandknochens sind charakteristisch. Häufig sind die Nägel hypoplastisch. Eine schwere Osteoporose ist eine typische Komplikation. Das äußere Genitale ist weiblich. Anstelle der Ovarien ist ein schmales fibröses Gebilde nachweisbar: **„ovarian streaks".** Es kommt zu sexuellem Infantilismus und **primärer Amenorrhö.**

Begleitende Organfehlbildungen sind angeborene **Herz- und Aortenfehlbildungen,** v.a. Pulmonalstenosen und Aortenisthmusstenosen sowie Nierenfehlbildungen. Eine idiopathische Medianekrose sowie Aneurysmen treten gehäuft auf.
Ein Minderwuchs ist die Regel, die durchschnittliche Endgröße liegt bei 144 cm. Die Intelligenz ist meistens normal.

Variante

Noonan-Syndrom: Ullrich-Turner-Stigmata bei Mädchen oder Jungen, die einen normalen weiblichen oder männlichen Chromosomensatz aufweisen. Variable Gonadenfunktion.

Diagnostik

- **Chromosomenanalyse:** 45, X0 oder Mosaik
- Sonographie der Nieren und der Ovarien
- Echokardiographie
- Plasmagonadotropine, v.a. FSH, erhöht: **hypergonadotroper Hypogonadismus.**

Therapie

Eine **Wachstumshormontherapie** beschleunigt das Längenwachstum und führt in vielen Fällen zu einer Endgröße > 150 cm.
Eine **Östrogensubstitutionstherapie** ist indiziert. Der ideale Zeitpunkt hierzu ist jedoch umstritten, da ein früher Beginn die Endgröße beeinträchtigt.
Eine begleitende psychosoziale Unterstützung ist wünschenswert.

> **Merke!**
> Das Auftreten des Ullrich-Turner-Syndroms ist vom Alter der Mutter unabhängig.

2.2.2 Klinefelter-Syndrom (47, XXY)

Definition

Numerische gonosomale Chromosomenaberration mit dem Genotyp XXY, die zu primärem Hypogonadismus mit eunuchoidem Hochwuchs, Hodenatrophie, Gynäkomastie, mentaler Retardierung und emotionalen Auffälligkeiten führt.

Epidemiologie

Die Häufigkeit beträgt 1:1000 der männlichen Lebendgeborenen, sie nimmt mit dem Alter der Eltern zu.

Ätiologie

Das Klinefelter-Syndrom entsteht durch Non-Disjunction während der Meiose.

Klinik

In der frühen Kindheit bestehen relativ wenig Symptome. Häufig erfolgt die Diagnosestellung daher erst in der Pubertät. Eine **mentale Retardierung** sowie psychische Auffälligkeiten (ängstlich, schüchtern, unreif, aggressiv) sind häufig.

Typischerweise besteht ein **eunuchoider Hochwuchs** mit langen Beinen. Die **Hoden sind klein,** der Penis ebenso. Der Pubertätsbeginn erfolgt verzögert. Bei 80 % der erwachsenen Männer besteht eine **Gynäkomastie.** Meistens bestehen Azoospermie und **Infertilität** sowie eine Leydigzellhyperplasie. Der Bartwuchs ist gering.

Diagnostik

- **Chromosomenanalyse: 47, XXY**
- Vor dem zehnten Lebensjahr normale Plasmagonadotropine
- In der Pubertät Zeichen des hypergonadotropen Hypogonadismus: FSH und LH erhöht, Testosteron erniedrigt
- **Hodenbiopsie:** in der Pubertät sklerosierende Tubulusdegeneration und Leydigzellhyperplasie.

Therapie

Eine Substitutionstherapie mit Testosteron sollte etwa ab dem 12. Lebensjahr durchgeführt werden.

2.2.3 Syndrom des fragilen X-Chromosoms

Definition

Das Syndrom des fragilen X-Chromosoms ist eines der häufigsten genetischen Syndrome und Ursache geistiger Behinderung durch vermehrte Fragilität des X-Chromosoms. Synonyme: Martin-Bell-Syndrom, Marker-X-Syndrom.

Epidemiologie

Die Häufigkeit beträgt 1:1500 männlicher Neugeborener und 1:5000 weiblicher Neugeborener. In 7 % der Fälle ist das Syndrom des fragilen X-Chromosoms Ursache eines schweren, in 4 % der Fälle Ursache eines leichten Intelligenzdefekts.

Ätiologie

Es handelt sich um eine spezifische Chromosomenbrüchigkeit am X-Chromosom durch eine vielfache Replikation von CCG-Sequenzen im FMR_1-Gen. Durch eine zunehmende Verlängerung der Trinukleotidsequenz in der Generationenfolge kommt es zu einem Antizipationseffekt.

Klinik

Die wichtigsten Symptome sind **große Ohren,** ein **langes Kinn,** bei Jungen eine **Testisvergrößerung,** Hyper-

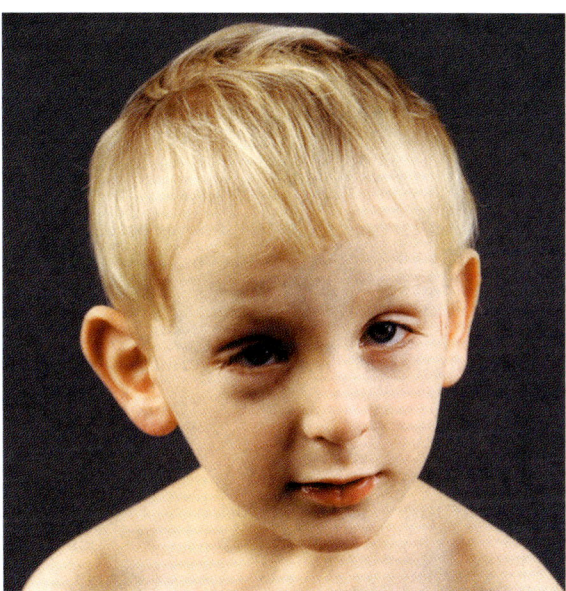

Abb. 2.8: Junge mit Syndrom des fragilen X-Chromosoms; große Ohren.

aktivität sowie die mittlere bis schwere **geistige Retardierung** bei einem durchschnittlichen IQ von 50 (☞ Abb. 2.8).

Diagnostik

Direkter Nachweis der CCG-Amplifikation im FMR_1-Gen durch DNA-Analyse.

> **Merke!**
> Wegen der hohen Genhäufigkeit und der Möglichkeit des molekulargenetischen Nachweises sollte bei jeder unklaren Form der geistigen Behinderung das Syndrom des fragilen X-Chromosoms ausgeschlossen werden.

2.2.4 XYY-Syndrom

Epidemiologie

Die Häufigkeit beträgt 1:1000 männlicher Lebendgeborener.

Klinik

Der Phänotyp ist unauffällig männlich, es besteht Fertilität. Endokrinologische Auffälligkeiten lassen sich nicht nachweisen, insbesondere ist die Testosteronproduktion normal.

In der Regel tritt ein **Hochwuchs** auf.

Psychiatrische Auffälligkeiten hingegen sind charakteristisch. Es handelt sich häufig um kriminelle Tendenzen, die sich im guten sozialen Milieu mildern, im schlechten steigern. Oft bestehen Passivität, eine verminderte Frustrationstoleranz, Haltlosigkeit, Verführbarkeit und Labilität. Die Aggressivität ist eher nicht gesteigert. Der IQ liegt im unteren Bereich der Norm.

2.2.5 XXX-Syndrom

Epidemiologie

Die Häufigkeit beträgt 1:1000 weiblicher Lebendgeborener.

Klinik

Der Phänotyp ist unauffällig weiblich, es besteht Fertilität bei regelrechtem Pubertätsverlauf.
Eine Störung der intellektuellen Entwicklung ist möglich. Die Patientinnen sind eher ruhig, passiv, leicht erziehbar. Darüber hinaus treten häufig **Sprachentwicklungsstörungen** sowie eine **Verzögerung emotionaler Reifungsprozesse** auf.

2.3 Chromosomale Mikrodeletionssyndrome

Definition

Als chromosomale Mikrodeletionssyndrome werden Erkrankungen bezeichnet, die durch den Verlust sehr kleiner Chromosomenbruchstücke verursacht werden. Wenn mehrere benachbarte Gene von der Deletion betroffen sind, spricht man von „contiguous gene syndromes".

Epidemiologie

Die Häufigkeit chromosomaler Mikrodeletionssyndrome beträgt 1:10 000 bis 1:50 000.

Pathogenese

Die häufigste Ursache einer Mikrodeletion ist eine meiotische nichthomologe Rekombination zwischen sog. repetitiven Sequenzen, die die Deletionsregion flankieren. Bei einigen Krankheitsbildern (z.B. Angelman-Syndrom) ist nur ein einzelnes Gen im Deletionsbereich für die Symptomatik verantwortlich, in anderen Fällen entstehen die klinischen Auffälligkeiten durch den Verlust dosissensitiver Gene im Deletionsbereich (Haploinsuffizienz). Darüber hinaus können weitere Faktoren, wie

das sog. Imprinting bei Prader-Willi- bzw. Angelman-Syndrom eine Rolle spielen.

Genomic Imprinting

Chromosomenmutationen, bei denen die beiden homologen Chromosomen vom gleichen Elternteil geerbt wurden, werden als **uniparentale Disomie** (UPD) bezeichnet. Eine mögliche pathologische Konsequenz ist bei Isodisomie (beide Chromosomen identisch) die Homozygotie für einen rezessiven Gendefekt. Von besonderer Bedeutung ist das Fehlen von bestimmten Genen, die grundsätzlich nur auf einem elterlichen Allel – entweder immer auf dem mütterlichen oder immer auf dem väterlichen – aktiv sind. Diese von der Keimbahnpassage abhängige Inaktivierung von Genen wird als „genomic imprinting" bezeichnet. Nur wenige menschliche Gene unterliegen dem „genomic imprinting", d.h. werden monoallelisch exprimiert. In Abhängigkeit von der chromosomalen Lokalisation kann eine uniparentale Disomie zu Krankheiten führen. Klassische Beispiele für genomische Prägung sind das Prader-Willi-Syndrom (PWS) und das Angelman-Syndrom (AS). Sie werden in über 70 % der Fälle durch Mikrodeletion 15q12 oder UPD_{15} verursacht. Die Mikrodeletion 15q12 liegt beim PWS immer auf dem paternalen Chromosom 15, beim AS immer auf dem maternalen Chromosom 15, d.h., dass das PWS durch das Fehlen paternaler und das AS durch das Fehlen maternaler genetischer Information der Region 15q12 entsteht (☞ Abb. 2.9).

> **Merke!**
> Das Prader-Willi-Syndrom entsteht durch das Fehlen paternaler, das Angelman-Syndrom durch das Fehlen maternaler genetischer Information der Region 15q12!

Klinik: ☞ Tabelle 2.2.

Diagnostik

Nachweis der Mikrodeletion mittels Fluoreszenz-in-situ-Hybridisierung (FISH-Analyse). Eine Erfassung mit der üblichen zytogenetischen Diagnostik ist nicht möglich,

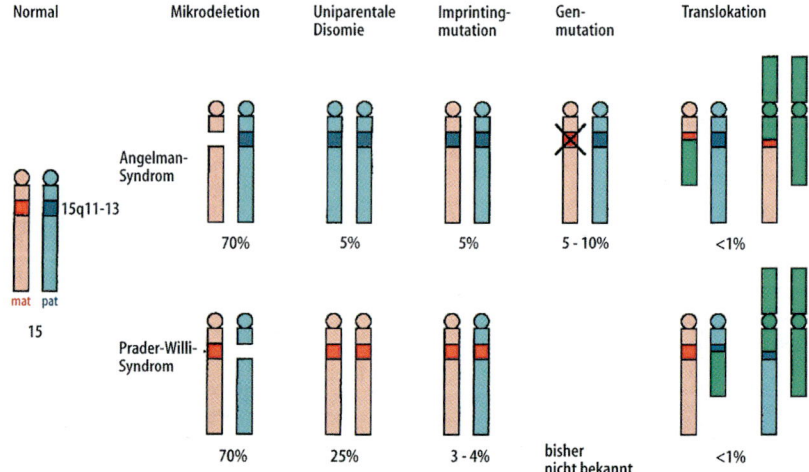

Abb. 2.9: Mutationstypen und -häufigkeit bei Prader-Willi-Syndrom und Angelman-Syndrom. [14]

Tab. 2.2 Mikrodeletionssyndrome.

Syndrom	Chromosomale Lokalisation	Klinische Symptomatik
Williams-Beuren-Syndrom	7q11.23	supravalvuläre Aortenstenose, Hyperkalzämie, Dysmorphie, Verhaltensauffälligkeiten
Prader-Willi-Syndrom	15q11.2 (pat)	muskuläre Hypotonie, anfangs Gedeihstörung, später Adipositas, Entwicklungsverzögerung, Minderwuchs (☞ Abb. 2.10)
Angelman-Syndrom	15q11.2 (mat)	schwere Entwicklungsverzögerung, Sprachentwicklungsverzögerung, Lachepisoden, zerebrale Krampfanfälle, Ataxie (☞ Abb. 2.11)
Miller-Dieker-Syndrom	17p13.3	Lissenzephalie, Balkenmangel, schwere Entwicklungsverzögerung, zerebrale Krampfanfälle, Dysmorphie
Smith-Magenis-Syndrom	17p11.2	Entwicklungsverzögerung, Sprachentwicklungsverzögerung, periphere Neuropathie, Verhaltensauffälligkeiten, diskrete Dysmorphie
Mikrodeletion 22q („CATCH-Spektrum")	22q11.2	**C**ardial, **A**bnormal Face, **T**hymic Hypoplasia, **C**left Palate, **H**ypocalcemia
Di-George-Syndrom		Herzfehler, Thymushypoplasie, Hypokalzämie, Entwicklungsverzögerung, Dysmorphie
Sphrintzen-Syndrom		Herzfehler, Gaumenspalte, velo-pharyngeale Insuffizienz, Thymushypoplasie, Hypokalzämie, Verhaltensauffälligkeiten, Psychosen, Dysmorphie, leichte Entwicklungsverzögerung

Nach Rost, I.: Chromosomale Mikrodeletionssyndrome. Monatsschrift für Kinderheilkunde, 2000, 148: 55–69.

da die Mikrodeletion unterhalb der Auflösungsgrenze der normalen Chromosomenanalyse liegt.

Merke!
Ohne klinische Verdachtsdiagnose mit der Indikation zur FISH-Analyse können die Mikrodeletionssyndrome in der Regel nicht diagnostiziert werden!

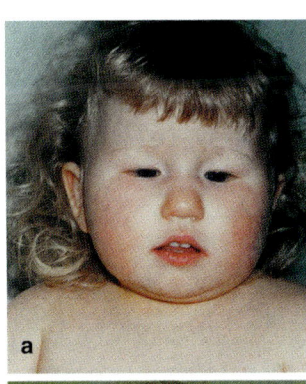
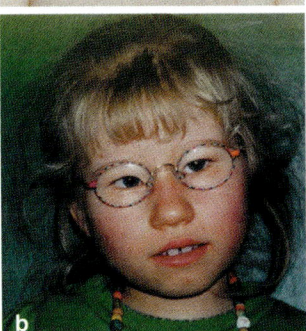
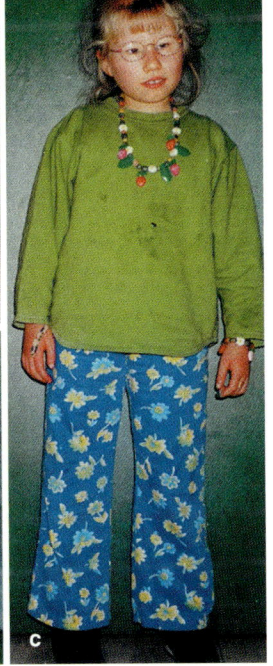

Abb. 2.10 a, b und c: Mädchen mit Prader-Willi-Syndrom: a) im Alter von 2 Jahren, b) und c) im Alter von 8 Jahren. [14]

Wiederholungsrisiko

Meist treten die Mikrodeletionssyndrome sporadisch auf, das Wiederholungsrisiko ist daher niedrig! Bei Vorliegen einer vererbten Imprintingmutation beträgt das Wiederholungsrisiko jedoch 50 %.

2.4 Embryofetopathien durch exogene Noxen

2.4.1 Alkoholembryopathie

Definition

Kombination von primordialem Minderwuchs, geistiger Entwicklungsretardierung mit Verhaltensanomalien, Mikrozephalie, besonderen Fazies- und multiplen weiteren Anomalien bei Kindern alkoholsüchtiger Mütter. 30 bis 80 Gramm reinen Alkohols pro Tag gelten als kritische Menge.

Epidemiologie

Die Häufigkeit beträgt 1 : 500.

Pathogenese

Ethanol wirkt zytotoxisch und mitosehemmend. Es ist unklar, ob Ethanol oder seine Metabolite, wie z. B. Acetaldehyd, die Schädigung bedingen. Chronische Unterernährung, Spurenelement- und Vitaminmangel der Mutter spielen ebenfalls eine Rolle. Etwa 30 % der Kinder alkoholkranker Frauen haben eine Alkoholembryopathie, es besteht keine direkte Dosis-Wirkungs-Beziehung.

Klinik

Die klinischen **Leitsymptome** sind intrauteriner Minderwuchs, Mikrozephalie, psychomotorische Retardierung, Hyperaktivität und muskuläre Hypotonie.

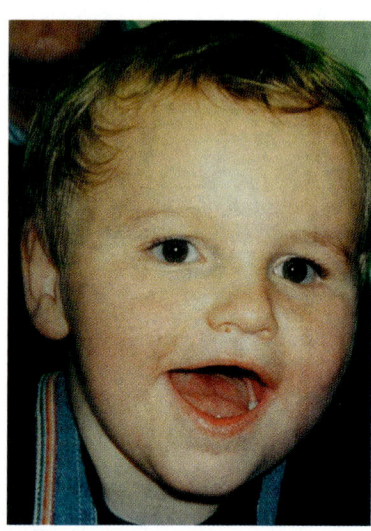

Abb. 2.11: Zweieinhalb Jahre alter Junge mit Angelman-Syndrom. [14]

Dysmorphiezeichen: Blepharophimose, Epikanthus, antimongoloide Lidachsenstellung, niedrige Stirn, kurzer Nasenrücken, eingesunkene Nasenwurzel, schmales Lippenrot, verstrichenes Philtrum, Mandibulahypoplasie, hoher Gaumen oder Gaumenspalte, tief sitzende Ohren (☞ Abb. 2.12 a und b).
Skelettanomalien: Handfurchenanomalien (☞ Abb. 2.12 c), Klinodaktylie V, Hüftluxation, Trichterbrust.
Organfehlbildungen: Herzfehler, Anomalien des Genitale, Hämangiome, Urogenitalfehlbildungen.

Therapie

Die symptomatische Therapie besteht in der operativen Korrektur von Gaumenspalten, Hernien und Herzvitien. Frühfördermaßnahmen sind für die Entwicklung der Kinder entscheidend!

Prognose

Bei Entwöhnung vor Ende des ersten Trimenons ist eine normale geistige Entwicklung möglich! Insgesamt ist die Prognose erheblich von den sozialen häuslichen Faktoren abhängig.

Kasuistik

A: Anna ist das dritte Kind einer 42 Jahre alten Viertgravida, Drittpara und eines 48 Jahre alten Vaters. Die Schwangerschaft wurde in der 16. SSW festgestellt, die nächste gynäkologische Untersuchung wurde etwa in der 30. SSW durchgeführt. Die Mutter der Patientin konsumierte während der gesamten Schwangerschaft täglich 2 l Bier und 0,7 l 38%igen Weinbrand (326 g reiner Alkohol pro Tag) und rauchte dazu jeden Tag 60 Zigaretten. Die Geburt erfolgte in der 35. SSW.
D: Bei Geburt wiegt Anna 2060 g (50. Perzentile), die Körperlänge beträgt 38 cm (< 10. Perzentile), der Kopfumfang liegt bei 30 cm (50. Perzentile). Apgar 4/8/9. Sie wird unmittelbar postnatal intubiert und maschinell beatmet. Anna zeigt die charakteristischen Dysmorphiezeichen einer Alkoholembryopa-

thie: Blepharophimose, Epikanthus, eingesunkene Nasenwurzel, kurzer Nasenrücken, verstrichenes Philtrum, schmales Lippenrot, Hypoplasie der Mandibula, Klino- und Kamptodaktylie V, Handfurchenanomalien und eine Trichterbrust. Bis auf einen kleinen, hämodynamisch nicht wirksamen Ventrikelseptumdefekt bestehen keine weiteren Organfehlbildungen.
Anna kann nach wenigen Tagen extubiert werden. Wegen einer ausgeprägten Trinkschwäche wird sie acht Wochen lang teilsondiert.
V: Entwicklungsneurologisch bestehen deutliche Auffälligkeiten im Sinn einer geringen Differenzierung, einer Haltungsinstabilität, einer geringen Bewegungsvariabilität und einer nur spärlichen Kontaktaufnahme. Unter intensiver Förderung bessern sich diese Befunde im Lauf der ersten sechs Lebensmonate. Anna wird im Alter von fünf Monaten adoptiert.

2.4.2 Hydantoinembryopathie

Definition

Intrauterine Schädigung des Fetus durch Hydantoinbehandlung in der Schwangerschaft.

Epidemiologie

Schäden treten bei 6 % der exponierten Kinder auf.

Klinik

Charakteristisch sind kurze Fingerendphalangen mit Nagelhypoplasie. Darüber hinaus bestehen häufig ein niedriges Geburtsgewicht und eine **Mikrozephalie.** Eine geistige Retardierung ist möglich.

2.4.3 Nikotinabusus

Nikotinabusus während der Schwangerschaft führt zu niedrigem Geburtsgewicht. Die Abortrate, die Frühgeburtlichkeit und die perinatale Mortalität sind erhöht. Nikotin verursacht keine Fehlbildungen, die Allergie-, Bronchitis- und Asthmaneigung des Kindes wird jedoch gefördert.

2.5 Genetische Beratung

Voraussetzung der genetischen Beratung ist die möglichst eindeutige diagnostische Zuordnung eines in der Familie womöglich vorliegenden Krankheitsbildes. Das Gespräch umfasst die Aufklärung über genetische Erkrankungen, die Risikobestimmung für die Familie und das mögliche Betroffensein von Nachkommen sowie die Vermittlung von Informationen über Untersuchungen zur Erkennung von Anlageträgern und über Optionen der pränatalen Diagnostik und Therapie.

Merke!

Bei einer genetischen Beratung sollte stets auch das „Recht auf Nichtwissen" berücksichtigt werden!

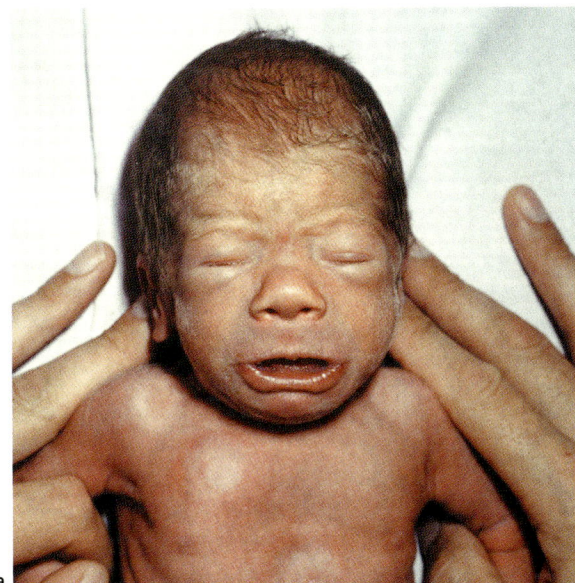

a

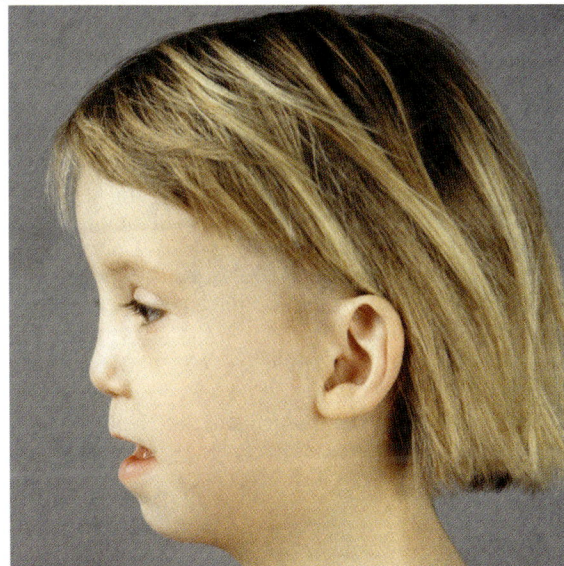

b

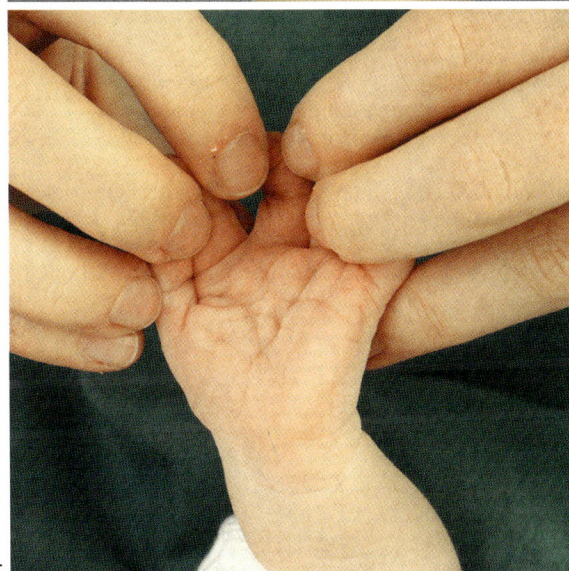

c

Indikationen

- Einer der Elternteile ist von einer genetischen Erkrankung betroffen.
- In der Familie eines Elternteils ist ein Betroffener.
- Gesunde Eltern haben ein betroffenes Kind.
- Erhöhtes Alter der Eltern (Mutter > 35, Vater > 45 Jahre).
- Habituelle Abortneigung ohne gynäkologische Ursache.
- Verwandtenehe.
- Ein möglicher Umweltschaden hat auf das Ungeborene eingewirkt.
- Infektionen in der Frühschwangerschaft.

2.6 Pränatale Diagnostik

Techniken

Ultraschall: Gestationsalterbestimmung, Plazentalokalisation, Ausschluss kongenitaler Malformationen, Beurteilung der Fruchtwassermenge.

Amniozentese: in der Regel in der 16. SSW, in einigen Zentren Frühamniozentese in der 12. SSW möglich, dann jedoch höheres Abortrisiko.

Chorionzottenbiopsie: ab achter SSW.

Chordozentese: fetale Blutentnahme aus einem plazentanahen Nabelschnurgefäß oder Durchführung einer intrauterinen Bluttransfusion.

Fetoskopie: direkte Begutachtung des Fetus, Haut- und Leberbiopsie.

Risiken

- **Abort** bei Amniozentese **0,5–1 %,** bei Frühamniozentese 1–5 %
- **Abort** bei Chorionzottenbiopsie **1–5 %**
- **Abort** bei Fetoskopie **5 %**
- Infektion.

Untersuchungsmöglichkeiten

Je nach Material stehen unterschiedliche Untersuchungsverfahren zur Verfügung:
- **Amnionflüssigkeit:** Bestimmung von Insulin (Diabetes mellitus), Alpha-Fetoprotein (Dysraphien), Lecithin (Lungenreife), Bilirubin (Hämolyse), Stoffwechselmetaboliten (angeborene Stoffwechselerkrankungen)
- **Amnionzellen:** Chromosomenanalyse, DNA-Analyse, Enzymaktivitätsmessungen
- **Chorionzotten:** Enzymaktivitätsmessungen, DNA-Analyse
- **fetales Blut:** Bestimmung von Hämoglobin, Bilirubin und Antikörpertitern.

Abb. 2.12 a, b und c: a) Neugeborenes mit typischen Stigmata der Alkoholembryopathie: kurzer Nasenrücken, schmales Lippenrot, verstrichenes Philtrum, Mandibulahypoplasie, tief sitzende Ohren und Trichterbrust; b) vier Jahre altes Mädchen mit Stigmata der Alkoholembryopathie: niedrige Stirn, schmales Lippenrot, verstrichenes Philtrum, Mandibulahypoplasie und tief sitzenden Ohren; c) Handfurchenanomalien bei Alkoholembryopathie: scharf abgeknickter Zwischenfingerabschnitt der Dreifingerfurche, rudimentäre Fünffingerfurche und tief eingegrabene Daumenfurche.

3 Säuglingsernährung

3.1 Physiologie

Tab. 3.1 Empfehlungen für die altersabhängige **tägliche Nährstoffzufuhr** in Anlehnung an die Empfehlungen der Deutschen, Österreichischen und Schweizer Gesellschaften für Ernährung (D-A-CH) 2000.

Alter	Wasser	Eiweiß	Kilokalorien
1.–3. Tag	50 ml/kg	1,5 g/kg	60 kcal/kg
10. Tag	90 ml/kg	2,7 g/kg	120 kcal/kg
3.–12. Monat	150 ml/kg	1,6–2 g/kg	125 kcal/kg
1.–4. Jahr	125 ml/kg	1,0 g/kg	90 kcal/kg
4.–7. Jahr	100 ml/kg	0,9 g/kg	80 kcal/kg
7.–10. Jahr	75 ml/kg	0,9 g/kg	70 kcal/kg
13.–18. Jahr	50 ml/kg	0,9 g/kg	60 kcal/kg
Erwachsene	40 ml/kg	0,8 g/kg	50 kcal/kg

Vereinfachte Darstellung des **täglichen Wasserbedarfs** im ersten Lebensjahr:
- 1. Trimenon: $\frac{1}{6}$ des Körpergewichts
- 2. Trimenon: $\frac{1}{7}$ des Körpergewichts
- 3. Trimenon: $\frac{1}{8}$ des Körpergewichts
- 4. Trimenon: $\frac{1}{9}$ des Körpergewichts.

Vereinfachte Darstellung der normalen **wöchentlichen Gewichtszunahme:**
- 1. Trimenon: 200 g
- 2. Trimenon: 150 g
- 3. Trimenon: 100 g
- 4. Trimenon: 75 g.

3.2 Muttermilchernährung

Muttermilch ist die **ideale Ernährungsform** für reife Säuglinge in den ersten Lebensmonaten, da sie an die Bedürfnisse des Neugeborenen angepasst ist. Sie ist stets verfügbar, stets richtig temperiert und billig. Die Oxytocinausschüttung durch Anlegen des Kindes bewirkt eine **raschere Uterusrückbildung.** Durch die biochemische Verwandtschaft von Frauenmilch und Serumproteinen kommt es nicht zur Sensibilisierung durch Übertritt von Fremdeiweiß aus dem Darm. Dies ist bei **Atopieneigung** günstig. Zudem wird durch das Stillen eine **enge Mutter-Kind-Bindung** gefördert.

> **Merke!**
> Muttermilch ist an die Bedürfnisse des Neugeborenen angepasst, stets verfügbar, richtig temperiert und billig.

3.2.1 Formen

Kolostrum

- bis zum vierten Lebenstag
- niedriger Energiegehalt: 56 kcal/100 ml
- geringer Fett- und Kohlenhydratgehalt
- hoher Proteingehalt, davon mindestens 50 % sekretorisches IgA
- besonderer Reichtum an weißen Blutzellen: Makrophagen, polymorphkernigen Granulozyten, Lymphozyten
- hochwertig bezüglich immunologischer Funktionen.

Tab. 3.2 Normale Gewichts- und Längenentwicklung.

Alter	1. Tag	4 Monate	1 Jahr	6 Jahre	12 Jahre
Gewicht	3400 g	verdoppelt etwa 6800 g	verdreifacht etwa 10 kg	versechsfacht etwa 20 kg	verzwölffacht etwa 40 kg
Länge	50 cm	64 cm	75 cm	116 cm	150 cm

Übergangsmilch

- Fünfter bis zehnter Lebenstag
- Höherer Energiegehalt: 60 kcal/100 ml
- Höherer Fett- und Kohlenhydratgehalt
- Niedrigerer Proteingehalt.

Reife Frauenmilch

- Ab elftem Lebenstag
- Höherer Energiegehalt: 68 kcal/100 ml
- Höherer Fettgehalt
- Kohlenhydratgehalt wie bei Übergangsmilch
- Niedrigerer Proteingehalt (☞ Tab. 3.3 und Abb. 3.1).

Tab. 3.3 Vergleich der Zusammensetzung von Muttermilch und Kuhmilch.

	Muttermilch (g/100 ml)	Kuhmilch (g/100 ml)
Protein	1,0	3,4
Fett	3,8	3,7
Kohlenhydrate	7,0	4,6
Mineralien	0,2	0,8
Kilokalorien	66	65

Kasuistik

A: Özkan wird im Alter von acht Wochen wegen mangelnder Gewichtszunahme in der Kinderklinik vorgestellt. Er ist das erste Kind türkischer Eltern. Die Eltern berichten, das Kind auf Empfehlung der Schwiegermutter mit Kuhmilch ernährt zu haben, da die Mutter nicht stillen könne. In den letzten zwei Wochen sei es jedoch zu rezidivierendem Erbrechen gekommen und Özkan wolle nun überhaupt nicht mehr trinken.

K: Bei Aufnahme wiegt Özkan 2800 g (< 3. Perzentile). Es besteht eine ausgeprägte Dystrophie und Exsikkose. Das Kind ist hyperexzitabel.

D: Bei der Blutuntersuchung findet sich eine hypernatriämische Dehydratation mit einer Serumnatriumkonzentration von 160 mmol/l.

Diag: Schwere Dystrophie und hypernatriämische Dehydratation bei reiner Kuhmilchernährung.

Th + V: Durch eine vorsichtige intravenöse Rehydratationstherapie kann die Serumnatriumkonzentration innerhalb von 48 Stunden normalisiert werden. Özkan wird zunächst über eine Sonde mit einer Säuglingsanfangsnahrung ernährt. Er verträgt die Milch gut, nimmt langsam an Gewicht zu und beginnt zu trinken. Am siebten Tag des stationären Aufenthalts entwickelt er jedoch Fieber und eine ausgeprägte

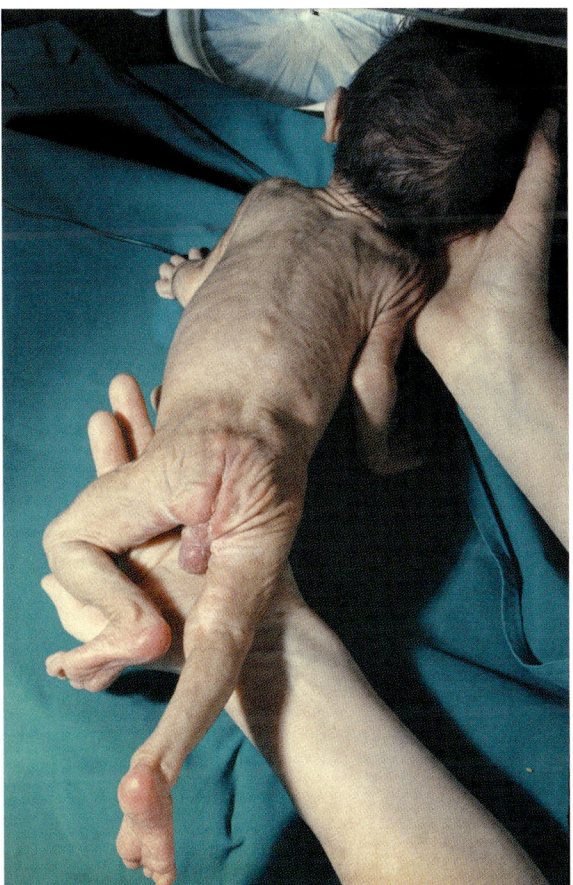
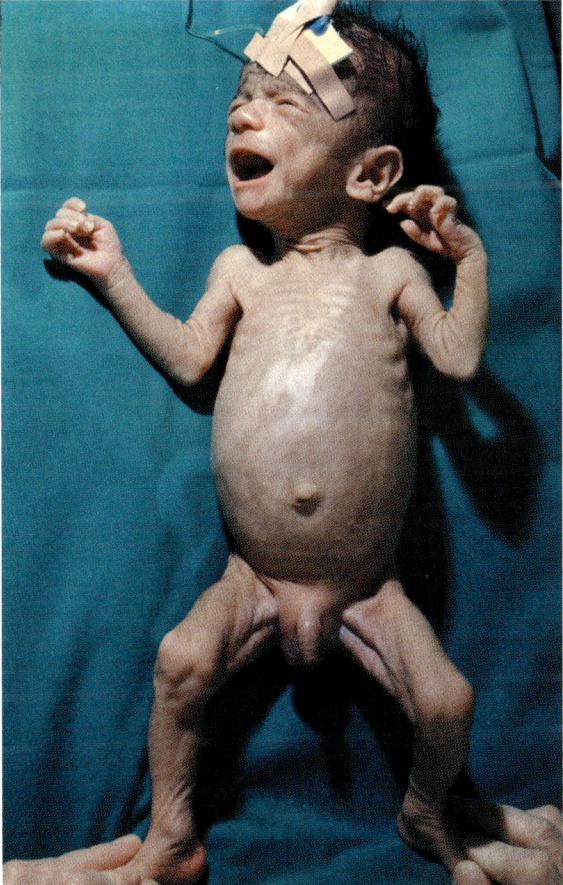

Abb. 3.1: Schwere Dystrophie bei einem acht Wochen alten Säugling, der mit reiner Kuhmilch ernährt wurde.

Thrombozytopenie. Trotz sofortiger intravenöser Antibiotikatherapie verläuft die Sepsis mit Nachweis von E. coli in der Blutkultur fulminant und Özkan verstirbt zwei Tage später an Multiorganversagen.
Die reine Kuhmilchernährung hat zu einer schweren Dystrophie und zu einem sekundären Immundefekt geführt, der das Auftreten der Sepsis begünstigt hat.

3.2.2 Biologische Vorteile der Muttermilchernährung

Eiweiß

Der Proteingehalt der Muttermilch ist relativ **niedrig.** Das Proteinangebot ist an die Enzymausstattung des Säuglings angepasst, und es kommt nicht zu einer Zufuhr überschüssiger Aminosäuren. Der Kaseinanteil in der Muttermilch liegt mit 40 % deutlich niedriger als in Kuhmilch (60 %).

Kohlenhydrate

Der Kohlenhydratgehalt der Muttermilch ist relativ **hoch.** Muttermilch enthält von allen Milchsorten am meisten **Laktose.** Das Wachstum von *Lactobacillus bifidus* wird dadurch begünstigt, das Koliwachstum gebremst. Saure Stühle sind die Folge, wodurch weniger Hautreizungen als bei alkalischen Stühlen künstlich ernährter Säuglinge auftreten.

Fett

Der quantitative Fettgehalt der Muttermilch entspricht dem der Kuhmilch, unterliegt aber auch diätetischen Einflüssen. Der Anteil an essenziellen, ungesättigten Fettsäuren ist hoch, insbesondere der Gehalt an Ölsäure (C 18:1) und Linolsäure (C 18:2). Die bessere Resorption von Muttermilchfetten erfolgt durch die in der Muttermilch enthaltene Lipase, die in Kuhmilch nicht vorkommt.

Mineralien

Der Mineralgehalt der Muttermilch ist relativ **niedrig.** Dies bedingt eine geringere Osmolarität sowie eine geringere Gefahr der hypertonen Dehydratation bei Wasserverlusten. Kalzium, Zink und Eisen werden bei gestillten Kindern besser resorbiert.

Vitamine

Vitamin D und Vitamin K sind in Muttermilch nicht in ausreichendem Maß enthalten und müssen substituiert werden. Die übrigen Vitamine in der Muttermilch entsprechen den täglichen Bedürfnissen des Kindes.

> **Merke!**
> Vitamin D und Vitamin K sind in Muttermilch nicht in ausreichendem Maß enthalten und müssen substituiert werden.

Immunologie

Wichtig ist der Infektionsschutz durch Muttermilch! Muttermilch enthält spezifische **Immunglobuline,** v.a. sekretorisches IgA sowie IgM und IgG, **Lysozym** und **Lactoferrin.** Die von der Mutter übertragenen Antikörper werden in der Regel nicht resorbiert, üben aber eine

Schutzfunktion im Intestinaltrakt aus. Sie vermitteln durch Einwanderung immunkompetenter Zellen aus dem mütterlichen Darm und dem Tracheobronchialsystem in die Brustdrüse während der Schwangerschaft **passiven Schutz** gegen alle Erreger, mit denen sich der mütterliche Organismus auseinander gesetzt hat.
Die Muttermilch enthält außerdem Makrophagen, Granulozyten, Lymphozyten Antistaphylokokkenfaktor und Antiadhärenzfaktoren.
Lysozym spaltet Mukopolysaccharide und Mukopeptide in Zellwänden grampositiver Bakterien.
Lactoferrin hemmt durch Eisenbindung das Wachstum eisenabhängiger Enterobakterien.

> **Merke!**
> Infektionsschutz durch Muttermilch: Immunglobuline vermitteln passiven Schutz im Intestinaltrakt.

3.2.3 Potenzielle Nachteile des Stillens

Infektionsübertragung

Mütterliche Infektionen (z.B. Hepatitis, HIV, CMV) können über die Muttermilch zur Infektion des Neugeborenen führen.

Schadstoffe

Es kann zu einer Anreicherung von langlebigen lipophilen Schadstoffen in der Muttermilch kommen:
- **Pestizide:** DDT, Hexachlorbenzol, Lindan
- **Industrieschadstoffe:** polychlorierte Biphenyle, Dibenzodioxine, Dibenzofurane.

Die Konzentration der aufgenommenen Schadstoffmenge im Säuglingsfettgewebe wird jedoch durch die rasche Zunahme des kindlichen Fettkompartiments teilweise ausgeglichen. Ein Rückgang der Schadstoffkonzentrationen in der Muttermilch wurde durch das Verbot einiger chlororganischer Stoffe möglich. Erkrankungen durch Muttermilchschadstoffbelastung wurden bisher nicht nachgewiesen.
Mütterlicher Alkohol-, Nikotin-, Medikamenten- und Drogenabusus kann über die Muttermilch zu einer Belastung des Kindes führen.

Mütterliche vegetarische Ernährung

Eine rein pflanzliche, **veganische** Ernährungsweise führt zu erheblichen Gefahren, insbesondere zu einem **Vitamin-B$_{12}$-Mangel.** Aufgrund großer Vitamin-B$_{12}$-Speicher in der Leber treten Symptome bei der Mutter erst spät auf, und häufig ist erst das zweite oder dritte Kind betroffen. Der gestillte Säugling entwickelt dann nach wenigen Monaten ein schweres Vitamin-B$_{12}$-Mangel-Syndrom mit ernsten, in mindestens einem Drittel der Fälle irreversiblen Hirnschäden mit generalisierter Hirnatrophie. Alimentärer Eisen- und Folsäuremangel sind weitere Gefahren einer vegetarischen Ernährung stillender Mütter.

> **Merke!**
> Eine streng vegetarische mütterliche Ernährung kann beim gestillten Säugling zu einem schweren Vitamin-B$_{12}$-Mangel mit konsekutiver, häufig irreversibler Hirnschädigung führen.

Kasuistik

A: Nico, ein 14 Monate alter Junge, wird wegen zunehmender Apathie und Bewusstseinseinschränkung in die Notaufnahme gebracht. Die Eltern berichten, er sei in den letzten 24 Stunden zunehmend müde gewesen, habe nicht essen wollen und sei zuletzt nicht mehr ansprechbar gewesen. Besondere Vorkommnisse werden verneint.

D: Bei Aufnahme ist Nico präkomatös. Eine Kontaktaufnahme ist nicht möglich, bei Berührung schreit er schrill. Gewicht 7,3 kg (1 kg unter der 3. Perzentile), Länge 70 cm (4 cm unter der 3. Perzentile). Die Laboruntersuchung ergibt folgende Befunde: Hb 8,2 g/dl; HK 24 %; MCV 117 fl; Erythrozyten 2,1 Mio./µl; Leukozyten 6300/µl; Thrombozyten 297 000/µl. GOT 114 U/l; GPT 72 U/l. Ferritin (4 ng/ml) und Gesamteiweiß (4,8 g/dl) erniedrigt. Vitamin B_{12} (< 100 pg/ml) stark erniedrigt. Folsäure (890 ng/ml) erhöht. Im EEG zeigen sich schwere Allgemeinveränderungen. Die Kernspintomographie des Schädels zeigt eine deutliche frontal und temporal betonte Hirnatrophie.

Auf Grund der erhobenen Befunde wird eine intensivierte Ernährungsanamnese erhoben. Sie ergibt, dass die Mutter des Patienten sich seit 14 Jahren streng veganisch ernährt. Nico sei acht Monate lang voll gestillt worden. Seit dem neunten Lebensmonat erhalte er zusätzlich kleine Mengen Beikost (Trockenobst, Datteln, Rosinen). Die neurologische Entwicklung sei bis zum Alter von zehn Monaten normal verlaufen (freies Sitzen mit acht Monaten, Laufen an der Hand mit zehn Monaten). Seit dem ersten Geburtstag beobachten die Eltern einen Verlust erworbener motorischer Fähigkeiten (kein Laufen, kein Stehen, kein Sitzen mehr).

Diag: Vitamin-B_{12}-Mangel durch streng vegetarische Ernährung.

Th: Die parenterale Verabreichung von Vitamin B_{12} führt rasch zu einer Normalisierung der Laborparameter, des EEG und zu einer deutlichen Besserung des kernspintomographischen Befunds. Im Alter von zwei Jahren zeigt Nico jedoch leider noch eine schwer wiegende Störung der motorischen und mentalen, hier besonders der verbalen Entwicklung. Die Wahrscheinlichkeit, dass Nico den Entwicklungsrückstand wieder aufholen wird, ist gering.

3.2.4 Stillphysiologie

Hormone

Oxytocin

Die Ausschüttung von Oxytocin aus dem **Hypophysenhinterlappen** wird durch sensorische Reize, z.B. durch Annäherung des Kindes und als Antwort auf die Saugaktivität des Säuglings angeregt. Dies bewirkt eine Kontraktion des Myoepithels in der Brustdrüse, wodurch die Milch aus den hinteren Drüsenabschnitten in die Milchgänge und Milchseen ausgepresst wird.

Prolaktin

Prolaktin wird während des Stillens aus dem **Hypophysenvorderlappen** ausgeschüttet. Es regt die weitere Milchproduktion an. Die Milchproduktion steigt bei vollständiger Brustentleerung bis in die hinteren Drüsenanteile.

Stilltechnik

- **Früh anlegen** (erste Stunde post partum)!
- Anregung der Milchproduktion durch **häufiges** Anlegen.
- Anfangs an jeweils nur einer Brust für zwei bis vier Minuten anlegen.
- Erste Brust vollständig leer trinken lassen.
- Brust wird in etwa sieben bis neun Minuten geleert.
- Kind nicht länger als 20 Minuten an der Brust lassen (Rhagaden).
- Je häufiger und vollständiger die Brust entleert wird, desto größer wird die Milchmenge.
- Vordere Milchanteile sind fettarm!
- Fütterung **nach Bedarf:** 6 (bis 10) Mahlzeiten.
- Menge ad libitum.
- Windeln sollten bei jedem Wickeln nass sein.
- Vor und nach dem Stillen Reinigung der Brust mit lauwarmem Wasser.
- Nach dem Stillen Säuberung der Brustwarze mit einem sterilen Tuch und Auftragen einer Hautschutzcreme.
- Echte Stillhindernisse sind sehr selten.
- Auf ausreichende mütterliche Trinkmenge achten (mindestens 2,5 l/Tag).
- Immunsuppressiva, Antikonvulsiva, Thyreostatika, einige Antibiotika, einige Laxantien und Ergotaminpräparate sind in der Regel nicht mit dem Stillen vereinbar.
- Möglichst kein Nikotin und kein Alkohol, wenig Koffein.

Stilldauer

Ausschließliches Stillen ist bis zum vierten bis sechsten Lebensmonat sinnvoll. Etwa ab dem fünften Monat wird mit der Zufütterung von Breimahlzeiten begonnen. Ernährungsphysiologische Vorteile des Stillens bestehen bis etwa zum fünften Monat, immunologische Vorteile etwa bis zum sechsten Monat. Danach überwiegen meistens die Nachteile (s.o.).

> **Merke!**
> Ausschließliches Stillen ist bis zum vierten bis sechsten Lebensmonat sinnvoll.

3.3 Künstliche Säuglingsernährung

Typen industriell hergestellter Muttermilchersatzpräparate

Mit den heute verfügbaren hochwertigen Säuglingsmilchnahrungen können nicht gestillte Neugeborene ohne Risiken ernährt werden.

Säuglingsanfangsnahrungen

- Präparate mit der höchsten Anpassung an Muttermilch (frühere Bezeichnung „adaptiert")
- Als „Pre"-Nahrungen erhältlich
- Kohlenhydratzusatz nur als Laktose
- Dünnflüssige Beschaffenheit, kann wie Muttermilch ad libitum gefüttert werden

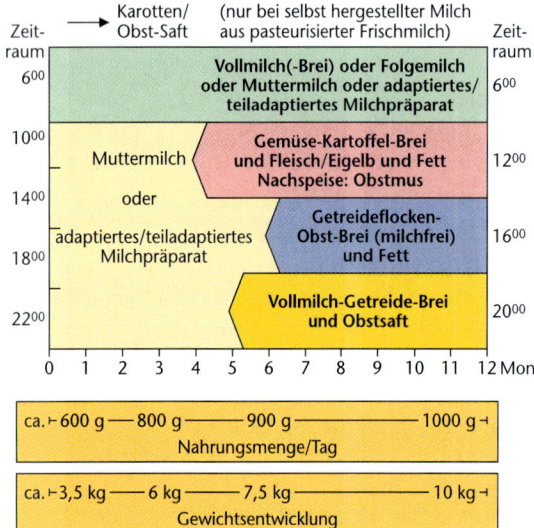

Abb. 3.2: Ernährungsplan im ersten Lebensjahr (Forschungsinstitut für Kinderernährung Dortmund).

- Wegen geringerer Sättigung können sechs Mahlzeiten täglich notwendig sein
- Besonders geeignet für die Zufütterung zur Muttermilch, wenn diese nicht ausreicht
- Ab dem ersten Lebenstag.

„1"-Nahrungen

- Kohlenhydratzusatz nicht nur als Laktose, sondern aus verschiedenen Polysacchariden
- Beschaffenheit ist sämiger, dadurch längere Sättigungsdauer
- Eiweißreduktion im Vergleich zur Kuhmilch häufig nur quantitativ ohne besondere Kaseinreduktion
- Es kommt leichter zu Überfütterung: Gewichtskontrollen!
- Ab der sechsten Lebenswoche.

Folgenahrungen

- Können aus Kuhmilch oder Sojaeiweiß hergestellt werden
- Höherer Protein- und Energiegehalt
- Ermöglichen günstige Nährstoffversorgung für ältere Säuglinge (z. B. höherer Eisengehalt)
- Ab dem fünften Lebensmonat.

Säuglingsnahrungen auf Sojabasis

- Bei gesunden Neugeborenen oder Säuglingen nicht indiziert
- Nur bei besonderer Indikation, z. B. Galaktosämie
- Von Säuglingsnahrungen auf Sojabasis abzugrenzen ist die sog. „Sojamilch", die in Reformhäusern angeboten wird und für die Säuglingsernährung nicht geeignet ist.

Hypoallergene (HA) Nahrungen

- Antigenreduzierte Säuglingsnahrungen auf Eiweißhydrolysatbasis
- Bei nicht gestillten Kindern mit familiärer Allergiebelastung indiziert

- Können die Häufigkeit allergischer Manifestationen, v.a. der Haut und des Gastrointestinaltrakts, reduzieren
- Als Säuglingsanfangs-, „1"- und Folgenahrung verfügbar.

Hochgradige Eiweißhydrolysatnahrungen

- Diätprodukte mit hochgradig hydrolysiertem Protein (Alfaré®, Nutramigen®, Pregomin®, Pregestimil®) oder Aminosäuremischungen (Neocate®, Pregomin AS®)
- Zur Therapie von Malabsorptionssyndromen indiziert
- Zur Therapie von stattgefundener Sensibilisierung des Säuglings auf Kuhmilcheiweiß mit schweren kutanen oder gastrointestinalen Symptomen indiziert
- Nicht zur Allergieprävention gesunder Neugeborener und Säuglinge geeignet!
- Extrem teuer.

> **Merke!**
> Säuglingsnahrungen auf Sojabasis oder hochgradige Eiweißhydrolysatnahrungen sind bei gesunden Neugeborenen oder Säuglingen nicht indiziert. Sie sind speziellen Indikationen vorbehalten.

3.4 Beikost

Mit der Beikostfütterung kann ab dem fünften Lebensmonat begonnen werden.

Durchführung

Substitution einer Milchmahlzeit durch Gemüse-Fleisch-Brei im fünften Lebensmonat, um Ballaststoffe, Eisen, Zink und andere Nährstoffe anzubieten. Ab dem sechsten Lebensmonat Ersatz einer weiteren Milchmahlzeit durch Obst-Getreide-Brei mit Vollmilch (☞ Abb. 3.2).

> **Merke!**
> Mit der Beikostfütterung kann ab dem fünften Lebensmonat begonnen werden.

3.5 Vitamin-D- und Fluorsubstitution im ersten Lebensjahr

Vitamin D

Der tägliche Bedarf liegt bei 800–1000 IE/Tag. Industrielle Säuglingsmilch enthält 400 IE/l. Bei jeder Form der Säuglingsernährung ist die zusätzliche Gabe von 500 IE Vitamin D täglich bis mindestens zum Ende des ersten Lebensjahrs nötig.

Fluorid

Fluorid erhöht in einer angemessenen Zufuhr sowohl vor dem Zahndurchbruch als auch danach die Widerstandsfähigkeit der Zähne gegen Karies. Fluoridsupplemente wirken topisch und systemisch, in den ersten drei Lebensjahren sollten die Zähne jedoch mit fluoridfreien

Zahnpflegemitteln gereinigt werden, da die Zahnpasta teilweise oder ganz geschluckt wird, was eine akute oder chronische Toxizität zur Folge haben kann.

Der Fluorgehalt im Trinkwasser ist in Deutschland zur Kariesprophylaxe zu niedrig. Benötigt werden daher 0,25 mg Fluorid/Tag ab der Neugeborenenzeit. Die Dosis wird bis ins Kindes- und Jugendalter stufenweise gesteigert.

Kombinationspräparate: D-Fluorette 500®, Fluor-Vigantolette 500®.

4 Vitamine

Definition

Vitamine sind für das Wachstum und die Funktionserhaltung des Organismus essenzielle Nahrungsbestandteile, die regelmäßig in kleinen Mengen aufgenommen werden müssen.

4.1 Wasserlösliche Vitamine

4.1.1 Vitamin B_1

Die Substanz **Thiamin** (aktive Substanz Thiaminpyrophosphat) kommt in Hülsenfrüchten, Eigelb, Fleisch, Leber, Nüssen, Hefe und Vollkorn vor. Der Bedarf kann nur teilweise durch Milch gedeckt werden, daher ist die frühzeitige Gabe von Vollkornprodukten wichtig! Thiamin ist ein **Koenzym** von wichtigen Enzymen des Kohlenhydratstoffwechsels, z.B. der Dehydrogenase für die Ketosäuren der verzweigtkettigen Aminosäuren und der Pyruvatdehydrogenase.

Beriberi

In Südostasien ist diese Erkrankung bei einseitiger Ernährung mit poliertem Reis noch häufig. Leichte Formen kommen auch in Europa bei Säuglingen, die von fehlernährten Müttern gestillt werden, oder bei parenteraler Ernährung ohne ausreichende Thiaminsubstitution vor.

Klinik

Frühzeichen sind Müdigkeit, Apathie, Unruhe, Reizbarkeit, Depression, Somnolenz, Konzentrationsstörungen, Anorexie, Übelkeit und abdominelle Schmerzen.
- **Atrophische oder polyneuritische Form:** Lähmungen der Bein-, Arm- und Rumpfmuskulatur, Parästhesien
- **Akute neurale Form:** Hirnnervenlähmungen, enzephalitische Symptome
- **Hydropische Form:** allgemeine Ödeme durch erhöhte Kapillarpermeabilität, peripher bedingtes Herzversagen
- **Akute kardiale Form:** dilatative Kardiomyopathie und Herzinsuffizienz

- **Thiaminmangel bei parenteraler Ernährung:** Im Vordergrund steht immer eine durch die Grunderkrankung nicht zu erklärende **Laktatazidose.** Die begleitende periphere Neuritis äußert sich durch Parästhesien und Brennen an den Füßen und später kommt es zum Verlust der Tiefensensibilität.

Diagnostik

Die Messung der Transketolaseaktivität in Erythrozyten vor und nach Gabe von Thiaminpyrophosphat ist die zuverlässigste Methode zur Bestimmung der Thiaminversorgung.

Therapie

Bei gestillten Säuglingen erfolgt die Therapie von Mutter und Kind.
Bei **schwerer Polyneuropathie** wird Thiamin in einer Dosierung von 10 bis 20 mg/d verabreicht.
Bei der **kardiovaskulären Form von Beriberi** wird Thiamin in einer Dosierung von 50–100 mg/d i.v. über einige Tage, dann p.o. verabreicht.
Eine dramatische klinische Besserung ist zu erwarten.

4.1.2 Vitamin B_2

Die Substanz **Riboflavin** kommt in Fleisch, Leber, Eiern, Milch und grünem Gemüse vor. Sie ist für die Umwandlung von Pyridoxin zu Pyridoxalphosphat notwendig. Die wichtigsten Derivate sind Flavinmononukleotid (FMN) und Flavinadenindinukleotid (FAD) als prosthetische Gruppen verschiedener Enzyme, die eine wichtige Rolle im Elektronentransport spielen.

Riboflavinmangel

Der klinisch manifeste Mangel ist in Industrieländern selten, da Milch und Milchprodukte als die wichtigsten Riboflavinlieferanten gut verfügbar sind. Er wird meistens durch ungenügende Resorption bei Patienten mit Galleabflussproblemen verursacht.

Klinik

Die charakteristischen **Schleimhautsymptome** sind die Cheilosis (Perlèche) und die Glossitis (typischer Magentafarbton). Am **Auge** kommt es zu Keratitis, Konjunktivitis, Photophobie und vermehrtem Tränenfluss. Die **Haut** zeigt eine Hyperkeratose und eine seborrhoische Dermatitis. Eine normochrome **Anämie** ist häufig.

Therapie

Die Verabreichung von Riboflavin in einer Dosierung von 10 mg/d p.o. führt zu einer raschen Besserung der Symptomatik. Meistens ist die Gabe eines Vitamin-B-Komplex-Präparates indiziert.

4.1.3 Niacin

Die Substanzen **Nikotinsäure** und **Nikotinsäureamid** kommen in Hefe, Leber, Muskelfleisch und Getreide vor. Sie sind keine Vitamine im engeren Sinn, da die Synthese von Nikotinsäure aus Tryptophan durch die menschliche Leber möglich ist. Sie sind Bestandteile der Wasserstoff übertragenden Koenzyme NAD und NADP und spielen eine wichtige Rolle bei Elektronentransport, Glykolyse, Fett- und Cholesterinsynthese.

Pellagra

Klinik

Frühzeichen der Pellagra sind Anorexie, Schwäche, Parästhesien und Somnolenz. Die **klassische Trias** setzt sich aus **D**ermatitis, **D**iarrhö und **D**emenz zusammen. Darüber hinaus besteht häufig eine Glossitis mit Atrophie der Zungenpapillen.

Therapie

Die Verabreichung von Nikotinsäureamid 20 mg/kg KG/d p.o., s.c. oder i.m. führt zu einer raschen Besserung der Symptomatik.

Symptome einer Überdosierung von Nikotinsäureamid

- Trockenheit und verstärkte Pigmentierung der Haut
- Abdominelle Schmerzen, Erbrechen, Diarrhö
- Leberfunktionsstörungen, Ikterus
- Störung der Glukosetoleranz.

4.1.4 Vitamin B_6

Vitamin B_6 liegt als **Pyridoxin, Pyridoxal und Pyridoxamin im Intermediärstoffwechsel** vor, welches in die biologisch aktive Form Pyridoxal-5-Phosphat bzw. Pyridoxamin-5-Phosphat umgewandelt wird.
Es kommt in Karotten, Leber, Muskelfleisch, Eiern, Fisch, Hefe und Getreide vor und ist **Koenzym** von Aminotransferasen und Dekarboxylasen im Aminosäurestoffwechsel. Als Koenzym der Glutamatdekarboxylase und der γ-Aminobuttersäure-Aminotransferase spielt es im Neurotransmitterstoffwechsel eine zentrale Rolle und ist daher für die ZNS-Funktion essenziell.

Vitamin-B_6-Mangel

Er ist selten und tritt meistens bei der Einnahme antagonisierender Medikamente (z.B. Isoniazid bei Tbc-Therapie) auf.

Klinik

Leitsymptome sind **zerebrale Krampfanfälle** und eine **Polyneuropathie.** Außerdem bestehen häufig eine Dermatitis, eine Glossitis und eine mikrozytäre Anämie.

Diagnostik

- Pyridoxal-5-Phosphat, GABA und Glutamat im Serum und im Liquor
- Pyridoxal-5-Phosphat in Erythrozyten.

Vitamin-B_6-Abhängigkeit bei neonatalen Krampfanfällen

Bei neonatalen Krampfanfällen sollte stets ein Therapieversuch mit Vitamin B_6 (100 mg Pyridoxin i.v.) unternommen werden. Sistiert der Anfall, ist eine Vitamin-B_6-Abhängigkeit zu vermuten. Die Erhaltungsdosis liegt bei etwa 10 mg/kg/d. Bei Ansprechen sind weitere Antikonvulsiva nicht erforderlich.

Symptome einer Überdosierung von Vitamin B_6

Als Symptome können bei länger dauernder Vitamin-B_6-Zufuhr in hoher Dosierung auftreten:
- periphere Neuropathie, Sensibilitätsstörungen
- Ataxie, Hyporeflexie und Muskelschwäche
- Pathologie: axonale Degeneration.

> **Merke!**
> Bei Säuglingen mit zerebralen Krampfanfällen sollte grundsätzlich die Möglichkeit einer Vitamin-B_6-Abhängigkeit in Erwägung gezogen und ein Therapieversuch mit Vitamin B_6 unternommen werden!

4.1.5 Vitamin B_{12} und Folsäure

☞ Kapitel Hämatologie.

4.1.6 Vitamin C

Askorbinsäure kommt in Paprika, Kohl, Kartoffeln, Beeren und Zitrusfrüchten vor. Sie hat eine **antioxidative Wirkung.** Durch die Stimulation von Fibroblasten, Chondroblasten und Osteoblasten sowie der Kollagenbildung ist sie am Aufbau von Binde- und Stützgewebe beteiligt. Darüber hinaus fördert sie die Eisenresorption aus dem Darm und unterstützt die Erythropoese.

Infantiler Skorbut (Moeller-Barlow-Krankheit)

Die unzureichende Vitamin-C-Zufuhr einer stillenden Mutter führt zur Unterversorgung des Kindes. Bei fieberhaften Infekten, Diarrhö, Eisen- und Proteinmangel ist der Vitamin-C-Bedarf erhöht. Das klinische Bild des **Vitamin-C-Mangels** tritt mit einem Häufigkeitsgipfel zwischen dem sechsten und 24. Lebensmonat auf.

Klinik

Die Symptomatik beginnt häufig mit Unruhe, Tachypnoe, Verdauungsstörungen und Appetitlosigkeit.
Subperiostale Hämatome führen zu einer Schmerzhaftigkeit der unteren Gliedmaßen. Von einer Pseudoparalyse spricht man bei einer Froschhaltung der unteren Extremitäten mit Beugung von Hüfte und Knie bei Lagerung in Außenrotation (**„Hampelmann-Phänomen"**). **Beim skorbutischen Rosenkranz** handelt es sich um

eine Verdickung der Knochen-Knorpel-Grenzen der Rippen mit bajonettartiger Abknickung, die zu einer sog. Stufenbrust führt (im Gegensatz zum rachitischen Rosenkranz). Häufig treten Epiphyseolysen und Spontanfrakturen auf.

Außerdem kann es zu petechialen Hautblutungen, Schleimhautblutungen, zu einer Hämaturie und zu gastrointestinalen Blutungen kommen, die sekundär zu einer Anämie führen. Eine livide Verfärbung und Schwellung des leicht blutenden Zahnfleischs ist charakteristisch.

Diagnostik

Röntgen: Osteoporose, Ausdünnung der Kortikaliszeichnung, schwerste Veränderungen im Kniebereich, Verbreiterung, Verdichtung und Spornbildung an den Metaphysen, Ringschatten an den Epiphysenkernen, subperiostale Kalkeinlagerungen als Residuum subperiostaler Blutungen.

Differentialdiagnose

- Arthritis, Osteomyelitis, rheumatisches Fieber
- Syphilitische Pseudoparalyse
- Purpura Schoenlein-Henoch, thrombozytopenische Purpura
- Leukämie.

Therapie

Die Verabreichung von L-Askorbinsäure in einer Dosierung von 100–200 mg/d ist erforderlich.

Symptome einer Überdosierung von Askorbinsäure

Bei Einnahme von mehr als vier Gramm Askorbinsäure pro Tag kann es zur Oxalatsteinbildung kommen.

4.1.7 Vitamin H

Biotin kommt in Hefe, Leber, Sojamehl, Reiskleie, Hafer und Eigelb vor. Es ist eine prosthetische Gruppe von vier Carboxylasen:
- 3-Methylcrotonyl-CoA-Carboxylase
- Pyruvatcarboxylase
- Propionyl-CoA-Carboxylase
- Acetyl-CoA-Carboxylase.

Vitamin-H-Mangel

Es gibt zwei hereditäre Biotinutilisationsdefekte, die jeweils zu einem multiplen Carboxylasemangel führen.

Biotinidasemangel (Late Onset)

Die Biotinidase macht freies Biotin verfügbar. Die Erkrankung wird autosomal-rezessiv vererbt. Sie tritt mit einer Häufigkeit von 1:60 000 auf und manifestiert sich im Alter von mehreren Monaten oder Jahren. Durch die Biotinzufuhr über die Nahrung kann es zu einer Verschleierung der Symptomatik kommen.

Die charakteristischen neurologischen Symptome sind **muskuläre Hypotonie, zerebrale Krampfanfälle** und eine progrediente **mentale Retardierung.** Außerdem kommt es zu einer **Hörstörung,** zu einer **Optikusatrophie** und sehr häufig zu einer **Keratokonjunktivitis. Hautekzeme** und eine **Alopezie** weisen ebenfalls auf einen Biotinidasemangel hin. Wird die Erkrankung nicht erkannt und behandelt, kann es zu **Koma** und Exitus letalis kommen. Das biochemische Leitsymptom ist eine chronische **Laktatazidose.**

Holocarboxylase-Synthetase-Mangel (Early Onset)

Die Holocarboxylase-Synthetase biotinyliert die vier Carboxylasen und macht sie damit aktiv. Die Erkrankung wird autosomal-rezessiv vererbt. Sie manifestiert sich bereits im frühen Säuglingsalter. Die Symptome entsprechen denen des Biotinidasemangels.

Diagnostik

- In einigen Bundesländern wird der Biotinidasemangel durch das erweiterte Neugeborenenscreening erfasst.
- Bestimmung organischer Säuren im Urin: Nachweis spezifischer Metabolite
- Bestimmung der Biotinidaseaktivität im Serum und in Leukozyten
- Bei V.a. Holocarboxylase-Synthetase-Mangel Bestimmung der Aktivitäten der vier Carboxylasen (s.o.) in kultivierten Fibroblasten.

Therapie

Beim Biotinidasemangel ist die Verabreichung von **Biotin** in einer Dosierung von 10 mg/d p.o. sehr effektiv. Die Behandlung des Holocarboxylase-Synthetase-Mangels ist wesentlich komplexer.

4.2 Fettlösliche Vitamine

4.2.1 Vitamin A

Die Substanzen **Retinol** (Vitamin A_1), **Dehydro-Retinol** (Vitamin A_2) und **Retinsäure** kommen in Eigelb, Milchfett, Säugetierleber und Fischleberöl vor. Sie beeinflussen im Rahmen der Rhodopsinbildung den Sehvorgang und gelten als „Wachstums- und Epithelschutzvitamine".

Vitamin-A-Mangel

Er kommt bei gesunden Kindern mit ausgewogener Ernährung nur selten vor.

Klinik

Die klinischen Leitsymptome sind die verminderte Dunkeladaptation **(Nachtblindheit), Xerophthalmie** (verminderte Tränensekretion und Auftreten dreieckiger, weißlich-gelblicher Verdickungen der Conjunctiva bulbi am Rand der Kornea, ☞ Abb 4.1) und **Keratomalazie** (fleckförmige trübe Infiltrationen der Hornhaut, die zu Ulzerationen führen). In schweren Fällen kann es zur Erblindung kommen.

Darüber hinaus bestehen eine verminderte Widerstandsfähigkeit der Haut und Schleimhäute gegenüber mechanischer Irritation und eine verstärkte Verhornung der Hautdeckschichten, v.a. an den Schultern und Streckseiten der oberen Extremitäten **(follikuläre Keratose).**
Immer kommt es zu einer schweren Gedeihstörung.

Diagnostik

- Bestimmung der Vitamin-A-Konzentration im Serum
- Dunkeladaptationstest
- Biomikroskopische Untersuchung der Konjunktiva zur Feststellung einer Xerophthalmie.

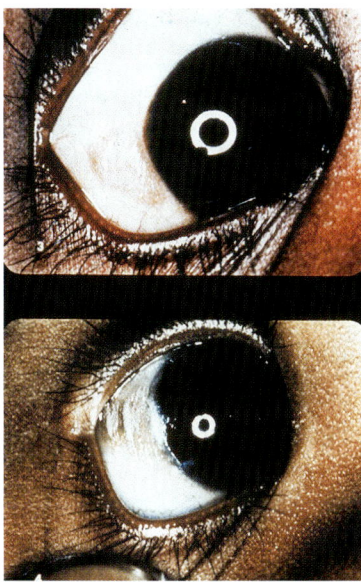

Abb. 4.1: Xerophthalmie bei Vitamin-A-Mangel.

Therapie

Säuglinge erhalten Vitamin A in einer Dosierung von 10000 IE/d über mehrere Wochen, ältere Kinder 2000 IE/kg/d über mehrere Wochen. Bei gestörter enteraler Resorption muss das Vitamin intramuskulär verabreicht werden.

Zur Behandlung der Augenveränderungen wird Vitamin A in öliger Lösung lokal appliziert.

Symptome einer Überdosierung von Vitamin A

Als Symptome treten bei einer Zufuhr von über 18 000 IE/d über Wochen auf:
- Anorexie, Gedeihstörung
- Kopfschmerzen, Unruhe, Reizbarkeit
- trophische Hautveränderungen
- schmerzhafte Schwellungen der langen Röhrenknochen
- Osteoporose, kortikale Hyperostosen, becherförmige Auftreibungen der Metaphysenenden
- intrakranielle Drucksteigerung
- Ikterus, Hepatomegalie
- Teratogenität!

4.2.2 Vitamin D

Die Substanzen sind **Ergocalciferol** (Vitamin D_2), **Cholecalciferol** (Vitamin D_3) und **Calcitriol** (1,25-[OH]$_2$-Vitamin-D_3), welches biologisch aktiv ist.

Physiologie

☞ Abb. 4.2.

Übersicht der wichtigsten biologischen Funktionen von Vitamin D

- Erhöhung des Plasmakalziumspiegels
- Steigerung der Kalzium- und Phosphatrückresorption in der Niere
- Steigerung der Kalziumresorption im Darm
- Osteoidmineralisation durch Erhöhung des Ca-Phosphatprodukts
- Hemmung der Freisetzung von Parathormon
- Immunregulation, Zelldifferenzierung.

Bedarf

- Frühgeborene: 1000 IE/d
- Säuglinge: 400 IE/d
- Erwachsene: 100 IE/d.

Vitamin-D-Mangel-Rachitis

Definition

Gestörte Mineralisation des wachsenden Knochens mit ungenügender Kalziumphosphateinlagerung durch Mangel an Vitamin D

Ätiologie

- Verminderte Sonnenbestrahlung
- Alimentärer Vitamin-D-Mangel bei rein vegetarischer Ernährung!
- Verminderte Vitamin-D-Reserven bei Frühgeborenen
- Malabsorptionssyndrome wie Zöliakie, zystische Fibrose, Steatorrhö, Pankreatitis
- Extrahepatische Gallengangsatresie und schwere hepatozelluläre Erkrankung
- Antikonvulsive Therapie mit Phenytoin, Phenobarbital.

Pathogenese

Bei **Vitamin-D-Mangel** kommt es zu einer verminderten Bildung von 1,25-(OH)$_2$-Vitamin-D_3 in der Niere. Die dadurch bedingte verminderte Kalziumresorption führt zu einem geringen Mineralangebot an das Skelett. Enchondrale und periostale **Ossifikationsstörungen** mit Ausbleiben der Wachstumsfugenverkalkung sind die Folgen.

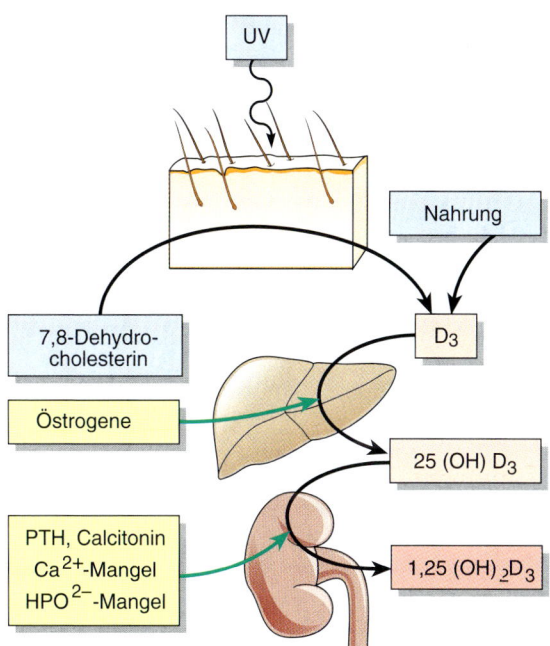

Abb. 4.2 a und b: Der Vitamin-D-Stoffwechsel.

45

Es kommt zur Hyperplasie nicht verkalkten Osteoids durch verstärkte Osteoblastentätigkeit mit Knochenauftreibungen, wobei die Matrix nicht verkalkt.

Bei Fortbestehen des Vitamin-D-Mangels kommt es zum völligen Sistieren der enteralen Kalziumresorption, wodurch ein **sekundärer Hyperparathyreoidismus** durch Hypokalzämie, Wachstumshemmung, Knochendeformierungen und pathologische Frakturen entsteht.

Klinik

Häufig beginnt die Symptomatik im dritten Lebensmonat mit Unruhe, Schreckhaftigkeit, Missstimmung, Schwitzen am Hinterkopf, Bewegungsarmut und Muskelhypotonie. Die Vitamin-D-Mangel-Rachitis führt darüber hinaus zu einer Reihe charakteristischer Symptome, insbesondere am Skelett:

- **Kraniotabes:** Erweichungsbezirke am Hinterkopf
- **Caput quadratum:** Schädelabflachung okzipital, Vorwölbung bifrontal
- **rachitischer Rosenkranz:** exzessive Osteoidbildung an den Knorpel-Knochen-Grenzen der Rippen
- **Harrison-Furche:** kostale Einziehungen im Bereich der Zwerchfellinsertion
- **Pectus carinatum:** Abflachung der seitlichen Thoraxpartien bei Vorwölbung des Brustbeins
- **Sitzkyphose:** Wirbelsäulenkrümmung beim Aufsetzen durch Muskel- und Bänderschlaffheit
- **Marfan-Zeichen:** Auftreibungen an den Knochenenden mit Doppelhöckerbildung durch vermehrte Osteoidbildung (☞ Abb. 4.3 a und b)

- **Genua valga, Genua vara**, **Kartenherzbecken**
- verzögerter Zahndurchbruch, Zahnschmelzdefekte, Karies
- **Froschbauch:** Hypotonie der Bauchmuskulatur
- **Spasmophilie:** Laryngospasmus, Pfötchenstellung, Krämpfe durch Hypokalzämie
- **rachitogene Tetanie** durch Hypokalzämie
- Obstipation
- erhöhte Infektanfälligkeit.

Komplikationen

In der Folge einer Rachitis können respiratorische Infektionen wie Bronchitiden und Bronchopneumonien sowie pulmonale Atelektasen bei schwerer Thoraxdeformierung auftreten. Ist die Rachitis durch eine Fehlernährung bedingt, bestehen häufig begleitend Eisenmangel und Anämie.

Diagnostik

- **Röntgen**
  - Vor allem an Hand und Knie Aufhellung und unregelmäßige Begrenzung der Metaphysenabschlussplatte; Auftreibung und becherförmige Deformierung der Metaphysen, Epiphysenverbreiterung; subperiostale Aufhellungen im Bereich der Diaphysen
  - Osteoporose; Looser-Umbauzonen: bandförmige Aufhellung oder Verdickung der Diaphysen
  - Grünholzfrakturen, pathologische Frakturen, besonders der Rippen
  - Zeichen des sekundären Hyperparathyreoidismus: subperiostale Arrosionen der Phalangen.

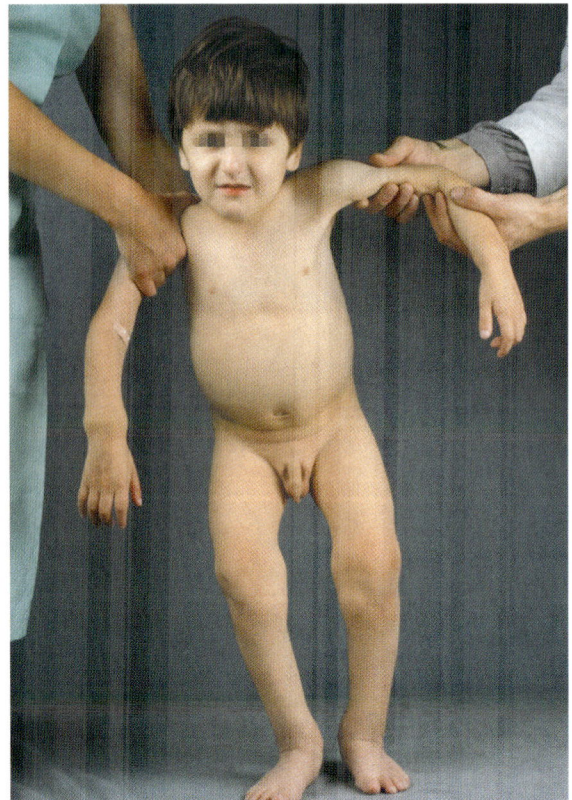

a

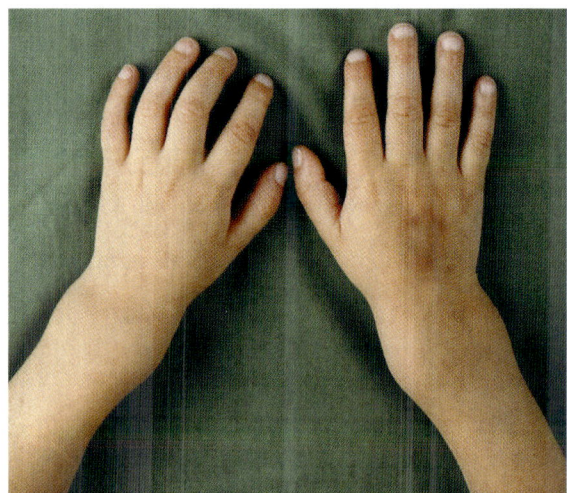

b

Abb. 4.3 a und b: Junge mit Vitamin-D-Mangel-Rachitis: a) Froschbauch durch Hypotonie der Bauchmuskulatur, Stehunfähigkeit bei deutlicher Schwellung im Bereich der Kniegelenke beidseits; b) Schwellung im Bereich beider Handgelenke durch Auftreibungen an den Knochenenden mit Doppelhöckerbildung.

- **Labor**
  - Vitamin D im Serum erniedrigt
  - Kalzium im Serum initial niedrig, dann subnormal oder normal, im Spätstadium niedrig
  - Phosphat im Serum initial hoch oder normal, später niedrig
  - Aktivität der alkalischen Phosphatase im Serum erhöht
  - Hyperaminoazidurie
  - Intaktes Parathormon im Serum erhöht (sekundärer Hyperparathyreoidismus).

Differentialdiagnose

- Kraniotabes bei Hydrozephalus oder bei Osteogenesis imperfecta
- Skorbut
- Chondrodystrophie
- Vitamin-D-abhängige Rachitis Typ I und II
- Vitamin-D-resistente Rachitis
- Phosphatdiabetes.

Therapie

Bei einer manifesten Rachitis wird **Vitamin D$_3$** in einer Dosierung von 5000 IE/d über drei Wochen verabreicht. Bei Tetanie sind 10 000 IE/d erforderlich.

Begleitend müssen ausreichende Mengen **Kalzium**, z.B. als Kalziumglukonat in einer Dosierung von 5–10 g/d, zugeführt werden. Bei Tetanie wird Kalzium 10 % i.v. verabreicht.

Im Anschluss an die Therapie sollte eine Vitamin-D-Prophylaxe, zunächst in erhöhter Dosis, durchgeführt werden.

Merke!

Die Vitamin-D-Therapie kann durch Kalziumeinbau in den Knochen in der Heilungsphase zu einer schweren Hypokalzämie führen. Eine begleitende Kalziumsubstitution ist daher bei der Rachitistherapie unbedingt erforderlich!

Prophylaxe

Vitamin D 500 IE/d, bei Frühgeborenen 1000 IE/d

Prognose

Zunächst normalisieren sich innerhalb von ein bis zwei Wochen die Serumkonzentrationen von Kalzium, Phosphat und Parathormon. Die Aktivität der alkalischen Phosphatase im Serum kann vorübergehend weiter ansteigen, die radiologischen Skelettveränderungen bilden sich nach Wochen bis Monaten zurück.

Vitamin-D-abhängige Rachitis Typ I (VDAR I)

Definition

Genetisch bedingter, autosomal-rezessiv vererbter Defekt der renalen 25-OH-D-1-α-Hydroxylase.

Klinik

Die klinischen Symptome einer Vitamin-D-Mangel-Rachitis (s.o.) beginnen im dritten bis sechsten Lebensmonat, obwohl die Vitamin-D-Prophylaxe durchgeführt wird. Auch die radiologischen und laborchemischen

Veränderungen entsprechen denen der Vitamin-D-Mangel-Rachitis. Das Auftreten weiterer familiärer Rachitisfälle ist auf Grund der genetischen Grundlage möglich.

Therapie

Da eine Therapieresistenz gegenüber der normalerweise therapeutisch wirksamen Vitamin-D-Dosierung („Vitamin-D-abhängig") besteht, muss eine lebenslange Verabreichung der physiologisch aktiven Vitamin-D-Form 1,25-(OH)$_2$-Vitamin-D$_3$ (Calcitriol) in einer Dosierung von 1–2 µg/d erfolgen. Auf ein ausreichendes alimentäres Kalziumangebot sollte geachtet werden.

Vitamin-D-abhängige Rachitis Typ II (VDAR II)

Definition

Autosomal-rezessiv vererbte Endorganresistenz von Darm und Skelett gegenüber Calcitriol, die durch einen Rezeptordefekt bedingt ist und mit stark erhöhten Konzentrationen an 1,25-(OH)$_2$-Vitamin-D$_3$ im Serum einhergeht.

Klinik

Die Leitsymptome sind eine schwere kalzipenische Rachitis mit Minderwuchs und häufig eine totale Alopezie.

Diagnostik

- 1,25-(OH)$_2$-Vitamin-D$_3$ im Serum stark erhöht
- Untersuchung von Rezeptoren in Hautfibroblasten

Therapie

Die Erkrankung wird mit 1,25-(OH)$_2$-Vitamin-D$_3$ (Calcitriol) in einer Dosierung von bis zu 50 µg/d oder mit hohen Dosen Vitamin D$_3$ behandelt. Bei Therapieversagen kann ein Versuch mit hoch dosierter Kalziumverabreichung unternommen werden.

Phosphatdiabetes (familiäre hypophosphatämische Rachitis)

Definition

X-chromosomal-dominant vererbter Defekt der Phosphatrückresorption im proximalen Tubulus, wobei zusätzlich ein Defekt der Konversion von 25-(OH)-Vitamin-D$_3$ zu 1,25-(OH)$_2$-Vitamin-D$_3$ besteht.

Klinik

Die Symptomatik beginnt erst nach Belastung (Laufen), also nach dem ersten Lebensjahr. Es kommt zu einer schweren **Spätrachitis** mit Verbiegungen der unteren Extremitäten (Coxa vara, Genu varum, Genu valgum) sowie zu einer Wachstumsretardierung, die zu einem hochgradigen Minderwuchs führt. Die allgemeinen, systemischen Symptome einer Rachitis fehlen.

Diagnostik

- **Röntgen:** wie bei Vitamin-D-Mangel-Rachitis, Beginn der Veränderungen später
- **Labor:**
  - Serumkalzium normal
  - Hypophosphatämie, Phosphatausscheidung erhöht

Tab. 4.1 Übersicht der verschiedenen Formen der Rachitis und verwandter Störungen.

Erkrankung	Vererbung	Defekt	Therapie
Vit.-D-Mangel-Rachitis		alimentär Malabsorption hepatozellulär Antikonvulsiva	Vitamin D_3
Vit.-D-abhängige Rachitis I	autosomal-rezessiv	Störung der Kalzitriol-synthese	$1,25\text{-}(OH)_2\text{-Vitamin-}D_3$ Kalzium
Vit.-D-abhängige Rachitis II	autosomal-rezessiv	Endorganresistenz	hoch dosiert $1,25\text{-}(OH)_2\text{-Vitamin-}D_3$, hoch dosiert Kalzium
Phosphatdiabetes	X-dominant	Störung der Phosphatrück-resorption	Phosphat oral $1,25\text{-}(OH)_2\text{-Vitamin-}D_3$

– Aktivität der alkalischen Phosphatase im Serum erhöht
– kein sekundärer Hyperparathyreoidismus
– keine Hyperaminoazidurie.

Differentialdiagnose

• Tubulopathie
• Vitamin-D-Mangel-Rachitis
• Hyperparathyreoidismus
• Malabsorption.

Therapie

Bei dieser Form der Rachitis steht die Phosphatsubstitution (1–4 g/d) im Mittelpunkt. Darüber hinaus wird $1,25\text{-}(OH)_2\text{-Vitamin-}D_3$ (Calcitriol) in einer Dosierung von 0,5–1 μg/d substituiert.

Vitamin-D-Intoxikation

Definition

Die Aufnahme hoher Vitamin-D-Mengen über mehrere Wochen führt zu einer Erhöhung von $25\text{-}(OH)\text{-Vitamin-}D_3$ und $1,25\text{-}(OH)_2\text{-Vitamin-}D_3$ im Serum. Die dadurch vermehrte Kalziumresorption aus Darm und Skelett führt zum **Hyperkalzämiesyndrom**.

Klinik

• Appetitlosigkeit, Übelkeit, Erbrechen, Obstipation
• Polyurie, Polydipsie, Dehydratation
• Muskuläre Hypotonie, Apathie
• Bradykardie und Herzstillstand
• Weichteilverkalkung
• Nephrokalzinose, Niereninsuffizienz.

Diagnostik

• **Anamnese**
• **Labor:**
  – Hyperkalzämie, Hyperkalziurie
  – intaktes Parathormon im Serum niedrig
  – Vitamin D im Serum erhöht.

Therapie

Bei einer Vitamin-D-Intoxikation ist das sofortige Absetzen von Vitamin D erforderlich. Außerdem wird eine kalzium- und Vitamin-D-arme Ernährung durchgeführt.

4.2.3 Vitamin E

Die Substanz **Tocopherol** kommt in keimenden Weizen- und Roggenkörnern, Erbsen, Bohnen, Eiern, Butter, Haferflocken und pflanzlichen Ölen vor. Die Wirkungsweise ist nicht vollständig geklärt. Sie verhindert die Oxidation ungesättigter Fettsäuren und bewirkt damit eine Stabilisierung von Membranlipiden. Außerdem ist Vitamin E an der Prostaglandinsynthese beteiligt.

Vitamin-E-Mangel

Der Vitamin-E-Mangel ist selten. Er tritt v.a. im Rahmen von Malabsorptions- und Maldigestionssyndromen auf.

Klinik

Es kommt v.a. zu **neurologischen Symptomen** mit einer Hyporeflexie und Muskelschwäche, einer zerebellären Ataxie und Hirnnervenlähmungen. Durch die Verformung von Erythrozyten kommt es zu einer **Hämolyse.** Es besteht eine **Thrombozytose** und die Thrombozytenaggregation ist gesteigert.

Diagnostik

• Erythrozytenverformung
• Thrombozytose
• Vitamin E im Serum erniedrigt.

Therapie

Vitamin E sollte, möglichst p.o., substituiert werden.

Prophylaxe

Sie ist indiziert bei einer Störung der intestinalen Fettresorption und bei langfristiger parenteraler Ernährung. Bei Frühgeborenen kann eine günstige Beeinflussung der retrolentalen Fibroplasie und eine Reduktion des Risikos von Ventrikelblutungen erreicht werden.

4.2.4 Vitamin K

☞ Kapitel Neonatologie.

Klinik

In den letzten Jahren registrieren Kinderkliniken in Deutschland vermehrt Vitamin-K-Mangel. Er ist häufig auf alternative Ernährungsformen, v.a. bei Familien mit hohem Bildungsniveau, zurückzuführen.

5 Endokrinologie

Physiologie

Im Hypothalamus werden Releasing-Hormone (RH) und inhibitorische Hormone gebildet. Von dort erfolgt der Transport zum Hypophysenvorderlappen über das portale Gefäßsystem. Im HHL (Neurohypophyse) werden die im Nucleus supraopticus und paraventricularis gebildeten Hormone (z.B. ADH) gespeichert. Im HVL (Adenohypophyse) stimulieren die RH die Produktion gonadotroper Hormone. Die Gonadotropine bewirken ihrerseits die Ausschüttung peripherer Hormone durch die endokrinen Drüsen. Über einen negativen Feedbackmechanismus hemmen die peripheren Hormone die weitere Ausschüttung von RH und Gonadotropinen (☞ Tab. 5.1).

5.1 Störungen des Wachstums

Drei **Phasen des Wachstums:**
- initial intensives Wachstum, Maximum im fünften SS-Monat
- gleichmäßiges Wachstum der Kindheit
- pubertärer Wachstumsschub.

Die **Skelettreifung** erfolgt parallel zum Längenwachstum. Die Bestimmung des Knochenalters kann bis zu einem Alter von 1½ Jahren durch eine Röntgenaufnahme des Knies, bei einem Alter über 1½ Jahren durch eine Röntgenaufnahme der linken Hand bestimmt werden.

5.1.1 Kleinwuchs

Definition

Körpergröße < 3. Perzentile.

Diagnostik

- **Eigenanamnese:** Schwangerschaftsverlauf, Geburtstrauma, Wachstumsverlauf, statomotorische Entwicklung, Ernährung, Schädel-Hirn-Trauma, chronische Erkrankung

Tab. 5.1 Übersicht hypothalamischer, hypophysärer und peripherer Hormone.

Ausschüttungsort		Wirkung in der Peripherie
Hypothalamus	**Hypophyse**	
GH-RF	GH (Growth Hormone)	Wachstum
Somatostatin	hemmt GH	
TRH	TSH Prolactin	T3, T4 Laktation
PIF	hemmt Prolactin	
CRH	ACTH	Glukokortikoide Mineralokortikoide Androgene
	MSH	Pigmentierung
GRH = LH-RH	LH m: Testosteron	FSH w: Progesteron
	m: Spermiogenese	w: Östrogen

Checkliste: Differentialdiagnosen des Kleinwuchses.

Normvarianten

Familiärer Kleinwuchs	• gleichmäßiges Wachstum entlang der 3. Perzentile • Körpergröße auch anderer Familienmitglieder im Vergleich zur Populationsnorm vermindert • Knochenalter entspricht dem Lebensalter
Verzögertes Wachstum	• normale Körperlänge bei Geburt • Abflachung der Wachstumskurve mit drei bis sechs Monaten • ab dem zweiten Lebensjahr verminderte Wachstumsgeschwindigkeit • Knochenalter evtl. leicht verzögert
Konstitutionelle Entwicklungsverzögerung	• verzögertes Eintreten der Pubertät, dadurch verspäteter pubertärer Wachstumsschub • häufig verzögerte Entwicklung bei den Eltern • Knochenalter entspricht dem Längenalter (retardiert) • Endgröße normal • häufiger bei Jungen als bei Mädchen

Endokrine Störungen

Hypophyse	Wachstumshormonmangel (☞ unten)
Schilddrüse	Hypothyreose
Nebenniere	Cushing-Syndrom
Gonaden	Pubertas praecox (Epiphysenfugenschluss)

Sekundärer Minderwuchs

Mangelernährung	
Chronische Erkrankungen	• gastrointestinal • renal • hepatisch • kardial • neurologisch
Psychosoziale Deprivation	

Intrauteriner Minderwuchs

• Plazentainsuffizienz
• Pränatale Infektionen
• Alkoholembryopathie

Skelettanomalien

Rachitis	• Vitamin-D-Mangel-Rachitis • Vitamin-D-resistente Rachitis
Achondroplasie, Hypochondroplasie	
Osteogenesis imperfecta	
Spondyloepiphysäre Dysplasie	
Diastrophe Dysplasie	

Chromosomale Aberrationen

Gonosomale Aberrationen	Ullrich-Turner-Syndrom
Autosomale Aberrationen	• Trisomie 21 • Trisomie 18 • Trisomie 13 • partielle Monosmie 5p (Katzenschreisyndrom)

Syndrome

• Noonan-Syndrom
• Prader-Willi-Syndrom
• Russell-Silver-Syndrom
• Williams-Beuren-Syndrom
• Cornelia-de-Lange-Syndrom
• Dubowitz-Syndrom

Stoffwechselerkrankungen

Speichererkrankungen	• Glykogenosen • Mukopolysaccharidosen • Lipidosen

- **Familienanamnese:** Fragen nach Größe der Mutter, Alter bei Menarche, Größe des Vaters, spätem Wachstumsschub bei den Eltern
- **Auxiologie:** Gewicht, Länge, Kopfumfang, Aktualisierung der Wachstumskurve, Bestimmung der Wachstumsgeschwindigkeit (☞ Abb. 5.1)
- **Körperliche Untersuchung:** proportioniert oder dysproportioniert? Dysmorphiezeichen? Pubertätsstadium? Begleitende pathologische Organbefunde?
- **Skelettalterbestimmung:** Röntgen linke Hand oder linkes Knie
- **Labor:** Blutbild, GOT, GPT, Harnstoff, Kreatinin, Kalzium, Phosphat, alkalische Phosphatase, Gliadin-Antikörper, TSH und T4, IGF1, IGF-BP 3, evtl. Chromosomenanalyse.

Endgrößenvoraussage: unter Berücksichtigung des Knochenalters und der Körpergröße der Eltern (☞ Tab. 5.2).

Verlaufsbeobachtung mit Hilfe der Perzentilenkurve.

Isolierter Wachstumshormonmangel

Epidemiologie

Ein isolierter Wachstumshormonmangel tritt mit einer Häufigkeit von 1:4000 bis 1:20 000 auf.

Physiologie

Die Wachstumshormon-(WH-)Sekretion erfolgt episodisch:
- acht Phasen von WH-Sekretion/d
- zu Beginn des Slow-Wave-Schlafs
- bei körperlicher Anstrengung
- bei Hunger
- WH fördert den Eiweißaufbau.

Die Vermittlung des Längenwachstums langer Röhrenknochen erfolgt über Somatomedine, z.B. IGF1 = Insuline-like Growth Factor 1.

Ätiologie

- Autosomal-rezessiv vererbter kompletter WH-Mangel (Typ IA)
- Andere genetische Formen:
  - Typ IB autosomal-rezessiv
  - Typ II autosomal-dominant
  - Typ III X-chromosomal-dominant
- Symptomatisch: Tumor des Hypothalamus oder des HVL (Kraniopharyngeom)
- Perinatales Trauma (Beckenendlage, Forceps)
- Nach Schädelbestrahlung oder Schädel-Hirn-Trauma
- Endorganresistenz gegenüber WH (Rezeptordefekt): LARON-Syndrom.

Klinik

Häufig ist die Größe bei Geburt normal, da das intrauterine Längenwachstum und das Wachstum im ersten Lebensjahr WH-unabhängig sind. Die Kinder werden ab

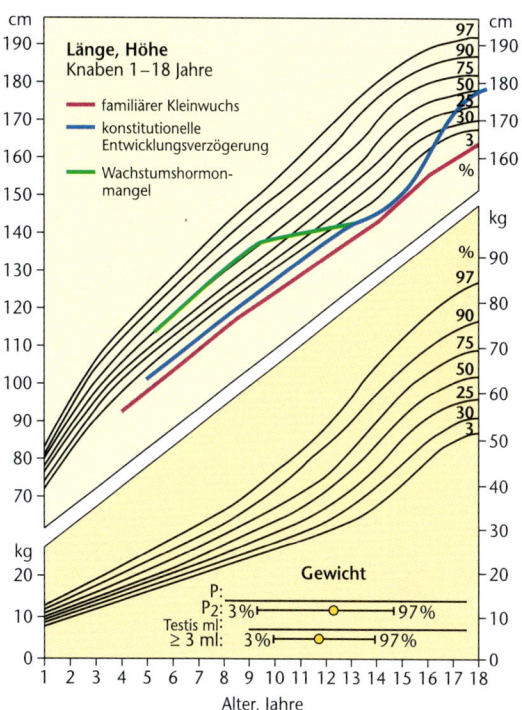

Abb. 5.1: Wachstumsverlauf bei Patienten mit familiärem Kleinwuchs (rot), konstitutioneller Entwicklungsverzögerung (blau) sowie Wachstumshormonmangel (grün) (nach Dörr/Rascher: Praxisbuch Jugendmedizin, Urban & Fischer Verlag, 2002).

dem zweiten bis dritten Lebensjahr auffällig. Das Leitsymptom ist die **verminderte Wachstumsgeschwindigkeit** (etwa 3 cm/Jahr) und es entwickelt sich das Bild des **hypophysären Zwergwuchses** mit proportioniertem Minderwuchs, puppenhaftem Aussehen sowie kleinen Händen und Füßen. Es besteht ein relatives Übergewicht, das Knochenalter ist retardiert, der Zahnwechsel verspätet. Bei Jungen besteht häufig ein Mikropenis. Bei Neugeborenen mit WH-Mangel treten gehäuft Hypoglykämien auf (WH ist ein Antiinsulin).

> **Merke!**
> Die Leitsymptome des Wachstumshormonmangels sind zunehmender Kleinwuchs, pathologisch niedrige Wachstumsgeschwindigkeit und retardiertes Knochenalter!

Diagnostik

- **Perzentilenkurve:** verminderte Wachstumsgeschwindigkeit
- **Röntgen:** retardiertes Knochenalter
- Suchtest: IGF1 und IGF-BP3 (Bindungsprotein) im Serum erniedrigt
- WH-Bestimmung: Einzelwerte sind wegen der pulsatilen Sekretion nicht verwertbar; WH-Stimulationstests sind daher erforderlich
- **Insulinhypoglykämietest:**
  - Bolus Altinsulin i.v. (Dosis BZ-abhängig)
  - Bestimmung von BZ und WH bei -15, 0, 15, 30, 60, 90 min

Tab. 5.2 Rechnerische Abschätzung der Endgröße.

Genetische Zielgröße

Jungen: $\dfrac{V + M + 13}{2}$ Mädchen: $\dfrac{V + M - 13}{2}$

V = Größe des Vaters, M = Größe der Mutter

Checkliste: Differentialdiagnose des Hochwuchses.

Normvarianten

Familiärer Großwuchs	• gleichmäßiges Wachstum entlang der 97. Perzentile • Großwuchs auch anderer Familienmitglieder • Knochenalter entspricht dem Lebensalter
Konstitutionelle Entwicklungsbeschleunigung	• akzeleriertes Knochenalter • früh-normale Pubertätsentwicklung • normale Endgröße

Endokrine Störungen

Pubertas praecox	• zunächst schnelles Wachstum • verfrühter Epiphysenfugenschluss • Endgröße gering
Adrenogenitales Syndrom	• zunächst beschleunigtes Längenwachstum • begleitend Genitalanomalien • Endgröße gering
Hyperthyreose	• anfänglich beschleunigtes Längenwachstum • begleitend Tachykardie, Gewichtsverlust u.a.
Hypophysärer Hochwuchs	• vermehrte WH-Sekretion bei Adenom des HVL • bei Auftreten nach Epiphysenfugenschluss Akromegalie

Chromosomale Aberrationen

Klinefelter-Syndrom	• Hochwuchs und Hypogonadismus • lange Extremitäten • kleiner Penis und kleine Hoden, Gynäkomastie • XXY-Karyotyp
XYY-Karyotyp	• Hochwuchs mit Manifestation in der Pubertät • Verhaltensauffälligkeiten, sonst wenig klinische Symptome

Alimentärer Hochwuchs

Adipositas und Hochwuchs (Adiposogigantismus)

Genetische Störungen

Marfan-Syndrom	• autosomal-dominant • lange Extremitäten • überstreckbare Gelenke • Thoraxdeformitäten • Linsenluxation • Aortendilatation
Homozystinurie	• autosomal-rezessiv • phänotypische Ähnlichkeit zum Marfan-Syndrom • Arachnodaktylie • Linsenluxation • arterielle und venöse Thrombosen
Beckwith-Wiedemann-Syndrom	• groß bei Geburt • Omphalozele, Nabelhernie, Makroglossie • gehäuft Wilms-Tumoren

Neurologische Störung

Zerebraler Gigantismus	• Schnelles Wachstum und akromegale Züge im ersten Jahr • Makrozephalie und verzögerte geistige Entwicklung • Hoher Gaumen, langes Gesicht, gewölbte Stirn • Hypertelorismus und antimongoloide Lidachse • Beschleunigtes Knochenalter

– Bestimmung von Kortisol bei 0 und 30 min
– **Beurteilung:** WH > 10 ng/ml: kein WH-Mangel, WH und Kortisol niedrig: Panhypopituitarismus
• **Arginin-Stimulationstest**
  – Arginin als Kurzinfusion i.v.
  – Bestimmung von WH bei 0, 30, 60, 90 min
  – **Beurteilung:** WH > 10 ng/ml: kein WH-Mangel

• **Clonidin-Stimulationstest**
  – 75 µg Clonidin (Catapresan®) p.o.
  – Bestimmung von WH bei 0, 30, 60, 90 min
  – **Beurteilung:** WH > 10 ng/ml: kein WH-Mangel, WH 5–10 ng/ml: partieller WH-Mangel, WH < 5 ng/ml: kompletter WH-Mangel

- **Schlaftest**
  - Bestimmung des WH-Profils im Schlaf (20.00–8.00 Uhr)
  - **Beurteilung:** erwartet werden drei WH-Spitzen, Spitzen sollten > 10 ng/ml sein, die nächtliche Gesamtmenge sollte mindestens 4000 ng/ml betragen
- **GRH-Test**
  - Gabe von 1 µg/kg KG GRF
  - **Beurteilung:** kein WH-Anstieg: hypophysärer WH-Mangel, WH-Anstieg auf > 10 ng/ml: hypothalamischer WH-Mangel.

Merke!
- Insulin-, Arginin-, Clonidintest gleichwertig!
- Bei allen WH-Tests: Kind nüchtern!
- Mindestens zwei Stimulationstests durchführen!
- Hypothyreose täuscht WH-Mangel vor!

Therapie

Zur Therapie des isolierten Wachstumshormonmangels wird biosynthetisches Wachstumshormon (hGH) in einer Dosis von 2 IE/m² KOF/d s.c. bis zum Erreichen der Endgröße (Wachstumsrate < 2 cm/Jahr) verabreicht.
Die Endgröße wird durch eine Verringerung des Wachstumsrückstands vor Beginn des Pubertätswachstumsschubs optimiert. Aus diesem Grund sollte bei dem in 50 % der Fälle fehlenden spontanen Pubertätseintritt keine zu frühe Pubertätseinleitung erfolgen.

5.1.2 Hochwuchs

Definition

Körpergröße > 97. Perzentile.

Diagnostik

☞ Kleinwuchsdiagnostik.

Therapie

Eine medikamentöse Behandlung kann bei einer errechneten Endlänge von über 185 cm bei Mädchen bzw. über 205 bei Jungen erwogen werden. Wegen potenzieller Nebenwirkungen sollte die Indikation streng gestellt werden!
Das Therapieprinzip besteht in einer **Beschleunigung der Knochenreifung** durch Sexualhormone, die zu einer Vorverlegung des Epiphysenfugenschlusses führt.
Jungen: hoch dosiert Testosteron als Depotpräparat i.m. Beginn bei einem Knochenalter von 12 bis 13 Jahren. Therapiedauer 1 bis 1½ Jahre. Die erreichbare Längeneinsparung beträgt maximal 8 cm.
Mädchen: hoch dosiert Östrogene p.o. Zusätzlich jede vierte Woche Gestagen zur Erzielung einer Abbruchblutung. Beginn bei einem Knochenalter von elf Jahren. Nach Eintreten der Menarche ist eine Therapie nicht mehr sinnvoll. Die Therapie wird bei Epiphysenfugenschluss beendet. Die erreichbare Längeneinsparung beträgt maximal 6–8 cm.

5.2 Störungen der ADH-Sekretion

Physiologie

ADH wird im Nucleus supraopticus und Nucleus paraventricularis des Hypothalamus gebildet. Die Speicherung erfolgt in der Neurohypophyse (HHL). Die Wirkung besteht in einer **Harnkonzentrierung** durch Wasserrückresorption in den distalen Tubuli und Sammelrohren.

5.2.1 Verminderte ADH-Sekretion: Diabetes insipidus neurohormonalis

Definition

Polyurie und Polydipsie durch ADH-Mangel.

Ätiologie

Der **primäre Diabetes insipidus neurohormonalis** ist idiopathisch (30 %) oder familiär (meist autosomal-dominant vererbt) bedingt. Der häufigere **sekundäre Diabetes insipidus neurohormonalis** kann als Folge von Hypothalamustumoren (½ der Fälle), Entzündungen (Tbc, Meningitis, Sarkoidose), Traumen, Operationen, vaskulären Veränderungen und im Rahmen einer Lymphohistiozytose auftreten.

Klinik

Die klinischen Leitsymptome sind **Polyurie** und **Polydipsie** bei starkem Durst. Es kommt zu hypoosmolarem Urin, hyperosmolarem Serum und Hypovolämie. Säuglinge sind gefährdet durch **Dehydratation,** Gedeihstörung, Hyperosmolarität, Fieber und Schock.

Diagnostik

- **Serum:** Hypernatriämie, Osmolarität erhöht
- **Urin:** Urinosmolarität erniedrigt, spezifisches Gewicht des Urins erniedrigt
- **ADH-Test:** exogene ADH-Gabe beseitigt Serumhyperosmolarität (Differenzierung zum renalen Diabetes insipidus)
- **Durstversuch:** trotz ansteigender Serumosmolarität erfolgt keine ausreichende Urinkonzentration, die Urinosmolarität bleibt unter der Serumosmolarität
- **NaCl-Infusion:** bewirkt ebenfalls keine Reduktion der Urinausscheidung.

Merke!
Differentialdiagnose Polyurie und Polydipsie:
- Diabetes mellitus
- Diabetes insipidus neurohormonalis
- Diabetes insipidus renalis
- psychogene Polydipsie
- Hyperkalzämie
- chronische Niereninsuffizienz.

Therapie

Bei symptomatischen Formen steht die Therapie der Grunderkrankung im Vordergrund.
Bei idiopathischen Formen wird 1-Desamino-8-D-Arginin-Vasopressin (DDAVP) intranasal (Minirin®) verabreicht.

5.2.2 Vermehrte ADH-Sekretion: Syndrom der inadäquaten ADH-Sekretion

Definition

Wasserintoxikation mit Ausscheidung eines hypertonen Urins trotz hypotoner Extrazellularflüssigkeit durch überschießende ADH-Sekretion. **Synonym:** Schwartz-Bartter-Syndrom.

Ätiologie

Es tritt begleitend bei Pneumonien sowie bei ZNS-Affektionen wie Meningitis, Enzephalitis und Hirntrauma auf. Die Medikamente Carbamazepin, Morphin, Nikotin, Barbiturate, Vincristin und Cyclophosphamid können Auslöser sein. Außerdem kommt es bei Hypophyseninsuffizienz und bei beatmeten Neugeborenen mit bronchopulmonaler Dysplasie vor.

Klinik

Die Leitsymptome sind **geringe Urinausscheidung** und **Gewichtszunahme.** Begleitend können Schwindel, Übelkeit, Bewusstseinsstörungen und Krämpfe auftreten.

Diagnostik

- Serumnatrium und Serumosmolarität erniedrigt
- Natriumausscheidung im Urin trotz Hyponatriämie
- Plasmareninaktivität erniedrigt.

Therapie

Die Therapie der Grunderkrankung steht im Vordergrund. Die symptomatische Therapie besteht in einer Flüssigkeitsrestriktion sowie im vorsichtigen Ausgleich des Natriumverlusts durch eine NaCl-Infusion.

5.3 Erkrankungen der Schilddrüse

5.3.1 Hypothyreose

Definition

Die angeborene Hypothyreose ist eine anatomisch oder funktionell bedingte Störung der Schilddrüsenfunktion, die unbehandelt zu schwerer Retardierung der geistigen und körperlichen Entwicklung führt.

Epidemiologie

Die angeborene Hypothyreose ist mit einer Häufigkeit von 1:3000 die häufigste angeborene Endokrinopathie.

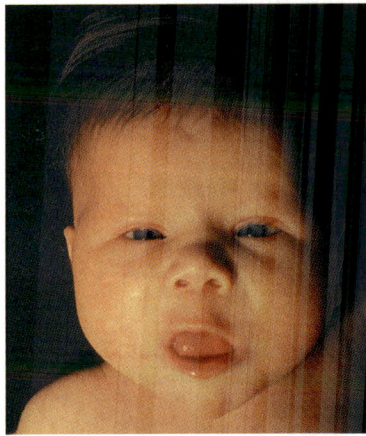

Abb. 5.2: Säugling mit Myxödem bei kongenitaler Hypothyreose. Grobe Fazies und Makroglossie.

Ätiologie

- **Primäre angeborene Hypothyreose:**
  - Schilddrüsendysgenesien (80–90 %): Athyreose, Ektopie oder Hypoplasie
  - Störungen der Hormonsynthese (10–20 %): meist autosomal-rezessiv
  - periphere und hypophysäre Schilddrüsenhormonresistenz
- **Sekundäre angeborene Hypothyreose:**
  - isolierter TRH- oder TSH-Mangel
  - Panhypopituitarismus
- **Transiente Hypothyreose:**
  - Jodmangelhypothyreose
  - Jodkontamination
  - mütterliche Immunglobuline.

> **Merke!**
> Die häufigste Ursache der angeborenen Hypothyreose ist eine Entwicklungsstörung des Organs (80–90 %)!

Klinik

Kongenitale Hypothyreosen sind bei Geburt meist nicht manifest. In den ersten Lebenswochen entwickeln sich **Icterus prolongatus,** Trinkschwäche, auffällige Bewegungsarmut, Obstipation und **Makroglossie.** Die kleine Fontanelle ist offen, das Knochenalter retardiert. Die Kinder zeigen eine grobe Fazies mit krauser Stirn und eine teigige Haut (Myxödem, ☞ Abb. 5.2). Die Säuglinge sind „**sehr brav**" und schläfrig, schreien heiser. Der **Muskeltonus** ist **hypoton,** häufig besteht eine **Bradykardie.** Das Abdomen ist ausladend und häufig entsteht eine Nabelhernie.

Bei Schilddrüsendysgenesie zeigt sich eine nackte Trachea. Bei Jodmangel oder Enzymdefekt besteht eine Struma.

Im weiteren Verlauf kommt es zu einem geistigen und statomotorischen **Entwicklungsrückstand** sowie zu **Minderwuchs** mit retardiertem Skelettalter. Die unbehandelte Hypothyreose führt zu **Kretinismus** mit Debilität, Zwergwuchs und Schwerhörigkeit.

Diagnostik

- Erhöhtes TSH im **Neugeborenenscreening** am dritten bis fünften Lebenstag
- T3 und freies T4 erniedrigt
- Starker TSH-Anstieg auf Gabe von TRH
- Bestimmung von Thyreoglobulin und Schilddrüsenantikörpern
- Sonographie der Schilddrüse
- Knochenalterbestimmung (Röntgen-Knie)
- Bei Verdacht auf Ektopie: ^{123}J-Szintigraphie.

Therapie

Bereits bei Verdacht auf eine konnatale Hypothyreose sollte mit einer Substitutionstherapie begonnen werden. Hierzu wird synthetisches L-Thyroxin in einer Dosierung von 10–15 µg/kg KG/d p.o. verabreicht.

Im Rahmen der Therapieüberwachung werden TSH (Ziel 0,5–2 µU/ml) und freies T4 bestimmt. Zeichen der Überdosierung sind Unruhe, Schlaflosigkeit, Diarrhö, Tachykardie.

Merke!
Bei Hypothyreose sollte der Therapiebeginn so früh wie möglich, d. h. bereits vor der endgültigen Diagnosebestätigung erfolgen.

Screening
- TSH-Bestimmung im Neugeborenenscreening am dritten bis fünften Lebenstag
- Werte > 20 μE/ml verdächtig
- Werte > 100 μE/ml beweisend für eine kongenitale Hypothyreose.

Merke!
Cave: Sekundäre Hypothyreosen werden beim Neugeborenenscreening nicht erfasst!

Prognose
Wachstum und geistige Entwicklung verlaufen unter rechtzeitiger Substitution normal.

5.3.2 Hyperthyreose

Definition
Überschießende, von der hypophysären Steuerung unabhängige Produktion von Schilddrüsenhormonen und ihre Wirkung auf den Organismus.

Epidemiologie
Die Häufigkeit der Hyperthyreose beträgt 1 : 50 000 bis 1 : 100 000. Sie tritt bei Mädchen fünfmal häufiger als bei Jungen auf. Der Häufigkeitsgipfel liegt zwischen 12 und 14 Jahren, selten tritt eine Hyperthyreose vor dem 10. Lebensjahr auf.

Ätiologie
Fast immer liegt ein **M. Basedow** vor. Dabei werden Autoantikörper gegen TSH-Rezeptoren gebildet, die an den TSH-Rezeptor (TRAK) binden und die Schilddrüsenhormonproduktion stimulieren. Selten handelt es sich um eine autonome Schilddrüsenhormonsekretion durch ein Adenom oder eine gesteigerte hypophysäre TSH-Sekretion.

Klinik
Die Symptome sind **Nervosität, motorische Unruhe** („kann nicht stillsitzen"), Konzentrationsstörungen, Schulschwierigkeiten und Gemütsschwankungen. Hinzu kommen ein Tremor, **Tachykardien,** ein **systolisch hoher Blutdruck** und eine große Blutdruckamplitude. Trotz Polyphagie kommt es zu einer Gewichtsabnahme. Es besteht eine Wärmeintoleranz. Das Wachstum ist beschleunigt. In über 80 % der Fälle besteht eine Struma diffusa, in etwa 60 % der Fälle ein Exophthalmus.
Charakteristische klinische Zeichen der Hyperthyreose:
- **Graefe-Zeichen:** Zurückbleiben des Oberlids bei Blicksenkung
- **Stellwag-Zeichen:** seltener Lidschlag
- **Möbius-Zeichen:** Konvergenzschwäche.

Diagnostik
- T3 und freies T4 erhöht, TSH supprimiert
- Kein Anstieg von TSH auf Gabe von TRH
- Nachweis von Autoantikörpern: TRAK und Anti-Thyreoglobulin
- Niedriges Serumcholesterin
- Sonographie der Schilddrüse: Adenome?
- Szintigraphie nur bei sonographischem Verdacht auf Adenom
- Knochenalterbestimmung.

Therapie
Langfristig muss eine **thyreostatische Therapie** mit Methimazol und Carbimazol durchgeführt werden. Bei schwerer kardialer Symptomatik kommen zusätzlich Betablocker zum Einsatz. Bei vollständiger Blockade mit Thyreostatika kann eine iatrogene Hypothyreose durch eine zusätzliche L-Thyroxin-Substitution vermieden werden. Bei großer Struma und Chronizität ist die **subtotale Thyreoidektomie** indiziert.

Prognose
Zwei Drittel der Fälle heilen unter konservativer Therapie innerhalb eines Jahres aus.

5.3.3 Neugeborenenhyperthyreose

Definition
Relativ seltener lebensbedrohlicher hyperthyreoter Zustand, der bei 1 % der Neugeborenen von Müttern mit M. Basedow durch die passive Übertragung von TRAK auftritt.

Ätiologie
Transplazentare Passage thyreostimulierender Antikörper bei mütterlicher Hyperthyreose.

Klinik
Die wichtigsten Symptome sind Struma, Exophthalmus und Dyspnoe. Dazu kommen Tachykardie, Herzinsuffizienz und Hyperthermie.

Therapie
Bis zum Abbau der Antikörper werden thyreostatische und sedierende Medikamente verabreicht.

5.3.4 Struma im Kindesalter

Definition
Vergrößerung der Schilddrüse über die für das entsprechende Lebensalter festgelegte Norm.

Diffuse parenchymatöse Struma

Ätiologie
Echte Hyperplasie durch chronische Hyperstimulation, insbesondere bei **chronischem Jodmangel** (Zufuhr < 40 μg/d) und bei **M. Basedow.**

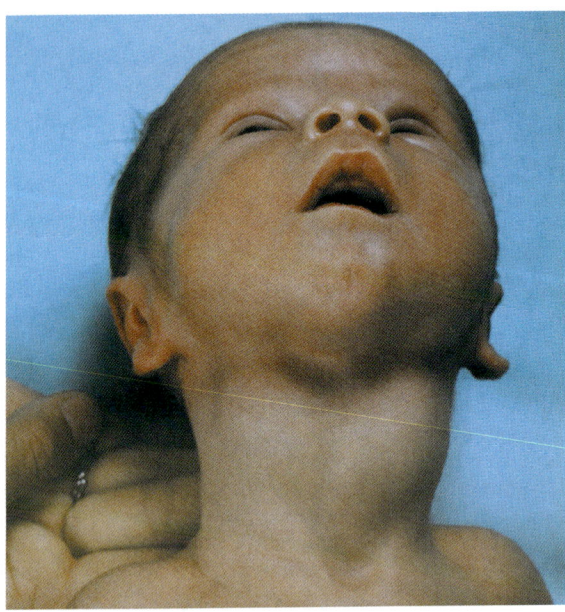

Abb. 5.3: Struma neonatorum.

Struma neonatorum

Ätiologie

Häufigste Ursache ist ein **Jodmangel** in der Gravidität. Außerdem können eine Übertragung strumigener Stoffe (PAS, Resorzin) von der Mutter auf den Fetus, eine Thyreostatikatherapie bei der Schwangeren und die Übertragung von TRAK bei M. Basedow der Mutter eine Struma beim Neugeborenen verursachen. Ein Enzymmangel der Schilddrüsenhormonsynthese führt bereits intrauterin zu Hormonmangel und zu einem TSH-Anstieg, der zu einer Struma führt.

Klinik

Die äußerlich sichtbare Vergrößerung der Schilddrüse kann zu Stridor und Atemnot führen (☞ Abb. 5.3).

Juvenile euthyreote Struma

Ätiologie

Jodmangel sowie eine familiäre Jodfehlverwertung können bei Jugendlichen zu einer Struma führen.

Klinik

Es sind deutlich mehr Mädchen als Jungen betroffen. Eine Struma tritt meistens in der Pubertät ohne begleitende Schilddrüsenfunktionsstörung (Euthyreose) auf. Die Schilddrüse ist homogen vergrößert, bei längerem Bestehen können sich Nekrosen, Zysten und Knoten ausbilden.

Diagnostik

- Schilddrüsenhormone im Serum meist im Bereich der unteren Norm
- TSH im Serum im Normbereich
- TRH-Test normal

- Schilddrüsenantikörper negativ
- Palpatorisch und sonographisch sind keine Knoten nachweisbar.

Therapie

Eine optimale Jodzufuhr (z. B. 200 µg/d) ist entscheidend. Bei Jodrefraktärität wird Thyroxin zur TSH-Suppression verabreicht. Bei konsequenter Therapie ist die Strumektomie vermeidbar.

Merke!
Differentialdiagnose zur Struma im Kindesalter:
- mediane und laterale Halszyste
- Lymphangiome
- Hämangiome
- Thyreoiditis
- Schilddrüsenadenom
- Schilddrüsenkarzinom.

5.3.5 Thyreoiditis

Chronisch lymphozytäre Thyreoiditis Hashimoto

Definition

Häufigste Schilddrüsenerkrankung im Kindesalter als Folge einer Autoimmunerkrankung, bei der es durch zelluläre und humorale Mechanismen zu einer Infiltration des Schilddrüsengewebes kommt, die zum Funktionsverlust des Organs führen kann und die bei Mädchen dreimal häufiger als bei Jungen auftritt.

Ätiologie

Es handelt sich um eine klassische Autoimmunerkrankung mit T-Suppressorzellfunktionsstörung und genetischer Prädisposition.

Klinik

Die Manifestation erfolgt bevorzugt in der Pubertät mit schleichendem Beginn. Die Schilddrüse ist diffus vergrößert, indolent und derb. Bei langem Bestehen bilden sich Knoten aus. Meistens bestehen keine begleitenden klinischen Symptome. Zunächst kommt es u.U. zu einer transitorischen Hyperthyreose, später besteht häufig eine **Hypothyreose.** Ein kombiniertes Auftreten mit anderen Endokrinopathien ist möglich.

Diagnostik

- Antikörper gegen Thyreoglobulin stark erhöht
- Antikörper gegen mikrosomales Schilddrüsenantigen (Peroxidase) erhöht
- Schilddrüsenhormone zunächst erhöht, später meist erniedrigt
- Sonographie der Schilddrüse: inhomogenes Parenchym, echoarme Areale
- Histologisch Nachweis lymphozytärer Infiltrate.

Therapie

Die Behandlung besteht in einer langfristigen Verabreichung von L-Thyroxin in einer Dosierung von 100 µg/m² KOF.

Merke!
Die Hashimoto-Thyreoiditis ist die häufigste Schilddrüsenerkrankung im Kindesalter.

Akute eitrige Thyreoiditis

Ätiologie

Bakteriell: Streptokokken, Staphylokokken, Anaerobier.
Lymphogene oder hämatogene Ausbreitung nach Infekten.

Klinik

Eine akute eitrige Thyreoiditis tritt im Kindesalter selten auf. Es besteht ein erheblicher Lokalschmerz mit Dysphagie und Schmerzausstrahlung zum Ohr und in den Thorax. Die Schilddrüse ist weich! Die Schilddrüsenfunktion wird in der Regel nicht beeinträchtigt.

Therapie

Die Behandlung besteht in der Verabreichung von Antibiotika und in einer chirurgischen Abszessdrainage.

Subakute nicht eitrige Thyreoiditis de Quervain

Ätiologie

Diese im Kindesalter sehr seltene Schilddrüsenerkrankung wird durch Mumps-, Adeno-, Coxsackie-, Echo- und EB-Viren ausgelöst oder tritt im Anschluss an oben genannte Virusinfektionen auf. Darüber hinaus besteht eine genetische Disposition.

Klinik

Die Erkrankung beginnt schleichend mit Fieber, Dysphagie und vergrößerter, konsistenzvermehrter, druckdolenter Schilddrüse. Typischerweise strahlt der Schmerz zum Ohr aus. Es besteht eine milde und transiente Hyperthyreose. Histologisch lassen sich Riesenzellen und Pseudotuberkel nachweisen.

Therapie

Meistens kommt es zur Spontanheilung. In einigen Fällen können hoch dosierte Salizylate hilfreich sein, selten werden Steroide benötigt. Thyreostatika kommen nicht zum Einsatz.

Chronisch fibröse Thyreoiditis (Riedel-Struma)

Ätiologie

Bisher sind die Ursachen dieser im Kindesalter seltenen Erkrankung ungeklärt. Es besteht die Hypothese, dass es sich bei der Riedel-Struma um das Spätstadium der chronisch lymphozytären Thyreoiditis handelt.

Klinik

Es kommt zu einer ausgeprägten Fibrose der Schilddrüse mit Ausdehnung bis zu Trachea, Ösophagus und Nackenmuskulatur sowie zu einer narbigen Fixierung des Organs.

Diagnostik

Eine Biopsie ist erforderlich, da die Riedel-Struma klinisch nicht von einem Karzinom abgrenzbar ist.

Therapie

Adrenokortikosteroide sind in einigen Fällen hilfreich, häufig ist eine chirurgische Intervention notwendig.

5.3.6 Schilddrüsentumoren

Epidemiologie

Primäre Schilddrüsentumoren sind im Kindesalter **sehr selten,** sie treten aber zunehmend häufig als **Zweitmalignom** nach Bestrahlung und Chemotherapie auf. Mädchen sind häufiger betroffen als Jungen.

Pathologie

- Schilddrüsenadenom
- Papilläres Schilddrüsenkarzinom (häufigste Form)
- Follikuläres Schilddrüsenkarzinom
- Medulläres C-Zell-Karzinom: familiäre Häufung (autosomal-dominant)!
- Anaplastisches Schilddrüsenkarzinom.

Klinik

Eine asymmetrische symptomlose Schilddrüsenvergrößerung ist charakteristisch. In 50 % der Fälle bestehen bereits bei Erstvorstellung Metastasen. Die Metastasierung erfolgt vor allem in die regionalen Lymphknoten. In 5 % der Fälle bestehen pulmonale Metastasen.

Diagnostik

- Schilddrüsenhormonkonzentrationen im Serum normal
- Thyreoglobulin kann als Tumormarker verwertbar sein
- Sonographie der Schilddrüse
- ^{123}Jodid-Schilddrüsenszintigraphie: Nachweis eines kalten Knotens
- Offene **Biopsie** mit Schnellschnitt: histologische Untersuchung
- **Röntgen Thorax:** Ausschluss von Lungenmetastasen.

Therapie

Eine chirurgische radikale Schilddrüsen- und Lymphknoten-Exstirpation ist bei malignen Tumoren erforderlich. Postoperativ wird L-Thyroxin zur Hormonsubstitution und TSH-Suppression verabreicht.

Prognose

Beim papillären Karzinom ist die Prognose mit einer Langzeitüberlebensrate von 80 % relativ gut. Beim medullären Karzinom besteht die Möglichkeit des Vorliegens einer multiplen endokrinen Neoplasie (MEN) Typ II (siehe Kapitel Phäochromozytom).

5.4 Erkrankungen der Nebenschilddrüsen

Physiologie

Synthese von Parathormon (PTH) in Epithelkörperchen.
Wirkungen von Parathormon: Erhöhung des Serumkalziums
- **Darm:** Erhöhung der Kalziumresorption: Synthesesteigerung von 1,25-$(OH)_2$-Vitamin-D_3

- **Niere:** Erhöhung der Kalziumreabsorption, Hemmung der Phosphatreabsorption
- **Knochen:** Erhöhung der Kalzium- und Phosphatmobilisierung durch Aktivierung der Osteoklasten.

5.4.1 Hypoparathyreoidismus

Definition

Mangel an Parathormon, bei dem klinisch die durch die Hypokalzämie bedingten Symptome im Vordergrund stehen.

Ätiologie

- **Sporadischer primärer Hypoparathyreoidismus:**
  - transitorisch im Neugeborenenalter
  - persistierend isoliert
  - persistierend bei Di-George-Syndrom
- **Familiärer primärer Hypoparathyreoidismus:**
  - isoliert (AR, AD, X-chromosomal)
  - Blizzard-Syndrom (AR)
  - mit Schwerhörigkeit u./o. Nephropathie (AR, AD)
  - mit Minderwuchs und Entwicklungsverzögerung (AR)
- **Sekundärer Hypoparathyreoidismus:**
  - postoperativ
  - Hypomagnesiämie
  - Bestrahlung
  - Hämosiderose
  - Infiltration.

Klinik

Die klinische Symptomatik wird durch die akute oder chronische Hypokalzämie geprägt. **Symptome der akuten Hypokalzämie** sind erhöhte muskuläre Erregbarkeit, Tetanie und Krampfanfälle.
Symptome der chronischen Hypokalzämie sind Hautatrophie, Alopezie, Nagelbrüchigkeit, Zahndystrophie, muskuläre Hypotonie, Konzentrationsschwäche, depressive Verstimmung und Kleinwuchs.
Symptome möglicherweise assoziierter Erkrankungen: Di-George-Syndrom: Thymushypo- oder -aplasie, angeborene Herzfehler und Malformationen der großen Gefäße, Gesichtsmissbildungen (siehe Kapitel Mikrodeletionssyndrome).
Blizzard-Syndrom: Autoimmunpolyendokrinopathie Typ I, meist familiär (autosomal-rezessiv vererbt). Zunächst besteht ein hartnäckiger Soor von Nägeln und Mundschleimhaut. Der Hypoparathyreoidismus tritt meist nach dem dritten Lebensjahr, eine primäre Nebennierenrindeninsuffizienz meist nach dem sechsten Lebensjahr auf. Fakultativ kommt es zu Alopezie, Vitiligo, Steatorrhö und Hashimoto-Thyreoiditis.

Diagnostik

- Hypokalzämie
- Hyperphosphatämie
- Intaktes Parathormon im Serum erniedrigt.

Therapie

In der **Akutphase** wird Kalziumglukonat 10 % in einer Dosierung von 1–2 ml/kg KG langsam i.v. verabreicht.

Im Rahmen der **Langzeittherapie** wird die Kalziumaufnahme aus dem Darm durch Vitamin D_3 oder Calcitriol stimuliert. Auf eine ausreichende Kalziumzufuhr sollte unbedingt geachtet werden. Das Serumkalzium sollte wegen der Tendenz zur Hyperkalziurie nur in den unteren Normbereich angehoben werden (cave Nephrokalzinose und Nephrolithiasis)!

> **Merke!**
> Leitsymptome bei Hypoparathyreoidismus: Tetanie und Krampfanfälle bei Hypokalzämie.

5.4.2 Pseudohypoparathyreoidismus (PHP)

Definition

Familiäre, autosomal-dominant vererbte Erkrankung mit adäquater Parathormonsynthese, aber **Endorganresistenz** von Niere und Skelett gegenüber der hormonellen Wirkung.

Pathophysiologie

Es besteht eine Endorganresistenz gegenüber Parathormon bei normaler Synthese und Sekretion von Parathormon. Man unterscheidet einen PHP Typ I und Typ II in Abhängigkeit von vorhandenem oder fehlendem Anstieg von cAMP im Urin auf Gabe von PTH. Die meisten Patienten mit Typ I weisen somatische Auffälligkeiten im Sinn der Albright'schen hereditären Osteodystrophie (AHO) auf.

Klinik

Auch hier stehen die **Symptome der Hypokalzämie** im Vordergrund (☞ Hypoparathyreoidismus).
Die klinischen Zeichen der AHO sind Kleinwuchs, ein rundes Gesicht, ein kurzer Hals, ein gedrungener Körper bei Übergewicht, eine Brachydaktylie und subkutane Verkalkungen. Bei den meisten Patienten besteht eine geistige Retardierung.
Zusätzliche Skelettveränderungen sind Radiusdeformierungen, Exostosen und die röntgenologischen Zeichen eines Hyperparathyreoidismus.

Therapie

Die Behandlung besteht in der hoch dosierten Verabreichung von 1,25-$(OH)_2$-Vitamin-D_3. Die Serumkalziumkonzentration sollte in den oberen Normbereich angehoben werden, um den sekundären Hyperparathyreoidismus zu supprimieren.

5.4.3 Hyperparathyreoidismus

Definition

Im Kindesalter seltene, chronische Übersekretion von Parathormon, die primär oder sekundär auftreten kann und mit dem Leitsymptom der **Hyperkalzämie** einhergeht.

Ätiologie

- **Primärer Hyperparathyreoidismus, sporadisch:**
  - solitäres Adenom
  - Hyperplasie der Nebenschilddrüsen
  - ektope Parathormonsekretion

- **Primärer Hyperparathyreoidismus, familiär:**
  - isoliert (AR, AD)
  - MEN I: Hyperparathyreoidismus, Pankreasgastrinom, HVL-Tumor
  - MEN II: Hyperparathyreoidismus, Schilddrüsenkarzinom, Phäochromozytom
  - hypokalziurische Hyperkalzämie
- **Sekundärer Hyperparathyreoidismus**
  - kalzipenische Rachitis
  - Niereninsuffizienz
  - Pseudohypoparathyreoidismus.

Klinik

Symptome der **Hyperkalzämie** sind Anorexie, Übelkeit, Erbrechen, Gewichtsabnahme, psychische Veränderungen und Blutdruckerhöhung.
Symptome der **Hyperkalziurie** sind Polyurie, Polydipsie, Nephrolithiasis und Nephrokalzinose.
Symptome der **vermehrten PTH-Wirkung** auf das Skelett sind Osteitis fibrosa generalisata und Knochenschmerzen.

Diagnostik

- Hyperkalzämie
- Hypophosphatämie
- Intaktes Parathormon im Serum erhöht
- Hyperkalziurie.
- **Sonographie:** Adenomlokalisation
- **Röntgen:** subperiostale Defekte an den Radialseiten der Mittelphalangen.

Therapie

Die Hyperkalzämie wird durch eine Unterbrechung der Kalziumzufuhr, durch eine Infusion von NaCl und die Verabreichung von Furosemid und Prednison (hemmt Osteoklasten und intestinale Absorption) behandelt.
Die Nebenschilddrüsen werden im Rahmen einer Operation exploriert. Bei solitärem Adenom erfolgt die Resektion, bei Hyperplasie aller vier Nebenschilddrüsen

werden eine totale Parathyreoidektomie und eine Autotransplantation von Nebenschilddrüsengewebe in die Unterarmmuskulatur durchgeführt.

Merke!
Hyperparathyreoidismus: Symptome der Hyperkalzämie, der Hyperkalzurie und der vermehrten PTH-Wirkung auf das Skelett.

5.5 Erkrankungen der Nebennierenrinde

5.5.1 Erkrankungen mit verminderter Kortisolsynthese

Adrenogenitales Syndrom: AGS

Definition

Autosomal-rezessiv vererbter Enzymdefekt der Kortisolsynthese, der bei Mädchen zu einem Pseudohermaphroditismus femininus, bei Jungen zu einer Pseudopubertas praecox führt und darüber hinaus bei Beteiligung der Aldosteronsynthese mit einem schweren Salzverlustsyndrom assoziiert sein kann.

Epidemiologie

Das AGS tritt mit einer Häufigkeit von etwa 1:11 000 auf. Es handelt sich um die häufigste Form der Nebennierenrindeninsuffizienz.

Einteilung

- Klassisches AGS
  - AGS ohne Salzverlust (unkompliziertes, einfach virilisierendes AGS)
  - AGS mit Salzverlust (kompliziertes AGS)
- Nichtklassisches AGS
  - Late-Onset-AGS
  - Cryptic AGS.

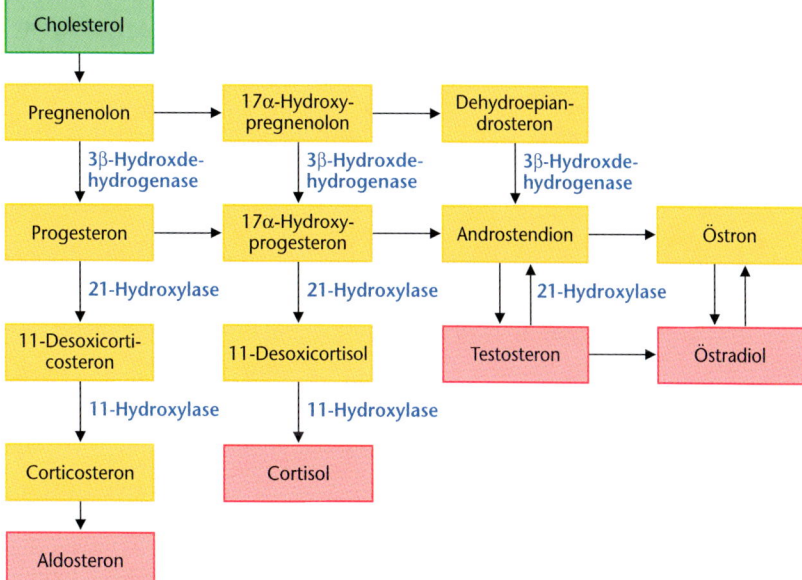

Abb. 5.4: Die Synthese von Kortisol, Aldosteron, Testosteron und Östrogen in der Nebenniere.

59

Pathophysiologie

Angeborene **Enzymdefekte** der Kortisolbiosynthese führen zu einer unzureichenden Kortisolbildung. Bei Kortisolmangel kommt es zur erhöhten ACTH-Produktion. ACTH steigert die Konzentration der gemeinsamen Vorstufen von Kortisol und Androgenen, die durch den Enzymblock der Kortisolsynthese vermehrt zu Androgenen umgewandelt werden (☞ Abb. 5.4). Es kommt zur **Virilisierung.** Bei zusätzlicher Störung der Mineralokortikoidsynthese durch einen 21-Hydroxylasemangel auch in der Zona glomerulosa (Zona fasciculata: Kortisolsynthese) kommt es zu unzureichender Aldosteronproduktion mit **Salzverlust.**

Ätiologie

- Defekt der **21-Hydroxylase:** 95 % aller Fälle mit AGS, davon 75 % AGS mit Salzverlust, 25 % AGS ohne Salzverlust.
- Defekt der **11-β-Hydroxylase:** Anhäufung von Desoxycorticosteron, das mineralokortikoid wirkt. Daher erfolgt die Entwicklung von Natriumretention und Hypertonus erst später.
- Defekt der **3-β-Hydroxysteroid-Dehydrogenase**: meist Salzverlustsyndrom, leichte Virilisierung bei Mädchen und mangelhafte Maskulinisierung bei Knaben.

Klinik

Leitsymptome des AGS sind eine **Gedeihstörung** und ein **atypisches Genitale** (☞ Abb. 5.5). Aufgrund der genetischen Ursache der Erkrankung finden sich u.U. weitere betroffene Familienmitglieder.

Unkompliziertes, einfach virilisierendes AGS bei
- Mädchen führt zu einem **Pseudohermaphroditismus femininus.** Das äußere Genitale bei Geburt ist virilisiert, es besteht eine Klitorishypertrophie. Uterus, Ovarien, Tuben und Vagina sind vorhanden. Die Brustentwicklung bleibt aus, es kommt zur Amenorrhö. Cave: Fehleinschätzung als Buben mit beidseitigem Kryptorchismus und Hypospadie!
- Jungen führt zu einer **Pseudopubertas praecox.** Bei Geburt sind die Kinder unauffällig. Ab Kleinkindalter treten Zeichen der verfrühten Pubertät auf: Penishypertrophie, Genitalhyperpigmentierung und vermehrte Skrotalfältelung. Die Hodenentwicklung bleibt jedoch infantil. Auf Grund einer Knochenalterakzeleration kommt es zu einem beschleunigte Längenwachstum. Der Epiphysenfugenschluss erfolgt mit sieben bis zehn Jahren, woraus eine geringe Endgröße resultiert!

Kompliziertes AGS mit Salzverlust
Im Alter von zwei bis drei Wochen kommt es zu einer lebensbedrohlichen Salzverlustkrise mit Trinkschwäche, Erbrechen und Gewichtsabnahme, die zu Dehydratation, Apathie, Hyponatriämie, Hyperkaliämie und metabolischer Azidose führt.

Late-Onset-AGS
Säuglinge und Kinder zeigen keine Symptome. Bei Mädchen tritt eine pubertäre Virilisierung auf. Es besteht eine HLA-B-14-Assoziation.

Cryptic AGS
Klinisch sind die Kinder völlig unauffällig. Biochemisch sind die Veränderungen des AGS mit erhöhten Konzentrationen des Leithormons 17-Hydroxy-Progesteron

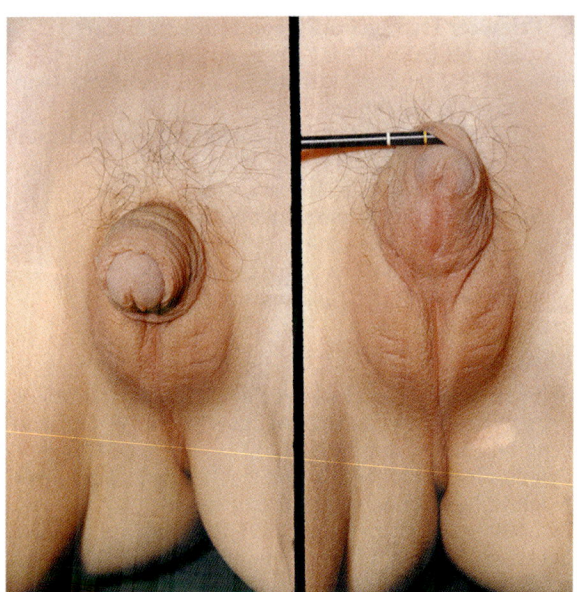

Abb. 5.5: Virilisiertes Genitale bei einem Mädchen mit AGS. Klitorishypertrophie, Fusion der Labien und gemeinsame Öffnung von Vagina und Urethra.

(17-OH-P) nachweisbar. Es besteht eine HLA-B-14-Assoziation.

Differentialdiagnose

- Hypertrophe Pylorusstenose: Klinik ähnlich, hier jedoch Hypokaliämie, Hypochlorämie und metabolische Alkalose
- Hormonproduzierender Tumor der NNR.

Diagnostik

- Genaue **Inspektion** des Genitales
- Leitmetabolit 17-OH-Progesteron im Serum stark erhöht
- Pregnantriol und Pregnantriolon im Urin erhöht
- ACTH-Kurztest: exzessiver 17-OH-P-Anstieg bei AGS
- HLA-Typisierung und DNA-Analyse
- Chromosomenanalyse
- Pränatale Diagnostik: Chorionzottenbiopsie in der 9. SSW zur DNA-Analyse.

Therapie

Ziel ist die Beendigung der Virilisierung und der Pseudopubertas praecox sowie eine Normalisierung des Längenwachstums, der Geschlechtsfunktion und der Reproduktionsfähigkeit.

Einfach virilisierendes AGS: Substitution von Hydrokortison in einer Dosierung von 10 bis 20 mg/m²/d, davon 50 % morgens, 25 % mittags und 25 % abends. In Stresssituationen (z.B. Infektion, Fieber, Operation) ist der Bedarf erhöht und die Dosis sollte verdoppelt bis vervierfacht werden.

Salzverlustsyndrom: Zusätzlich wird als Mineralokortikoid 9α-Fluorocortisol in einer Dosierung von 20 bis 200 µg/Tag verabreicht. Bei hohem Fieber und Erbrechen wird die Dosis gesteigert. Bei Säuglingen wird zusätzlich 0,5–1 g NaCl täglich p.o. gegeben.

Pränatale Therapie

Ziel ist die Verhinderung der Virilisierung des Genitale weiblicher AGS-Feten. Zunächst erfolgt eine „blinde" Behandlung aller AGS-Risikoschwangerschaften. Medikament der Wahl ist **Dexamethason**, das der Schwangeren verabreicht wird. Es passiert die Plazenta ab der 5. SSW und wirkt nicht teratogen, unterdrückt aber die kindliche Androgenproduktion. Im ersten Trimenon erfolgt dann die Chorionzottenbiopsie zur Bestimmung von Geschlecht und Genotyp. Eine Therapiefortführung erfolgt nur, wenn der Fetus weiblich ist **und** ein AGS nachgewiesen wurde.

Merke!

Leitsymptome des adrenogenitalen Syndroms sind das atypische Genitale sowie die lebensbedrohliche Salzverlustkrise bei kompliziertem AGS.

Nebennierenrindeninsuffizienz: M. Addison

Definition

Verringerung oder Ausfall der NNR-Steroid-Hormonproduktion, also unzureichende oder fehlende Produktion sowohl der Gluko- als auch der Mineralokortikoide bei gleichzeitiger Erhöhung des adrenokortikotropen Hormons ACTH durch Zerstörung von mindestens 90 % der Nebennierenrinde.

Ätiologie

- **Primär: ACTH erhöht**
  - Autoimmunadrenalitis: 50–80 % der Fälle
  - Aplasie oder Hypoplasie der Nebennieren
  - Perinatale Nebennierenblutungen
  - Waterhouse-Friderichsen-Syndrom bei Meningokokkensepsis
  - Infektionen
  - Salzverlustsyndrom bei adrenogenitalem Syndrom
  - Autoimmune Polyendokrinopathien
  - X-chromosomal-rezessiv vererbte Adrenoleukodystrophie.
- **Sekundär: ACTH erniedrigt**
  - Autoimmunprozess im HVL mit isoliertem ACTH-Ausfall
  - Panhypopituitarismus: Tumor, Trauma, Blutung.
- **Tertiär: ACTH erniedrigt**
  - Iatrogen durch langfristige Glukokortikoidtherapie
  - Hypothalamustumoren
  - Hypothalamusinfiltrate
  - Schädelbestrahlung.

Merke!

Die häufigste Ursache einer Nebennierenrindeninsuffizienz im Kindesalter ist die iatrogene Form durch langfristige Verabreichung von Glukokortikoiden in pharmakologischer Dosis!

Pathophysiologie

Zu Erkrankungsbeginn besteht meistens ein isolierter Kortisolausfall, später tritt ein Aldosteronmangel hinzu, der zu Salzverlust führt. Zuletzt kommt es zum kompletten NNR-Ausfall.

Klinik

Chronische Form (M. Addison): Symptome sind Schwäche, Adynamie, Gewichtsverlust und rezidivierende Diarrhöen. Bei primären Formen tritt eine vermehrte Pigmentierung von Haut und Schleimhäuten auf. Bei sekundären Formen besteht eine auffallende Blässe (weißer Addison: MSH betroffen). Weitere Symptome sind eine arterielle Hypotonie und Salzhunger.

Akute Form (Addison-Krise): Sie tritt meistens durch unvorhergesehene Stresssituationen bei bekannter chronischer oder latenter Insuffizienz ohne rechtzeitige Substitution auf. Beim Neugeborenen kann es bei hämorrhagischer Infarzierung der Nebenniere (NNR-Apoplexie) zu einer akuten adrenalen Krise kommen. Als Waterhouse-Friderichsen-Syndrom wird die akute Nebennierenrindennekrose bei perakuter Meningokokkensepsis bezeichnet. Die Folgen sind Exsikkose, Blutdruckabfall, Schock, Oligurie, abdominelle Schmerzen (Pseudoperitonitis), Erbrechen, Diarrhö, Hypoglykämie und Koma.

Diagnostik

- Hyponatriämie, Hypochlorämie, Hyperkaliämie
- Metabolische Azidose
- Hypoglykämie
- Kortisolkonzentration im Serum erniedrigt
- Aldosteronkonzentration im Serum erniedrigt
- Nebennierenandrogenkonzentrationen im Serum erniedrigt
- ACTH-Konzentration im Serum erhöht
- Plasmareninaktivität im Serum erhöht
- **ACTH-Test:** unzureichender Anstieg von Kortisol
- **Nachweis von Nebennierenrindenantikörpern:** in über 50 % der Fälle positiv
- **Sonographie und Kernspintomographie der Nebennieren:** Nachweis von Einblutungen, Infarzierungen und einer NNR-Atrophie
- **Sekundäre Formen:** ACTH erniedrigt, NNR-Hormone erniedrigt, ACTH-Test normal.

Differentialdiagnose

- Schwere akute Infektionen
- Diabetisches Koma
- ZNS-Erkrankungen
- Vergiftungen.

Therapie

Bei einer **Addison-Krise** muss die Behandlung möglichst schnell und effektiv erfolgen! Sie beinhaltet eine Substitution von Glukose und NaCl sowie die Verabreichung von Hydrokortison und Mineralokortikoiden i.v.

Beim chronischen M. Addison ist eine langfristige perorale Substitution von Gluko- und Mineralokortikoiden, z.B. Kortisol und 9α-Fluorocortisol wie bei AGS erforderlich.

Im Rahmen der **Therapieüberwachung** gilt die Plasmareninaktivität als empfindlicher Parameter des Mineralokortikoidhaushalts. Darüber hinaus werden Wachstum, Skelettalter und Blutdruck regelmäßig untersucht und dokumentiert.

Merke!
Die Addison-Krise (z. B. bei Säuglingen durch NNR-Apoplexie) ist ein pädiatrischer Notfall, der einer umgehenden Therapie bedarf!

5.5.2 Erkrankungen mit vermehrter Kortisolsynthese: Cushing-Syndrom

Definition
Übermäßige autonome Produktion von Kortisol durch adrenalen Tumor auf Endorganebene **(Cushing-Syndrom),** beidseitige Nebennierenhyperplasie durch überschießende ACTH-Produktion bei Adenom des Hypophysenvorderlappens **(Morbus Cushing)** oder vermehrte Kortisolproduktion durch hypothalamische Störung.

Ätiologie
- **Primär:** adrenaler Tumor (Cushing-Syndrom), bei Kindern oft Karzinome!
- **Sekundär:** basophiles HVL-Adenom (M. Cushing)
- **Tertiär:** hypothalamische Störung
- **Iatrogen:** Bei Kindern unter 12 Jahren ist eine Kortikoidtherapie die häufigste Ursache eines Cushing-Syndroms
- **Paraneoplastisch.**

Klinik
Das typische klinische Bild ist durch Stammfettsucht, Stiernacken und Vollmondgesicht gekennzeichnet (☞ Abb. 5.6 a). Hinzu kommen Osteoporose, Muskelschwund und Adynamie. Häufig bestehen Hautveränderungen wie Hautatrophie, Akne und Striae rubrae (☞ Abb. 5.6 b). Langfristige Komplikationen sind Wachstumsverzögerung, diabetogene Stoffwechsellage und arterieller Hypertonus.

Diagnostik
- Kortisol im Serum erhöht, aufgehobenes Kortisoltagesprofil
- Kalium und Chlorid im Serum erniedrigt, Natrium und Bikarbonat im Serum erhöht
- Metabolische Alkalose
- Leukozytose, Thrombozytose, Polyzythämie
- Lymphopenie, Eosinopenie
- Hyperglykämie
- Freies Kortisol und 17-OH-Kortikosteroide im Urin erhöht
- **Dexamethasonhemmtest:** unzureichende Kortisolsuppression
- **Sonographie der Nebennieren:** Nachweis adrenaler Tumoren
- **Kernspintomographie des Schädels:** Nachweis intrazerebraler Raumforderungen.

Therapie
Bei adrenalem Tumor erfolgt die chirurgische Entfernung. Prä- und postoperativ sollte ACTH zur Stimulation der atrophierten NNR verabreicht werden. Bei Hypophysenadenom wird eine selektive transsphenoidale Adenomentfernung durchgeführt.

Merke!
Typisches Bild bei Cushing-Syndrom: Stammfettsucht, Vollmondgesicht und Stiernacken!

Merke!
Bei Kindern unter zwölf Jahren ist eine Kortikoidtherapie die häufigste Ursache für ein Cushing-Syndrom.

5.5.3 Erkrankungen mit isoliert verminderter Aldosteronsynthese

Isolierter Hypoaldosteronismus

Definition
Im Kindesalter sehr seltener, autosomal-rezessiv vererbter Mangel eines Enzymkomplexes mit drei Untereinheiten: 11β-Hydroxylase, 18-Hydroxylase, 18-Oxidase. Dadurch kommt es zu einer fehlenden Umwandlung von 18-Hydroxycorticosteron zu Aldosteron.

Klinik
Die klinischen Leitsymptome sind **Gedeihstörung** und **Dehydratation** in der Neugeborenenperiode.

Diagnostik
- Hyponatriämie, Hyperkaliämie, metabolische Azidose
- Plasmareninaktivität im Serum erhöht
- Aldosteronkonzentration im Serum erniedrigt
- 18-Hydroxycorticosteronkonzentration im Serum erhöht.

Therapie
Der Mineralokortikoidmangel wird durch Salzverabreichung und Gabe von 9α-Fluorocortisol behandelt.

Prognose
Mit zunehmendem Alter kommt es zu einer spontanen Besserung der Salzverlustsymptomatik. In einigen Fällen kann die Therapie abgebrochen werden. Dabei besteht jedoch die Gefahr des Reninanstiegs und der Wachstumsverlangsamung als Zeichen des chronischen Salzmangels.

Checkliste: Differentialdiagnose Cushing-Syndrom und Adipositas.	
Cushing-Syndrom	**Adipositas**
• verzögertes Wachstum	• beschleunigtes Wachstum
• rote Striae	• blasse Striae
• Stammfettsucht	• allgemeine Fettsucht
• freies Kortisol i.U. hoch	• freies Kortisol i.U. normal

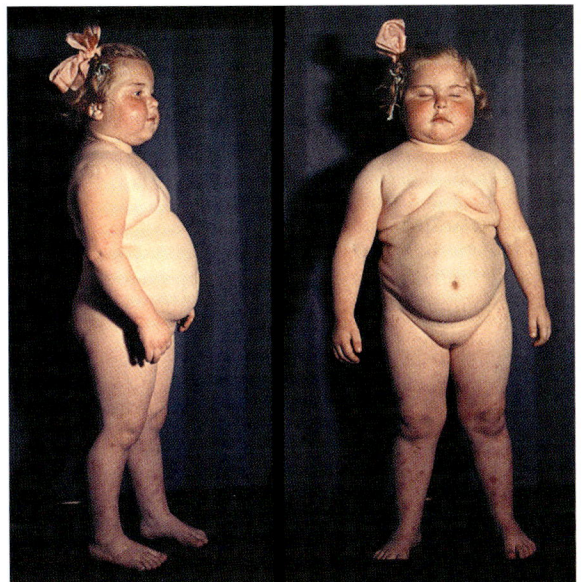

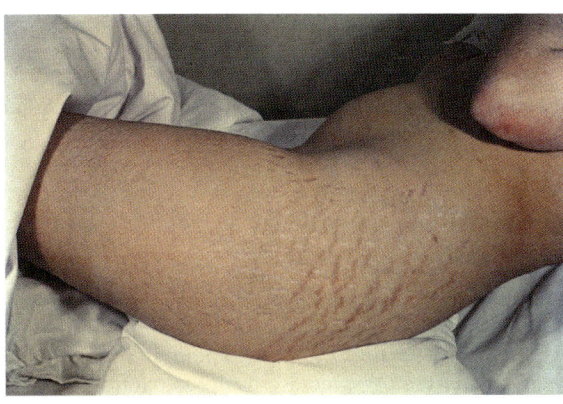

Abb. 5.6 a und b: Cushing-Syndrom: a) Vollmondgesicht und Stammfettsucht; b) Striae rubrae.

5.5.4 Erkrankungen mit erhöhter Aldosteronsynthese

Primärer Hyperaldosteronismus

Definition

Im Kindesalter extrem seltene Erkrankung mit vermehrter Mineralokortikoidwirkung.

Ätiologie

- Erkrankungen mit autonomer Aldosteronproduktion, die vom Renin-Angiotensin-System unabhängig ist: **Conn-Syndrom**
- Aldosteron-sezernierende Adenome der NNR
- Bilaterale mikronoduläre adrenokortikale Hyperplasie
- Glukokortikoidsupprimierbarer Hyperaldosteronismus: beidseitige Nebennierenhyperplasie mit gutem Ansprechen auf Glukokortikoide.

Klinik

Der Mineralokortikoidexzess manifestiert sich mit arteriellem Hypertonus, Hypokaliämie, Polyurie, Nykturie, Enuresis und Polydipsie. Außerdem besteht eine deutliche Muskelschwäche. Eine Tetanie kann auftreten.

Diagnostik

- Hyperkaliämie
- Supprimierte Renin-Angiotensin-Aktivität
- Aldosteron im Plasma erhöht
- Plasmareninaktivität stets niedrig.

Therapie

Aldosteron-sezernierende Adenome der NNR werden operativ entfernt. Der glukokortikoidsupprimierbare Hyperaldosteronismus spricht gut auf niedrige Dexamethasondosen an.

Sekundärer Hyperaldosteronismus

Ätiologie

Erhöhte Aldosteronproduktion ohne adrenale Ursache infolge stimulierter Renin-Angiotensin-Produktion bei erniedrigtem effektivem Plasmavolumen, z. B. bei nephrotischem Syndrom, Rechtsherzinsuffizienz, Leberzirrhose, Nierenarterienstenose.

Klinik

In der Regel stehen die Symptome der Grunderkrankung im Vordergrund.

5.6 Erkrankungen des Nebennierenmarks

Phäochromozytom

Definition

Katecholamin produzierender Tumor, der von chromaffinen Zellen des Nebennierenmarks oder von sympathischen Ganglien des Grenzstrangs im Abdominal-, Thorax- oder Halsbereich ausgeht.

Epidemiologie

Das Phäochromozytom tritt selten im Kindesalter auf und betrifft 1 : 1 000 000 Kinder unter 16 Jahren pro Jahr.
Vorkommen:
- **adrenal:** 90 %, davon 10 % bilateral
- **extraadrenal:** 10 %, davon 90 % abdominal
- **im Rahmen einer multiplen endokrinen Neoplasie (MEN):** 10 %
- **maligne:** 10 %, häufig bilateral.

Lokalisation: überall, wo sich chromaffine Zellen befinden: Kopf, Hals, hinteres Mediastinum, ventrale Aorta, Becken, Blase.

Klinik

Die Erkrankung manifestiert sich durch die **erhöhte Katecholaminausschüttung** mit dem Leitsymptom eines

arteriellen Hypertonus, der anfallsartig oder als Dauerhypertonus auftritt. Weitere häufige Symptome sind Tachykardien, Kopfschmerzen, Sehstörungen, Angstattacken, Schweißausbrüche, Blässe, Flush, Übelkeit, Erbrechen und Gewichtsverlust.

Diagnostik

- **Katecholaminausscheidung** im 24-Stunden-Urin erhöht: Adrenalin, Noradrenalin, Metanephrine, Vanillinmandelsäure
- **Clonidintest**: Bei Phäochromozytom bleibt der Abfall der Serumkatecholamine aus.
- **Tumorlokalisation:** Röntgen-Thorax, Sonographie, Computertomographie, Kernspintomographie.
- **Meta-Jod-123-Benzylguanidin (MIBG)-Szintigraphie:** Anreicherung von MIBG in Phäochromozytomzellen (hohe Spezifität und Sensitivität).

Differentialdiagnose

Andere Ursachen des arteriellen Hypertonus: Nierenerkrankungen, Aortenisthmusstenose, Hyperthyreose, Cushing-Syndrom, Nebennierenrindentumoren.
Andere Katecholamin produzierende Tumoren: Neuroblastom, Ganglioneuroblastom, Ganglioneurom (hier aber meist auch Erhöhung von Dopamin und Homovanillinsäure).

Therapie

Bei einer akuten hypertensiven Krise wird Phentolamin i.v. gegeben.
Präoperativ muss durch die Verabreichung von Alphablockern, z.B. Phenoxybenzamin, Normotension erreicht werden. Anschließend erfolgt die Operation mit dem Ziel der Entfernung sämtlicher Tumoren.
Intraoperativ ist eine strenge Überwachung erforderlich, da der Blutdruck zunächst stark ansteigen, nach Entfernung des Phäochromozytoms jedoch kritisch absinken kann.

Merke!

Das Phäochromozytom ist mit einer erhöhten Katecholaminausschüttung assoziiert, die zum Leitsymptom des arteriellen Hypertonus führt.

Multiple endokrine Neoplasien (MEN)

Definition

Familiäre Erkrankungen, bei denen mehr als eine endokrine Drüse von Hyperplasie oder Tumor betroffen ist.
- **Typ I:**
  - Hypophyse
  - Epithelkörper
  - Inselzellen des Pankreas
- **Typ IIa:**
  - Schilddrüse (medulläres Karzinom)
  - Nebennierenmark (Phäochromozytom)
  - Epithelkörper (Hyperparathyreoidismus)
- **Typ IIb:**
  - Schilddrüse (medulläres Karzinom)
  - Nebennierenmark (Phäochromozytom)
  - multiple mukosale Neurome
  - charakteristische Fazies
  - marfanoider Habitus.

5.7 Störungen der Sexualentwicklung

Während der gesamten Kindheit kommt es zu pulsatiler FSH- und LH-Sekretion. In der Pubertät erfolgt eine starke Zunahme der FSH- und LH-Sekretion. Bei Jungen besteht eine kontinuierliche, bei Mädchen eine zyklische Produktion. Mit Zunahme der basalen LH-Konzentration steigt die Östrogenproduktion der Ovarien und die Testosteronproduktion der Testes an.

Als **Pubertät** bezeichnet man biologische und physiologische Veränderungen, die mit der körperlichen und sexuellen Reifung verbunden sind (☞ Abb. 5.7, 5.8 und 5.9).

Der Pubertätsbeginn erfolgt bei Mädchen durchschnittlich zwei Jahre früher als bei Jungen. Zwei bis drei Jahre vor der eigentlichen Pubertät kommt es zur **Adrenarche.** Zu diesem Zeitpunkt erfolgt ein Anstieg von Dehydroepiandrosteron (DEHA) und Dehydroepiandros-

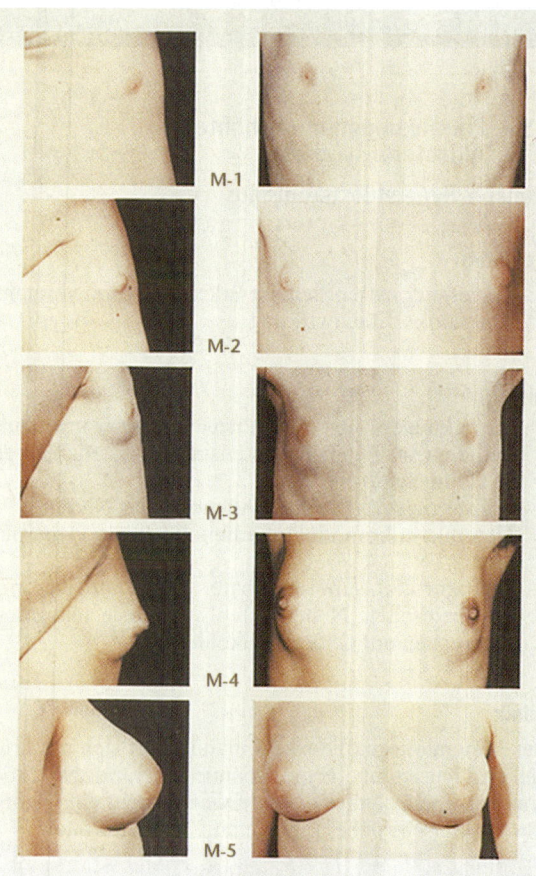

Abb. 5.7: Stadien der Brustentwicklung **nach Tanner:**
M1: präpubertal kein palpabler Drüsenkörper, nur die Brustwarze ist prominent.
M2: Brustknospe: leichte Vorwölbung der Drüse im Bereich des Warzenhofs, Vergrößerung des Areolendurchmessers gegenüber P1.
M3: Brustdrüse und Areola weiter vergrößert. Drüsen jetzt größer als der Warzenhof; dieser ist jedoch ohne eigene Konturen.
M4: Knospenbrust: Areolen und Warzen heben sich gesondert von der übrigen Drüse ab.
M5: voll entwickelte Brust: Die Warzenhofvorwölbung hebt sich von der allgemeinen Brustkontur nicht mehr ab.

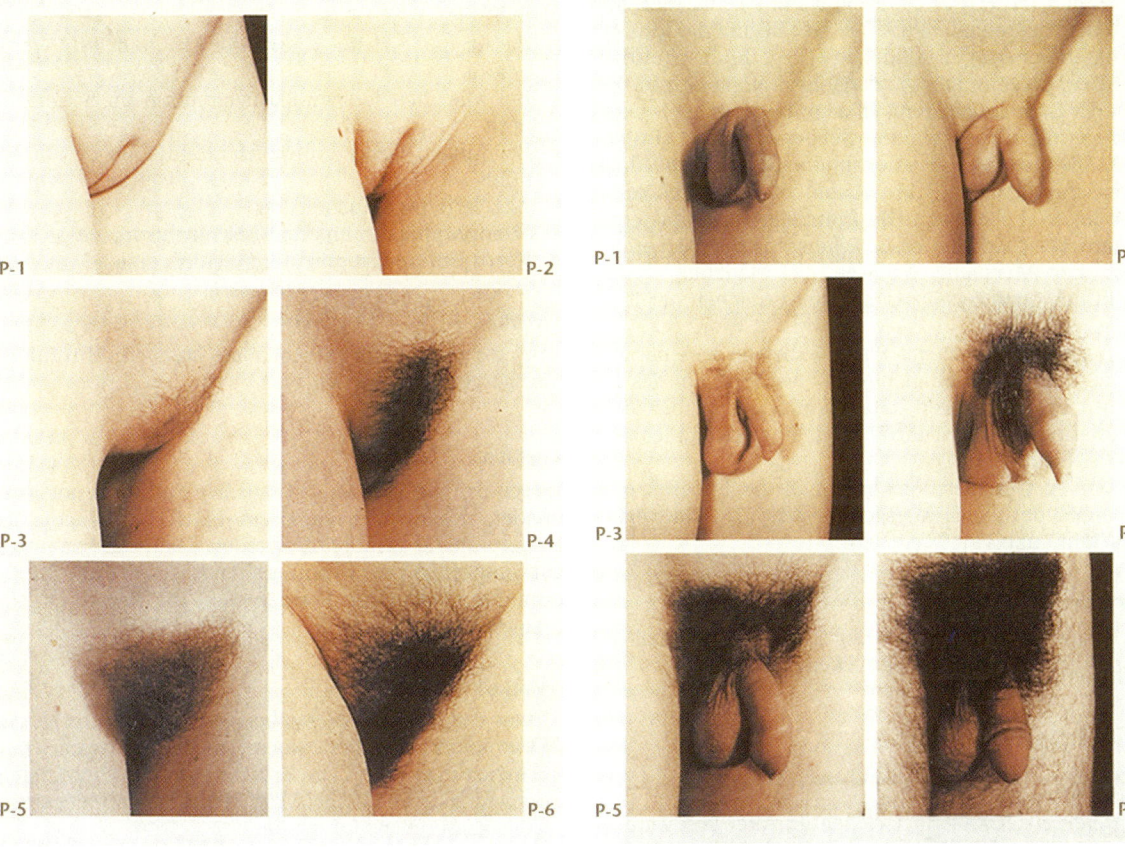

▲
Abb. 5.8: Stadien der Entwicklung der Pubesbehaarung **nach Tanner:**
P1: präpubertal keine Pubesbehaarung; Genitalregion ist nicht stärker als das Abdomen behaart.
P2: spärliches Wachstum von langen, leicht pigmentierten, flaumigen Haaren, glatt oder leicht gekräuselt. Sie erscheinen hauptsächlich an der Peniswurzel bzw. entlang der großen Labien.
P3: beträchtlich dunklere, kräftigere und stärker gekräuselte Haare. Behaarung geht über die Symphyse hinaus.
P4: Behaarung entspricht dem Erwachsenentyp, die Ausdehnung ist aber noch beträchtlich kleiner. Noch keine Ausbreitung auf die Innenseite der Oberschenkel.
P5: in Dichte und Ausdehnung wie beim Erwachsenen, aber nach oben horizontal begrenzt. Dreieckform.
P6: Bei 80 % der Männer und 10 % der Frauen kommt es zu einer weiteren Ausbreitung der Behaarung über PH5 hinaus nach oben. [2]

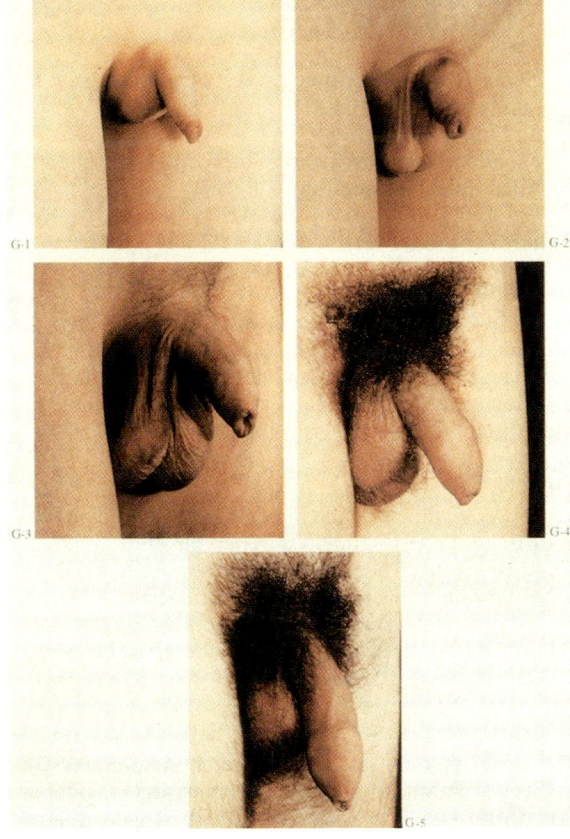

Abb. 5.9: Stadien der Genitalentwicklung bei Jungen (G1–G6). [2] ▶

65

teronsulfat (DEHA-S) als frühestes biochemisches Zeichen der beginnenden Pubertät. Der Beginn der klinisch fassbaren Pubertät bei Mädchen erfolgt durchschnittlich im Alter von zehn Jahren. Zunächst kommt es zum Beginn der Brustentwicklung **(Thelarche),** wenige Monate später erfolgt der Beginn der Schambehaarung **(Pubarche).** Die erste Menstruationsblutung **(Menarche)** folgt durchschnittlich 2½ Jahre später, in Industrieländern etwa im 13. Lebensjahr. Der Pubertätswachstumsschub beginnt bei Mädchen etwa 1 Jahr vor der Menarche. Nach der Menarche wachsen die Mädchen durchschnittlich noch 6 bis 8 cm bis zum Erreichen der Endgröße.

Bei Jungen kommt es mit Pubertätsbeginn zu einer Zunahme des Hodenvolumens von etwa 2 ml auf das Erwachsenenvolumen von 15 bis 25 ml. Die erste bewusste Ejakulation tritt meistens bei einem Skelettalter von etwa 13½ Jahren auf.

Bei beiden Geschlechtern erfolgt in der Pubertät eine Zunahme der Wachstumsgeschwindigkeit von vorher 5 cm/Jahr auf bis zu 12 cm/Jahr.

Merke!
Die sexuelle Entwicklung ist enger mit dem Skelettalter als mit dem chronologischen Alter assoziiert!

5.7.1 Pubertas praecox

Definition

Auftreten erster Pubertätszeichen im Alter von weniger als acht Jahren bei Mädchen und im Alter von weniger als neun Jahren bei Jungen.

Einteilung

- **Zentrale Pubertas praecox vera:** hypothalamisch-hypophysär (durch GnRH) ausgelöst, Ablauf normal und harmonisch
- **Pseudopubertas praecox:** von GnRH unabhängig, Ablauf nicht harmonisch.

Pubertas praecox vera

Pathophysiologie

Es handelt sich um eine vollständige Reifung der Gonaden, nicht nur um ein Auftreten sekundärer Geschlechtsmerkmale. Der **Gonadotropinanstieg** führt zur Gonadenvergrößerung, zur Hormonausschüttung und zur Ausbildung von Pubertätsmerkmalen.

Ätiologie

In der Mehrzahl der Fälle handelt es sich um eine **idiopathische** Pubertas praecox. Hiervon sind Mädchen deutlich häufiger betroffen als Jungen. Seltener liegen **ZNS-Veränderungen** wie hypothalamusnahe Tumoren, ein Hydrozephalus oder eine Hirnschädigung durch Infektion oder Bestrahlung zugrunde. Sie treten bei beiden Geschlechtern gleich häufig auf.

Klinik

Die Leitsymptome sind ein **Auftreten sekundärer Geschlechtsmerkmale** und ein **beschleunigtes Längenwachstum** (☞ Abb. 5.10). Durch frühzeitigen Epiphysenschluss ist die Endgröße gering.

Diagnostik

- Basale und LH-RH-stimulierte LH- und FSH-Werte erhöht
- Bei Mädchen Östradiolkonzentration im Serum erhöht
- Bei Jungen Testosteronkonzentration im Serum erhöht
- Akzeleriertes Knochenalter
- **Sonographie** der inneren Geschlechtsorgane
- **Kernspintomographie** des Schädels obligat!

Merke!
Bei Pubertas praecox vera muss stets ein Hirntumor ausgeschlossen werden!

Therapie

Wegen der begleitenden psychischen Belastung und drohendem Kleinwuchs kann ein **LH-RH-Analogon** als Depotpräparat verabreicht werden. Dadurch kommt es zur Suppression der hypophysären LH- und FSH-Sekretion. Bei sekundären Formen steht die Tumorbehandlung im Vordergrund.

Merke!
Eines der Hauptprobleme bei Pubertas praecox ist die Diskrepanz zwischen somatischer und psychischer Entwicklung, die zu erheblichen psychosozialen Schwierigkeiten und bei Mädchen zur Gefahr des sexuellen Missbrauchs führen kann.

Pseudopubertas praecox

Pathophysiologie

Auftreten sekundärer Geschlechtsmerkmale durch Ausschüttung von Sexualsteroiden **ohne initialen Gonadotropinanstieg** bei infantilen Gonaden. Die Sexualhormone sind extragonadaler Herkunft oder werden in Gonadentumoren gebildet.

McCune-Albright-Syndrom

Café-au-Lait-Flecken, fibröse Knochendysplasie, GnRH-unabhängige Pseudopubertas praecox.

Familiäre Testotoxikose

Geschlechtsgebunden autosomal-dominant vererbt. Die gonadotropinunabhängige, frühe Reifung von Sertoli- und Leydig-Zellen führt zu Hodenvergrößerung und Spermatogenese, zur Entwicklung sekundärer Geschlechtsmerkmale und zum Testosteronanstieg im Plasma bei niedrigen Gonadotropinen. Nach GnRH-Stimulation ist kein Gonadotropinanstieg nachweisbar.

Merke!
Bei Pseudopubertas praecox muss stets ein Gonaden- oder NNR-Tumor ausgeschlossen werden!

Checkliste: Ätiologie der Pseudopubertas praecox.	
Isosexuelle Pseudopubertas praecox	
Mädchen (Östrogenproduktion)	**Jungen (Androgenproduktion)**
autonome Ovarialzysten	Testotoxikose
McCune-Albright-Syndrom	adrenogenitales Syndrom
Ovarialtumoren	Leydig-Zell-Tumor
exogene Östrogenzufuhr	Teratom
	HCG-sezernierende Tumoren
	exogene Androgenzufuhr
Heterosexuelle Pseudopubertas praecox	
Mädchen (Androgenproduktion)	**Jungen (Östrogenproduktion)**
adrenogenitales Syndrom	Sertoli-Zell-Tumor
Nebennierenrindentumor	exogene Östrogenzufuhr
Androgen produzierender Tumor	
exogene Androgenzufuhr	

Prämature Pubarche

Ätiologie

Bei beiden Geschlechtern ist eine prämature Pubarche in 40 % der Fälle **Ausdruck eines heterozygoten 21-Hydroxylase-Defekts!** Außerdem kann sie durch Hormon bildende Tumoren ausgelöst werden oder idiopathisch sein. Betroffen sind v.a. Mädchen zwischen vier und sieben Jahren.

Prämature Thelarche

Ätiologie

Bei Mädchen erfolgt eine prämature Thelarche im ersten und zweiten Lebensjahr als Reaktion auf die in diesem Alter physiologisch erhöhten Gonadotropin- und Östrogenspiegel. Eine isolierte prämature Thelarche ist bei älteren Mädchen idiopathisch.

Klinik

Es zeigt sich eine isolierte Brustentwicklung. Weitere Pubertätsmerkmale sind nicht nachweisbar, das Knochenalter ist nicht beschleunigt.

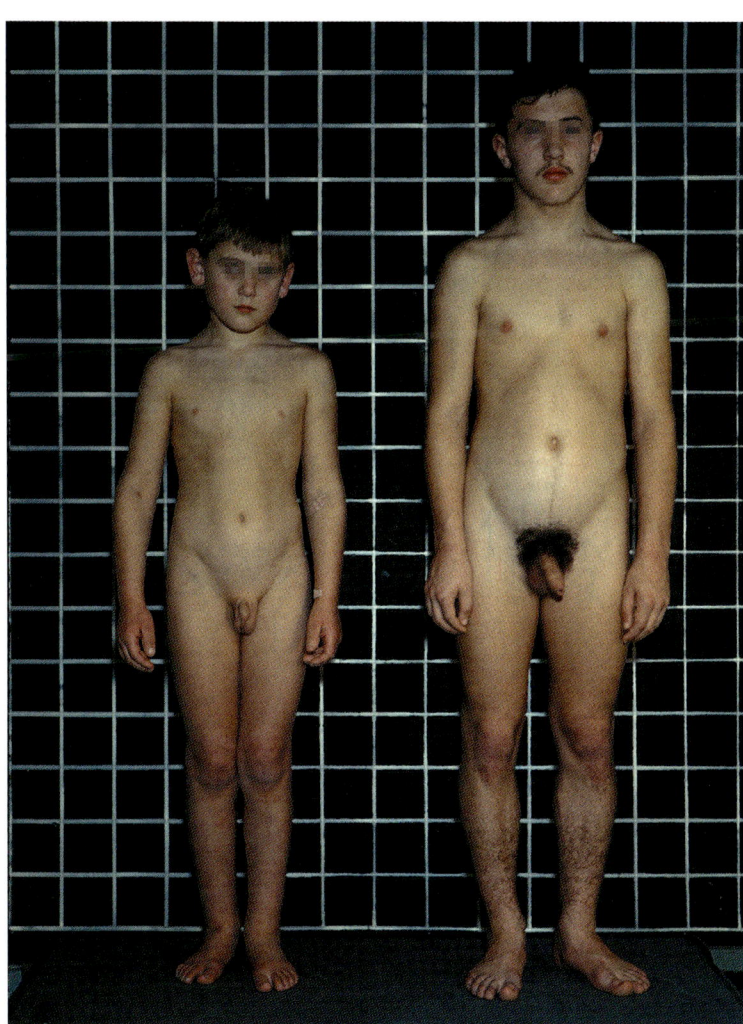

Abb. 5.10 Pubertas praecox vera: bei einem 10 Jahre alten Jungen (rechts) im Vergleich zu einem gleichaltrigen gesunden Jungen (links): beschleunigtes Längenwachstum und Auftreten sekundärer Geschlechtsmerkmale.

Diagnostik

- Gonadotropinkonzentrationen im Serum niedrig
- Keine Östrogeneffekte im Vaginalabstrich.

Prognose

Meist erfolgt eine spontane Rückbildung des Befunds nach wenigen Monaten. Die Pubertät beginnt nicht verfrüht.

5.7.2 Pubertas tarda

Definition

Vollständiges Fehlen von Pubertätszeichen im Alter von 14 Jahren bei Mädchen und im Alter von 15 Jahren bei Jungen.

Ätiologie

- **Konstitutionelle Entwicklungsverzögerung**
- Gonadale Störungen: **hypergonadotroper Hypogonadismus**
- Hypothalamo-hypohysäre Störungen: **hypogonadotroper Hypogonadismus**
- **Allgemeinpädiatrische Ursachen** wie M. Crohn, Zöliakie, chronische Nieren- und Herzerkrankungen, zystische Fibrose, Unterernährung, psychosoziale Vernachlässigung, Anorexia nervosa sowie Leistungssport und Gewichtsabnahme bei Mädchen.

Konstitutionelle Entwicklungsverzögerung

Epidemiologie

Die konstitutionelle Entwicklungsverzögerung ist die häufigste Ursache der verzögerten Pubertätsentwicklung. Sie tritt bei Jungen häufiger als bei Mädchen auf.

Ätiologie

Es handelt sich um eine funktionelle Variante der normalen Entwicklung mit verzögerter puberaler Reaktivierung des GnRH-Pulsgenerators. Eine konstitutionelle Entwicklungsverzögerung tritt oft familiär gehäuft auf, d.h., häufig war ein Elternteil ebenfalls betroffen.

Klinik

Die gleichmäßige Verzögerung von Längenwachstum, Skelettreifung und sexueller Reifung ist für die konstitutionelle Entwicklungsverzögerung charakteristisch.

Diagnostik

- Familienanamnese! Häufig familiäre Neigung zu verspätetem Pubertätsbeginn
- Wachstumsgeschwindigkeit im unteren Normbereich
- Retardiertes Skelettalter
- Geschlechtshormone im infantilen Bereich, Gonadotropine durch GnRH nicht stimulierbar
- Verspäteter Anstieg von DEHA und DEHA-S im Serum
- Prolactinbestimmung: Ausschluss eines Prolactinoms.

Therapie

Aus medizinischer Sicht ist eine Behandlung meistens nicht notwendig. Häufig bestehen jedoch erhebliche psychische Probleme. In diesen Fällen kann eine temporäre Testosterontherapie bei Jungen und eine niedrig dosierte Östrogentherapie bei Mädchen erwogen werden. Die Indikation sollte jedoch streng gestellt werden.

Prognose

Die Prognose ist ausgezeichnet. In der Regel tritt die Pubertät spontan ein. Die Endlänge ist normal, da der Wachstumsschub verspätet erfolgt und ein Wachstum wegen des verzögerten Knochenalters länger stattfinden kann.

> **Merke!**
> Die konstitutionelle Entwicklungsverzögerung ist bei Mädchen und Jungen die häufigste Ursache der verzögerten Pubertätsentwicklung!

Hypogonadismus

Primärer, gonadaler, hypergonadotroper Hypogonadismus

Pathophysiologie

Der Defekt liegt im Bereich des Endorgans. Hierdurch kommt es zu einer verminderten oder fehlenden Sekretion peripherer Hormone. Der Feedbackmechanismus führt zu sekundär erhöhten Gonadotropinkonzentrationen.

Checkliste: Differentialdiagnose hypergonadotroper Hypogonadismus.	
Bei phänotypisch männlichen Individuen	**Bei phänotypisch weiblichen Individuen**
angeborene/erworbene bilaterale Anorchie	Ullrich-Turner-Syndrom
X-Chromatin-negative Gonadendysgenesie	reine XX- und XY-Gonadendysgenesie
Testosteronbiosynthesedefekte	Testosteron-/Östrogenbiosynthesedefekte
Klinefelter-Syndrom	ovarielle Insuffizienz nach Noxen
Noonan-Syndrom	ovarielle Insuffizienz bei Systemerkrankung
testikuläre Insuffizienz nach Noxen	autoimmune polyglanduläre Insuffizienz
testikuläre Insuffizienz bei Systemerkrankung	inaktivierende FSH-Rezeptor-Gen-Mutationen
autoimmune polyglanduläre Insuffizienz	hyperandrogenämische Ovarialinsuffizienz
inaktivierende LH-Rezeptor-Gen-Mutationen	Galaktosämie

Diagnostik

- Testosteron bzw. Östradiol niedrig
- FSH stark erhöht, LH erhöht
- Bei Jungen unzureichender Testosteronanstieg auf HCG-Gabe.

Therapie

Bei persistierendem Hypogonadismus wird die Pubertät nach Erreichen eines pubertätsreifen Alters mit Sexualsteroiden eingeleitet.

Bei Anorchie ist meistens bis zum Alter von zehn Jahren keine Therapie erforderlich. Ein Therapiebeginn mit Testosteron erfolgt bei Anstieg der basalen LH-Werte auf hypergonadotrope Werte. Die Therapie soll den altersphysiologischen Ablauf der Pubertät imitieren. Bei Klinefelter-Syndrom mit ausgeprägtem Hypogonadismus und niedrigen Testosteronkonzentrationen wird eine parenterale Substitution mit Depottestosteron durchgeführt.

Bei Ullrich-Turner-Syndrom sollte eine Östrogensubstitution nicht vor einem Alter von 13 oder 14 Jahren erfolgen, da hierdurch die Endgröße zusätzlich beeinträchtigt wird.

Sekundärer hypogonadotroper Hypogonadismus

Pathophysiologie

Der Defekt liegt im Bereich des Hypothalamus oder der Hypophyse. Hierdurch kommt es zu einer verminderten Sekretion von GnRH und/oder LH und FSH, woraus eine verminderte Sekretion peripherer Sexualhormone resultiert. Der sekundäre hypogonadotrope Hypogonadismus ist insgesamt seltener als der primäre hypergonadotrope Hypogonadismus.

Checkliste: Differentialdiagnose hypogonadotroper Hypogonadismus.	
Isolierter Ausfall der Gonadotropinwirkung	**Funktioneller Gonadotropinmangel**
Kallmann-Syndrom	chronische Systemerkrankung
inaktivierende GnRH-Rezeptor-Gen-Mutationen	Ernährungs- und Essstörungen
isolierter LH-Mangel (z.B. LHβ-Gen-Mutation)	Hypothyreose, Diabetes mellitus
isolierter FSH-Mangel (z.B. FSHβ-Gen-Mutation)	Prader-Willi-Syndrom
ZNS-Erkrankungen	**Idiopathische Formen**
Tumoren, z.B. Kraniopharyngeom	
Bestrahlung	
Infektion	
Trauma	

Kallmann-Syndrom: hereditäre hypothalamische Störung mit Anosmie (Riechverlust) und isoliertem Gonadotropinmangel.

Diagnostik

- Testosteron bzw. Östradiol niedrig, FSH und LH niedrig
- Fehlender Gonadotropinanstieg bei Stimulation mit GnRH
- Ausschluss Panhypopituitarismus: fT4, TSH, Cortisol, ACTH
- Fundusspiegelung
- Kernspintomographie des Schädels: Tumorsuche.

Therapie

Bei persistierendem Hypogonadismus wird die Pubertät nach Erreichen eines pubertätsreifen Alters mit Sexualsteroiden eingeleitet.

5.7.3 Pubertätsgynäkomastie

Epidemiologie

Eine Pubertätsgynäkomastie tritt bei 60 % der 14-jährigen Jungen auf.

Ätiologie

Es handelt sich um eine temporäre Imbalance des Verhältnisses von Testosteron zu Östrogenen.

Klinik

Die Pubertätsgynäkomastie manifestiert sich als einseitige oder doppelseitige Schwellung der Brustdrüsenkörper, die oft mit einer Druckschmerzhaftigkeit verbunden ist.

Diagnostik

- Testosteron, Östradiol, Prolactin im Normbereich
- Klinefelter-Syndrom ausschließen!
- Exogene Östrogeneinflüsse ausschließen!
- Exakte Dokumentation von Größe und Form.

Therapie

Die wichtigste therapeutische Maßnahme besteht in der eingehenden Aufklärung des Patienten und seiner Eltern über die Harmlosigkeit und die gute Prognose der Veränderung. Nur bei extremer psychischer Belastung kommt eine Therapie mit synthetischen Androgenen oder Antiöstrogenen oder eine operative Entfernung in Frage.

Prognose

Meist kommt es innerhalb von zwei bis drei Jahren zu einer spontanen Rückbildung der Gynäkomastie.

5.8 Störungen der sexuellen Differenzierung: Intersexualität

Physiologie

Das innere und äußere Genitale ist bipotenziell angelegt. Bis zur 6. SSW ist die Gonade undifferenziert.

Männliche Entwicklung

Liegt ein Y-Chromosom vor, differenziert sich die neutrale Gonadenanlage zum Hoden. Für die Testisentwicklung ist das *SRY*-Gen auf dem kurzen Arm des Y-Chromosoms entscheidend. Bei vorhandenem Y-Chromosom und *SRY*-Gen erfolgt die Differenzierung von

Sertoli-Zellen und Leydig-Zellen in der Gonadenanlage. Die **Sertoli-Zellen** produzieren in der 8. SSW das **Anti-Müller-Hormon,** das die Entwicklung der aus den Müller'schen Gängen entstehenden Strukturen, also Uterus, Tuben und obere Vagina unterdrückt. Die **Leydig-Zellen** sezernieren ab der 8. SSW Testosteron, wodurch es zur Erhaltung der **Wolff-Strukturen** kommt: Es entstehen Nebenhoden, Ductus deferens, Ampullen und Samenblasen.

Weibliche Entwicklung

Fehlt das Y-Chromosom oder ist das *SRY*-Gen mutiert oder deletiert, differenziert sich die neutrale Gonadenanlage zum **Ovar** mit Ausbildung von Oogonien (dritter Monat) und von Primordialfollikeln (fünfter Monat). In der Frühschwangerschaft erfolgt die Rückbildung der Wolff-Strukturen. Es entstehen Uterus, Tuben und obere Vagina aus dem **Müller'schen Gang** sowie distale Vagina und Vulva aus dem Sinus urogenitalis.

Hermaphroditismus verus

Definition

Gonadale Intersexualität mit gleichzeitigem Vorhandensein von Ovar- und Testesgewebe unabhängig vom genetischen Geschlecht.

Ätiologie und Pathogenese

- Geschlechtschromosomenmosaike
- Translokationen des Y-Chromosoms auf Autosomen oder X-Chromosom
- Translokation des *SRY*-Gens auf Autosomen oder X-Chromosom
- 46,XX/46,XY-Chimärismus durch doppelte Fertilisierung oder Fusion zweier normal fertilisierter Eizellen
- Karyotyp meist 46, XX.

Klinik

Das äußere Genitale kann alle Übergänge zwischen männlich und weiblich zeigen (☞ Abb. 5.11). In 50 % der Fälle bestehen Leistenhernien, in denen Testes oder Ovotestes liegen. Die Entwicklung des inneren Genitales entspricht der ipsilateralen Gonade. In der Pubertät kommt es oft zu einer partiellen Virilisierung und Gynäkomastie, häufig auch zu Regelblutungen.

Diagnostik

- Chromosomenanalyse und Karyotypbestimmung
- Nachweis testikulären Gewebes durch Stimulation mit hCG
- Nachweis ovariellen Gewebes durch Stimulation mit hMG
- Diagnosestellung durch histologischen Nachweis beider Gewebstypen.

Pseudohermaphroditismus femininus

Definition

Weibliches chromosomales Geschlecht und weibliches inneres Genitale bei virilisiertem äußerem Genitale.

Ätiologie

Ursache ist eine intrauterine Androgenwirkung auf weibliche Feten, wobei ein kongenitales adrenogenitales Syndrom die häufigste Ursache ist. Eine transplazentare Virilisierung weiblicher Feten kann auch durch exogene oder endogene mütterliche Androgene während der Schwangerschaft (Medikamente, Zysten oder Tumoren) entstehen.

Klinik

Typischerweise besteht eine Virilisierung des äußeren Genitales mit Klitorishypertrophie und Sinus urogenitalis.

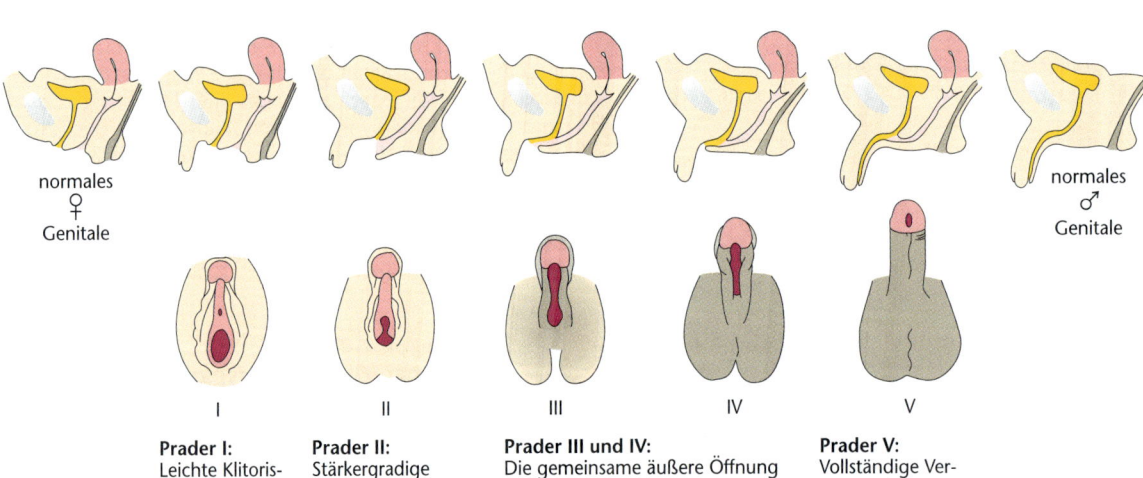

normales ♀ Genitale

normales ♂ Genitale

I   II   III   IV   V

Prader I: Leichte Klitorishypertrophie

Prader II: Stärkergradige Klitorishypertrophie

Prader III und IV: Die gemeinsame äußere Öffnung ist unterschiedlich weit. In der Tiefe befindet sich eine getrennte Urethral- und Vaginalöffnung

Prader V: Vollständige Vermännlichung des weiblichen äußeren Genitales mit einer gemeinsamen Öffnung der Urethra und Vagina

Hinweis: Bei Prader I und II besteht ein getrennter Eingang zwischen Urethra und Vagina, bei den Stadien III bis V dagegen nur eine gemeinsame äußere Öffnung.

Abb. 5.11: Einteilung des intersexuellen Genitales nach Prader.

Diagnostik

- Chromosomenanalyse und Karyotypbestimmung
- Testosteron, Östradiol, Gonadotropine im Serum
- 17-OH-Progesteron im Serum und im Urin
- hCG-/hMG-Test: Anstieg von Östradiol und Testosteron?
- Biopsie: histologische Untersuchung der Gonaden.

Pseudohermaphroditismus masculinus

Definition

Männliches chromosomales Geschlecht und männliches inneres Genitale bei inkomplett virilisiertem, unklarem oder komplett feminisiertem äußerem Genitale.

Ätiologie

- Inkomplette und reine Gonadendysgenesie
- Androgenresistenz
- Testosteronbiosynthesedefekte
- Leydig-Zell-Hypoplasie.

Inkomplette und reine Gonadendysgenesie

Ätiologie

Es handelt sich um eine Differenzierungsstörung der Testes. Gonaden und Karyotyp sind männlich, Müller'sche Strukturen sind vorhanden.

Klinik

Das Genitale ist intersexuell. Bei reiner (kompletter) Gonadendysgenesie besteht ein weiblicher Phänotyp.

Diagnostik

- Inkomplette Gonadendysgenesie: hCG-/hMG-Test: Anstieg von Östradiol, Testosteron variabel, Gonadotropinkonzentrationen variabel
- Reine Gonadendysgenesie: hCG-/hMG-Test: kein Anstieg von Östradiol, Testosteron, Gonadotropinkonzentrationen meist erhöht.

Androgenresistenz

Ätiologie

Häufigste Sexualdifferenzierungsstörung durch X-chromosomal-rezessiv vererbten kompletten oder partiellen Androgenrezeptordefekt.

Klinik

Die Androgenresistenz führt zur **testikulären Feminisierung.** Bei Geburt ist das Genitale weiblich. Die Vagina endet blind, Uterus und Tuben fehlen (Anti-Müller-Hormon). Das innere Genitale ist männlich, Hoden sind oft inguinal, in den Labien oder in Leistenhernien tastbar. Sie können auch intraabdominell liegen. In der Pubertät kommt es zur normalen Brustentwicklung, der Habitus ist weiblich. Dabei besteht jedoch eine primäre Amenorrhö und die Scham- und Achselbehaarung fehlt: **„hairless women".**

Diagnostik

- Testosteron und LH im Serum stark erhöht (erst nach der Pubertät!)

- Biochemische Rezeptoranalyse in kultivierten Genitalhautfibroblasten
- Mutationsnachweis im Androgenrezeptorgen.

Therapie

Eine operative Hodenentfernung sollte wegen der Gefahr der malignen Entartung noch vor der Pubertät erfolgen. Außerdem erhalten die Patienten eine Östrogensubstitution.

Testosteronbiosynthesedefekte

Ätiologie

Autosomal-rezessiv vererbte Defekte von Enzymen der Testosteronbiosynthese (17/20-Lyase des Enzymkomplexes P450C17 oder 17β-Hydroxysteroid-Dehydrogenase) führen durch verminderte Testosteronproduktion zu unzureichender Virilisierung genetisch männlicher Individuen. Im Gegensatz zur Gonadendysgenesie kommt es zu einer vollständigen Regression der Müller'schen Gänge.

Klinik

Das Genitale ist weiblich oder intersexuell, die Vagina endet blind. In Abhängigkeit vom vorliegenden Enzymdefekt kann begleitend eine Nebennierenrindeninsuffizienz auftreten.

Diagnostik

Mutationsanalyse des Typ-3-Isoenzyms der 17β-Hydroxysteroid-Dehydrogenase.

5α-Reduktase-Defekt

Ätiologie

Es handelt sich um einen autosomal-rezessiv vererbten Defekt in der Metabolisierung von Testosteron zu Dihydrotestosteron. Der Dihydrotestosteronmangel führt zu einer Störung der Maskulinisierung.

Klinik

Klassischerweise besteht ein fast weibliches äußeres Genitale mit einer kurzen, blind endenden Vagina. Während der Pubertät erfolgt eine Maskulinisierung durch Testosteron, die so ausgeprägt sein kann, dass einige Patienten einen Geschlechtsrollenwechsel von weiblich zu männlich vollziehen. Die Fertilität kann trotz eingeschränkter Spermatogenese erhalten sein!

Therapie der Intersexualität

Ziel ist die frühzeitige, eindeutige Geschlechtszuordnung bei einem Optimum an sexueller Funktion.
Prinzip: Für die Wahl des Geschlechts ist die Beschaffenheit des äußeren Genitales maßgeblicher als das gonadale oder chromosomale Geschlecht.
Methoden: operative Korrektur des Genitales, wobei die Herstellung eines normal aussehenden und funktionsfähigen männlichen Genitales große Schwierigkeiten bereitet. Außerdem ist eine hormonelle Substitutionstherapie häufig erforderlich. Die langfristige psychologische Begleitung von Patienten und Eltern ist von besonderer Bedeutung.

6 Stoffwechselerkrankungen

6.1 Störungen des Stoffwechsels aromatischer Aminosäuren

6.1.1 Hyperphenylalaninämien

Definition

Erhöhung der Plasmaphenylalaninkonzentration über 120 µmol/l bei einem Phenylalanin-Tyrosin-Ratio > 3. Sie entsteht entweder durch eine Funktionseinschränkung des Enzyms Phenylalaninhydroxylase (PAH, 98 %) oder durch eine Störung der Biosynthese oder Regeneration des Kofaktors der Phenylalaninhydroxylase, Tetrahydrobiopterin (BH_4, 2 %). Unbehandelt führen die zugrunde liegenden Erkrankungen in der Regel zu schwerer psychomotorischer Retardierung.

Klassifikation

- Defekte der PAH ohne BH_4-Sensitivität
- Defekte der PAH mit BH_4-Sensitivität
- Defekte der Biosynthese oder Regeneration von BH_4
- Darüber hinaus kommen transitorische und sekundäre Hyperphenylalaninämien, z.B. bei schwerer Lebererkrankung, vor.

Defekte der Phenylalaninhydroxylase (PAH)

Definition

Der autosomal-rezessiv vererbte Defekt der Phenylalaninhydroxylase ist die häufigste genetisch bedingte Aminosäurestoffwechselstörung, die unbehandelt zu schwersten neurologischen Symptomen führt, bei frühzeitig beginnender und konsequent durchgeführter diätetischer Behandlung jedoch mit einer altersentsprechenden Entwicklung einhergeht.

In Abhängigkeit von der Enzymrestaktivität werden drei verschiedene klinische Schweregrade unterschieden (☞ Tab. 6.1).

Tab. 6.1 Klinische Klassifikation bei Defekt der PAH.

	Plasmaphenylalaninkonzentration vor Therapie	Aktivität der PAH
klassische Phenylketonurie	> 1200 µmol/l	< 1 %
milde Phenylketonurie	600–1200 µmol/l	1–3 %
milde Hyperphenylalaninämie	120–600 µmol/l	3–10 %

Epidemiologie

Der Phenylalaninhydroxylasemangel ist mit einer Häufigkeit von 1:7000 die häufigste genetisch bedingte Aminosäurestoffwechselstörung.

Ätiologie

Mutationen im **PAH-Gen**, das auf Chromosom 12 lokalisiert ist, verursachen den Phenylalaninhydroxylasemangel. Mehr als 400 Mutationen sind bekannt.

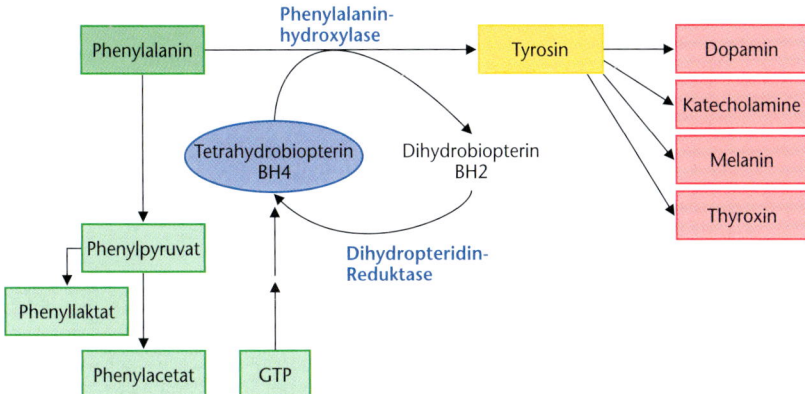

Abb. 6.1: Stoffwechsel von Phenylalanin und Tetrahydrobiopterin.

Pathogenese

Bei verminderter Aktivität der **PAH,** die die Umwandlung von Phenylalanin zu Tyrosin katalysiert, kommt es zu einer Akkumulation von Phenylalanin in Zellen und Körperflüssigkeiten. Tyrosin wird damit zur essenziellen Aminosäure. Das überschüssige Phenylalanin wird zu **Phenylpyruvat, Phenyllaktat** und **Phenylazetat** (Phenylketone) abgebaut, die renal ausgeschieden werden. Die hohe Plasmaphenylalaninkonzentration hemmt die Aktivitäten der Tyrosin- und Tryptophanhydroxylase: Es kommt zu einem **Defizit der Neurotransmitter** Dopamin, Serotonin, Noradrenalin und Adrenalin sowie von Melanin ($\mathbb{F}$ Abb. 6.1). Die irreversible Schädigung von Hirnstrukturen führt zu mentaler Retardierung. Intermittierende hohe Phenylalaninkonzentrationen verursachen reversible toxische Effekte im Sinne von neuropsychologischen Auffälligkeiten. Die zugrunde liegenden Mechanismen sind nicht geklärt.

Hypothesen zur Pathogenese des Zerebralschadens:

- Phenylalanin hemmt den Transport anderer Aminosäuren über die Blut-Hirn-Schranke, wodurch es zu einer Störung der intrazerebralen Proteinsynthese und Myelinisierung kommt.
- Phenylalanin hemmt die ATP-Sulfurylase, hierdurch kommt es zu einem vermehrten Myelinabbau.
- Der Enzymdefekt ist mit einer Beeinträchtigung der Neurotransmittersynthese assoziiert.

Klinik der unbehandelten Phenylketonurie (PKU)

Neugeborene mit klassischer PKU sind klinisch unauffällig. Unbehandelte Kleinkinder haben häufig **blonde Haare,** helle Haut und blaue Augen, leiden oft an **ekzematösen Hautveränderungen** und weisen einen pferdestallähnlichen Uringeruch (Phenylessigsäure) auf ($\mathbb{F}$ Abb. 6.2). Im zweiten Lebenshalbjahr entwickelt sich ein hochgradiger, progredienter **mentaler Entwicklungsrückstand. Zerebrale Krampfanfälle,** Pyramidenbahnzeichen (gesteigerte Muskeleigenreflexe) und extrapyramidale Störungen (erhöhter Muskeltonus) sind häufig. Das Bewegungsmuster ist **hyperkinetisch, Verhaltensauffälligkeiten** mit aggressivem Verhalten treten regelmäßig auf. Vor Einführung der diätetischen Therapie wurden die meisten Patienten in einer geschlossenen Behinderteneinrichtung untergebracht.

Bei Patienten mit milder PKU und insbesondere mit milder Hyperphenylalaninämie ist das Risiko einer geistigen Behinderung deutlich geringer.

Diagnostik

- **Quantitative Bestimmung von Phenylalanin** im **Neugeborenenscreening** am dritten bis fünften Lebenstag!
- Zur Diagnosebestätigung sollte die umgehende stationäre Aufnahme des Kindes in ein spezialisiertes Stoffwechselzentrum erfolgen. Bei bestätigter Hyperphenylalaninämie (Werte $\mathbb{F}$ „klinische Klassifikation") mittels Aminosäurenanalyse müssen sekundäre Formen **(Leberfunktionsdiagnostik)** ausgeschlossen werden. Darüber hinaus muss zur Klassifikation des Defekts vor Therapiebeginn eine Untersuchung auf BH_4-Sensitivität erfolgen.
- **Untersuchung auf BH_4-Sensitivität:** In jüngster Zeit wurde bekannt, dass pharmakologische Dosen von BH_4 nicht nur bei Patienten mit BH_4-Mangel durch Defekt der Synthese oder Regeneration des Kofak-

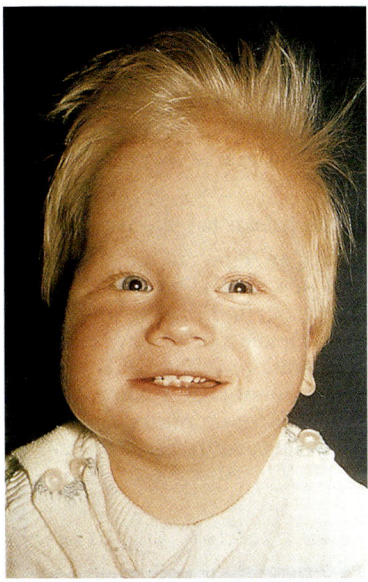

Abb. 6.2: 12 Monate alter Junge mit unbehandelter Phenylketonurie: Entwicklungsrückstand, Ekzemneigung, blonde Haare, blaue Augen.

tors, sondern auch bei der überwiegenden Mehrzahl der Patienten mit milderen Phänotypen eines PAH-Defekts ohne BH_4-Mangel zu einem Absinken der Plasmaphenylalaninkonzentration führen. Bei jedem Patienten mit Hyperphenylalaninämie wird daher **vor Beginn der Diät** ein BH_4-Belastungstest durchgeführt: Verabreichung von **BH_4 20 mg/kg KG p.o. und Messung der Plasmaphenylalaninkonzentration** vor Verabreichung von BH_4 sowie 4, 8, 15 und 24 Stunden nach Gabe von BH_4. Kommt es zu einem Abfall der Plasmaphenylalaninkonzentration um mindestens 30 %, liegt eine BH_4-sensitive Hyperphenylalaninämie (BH_4-sensitiver Defekt der PAH oder Defekt der Synthese oder Regeneration von BH_4) vor.

Mutationsanalyse des PAH-Gens: Die DNA-Analyse kann auch zur pränatalen Diagnostik eingesetzt werden. Die Indikation zur pränatalen Diagnostik bei Phenylketonurie ist jedoch wegen der guten Behandelbarkeit der Erkrankung überaus umstritten.

Therapie des PAH-Defekts ohne BH_4-Sensitivität

Phenylalaninfreie Diät: In den ersten Tagen nach Diagnosestellung wird zur raschen Senkung der stark erhöhten Plasmaphenylalaninkonzentration eine phenylalaninfreie Säuglingsnahrung (P-AM Analog® oder PKU-Mix®) gefüttert.

Phenylalaninarme Diät: Nach Abfall der Plasmaphenylalaninkonzentration ($< 600\ \mu mol/l$) wird mit der phenylalaninarmen Diät begonnen. Da Phenylalanin eine essenzielle Aminosäure ist, darf sie nicht vollständig aus der Nahrung entfernt werden. Hierzu werden entsprechend der individuellen Phenylalanintoleranz kleine Mengen Muttermilch oder handelsübliche Säuglingsnahrung im Wechsel mit phenylalaninfreier Milch gefüttert.

Später müssen besonders eiweißreiche Nahrungsmittel (Fleisch, Fisch, Milchprodukte) vollständig gemieden werden (weitgehend **vegetarische Diät).** Back- und Teigwaren aus speziellem eiweißarmem Mehl und andere eiweißarme Spezialnahrungsmittel kommen zum Einsatz. Wegen der geringen erlaubten täglichen Zufuhr an natürlichem Protein muss eine **Eiweißsubstitution mit phenylalaninfreiem Aminosäurengemisch** erfolgen, das mit Tyrosin, Vitaminen, Mineralstoffen und Spurenelementen angereichert ist (P-AM®, PKU®). Der Geschmack dieser Präparate ist sehr unangenehm.

Therapie des PAH-Defekts mit BH_4-Sensitivität

Bei diesen Patienten kann auf die Durchführung einer Diät verzichtet werden. Die Verabreichung von BH_4 in einer Dosierung von 10–15 mg/kg/d führt in der Regel zu einer zufrieden stellenden Senkung der Plasmaphenylalaninkonzentration. In Europa erfolgt die Therapie noch im Rahmen klinischer Studien, da das Medikament derzeit in der Schweiz nur zu diagnostischen Zwecken und nur in Japan zu therapeutischen Zwecken zugelassen ist.

Merke!

Der Ersatz der Diät durch eine Kofaktortherapie bei BH_4-sensitiven Formen des PAH-Defekts führt zu einem erheblichen Gewinn an Lebensqualität!

Therapieziele

- 1.–10. Lebensjahr: Plasmaphenylalanin 42–240 µmol/l
- 11.–16. Lebensjahr: Plasmaphenylalanin 42–900 µmol/l
- > 16 Jahre: Plasmaphenylalanin 42–1200 µmol/l.

Therapieüberwachung

Hierzu werden regelmäßige Bestimmungen der Plasmaphenylalaninkonzentration aus Kapillarblut (zunächst täglich, dann wöchentlich, dann monatlich) durchgeführt. Die Blutentnahme erfolgt in der Regel durch die Eltern, die Proben werden per Post verschickt.

Therapiedauer

Mit der Therapie sollte unbedingt innerhalb der ersten zwei Lebenswochen begonnen werden. Bei spätem Behandlungsbeginn bei symptomatischen Kindern (z.B. Kinder von Einwanderern aus Ländern, in denen es kein Neugeborenenscreening gibt) kann die Intelligenzentwicklung noch positiv beeinflusst und die neurologische Symptomatik gebessert werden.

Bei der früher üblichen Lockerung oder sogar vollständigen Beendigung der Diät im Pubertätsalter unter der Vorstellung der abgeschlossenen Hirnreifung wurden schlechte Erfahrungen im Sinne auftretender Konzentrationsschwäche, Leistungsabfall und Verhaltensstörungen gemacht. Daher sollte die **Therapie lebensbegleitend** durchgeführt werden.

Merke!

Therapie bei Phenylketonurie: Beginn so früh wie möglich, Einhaltung so streng wie möglich, Dauer lebensbegleitend.

Prognose

Unter strikter, im ersten Lebensmonat begonnener phenylalaninarmer Diät kommt es zu einer nahezu altersentsprechenden geistigen und körperlichen Entwicklung.

Defekte der Biosynthese oder Regeneration von BH_4

Etwa 2 % aller Hyperphenylalaninämien werden durch Defekte von Enzymen der Biosynthese (GTP-Cyclohydrolase, 6-Pyruvoyl-Tetrahydropterin-Synthase) oder der Regeneration von BH_4 (Dihydropteridinreduktase, Pterin-Carbinolamin-Dehydratase) verursacht. Früher sprach man auch von „atypischer PKU". Bei Defekt der Sepiapterinreduktase fehlt die begleitende Hyperphenylalaninämie.

Pathogenese

BH_4 ist Kofaktor der Phenylalanin-, Tyrosin- und Tryptophanhydroxylase. Folgen eines BH_4-Mangels sind eine **Hyperphenylalaninämie** sowie ein **Mangel der Neurotransmitter** Dopamin, Serotonin, Noradrenalin und Adrenalin, der das klinische Bild prägt. Außerdem kommt es zu einer Akkumulation abnormer Pterine.

Klinik

Der Neurotransmittermangel führt zum **infantilen Parkinsonismus:** Hypokinesie, Hypomimie, Stammhypotonie, Extremitätenhypertonie, Schluckbeschwerden mit Hypersalivation, okulogyre Krisen, Myoklonien, choreoathetotische Bewegungsstörung. Bei ausbleibender Therapie kommt es zu einer hochgradigen motorischen und mentalen Entwicklungsverzögerung.

Diagnostik

Wegen der erheblichen therapeutischen Konsequenzen ist bei jeder im Screening entdeckten Hyperphenylalaninämie der Ausschluss eines BH_4-Mangels erforderlich!
- **Oraler BH_4-Belastungstest:** Bei Vorliegen eines Defekts der Synthese oder Regeneration von BH_4 fällt die Plasmaphenylalaninkonzentration nach Gabe von BH_4 ab
- Bestimmung der Pterine im Urin: Nachweis pathologischer Konzentrationen von Biopterin und Neopterin
- Aktivität der Dihydropteridinreduktase in Erythrozyten
- Bestimmung von biogenen Aminen und Pterinen im Liquor.

Therapie

BH_4 wird zur Senkung der Plasmaphenylalaninkonzentration verabreicht. Zur Überwindung der Blut-Hirn-Schranke sind sehr hohe BH_4-Dosen erforderlich, die im klinischen Alltag nicht eingesetzt werden können. Daher erhalten alle Patienten mit atypischer PKU **Neurotransmittervorstufen:** L-DOPA, Karbidopa, 5-OH-Tryptophan.
Bei Defekt der Dihydropteridin-Reduktase ist BH_4 wirkungslos, da es zu BH_2 oxidiert wird und durch den Enzymdefekt keine Wiederherstellung von BH_4 möglich ist. Patienten mit diesem Defekt erhalten eine phenylalaninarme Diät und Neurotransmittervorstufen.

Prognose

Sie ist umgekehrt proportional zum Alter bei Therapiebeginn, jedoch insgesamt sehr viel heterogener als bei Defekt der PAH. Insbesondere bei den BH_4-Synthesedefekten treten trotz früh einsetzender und adäquat durchgeführter Therapie nicht selten neurologische Residualsymptome auf.

Maternale Phenylketonurie

Definition

Embryofetopathie durch Hyperphenylalaninämie der Schwangeren.

Pathogenese

Hohe mütterliche Plasmaphenylalaninkonzentrationen führen zu einer Schädigung des Fetus. Das Ausmaß der Schädigung ist abhängig von der Höhe der mütterlichen Plasmaphenylalaninkonzentration.

Klinik

Die Leitsymptome sind **niedriges Geburtsgewicht, Mikrozephalie** und angeborene **Herzfehler.** In der weiteren Folge tritt häufig eine mentale Retardierung auf, wobei der IQ-Wert umgekehrt proportional zur mütterlichen Plasmaphenylalaninkonzentration in der Schwangerschaft ist.

Prophylaxe

Die fetale Schädigung kann nur durch eine präkonzeptionell begonnene und über den gesamten Schwangerschaftsverlauf konsequent beibehaltene, strikt phenylalaninarme Diät verhindert werden.

Procedere

Bei PKU-Patientinnen sollte zunächst eine konsequente Schwangerschaftsverhütung erfolgen. Bei bestehendem Kinderwunsch wird die Diät stark intensiviert. Bei konstant im Zielbereich liegenden Plasmaphenylalaninkonzentrationen (120–240 µmol/l) werden die Antikonzeptiva abgesetzt. Bei eingetretener Schwangerschaft erfolgt die strikte diätetische Weiterbehandlung bis zur Entbindung.

> **Merke!**
> Zur Verhütung der fetalen Schädigung bei maternaler PKU ist eine strenge Diäteinstellung **vor und während** der Schwangerschaft erforderlich!

6.1.2 Tyrosinämien

Definition

Angeborene Defekte von Enzymen des Tyrosinstoffwechsels, die zu umschriebenen Krankheitsbildern mit Beteiligung der Leber, der Nieren, der Augen oder der Haut führen.

Tyrosinämie Typ I (hepatorenale Tyrosinämie)

Definition

Autosomal-rezessiv vererbter Defekt der Fumarylazetoazetathydrolase, der zu hepatischen, renalen und neurologischen Symptomen führt.

Epidemiologie

Die Häufigkeit beträgt 1:700 in Quebec und 1:50 000 in Norwegen.

Pathogenese

Der Enzymdefekt durch Mutationen im **FAH-Gen** führt zu einer Akkumulation von Fumarylazetoazetat und Maleylazetoazetat, die zu den hepatotoxischen Metaboliten Succinylazetoazetat und Succinylazeton verstoffwechselt werden. Succinylazeton hemmt die 5-Aminolävulinsäure-Dehydratase, wodurch es bei Tyrosinämie Typ I zu einer massiv vermehrten Ausscheidung von 5-Aminolävulinsäure kommt, die das Auftreten Porphyrieähnlicher Symptome erklärt (☞ Abb. 6.3).

Klinik

Akute Form: Sie ist die häufigere Form. Sie manifestiert sich in den ersten Lebenswochen mit einer akuten Lebererkrankung, die zu Erbrechen, Ikterus, Hepatomegalie, Ödemen, Aszites, Hypoglykämie und einer schweren

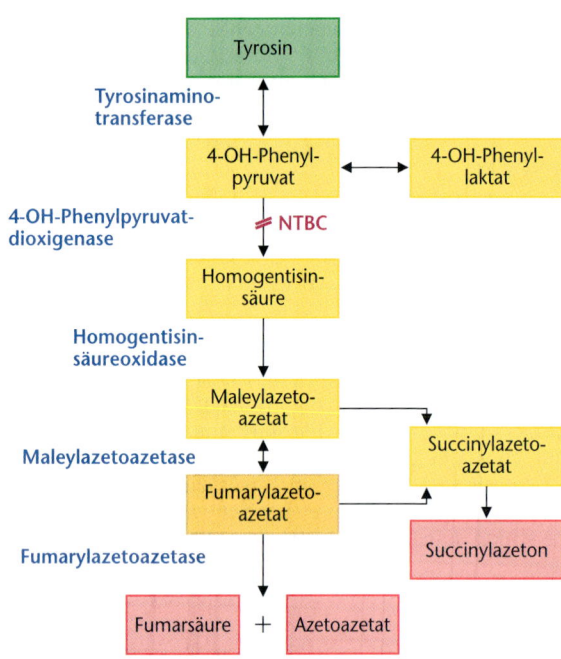

Abb. 6.3: Der Tyrosinstoffwechsel.

Gerinnungsstörung mit Blutungsneigung führt. Die Erkrankung schreitet rasch zum terminalen Leberversagen fort.

Chronische Form: Schleichend entwickeln sich eine Gedeihstörung, ein Wachstumsrückstand, eine progressive Lebererkrankung mit Blutungsneigung, eine Rachitis durch renal-tubuläre Dysfunktion (De-Toni-Debré-Fanconi-Syndrom) und eine Niereninsuffizienz.

Komplikationen

Ohne medikamentöse Therapie kommt es zu einer Leberzirrhose mit terminalem Leberversagen. Ein hepatozelluläres Karzinom tritt bei unbehandelten Patienten, die nicht bereits im frühen Säuglingsalter im Rahmen einer akuten Krise verstorben sind, typischerweise im Kleinkind- bis Schulalter auf.

Diagnostik

- Hypoglykämie, Hyperbilirubinämie, Hypoproteinämie
- Aktivitäten der Aminotransferasen erhöht
- Gerinnungsstörung: Quick erniedrigt, PTT verlängert, Fibrinogen, ATIII und die Aktivitäten weiterer Gerinnungsfaktoren erniedrigt
- α-Fetoprotein erhöht (nur bei erhaltener Leberfunktion!)
- Tyrosin und Methionin im Plasma erhöht
- Hyperaminoazidurie, Glukosurie, Hyperphosphaturie: Fanconi-Syndrom
- **Succinylazeton** im Urin und im Plasma erhöht (spezifischer Parameter!)
- 5-Aminolävulinsäure im Urin erhöht
- Enzymaktivitätsmessung in Leber oder Fibroblasten
- DNA-Analyse: FAH-Gen auf Chromosom 15
- **Pränatale Diagnostik:** Bestimmung der Fumarylazetoazetase in Chorionzotten, Messung von Succinyl-

azeton im Fruchtwasser, Mutationsanalyse, sofern die Mutation beim Indexpatienten bekannt ist.

Differentialdiagnose

- Transitorische Tyrosinämie
- Tyrosinämie Typ II
- Hereditäre Fruktoseintoleranz
- Galaktosämie
- Riesenzellhepatitis
- Neonatale Hämochromatose
- Neonatale Infektionen.

> **Merke!**
> Jedes Leberversagen im Kindesalter sollte an eine Tyrosinämie Typ I denken lassen!

Therapie

NTBC-Therapie: Diese sehr erfolgreiche medikamentöse Therapie hat das therapeutische Vorgehen bei Patienten mit Tyrosinämie Typ I revolutioniert. NTBC (2-(2-Nitro-4-Trifluoro-Methylbenzoyl)-1,3-Cyclohexanedion ist ein Herbizid, das die 4-Hydroxyphenylpyruvat-Dioxigenase hemmt. Hierdurch wird die Bildung der toxischen Metabolite Maleylazetoazetat, Fumarylazetoazetat, Succinylazetoazetat und Succinylazeton verhindert.

Tyrosinarme, phenylalaninarme und methioninarme Diät: Sie sollte auch bei NTBC-Therapie durchgeführt werden, weil es durch die Hemmung der 4-Hydroxyphenylpyruvat-Dioxigenase zu einer Hypertyrosinämie kommt.

Lebertransplantation: Bei frühzeitiger Therapie mit NTBC kann in vielen Fällen auf diese früher einzige effektive Therapieoption verzichtet werden.

Tyrosinämie Typ II (Richner-Hanhart-Syndrom)

Definition

Erhöhung von Tyrosin im Plasma durch die seltene, autosomal-rezessiv vererbte Aktivitätsminderung der Cytosol-Tyrosinaminotransferase in der Leber mit Manifestation an der Haut und an den Augen (okulokutane Form).

Pathogenese

Durch den Defekt der Tyrosinaminotransferase im Leberzytosol kommt es zu einer Akkumulation von Tyrosin im Plasma und im Liquor. Die Kornealläsionen werden durch kristalline Tyrosinablagerungen verursacht.

Klinik

Im Bereich der **Haut** (80 %) kommt es zu palmaren und plantaren schmerzhaften, nicht juckenden Hyperkeratosen. Selten besteht eine Hyperhidrosis.

Im Bereich der **Augen** (75 %) kommt es in den ersten Lebensmonaten zu kornealen herpetiformen Erosionen und Ulzerationen, die zu Lakrimation, Photophobie, und Rötung führen.

Als **neurologische Komplikationen** (60 %) kann eine mentale Retardierung auftreten.

Diagnostik

- Tyrosin im Plasma stark erhöht (> 1200 µmol/l diagnostisch)
- 4-Hydroxyphenylpyruvat, -laktat und -azetat im Urin erhöht
- Enzymaktivitätsbestimmung aus Lebergewebe
- DNA-Analyse .

Therapie

Durch eine **tyrosin- und phenylalaninarme Diät** kommt es zu einer raschen Abheilung der kornealen und kutanen Veränderungen. Durch einen frühen Therapiebeginn kann die mentale Retardierung verhindert werden.

Transitorische Tyrosinämie des Neugeborenen

Definition

Vorübergehender Anstieg des Tyrosins im Plasma in den ersten zwei Lebenswochen durch verzögerte Ausreifung der Enzyme **Tyrosinaminotransferase** oder **4-Hydroxyphenylpyruvat-Dioxigenase** in der Leber.

Epidemiologie

Betroffen sind 0,2–10 % aller Neugeborenen, häufig handelt es sich um unreife Kinder.
Eine proteinreiche Ernährung des Kindes (> 3 g/kg KG/d) begünstigt das Auftreten der transitorischen Tyrosinämie.

Klinik

Meist sind die Kinder asymptomatisch, insbesondere besteht keine Leberschädigung! Gelegentlich werden Lethargie, Trinkschwäche und Verminderung der Spontanmotorik beobachtet.

Diagnostik

Phenylalanin (Neugeborenenscreening!) und Tyrosin im Plasma sind erhöht.

Therapie

Eine Verminderung der Proteinzufuhr sowie die Verabreichung von Vitamin C in einer Dosierung von 200–400 mg/d zur Aktivierung der 4-Hydroxyphenylpyruvat-Dioxigenase führen zu einer raschen Normalisierung der biochemischen Veränderungen.

Prognose

Meist kommt es innerhalb eines Monats zur Spontanheilung, bei Therapie erfolgt die Blutwertnormalisierung schneller.

Alkaptonurie

Definition

Autosomal-rezessiv vererbter Defekt der Homogentisinsäureoxidase, bei dem Homogentisinsäure, die im Stoffwechsel von Phenylalanin und Tyrosin anfällt, nicht weiter metabolisiert werden kann. Es entsteht die typische Trias aus Homogentisinurie, Ochronose und Arthritis.

Klinik

Einziges Symptom im Kindesalter ist die **Nachdunkelung des Urins** durch Oxidation und Polymerisation der Homogentisinsäure. Bei Verwendung alkalihaltiger Waschmittel kommt es zu einer Rotfärbung der Windeln. Außerdem besteht eine charakteristische Dunkelfärbung des Cerumens. Arthritis und Ochronose treten erst im mittleren Erwachsenenalter auf.
Ochronose: Dunkelfärbung von Knorpel durch Homogentisinsäureablagerung, dunkle Flecken in der Sklera, diffuse Schwarzverfärbung der Konjunktiva, der Kornea und des Ohrknorpels.
Arthritis: Sie tritt mit zunehmendem Alter bei fast allen betroffenen Patienten auf. Vor allem die großen Gelenke wie Hüfte und Knie sowie die Wirbelsäule sind betroffen. Es bestehen die klinischen Charakteristika der rheumatoiden Arthritis und die radiologischen Zeichen einer Osteoarthritis. Häufig kommt es zu degenerativen Veränderungen der LWS mit Verschmälerung der Zwischenwirbelräume und Verschmelzung der Wirbelkörper.

Diagnostik

Nachweis einer erhöhten Homogentisinsäurekonzentration im Urin.

Therapie

Die Erkrankung wird durch eine eiweißarme Diät behandelt.

6.2 Störungen des Stoffwechsels schwefelhaltiger Aminosäuren

Homozystinurie

Definition

Autosomal-rezessiv vererbter Defekt der β-**Cystathioninsynthetase**, wodurch es zu Bindegewebsläsionen und einer verstärkten Thrombozytenadhäsivität kommt (☞ Abb. 6.4). Folgen sind die typischen Symptome am Auge, an den Gefäßen und am Skelett sowie thromboembolische Komplikationen (☞ Tab. 6.2).

Epidemiologie

Die Häufigkeit beträgt 1:200 000.

Klinik

Bei Geburt sind die Kinder unauffällig. Im weiteren Verlauf kommt es zu Symptomen im Bereich verschiedenster Organsysteme.
Augen: Linsenluxation (charakteristisches klinisches Zeichen!), Glaukom, Myopie
Skelett: Veränderungen ähnlich denen bei Marfan-Syndrom: dysproportionierter Hochwuchs, lange Extremitäten, Arachnodaktylie, Skoliose.
Gefäße: frühzeitige Arteriosklerose, Thromboembolien.
ZNS: Eine psychomotorische Entwicklungsverzögerung ist in etwa 60 % der Fälle nachweisbar. Psychiatrische Auffälligkeiten und zerebrale Krampfanfälle bestehen bei etwa 50 % der Patienten.

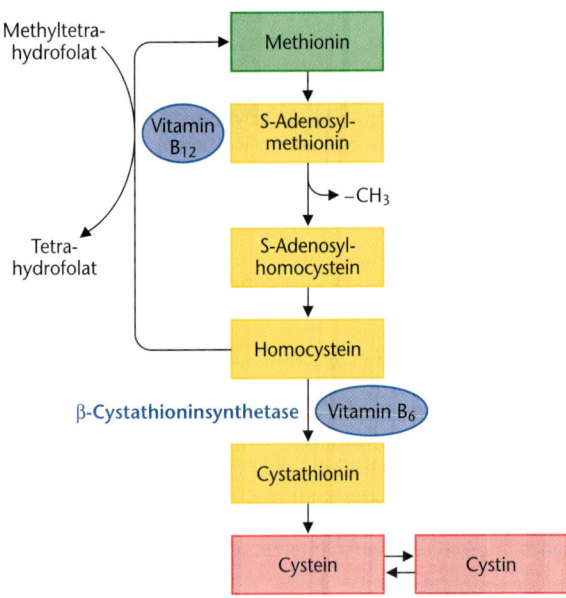

Abb. 6.4: Stoffwechsel schwefelhaltiger Aminosäuren.

Diagnostik

- Totales Homocystein und Methionin im Plasma erhöht, Zystin im Plasma erniedrigt
- Homocysteinausscheidung im Urin erhöht
- Enzymaktivitätsbestimmung in Fibroblasten
- DNA-Analyse: **CBS-Gen** auf Chromosom 21 lokalisiert
- **Pränatale Diagnostik:** Enzymaktivitätsbestimmung aus Amnionzellen oder Chorionzotten, Mutationsanalyse, wenn die Mutation beim Indexpatienten bekannt ist.

Therapie

Therapieziel ist die möglichst weitgehende Normalisierung des Gesamthomocysteins im Plasma. Zunächst sollte die **Vitamin-B_6-Abhängigkeit** ausgetestet werden, da etwa 50 % der Patienten auf eine hoch dosierte Substitutionstherapie mit Vitamin B_6 (300–900 mg/d) ansprechen. Begleitend sollte eine Folsäuresubstitution erfolgen. Bei Erfolglosigkeit wird eine **methioninarme (eiweißarme) Diät** unter Substitution von Zystin durchgeführt. Alternativ kann **Betain** zur Remethylierung von Homocystein zu Methionin eingesetzt werden.

Zystinurie

Definition

Autosomal-rezessiv vererbte renal-tubuläre Transportstörung der dibasischen Aminosäuren Ornithin, Arginin, Lysin sowie von Zystin, deren einzige klinische Komplikation die Bildung von Nierensteinen ist (☞ Tab. 6.2).

Epidemiologie

Die Häufigkeit beträgt 1:2000 bis 1:7000.

Pathogenese

Es handelt sich um eine gestörte Rückresorption von dibasischen Aminosäuren und Zystin im proximalen Tubulus. Dadurch sind die Konzentrationen dieser Substanzen im Urin erhöht. Die schlechte Wasserlöslichkeit von Zystin mit Auskristallisation im sauren Milieu führt typischerweise zum klinischen Leitsymptom der **Nephrolithiasis.**

Klinik

Bis auf die u.U. bereits im Kleinkindalter auftretende **Nephrolithiasis** sind die Patienten beschwerdefrei.

Diagnostik

- Zystin, Ornithin, Arginin und Lysin im Urin erhöht
- Sonographie der Nieren und ableitenden Harnwege: Nephrolithiasis?

Therapie

Das Ziel der Therapie ist die Verhinderung einer Nephrolithiasis. Hierzu erfolgt eine hohe Flüssigkeitszufuhr, die auch nächtliches Trinken vorsieht (Wecker stellen). Eine Urinalkalisierung erhöht die Zystinlöslichkeit. In schwierigen Fällen kann eine medikamentöse Therapie mit D-Penicillamin oder Mercaptopropionylglycin erwogen werden. Dadurch kommt es zur Bildung eines besser löslichen Disulfids mit Zystin. Bei bereits eingetretener Nephrolithiasis werden die Nierensteine durch Litothripsie oder operativ entfernt.

Nephropathische Zystinose

Definition

Autosomal-rezessiv vererbte lysosomale Transportstörung von Zystin mit Speicherung von Zystin in fast allen Geweben, die insbesondere zu einer renalen Insuffizienz führt (☞ Tab. 6.2).

Tab. 6.2 Übersicht der wichtigsten Transportstörungen.

Lokalisation	Nicht transportierte Metabolite	Erkrankung
Nierentubulus	Aminosäuren Glukose Phosphat	DeToni-Debré-Fanconi-Syndrom
Nierentubulus	Glukose	renale Glukosurie
Darmmukosa und Nierentubulus	neutrale Aminosäuren	Hartnup-Krankheit
Nierentubulus	dibasische Aminosäuren	Zystinurie
Lysosomen	Zystin	Zystinose

Epidemiologie

Die Häufigkeit beträgt 1:50 000 bis 1:100 000.

Pathogenese

Durch einen lysosomalen Transportdefekt für Zystin kommt es zur Speicherung von Zystin im retikuloendothelialen System vieler Gewebe, nicht aber in der Muskulatur oder im Gehirn. Die Zystinspeicherung in verschiedenen Organen ruft keine wesentlichen klinischen Symptome hervor, in der Niere kommt es jedoch zu schweren Funktionsstörungen, zunächst am Tubulus, dann auch am Glomerulus. Zystinablagerungen erfolgen auch in der Kornea.

Klinik

Zunächst verläuft die Entwicklung regelrecht. In der zweiten Hälfte des ersten Lebensjahrs beginnt die klinische Symptomatik mit Appetitlosigkeit, Erbrechen, Dystrophie, Fieber, Polydipsie, Polyurie und **Vitamin-D-refraktärer Rachitis**. Es kommt zu einer Wachstumsverzögerung. Die intellektuelle Entwicklung ist normal. Es besteht eine Photophobie, bei der Spaltlampenuntersuchung lassen sich **Zystinkristalle** in Kornea und Konjunktiva nachweisen. Es entwickelt sich ein **Fanconi-Syndrom** mit generalisierter Hyperaminoazidurie, Glukosurie, Polyurie, renaler Azidose, Phosphaturie und Hyperkaliurie. Dehydratation und Hypokaliämie können im Rahmen von Infekten zu schweren Stoffwechselkrisen führen. Eine **terminale Niereninsuffizienz** tritt innerhalb der ersten Lebensdekade auf.

Diagnostik

- **Spaltlampe:** kristalline Korneal- und Konjunktivaleinlagerungen
- **Fundusuntersuchung:** typische Pigmentveränderung
- Zystinkonzentration in Leukozyten stark erhöht.

Therapie

Die tubuläre Dysfunktion wird symptomatisch behandelt. Meistens sind hohe Dosen Vitamin D erforderlich. Cysteamin bindet Zystin in zweifacher Weise: einerseits unter Bildung von Zystein, das über den Zysteintransporter aus den Lysosomen ausgeschleust werden kann, andererseits unter Bildung des gemischten Disulfids Zystein-Zysteamin, das über den Lysintransporter aus den Lysosomen ausgeschleust werden kann.
Diese Behandlung kann die Progression zum terminalen Nierenversagen aufhalten. Bei niereninsuffizienten Patienten müssen Hämodialyse und Nierentransplantation erfolgen.

6.3 Störungen des Stoffwechsels der verzweigtkettigen Aminosäuren Leucin, Isoleucin und Valin

Ahornsirupkrankheit (Leuzinose)

Definition

Autosomal-rezessiv vererbte Stoffwechselerkrankung durch Defekt des gemeinsamen Dehydrogenasekomplexes der Alpha-Ketosäuren der verzweigtkettigen Aminosäuren Leucin, Isoleucin und Valin mit Entstehung einer

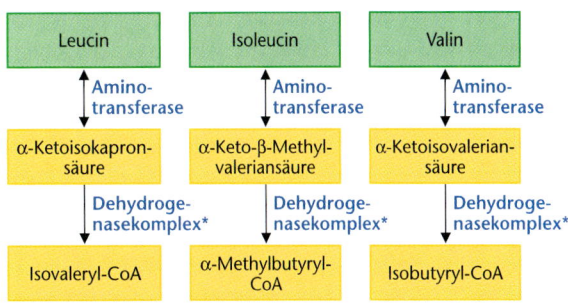

* Gemeinsamer Dehydrogenasekomplex der α-Ketosäuren und der verzweigtkettigen Aminosäuren

Abb. 6.5: Stoffwechseldefekt bei Ahornsirupkrankheit.

ausgeprägten neurologischen Symptomatik im Neugeborenenalter bei charakteristischem Uringeruch (☞ Abb. 6.5).

Epidemiologie

Die Häufigkeit beträgt 1:100 000 bis 1:200 000.

Pathogenese

Die Störung der oxidativen Dekarboxilierung der verzweigtkettigen Aminosäuren Leucin, Isoleucin und Valin führt zu einer Akkumulation der drei Aminosäuren und der korrespondierenden Alpha-Ketosäuren in allen Organen und Körperflüssigkeiten. Der Name „Ahornsirupkrankheit" entstand durch den würzigen Uringeruch, der an Ahornsirup oder „Maggi" erinnert.

Klinik

Klassische Form: Nach einem symptomfreien Intervall von bis zu fünf Tagen kommt es **innerhalb der ersten Lebenswoche** zu einer **rasch progredienten neurologischen Symptomatik:** Trinkschwäche, Erbrechen, Lethargie, Koma, muskuläre Hypertonie und Opisthotonus. Intermittierend treten Episoden mit muskulärer Hypotonie, Krampfanfälle und auffälligem süßlich-würzigen Geruch von Urin, Schweiß und Zerumen auf. Unbehandelt versterben die Patienten in einer schweren Ketoazidose.
Intermediärform: Die Symptome sind rezidivierendes Erbrechen, Gedeihstörung, psychomotorische Retardierung und Ataxie. Die Ketoazidose fehlt häufig.
Intermittierende Form: Hier kommt es nur im Rahmen kataboler Phasen (z.B. Infekte) zu episodenhaften metabolischen Entgleisungen bei unauffälliger psychomotorischer Entwicklung.

Diagnostik

- Die Ahornsirupkrankheit kann heute im Rahmen erweiterter **Neugeborenenscreeningprogramme** durch den Nachweis von Aminosäuren im Blut mittels Tandemmassenspektrometrie bereits am dritten Lebenstag diagnostiziert werden!
- Schwere metabolische Azidose (Ketoazidose!), Hypoglykämie
- Leucin, Isoleucin und Valin im Plasma und im Urin erhöht
- Alpha-Ketosäuren der verzweigtkettigen Aminosäuren im Urin erhöht

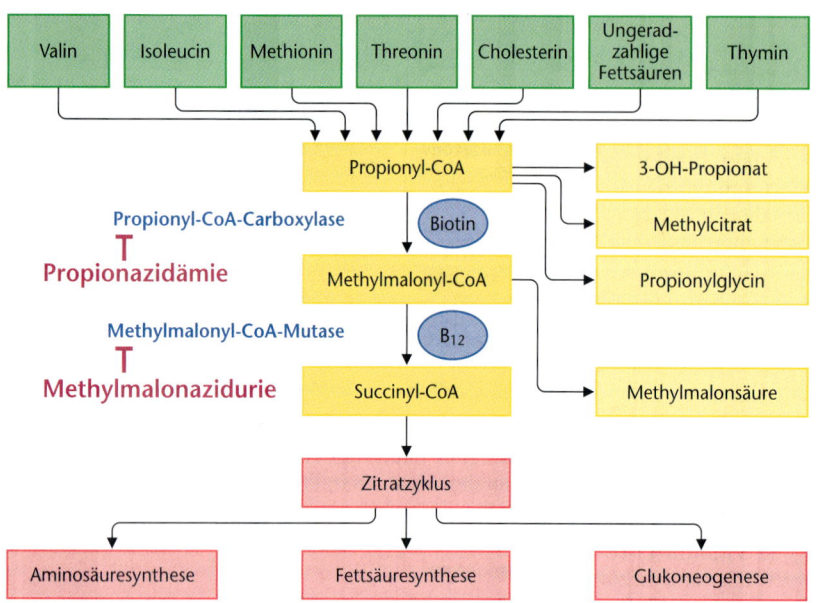

Abb. 6.6: Störungen beim Abbau verzweigtkettiger Aminosäuren bei Methylmalonazidurie und Propionazidämie (T = Defekt des Enzyms).

- Alloisoleucin im Plasma und im Urin erhöht (spezifisch für Ahornsirupkrankheit!).

Therapie

Die Notfalltherapie beinhaltet die **Anabolisierung** und **Detoxifikation.**
Akute Krise: Die Zufuhr an exogenem Protein wird kurzzeitig gestoppt. Der Katabolismus wird durch eine hoch dosierte Glukoseinfusion bei gleichzeitiger Insulininfusion durchbrochen.
Die Entfernung toxischer Metabolite erfolgt durch forcierte Diurese und/oder Hämofiltration. Immer sollte ein Therapieversuch mit dem Kofaktor Thiamin in einer Dosierung von 10 mg/d unternommen werden.
Dauertherapie: Lebensbegleitend wird eine eiweißarme Diät und Eiweißsubstitution mit leucin-, isoleucin- und valinfreien Aminosäurenmischungen durchgeführt. Bei nachgewiesener Thiaminsensitivität wird Thiamin in einer Dosierung von 10–800 mg/d verabreicht.

Prognose

Sie ist umgekehrt proportional zum Alter bei Behandlungsbeginn **(Neugeborenenscreening!).** In allen katabolen Situationen (Infektion, Operation) kann es zu schwerer Ketoazidose, Hirnödem und letalem Ausgang kommen.

Organische Azidurien durch Defekte im Abbau verzweigtkettiger Aminosäuren

Definition

Angeborene Störungen im Abbau von Leucin, Isoleucin und Valin mit vermehrter Ausscheidung organischer Säuren (☞ Abb. 6.6). Die Leitsymptome sind eine **metabolische Azidose** und **Hyperammonämie,** die bereits im Neugeborenenalter zum Koma führen können.

Epidemiologie

Die Häufigkeit beträgt etwa 1:10 000.

Ätiologie

Die wichtigsten organischen Azidurien sind:
- **Methylmalonazidurie:** Defekt der Methylmalonyl-CoA-Mutase
- **Propionazidämie:** Defekt der Propionyl-CoA-Carboxylase

Pathogenese

Die Enzymdefekte führen zu einer Akkumulation organischer Säuren. Darüber hinaus kommt es infolge einer Hemmung der Pyruvatdehydrogenase zu einem sekundären Laktatanstieg. Beides zusammen führt zur **metabolischen Azidose.** Die akkumulierenden organischen Säuren werden zur endogenen Detoxifikation mit Carnitin verestert: Nachweis **spezifischer Acylcarnitine** (Neugeborenenscreening!) und Entstehung eines Mangels an freiem Carnitin. Über die Hemmung der Pyruvatcarboxylase kommt es zur **Hypoglykämie.** Methylmalonsäure und Propionyl-CoA hemmen die Azetylglutamatsynthetase, wodurch Azetylglutamat als Kofaktor der Carbamoylphosphatsynthetase (Harnstoffzyklus) fehlt und die **Hyperammonämie** entsteht. Die Hyperammonämie führt zum **Hirnödem** und damit zur Hirnschädigung.

Klinik

Neonatale Form: Es handelt sich um ein akutes Krankheitsbild, das sich in den ersten Lebenstagen mit Trinkschwäche, Erbrechen, Dehydratation, Hepatopathie, Lethargie, muskulärer Hypotonie und schließlich Koma und Multiorganversagen manifestiert.
Chronisch-intermittierende Form: Im Rahmen kataboler Stoffwechselsituationen treten rezidivierende metabolische Krisen mit Azidose und Hyperammonämie auf. Im Intervall sind die Kinder asymptomatisch.
Chronisch-progrediente Form: Es handelt sich um ein unspezifisches Krankheitsbild mit Gedeihstörung, muskulärer Hypotonie und psychomotorischer Entwicklungsretardierung.

Diagnostik

- Organische Azidurien können heute im Rahmen erweiterter **Neugeborenenscreeningprogramme** durch den Nachweis spezifischer Acylcarnitine im Blut mittels Tandemmassenspektrometrie bereits am dritten Lebenstag diagnostiziert werden!
- **Laborleitbefunde:** metabolische Azidose, Hypoglykämie, Hyperammonämie
- Konzentration von freiem Carnitin im Plasma erniedrigt
- Nachweis spezifischer Acylcarnitine im Blut
- Bestimmung organischer Säuren im Urin
- Enzymaktivitätsbestimmung aus kultivierten Fibroblasten
- Mutationsanalyse.

Merke!

Die Hyperammonämie tritt nicht nur bei Harnstoffzyklusdefekten auf, sondern kann auch ein Kardinalsymptom von organischen Azidurien sein!

Therapie

Die **Notfalltherapie** beinhaltet die **Anabolisierung** und **Detoxifikation**.

Die Zufuhr an exogenem Protein wird kurzzeitig gestoppt. Der Katabolismus wird durch eine hoch dosierte Glukoseinfusion bei gleichzeitiger Insulininfusion durchbrochen. Die parenterale Ernährung sieht eine hohe Kalorienzufuhr vor. Die Entfernung toxischer Metabolite erfolgt durch forcierte Diurese und die Verabreichung von L-Carnitin i.v., das die pathologischen Metabolite bindet und sie dadurch renal ausscheidbar macht. Bei Versagen der konservativen Therapie wird eine Hämofiltration durchgeführt.

Dauertherapie: Die Patienten erhalten lebensbegleitend eine streng **eiweißarme Diät** und eine Eiweißsubstitution mit vorstufenfreier Aminosäurenmischung. Zur Detoxifikation wird L-Carnitin in einer Dosierung von etwa 100 mg/kg KG/d verabreicht.

Kofaktortherapie: Hydroxycobalamin wird bei Nachweis einer Vitamin-B_{12}-abhängigen Form einer Methylmalonazidurie substituiert.

Merke!

Erweiterte Neugeborenenscreeningprogramme erlauben eine frühzeitige Diagnose und damit einen frühzeitigen Therapiebeginn vor Auftreten der ersten schweren hyperammonämischen Krise. Die Prognose von organischen Azidurien wird hierdurch erheblich verbessert!

Prognose

Die Prognose ist erheblich vom Ausmaß und von der Dauer der initialen Hyperammonämie und der Häufigkeit später auftretender Hyperammonämien abhängig. Durch die frühzeitige Erkennung und Behandlung der Erkrankungen können die Mortalität und die Inzidenz neurologischer Symptome (z. B. extrapyramidaler Bewegungsstörungen) und mentaler Retardierungen wahrscheinlich erheblich reduziert werden.

Kasuistik

A: Leo ist das zweite Kind gesunder Eltern. Seine Schwester ist im Alter von drei Wochen nach einem neonatalen hyperammonämischen Koma bei einer Methylmalonazidurie trotz intensivster Therapiebemühungen gestorben. Die Eltern haben sich nach einer eingehenden genetischen Beratung, bei der sie darüber aufgeklärt wurden, dass das Wiederholungsrisiko 25 % beträgt, gegen die Durchführung einer pränatalen Diagnostik entschieden.

K: Leo kommt nach einer komplikationslosen Schwangerschaft am errechneten Geburtstermin zur Welt und zeigt nach der Geburt keinerlei klinische Auffälligkeiten.

Diag: Bereits am ersten Lebenstag wird durch den Nachweis erhöhter Konzentrationen von Propionylcarnitin mittels Tandemmassenspektrometrie die Diagnose einer Methylmalonazidurie gestellt.

D: Die Diagnose wird durch die Untersuchung der organischen Säuren im Urin und durch die Enzymaktivitätsbestimmung in kultivierten Fibroblasten bestätigt.

Th: Leo erhält seit dem ersten Lebenstag eine eiweißarme Diät unter Eiweißsubstitution mit einer vorstufenfreien Aminosäurenmischung. Im Alter von einem Jahr wird wegen einer zunehmenden Essstörung eine PEG-Sonde gelegt. Außerdem wird er mit L-Carnitin behandelt. Relevante Hyperammonämien oder gar ein Koma konnten durch diese Maßnahmen verhindert werden.

V: Leo ist inzwischen 4½ Jahre alt und hat sich weitgehend altersentsprechend entwickelt (☞ Abb. 6.7). Der Verlauf bei diesem Patienten zeigt, dass die Prognose auch sehr schwer wiegender angeborener Stoffwechselerkrankungen durch eine frühzeitige Diagnosestellung im erweiterten Neugeborenenscreening und eine frühzeitige Therapie erheblich verbessert werden kann.

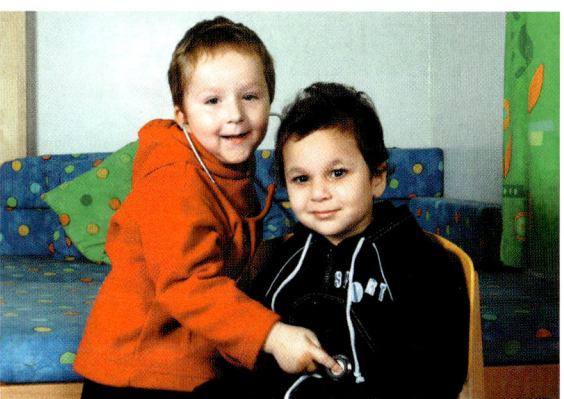

Abb. 6.7: 4½ Jahre alter Patient mit Methylmalonazidurie und 2½ Jahre alter Patient mit Propionazidämie. Bei beiden Patienten wurde die Diagnose im erweiterten Neugeborenenscreening gestellt. Sie haben sich unter frühzeitiger Therapie bisher nahezu altersentsprechend entwickelt.

6.4 Störungen des Harnstoffzyklus

Definition

Angeborene, mit einer Ausnahme autosomal-rezessiv vererbte Defekte der am Harnstoffzyklus beteiligten Enzyme, die häufig bereits in der Neugeborenenperiode lebensbedrohliche Symptome verursachen und typischerweise mit einer Hyperammonämie einhergehen (☞ Abb. 6.8).

Defekte

- Carbamoylphosphatsynthetase (CPS)
- Ornithincarbamoyltransferase (OCT)
- Argininosuccinatsynthetase (AS): Zitrullinämie
- Argininosuccinase (AL): Argininobernsteinsäurekrankheit
- Arginase: Argininämie
- N-Acetylglutamat-Synthetase (NAGS).

Epidemiologie

Harnstoffzyklusdefekte treten mit einer Häufigkeit von etwa 1:30 000 auf.

Vererbung

- Die Defekte der CPS, AS, AL, Arginase und NAGS werden autosomal-rezessiv vererbt.
- Der Defekt der Ornithincarbamoyltransferase wird X-chromosomal-rezessiv vererbt.

Pathogenese

Der Harnstoffzyklus dient der Elimination überschüssigen Stickstoffs, indem es Ammoniak zu ungiftigem Harnstoff metabolisiert. Liegt einer der o.g Enzymdefekte vor, kommt es zur **Hyperammonämie** und zur Akkumulation der Aminosäuren vor dem Block, während die Aminosäuren hinter dem Block in verminderter Konzentration nachweisbar sind. Darüber hinaus kommt es regelmäßig zu einer **Glutaminerhöhung.** Der erhöhte Glutamingehalt in Astrozyten führt über osmotische Effekte zu Astrozytenschwellung und **Hirnödem.** Bei Akkumulation von Carbamoylphosphat wird **Orotsäure** gebildet, die als wichtiger diagnostischer Marker

verwendet werden kann (erhöht bei allen Harnstoffzyklusstörungen außer bei CPS- und NAGS-Mangel!).

Klinik

Neonatale Manifestation: Nach einem kurzen symptomfreien Intervall von etwa 24 Stunden kommt es zu Trinkschwäche, Erbrechen, Lethargie, Irritabilität, Tachypnoe, Krampfanfällen und Koma. Sehr häufig wird die Erkrankung als Sepsis fehldiagnostiziert! Unbehandelt versterben die Kinder innerhalb weniger Tage.

Manifestation im Kleinkindalter: Die Symptomatik ist weniger akut und variabler und tritt bei erhöhter exogener Proteinzufuhr (z. B. bei Umstellung von Muttermilch auf Säuglingsnahrung) oder bei endogener Proteinbelastung durch Katabolie (Infekt, Impfung) auf. Die Symptome sind Anorexie, Lethargie, Erbrechen, Gedeihstörung und psychomotorische Entwicklungsretardierung. Häufig sind Verhaltensauffälligkeiten das einzige klinische Symptom. Eine Hepatomegalie fehlt selten. Häufig wird die Erkrankung wegen des im Vordergrund stehenden rezidivierenden Erbrechens als gastrointestinale Erkrankung oder Nahrungsmittelallergie fehldiagnostiziert.

Manifestation in der Pubertät: Die neurologische Symptomatik steht im Vordergrund. Bei hoher exogener Proteinzufuhr oder im Rahmen kataboler Stoffwechselsituationen (Infekt, Operation) kommt es zu einer akuten Enzephalopathie mit Lethargie, Verhaltensauffälligkeiten (Agitation und Desorientiertheit), Erbrechen, Kopfschmerzen und Ataxie. Bei ausbleibender Therapie kommt es zu Koma mit Hirnödem und Exitus letalis. Im Intervall sind die Patienten weitgehend symptomfrei, eine mentale Retardierung ist jedoch häufig.

Sonderform Arginasedefekt: Bei dieser Störung tritt eine charakteristische Symptomatik mit spastischer Diplegie auf, die oft als Zerebralparese fehldiagnostiziert wird.

> **Merke!**
> Bei unspezifischer schwer wiegender Symptomatik im Neugeborenenalter und bei rezidivierendem Erbrechen sollte an die Bestimmung von Ammoniak im Plasma gedacht werden!

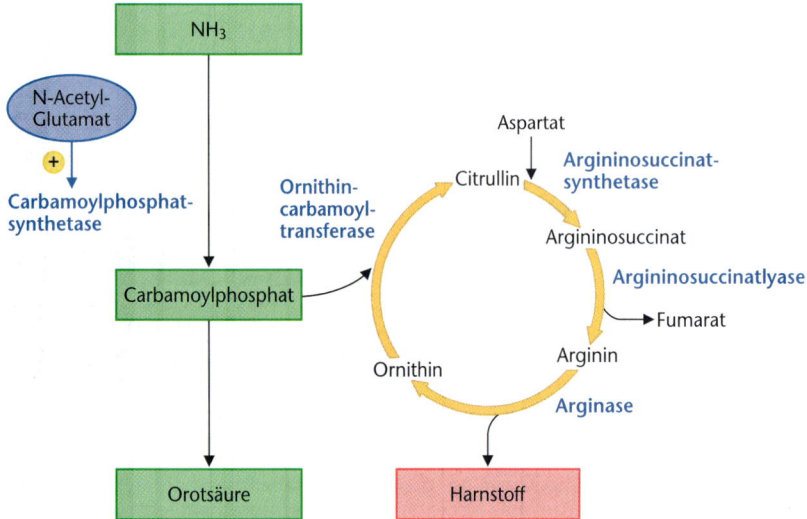

Abb. 6.8: Der Harnstoffzyklus.

Diagnostik

- **Hyperammonämie** (erste Lebenswoche $\geq$ 150 µmol/l, dann $\geq$ 50 µmol/l)
- **Blutgasanalyse:** respiratorische Alkalose
- **Aminosäuren** im Plasma: Erhöhung von Glutamin und in Abhängigkeit des Defekts von spezifischen Aminosäuren vor dem Enzymblock, verminderte Konzentrationen der Aminosäuren hinter dem Block
- **Orotsäure** im Urin: erhöht bei allen Defekten außer NAGS- und CPS-Mangel
- **Enzymaktivitätsbestimmung** aus Lebergewebe
- **Mutationsanalyse.**

Checkliste: Differentialdiagnosen bei Hyperammonämie.	
Angeboren	**Erworben**
Harnstoffzyklusdefekte	Leberfunktionsstörung
organische Azidurien	transitorische Hyperammonämie des Neugeborenen
Störungen des Transports oder der Oxidation von Fettsäuren	Valproattherapie
Hyperinsulinismus-Hyperammonämie-Syndrom	Reye-Syndrom

Therapie

Die **Notfalltherapie** beinhaltet die **Anabolisierung** und **Detoxifikation.**
Die Zufuhr an exogenem Protein wird kurzzeitig gestoppt. Der Katabolismus wird durch eine hoch dosierte Glukoseinfusion bei gleichzeitiger Insulininfusion durchbrochen. Die parenterale Ernährung sieht eine hohe Kalorienzufuhr vor.
Aktivierung alternativer Wege der Stickstoffelimination: Natriumbenzoat bindet Glycin unter Bildung von Hippursäure, die renal ausgeschieden wird. Phenylbutyrat bindet Glutamin unter Bildung von Phenylacetylglutamin, das renal ausgeschieden wird.
Bei Versagen der konservativen Therapie wird eine Hämofiltration durchgeführt.
Aminosäurensubstitution: Die Aminosäuren L-Arginin oder L-Citrullin werden bei den meisten Harnstoffzyklusdefekten substituiert (nicht bei Argininämie).
Dauertherapie: Die Patienten erhalten lebensbegleitend eine streng **eiweißarme Diät** und eine Eiweißsubstitution mit einer Mischung essenzieller Aminosäuren. Natriumbenzoat und/oder Phenylbutyrat werden zur Aktivierung alternativer Wege der Stickstoffelimination gegeben.
Eine **Lebertransplantation** kann bei schwieriger metabolischer Einstellung durchgeführt werden.

Prognose

Bei Manifestation mit schwerem hyperammonämischem Koma im Neugeborenenalter besteht ein hohes Behinderungsrisiko. Bei prospektiver Therapie (z.B. bei Geschwisterkindern) ist die Prognose besser.

Merke!
Die IQ-Entwicklung verläuft umgekehrt proportional zur Komadauer und -schwere.

Kasuistik

A: Emma ist das erste Kind gesunder, nicht konsanguiner Eltern. Schwangerschaft und Geburt verlaufen komplikationslos. Geburtsgewicht 3400 g, APGAR 9/10/10. Am dritten Lebenstag treten eine zunehmende Müdigkeit, Trinkschwäche und Tachydyspnoe auf. Unter dem Verdacht auf eine Neugeboreneninfektion erfolgt die Verlegung von der Entbindungsstation auf die Neugeborenen-Intensivstation.

D+K: Nach Abnahme von Blutkulturen wird mit einer antibiotischen Therapie begonnen. Am Abend des dritten Lebenstages ist Emma tief komatös. Die dann veranlasste Bestimmung der Ammoniakkonzentration im Plasma ergibt eine ausgeprägte Hyperammonämie mit 1353 µmol/l (normal < 150). Eine Azidose besteht nicht (ph-Wert 7,53). Bei der Untersuchung der Aminosäuren im Plasma finden sich erhöhte Konzentrationen von Glutamin, Citrullin und Argininosuccinat bei erniedrigter Argininkonzentration. Die Orotsäureausscheidung im Urin ist erhöht. Die Patientin wird intubiert und in ein spezialisiertes Stoffwechselzentrum verlegt.

Diag: Aufgrund der Hyperammonämie bei fehlender Azidose, der Konstellation der Plasmaaminosäuren und der erhöhten Orotsäureausscheidung im Urin kann die Diagnose einer Argininobernsteinsäure-Erkrankung durch Defekt der Argininosuccinat-Lyase gestellt werden. Die Diagnose bestätigt sich molekulargenetisch.

T: Die exogene Proteinzufuhr wird umgehend gestoppt und es wird mit einer hoch dosierten Glukoseinfusion und der Verabreichung von Fett i.v. begonnen, um eine hohe Energiezufuhr zu erreichen. Die Patientin erhält außerdem Arginin-Hydrochlorid und Natrium-Benzoat i.v. Unter dieser Therapie kommt es zu einem raschen Absinken der Ammoniakkonzentration im Plasma. Bereits 12 Stunden nach Aufnahme liegt diese im Normbereich und Emma kann noch am nächsten Tag extubiert werden.
Der Defekt der Argininosuccinat-Lyase spricht besonders gut auf eine Therapie mit Arginin an, da bei ausreichender Verfügbarkeit von Arginin Argininosuccinat gebildet wird, dessen renale Clearance der von Harnstoff entspricht. Argininosuccinat wird somit nahezu vollständig über die Niere eliminiert, wodurch überschüssiger Stickstoff aus dem Körper entfernt wird. Die Gefahr der metabolischen Entgleisung mit hyperammonämischen Krisen ist bei dieser Form der Harnstoffzyklusstörung daher vergleichsweise gering.

V: Emma erhält eine eiweißarme Diät bei Substitution essenzieller Aminosäuren mit einer speziellen Aminosäurenmischung. Außer L-Arginin benötigt sie derzeit keine Medikamente. Im Alter von einem Jahr wird wegen einer zunehmenden Essstörung eine PEG-Sonde gelegt. Sie ist jetzt fünf Jahre alt und besucht den Kindergarten. Die psychomotorische Entwicklung ist mittelgradig retardiert und es besteht eine Störung der Feinmotorik. Sie läuft seit dem Alter von 19 Monaten frei und hat im Alter von 23 Monaten begonnen, zu sprechen. Darüber hinaus ist die Leber deutlich vergrößert und die Aktivitäten der Aminotransferasen im Serum sind erhöht. Eine chronische Hepatopathie mit langsam progredienter Leberfunktionsstörung und Leberfibrose ist die typische Langzeitkomplikation der hier vorliegenden angeborenen Stoffwechselstörung.

6.5 Störungen des Glycinstoffwechsels

Definition

Erhöhungen von Glycin in verschiedenen Körperflüssigkeiten durch primären Defekt des Glycin spaltenden Enzymkomplexes (nonketotische Hyperglycinämie) oder sekundär bei Vorliegen anderer angeborener Stoffwechselerkrankungen, insbesondere organischer Azidämien (ketotische Hyperglycinämie)

Nonketotische Hyperglycinämie

Defekt

Glycin spaltendes Enzymsystem in der Leber und im ZNS.

Vererbung

Autosomal-rezessiv. Die Erkrankung kommt besonders häufig in Finnland vor.

Pathogenese

Der Enzymdefekt führt zu Glycinanhäufung in Plasma, Liquor und ZNS. Obwohl Glycin im ZNS als Neurotransmitter hemmender Synapsen wirkt, hat es über die Aktivierung glutaminerger N-Methyl-D-Aspartat-(NMDA-)Rezeptoren auch einen exzitatorischen Effekt. Dies führt zu schweren Krampfanfällen und Hirnschäden.

Klinik

Neonatale Form (80 %): Die Kinder sind bei Geburt unauffällig. Die Symptomatik beginnt meistens am zweiten Lebenstag mit Trink- und Saugschwäche, therapieresistenten myoklonischen Krampfanfällen, Lethargie, Koma, muskulärer Hypotonie und Apnoephasen. Bei Überleben kommt es zu mentaler Retardierung, Myoklonien und Mikrozephalie.
Late-Onset-Form (20 %): Der Symptombeginn erfolgt im Kleinkindalter bis zur Adoleszenz. Die Patienten weisen neurologische Symptome unterschiedlicher Ausprägung auf.

Diagnostik

- **Glycin** in Plasma, Urin und Liquor erhöht
- Verhältnis Liquorglycin zu Plasmaglycin stark erhöht
- Ausschluss organischer Azidurien (ketotische Hyperglycinämie)
- **EEG:** Nachweis des charakteristischen „Burst-Suppression"-Musters
- Enzymaktivitätsbestimmung in Leberzellen
- Mutationsanalyse.

Therapie

Zur **Glycinausschleusung** wird Natriumbenzoat, zur **Glycinrezeptorblockade im ZNS** werden Strychnin und Benzodiazepine und zur **NMDA-Rezeptorblockade im**

ZNS werden Dextromethorphan und Ketamin verabreicht.

Prognose

Bei der neonatalen Form der Erkrankung ist die Prognose trotz Therapie sehr schlecht.

6.6 Störungen des Kohlenhydratstoffwechsels

Physiologie

Glukose ist der zentrale Energieträger des menschlichen Stoffwechsels. Gehirn und Erythrozyten sind absolut glukoseabhängig. Die Blutglukosekonzentration ist das Ergebnis von Glukoseproduktion und Glukoseverbrauch.
Für die Regulation der Blutglukose wichtige Stoffwechselwege
Glykolyse: anaerober Abbau von Glukose zu Pyruvat in Erythrozyten, Nierenmark und Skelettmuskel
Glykogensynthese: Glykogenbildung aus Glukose zur Speicherung in Leber, Nierenrinde, Skelettmuskel
Glukoneogenese: Neubildung von Glukose aus Aminosäuren, Pyruvat und Glyzerol (aus Fettabbau)
Lipolyse: Abbau von Fetten zu Glyzerol und freien Fettsäuren
Ketogenese: Bildung von Ketonkörpern (Azetoazetat, β-Hydroxybutyrat und Azeton) aus in Hungersituationen anfallenden Fettsäuren (Lipolyse). Ketonkörper dienen dann als alternative energiereiche Substrate in Gehirn und Muskulatur.
Lipogenese: Aufbau von Fetten (☞ Abb. 6.9).
Die wichtigsten an der Regulation der Blutglukose beteiligten Hormone
Insulin: Senkung der Blutglukose durch Förderung des Glukosetransports in die Zelle, Förderung der Glykogensynthese, Hemmung der Glykogenolyse, Hemmung der Glukoneogenese.
Glukagon: Erhöhung der Blutglukose durch Förderung der Glykogenolyse, Förderung der Glukoneogenese.
STH: kurzfristig insulinähnliche Wirkung, langfristig Blutglukose steigernde Wirkung.
Adrenalin: Freisetzung in Stresssituationen, Glukosebereitstellung durch Glykogenolyse, Förderung der Glukoseaufnahme in die Zellen zur Energiebereitstellung für die Muskulatur.
Kortikosteroide: Erhöhung der Blutglukose durch vermehrte Glukoneogenese aus Aminosäuren.

6.6.1 Hypoglykämien

Definition

Absinken der Blutglukosekonzentration unter die für bestimmte Altersgruppen festgelegten Normwerte (☞ Tab. 6.3). Bisher gibt es keine systematischen Untersuchungen, die zu einer überzeugenden Definition für Hypoglykämie führen könnten. Unten stehende Richtlinien reflektieren den aktuellen Kenntnisstand. Entgegen früheren Definitionen besteht kein Hinweis darauf, dass Frühgeborene eine höhere Toleranz gegenüber Glukosemangel haben. Im Gegenteil: aufgrund geringerer Glykogenreserven ist der Glukosebedarf vermutlich höher!

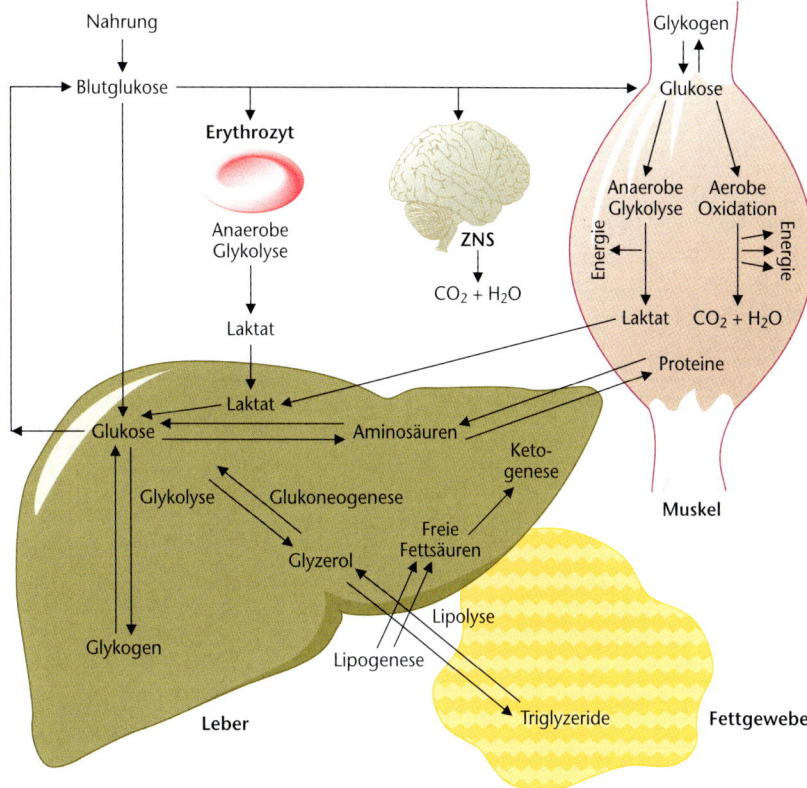

Abb. 6.9: Der Glukosestoffwechsel.

Tab. 6.3 Altersabhängige Definition der Hypoglykämie.

Neu- und Früh-geborene	Säuglinge und Kleinkinder	Ältere Kinder
< 50 mg/dl (2,8 mmol/l)	< 50 mg/dl (2,8 mmol/l)	< 55 mg/dl (3,0 mmol/l)

Epidemiologie

Die Hypoglykämie ist die häufigste metabolische Störung im Kindesalter, die im Neugeborenen- und Säuglingsalter häufiger als im späteren Kindesalter auftritt.

Ätiologie

☞ Checkliste: wichtige Ursachen von Hypoglykämien im Kindesalter.

Merke!
Wiederholte oder lang dauernde Hypoglykämien führen zu Schäden des ZNS!

Klinik

Cave: Hypoglykämien sind häufig asymptomatisch!
Wichtig ist nicht nur der absolute Blutglukosewert, sondern v.a. die Geschwindigkeit des Blutglukoseabfalls: Je rascher der Abfall, desto ausgeprägter sind die Symptome (☞ Tab. 6.4).
Die Gefährdung des Gehirns im Rahmen der Hypoglykämie ist von der Verfügbarkeit alternativer energiereicher Substrate abhängig. Besonders bedrohlich sind da-

her hypoketotische Hypoglykämien (Hyperinsulinismus, Störungen des Transports oder der Oxidation von Fettsäuren).

Diagnostik

Eine gezielte Diagnostik ist nur in der Phase der akuten Hypoglykämie sinnvoll!
- **Anamnese:** Alter bei Beginn der Symptomatik, Symptomatik nüchtern oder postprandial? Länge der möglichen Nüchternperioden, Begleitsymptome

Tab. 6.4 Übersicht klinischer Hypoglykämiezeichen in verschiedenen Altersstufen.

Neugeborene	Ältere Kinder
Tremor, Irritabilität	Blässe
Apnoe, Zyanose	Kaltschweißigkeit
schrilles Schreien	Kopfschmerzen
Blässe	Schwindel
Apathie	Sehstörungen
muskuläre Hypotonie	Bauchschmerzen, Erbrechen
Tachypnoe	Hunger
Trinkschwäche	Verhaltensauffälligkeiten
zerebrale Krampfanfälle	zerebrale Krampfanfälle
Koma	Koma

85

Checkliste: wichtige Ursachen von Hypoglykämien im Kindesalter.

Ungenügende Glukosezufuhr	• Hunger • Malabsorption • Lebererkrankungen • geringe Glykogenreserven (z.B. FG/NG) • verminderte Glykogenolyse • verminderte Glukoneogenese
Erhöhter Verbrauch	• vermehrte Muskelarbeit • Hyperinsulinismus • Katabolismus
Medikamente	• Insulin • Betablocker • Salizylate
Angeborene Stoffwechselstörungen	• Hyperinsulinismus • Störungen der Fettsäurenoxidation • Glykogenspeichererkrankungen • Glukoneogenesestörungen • hereditäre Fruktoseintoleranz • Galaktosämie • organische Azidurien
Mangel an Blutzucker steigernden Hormonen	• Wachstumshormonmangel • ACTH-Mangel bei Hypopituitarismus • Nebennierenrindeninsuffizienz • Glukagonmangel

- **Glukose** im Plasma
- Blutgasanalyse
- Laktat, Ammoniak im Plasma
- Freie Fettsäuren und Ketonkörper (3-Hydroxybutyrat) im Plasma (☞ Tab. 6.5 und 6.6)
- Gesamtcarnitin, freies Carnitin, Acylcarnitine im Plasma
- Insulin, C-Peptid, Kortisol, TSH, T3, fT4, Wachstumshormon, Glukagon, ACTH
- Organische Säuren im Urin in der ersten Portion nach der Hypoglykämie
- Gezielte Enzymaktivitätsbestimmungen aus Erythrozyten, Fibroblasten oder Lebergewebe
- Gezielte DNA-Analyse.

Merke!
Eine gezielte Diagnostik ist nur in der Phase der akuten Hypoglykämie sinnvoll!

Tab. 6.5 Unterteilung der Hypoglykämien in hypoketotische und ketotische Formen.

Hypoketotische Hypoglykämien (Plasmaketonkörper niedrig)	Ketotische Hypoglykämien (Plasmaketonkörper hoch)
Hyperinsulinismus	Störungen im Glykogenabbau
Störungen der Fettsäurenoxidation	Störungen der Glukoneogenese
Glykogenose Typ I	endokrine Störungen
postprandiale (reaktive) Hypoglykämie	organische Azidurien

Differentialdiagnosen

Die Begleitsymptome können diagnostische Hinweise zur Grunderkrankung liefern. Tab. 6.7 bietet eine Übersicht.

Hyperinsulinismus

Definition

Passagere oder persistierende Erhöhung der Plasmainsulinkonzentration trotz Hypoglykämie.

Tab. 6.6 Metabolitenkonstellation im Blut bei verschiedenen Störungen, die mit Hypoglykämien einhergehen.

Ketonkörper niedrig, freie Fettsäuren niedrig	• Hyperinsulinismus • NNR-Insuffizienz • Hypopituitarismus (Säuglinge)
Ketonkörper niedrig, freie Fettsäuren hoch	• Störungen der Fettsäurenoxidation
Ketonkörper hoch, freie Fettsäuren hoch	• organische Azidurien • Glykogenose Typ VI • Glykogensynthetase-Mangel
Ketonkörper hoch, Laktat niedrig	• Hypopituitarismus (Kleinkinder) • Glykogenose Typ III
Laktat hoch	• Glykogenose Typ I • Fruktose-1,6-Bisphosphatase-Mangel • Pyruvatcarboxylasemangel • Defekte der mitochondrialen Atmungskette

Tab. 6.7 Diagnose weisende Symptome bei kindlichen Hypoglykämien.

Symptom	Erkrankung
ausgeprägte Hepatomegalie	• Glykogenspeicherkrankheiten
mäßiggradige Hepatomegalie	• hereditäre Fruktoseintoleranz • Fruktose-1,6-Bisphosphatase-Mangel • Störungen der Fettsäurenoxidation
geringgradige Hepatomegalie	• Hyperinsulinismus • organische Azidurien
Leberfunktionsstörung	• hereditäre Fruktoseintoleranz • Galaktosämie • Tyrosinämie Typ I
Minderwuchs	• hypothalamisch-hypophysäre Insuffizienz • Glykogenspeicherkrankheiten
Gaumenspalte, Mikropenis	• kongenitaler Panhypopituitarismus
Makrosomie	• intrauterin beginnender Hyperinsulinismus
Somnolenz, Koma	• Störungen der Fettsäurenoxidation

Epidemiologie

Mit 55 % ist der Hyperinsulinismus die häufigste Ursache persistierender Hypoglykämien im ersten Lebensjahr.

Ätiologie

• **Transitorischer Hyperinsulinismus über wenige Tage** bei Erythroblastosis fetalis, Beckwith-Wiedemann-Syndrom, mütterlichem Diabetes mellitus und Medikamenteneinnahme der Mutter in der Schwangerschaft (Thiazide, Sulfonamide, Betamimetika, Tokolytika, Diazoxid, Antidiabetika)
• **Transitorischer Hyperinsulinismus, z.T. über Monate,** bei Mangelgeborenen und postnataler Asphyxie
• **Persistierender Hyperinsulinismus** bei kongenitalem Hyperinsulinismus.

Merke!
Der Hyperinsulinismus ist die häufigste Ursache persistierender Hypoglykämien im ersten Lebensjahr.

Kongenitaler Hyperinsulinismus

Klassifikation

• **Schwerer neonataler Hyperinsulinismus mit diffuser β-Zellhyperplasie (60 %):** autosomal-rezessiv vererbte Mutationen im Sulfonylharnstoff-Rezeptorgen (SUR1-Gen) oder im K_{IR}6.2-Gen des ATP-sensitiven Kaliumkanals der pankreatischen β-Zelle
• **Hyperinsulinismus mit fokaler adenomatöser Hyperplasie des Pankreas:** somatischer Verlust mater-

naler Allele der Chromosomenregion 11p15, in der auch das SUR1-Gen liegt. Dadurch werden paternal vererbte rezessive SUR1-Mutationen demaskiert und führen in einem umschriebenen Pankreasbereich zu einem Defekt des ATP-sensitiven Kaliumkanals.
• **Milder kongenitaler Hyperinsulinismus:** autosomal-dominant vererbte Mutationen im **Glukokinase-Gen** oder im **Glutamatdehydrogenase-Gen** (Hyperinsulinismus-Hyperammonämie-Syndrom).

Klinik

Neonatale Form: Die Patienten sind bei Geburt häufig makrosom, in 50 % der Fälle treten in den ersten Lebenstagen zerebrale Krampfanfälle auf. Die Symptome der Hypoglykämie sind Apnoen, Zittrigkeit, Trinkschwäche und Somnolenz.
Infantile Form: Diese Form der Erkrankung manifestiert sich meistens durch das Auftreten zerebraler Krampfanfälle.

Merke!
Da dem ZNS sowohl primäres (Glukose) als auch alternatives (Ketonkörper) energiereiches Substrat fehlt, ist für junge Säuglinge das Risiko, im Rahmen einer Hypoglykämie durch Hyperinsulinismus einen bleibenden Hirnschaden zu entwickeln, außerordentlich hoch!

Diagnostik

• Extrem gesteigerter Glukosebedarf: > 10 mg/kg/min
• Plasmainsulinkonzentration bei Plasmaglukose < 2 mmol/l: > 3 mU/l
• Freie Fettsäuren im Plasma bei Plasmaglukose < 2 mmol/l: < 600 µmol/l
• 3-Hydroxybutyrat bei Plasmaglukose < 2 mmol/l: < 0,1 mmol/l
• Glukagontest (30 µg/kg i.m.): Anstieg der Plasmaglukosekonzentration > 1,4 mmol/l in 45 Minuten
• **Selektives pankreatisches Venensampling (PVS) mit Insulinbestimmung:**
  – diffuse Form: gleichmäßige Erhöhung der Insulinkonzentrationen
  – fokale adenomatöse Form: erhöhte Insulinkonzentrationen nur im Bereich der fokalen Läsion
• **Intraarterieller Kalziumstimulationstest:** Nach Katheterisierung der A. mesenterica superior, A. gastroduodenalis und A. lienalis führt eine Injektion von Kalzium zur selektiven Stimulation der Insulinsekretion mit besonders hohen Anstiegen der Insulinkonzentration im Bereich einer fokalen adenomatösen Läsion.

Merke!
Biochemische Leitsymptome bei Hyperinsulinismus: Hypoglykämie, erhöhte Insulinkonzentration, erniedrigte freie Fettsäuren und erniedrigte Ketonkörperkonzentrationen.

Therapie

Therapieziel ist die Vermeidung hypoketotischer Hypoglykämien und der damit verbundenen Langzeitfolgen wie psychomotorische Retardierung, Epilepsie und Mikrozephalie.

Eine **hoch dosierte altersabhängige intravenöse Glukosezufuhr** ist häufig erforderlich:

- Neugeborene: 15–20 mg/kg/min
- Säuglinge: 12–13 mg/kg/min
- Kleinkinder: 8–12 mg/kg/min.

Notfalltherapie: Wenn trotz hoher i.v. Glukosezufuhr keine Stabilisierung des Blutzuckers möglich ist, werden Glukagon oder Somatostatin als Dauerinfusion verabreicht.

Orale Glukosezufuhr: Sie beinhaltet häufige, kleine Mahlzeiten mit definierter Kohlenhydratmenge. Hierzu werden Oligosaccharide (Maltodextrin®) oder Glukosepolymer (Dextroneonat®) verwendet. Häufig ist eine Dauersondierung der Kohlenhydrate erforderlich.

Durch den Einsatz ungekochter Maisstärke (Mondamin®) zur verzögerten Glukosefreisetzung und -resorption aus komplexen Kohlenhydraten kann die Plasmaglukosekonzentration über einen längeren Zeitraum aufrechterhalten werden („Depoteffekt").

Medikamentöse Therapie

Diazoxid führt über eine Öffnung des Kaliumkanals an der pankreatischen β-Zelle zu einer Reduktion der Insulinsekretion. Die therapeutische Wirksamkeit von Diazoxid ist definiert als eine Normalisierung der Plasmaglukosekonzentration (> 3 mmol/l) prä- und postprandial bei altersentsprechender Ernährung mit einer nächtlichen Fastenperiode und ohne Glukoseinfusion über einen Zeitraum von mindestens fünf Tagen. Mögliche Nebenwirkungen sind eine Hypertrichose, Überwässerung, Hyperurikämie, Hypotension und allergische Exantheme.

Merke!
Bei jedem Patienten mit persistierendem Hyperinsulinismus sollte die therapeutische Wirksamkeit von Diazoxid ausgetestet werden!

Octreotid hemmt die Insulinsekretion über verschiedene Mechanismen an der pankreatischen β-Zelle (Kaliumkanal, Kalziumkanal, Exozytose).

Nifedipin hemmt die Insulinsekretion über eine Blockade der Kalziumkanäle der pankreatischen β-Zelle.

Glucagon wirkt als antiinsulinäres Hormon über die Aktivierung der Glukoneogenese und der Glykogenolyse.

Operative Therapie

Sie besteht in einer Pankreasteilresektion bei Versagen diätetischer und medikamentöser Therapieversuche. Bei der diffusen Form erfolgt die subtotale Pankreasresektion (95 %). Bei der fokalen adenomatösen Form wird die fokale Läsion nach intraoperativer Lokalisation durch Untersuchung serieller Gefrierschnitte aus Biopsien entfernt.

Merke!
Eine subtotale Pankreasresektion ist mit einem hohen Risiko (etwa 75 %) der Entwicklung eines insulinpflichtigen Diabetes mellitus in der Pubertät verbunden. Der sichere präoperative Ausschluss einer fokalen adenomatösen Erkrankungsform ist daher von essenzieller Bedeutung!

Kongenitaler Hyperinsulinismus mit Hyperammonämie (Hyperinsulinismus-Hyperammonämie-Syndrom)

Definition

Bei der früher als „leucinsensitive Hypoglykämie" bezeichneten Störung handelt es sich um eine autosomal-dominant vererbte Erkrankung, die durch Mutationen im Glutamatdehydrogenase-(GLUD1-)Gen mit erhöhter Aktivität der Glutamatdehydrogenase bedingt ist.

Diagnostik

- **Leucinbelastungstest:** Verabreichung von L-Leucin (50 mg/kg), im positiven Fall kommt es innerhalb von 30 Minuten zu einem Anstieg des Plasmainsulins und zu einer Hypoglykämie
- DNA-Analyse.

Merke!
Der Leucinbelastungstest kann zu lebensbedrohlichen Hypoglykämien führen. Er darf nur bei liegendem i.v.-Zugang und strenger ärztlicher Überwachung durchgeführt werden! Es sollte erwogen werden, auf die Durchführung eines Leucinbelastungstests zu Gunsten einer molekulargenetischen Untersuchung zu verzichten.

Therapie

Medikamentöse Therapie: Diazoxid führt über eine Öffnung des Kaliumkanals an der pankreatischen β-Zelle zu einer Reduktion der Insulinsekretion.

Diätetische Therapie: Eine eiweißarme Diät und Eiweißsubstitution mittels einer leucinfreien Aminosäurenmischung ist wirksam.

Endokrin bedingte Hypoglykämien

Definition

Hyporegeneratorische Hypoglykämien durch STH-Mangel, ACTH-Mangel, Panhypopituitarismus oder Nebennierenrindeninsuffizienz.

Pathogenese

Ein Mangel an Hormonen, die die Plasmaglukosekonzentration steigern, führt zu einer fehlenden Bereitstellung glukoneogenetischer Substrate (Aminosäuren, Glyzerol). Hierdurch kommt es zur Hypoglykämie.

Klinik

Häufig manifestieren sich endokrine Störungen durch schwere Hypoglykämien in der Neugeborenenperiode mit kurzer Nüchterntoleranz. Neugeborene mit Hypopituitarismus haben in knapp 50 % der Fälle zusätzliche kongenitale Mittellinienanomalien, z. B. eine septo-optische Dysplasie sowie einen Minderwuchs bei Wachstumshormonmangel.

Je älter die Kinder, desto seltener treten symptomatische Hypoglykämien auf und desto länger ist die Nüchterntoleranz.

Diagnostik

- Der Glukosebedarf ist im Vergleich zum Hyperinsulinismus deutlich niedriger (wichtiges Unterscheidungsmerkmal!)

- Hormonbestimmungen **in der Hypoglykämie:** Insulin, C-Peptid, Kortisol, TSH, T3, fT4, Wachstumshormon, Glukagon, ACTH.

Therapie

Die Behandlung besteht in einer Substitution fehlender Hormone.

6.6.2 Diabetes mellitus

Definition

Störung des Energiestoffwechsels durch Mangel oder fehlende Wirkung von Insulin, die die Freisetzung und Verwertung von Glukose, den Verbrauch und die Speicherung von Fetten und den Aufbau und Umbau von Struktureiweißen betrifft und zu einer Vielzahl von Langzeitkomplikationen führen kann.

Epidemiologie

Der Diabetes mellitus ist eine der häufigsten chronischen Erkrankungen bei Kindern und Jugendlichen mit jährlich 3000 Neuerkrankungen in der Altersgruppe 0–19 Jahre in Deutschland.

> **Merke!**
> Jedes 300. Neugeborene wird in Deutschland vor seinem 20. Geburtstag an Diabetes mellitus erkranken!

Klassifikation

Autoimmunologisch bedingter Diabetes mellitus Typ I: häufigste Form im Kindesalter.
Nichtimmunologische Formen des Diabetes mellitus:
MODY („Maturity Onset Diabetes in the Young"): autosomal-dominant vererbte Diabetesform durch Mutationen der Glukokinase (MODY I-V) oder durch Mutationen von Regulatoren der Insulinbiosynthese (MODY-2). In der Regel besteht keine Azetonurie oder Ketoazidose. Diese Erkrankungsform wird oft fälschlicherweise als „harmlos" eingestuft und kann daher früh zu diabetischen Komplikationen führen.
Wolfram-Syndrom (DIDMOAD): Diabetes mellitus, Diabetes insipidus, Optikusatrophie, Innenohrschwerhörigkeit, Ureterdilatation, neurologische Auffälligkeiten, Psychosen und Suizidalität.
Mütterlich vererbter Diabetes mit Taubheit: Eine Mutation in der mitochondrialen DNA führt zu dieser Form des Diabetes mellitus.
Insulinresistenzsyndrome: Störungen der Kohlenhydrattoleranz bei massiv erhöhten Insulin- und C-Peptid-Konzentrationen. Begleitend bestehen häufig Acanthosis nigricans, Hirsutismus und Zyklusstörungen.
Sekundärer Diabetes mellitus: bei Mukoviszidose, anderen Pankreaserkrankungen, transfusionsbedingter Eisenüberladung und Medikamenteneinnahme (Glukokortikoide, Immunsuppressiva, Zytostatika).
Diabetes mellitus Typ II: meist nicht insulinabhängig. Tritt insbesondere bei massiv adipösen Jugendlichen auf.

Diabetes mellitus Typ I

Ätiologie und Pathogenese

Genetische Prädisposition:
Vermittlung hauptsächlich über Gene der HLA-Region, insbesondere HLA-DR3/4 und HLA-DQ B1 02/03, inzwischen sind jedoch mindestens zehn weitere Gene bekannt, die zum Diabetesrisiko beitragen. Daher ist das Erkrankungsrisiko bei familiärer Belastung deutlich erhöht (☞ Tab. 6.8).

Tab. 6.8 Familiäres Risiko des Diabetes mellitus Typ I.

Betroffener Verwandter	Risiko
Geschwisterkind	5 %
Zwilling, zweieiig	5 %
Zwilling, eineiig	30–50 %
Vater	7 %
Mutter	3 %
beide Eltern	30 %

Umweltfaktoren:
Virusinfektionen (Mumps, Masern, Röteln, Coxsackie) werden mit der Entstehung des Diabetes mellitus in Zusammenhang gebracht.
Frühe Kuhmilchexposition: Kuhmilchverbrauch und Stilldauer korrelieren mit der Diabetesinzidenz, und Kuhmilchantikörper werden bei frisch diagnostizierten Patienten mit Diabetes vermehrt nachgewiesen. Eine molekulare Ähnlichkeit zwischen Kuhmilchantigenen und Beta-Zell-Oberflächenantigenen könnte eine Ursache hierfür sein.
Weitere Umweltfaktoren, denen u.U. eine ätiologische Bedeutung zukommt, sind Nitrate, Nitrosamine und ein Vitamin-D-Mangel.
Autoimmunprozess:
Die Kombination einer genetischen Prädisposition und auslösender Umweltfaktoren bewirken einen Immunprozess, bei dem Makrophagen in die Insel einwandern und den T-Helferzellen Antigene über MHC-Klasse-II-Moleküle präsentieren. Makrophagen aktivieren über Interleukine spezifisch zytotoxische T-Zellen sowie unspezifisch Makrophagen, die eine direkte Zerstörung von Beta-Zellen bewirken **(TH1-Antwort).** Zusätzlich werden B-Lymphozyten aktiviert, die gegen Beta-Zellen gerichtete Antikörper produzieren **(TH2-Antwort).** Der Zeitraum zwischen Beginn des Autoimmunprozesses und Manifestation des Diabetes (bei etwa 80 %iger Zerstörung der Inselzellen) beträgt in der Regel mehrere Jahre (☞ Abb. 6.10).
Stressfaktoren:
Ereignisse, die mit einem erhöhten Insulinbedarf einhergehen (Infektion, Operation) beschleunigen die Beta-Zell-Destruktion. Sie gehen oft der Diabeteserstmanifestation voraus und werden damit als Auslöser angesehen.

Pathophysiologie

Pathogenetisches Prinzip ist der **Insulinmangel.**
Wirkungen von Insulin:
- **Transport** von Glukose in Muskel- und Fettzellen. Der Glukoseeintritt in Leberzellen, Gehirnzellen und

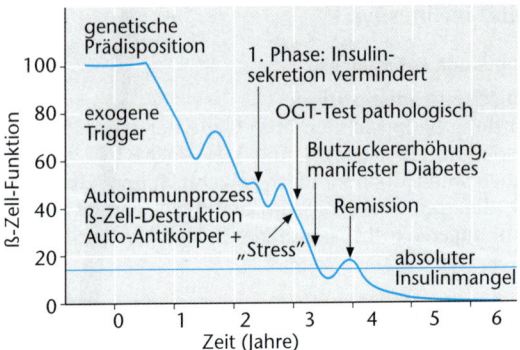

Abb. 6.10: Schematischer Ablauf der immunologischen Zerstörung von pankreatischen β-Zellen, die der Manifestation des Diabetes mellitus vorausgeht. [2]

Erythrozyten ist ohne Insulin möglich. Transport von Aminosäuren in Muskelzellen und Transport von Ionen (K^+, Mg^{2+}, $PO4^{3-}$) in die Zellen

- **Steigerung von Syntheseprozessen:** Glykogensynthese, Fettsäuresynthese, Triglyceridsynthese
- **Hemmung von Abbauvorgängen:** Lipolyse, Glykogenolyse
- **Hemmung von Synthesevorgängen:** Glukoneogenese

Merke!

Insulin ist ein anaboles Hormon!

- Der **Insulinmangel** führt zu vermindertem Glukoseeintritt in Muskel- und Fettzellen. Eine verminderte Glykogensynthese, gesteigerte Glukoneogenese und verminderter Ionentransport in die Zelle führen zu **Hyperglykämie, Hyperosmolarität und Katabolismus**
- Bei Überschreiten der Nierenschwelle für Glukose (180 mg/dl) kommt es zu Glukosurie, osmotischer Diurese, Polyurie, Dehydratation und kompensatorischer Polydipsie
- Die **massive Ketonkörpersynthese** (3-Hydroxybutyrat und Azetoazetat) ist Folge des zellulären Glukosemangels bei gesteigerter Lipolyse: **Ketoazidose**
- **Elektrolytverlust:** K^+ und Na^+ gehen mit der Ketonkörperausscheidung im Urin verloren. Dadurch kommt es zu zunehmendem Wasser- und Elektrolytverlust mit Verstärkung der Dehydratation
- Die **Stressreaktion** entsteht v.a. durch die Dehydratation. Die vermehrte Ausschüttung von Adrenalin, Glukagon, Kortisol und Wachstumshormon führt zur Beschleunigung der metabolischen Dekompensation
- Das **Coma diabeticum** entsteht durch die progressive Dehydratation, Azidose, Hyperosmolarität und Elektrolytentgleisung.

Klinik

Der Beginn der Symptomatik erfolgt bei Diabetes mellitus Typ I meist plötzlich. Ein schleichender Beginn über Tage bis Wochen ist jedoch ebenfalls möglich. Leitsymptome sind **Polyurie und Polydipsie.** Es kommt zu **Gewichtsverlust** trotz Heißhunger und Polyphagie. Häufig besteht eine schwere **Exsikkose.** Weitere Symptome sind Müdigkeit, Leistungsknick und abdominelle Schmerzen

(Pseudoperitonitis). Bei Vorliegen einer Ketoazidose sind die **Kussmaul-Atmung** mit süßlich-fruchtigem Foetor sowie eine **Bewusstseinsstörung** charakteristisch.

Labor

- **Hyperglykämie und Glukosurie:** Ein zu einem beliebigen Zeitpunkt gemessener Blutzucker > 11 mmol/l (200 mg/dl) bei gleichzeitig bestehender Symptomatik (s.o.) sichert die Diagnose. Ein Nüchternblutzucker ≥ 7 mmol/l (120 mg/dl) erfüllt ebenfalls das Kriterium eines Diabetes mellitus
- **Hyperketonämie und Ketonurie**
- **Blutgasanalyse:** metabolische Azidose
- Blutbild: Leukozytose häufig
- **C-Peptid im Serum:** Maß für die endogene B-Zell-Restaktivität, wird äquimolar mit Insulin sezerniert
- **HbA_{1c}** (glykosylierter Hämoglobinanteil) erhöht
- Nachweis zytoplasmatischer Inselzellantikörper mittels Immunfluoreszenztest
- Nachweis von Antikörpern gegen Beta-Zell-Antigene: Glutamat-Decarboxylase-Antikörper (GADA), Insulinautoantikörper (IAA), Insulinphosphataseantikörper (IA2).

Verlauf

- **Manifestationsphase**
- **Partielle Remission:** Nach der ersten Phase des schweren Insulinmangels kommt es in 60–80 % der Fälle zu einer zeitweisen Erholung der ß-Zellen mit erneuter endogener Insulinproduktion ("honeymoon"). Die Stoffwechseleinstellung ist trotz geringem Insulinbedarf in dieser Phase stabil. Die Dauer beträgt Wochen bis Monate.
- **Chronischer Diabetes:** sekundäre Dekompensation nach Erschöpfung körpereigener Insulinreserven.

Initialtherapie

Therapie der Ketoazidose: Der Therapiebeginn sollte sofort nach Diagnosestellung erfolgen!
Die **Flüssigkeitssubstitution** erfolgt zunächst mit NaCl 0,9 %. Wegen der Gefahr des Hirnödems sollte die Hyperosmolarität vorsichtig reduziert werden! Wenn der Blutzucker auf etwa 16 mmol/l (290 mg/dl) abgefallen ist, wird mit einer vorsichtige Zugabe von Glukose 5 % begonnen (Verhinderung eines zu raschen Osmolaritätsabfalls).
Eine **Kaliumsubstitution** sollte früh erfolgen, weil durch den Kaliumtransport von extra- nach intrazellulär durch Insulin und den Rückgang der Azidose die Gefahr der Hypokaliämie besteht.
Eine **Pufferung** mit Natriumbikarbonat wird nur bei pH < 7,1 durchgeführt. Die Azidose wird in der Regel durch die Gabe von Flüssigkeit, Elektrolyten, Glukose und Insulin erfolgreich korrigiert.
Insulin: Beginn mit 0,05–0,1 IE/kg/h; langsame Blutzuckersenkung anstreben!

Merke!

Innerhalb der ersten 24 Stunden nach Therapiebeginn kann sich der klinische Zustand durch ein Hirnödem verschlechtern!

6

Dauertherapie

Insulintherapie: Es wird fast nur noch Humaninsulin verwendet. Die Wirkdauer ist je nach verwendeten Präparaten sehr kurz (Insulinanalog, z.B. Humalog®), kurz (Normalinsulin, z.B. Actrapid HM®), mittellang (Basalinsulin (NPH), z.B. Protaphan®) oder lang (Zinkinsulin, z.B. Semilente MC®).

Bei allen Akutsituationen wird Altinsulin 0,1 E/kg KG i.v., dann 0,1 E/kg KG/h verabreicht. Dadurch wird der Blutzucker in der Regel um 5,5 mmol/l/h (100 mg/dl/h) gesenkt.

Konventionelle Therapie: zwei tägliche Injektionen NPH-Insulin (Normal- und Verzögerungsinsulin) bei festgelegten Nahrungszeiten und -mengen.

Intensivierte Therapie: Trennung von Basalinsulin und Mahlzeiteninsulin (Basis-Bolus-Therapie). Meistens wird Basalinsulin als NPH-Insulin morgens und spätabends verabreicht, eine zusätzliche Gabe mittags ist oft erforderlich. Normalinsulin wird zusätzlich zu den Mahlzeiten verabreicht. Dies bedeutet vier bis fünf Insulininjektionen täglich bei regelmäßigen Blutzuckerkontrollen (Zielbereich 4–9 mmol/l, 70–160 mg/dl).

Faustregeln zur Insulindosisanpassung

In Abhängigkeit vom Körpergewicht senkt 1 IE zusätzliches Normalinsulin oder Analoginsulin den Blutzuckerwert
- bei 30–40 kg um 5,0 mmol/l (90 mg/dl)
- bei 40–50 kg um 2,8 mmol/l (50 mg/dl)
- bei > 50 kg um 2,2 mmol/l (40 mg/dl).

Abschätzung der pro BE notwendigen Insulinmenge in Abhängigkeit von der Tageszeit:
- morgens 2 IE Normalinsulin pro BE
- mittags 1 IE Normalinsulin pro BE
- abends 1,5 IE Normalinsulin pro BE.

Veränderung der Grundmenge des Verzögerungsinsulins

Eine Dosisanpassung sollte erfolgen, wenn der Blutzucker über mehrere Stunden zur Zeit des Wirkungsmaximums (6 Stunden nach Injektion) außerhalb des Zielbereiches von 4–9 mmol/l (70–160 mg/dl) liegt. Bei erhöhten Werten mittags wird z.B. die morgendliche Basalinsulindosis um 10 % erhöht.

Dosisanpassung bei Sport: Hier ist durchschnittlich eine Reduktion der Insulindosis um 10–20 % pro Stunde möglich (erhebliche Variabilität!).

Ernährung

Durch die intensivierte Insulintherapie sind die Ernährungsrichtlinien für Diabetiker in den letzten Jahren deutlich weniger restriktiv geworden. Empfohlen wird eine gesunde, eher fettarme Mischkost mit einem Kohlenhydratanteil von etwa 50 %. Nahezu alle Nahrungsmittel können gegessen werden. Saccharose kann in einer Menge von bis zu 10 % der Gesamtenergie, am besten zusammen mit resorptionsverzögernden Nahrungsbestandteilen (Ballaststoffe, Fett) verwendet werden. Diabetikernahrungsmittel mit Zuckeraustauschstoffen bieten keine Vorteile. Eine Broteinheit (BE) entspricht 12 g Kohlenhydraten.

Therapiekomplikationen

Hypoglykämie: Zu hohe Insulindosis, zu geringe Nahrungszufuhr und zu hoher Glukoseverbrauch können eine Hypoglykämie auslösen. Meist genügt dann eine orale Kohlenhydrataufnahme. In schweren Fällen werden Glukagon 0,5 mg i.m. oder Glukose 20 % i.v. verabreicht.

Dawn-Phänomen: Morgendliche Hyperglykämie ohne vorausgegangene Hypoglykämie durch Insulinresistenz in den frühen Morgenstunden und nachlassende Insulinwirkung aufgrund der Kinetik der Insulinpräparationen. Therapie: Spätinjektion mit einem lang wirkenden Insulin.

Somogyi-Phänomen: Es kommt sehr viel seltener als das Dawn-Phänomen vor. Morgendliche reaktive Hyperglykämie durch hohe abendliche Insulindosis mit nächtlicher Hypoglykämie. Therapie: Reduktion der abendlichen Insulindosis.

Stoffwechselüberwachung

- **Blutglukosemessung** drei- bis fünfmal täglich. Ziel 4–9 mmol/l (70–160 mg/dl)
- **Dokumentation** von BZ, Insulindosis, Nahrungsmenge und Besonderheiten (Hypoglykämie, Sport) in einem Tagebuch oder mit Hilfe eines EDV-Programms
- **HbA1c**-Kontrollen mindestens zwei Mal jährlich. Ziel < 7 %
- **Bestimmung des Serumcholesterins** einmal jährlich
- **Albuminausscheidung im Urin** einmal jährlich
- **Augenärztliche Untersuchung** mit Fundusspiegelung ein Mal jährlich.

Diabetische Folgeerkrankungen

Retinopathie: bei 20 % nach 10 Jahren, bei 45 bis 60 % nach 20 Jahren

Katarakt: bei mindestens 5 % der unter 19-jährigen Patienten

Nephropathie: bei 40 % nach 25 Jahren, 50 % der Todesursachen. Frühsymptom: Mikroalbuminurie

Makroangiopathie: Arteriosklerose nicht bei Kindern

Neuropathie: bei Kindern selten

Immunologische Begleiterkrankungen: erhöhte Inzidenz für Zöliakie (1–4 %), Hashimoto-Thyreoiditis (4–25 %), perniziöse Anämie (2–4 %) und M. Addison (0,5 %).

Prognose

Die Lebenserwartung diabetischer Kinder ist durchschnittlich bisher wohl noch um 15–20 Jahre gegenüber der Normalbevölkerung vermindert. Sie ist insbesondere von den vaskulären und neuronalen Komplikationen abhängig. Wichtig für die Mortalität ist die Nephropathie mit Niereninsuffizienz und Bluthochdruck. Eine Besserung der Prognose kann durch Dialyse und Nierentransplantation erreicht werden. Bei ausgewählten Patienten kann eine Verbesserung der Stoffwechseleinstellung und damit der Langzeitprognose durch subkutane Insulindauerinfusion mit Hilfe einer tragbaren Pumpe erzielt werden.

Kasuistik

A: Laura, ein fünf Jahre altes Mädchen, wird wegen seit vier Wochen bestehender, rezidivierender Bauchschmerzen beim Kinderarzt vorgestellt. Da bei der körperlichen Untersuchung keine Auffälligkeiten feststellbar sind, verzichtet der Kinderarzt auf weitere diagnostische Maßnahmen.

Zwei Wochen später erfolgt eine erneute Vorstellung. Die Mutter berichtet nun, dass ihr aufgefallen sei, dass Laura in den letzten Wochen sehr viel getrunken und mindestens 2 kg an Gewicht verloren habe. Jetzt wird der Kinderarzt hellhörig.

K: Bei der körperlichen Untersuchung finden sich milde Zeichen einer Dehydratation.

D: Die Urinuntersuchung ergibt eine deutliche Glukosurie und Ketonurie. Laura wird daraufhin sofort in die Kinderklinik eingewiesen. Die Laboruntersuchungen ergeben: Glukose im Serum 25 mmol/l (450 mg/dl), metabolische Azidose (pH 7,29, pCO_2 28 mmHg, Bikarbonat 17 mmol/l) und HbA1c-Konzentration 9,5 % (deutlich über dem Normbereich).

Diag: Es handelt sich um eine Erstmanifestation eines Diabetes mellitus Typ I.

Th: Unmittelbar nach Aufnahme wird mit einer intravenösen Rehydratation unter Verwendung von isotoner Kochsalzlösung sowie mit einer intravenösen Insulintherapie in einer Dosierung von 0,05 Einheiten/kgKG × Stunde begonnen. Unter dieser Therapie kommt es zu einem kontinuierlichen Abfall des Blutzuckers, der nicht schneller als 100 mg/dl × Stunde erfolgen sollte. Am nächsten Tag kann die Therapie bei stabilen Blutzuckerwerten auf subcutane Insulingaben (3–4 Spritzen-Therapie) umgestellt werden (Dosierung: 1,0–1,5 IE/kg × Tag).

V: Eine Woche später wird Laura nach intensiver Schulung nach Hause entlassen. Ihre Mutter hat bereits gelernt, ihr die Insulinspritzen zu verabreichen.

6.6.3 Glykogenspeichererkrankungen

Definition

Krankheiten durch hereditäre Enzymdefekte des Glykogenabbaus bzw. der Glykogensynthese mit pathologischer Glykogenspeicherung in vielen Organen und den klinischen Leitsymptomen Hepatomegalie und Hypoglykämie (☞ Abb. 6.11).

Epidemiologie

Die kumulative Häufigkeit der Glykogenosen beträgt etwa 1 : 60 000.

Mit einer Ausnahme werden alle Formen autosomal-rezessiv vererbt. Der Phosphorylase-b-Kinase-Mangel wird X-chromosomal-rezessiv vererbt.

Glykogenose Typ Ia (von Gierke)

Ätiologie

Bei dieser Form der Glykogenose liegt ein Defekt der Glukose-6-Phosphatase in Leber, Niere und Dünndarm vor.

Pathogenese

Die Glukose-6-Phosphatase setzt Glukose aus Glykogen und aus glukoneogenetischen Substraten frei. Bei einem Enzymdefekt kommt es zu einer Akkumulation von Glukose-6-Phosphat in Leber und Nieren und zu einer Sti-

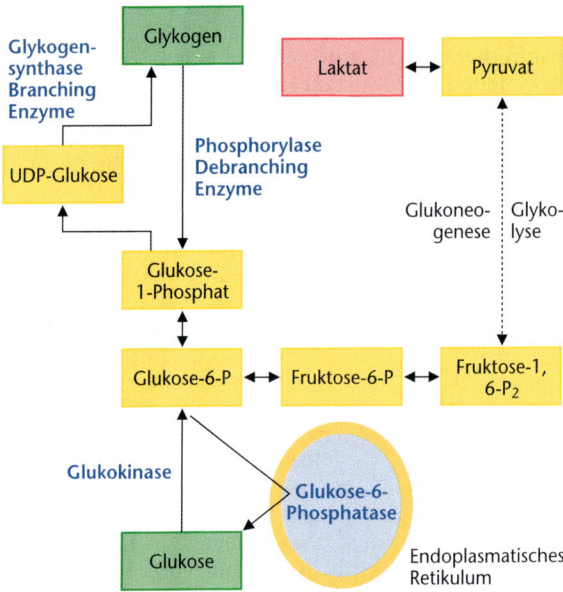

Abb. 6.11: Der Glykogen- und Glukosestoffwechsel.

mulation der Glykogensynthese mit der Folge einer massiven Glykogenspeicherung vor allem in der Leber **(Hepatomegalie)**, in den Nieren und in Thrombozyten. Biochemisch bestehen **schwere Hypoglykämien** und eine **Laktatazidose,** da alle Präkursoren, die normalerweise in der Leber zu Glukose umgewandelt werden (Glykogen, Galaktose, Fruktose, Glyzerol, Aminosäuren) zu Pyruvat und Laktat abgebaut werden. Außerdem kommt es zu einer **Hyperlipidämie** bei verminderter Lipoproteinlipaseaktivität bei Hypoinsulinismus. Die **Hyperurikämie** entsteht durch die kompetitive Hemmung der renalen Harnsäuresekretion durch Laktat.

Klinik

Oft ist ein **zerebraler Krampfanfall** das Initialsymptom. Häufig fehlen Hypoglykämiesymptome trotz sehr niedriger Blutzuckerwerte, da Laktat als alternatives Substrat im ZNS verwendet wird. Das Abdomen ist bei extremer **Hepatomegalie** ohne Splenomegalie vorgewölbt (☞ Abb. 6.12 a), die Nieren sind vergrößert. Betroffene Säuglinge haben durch vermehrtes subkutanes Fettgewebe ein charakteristisches **Puppengesicht** (☞ Abb. 6.12 b). Es kommt zu einer Wachstumsretardierung mit proportioniertem **Kleinwuchs.** Spätsymptome sind Xanthome, Blutungsneigung und Gicht.

> **Merke!**
> Vor Therapiebeginn fehlen häufig Hypoglykämiesymptome trotz sehr niedriger Blutzuckerwerte, da Laktat als alternatives Substrat im ZNS verwendet wird. Bei intermittierend auftretenden Hypoglykämien nach erfolgter Stoffwechseleinstellung (keine chronische Laktatazidose mehr) stehen keine alternativen Substrate im ZNS mehr zur Verfügung und die Gefahr der Hirnschädigung durch die Hypoglykämie ist sehr viel höher!

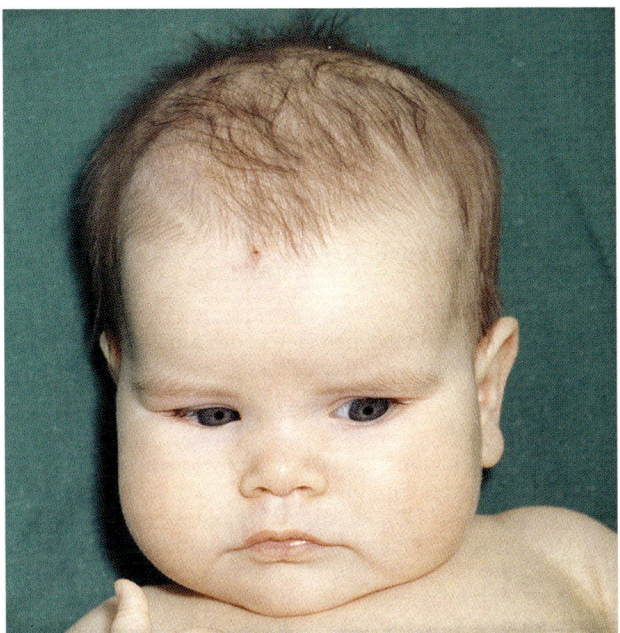
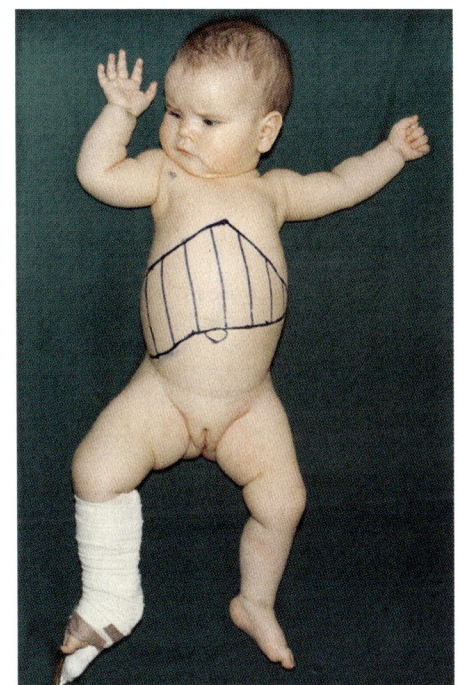

Abb. 6.12 a und b: 5 Monate alter Säugling mit Glykogenose Typ Ia: a) Puppengesicht; b) ausgeprägte Hepatomegalie.

Diagnostik

- Nüchternhypoglykämie mit kurzer Nüchterntoleranz
- Laktatazidose ohne Ketonkörpererhöhung
- Hypertriglyceridämie > Hypercholesterinämie
- Hyperurikämie
- Aktivitäten der Aminotransferasen im Serum mäßig erhöht
- Glukose-6-Phosphatase-Aktivität in Leberzellen vermindert
- Mutationsanalyse.

Therapie

Das **Ziel** ist eine möglichst konstante Aufrechterhaltung der Blutglukosekonzentration zur Vermeidung von Hypoglykämien und des damit assoziierten Risikos einer Hirnschädigung. Darüber hinaus sollen sekundäre metabolische Veränderungen und eine übermäßige Glykogenspeicherung in den betroffenen Organen verhindert werden.

Tagsüber werden häufig kleine kohlenhydratreiche Mahlzeiten verabreicht. Dabei werden 60 % der Kalorien als Kohlenhydrate zugeführt. Ab dem zweiten Lebensjahr kann eine Zufütterung von ungekochter Maisstärke (Mondamin®) zur Verlängerung der Nüchterntoleranz durch verzögerte Glukosefreisetzung und -resorption erfolgen. Fruktose und Laktose sind wegen der Verstärkung der Laktatazidose (s. o.) verboten.

Nachts erfolgt eine kontinuierliche Dauersondierung von Säuglingsnahrung oder eines Glukosepolymers (Dextroneonat®). Bei Säuglingen und Kleinkindern ist eine Magensonde jedoch mit einem erheblichen Risiko der Sondendislokation und konsekutiver Aspiration und/oder Hypoglykämie verbunden. Bei jungen Säuglingen wird daher die Anlage einer perkutanen endoskopischen Gastrostomie (PEG) empfohlen. Ältere Kinder legen sich selbst abends eine Magensonde, die am Morgen wieder entfernt wird.

Prognose

Wachstum und Rückbildung der laborchemischen Veränderungen sind vom Zeitpunkt des Therapiebeginns und der Intensität der Therapie abhängig. Gefürchtet ist die Entwicklung von hepatozellulären Adenomen und Karzinomen im Erwachsenenalter. Eine weitere wichtige Komplikation ist das Auftreten einer Niereninsuffizienz.

> **Merke!**
> Durch die kontinuierliche nächtliche Dauersondierung konnte die Langzeitprognose von Patienten mit Glykogenose deutlich verbessert werden. Eine minutiöse Schulung der Eltern bezüglich des Umgangs mit der Ernährungspumpe und bezüglich der Sondenkonnektion ist von vitaler Bedeutung. Die Installation eines Warnsystems (z. B. Klingelmatte) ist hilfreich.

Glykogenose Typ Ib

Ätiologie

Bei der Glykogenose Typ Ib handelt es sich um einen intrazellulären Transportdefekt von Enzymsystemen, die die Glukose-6-Phosphatase durch mikrosomale Membranen transportieren.

Klinik

Klinisch ist die Glykogenose Typ Ib zunächst nicht vom Typ Ia zu unterscheiden. Zusätzlich besteht bei Typ Ib eine **Neutropenie und Granulozytenfunktionsstörung,** die zu rezidivierenden bakteriellen Infektionen führt, die sich hauptsächlich an der Haut und pulmonal manifestieren. Eine weitere schwer wiegende Komplikation ist das Auftreten einer chronisch entzündlichen Darmerkrankung, die an den M. Crohn erinnert („Crohn-like Bowel Disease").

Diagnostik

- Laborchemie wie Typ Ia
- Gesamtleukozytenzahl normal, neutrophile Leukozyten bis auf $\frac{1}{10}$ der Norm vermindert
- Enzymdiagnostik nur aus frischem Lebergewebe möglich (nicht tiefgefroren!)
- Mutationsanalyse.

Therapie

Die Therapie der Glykogenose Ib entspricht der des Typs Ia. Zusätzlich ist jedoch eine Infektionsbekämpfung (antibiotische Dauertherapie mit Cotrimoxazol und -prophylaxe erforderlich (Verabreichung des rekombinanten Granulocyte-Colony-Stimulating Factor (G-CSF) bei Granulozyten < 1000/µl).

Glykogenose Typ II (Pompe)

Ätiologie

Dem M. Pompe liegt ein Defekt der lysosomalen sauren α-1,4-Glukosidase zugrunde.

Pathogenese

Das Enzym ist in allen Lysosomen lokalisiert und spaltet das durch Endozytose und Autophagozytose in die Lysosomen gelangte Glykogen in Glukoseeinheiten. Bei Fehlen des Enzyms bleibt Glykogen in den Lysosomen liegen. Hierdurch kommt es zu einer Auftreibung der glykogenreichen Organe Myokard, Skelettmuskulatur, Leber und Nieren. Auch das ZNS ist betroffen.

Klinik

Infantile Form: Die Symptomatik beginnt meistens in den ersten Lebensmonaten mit den Leitsymptomen der **Makroglossie** und **muskulären Hypotonie.** Es besteht eine ausgeprägte **Kardiomegalie,** ein Herzgeräusch fehlt in der Regel. Die Muskulatur ist aufgetrieben und prall. Eine Hepatomegalie tritt erst sekundär bei zunehmender Herzinsuffizienz auf. Die Intelligenz ist normal. Die Kinder versterben im ersten Lebensjahr an Herzinsuffizienz oder Aspirationspneumonie.
Juvenile Form: Die Erkrankung manifestiert sich durch das verspätete Erreichen motorischer Meilensteine. Das Herz ist nicht betroffen. Die Myopathie verläuft langsam progredient und die Patienten versterben in der Regel vor Erreichen des Erwachsenenalters.
Adulte Form: Das klinische Leitsymptom der Muskelschwäche tritt in der dritten bis vierten Lebensdekade auf. Die Lebenserwartung kann normal sein.

Diagnostik

- Keine Hypoglykämien
- Elektronenmikroskopische Untersuchung von Hautbiopsien: abnorme, glykogenbepackte Lysosomen
- Enzymaktivitätsmessung in Leukozyten, Leber, Skelettmuskel oder Fibroblasten
- Mutationsanalyse.

Therapie

In jüngster Zeit konnten erste Therapieerfolge durch eine Enzymersatztherapie erzielt werden. Sonst stehen symptomatische Therapiemaßnahmen (Physiotherapie) im Vordergrund.

Prognose

Die infantile Form führt ohne Enzymersatztherapie im ersten Lebensjahr zum Tod durch Herzinsuffizienz. Der Verlauf der juvenilen und adulten Form ist protrahierter.

Glykogenose Typ III (Cori)

Ätiologie

Es handelt sich um einen Defekt der Amylo-1,6-Glukosidase (Debranching Enzyme).

Pathogenese

Die Seitenketten des Glykogens werden nicht gelöst. Das Glykogen hat abnorme, kurze Seitenketten. Zu einer schweren Hypoglykämie kommt es erst, wenn das Glykogen bis zu den Verzweigungspunkten abgebaut ist, d.h., die Nüchterntoleranz ist länger als bei Glykogenose Typ I. Wichtige biochemische Unterscheidungsmerkmale sind die Ketose bei der Glykogenose Typ III und die Laktatazidose bei der Glykogenose Typ I.

Klinik

Die Hepatomegalie ist bei Erkrankungsbeginn ähnlich ausgeprägt wie bei Typ I. In der Pubertät besteht eine Tendenz zur Rückbildung der Lebergröße. Im jungen Erwachsenenalter entwickelt sich häufig eine schwere Myopathie und Kardiomyopathie!

Diagnostik

- Geringere Hypoglykämieneigung, höhere Fastentoleranz
- Kaum Laktaterhöhung
- Geringe Harnsäureerhöhung
- Ausgeprägte Ketose bei Fasten (im Gegensatz zu Typ I)
- Amylo-1,6-Glukosidase-Aktivität in Erythrozyten und Leberzellen vermindert
- Mutationsanalyse.

Therapie

Die diätetische Therapie ähnelt der bei Typ I. Meistens ist sie weniger streng, selten ist eine nächtliche Dauersondierung notwendig. Fruktose und Laktose sind erlaubt. Eine hohe Proteinzufuhr bewirkt eine Substratbereitstellung für die intakte Glukoneogenese und verhindert dadurch die Muskelproteolyse.

Prognose

Bezüglich der Leber- und Nierenfunktion ist die Prognose günstig. Bei Mitbeteiligung der Muskulatur ist sie ungünstig. Viele dieser Patienten sind im Erwachsenenalter auf einen Rollstuhl angewiesen.

Glykogenose Typ IV

Ätiologie

Es handelt sich um einen Defekt der α-1,4-1,6 Transglukosidase (Branching Enzyme).

Pathogenese

Die Seitenketten des Glykogens werden nicht verzweigt. Das Glykogen hat abnorme, lange Ketten. Die Ähnlichkeit zu Amylopektin hat der Erkrankung den Namen **Amylopektinose** gegeben. Das abnorme Glykogen führt frühzeitig zur Entwicklung einer Leberzirrhose. Darüber hinaus ist die Glukosefreisetzung aus den abnormen Glykogenketten gestört.

Klinik

Diese Form der Glykogenose ist die einzige, die sich durch eine **Leberfunktionsstörung** manifestiert. Die Erkrankung führt rasch zu **Leberzirrhose** und **terminalem Leberversagen** innerhalb der ersten fünf Lebensjahre. Hypoglykämien können auftreten, stehen aber nicht im Vordergrund.

Diagnostik

- Aktivitäten der Aminotransferasen im Serum erhöht
- Hypalbuminämie, Hypoproteinämie
- Gerinnungsstörung
- Geringe Hypoglykämieneigung
- Sonographie oder Kernspintomographie der Leber: Leberzirrhose, Aszites
- Leberhistologie: Nachweis PAS-positiver Ablagerungen in den Hepatozyten
- Elektronenmikroskopie: Nachweis charakteristischer fibrillärer Strukturen
- α-1,4-1,6 Transglukosidase-Aktivität in Leberzellen vermindert
- Mutationsanalyse.

Therapie

In den meisten Fällen besteht die einzige langfristige Therapieoption in der Durchführung einer Lebertransplantation.

Prognose

Ohne Lebertransplantation ist die Prognose schlecht, nach Lebertransplantation ist sie sehr gut.

Glykogenose Typ VI

Ätiologie

Beim Defekt des Leberphosphorylasekomplexes handelt es sich um die häufigste Form der Glykogenose.

Formen

- Defekt der Leberphosphorylase, autosomal-rezessiv
- Defekt der Phosphorylase-b-Kinase ausschließlich der Leber, X-chromosomal-rezessiv
- Defekt der Phosphorylase-b-Kinase von Leber und Muskel, autosomal-rezessiv

Klinik

Es handelt sich um die mildeste klinische Verlaufsform der Glykogenosen mit dem Leitsymptom der **Hepatomegalie.** Im frühen Kindesalter kann die Symptomatik die des Typ I imitieren und häufig besteht ein erheblicher Minderwuchs. In der Pubertät bilden sich jedoch alle Symptome zurück, die Leber verkleinert sich. Bei Patienten mit Minderwuchs findet ein eindrucksvolles Aufholwachstum statt.

Diagnostik

- Zunächst ausgeprägte Hypoglykämieneigung möglich
- Erhöhte Aktivitäten der Aminotransferasen
- Keine Laktatazidose
- Enzymaktivitätsbestimmung in Lebergewebe
- Mutationsanalyse.

Therapie

Meistens sind bis auf kohlenhydratreiche Mahlzeiten keine intensiven diätetischen Maßnahmen erforderlich. Bei Patienten mit ausgeprägter Hypoglykämieneigung im Kleinkindalter wird vorübergehend eine Therapie wie bei Typ I durchgeführt.

Prognose

Sie ist ausgezeichnet. In der Pubertät erfolgt eine Rückbildung aller Symptome.

Glykogensynthasedefekt

Ätiologie

Es handelt sich um eine Störung des Glykogenaufbaus und nicht, wie bei den klassischen Glykogenspeichererkrankungen, um einen Defekt des Glykogenabbaus.

Klinik

Es kommt typischerweise in den **frühen Morgenstunden** oder nach protrahiertem Fasten zu **Bewusstseinsstörungen,** unkoordinierten Augenbewegungen und Krampfanfällen, da die Kinder über keine Glykogenreserven zur Aufrechterhaltung der Plasmaglukosekonzentration verfügen. Die Leber ist typischerweise nicht vergrößert. Das Wachstum ist retardiert.

Diagnostik

- Nüchternhypoglykämie
- Ketose
- Postprandiale Hyperlaktazidämie
- Enzymaktivitätsbestimmung in Lebergewebe
- Mutationsanalyse.

Therapie

Die Behandlung erfordert die Verabreichung häufiger, proteinreicher Mahlzeiten. Eine bis zwei Nachtmahlzeiten mit Gabe ungekochter Maisstärke in einer Dosierung von jeweils 1–2 g/kg KG verhindern frühmorgendliche Hypoglykämien.

6.6.4 Störungen des Galaktosestoffwechsels

Definition

Autosomal-rezessiv vererbte Störungen des Galaktosestoffwechsels führen zu erhöhten Galaktosekonzentrationen in Geweben und Körperflüssigkeiten. Die klinischen Symptome reichen von asymptomatischen Verlaufsformen bis zu Erkrankungen, die mit lebensbedrohlichen Krisen in der Neugeborenenperiode und schweren Langzeitkomplikationen assoziiert sind (☞ Abb. 6.13).

95

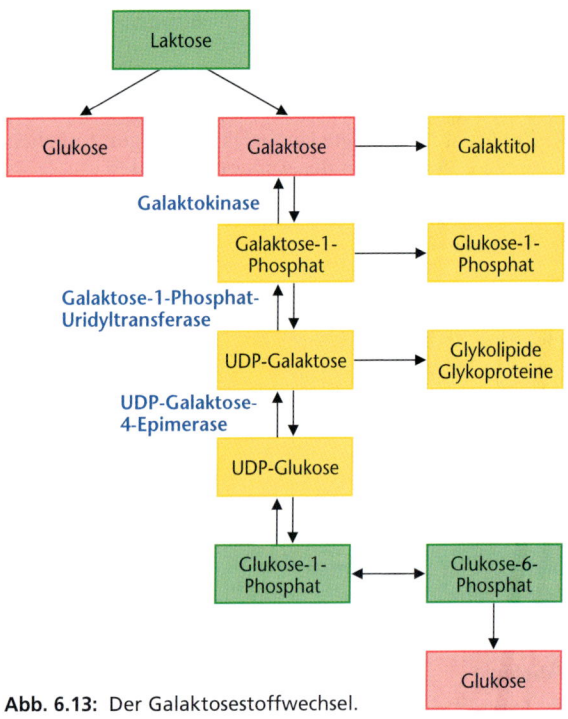

Abb. 6.13: Der Galaktosestoffwechsel.

Klassische Galaktosämie

Definition
Mangel der Galaktose-1-Phosphat-Uridyltransferase, der durch die Anhäufung von Galaktose-1-Phosphat und Galaktose in den Zellen zu Leberschaden, Katarakt und Nierentubulusschädigung führt.

Epidemiologie
Die klassische Galaktosämie tritt mit einer Häufigkeit von etwa 1:40 000 auf.

Ätiologie
Die Erkrankung wird durch Mutationen im **Galaktose-1-Phosphat-Uridyltransferase-(GALT-)Gen**, das auf Chromosom 9 lokalisiert ist, verursacht. In 70 % der Fälle liegt die Mutation Q188R vor.

Pathogenese
Muttermilch und voll adaptierte Säuglingsmilch enthalten als einziges Kohlenhydrat Laktose (Glukose + Galaktose). Die verminderte Aktivität der Galaktose-1-Phosphat-Uridyltransferase führt dazu, dass Galaktose-1-Phosphat nicht abgebaut wird. Die Akkumulation von Galaktose-1-Phosphat schädigt die Parenchymzellen von Nieren, Leber, Darm und Gehirn. Galaktit akkumuliert in den Augenlinsen und führt zu Katarakt. Galaktose-1-Phosphat hemmt die Phosphoglukomutase, dadurch kommt es zur Hypoglykämie.

Klinik
Wenige Tage nach Milchfütterung tritt ein **sepsisähnliches Bild** mit Trinkschwäche, Erbrechen, Diarrhö, Ikterus, Lethargie und muskulärer Hypotonie auf. Die be-

gleitende schwere **Leberfunktionsstörung** mit Hepatomegalie, Ödemen und Aszites führt zu einer schweren Gerinnungsstörung mit Blutungsneigung. Die Nierenfunktionsstörung äußert sich als Tubulopathie mit Hyperaminoazidurie. Eine gramnegative Sepsis (E. coli) tritt häufig auf. Innerhalb von Tagen oder Wochen kommt es zu nukleären **Katarakten,** die rasch irreversibel werden. Bei der fulminanten Form ist die Erkrankung tödlich, wenn sie nicht umgehend behandelt wird.

Merke!
Klinische Trias bei klassischer Galaktosämie: Leberzirrhose, Katarakt und geistige Retardierung.

Diagnostik
- **Neugeborenenscreening am dritten Lebenstag!** Messung der Galaktosekonzentration im Blut und halb quantitativer Nachweis der Galaktose-1-Phosphat-Uridyltransferase (Beutler-Test). Häufig befinden sich die Kinder aber bei Eintreffen des Screeningergebnisses bereits in stationärer Behandlung
- Hyperbilirubinämie mit Erhöhung des **direkten Bilirubins**
- Gerinnungsstörung: Quickerniedrigung, PTT-Verlängerung
- Erhöhte Aktivitäten der Aminotransferasen im Serum
- Hypoglykämie
- Reduzierende Substanzen im Urin erhöht
- Hyperaminoazidurie (Tubulusschaden)
- Beutler-Test: halb quantitativer Nachweis der Galaktose-1-Phosphat-Uridyltransferase-Aktivität
- Galaktose-1-Phosphat-Konzentration in Erythrozyten erhöht
- Quantitative Enzymaktivitätsmessung in Erythrozyten
- Mutationsanalyse.

Notfalltherapie
Die Zufuhr an Muttermilch oder Säuglingsmilch auf Kuhmilchbasis muss umgehend gestoppt werden! Bei schwerer Gerinnungsstörung werden Vitamin K und/oder Fresh Frozen Plasma i.v. verabreicht. Eine Antibiotikatherapie sollte großzügig erfolgen, da stets vom Vorliegen einer gramnegativen Sepsis ausgegangen werden muss.

Dauertherapie
Säuglinge erhalten eine weitgehend **galaktosefreie Säuglingsnahrung** (Säuglingsnahrung auf Soja- oder Kaseinhydrolysatbasis).
Mit Einführung der Beikost wird die Einhaltung der Diät schwieriger. Das Therapieziel der vollständigen Eliminierung von Galaktose aus der Ernährung ist in praxi unerreichbar. Die wichtigste Galaktosequelle sind Milch und Milchprodukte, in denen Galaktose in ß-glykosidischer Bindung vorliegt. Hieraus kann im Darm freie Galaktose freigesetzt werden. Obst und Gemüse können erhebliche Mengen nicht nur an gebundener Galaktose in α-glykosidischer Bindung, sondern auch an freier, löslicher Galaktose enthalten. Darüber hinaus liegt die endogene Galaktoseproduktion beim Erwachsenen bei etwa 1 g täglich.

Bei Mädchen mit hypergonadotropem Hypogonadismus sollte ab dem 12. Lebensjahr eine Hormonsubstitutionstherapie durchgeführt werden.

Merke!
Beim geringsten klinischen Verdacht auf Vorliegen einer angeborenen Störung im Galaktosestoffwechsel muss die Milchernährung sofort beendet und die Ernährung des Kindes auf eine galaktosefreie Säuglingsmilch umgestellt werden. Wird früh genug mit der galaktosefreien Diät begonnen, bilden sich die klinischen Symptome (Ikterus, Gerinnungsstörung, Katarakte) rasch zurück. Die Progression zur Leberzirrhose kann verhindert werden.

Prognose

Trotz frühzeitig begonnener und konsequent durchgeführter Therapie ist die Prognose nicht so gut, wie ursprünglich angenommen wurde. Ein hypergonadotroper Hypogonadismus tritt bei 54 % der Mädchen (Ovarialfibrose) auf. Weitere häufige Komplikationen sind Sprachstörungen (65 %), eine Rechenschwäche (44 %), ein Intentionstremor (14 %), eine Mikrozephalie (13 %) und eine Ataxie (8 %). Der IQ liegt bei 83 % der über 12 Jahre alten Patienten unter 85!

Duarte-Variante

Es handelt sich um eine harmlose Variante mit verminderter Aktivität der Galaktose-1-Phoshat-Uridyltransferase durch andere Mutationen am Transferaselokus. Die Duarte-Variante ist nur bezüglich des Wanderungsverhaltens des Enzyms in der Gelelektrophorese von der normalen Transferase unterscheidbar. Diese Mutationen führen nicht zu klinischen Symptomen.

Defekt der Uridin-Diphosphat-4-Epimerase

Definition

Autosomal-rezessiv vererbte Störung des Galaktosestoffwechsels, die sehr selten in ihrer schweren klinischen Form auftritt.

Klassifikation

Generalisierte Form: Enzymaktivität $< 10\,\%$, Galaktose-1-Phosphat-Konzentration in Erythrozyten stark erhöht, klinische Manifestation und Verlauf wie bei klassischer Galaktosämie.
Milde Form: inkompletter Enzymdefekt, Galaktose-1-Phosphat-Konzentration in Erythrozyten nur initial erhöht, keine klinischen Symptome.

Diagnostik

- **Neugeborenenscreening** am dritten Lebenstag: Galaktosekonzentration im Blut erhöht, Beutler-Test normal
- Galaktose-1-Phosphat-Konzentration in Erythrozyten erhöht
- Aktivität der Galaktose-1-Phosphat-Uridyltransferase in Erythrozyten normal
- Aktivität der Uridin-Diphosphat-4-Epimerase in Erythrozyten erniedrigt.

Therapie

Bei der **generalisierten Form** wird eine galaktosearme Diät durchgeführt. Bei Vorliegen eines kompletten Enzymdefekts kann Galaktose nicht aus Glukose synthetisiert werden. Eine vollständige Entfernung von Galaktose aus der Ernährung würde daher zu einem Substratmangel für die Bildung galaktosylierter Metabolite (Galaktoproteine und Galaktolipide) führen. Es wird daher empfohlen, kleine Mengen exogener Galaktose zuzuführen.
Bei **partiellem Defekt** wird vorübergehend eine laktosefreie Säuglingsnahrung bis zur Normalisierung von Galaktose-1-Phosphat in Erythrozyten gefüttert.

Defekt der Galaktokinase

Definition

Autosomal-rezessiv vererbte Störung des Galaktosestoffwechsels, die zu beidseitigen Katarakten führt.

Klinik

Beidseitige Katarakte treten in den ersten Lebenswochen auf. Ein Pseudotumor cerebri ist eine häufige klinische Manifestationsform des Galaktokinasedefekts.

Diagnostik

- **Neugeborenenscreening** am dritten Lebenstag: Galaktosekonzentration im Blut erhöht, Beutler-Test normal
- Galaktose, Galaktitol und Glukose im Urin erhöht.

Therapie

Die Durchführung einer milchfreien Ernährung ist ausreichend. Andere Quellen geringerer Mengen an Galaktose können vernachlässigt werden, da die geringe zugeführte Galaktosemenge entweder metabolisiert oder ausgeschieden wird, bevor signifikante Mengen an Galaktitol entstehen, das für die Kataraktbildung verantwortlich ist.

6.6.5 Störungen des Fruktosestoffwechsels

Hereditäre Fruktoseintoleranz

Definition

Autosomal-rezessiv vererbter Mangel an Fruktose-1-Phosphat-Aldolase, wodurch es nach Fruktosegenuss zu Erbrechen und schwerer Leberfunktionsstörung kommt (☞ Abb. 6.14).

Epidemiologie
Die Häufigkeit beträgt 1:20 000.

Ätiologie

Die Erkrankung wird durch Mutationen im **Aldolase-B-(ALDOB-)Gen**, das auf Chromosom 9 lokalisiert ist, verursacht.

Pathogenese

Der Enzymdefekt führt zu einer Akkumulation von Fruktose-1-Phosphat in Leber, Niere und Darm (toxisch). Fruktose-1-Phosphat wirkt als kompetitiver Inhi-

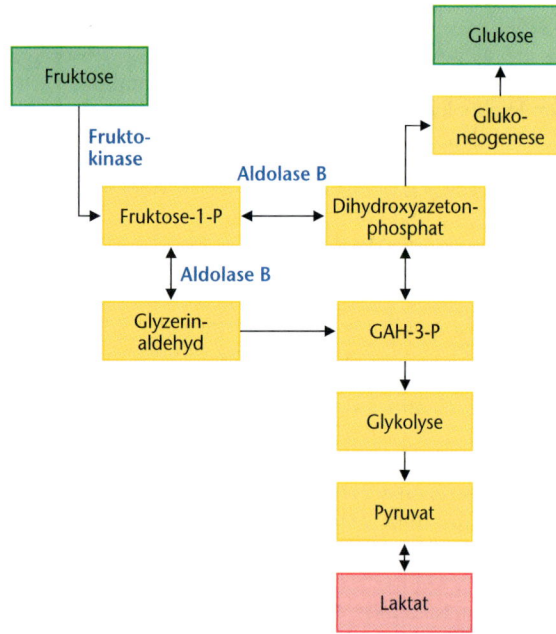

Abb. 6.14: Der Fruktosestoffwechsel.

bitor für die Phosphorylase, wodurch die Glykogenolyse gehemmt wird: Es kommt zur **Hypoglykämie**. Eine zusätzliche Hemmung der Glukoneogenese führt zu einer Hypoglykämieverstärkung.

Klinik

Solange eine fruktosefreie Ernährung (Muttermilch oder Säuglingsanfangsnahrung) erfolgt, bestehen keine Symptome!
Nach Zufuhr von Fruktose kommt es zu Erbrechen, Diarrhö, **postprandialer Hypoglykämie,** Lethargie, Krampfanfällen, Ikterus und Hepatomegalie. Bei weiterer Fruktosezufuhr entsteht eine schwere **Leberfunktionsstörung** mit Gerinnungsstörung (☞ Abb. 6.15).

> **Klinik**
> Ältere Kinder zeigen eine ausgeprägte Abneigung gegenüber fruktose- und saccharosehaltigen Nahrungsmitteln (Obst und Süßigkeiten)! Patienten mit hereditärer Fruktoseintoleranz haben typischerweise **kariesfreie Zähne.**

> **Merke!**
> Erkrankungen mit Hypoglykämie, Ikterus und Hepatomegalie: Tyrosinämie Typ I, klassische Galaktosämie, hereditäre Fruktoseintoleranz.

Diagnostik

- **Genaue Ernährungsanamnese**
- Postprandiale Hypoglykämie
- Chronische metabolische Azidose (renale tubuläre Azidose)
- Erhöhte Aktivitäten der Aminotransferasen im Serum
- Bilirubinkonzentration im Serum erhöht (mit erhöhtem Anteil an direktem Bilirubin)

- Gerinnungsstörung
- Phosphatkonzentration im Serum niedrig
- Generalisierte Hyperaminoazidurie
- Reduzierende Substanzen im Urin erhöht bei negativem Glukosenachweis
- Intravenöser Fruktosebelastungstest: wegen erheblicher Gefahr der akuten Hypoglykämie heute weitgehend obsolet
- Enzymaktivitätsbestimmung in Leber- oder Dünndarmschleimhautgewebe
- **Mutationsanalyse:** ersetzt heute in den meisten Fällen den Fruktosebelastungstest und die Enzymaktivitätsbestimmung.

Therapie

Lebensbegleitend wird eine fruktosefreie bis -arme Diät durchgeführt. Nach Rückbildung der Lebervergrößerung ist 1 g Fruktose pro Tag erlaubt. Auf Grund der Abneigung gegenüber fruktosehaltigen Nahrungsmitteln fällt den Patienten die Diäteinstellung in der Regel nicht schwer. Eine Vitaminsubstitution erfolgt mittels Multivitaminpräparaten.

> **Merke!**
> Beim geringsten klinischen Verdacht auf Vorliegen einer angeborenen Störung im Fruktosestoffwechsel muss die Fruktosezufuhr sofort beendet und die Ernährung des Kindes auf eine fruktosefreie Diät umgestellt werden. Eine Besserung der klinischen Symptomatik erhärtet die Verdachtsdiagnose.

Prognose

Wenn die Erkrankung rechtzeitig erkannt wird, ist die Prognose sehr gut. Die Leberfunktion normalisiert sich unter Therapie vollständig, Spätkomplikationen sind nicht bekannt.

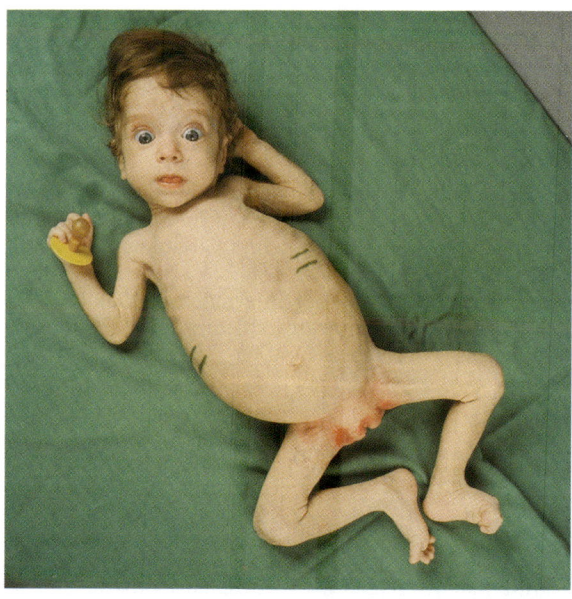

Abb. 6.15: Säugling mit hereditärer Fruktoseintoleranz: Dystrophie, Hepatomegalie und Aszites nach chronischer Fruktosezufuhr.

Merke!
Die Verabreichung fruktosehaltiger Infusionslösungen führt bei Menschen mit angeborenen Störungen im Fruktosestoffwechsel zu akuter Lebensgefahr! Fruktose-, Sorbitol- und Invertzuckerhaltige Infusionslösungen sind daher heute obsolet!

Essenzielle Fruktosurie

Definition
Autosomal-rezessiv vererbte, gutartige Anomalie durch Defekt der Fruktokinase.

Epidemiologie
Die essenzielle Fruktosurie tritt mit einer Häufigkeit von $1:50\,000$ auf.

Pathogenese
Fruktose kann nicht phosphoryliert werden und wird im Urin ausgeschieden. Es kommt zu einer Hyperfruktosämie und Fruktosurie

Klinik
Klinische Symptome bestehen nicht.

Diagnostik
- Reduzierende Substanzen im Urin positiv durch Fruktosurie
- Zuckerdünnschichtchromatographie.

Therapie
Eine Behandlung ist nicht erforderlich.

6.6.6 Störungen des Glukosetransports

Definition
Kürzlich entdeckte hereditäre Defekte des Glukosetransports an Zellmembranen unterschiedlicher Organe, die zu umschriebenen Krankheitsbildern führen und häufig gut behandelbar sind.

Kongenitale Glukose-Galaktose-Malabsorption (SGLT$_1$-Defekt)

Definition
Angeborener, sehr gut therapierbarer Defekt des aktiven Natrium-Glukose-Kotransporters $SGLT_1$, der in der Neugeborenenperiode zu einer massiven, lebensbedrohlichen Diarrhö führt.

Pathogenese
Durch einen hereditären Defekt des „aktiven" Natrium-Glukose-Kotransporters $SGLT_1$ in der luminalen Zellmembran der Mukosazelle kann Glukose nicht aus dem Darm resorbiert werden und es kommt zu einer osmotischen Diarrhö.

Klinik
Klinisches Leitsymptom sind **massive Durchfälle** in der Neugeborenenperiode, die durch Flüssigkeits- und Elektrolytentgleisung mit einer **hohen Letalität** verbunden sind, wenn Glukose und Galaktose nicht aus der

Nahrung entfernt werden. Die Symptome sistieren innerhalb einer Stunde nach Entfernen der nichtresorbierbaren Zucker aus der Nahrung.

Diagnostik
- Reduzierende Substanzen im Stuhl
- Mutationsanalyse.

Therapie
Eine vollständige Elimination von Glukose und Galaktose aus der Nahrung ist erforderlich. Eine Substitution von Fruktose, die an der apikalen Enterozytenmembran durch den „passiven" Transporter $GLUT_5$ in die Zelle aufgenommen wird, ist sinnvoll.

Glukose-Transporterprotein-Syndrom (GLUT$_1$-Defekt)

Definition
Wahrscheinlich autosomal-dominant vererbter Defekt des Glukosetransporters $GLUT_1$, der zu einem intrazerebralen Glukosemangel mit dem klinischen Leitsymptom zerebraler Krampfanfälle führt.

Pathogenese
Durch eine angeborene Störung des „passiven" Glukosetransports an der Blut-Hirn-Schranke und im ZNS kommt es zu einem intrazerebralen Glukosemangel, der zu Krampfanfällen im Säuglingsalter führt.

Klinik
Das Leitsymptom sind **infantile zerebrale Krampfanfälle.** Darüber hinaus können eine psychomotorische Entwicklungsretardierung, eine sekundäre Mikrozephalie, eine muskuläre Hypotonie und eine Ataxie auftreten.

Diagnostik
- **Biochemisches Leitsymptom:** Erniedrigung der Liquorglukosekonzentration bei normaler Plasmaglukosekonzentration und normalem Liquorlaktat
- Glukoseaufnahmestudien an Erythrozyten
- Mutationsanalyse.

Therapie
Eine **ketogene Diät** mit extrem niedrigem Kohlenhydratanteil (4 % der Energie), niedrigem Proteingehalt (6 % der Energie) und sehr hohem Fettanteil (**90 %** der Energie) sorgt für die intrazerebrale Bereitstellung von Ketonkörpern als alternative energiereiche Substrate.

Merke!
Vor Beginn einer ketogenen Diät muss eine Störung des Transports oder der Oxidation von Fettsäuren unbedingt ausgeschlossen werden (Acylcarnitinanalyse im Plasma). Bei betroffenen Kindern kann wegen der zugrunde liegenden Stoffwechseldefekte keine Ketogenese erfolgen. Sowohl die zweitägige Nulldiät, die als Vorbereitung auf die ketogene Diät empfohlen wird, als auch die massive Fettbelastung würde bei solchen Patienten zu lebensbedrohlichen metabolischen Dekompensationen führen!

Merke!

Bei der ketogenen Diät handelt es sich um eine sehr einseitige Ernährungsform, die mit einem hohen Risiko der Unterversorgung bezüglich einer Vielzahl von Nahrungsbestandteilen einhergeht. Es muss daher eine altersentsprechende Substitution von Vitaminen und Mineralstoffen erfolgen. Eine engmaschige ärztliche Überwachung ist unbedingt erforderlich!

Prognose

Durch die ketogene Diät lässt sich die Anfallsfrequenz bei Kindern mit $GLUT_1$-Defekt innerhalb weniger Wochen deutlich reduzieren. Mit zunehmendem Alter nimmt die zerebrale Glukoseutilisation bei Kindern zu, sodass nach dem zehnten Lebensjahr die diätetische Therapie versuchsweise beendet werden kann.

Fanconi-Bickel-Syndrom (GLUT₂-Defekt)

Definition

Autosomal-rezessiv vererbter Defekt des Glukosetransporters $GLUT_2$, der zu einer Glykogenspeicherung in der Leber und zu einer renalen Tubulopathie führt.

Pathogenese

Der Defekt des Glukosetransporters $GLUT_2$, der in Hepatozyten, pankreatischen β-Zellen sowie an der basolateralen Membran von Enterozyten und renalen Tubuluszellen exprimiert wird, führt zu einer hepatischen Glykogenakkumulation und zu einer proximalen renal-tubulären Funktionsstörung mit gestörter Utilisation von Glukose und Galaktose.

Klinik

Die Symptome sind eine ausgeprägte Hepatomegalie, eine Gedeihstörung, Kleinwuchs, Rachitis und Osteopenie.

Diagnostik

- Glukosurie, Phosphaturie, generalisierte Hyperaminoazidurie, renaler Bikarbonatverlust
- Hypophosphatämie
- Erhöhte Aktivität der alkalischen Phosphatase im Serum
- Mutationsanalyse.

Therapie

Die tubulären Verluste werden durch eine Substitution von Wasser und Elektrolyten, Vitamin D, Phosphat und Natriumbikarbonat ausgeglichen.

Die diätetische Galaktosezufuhr wird eingeschränkt. Die Zufuhr von Fruktose kann uneingeschränkt erfolgen, da der Fruktosetransport von $GLUT_2$ unabhängig ist. Der Kleinwuchs kann durch eine hoch kalorische Diät mit häufigen kleinen Mahlzeiten und Verabreichung von ungekochter Maisstärke (Mondamin®) günstig beeinflusst werden.

6.7 Störungen des Transports und der Oxidation von Fettsäuren

Seit der Einführung erweiterter Neugeborenenscreeningprogramme ist bekannt, dass genetisch bedingte Defekte des Transports oder der Oxidation von Fettsäuren zu den häufigsten angeborenen Stoffwechselstörungen gehören (☞ Abb. 6.16). Es handelt sich um Erkrankungen, die unbehandelt mit einer sehr hohen Mortalität und Morbidität einhergehen und im präsymptomatischen Stadium häufig ausgezeichnet behandelbar sind.

Epidemiologie

Die kumulative Inzidenz für alle Defekte beträgt 1:8000 Neugeborene.

Klassifikation

- **Störungen des Carnitinzyklus**
  - Defekt des Carnitintransporters (CTD)
  - Defekt der Carnitinpalmitoyltransferase I (CPT-I)
  - Defekt der Acylcarnitin-Carnitin-Translocase (CACT)
  - Defekt der Carnitinpalmitoyltransferase II (CPT-II)
- **Störungen der mitochondrialen β-Oxidation von Fettsäuren**
  - Defekt der Very-Long-Chain-Acyl-CoA-Dehydrogenase (VLCAD)
  - Defekt der Long-Chain-3-Hydroxy-Acyl-CoA-Dehydrogenase (LCHAD)
  - Defekt der Medium-Chain-Acyl-CoA-Dehydrogenase (MCAD)
  - Defekt der Short-Chain-Acyl-CoA-Dehydrogenase (SCAD).

Beispielhaft sollen der Carnitintransporterdefekt (Carnitinzyklusstörung) und der Defekt der Medium-Chain-Acyl-CoA-Dehydrogenase (Störung der mitochondrialen β-Oxidation von Fettsäuren) besprochen werden.

6.7.1 Carnitintransporterdefekt

Definition

Autosomal-rezessiv vererbter Defekt des natriumabhängigen Carnitintransporters im Muskel und in der Niere, der hauptsächlich zu kardialen und muskulären Symptomen führt.

Pathogenese

Der Defekt des natriumabhängigen Carnitintransporters führt zu einem schweren systemischen Carnitinmangel, der mit muskulärer Hypotonie und Kardiomyopathie einhergeht.

Klinik

Die Erkrankung manifestiert sich zwischen dem zweiten und siebten Lebensjahr mit progressivem Herzversagen durch **hypertrophe Kardiomyopathie** und **muskuläre Schwäche.** Unbehandelt sterben die Patienten im Kindesalter.

Diagnostik

- Eine Diagnosestellung im Rahmen erweiterter Neugeborenenscreeningprogramme am dritten bis fünften Lebenstag durch Tandemmassenspektrometrie ist möglich

- Carnitinkonzentration im Plasma extrem erniedrigt
- Carnitinkonzentration im Urin erhöht
- Carnitintransport an kultivierten Fibroblasten vermindert
- Mutationsanalyse.

Therapie

Die Behandlung besteht ausschließlich in der Verabreichung von L-Carnitin in einer Dosierung von 100 mg/ kg KG/d.

Prognose

Durch die Therapie mit L-Carnitin wird die kardiale und muskuläre Funktion innerhalb weniger Monate nahezu normalisiert. Die Prognose des behandelten Carnitintransporterdefekts ist damit ausgezeichnet, während der unbehandelte Defekt mit einer extrem hohen Mortalität assoziiert ist. Daher ist es sehr sinnvoll, diese Erkrankung durch ein erweitertes Neugeborenenscreening zu erfassen.

6.7.2 Medium-Chain-Acyl-CoA-Dehydrogenase-(MCAD-)Defekt

Definition

Bei diesem autosomal-rezessiv vererbten Defekt der mitochondrialen Oxidation mittelkettiger Fettsäuren handelt es sich um die häufigste angeborene Störung dieser Gruppe.

Pathogenese

Der Enzymdefekt führt dazu, dass Fettsäuren einer Kettenlänge von C6 bis C10 nicht abgebaut werden können. Bei ausreichenden Glykogen- und Glukosereserven macht sich der Defekt nicht bemerkbar. Im Rahmen protrahierter Fastenperioden, wenn der Körper auf die Energiegewinnung aus der Oxidation von Fettsäuren angewiesen ist, kann kein Acetyl-CoA entstehen. Ketonkörper als alternative energiereiche Substrate können daher nicht gebildet werden und es kommt zu einer schweren **hypoketotischen Hypoglykämie.** Die akkumulierenden mittelkettigen Fettsäuren werden mit Carnitin verestert und es entstehen **Acylcarnitine** spezifischer Kettenlänge, die mittels Tandemmassenspektrometrie nachgewiesen werden können (Neugeborenenscreening!). Da hierbei Carnitin verbraucht wird, ist die Konzentration an freiem Carnitin im Plasma niedrig. Der Acetyl-CoA-Mangel führt dazu, dass N-Acetylglutamat als Kofaktor der Carbamoylphosphatsynthetase (Harnstoffzyklus) vermindert gebildet wird. Es kommt zu einer (milden) **Hyperammonämie.**

Klinik

Der MCAD-Defekt manifestiert sich typischerweise im späten Säuglings- oder frühen Kleinkindalter, meistens

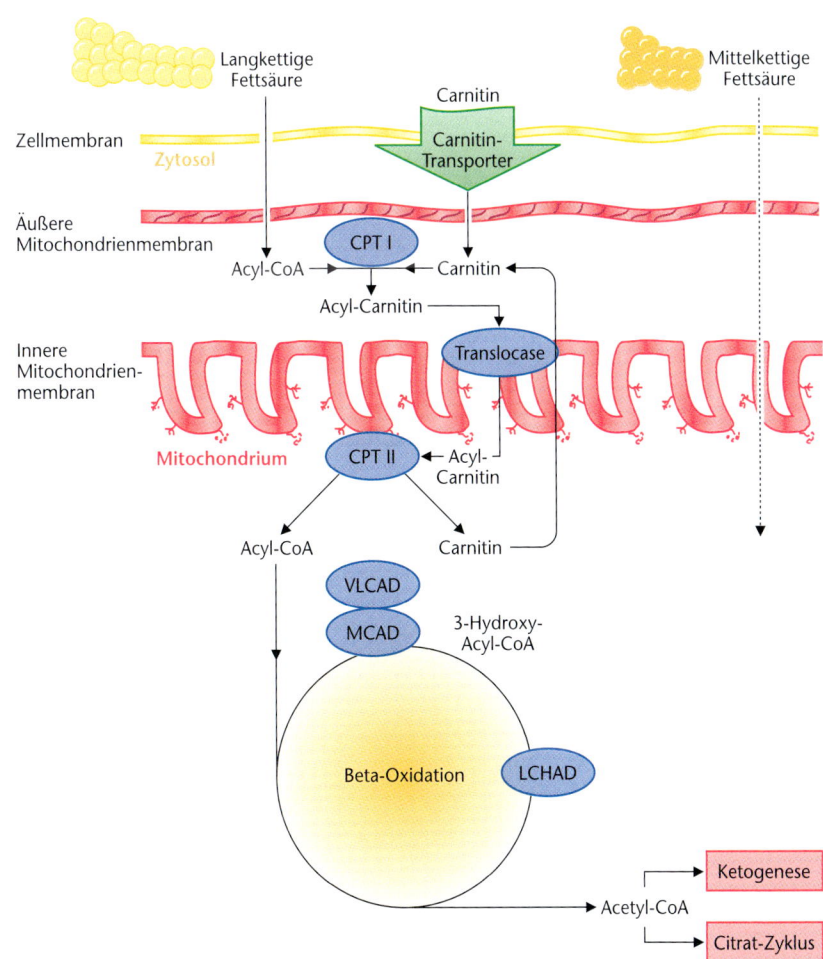

Abb. 6.16: Oxidation von Fettsäuren und der Carnitinzyklus.

vor dem 18. Lebensmonat. **Protrahierte Nahrungska-renz** oder katabole Stoffwechselsituationen (Infekte, Impfungen, Operationen) führen zu **Somnolenz** und **Koma.** Häufig gehen Übelkeit und Erbrechen voraus, die Leber ist vergrößert. Im Rahmen der Hypoglykämie kommt es zu zerebralen Krampfanfällen. 50 % der Patienten erleiden einen Atemstillstand, 90 % benötigen Intensivmaßnahmen. Etwa 25 % der Patienten, bei denen die Diagnose nicht bekannt ist, versterben im Rahmen ihrer ersten Stoffwechselkrise. Die Rate gravierender neurologischer Langzeitkomplikationen ist bei den überlebenden Patienten hoch.

Diagnostik

- Eine Diagnosestellung im Rahmen erweiterter Neugeborenenscreeningprogramme am dritten bis fünften Lebenstag durch Tandemmassenspektromerie ist möglich: Nachweis spezifischer Acylcarnitine
- Freies Carnitin im Plasma erniedrigt
- **In der Krise:** hypoketotische Hypoglykämie, metabolische Azidose, Hyperammonämie, Aminotransferasen erhöht, Hyperurikämie, freie Fettsäuren im Plasma hoch, 3-Hydroxybutyrat im Plasma niedrig
- Organische Säuren im Urin: Nachweis spezifischer Metabolite
- Mutationsanalyse.

Therapie

Notfalltherapie: Die hoch dosierte Glukoseinfusion ist die lebensrettende Maßnahme.

Dauertherapie: Die Vermeidung protrahierten Fastens ist die einzig notwendige therapeutische Langzeitmaßnahme bei MCAD-Defekt.

Prognose

Unbehandelt ist der MCAD-Defekt mit einer hohen Mortalität und Morbidität assoziiert. Die Ergebnisse erweiterter Neugeborenenscreeningprogramme zeigen, dass eine frühzeitige Diagnosestellung und die damit einhergehende Meidung protrahierter Nüchternepisoden zu einer dramatischen Verbesserung der Prognose führt.

Kasuistik

A: Franziska, ein bisher stets gesundes 18 Monate altes Mädchen, erkrankt mit akutem Erbrechen und Diarrhö. Es bestehen subfebrile Temperaturen um 38,5 °C. Bei der Vorstellung in der Praxis am Nachmittag diagnostiziert der Kinderarzt eine akute Gastroenteritis und verordnet eine „Teepause". Zu Hause verabreicht die Mutter des Kindes in stündlichen Abständen kleine Mengen Kamillentee. Gegen Mitternacht sieht die Mutter noch einmal nach ihrer Tochter, Franziska ist jedoch nicht erweckbar.

D: Bei Aufnahme auf der Intensivstation ist sie tief komatös. Die Laboruntersuchungen ergeben eine Hypoglykämie (1,5 mmol/l; 28 mg/dl), eine metabolische Azidose (pH 7,17; pCO_2 13, BE -16, HCO_3 12), eine mäßiggradige Hyperammonämie (110 µmol/l) sowie erhöhte Aktivitäten der Aminotransferasen im Serum. Im Urin lassen sich keine Ketonkörper nach-

weisen. Die weitere Diagnostik ergibt erhöhte Konzentrationen freier Fettsäuren sowie eine erniedrigte 3-Hydroxybutyratkonzentration. Bei der Analyse der Acylcarnitine im Plasma ist die Octanoylcarnitin-Konzentration massiv erhöht.

Diag: Die Diagnose eines Medium-Chain-Acyl-CoA-Dehydrogenase-Mangels wird molekulargenetisch gesichert.

Th + Pg: Die intravenöse Glukoseinfusion führt innerhalb von zwölf Stunden zu einer Normalisierung der Vigilanz und des neurologischen Befunds. Weitere Stoffwechselkrisen konnten durch die Vermeidung protrahierter Fastenperioden (> 8 Stunden) verhindert werden. Franziska ist inzwischen sechs Jahre alt und altersentsprechend entwickelt.

6.8 Speichererkrankungen

6.8.1 Heteroglykanosen

Mukopolysaccharidosen

Definition

Gruppe von Erbkrankheiten, bei denen es durch unterschiedliche angeborene lysosomale Enzymdefekte zu einem unvollständigen Abbau und zur Speicherung von sauren Mukopolysacchariden in verschiedenen Organen kommt.

Vererbung

Mit einer Ausnahme werden alle Mukopolysaccharidosen autosomal-rezessiv vererbt, der Typ II Hunter wird X-chromosomal-rezessiv vererbt.

Pathogenese

Mukopolysaccharide sind polyanionische Polymere aus Neutralzuckern, Uronsäuren und Aminozuckern, die mit Schwefelsäure verestert sind. Chondroitinsulfat, Dermatansulfat und Heparansulfat sind für die Entstehung der Mukopolysaccharidosen am wichtigsten. Mukopolysaccharide sind der Hauptbestandteil der interzellulären Grundsubstanz im Bindegewebe.

Eine **Mukopolysaccharidspeicherung in mesenchymalen Geweben** führt zu knöchernen Veränderungen: **Dysostosis multiplex** und Vergröberung von Gesichtszügen als typisches gemeinsames Symptom der Mukopolysaccharidosen.

Eine **Mukopolysaccharidspeicherung in viszeralen Geweben** führt zu Organomegalie, insbesondere zu einer Hepatosplenomegalie als klinischem Leitsymptom.

Eine **Mukopolysaccharidspeicherung in neuralen Geweben** führt zu einer progressiven mentalen Retardierung.

Die Mukopolysaccharide werden im Urin ausgeschieden und können hier zu diagnostischen Zwecken detektiert werden.

Klinik

Da die Symptome bei den unterschiedlichen Formen sehr ähnlich sein können, wird im Folgenden exemplarisch die häufigste Mukopolysaccharidose, der Typ I-H (Pfaundler-Hurler), beschrieben.

Checkliste: Übersicht und Einteilung wichtiger Speichererkrankungen.

Heteroglykanosen	Sphingolipidosen
Mukopolysaccharidosen • Typ I-H Pfaundler-Hurler • Typ I-S Scheie • Typ I-H/S • Typ II Hunter • Typ III Sanfilippo • Typ IV Morquio • Typ VI Maroteaux-Lamy • Typ VII Sly	**M. Gaucher** • infantile Form • spätinfantile Form • adulte Form
Oligosaccharidosen • Mannosidose • Fukosidose • Sialidose	**M. Niemann-Pick** Typen A–F **M. Krabbe** • infantile Form • juvenile Form • adulte Form
Mukolipidosen • Typ II • Typ III • Typ IV	**Metachromatische Leukodystrophie** • spätinfantile Form • juvenile Form • adulte Form **M. Fabry** **G_{M1}-Gangliosidose** • Typ I, infantile Form • Typ II, spätinfantile Form • Typ III, adulte Form **G_{M2}-Gangliosidose** • Typ I: M. Tay-Sachs • Typ II: M. Sandhoff

Therapie

Versuche der Enzymsubstitution waren bisher erfolglos. Präventive Maßnahmen durch genetische Beratung und pränatale Diagnostik spielen bei diesen Erkrankungen eine wichtige Rolle.

Mukopolysaccharidose Typ I-H (Pfaundler-Hurler)

Definition

Schwerste Form der Mukopolysaccharidose durch Defekt der **Alpha-L-Iduronidase.**

Epidemiologie

Die Häufigkeit beträgt 1:100 000.

Klinik

Es handelt sich um die schwerste Form der Mukopolysaccharidose. Die Kinder sind bei Geburt unauffällig. Im Lauf des ersten Lebensjahrs entwickeln sich die typischen Merkmale (☞ Abb. 6.17):
- kraniofaziale Dysmorphie: großer Kopf, Balkonstirn, breite, eingesunkene Nasenwurzel, wulstige Augenbrauen
- Hornhauttrübung
- Makroglossie und Gingivahyperplasie
- Einschränkung der Mimik
- Hepatosplenomegalie
- Hernien

- Skelettanomalien: Zwergwuchs mit zusammengedrängtem Rumpf, Sitzbuckel, dorsolumbale Kyphose, Gelenkkontrakturen und tatzenartige Hände.

Eine regrediente Entwicklung mit **Verlust bereits erworbener psychomotorischer Fähigkeiten** ist charakteristisch. Die Kinder sind anfällig für Infektionen des Respirationstrakts. Spätsymptome sind Blindheit, Hydrozephalus und eine Herzklappenfehlfunktion.

Diagnostik

- **Mukopolysaccharidscreening** im Urin: Mukopolysaccharide können mit Toluidin metachromatisch angefärbt werden: Toluidinblaufärbung als einfacher Suchtest auf Mukopolysaccharide
- Quantifizierung und Differenzierung der **sauren Mukopolysaccharide** im Urin
- Immer auch Untersuchung der **Oligosaccharide im Urin**
- Blutausstrich: Lymphozytenvakuolen
- Aktivitätsmessung der lysosomalen Hydrolasen in Leukozyten oder Fibroblasten
- Mutationsanalyse
- **Pränatale Diagnostik!**

Merke!
Bei der Mukopolysaccharidose Typ I handelt es sich um die schwerste Form der Mukopolysaccharidosen.

Oligosaccharidosen

Definition

Gruppe angeborener lysosomaler Speichererkrankungen mit Störung vorwiegend des Glykoproteinstoffwechsels

Mannosidose

Klinik

Die Manifestation erfolgt gegen Ende des ersten Lebensjahrs mit einer psychomotorischen **Entwicklungsverzögerung.** Sitzen und Laufen werden verspätet erlernt. Die Sprache entwickelt sich erst gegen Ende des zweiten Lebensjahrs. Der Umweltkontakt ist gut, eine Sonderschulausbildung ist möglich.
Phänotyp: Die Körpergröße ist altersgemäß. Das Gesicht ist rundlich, die Nase plump, die Nasenwurzel eingesunken, die Lippen prominent. Eine Makrozephalie besteht in 30 % der Fälle. Eine Schwerhörigkeit ist häufig. Bei 50 % der Kinder besteht eine Hepatomegalie, oft treten Hernien auf. Die Skelettveränderungen sind eher leicht ausgeprägt im Sinne einer Dysostosis multiplex.

Fukosidose

Klinik

Infantile Form: Eine schwere Entwicklungsverzögerung tritt im ersten Lebensjahr auf. Weitere Symptome sind Vergrößerung der Gesichtszüge, Spastik, rezidivierende Infektionen und Hepatomegalie. Die Patienten versterben meistens vor dem zehnten Lebensjahr.
Adulter Typ: langsamerer Krankheitsverlauf, klinisch sonst ähnlich der infantilen Form.

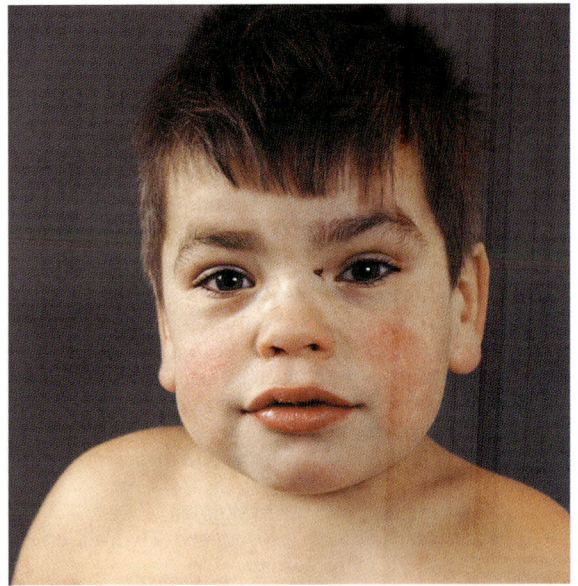
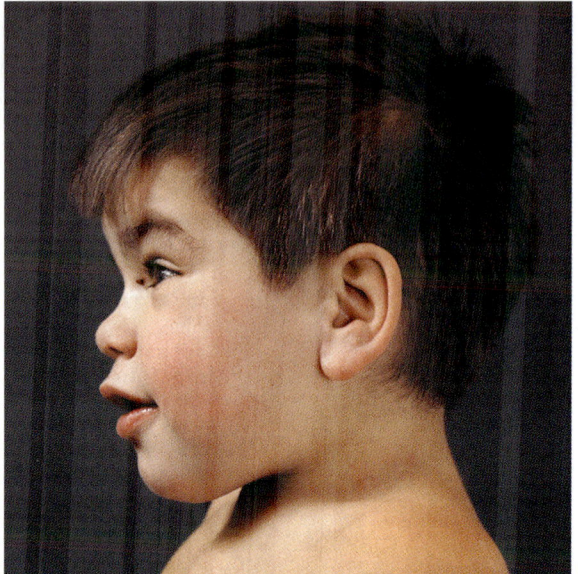
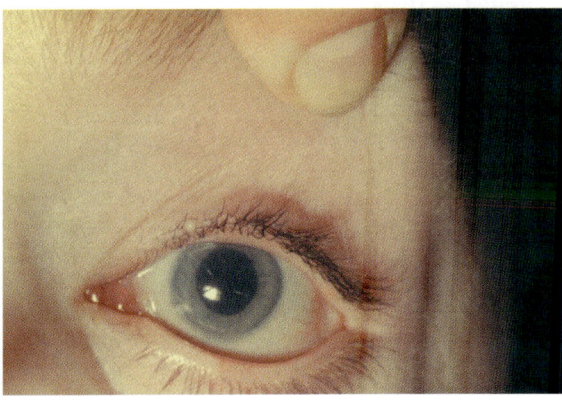

Abb. 6.17 a, b und c: Junge mit Mukopolysaccharidose Typ I (Pfaundler-Hurler): a) typische Facies: großer Kopf, breite, eingesunkene Nasenwurzel, wulstige Augenbrauen; b) im Profil ist die eingesunkene Nasenwurzel besonders gut zu erkennen; c) Hornhauttrübung.

Sialidose (Neuraminidasemangel)

Klinik

Das klinische Spektrum der Sialidose reicht von der eher milden Form mit kirschrotem Makulafleck und Myoklonien bis zur schweren kongenitalen Form mit Hydrops fetalis.

Mukolipidosen

Definition

Lysosomale Speichererkrankungen mit Störung des komplexen Kohlenhydratstoffwechsels, die Merkmale sowohl der Mukopolysaccharidosen als auch der Sphingolipidosen aufweisen und deshalb Mukolipidosen genannt wurden.
Als beispielhafter Vertreter dieser Gruppe wird die klinische Symptomatik der Mukolipidose II beschrieben.

Mukolipidose II (I-Cell Disease)

Klinik

Die Symptomatik der Mukolipidose II ähnelt der der Myukopolysaccharidose Typ I (Pfaundler-Hurler). Die

Kinder sind bei Geburt häufig untergewichtig. Es besteht eine unverwechselbare Gesichtsdysmorphie mit Balkonstirn, eingesunkener Nasenwurzel, Schwellung der Augenlider und rundlicher Kinn-Wangen-Partie. Eine Gingivahyperplasie ist häufig. Die Hepatosplenomegalie ist extrem ausgeprägt. Die Skelettauffälligkeiten sind ein dysproportionierter Minderwuchs, eine schwere Osteodysplasie mit Gelenkkontrakturen, Hüftgelenksluxationen und Sitzbuckel. Die Hände sind tatzenartig. Die Haut ist derb verdickt. Es besteht eine schwere psychomotorische Retardierung.

6.8.2 Sphingolipidosen

Definition

Lysosomale Lipidspeichererkrankungen, bei denen der Enzymdefekt zur intrazellulären Akkumulation verschiedener Glykolipide führt.

Vererbung

Mit einer Ausnahme werden alle Sphingolipidosen autosomal-rezessiv vererbt, der M. Fabry wird X-chromosomal-rezessiv vererbt.

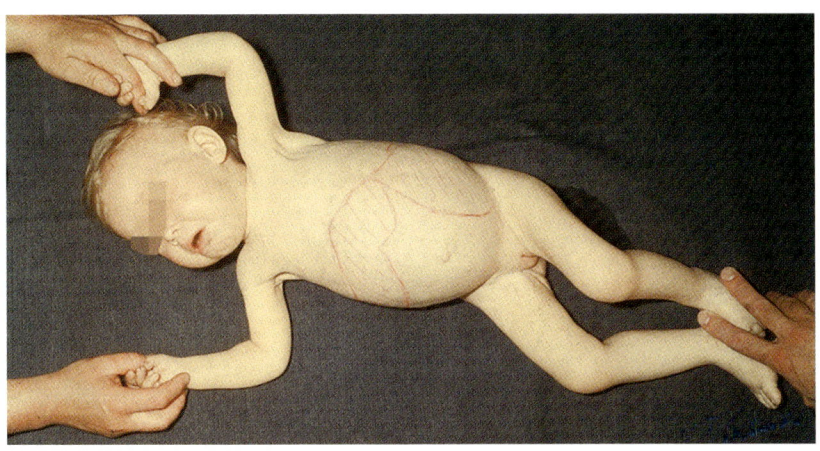

Abb. 6.18: Säugling mit massiver Splenomegalie und etwas geringer ausgeprägter Lebervergrößerung bei M. Gaucher.

Pathogenese und Klinik

Da Glykolipide gehäuft in Membranstrukturen von Gehirn und Nervengewebe vorkommen, treten hauptsächlich **neurodegenerative Symptome** auf.
Zusätzlich bestehen häufig eine Hepatosplenomegalie, ophthalmologische Symptome und Skelettveränderungen.

Therapie

Eine Enzymersatztherapie konnte bisher erfolgreich für M. Gaucher und M. Fabry entwickelt werden.

Prävention

Die effektivste präventive Maßnahme ist die pränatale Diagnostik.

M. Gaucher

Definition

Autosomal-rezessiv vererbter Defekt der **Glukozerebrosidase** mit Zerebrosidspeicherung im RES von Milz, Leber, Knochenmark und Lymphknoten.

Klinik

Typ I: viszerale Form: Die massive Splenomegalie steht im Vordergrund und führt zu Hypersplenismus (Thrombozytopenie, Leukopenie, Anämie). Knochenschmerzen sind ein weiteres charakteristisches Symptom, das oft mit Fieber (DD: Osteomyelitis) einhergeht. Aseptische Knochennekrosen und pathologische Frakturen treten gehäuft auf.
Das Nervensystem ist in der Regel nicht betroffen, der Verlauf ist chronisch protrahiert.
Typ II: akute infantile neuropathische Form: Die Manifestation erfolgt um den dritten Lebensmonat mit zunehmender Hepatosplenomegalie, Fütterungsschwierigkeiten, Gedeihstörung, psychomotorischer Retardierung. Ein kirschroter Makulafleck kann häufig nachgewiesen werden. Zeichen des ZNS-Befalls sind Schluckstörungen, Stridor, Strabismus, Opisthotonus und zunehmende Tetraspastik. Der rasche zerebrale Abbauprozess führt zur Dezerebration. Der Tod erfolgt zwischen dem ersten und zweiten Lebensjahr.

Typ III: subakute neuropathische Form: Sie unterscheidet sich von Typ II durch einen späteren Krankheitsbeginn und einen protrahierteren Verlauf.

Diagnostik

- Blutbild: Anämie und Thrombozytopenie
- Ferritin im Serum erhöht
- Aktivität der sauren Phosphatase im Serum erhöht
- Aktivität des Angiotensin Converting Enzyms (ACE) im Serum erhöht
- Aktivität der Chitotriosidase im Serum erhöht
- Nachweis von „**Gaucher-Zellen**" im Knochenmark (Makrophagen mit Glukozerebrosidspeicherung), ☞ Abb. 6.19
- Glukozerebrosidaseaktivität in Leukozyten oder Fibroblasten vermindert
- Mutationsanalyse.

Therapie

Die **kausale** Behandlung besteht in der Durchführung einer **Enzymersatztherapie,** die bei allen Patienten mit Typ I und Typ III durchgeführt wird. Bei Patienten mit Typ II ist sie wirkungslos. Rekombinante β-Glukozerebrosidase (Cerezyme®) wird in zweiwöchentlichen Abständen intravenös verabreicht. Die Kosten sind sehr hoch.

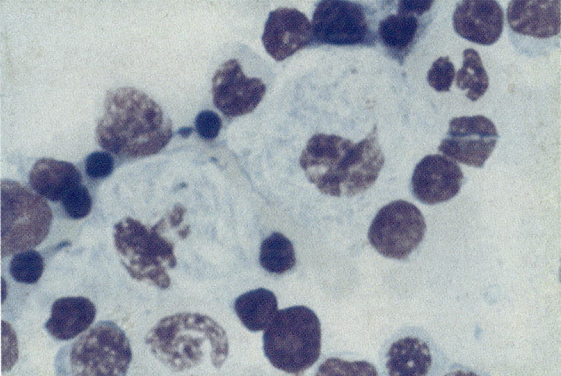

Abb. 6.19: Knochenmarksausstrich: mit Gluokzerebrosiden angefüllte, „papierknitterartig" aussehende Gaucher-Zellen.

Die **symptomatische** Therapie von Knochenschmerzen beinhaltet eine Behandlung mit Kortikosteroiden sowie orthopädische Maßnahmen.

Vor Einführung der Enzymersatztherapie stellte die Splenektomie die einzige Möglichkeit dar, wenn ein ausgeprägter Hypersplenismus mit Blutungsneigung infolge der Thrombozytopenie bestand. Die Durchführung einer Knochenmarkstransplantation ist seit Einführung der Enzymersatztherapie bei M. Gaucher nicht mehr indiziert.

Niemann-Pick-Krankheit

Definition

Ein Defekt der **Sphingomyelinase** führt zur Speicherung von Sphingomyelin in den Lysosomen von Knochenmark, Leber, Milz und Gehirn.

Klinik

Typ A: akute infantile neuropathische Form: Die Symptomatik beginnt unspezifisch im Alter von drei bis vier Monaten mit Trinkunlust und Gedeihstörung. Das Leitsymptom ist die Hepatosplenomegalie, wobei die Lebervergrößerung typischerweise überwiegt (im Gegensatz zum M. Gaucher, bei dem die Splenomegalie überwiegt!). Im zweiten Lebenshalbjahr kommt es zu einer neurologischen Verschlechterung mit Verlust des sozialen Kontakts und einer muskulären Hypotonie, die später in eine Spastik übergeht. Die Muskeleigenreflexe sind schlecht auslösbar. Die Patienten versterben in der Regel vor dem vierten Lebensjahr.

Typ B: chronisch-viszerale Form: Eine Hepatosplenomegalie tritt im Kleinkindalter auf (☞ Abb. 6.20). Charakteristisch ist die Lungenbeteiligung mit Makrophageninfiltration. Eine ZNS-Beteiligung liegt nicht vor, die Lebenserwartung ist wahrscheinlich normal (cave: Lungenbeteiligung).

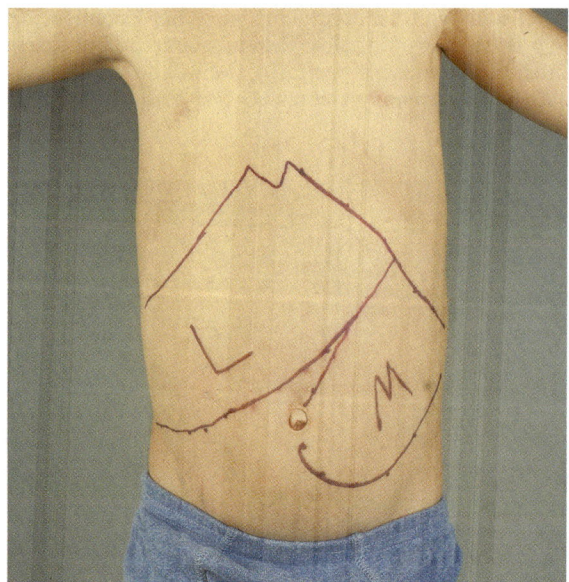

Abb. 6.20: Hepatosplenomegalie bei Niemann-Pick.

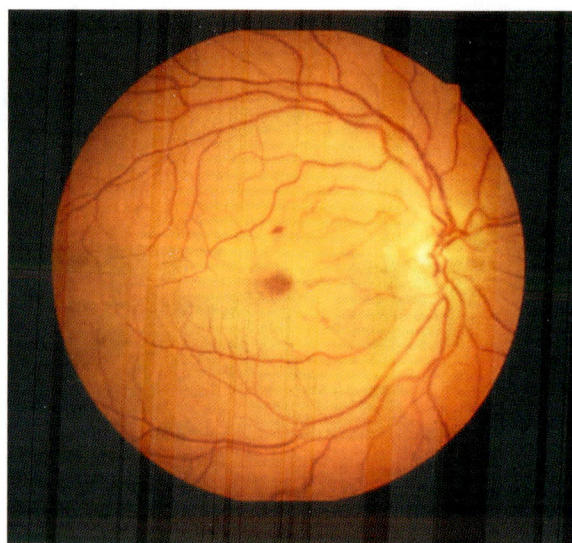

Abb. 6.21: Kirschroter Makulafleck.

Diagnostik

- Kirschroter Makulafleck in 50 % der Fälle nachweisbar, ☞ Abb. 6.21
- Röntgen-Thorax bei Typ B: interstitielle Zeichnungsvermehrung, ☞ Abb. 6.22
- **Schaumzellen** (lipidspeichernde RES-Zellen) im Knochenmark und in Lymphknoten
- Enzymaktivitätsbestimmung in kultivierten Fibroblasten
- Mutationsanalyse.

M. Krabbe

Definition

Defekt der **Galaktocerebrosid-β-Galaktosidase,** Synonym: Globoidzellleukodystrophie.

Pathogenese

Der Defekt der Galaktocerebrosid-β-Galaktosidase führt nicht zu einer Akkumulation von Galaktozerebrosid, sondern Galaktosylsphingosin, ein toxischer Metabolit, führt zur Zerstörung der Oligodendrozyten und zu zentraler und peripherer Demyelinisierung.

Klinik

Die Symptomatik beginnt im Alter von drei bis sechs Monaten mit Irritabilität, schwer beeinflussbaren, lang anhaltenden Schreiattacken, tonischer Streckung der unteren Extremitäten bei Lärm oder Licht, Blindheit bei Optikusatrophie und Taubheit. Es kommt zu permanentem Opisthotonus, gebeugten Armen und gestreckten Beinen, Hyperpyrexie, Hypersalivation, häufigen zerebralen Krampfanfällen und Verlust des sozialen Kontakts zur Umwelt. Die Kinder versterben durchschnittlich im Alter von 13 Monaten.

Diagnostik

- Biochemisches Leitsymptom: erhöhte Liquoreiweißkonzentration
- Nervenleitgeschwindigkeit vermindert

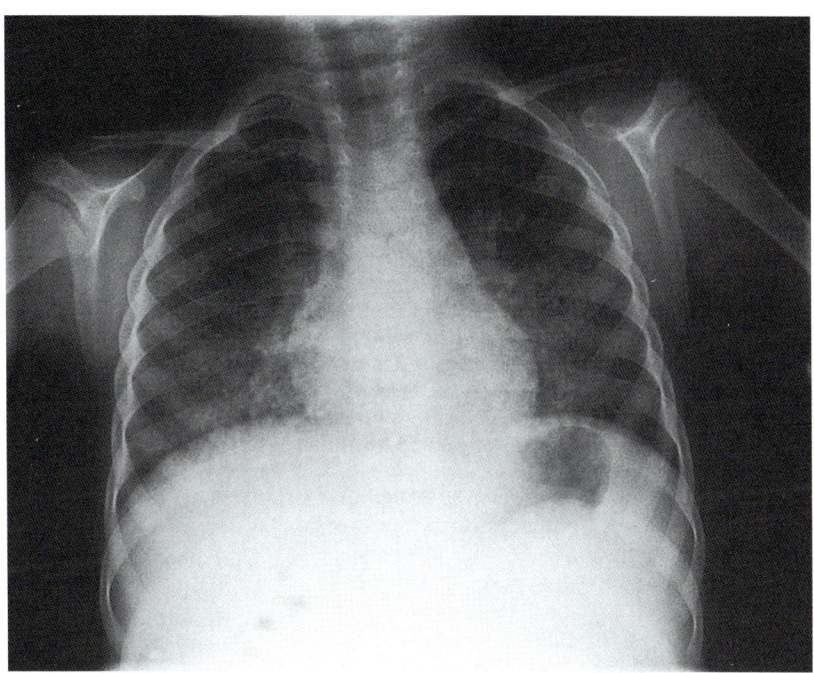

Abb. 6.22: Röntgen-Thorax beim Niemann-Pick mit vermehrter interstitieller Zeichnung.

- Kernspintomographie des Schädels: Demyelinisierung, Verkalkungen
- Enzymaktivitätsbestimmung in Leukozyten oder kultivierten Fibroblasten
- Mutationsanalyse.

Therapie

Da keine kausale Therapie zur Verfügung steht, muss sich die Behandlung auf symptomatische Maßnahmen beschränken.

Metachromatische Leukodystrophie

Definition

Defekt der **Cerebrosidsulfatase (Arylsulfatase A).**

Pathogenese

Sulfatid (Galaktozerebrosidsulfat) ist ein Bestandteil der Myelinscheiden im peripheren und zentralen Nervensystem. Durch den Enzymdefekt wird die Sulfatbindung nicht gespalten und es kommt zur Sulfatidakkumulation, die zur Demyelinisierung führt.

Klinik

Spätinfantile Form: Die Manifestation erfolgt im späten Säuglingsalter oder frühen Kleinkindalter mit Regression bereits erworbener Fähigkeiten: Muskelhypotonie, Hyporeflexie, Ataxie und Gehunfähigkeit. Später kommt es zu spastischer Tetraparese, Bulbärparalyse (Schluckstörungen) und Optikusatrophie. Der Tod tritt meist durch Aspiration im Alter zwischen drei und sechs Jahren ein.

Frühjuvenile Form: Die Symptomatik beginnt im Kleinkindalter mit Gangunsicherheit, Ataxie und Pyramidenbahnzeichen (positiver Babinski) bei abgeschwächten Muskeleigenreflexen. Früh treten Verhaltensstörungen

auf. Es kommt zu einem dementiellen Verlauf. Die Kinder versterben nach fünf bis zehn Jahren.

Juvenile Form: Die Erkrankung manifestiert sich im Schulalter mit Schulschwierigkeiten und Verhaltensstörungen. Die Symptomatik ähnelt einer endogenen Psychose. Motorische Störungen und Demenz treten erst nach Jahren auf. Die Patienten versterben nach 12 bis 15 Jahren.

Diagnostik

- Nervenleitgeschwindigkeit erheblich vermindert
- Kernspintomographie des Schädels: Demyelinisierung
- Enzymaktivitätsbestimmung in Leukozyten oder kultivierten Fibroblasten
- Mutationsanalyse.

Therapie

Eine kausale Therapie steht nicht zur Verfügung.

M. Fabry

Definition

X-chromosomal-rezessiv vererbter Defekt der **Alpha-Galaktosidase.**

Pathogenese

Der Defekt der Alpha-Galaktosidase führt zur Akkumulation des Glykosphingolipids Ceramidtrihexosid im Endothel von Gefäßen und Epithelien vieler Organe (besonders der Nieren) sowie Zellen der glatten Muskulatur. Das ubiquitäre Vorkommen der Speichersubstanzen erklärt die Manifestation der Erkrankung in vielen Organsystemen.

Klinik

Bei männlichen Patienten beginnt die Symptomatik im Schulalter. Anfallsartig auftretende brennende Schmerzen an Händen und Füßen **(Akroparästhesien),** die durch Kälte und Wärme verstärkt werden, sind charakteristisch. Die Regulation der Schweißbildung ist gestört (vermindert oder vermehrt). Ein weiteres klinisches Leitsymptom sind kleine, rötlich bis blauschwarze Gefäßektasien, die an verschiedenen Stellen des Körpers auftreten: **Angiokeratoma corporis diffusum.** Augenveränderungen sind häufig: **Cornea verticillata** (diffuse, spiralförmige Hornhauttrübung) und **Katarakte.** Kardiale **Klappeninsuffizienzen und Störungen der Erregungsüberleitung** sind Folgen der Ablagerung von Speichermaterial am Herzen. Die **chronische Niereninsuffizienz** stellt die häufigste Todesursache (durchschnittlich im Alter von 40 Jahren) dar.

Trotz der X-chromosomal-rezessiven Vererbung treten auch bei weiblichen Konduktorinnen häufig klinische Symptome auf.

Merke!

Nicht selten werden Patienten mit M. Fabry in Unkenntnis der Diagnose wegen der multiplen, „unerklärlichen" Symptome einer psychiatrischen Behandlung zugeführt! Die Kenntnis der Erkrankung ist wegen der nun verfügbaren Enzymersatztherapie von erheblicher Bedeutung!

Diagnostik

- Nachweis doppelbrechender Substanzen im Urin
- Enzymaktivitätsbestimmung in Leukozyten oder Fibroblasten
- Mutationsanalyse.

Therapie

Die Enzymersatztherapie mit gentechnisch hergestellter Alpha-Galaktosidase führt zu einer raschen Reduktion der Lipidanreicherung im Plasma und in der Leber, die Nierenfunktion bessert sich, die Schmerzkrisen lassen nach.

GM$_2$-Gangliosidose Typ I (Tay-Sachs-Krankheit)

Definition

Defekt der **Hexosaminidase A.** Synonym: infantile amaurotische Idiotie.

Klinik

Die Tay-Sachs-Krankheit tritt häufig bei Kindern jüdischer Abstammung (Ashkenazi) auf, sonst ist sie selten. Bei Geburt sind die Kinder unauffällig. Im Alter von etwa sechs Monaten kommt es zum **Verlust bereits erworbener statomotorischer Fähigkeiten.** Ein charakteristisches Frühsymptom sind **myoklonische Schreckbewegungen** auf Geräusche. Typischerweise fehlt eine Hepatosplenomegalie. Im zweiten Lebensjahr kommt es zu Spastik, Schluckstörungen, zerebralen Krampfanfällen, Nystagmus, Erblindung und einer progredienten Makrozephalie durch Schwellung der weißen Hirnsubstanz. Die Patienten versterben durchschnittlich im Alter von zwei bis vier Jahren, meistens an einer Aspirationspneumonie.

Diagnostik

- **Kirschroter Makulafleck** bei allen Patienten!
- Enzymaktivitätsbestimmung in Leukozyten oder Fibroblasten
- Mutationsanalyse.

Therapie

Eine kausale Therapie steht nicht zur Verfügung.

6.9 Peroxisomale Erkrankungen

Definition

Gruppe genetisch determinierter Erkrankungen durch Defekt der peroxisomalen Biogenese oder durch angeborene Funktionsstörungen peroxisomaler Proteine, die zu schweren Symptomen in der Kindheit führen (☞ Tab. 6.9).

Pathogenese

Peroxisomen kommen in allen Zellen außer in reifen Erythrozyten vor. Sie haben eine wichtige Funktion im Rahmen kataboler (Abbau von überlangkettigen Fettsäuren, Gallensäuren, Prostaglandinen und Leukotrienen) und anaboler Stoffwechselwege (Synthese von Plasmalogenen und Cholesterin). Genetische Defekte von Enzymen des peroxisomalen Stoffwechsels können zu verschiedensten Erkrankungen beim Menschen führen. Zwei Erkrankungsgruppen werden unterschieden: Störungen der peroxisomalen Biogenese mit Ausfall sämtlicher peroxisomaler Funktionen und Erkrankungen durch Defekte einzelner Proteine.

Tab. 6.9 Einteilung peroxisomaler Erkrankungen.

Störungen der peroxisomalen Biogenese	Peroxisomale Erkrankungen durch Defekte einzelner Proteine
Zellweger-Syndrom	X-chromosomal vererbte Adrenoleukodystrophie
neonatale Adrenoleukodystrophie	Defekt der Acyl-CoA-Oxidase
infantile Refsum–Erkrankung	Defekt des bifunktionellen Enzyms
rhizomele Chondrodysplasia punctata	Defekt der peroxisomalen Thiolase
	Defekt der DHAP-Alkyl-Transferase
	Defekt der Alkyl-DHAP-Synthase
	Glutarazidurie Typ III
	klassische Refsum-Erkrankung
	Hyperoxalurie Typ I
	Akatalasämie

DHAP: Dihydroxyacetonphosphat
Acyl-CoA-Oxidase, bifunktionelles Enzym, Thiolase: Enzyme der peroxisomalen β-Oxidation
DHAP-Alkyl-Transferase und Alkyl-DHAP-Synthase: Enzyme der Plasmalogenbiosynthese

6.9.1 Defekte der peroxisomalen Biogenese

Pathogenese

Bei den Defekten der peroxisomalen Biogenese ist der Import peroxisomaler Matrixproteine gestört, wodurch es zu einem vollständigen Verlust aller peroxisomaler Funktionen kommt.

Klinik

Das phänotypische „Zellweger-Spektrum" bildet mit dem klassischen Zellweger-Syndrom, der neonatalen Adrenoleukodystrophie und der infantilen Refsum Erkrankung ein **Kontinuum** mit abnehmender Schwere, während die rhizomele Chondrodysplasia punctata sich klinisch deutlich unterscheidet.

Diagnostik bei Störungen der peroxisomalen Biogenese

- Konzentrationen der überlangkettigen Fettsäuren im Plasma massiv erhöht
- Plasmalogenbiosynthese gestört
- Fehlender Nachweis intakter Peroxisomen in kultivierten Fibroblasten
- Erhöhte Phytansäurekonzentration bei rhizomeler Chondrodysplasia punctata und klassischer Refsum-Erkrankung
- Eine pränatale Diagnostik ist bei allen Formen möglich.

Zellweger-Syndrom (zerebrohepatorenales Syndrom)

Klinik

Es handelt sich um die schwerste autosomal-rezessiv vererbte Form einer peroxisomalen Biogenesestörung. Die Kinder weisen eine charakteristische **kraniofaziale Dysmorphie** mit hoher Stirn, Hypertelorismus, eingesunkener Nasenwurzel und Epikanthus auf. **Okuläre Anomalien** (Katarakte, Glaukom, Hornhauttrübungen, Retinopathia pigmentosa, Dysplasie des Nervus opticus) sind häufig. **Neurologische Symptome** sind eine schwere muskuläre Hypotonie („floppy infant"), neonatale Krampfanfälle und ein psychomotorischer Entwicklungsstillstand. Immer besteht eine charakteristische neuronale Migrationsstörung, die auf bestimmte Hirnareale begrenzt ist. Eine **cholestatische Lebererkrankung** mit frühzeitiger Entstehung einer Leberzirrhose ist häufig. Bei den meisten Patienten bestehen **Nierenzysten,** die jedoch sehr klein sein können.

Therapie

Wirksame Behandlungsmethoden stehen derzeit nicht zur Verfügung.

Prognose

Die Patienten versterben im frühen Säuglingsalter.

Neonatale Adrenoleukodystrophie (NAL)

Klinik

Die Patienten zeigen einen protrahierteren Verlauf einer peroxisomalen Biogenesestörung. Die Dysmorphiezeichen sind wenig ausgeprägt. Häufig treten **neonatale Krampfanfälle** auf. Es kommt zu einer schweren **psychomotorischen Retardierung.** Eine Hepatomegalie

und Leberfunktionsstörung treten regelmäßig auf. Eine **Retinitis pigmentosa** und ein **Hörverlust** sind charakteristisch. **Symptome der Nebenniereninsuffizienz** sind Ermüdbarkeit, Erbrechen und Hautfaltenpigmentierung. Ein Überleben bis in die zweite Lebensdekade ist möglich.

Therapie

Wirksame Behandlungsmethoden stehen derzeit nicht zur Verfügung.

Prognose

Die Patienten versterben meistens vor dem sechsten Lebensjahr.

Infantiles Refsum-Syndrom (IRD)

Klinik

Es handelt sich um die leichteste Verlaufsform einer peroxisomalen Biogenesestörung. Die Manifestation erfolgt später. Die Dysmorphiezeichen sind gering oder fehlen. Zunächst werden die motorischen Meilensteine erreicht, im Alter von 1–3 Jahren erfolgt eine langsame Regression. Die neurologische Symptomatik ist weniger stark ausgeprägt als bei Patienten mit ZS und NALD. **Hepatomegalie** und **Nebennierenatrophie** bestehen regelmäßig. **Hörverlust** und **Retinitis pigmentosa** sind charakteristisch. Die Patienten überleben durchschnittlich länger als solche mit ZS und NALD.

Therapie

Wirksame Behandlungsmethoden stehen derzeit nicht zur Verfügung.

Prognose

Die Patienten versterben meistens vor dem achten Lebensjahr.

Rhizomele Chondrodysplasia punctata (RCDP)

Klinik

Charakteristische Verkürzung der proximalen Extremitäten, kraniofaziale Dysmorphie, Katarakte, psychomotorische Retardierung, Wirbelkörperveränderungen und Kalzifikationen der Epiphysen sind die Symptome der Erkrankung.

Therapie

Wirksame Behandlungsmethoden stehen derzeit nicht zur Verfügung.

6.9.2 Defekte peroxisomaler Proteine

X-chromosomal vererbte Adrenoleukodystrophie (X-ALD)

Definition und Pathogenese

Die X-chromosomal-rezessiv vererbte X-ALD ist die häufigste peroxisomale Erkrankung. Ein Defekt des peroxisomalen ABC-Transporters ABCD1 führt zu einer Akkumulation überlangkettiger Fettsäuren, zu einer entzündlichen Demyelinisierung des ZNS, zu peripherer Neuropathie und adrenaler und testikulärer Insuffizienz.

Klinik

Sechs verschiedene klinische Verlaufsformen sind bekannt und unterschiedliche Phänotypen treten häufig auch bei identischem Genotyp innerhalb einer Familie auf. Betroffen sind hauptsächlich Jungen. Mehr als die Hälfte weiblicher Mutationsträgerinnen zeigt jedoch ebenfalls neurologische Symptome.

Kindlich-zerebrale Form (48 %): Es handelt sich um die schwerste klinische Verlaufsform mit rascher Progredienz der neurologischen Symptomatik. Zunächst sind die Kinder völlig unauffällig. Die Symptomatik beginnt im Alter von drei bis zehn Jahren mit Verhaltensauffälligkeiten, Visusverschlechterung und vermindertem Hörvermögen. Innerhalb weniger Monate kommt es zu einem vegetativen Stadium mit spastischer Tetraparese, zerebralen Krampfanfällen und Demenz. Die Patienten versterben meist innerhalb von drei Jahren nach Diagnosestellung.

Jugendlich-zerebrale Form (5 %): Sie unterscheidet sich von o.g. Form nur durch das Manifestationsalter.

Erwachsen-zerebrale Form (3 %): Sie unterscheidet sich von o.g. Form nur durch das Manifestationsalter.

Adrenomyeloneuropathie (25 %): Die Symptomatik beginnt in der dritten Lebensdekade. Die Demyelinisierung des Rückenmarks und der peripheren Neurone führt zu spastischer Paraparese der Beine, Inkontinenz und somatosensiblen Störungen.

Addison-only-Form (10 %): isolierte Nebennierenrindeninsuffizienz.

Asymptomatische Form (10 %): keine Symptome.

Diagnostik

- Konzentrationen der überlangkettigen Fettsäuren im Plasma erhöht
- Kernspintomographie des Schädels: Demyelinisierungsbezirke v.a. periventrikulär, okzipital betont.
- Mutationsanalyse
- Bei Nebenniereninsuffizienz: ACTH erhöht, Kortisol erniedrigt.

Therapie

In einem sehr frühen Stadium der neurologischen Symptomatik ist die Durchführung einer **Knochenmarkstransplantation** eine Behandlungsmethode, die zur permanenten Heilung führen kann.

Bei Jungen unter sechs Jahren ohne klinische Symptome kann die Durchführung einer speziellen **Diät** das Auftreten neurologischer Symptome hinauszögern. Hierbei werden einfach ungesättigte Fettsäuren in Form von Glyzerintrioleat (GTO) und Glyzerintrierukat (GTE) als 4:1-Mischung („Lorenzo-Öl") zugeführt. Hierunter kommt es zu einer Normalisierung der überlangkettigen Fettsäuren im Plasma. Das Fortschreiten einer bestehenden neurologischen Symptomatik kann jedoch nicht aufgehalten werden.

Prognose

Sie ist in erheblichem Maß von der klinischen Verlaufsform (im Kleinkindalter letal bis asymptomatisch) abhängig.

Kasuistik

A: Kevin ist achteinhalb Jahre alt. Bis vor einem Jahr bestanden keinerlei Probleme. Seit etwa einem halben Jahr jedoch hat er große Schwierigkeiten beim Schreiben und seine vorher so schöne Schrift ist kaum noch zu entziffern. Am ersten Advent beim Weihnachtsbasteln wollen ihm die Strohsterne einfach nicht mehr gelingen und vor Wut und Enttäuschung darüber fegt er die Bastelutensilien vom Tisch, rennt aus dem Zimmer und fällt hin, wie so oft in letzter Zeit. Seine Mutter erkennt ihn einfach nicht wieder und beschließt, ihn in der Kinderklinik vorzustellen.

K: Bei der Untersuchung fallen neben einer auffälligen Hyperpigmentierung der Haut ein erhöhter Muskeltonus, gesteigerte Muskeleigenreflexe und eine gestörte Feinmotorik, v.a. im Bereich der Hände, auf.

D: Die Kernspintomographie des Schädels zeigt ausgedehnte symmetrische signalintense Läsionen parietookzipital. Die daraufhin veranlasste Bestimmung der überlangkettigen Fettsäuren im Serum ergibt einen klassisch pathologischen Befund. Die erhöhte basale ACTH-Konzentration bei niedrigem basalen Kortisol im Serum weist auf die begleitende Nebenniereninsuffizienz hin.

Diag: Es handelt sich um den typischen Verlauf der kindlich-zerebralen Form einer X-chromosomal-rezessiv vererbten Adrenoleukodystrophie.

Th + Pg: Kevins Eltern erfahren, dass aufgrund der bestehenden kernspintomographischen Veränderungen und der neurologischen Symptomatik durch eine Knochenmarkstransplantation keine dauerhafte Heilung erzielt werden kann. Im Alter von zehn Jahren befindet sich Kevin in einem vegetativen Zustand mit Tetraspastik, Verlust der Seh-, Sprech- und Hörfähigkeit und Einbuße aller kognitiven Funktionen. Er verstirbt sechs Monate später.

Die Untersuchung der langkettigen Fettsäuren im Serum bei seinem dreijährigen Bruder Justin ergibt, dass er glücklicherweise nicht von der Erkrankung betroffen ist.

Klassisches Refsum-Syndrom

Pathogenese

Durch eine Störung des Phytansäureabbaus kommt es zu einer Speicherung von Phytansäure im Plasma und im Gewebe.

Klinik

Die Erkrankung manifestiert sich meistens in der Adoleszenz, gelegentlich auch im Kleinkindalter mit peripherer Polyneuropathie, zerebellärer Ataxie und Retinitis pigmentosa (Nachtblindheit als Frühsymptom). Dysmorphie, mentale Retardierung und Leberfunktionsstörung fehlen typischerweise.

Diagnostik

- **Nervenleitgeschwindigkeit** vermindert
- Akustisch und visuell evozierte Potentiale abnorm
- Elektroretinogramm pathologisch
- Liquoreiweiß erhöht
- Phytansäure im Serum erhöht
- Enzymdefektnachweis in Fibroblasten.

6

Therapie

Durch eine phytansäurearme Diät und eine Plasmapherese kann die Phytansäurekonzentration reduziert werden.

Prognose

Die Therapie kann das Fortschreiten der peripheren Polyneuropathie aufhalten.

6.10 Lipoproteinstoffwechselstörungen

6.10.1 Hyperlipoproteinämien

Definition

Erhöhung der Plasmalipide über die altersentsprechende 95. Perzentile (☞ Tab. 6.10).

Physiologie

Lipide (Triglyceride und Cholesterin) sind wasserunlöslich und müssen im Blut an Plasmaeiweiße gebunden transportiert werden. Lipoproteine bestehen aus Lipiden und Apoproteinen, die für die Hydrophilität sorgen. Die Benennung der Lipoproteine erfolgt nach ihrem Verhalten bei der Ultrazentrifugation:
- Chylomikronen
- VLDL (Very Low Density Lipoproteins)
- LDL (Low Density Lipoproteins)
- HDL (High Density Lipoproteins).

Chylomikronen werden ausschließlich im Dünndarm aus resorbiertem Fett gebildet. Chylomikronen transportieren das aus der Nahrung stammende Neutralfett und Cholesterin über die Lymphe in die Blutbahn und dann zur Leber. In der Leber werden VLDL, LDL und HDL gebildet, in das Blut abgegeben und durch Fettgewebs- und andere Zellen über spezifische LDL-Rezeptoren aufgenommen.

Familiärer Lipoproteinlipasemangel

Definition

Autosomal-rezessiv vererbter Defekt der **extrahepatischen Lipoproteinlipase** (Typ I nach Fredrickson).

Pathogenese

Im Dünndarm gebildete Chylomikronen gelangen über die Lymphe in die Blutbahn. Aufgrund der fehlenden extrahepatischen endothelialen Lipoproteinlipase ist der Abbau der Chylomikronen verlangsamt: es kommt zur **Hyperchylomikronämie**. Chylomikronen bestehen zu 95 % aus Triglyzeriden, wodurch die massive **Hypertriglyzeridämie** entsteht.

Klinik

Die Symptomatik beginnt im Schulalter mit Bauchschmerzen, rezidivierenden Pankreatitiden, Hepatosplenomegalie, eruptiven Xanthomen und einer Lipaemia retinalis. Das Atheroskleroserisiko ist nicht erhöht.

Diagnostik

- Triglyzeride im Nüchternserum erhöht
- Milchiges Serum
- Enzymaktivitätsbestimmung im Plasma.

Therapie

Eine drastische Reduktion der diätetischen Neutralfettzufuhr auf weniger als 10 % der Energiezufuhr ist erforderlich.

Familiäre Hypercholesterinämie

Definition

Autosomal-dominant vererbter Defekt der **LDL-Rezeptoren** (Typ IIa nach Fredrickson).

Epidemiologie

Die Heterozygotenfrequenz beträgt 1:500, die Homozygotenfrequenz 1:1 000 000.

Pathogenese

Durch den verminderten intrazellulären LDL-Abbau bleibt die Feedbackhemmung des Schrittmacherenzyms der Cholesterinsynthese HMG-CoA-Reduktase aus und es kommt zu einer vermehrten endogenen Cholesterinsynthese. Bei Heterozygoten steigt die Serumcholesterinkonzentration auf das Zweifache, bei Homozygoten auf das Sechs- bis Zehnfache der Norm an, wodurch das **Atheroskleroserisiko** massiv erhöht ist.

Klinik

Heterozygote Patienten sind im Kindesalter asymptomatisch. Symptome der koronaren Herzerkrankung treten zwischen dem 50. und 60. Lebensjahr auf. Arcus lipoides corneae, Xanthelasmen und Xanthome (☞ Abb. 6.23) sind bei Kindern selten.
Homozygote Patienten zeigen einen Beginn der koronaren Arteriosklerose vor dem zehnten Lebensjahr. Massive Xanthome bestehen gelegentlich schon bei Geburt. Immer treten Xanthelasmen und ein Arcus lipoides corneae auf. Herzinfarkte können bereits im Kindesalter auftreten und führen häufig vor dem 30. Lebensjahr zum Tod.

Diagnostik

- Familienanamnese (Hypercholesterinämie, Herzinfarkte, Apoplexe?)

Tab. 6.10 Normwerte für Plasmalipide im Kindesalter.			
	Gesamtcholesterin (mg/dl) 95. Perzentile	LDL-Cholesterin (mg/dl) 95. Perzentile	Gesamttriglyzeride (mg/dl) 95. Perzentile
0–4 Jahre			
männlich	203		99
weiblich	200		112
5–9 Jahre			
männlich	203	126	101
weiblich	205	95	105
10–14 Jahre			
männlich	202	130	125
weiblich	201	133	131
15–19 Jahre			
männlich	197	149	148
weiblich	203	146	132

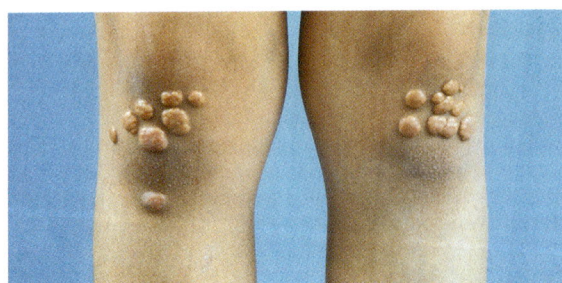

Abb. 6.23: Xanthome bei Hypercholesterinämie (= Hyperlipoproteinämie Typ IIa).

- Leberwerte, Nierenwerte, Schilddrüsenwerte zum Ausschluss einer sekundären Hypercholesterinämie
- Bestimmung der Blutlipide im Nüchternserum: Gesamtcholesterin, LDL-, HDL-, VLDL-Cholesterin, Triglyzeride, Lipoprotein(a)
- Mutationsanalyse
- Bei V.a. homozygote Hypercholesterinämie: EKG, Echokardiographie, Doppler-Sonographie der großen Gefäße.

Therapie

Therapie der heterozygoten familiären Hypercholesterinämie
Die **Diät** sieht eine fettarme (< 30 % der Gesamtenergiezufuhr) und cholesterinarme (< 150 mg/d) Ernährung vor, die arm an gesättigten Fettsäuren (tierische Fette) ist. Die Aufnahme mehrfach ungesättigter Fettsäuren (z.B. Olivenöl) und komplexer Kohlenhydrate (Vollkornprodukte) sollte erhöht werden. Die Zufuhr an Vitamin A, E und C (antioxidative Substanzen) wird ebenfalls erhöht. Durch Diät ist eine Senkung des Serumcholesterins um 10–15 % möglich.
Medikamentöse Therapie: Sie kommt zum Einsatz, wenn das Serumcholesterin trotz Diät erhöht ist. Nicht resorbierbare **Ionenaustauscherharze** (Cholestyramin oder Cholestid) in einer Dosierung von 12–14 g/d blockieren die Rückresorption von Cholesterin und Gallensäuren und erhöhen die Zahl der LDL-Rezeptoren (mit Diät Reduktion des Gesamtcholesterins um 20–30 %). **Inhibitoren der HMG-CoA-Reduktase** (Simvastatin, Pravastatin) werden derzeit im Rahmen klinischer Studien mit großem Erfolg bei Kindern eingesetzt. Die Compliance ist wesentlich besser als bei Cholestyramin.
Therapie der homozygoten familiären Hypercholesterinämie
Hier ist eine regelmäßige Elimination des LDL-Cholesterins durch extrakorporale Verfahren (LDL-Apherese) oder eine Lebertransplantation erforderlich.
Sekundäre Hypercholesterinämien
Eine Hypercholesterinämie kann auch in folgenden Situationen auftreten: Hypothyreose, nephrotisches Syndrom, Diabetes mellitus, Lebererkrankungen, Anorexia nervosa, Glykogenose Typ I, akute intermittierende Porphyrie, Medikamente (z.B. Steroide).

Merke!
Bei Vorliegen einer Hyperlipidämie sollten mögliche Grundkrankheiten stets ausgeschlossen werden!

Familiäre kombinierte Hyperlipidämie

Definition
Häufigste, autosomal-dominant vererbte Erkrankung des Lipoproteinstoffwechsels, die zu verschiedenen Typen der Hyperlipoproteinämie führt.

Epidemiologie
Die familiäre kombinierte Hyperlipidämie ist mit einer Häufigkeit von 4:1000 die häufigste genetisch bedingte Erkrankung des Lipoproteinstoffwechsels.

Klinik
- ⅓ Hypertriglyzeridämie (VLDL)
- ⅓ Hypercholesterinämie (LDL)
- ⅓ Hypertriglyzeridämie (VLDL und LDL) und Hypercholesterinämie
Die Lipiderhöhung ist moderat und schwankt um die 90.–95. Perzentile. Das Atheroskleroserisiko ist jedoch erheblich erhöht!

Therapie
Den Patienten wird eine fettarme, cholesterinarme Diät empfohlen. Bei erfolgloser Diät wird eine Therapie mit Cholestyramin oder mit CSE-Inhibitoren durchgeführt.

Hyperapobetalipoproteinämie

Definition
Autosomal-dominant vererbte Fettstoffwechselstörung mit LDL-Partikeln mit erhöhtem Apo-B-Gehalt.

Klinik und Diagnostik
- Apo-B erhöht, Cholesterin und Triglyzeride im Normbereich.
- Das Atheroskleroserisiko ist deutlich erhöht.

Therapie
Den Patienten wird eine fettarme, cholesterinarme Diät empfohlen.

Familiäre Hypertriglyzeridämie

Definition
Häufige, autosomal-dominant vererbte Fettstoffwechselstörung mit Vermehrung von VLDL.

Epidemiologie
Die Häufigkeit der familiären Hypertriglyzeridämie beträgt 1:500. Nur in 10–20 % der Fälle tritt die Hypertriglyzeridämie vor dem 25. Lebensjahr auf.

Klinik und Diagnostik
- Meist besteht eine Adipositas
- Triglyzeridkonzentration im Serum 200–500 mg/dl
- Keine Hyperchylomikronämie
- Das Atheroskleroserisiko ist wenig erhöht.

Therapie
Den Patienten wird eine Gewichtsnormalisierung sowie die Durchführung einer fettarmen Diät empfohlen.

6

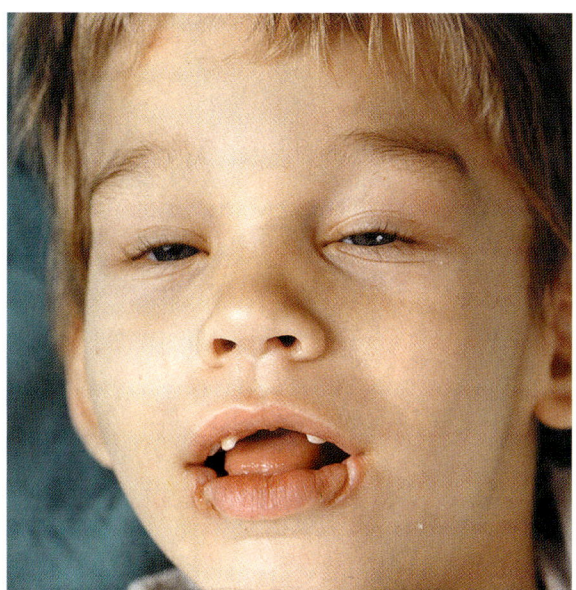
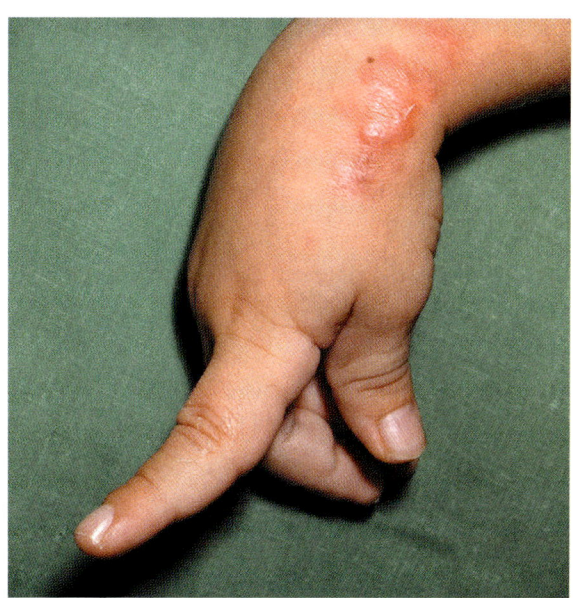

a b

Abb. 6.24: Junge mit Lesch-Nyhan-Syndrom: a) Zeichen der Selbstmutilation im Bereich der Lippen; b) Verletzung am Handgelenk durch Autoaggression.

6.10.2 Hypolipoproteinämien

Hypoalphalipoproteinämie

Definition
Autosomal-rezessiv vererbter Defekt **der ApoA-I-Synthese.** Synonyme: HDL-Mangel, Tangier-Disease.

Pathogenese
Der Mangel an protektivem HDL führt zu einem erhöhten Atheroskleroserisiko.

Klinik und Diagnostik
- Große gelbliche Tonsillen, Hepatosplenomegalie, periphere Neuropathie, diffuse Kornealinfiltrationen, frühzeitige Koronarsklerose.
- HDL stark erniedrigt, Cholesterin niedrig, VLDL normal, Triglyzeride hoch.

Abetalipoproteinämie

Definition
Autosomal-rezessiv vererbte Störung mit abnormer Synthese ApoB-enthaltender Lipoproteine.

Klinik und Diagnostik
- Fettmalabsorption, Diarrhö, Retinitis pigmentosa, zerebelläre Ataxie, Akanthozytose
- Serum wasserklar, LDL und VLDL erniedrigt, Cholesterin und Triglyzeride erniedrigt.

Therapie
Die Vitamine A, D, E und K sowie mittelkettige Triglyzeride werden substituiert.

6.11 Harnsäurestoffwechselstörungen

6.11.1 Lesch-Nyhan-Syndrom

Definition und Pathogenese
X-Chromosomal-rezessiv vererbter Defekt der **Guanin-Hypoxanthin-Phosphoribosyl-Transferase.**

Epidemiologie
Die Häufigkeit der Erkrankung beträgt 1 : 300 000.

Pathogenese
Regulativ kommt es durch Wegfallen einer Feedbackhemmung zu einer vermehrten Harnsäuresynthese mit Hyperurikämie und vermehrter Harnsäureausscheidung im Urin.

Klinik
Es sind nur Jungen betroffen. Die Erkrankung manifestiert sich am Ende der Säuglingszeit mit psychomotorischer Retardierung, Dystonie, Spastik, Choreoathetose, zwanghaften Selbstverstümmelungstendenzen und Aggressivität, die sich oft auch gegenüber anderen äußert (☞ Abb. 6.24).
Später treten Tophi, eine Gichtarthritis, Harnsäuresteine sowie eine fortschreitende Nephropathie bis zur Niereninsuffizienz auf.

Diagnostik
- Harnsäure im Serum erhöht
- Harnsäureausscheidung vermehrt
- Enzymaktivitätsbestimmung in Erythrozyten oder kultivierten Fibroblasten
- Mutationsanalyse.

Therapie
Bisher ist eine Therapie der zerebralen Symptome nicht möglich. Eine Therapie mit Allopurinol (Hemmung der

113

Xanthinoxidase) beeinflusst die Gelenk- und Nierenveränderungen. Die Einstellung des Urin-pH-Werts um 7 verbessert die Harnsäurelöslichkeit. Mechanische Schutzmaßnahmen sind bei Selbstverstümmelung erforderlich.

6.11.2 Xanthinurie

Definition
Autosomal-rezessiv vererbter Defekt der **Xanthinoxidase.**

Pathogenese
Die gestörte Umwandlung von Hypoxanthin und Xanthin zu Harnsäure führt zu einer vermehrten Xanthinausscheidung im Urin und es kommt zu Xanthinsteinen.

Klinik
Das klinische Leitsymptom ist das Auftreten von Xanthinsteinen. Gelegentlich kann eine Myopathie durch Ablagerung von Xanthinkristallen in der Muskulatur auftreten.

Diagnostik
- Biochemisches Leitsymptom **Hypourikämie:** Harnsäure im Serum erniedrigt (< 1mg/dl)
- Enzymaktivitätsbestimmung in Leber- und Dünndarmzellen.

7 Infektiologie

7.1 Häufige klinische Infektionsbilder im Kindesalter

7.1.1 Sepsis

Definitionen

SIRS (Systemic Inflammatory Response Syndrome) bezeichnet eine systemische entzündliche Reaktion, die durch Mikroorganismen (Bakterien, Pilze, Viren, Parasiten) oder nichtinfektiöse Faktoren (z. B. Trauma, Verbrennung) ausgelöst wird.

Merke!
Sepsis = SIRS + Infektion.

Ätiologie und Pathogenese

Bakterien, Pilze, Viren oder Parasiten können eine Sepsis auslösen. Nach der Neugeborenenperiode häufig nachgewiesene Erreger sind Pneumokokken, Staphylokokken, Meningokokken, *Haemophilus influenzae Typ b*, Streptokokken, *Escherichia coli*, Salmonellen und Shigellen. Aus einer zunächst harmlosen Erkrankung

115

Checkliste:	Begriffsklärung Sepsis, septischer Schock und Multiorganversagen.		
Sepsis	Sepsis und SIRS sind durch das Vorliegen von zwei oder mehr der folgenden Symptome charakterisiert		
	Körpertemperatur > 38 °C oder < 36 °C		
	Alter	Herzfrequenz	Atemfrequenz
	< 1 Monat	> 190/min	> 60/min
	1–11 Monate	> 160/min	> 45/min
	1–2 Jahre	> 140/min	> 40/min
	3–5 Jahre	> 130/min	> 35/min
	6–12 Jahre	> 120/min	> 30/min
	13–15 Jahre	> 100/min	> 25/min
	> 15 Jahre	> 90/min	> 20/min
	Leukozyten > 12 000/µl oder < 4000/µl oder > 10 % Stabkernige		
Septischer Schock	Sepsis mit Hypotonie trotz ausreichender Volumensubstitution zusammen mit Perfusionsstörungen und Laktatazidose, Oligurie oder akuter Bewusstseinsstörung		
Multiorganversagen	schwere Organfunktionsstörungen bei akut krankem Patienten.		

Definitionen der „Consensus Conference von American College of Chest Physicians und der Society of Critical Care Medicine", Anpassung für Kinder durch Hayden, 1994

(Otitis media, Sinusitis, Pneumonie) oder einer okkulten Bakteriämie kann sich eine lebensbedrohliche Sepsis entwickeln.

Die Endotoxinfreisetzung aus Bakterien stimuliert die Ausschüttung endogener Mediatoren (Interleukine, Tumornekrosefaktor u. a.), die über Wirkungen an der Zellmembran und über die Aktivierung von Leukozyten und humoralen Abwehrsystemen zur Abnahme des peripheren Vasomotorentonus, zu einer Störung der peripheren Sauerstoffutilisation und zur Endothelschädigung führen. Eine Sepsis kommt am häufigsten auf onkologischen sowie auf neonatologischen und pädiatrischen Intensivstationen vor. Die Übertragung erfolgt überwiegend über die Hände des medizinischen Personals.

Klinik

Bei **Neugeborenen** kommt es vor allem zu unspezifischen und gering ausgeprägten Symptomen mit Temperaturinstabilität, Tachypnoe und Tachykardie, Trinkschwäche, Erbrechen, Ikterus prolongatus und blassgrauem Hautkolorit.

Ältere Kinder leiden unter schwerem Krankheitsgefühl, hohem Fieber und Schüttelfrost, Gliederschmerzen, Tachypnoe und Tachykardie und weisen häufig eine Hepatosplenomegalie auf. Ein Exanthem sowie petechiale Blutungen bei Meningokokkensepsis oder als Ausdruck einer beginnenden Verbrauchskoagulopathie können auftreten.

Komplikationen sind septische Streuherde und der septische Schock.

Diagnostik

- **Blutbild: Leukozytose** und Linksverschiebung oder Leukopenie
- **Entzündungsparameter:** C-reaktives Protein erhöht, BKS erhöht, IL-6 früher als CrP erhöht

- **Blutkulturen** aerob und anaerob
- **Urinkultur,** bakteriologische Untersuchung von Abstrichmaterial
- Gegenstromelektrophorese zum Antigennachweis in Urin und Liquor
- Lumbalpunktion bei jedem Säugling mit Sepsisverdacht.

Therapie

Die wichtigste **Basismaßnahme** ist, wenn möglich, die Beseitigung der Infektionsquelle (z. B. chirurgische Herdsanierung, Entfernung infizierter Katheter).

Darüber hinaus ist eine **frühzeitige antibiotische, antimykotische, antivirale oder antiparasitäre Chemotherapie** nach zu erwartendem Erreger, häufig als Kombinationstherapie (z. B. Cephalosporin, Ampicillin und Aminoglykosid) erforderlich. **Supportive Maßnahmen** sind z. B. die Kreislaufstabilisierung, eine ausreichende Oxigenierung, eine parenterale Ernährung sowie die Substitution von Gerinnungsfaktoren.

Prognose

Die Letalität ist auch heute noch hoch und beträgt bei Neugeborenen 15–30 %, bei älteren Kindern 10–50 %, bei septischem Schock 60–70 %.

> **Merke!**
> Bei jedem Säugling mit Sepsisverdacht sollte eine Lumbalpunktion durchgeführt werden!

7.1.2 Meningitis

Definition

Entzündung der Leptomeninx meistens durch Infektion mit Bakterien, Viren, Pilzen, Protozoen oder Parasiten.

Bakterielle Meningitis

Epidemiologie

60 % aller Meningitiden betreffen das Kindesalter. Die höchste Inzidenz besteht in den beiden ersten Lebensjahren. Im ersten Lebensjahr sind 75 von 100 000 Säuglingen, insgesamt sind 3 von 100 000 Kindern pro Jahr betroffen.

Ätiologie

Bei **Neugeborenen** bis zur sechsten Lebenswoche sind β-hämolysierende Streptokokken der Gruppe B und *E. coli* am häufigsten. Seltener verursachen Listerien, Staphylokokken oder Klebsiellen eine Meningitis.
Nach der siebten Lebenswoche sind nur noch drei Erreger relevant: *Haemophilus influenzae Typ b, Neisseria meningitidis* und *Streptococcus pneumoniae*.

Pathogenese

Bei Neugeborenen und Säuglingen erfolgt der Befall der Meningen im Zug einer Sepsis oder einer Bakteriämie. Bei Kleinkindern handelt es sich meistens um eine hämatogene Streuung von Infektionen des Nasen-Rachen-Raums. Sekundäre Meningitiden treten bei fortschreitender Infektion der paranasalen Sinus, des Mittelohrs und des Mastoids und bei Schädel-Hirn-Trauma mit Eröffnung der Liquorräume und sekundärem Einwandern von Pneumokokken in den Liquorraum auf.

Klinik

Neugeborene: je jünger das Kind, desto unspezifischer die Symptome! Eine plötzliche Atemstörung ist das auffälligste Symptom. Blassgraues Hautkolorit, Trinkschwäche, Erbrechen, schrilles Schreien, eine gespannte Fontanelle, Opisthotonus, vermehrte Berührungsempfindlichkeit, Hyperexzitabilität, Bewusstseinsstörungen und zerebrale Krampfanfälle sind weitere klinische Symptome.
Säuglinge nach der sechsten Lebenswoche: Klinische Leitsymptome sind **Fieber und Erbrechen.** Außerdem können eine vorgewölbte Fontanelle, Apathie, Unruhe oder Lethargie, eine vermehrte Berührungsempfindlichkeit, Bewusstseinsstörungen und zerebrale Krampfanfälle auftreten.
Kinder nach dem ersten Lebensjahr: Klinische Leitsymptome sind **Fieber und Kopfschmerzen.** Nackensteifigkeit, Erbrechen, Bewusstseinsstörung, Krampfanfälle können hinzukommen.
Brudzinski-Zeichen: Die passive Beugung des Nackens führt zur Beugung von Hüft- und Kniegelenken.
Kernig-Zeichen: Die passive Kniegelenksstreckung bei gebeugter Hüfte ist schmerzhaft und wird mit heftigem reflektorischen Widerstand beantwortet.

> **Merke!**
> Je jünger das Kind, desto unspezifischer sind die Symptome einer Meningitis!

Komplikationen

Ein akuter Hydrozephalus, subdurale Hygrome, entzündliche Gefäßverschlüsse, Sinusvenenthrombosen und kortikale Defekte sind wichtige mögliche Komplikationen einer Meningitis. Als weitere Folge kann das Syndrom der inadäquaten ADH-Sekretion (SIADH) vorkommen. Das **Waterhouse-Friderichsen-Syndrom** ist die klassische Komplikation bei Meningokokkensepsis. **Spätschäden:** psychomotorische Entwicklungsverzögerung, Hörstörungen, Hirnnervenlähmungen, Epilepsie und Hydrozephalus.

Diagnostik

- **Lumbalpunktion:** Zellzahl, Eiweiß, Glukose, Gegenstromelektrophorese oder Latexagglutinationstest zum Antigennachweis, bakteriologische Kultur
- **Blutentnahme:** Leukozytose mit Linksverschiebung oder Leukopenie, Thrombozytopenie möglich, C-reaktives Protein häufig erhöht, Blutkulturen.

> **Merke!**
> Liquorbefunde bei bakterieller Meningitis:
>
> | Parameter | Befund |
> |---|---|
> | Zellzahl | $> 1000/\mu l$ |
> | Granulozytenanteil | $> 70\%$ |
> | Eiweiß | $> 100\,mg/dl$ |
> | Glukose | $< 1,7\,mmol/l$ (30 mg/dl) |
> | Laktat | $> 4,5\,mmol/l$ |
> | Liquor-Blutglukose-Relation | $< 0,4$ |

Therapie

Antibiotikatherapie bei noch nicht bekanntem Erreger: Neugeborene erhalten eine Kombinationstherapie (z. B. Cephalosporin, Ampicillin und Aminoglykosid i.v.), bei älteren Kindern kann eine Monotherapie mit Cefotaxim i.v. erfolgen.
Die Therapie wird nach Identifikation des Erregers ggf. umgesetzt. Die Mindesttherapiedauer bei Neugeborenen beträgt 14 Tage, bei älteren Kindern sieben Tage.
Eine Verabreichung von Dexamethason (2 x 0,4 mg/kg KG/d über zwei Tage) als supportive Maßnahme bei bakterieller Meningitis jenseits der sechsten Lebenswoche führt zu einer Reduktion der Hörschäden. Die erste Gabe sollte vor der initialen Antibiotikagabe erfolgen!

Prävention

- Schutzimpfung gegen Hämophilus Typ b
- Pneumokokkenvakzine bietet keinen verlässlichen Schutz in den ersten beiden Lebensjahren
- Impfstoff gegen Meningokokken enthält nicht die Serogruppe B (häufigster Erreger in Deutschland)
- Chemoprophylaxe für Kontaktpersonen von Meningitispatienten: Rifampicin p.o.

Prognose

Die Pneumokokkenmeningitis ist mit der höchsten Letalität (6–20 %) verbunden. Bei der HIB-Meningitis beträgt sie 5 %, bei der Meningokokkenmeningitis 1–4 %.

Meldepflicht

Bei Erkrankung oder Tod an bakterieller Meningitis.

Merke!
Die Pneumokokkenmeningitis ist mit der höchsten Letalität assoziiert!

Virusmeningitis

Epidemiologie

Eine Virusmeningitis kommt selten bei Neugeborenen und jungen Säuglingen, häufiger jedoch im späteren Kindes- und jungen Erwachsenenalter vor.

Ätiologie

Auslöser sind Echo-, Coxsackie- (Entero-) und Mumpsviren. Seltener Adeno-, Parainfluenza-, FSME- und lymphozytäres Choriomeningitisvirus.

Klinik

Plötzlicher Beginn mit Fieber, Erbrechen, Kopfschmerzen und meningitischen Zeichen. Der Verlauf ist in der Regel gutartig.

Diagnostik

- **Lumbalpunktion:** Zellzahl, Eiweiß, Glukose, Antigennachweis und Bakteriologie
- Serologische Antikörpertests auf Enteroviren, Mumps, FSME und Borrelien
- Virusisolierung aus Liquor, Stuhl, Rachenspülwasser.

Merke!
Liquorbefunde bei Virusmeningitis:

Parameter	Befund
Zellzahl	$11–500/\mu l$
Anteil monononukleärer Zellen	$> 70\%$
Eiweiß	$< 100\,mg/dl$
Glukose	normal

Therapie

Symptomatisch, Flüssigkeitszufuhr, Bettruhe.

Prognose

Sehr gut.

7.1.3 Osteomyelitis, septische Arthritis

Definition

Bakterielle Infektion eines Knochens ausgehend vom Knochenmark bzw. Entzündung eines Gelenks.

Epidemiologie

80 % aller Osteomyelitiden kommen im Kindesalter vor, 50 % davon im Säuglingsalter. Eines von 5000 Kindern < 13 Jahren ist betroffen.

Ätiologie

- Alle Altersstufen: *Staphylococcus aureus*, Streptokokken der Gruppe A

- Frühgeborene: *Candida albicans*
- Neugeborene: Streptokokken der Gruppe B
- Säuglinge und Kleinkinder: *Haemophilus influenzae*, Tuberkulose
- Bei Neutropenie: *Pseudomonas aeruginosa*
- Bei Sichelzellanämie: Salmonellen.

Pathogenese nach Altersstufen

Säuglinge: Die Infektion überschreitet die Metaphysen-Epiphysen-Grenze und kann entlang der A. nutricia zur septischen Arthritis führen.
Kleinkinder: Die perforierenden Arterienäste haben sich zurückgebildet, die Epiphysenfuge ist gefäßlos und wirkt deshalb als Barriere gegen die Ausbreitung der Osteomyelitis.
Schulkinder und Adoleszente: Durch Schluss der schützenden Epiphysenfuge kann die Infektion wieder in das Gelenk einbrechen.

Lokalisation

Lange Röhrenknochen sind am häufigsten betroffen, seltener das Os ileum, das Os pubis, Wirbelkörper, Schädel- oder Kieferknochen. Häufige Gelenksmanifestationen sind Knie, Hüfte, Ellenbogen und Sprunggelenk.

Klinik

Die Erkrankung beginnt mit hohem Fieber und Schüttelfrost. Hinzu kommen eine lokale Schwellung, Rötung, Überwärmung und Schmerzen. Bei Säuglingen sind die Symptome unspezifischer, häufig besteht nur eine auffallende Bewegungsarmut einer Extremität.

Komplikationen

- Spontanfraktur
- Wachstumshemmung des betroffenen Knochens bei Befall der Epiphyse und der Epiphysenfuge
- Chronische Osteomyelitis
- Gelenksarthrose bei Arthritis.

Diagnostik

- **Blutentnahme:** Leukozytose und Linksverschiebung, C-reaktives Protein erhöht, BKS regelmäßig beschleunigt, oft > 100 mm in der ersten Stunde (wichtiger Verlaufsparameter!)
- **Keimnachweis** anstreben, um eine gezielte Therapie zu ermöglichen!
  Blutkultur (in 40–50 % der Fälle hier Erregernachweis möglich), Gelenkspunktion, Biopsie
- **Röntgenbild** des betroffenen Knochens in zwei Ebenen: Initial besteht lediglich eine Weichteilschwellung. Typische Zeichen der Osteomyelitis sind frühestens nach zehn Tagen nachweisbar: osteolytische Herde, Periostreaktionen, Verkalkungen.
- **99m-Technetium-Szintigraphie:** wird am 2.–4. Tag positiv. Es kommt zur Technetiumanreicherung in entzündlichen Herden. **Cave: Strahlenbelastung!** Also nur bei gezielter Fragestellung.
- **Kernspintomographie:** ist bei chronischer Osteomyelitis zur Erkennung radiologisch und szintigraphisch stummer Herde sehr hilfreich.
- **Biopsie:** immer dann, wenn andere raumfordernde Prozesse, z.B. ein Ewing-Sarkom, nicht eindeutig ausgeschlossen werden können.

Therapie

Eine intravenöse **Antibiotikatherapie** ist stets erforderlich. Sie erfolgt zunächst mit Clindamycin (Staphylokokkenwirksamkeit) und Cefotaxim (Wirksamkeit gegen gramnegative Keime). Nach Keimisolation kann ggf. eine Umstellung des Antibiotikums erfolgen. Die Therapiedauer beträgt mindestens drei Wochen!

Eine **Ruhigstellung** zur Schmerzbekämpfung ist in den ersten sieben Tagen sinnvoll. Später sollte eine Ruhigstellung vermieden werden, da die funktionelle Bewegung den Heilungsprozess fördert.

Eine **chirurgische Therapie** ist bei Abszessen, Nekrosen, Sequestern, Fisteln und bei fehlendem Ansprechen auf die antibiotische Therapie notwendig.

Merke!

Eine eitrige Arthritis muss sofort chirurgisch entlastet werden.

Prognose

In etwa 80 % der Fälle kommt es zu einer Restitutio ad integrum.

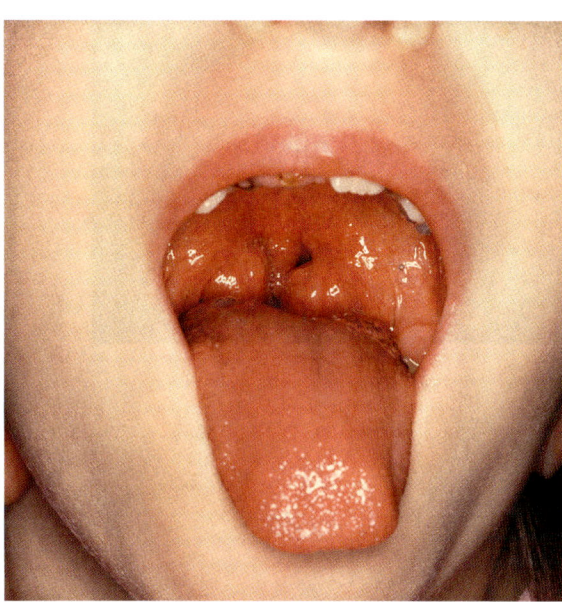

Abb. 7.1: Streptokokkenangina. Eitrige Stippchen auf beiden Tonsillen und Erdbeerzunge.

7.2 Bakterielle Infektionen

7.2.1 Infektionen mit Streptokokken der Gruppe A

Definition

β-hämolysierende Streptokokken der Gruppe A gehören zu den häufigsten bakteriellen Erregern von Infektionskrankheiten des oberen Respirationstrakts. Sie verursachen insbesondere eine Angina tonsillaris, Scharlach und das Erysipel.

Erreger

Synonym: *Streptococcus pyogenes*; ovale bis runde, unbewegliche, nicht sporentragende Bakterien. **Oberflächenantigene:** M-Protein und Hyaluronsäurekapsel führen zu verstärkter Virulenz und weisen eine immunologische Kreuzreaktivität zu kardialem Myosin und kardialem Sarkolemm auf. **Exotoxinbildung:** Das erythrogene Exotoxin verursacht Scharlach.

Inkubationszeit

Zwei bis vier Tage.

Klinik

Angina tonsillaris: Leitsymptome sind Fieber und Halsschmerzen. Es besteht eine Rötung und Vergrößerung der Tonsillen mit eitrigen Stippchen. Begleitend kommt es zu einer zervikalen Lymphknotenvergrößerung (☞ Abb. 7.1). Bei tonsillektomierten Patienten tritt eine **Pharyngitis** auf.

Scharlach ist definiert als Angina tonsillaris plus Exanthem, das durch Streptokokken hervorgerufen wird, die erythrogenes Exotoxin produzieren. Leitsymptome sind Fieber, Halsschmerzen und Erbrechen. **Enanthem:** düsterrote entzündliche Verfärbung der Pharynxschleimhaut und Tonsillitis mit eitrigen Stippchen. **Himbeerzunge:** gerötete Zunge mit deutlich erhabenen Papillen. **Exanthem:** es beginnt am Brustkorb und überzieht dann

den ganzen Körper mit Betonung der Leistengegend. Die Effloreszenzen sind stecknadelkopfgroße, dicht stehende hellrote Papeln (☞ Abb. 7.2a), die sich rau anfühlen. Es besteht eine typische periorale Blässe (☞ Abb. 7.2b). Ein Übergang des Exanthems in eine grob lamelläre Schuppung, v.a. an Händen und Füßen, ist charakteristisch.

Streptokokken der Gruppe A können außerdem das **Erysipel** und eine **Impetigo contagiosa** verursachen (☞ Kapitel Dermatologie).

Merke!

Von Scharlach spricht man, wenn bei einer Angina tonsillaris ein charakteristisches Exanthem besteht.

Komplikationen

- **Rheumatisches Fieber:** Ausbruch mit einer Latenz von 10–20 Tagen. Leitsymptome sind Pankarditis, Arthritis, Erythema anulare und Chorea minor (☞ Kapitel Rheumatische Erkrankungen).
- **Akute Poststreptokokkenglomerulonephritis:** Auftreten einer Hämaturie 6–10 Tage nach der Streptokokkeninfektion; s.a. Kapitel Nephrologie.

Diagnostik

- **Rachenabstrich:** Schnelltest, kultureller Streptokokkennachweis.
- **Antikörpertiter** gegenüber Streptolysin-O und -S; Hyaluronidase, Streptokinase und Desoxyribonuklease sind als Verlaufsparameter hilfreich, haben aber in der Akutphase keine Bedeutung.

Therapie

In letzter Zeit werden bakteriologische Versagerquoten unter Penicillin von 20–30 % beobachtet. Mangelnde Compliance, insbesondere nach Abklingen der Symptome, ist wohl die wichtigste Ursache.

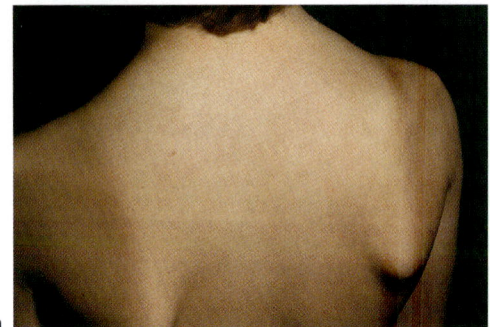
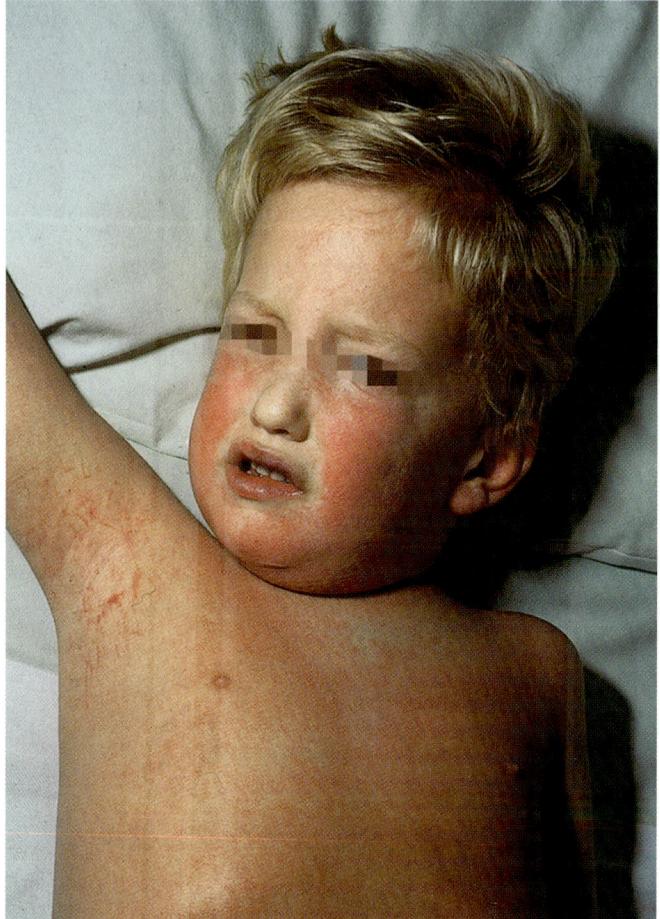

Abb. 7.2 a und b: Scharlachexanthem: a) stecknadelkopfgroße, einzeln stehende, hellrote Papeln [5]; b) Kind mit Scharlach und typischer perioraler Blässe.

Penicillin V in einer Dosierung von 100 000 IE/kg KG/d p.o. ist dennoch immer noch die Therapie der Wahl. Die Therapiedauer beträgt zehn Tage! Beschwerdefreiheit ist nach 24–48 Stunden zu erwarten.

Bei Therapieversagen oder bei Penicillinallergie kommen Cephalosporine, Amoxicillin mit Clavulansäure oder Makrolide zum Einsatz.

Merke!

Eine fünftägige Therapie mit einem Cephalosporin oder Amoxicillin mit Clavulansäure ist genauso erfolgreich wie eine zehntägige Therapie mit Penicillin V!

7.2.2 Pneumokokkeninfektionen

Epidemiologie

Weltweit einer der häufigsten Erreger von Pneumonien, Meningitiden, Otitiden und Sinusitiden ist *Streptococcus pneumoniae*. Die Übertragung erfolgt als Tröpfcheninfektion. Disponierend für Pneumokokkeninfektion sind Abwehrstörungen. Die Letalität beträgt etwa 5 %.

Erreger

Streptococcus pneumoniae ist ein verkapseltes grampositives Bakterium (Diplokokken).

Klinik

Bakterielle Meningitis, v.a. otogene Meningitis; Pneumonie, v.a. Lobärpneumonie; Otitis und Sinusitis.

Diagnostik

- Gramfärbung und Nachweis von Diplokokken
- Erregerisolierung aus Sputum, Liquor, Blut oder Pleuraerguss.

Therapie

Antibiotikum der ersten Wahl ist Penicillin G! Alternativen sind Cephalosporine oder Makrolide.

Prophylaxe

Eine **Pneumokokkenschutzimpfung** wird für Kinder und Erwachsene mit erhöhter Morbidität (Sichelzellanämie, Asplenie, Immundefekt, HIV-Infektion, chronische Herz-, Lungen-, Leber-, Nierenerkrankung, Diabetes mellitus und Down-Syndrom) empfohlen.

7.2.3 Staphylokokkeninfektionen

Definition

Infektionen mit **koagulasepositiven Staphylokokken** (*Staphylococcus aureus*) führen entweder zu lokalen eitrigen Infektionen oder durch die Freisetzung von Toxinen zu Krankheitsbildern, die unabhängig vom Infektionsort auftreten. Infektionen mit **koagulasenegativen Staphylokokken** (*Staphylococcus epidermidis*) sind eine häufige Ursache nosokomialer Infektionen.

Klassifikation

- Koagulasepositive Staphylokokken (*Staphylococcus aureus*)
- Koagulasenegative Staphylokokken (*Staphylococcus epidermidis*).

Erreger

Es handelt sich um grampositive, nicht bewegliche Kokken, die in haufenartiger Anordnung vorkommen und hochaktive Exotoxine produzieren: Hämolysine, Hyaluronidase, Proteasen, Katalase u.a. Meistens besteht durch Bildung von Penicillinase eine Resistenz gegenüber Penicillin.

Epidemiologie

Staphylokokken kommen ubiquitär vor, sie sind ein Bestand der normalen Hautflora. Die Übertragung erfolgt ausgehend von Wunden, Abszessen, sowie aerogen durch asymptomatische Träger.

Klinik

Koagulasepositive Staphylokokken (*Staphylococcus aureus*) verursachen Staphylokokkenabszesse, eine Impetigo contagiosa (☞ Abb. 7.3), eitrige Konjunktivitiden, das Hordeolum, Pneumonien im Säuglingsalter, Osteomyelitis und Arthritis, das Staphylococcal Skaled Skin Syndrome, das Toxic Shock Syndrome und Nahrungsmittelintoxikationen.
Koagulasenegative Staphylokokken (*Staphylococcus epidermidis*) sind die häufigsten Krankheitserreger nosokomialer Infektionen im Kindesalter. Sie können fast jedes infektiöse Krankheitsbild bei Neugeborenen verursachen und spielen bei katheterassoziierten Infektionen eine besondere Rolle.

Diagnostik

- Grampräparat
- Erregerisolierung.

Therapie

Bei Nachweis **koagulasepositiver Staphylokokken (*Staphylococcus aureus*)** und Abszessbildung ist eine chirurgische Drainage des Eiterherds erforderlich. Bei leichten Infektionen kann eine perorale antibiotische Therapie mit Cephalosporinen (z.B. Cefuroxim) erfolgen. Bei schweren Infektionen werden Clindamycin, Rifampicin, Fusidinsäure oder Cephalosporine i.v. verabreicht.
Koagulasenegative Staphylokokken (*Staphylococcus epidermidis*): Auf der Haut vorkommende Stämme sind meist penicillinsensibel, sonst wird mit Vancomycin oder Teikoplanin i.v. behandelt. In 50 % der Fälle ist eine Fremdkörperentfernung (Katheter) erforderlich.

7.2.4 Infektionen mit Haemophilus influenzae

Definition

Die Infektion mit *Haemophilus influenzae* kann zu einer Vielzahl von Infektionen führen, wobei die schweren, sog. „invasiven" Infektionen wie Meningitis, Epiglottitis und Sepsis hauptsächlich von *Haemophilus influenzae Typ b* verursacht werden, gegen den eine aktive Immunisierung zur Verfügung steht.

Erreger

Es handelt sich um ein kleines, gramnegatives, oft kokkoides, unbewegliches, sporenloses Stäbchen. Es sind bekapselte und unbekapselte Stämme bekannt. Fast alle invasiven Infektionen wie Meningitis und Epiglottitis werden durch den Kapseltyp b (*Haemophilus influenzae Typ b*) verursacht. Die Inkubationszeit beträgt wenige Tage.

Epidemiologie

Unbekapselte Stämme gehören zur Normalflora des Nasen-Rachen-Raums. Die Übertragung erfolgt durch Tröpfcheninfektion. Invasive Erkrankungen kommen v.a. bei Säuglingen und Kleinkindern vor. Seit Einführung der Hib-Schutzimpfung ist es zu einem deutlichen Rückgang der Häufigkeit invasiver Infektionen gekommen.

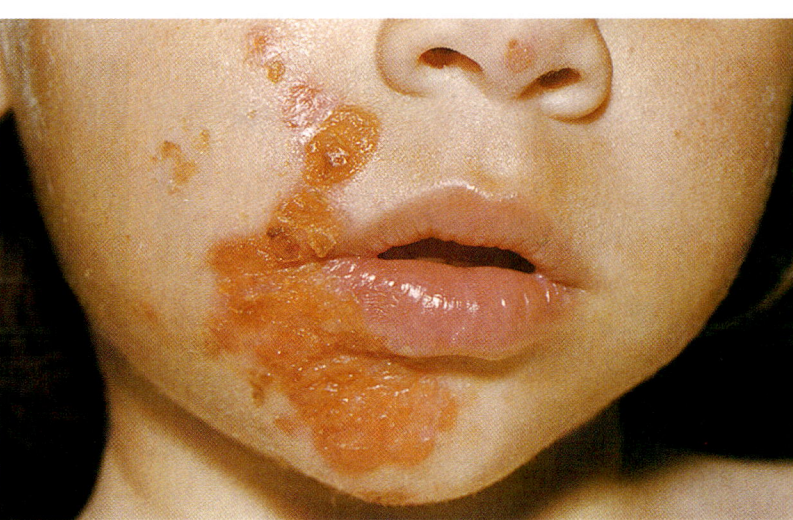

Abb. 7.3: Impetigo contagiosa (kleinblasige Form): überwiegend konfluierende Erosionen mit honiggelben Krusten, im Randbereich vereinzelt Bläschen sichtbar. In bakteriologischer Untersuchung: Staphylococcus aureus und Streptococcus pyogenes [4].

Klinik

Infektionen des Respirationstrakts durch *Haemophilus influenzae* sind Sinusitis, Otitis media, Mastoiditis, Bronchitiden und Pneumonien. **Weichteilinfektionen** (Phlegmone, Zellulitis, Empyeme, Abszesse) können ebenso auftreten. Die charakteristischen, durch *Haemophilus influenzae* verursachten **invasiven Infektionen** sind Arthritis, Osteomyelitis, Sepsis, Endokarditis, Meningitis und Epiglottitis.

Diagnostik

Ein bakteriologischer Nachweis aus **Blut, Liquor, Abstrichen und Eiter** ist bei allen systemischen Infektionen erforderlich.

Therapie

Cephalosporine, Ampicillin oder Amoxicillin sind die Antibiotika der Wahl.

Prophylaxe

Sie kann durch eine **aktive Immunisierung** mit Hib-Vakzine erfolgen. Bei Anwendung eines Kombinationsimpfstoffs mit Pertussisantigen sind vier Impfungen für die Grundimmunisierung erforderlich (monovalenter Impfstoff: drei Dosen). Sie schützt vor invasiven Infektionen (Meningitis, Epiglottitis, Sepsis, Osteomyelitis, Phlegmone). Eine Hib-Impfung nach dem sechsten Lebensjahr ist nicht mehr erforderlich. Bei erhöhtem Risiko (Immundefekt, Asplenie) kann die Hib-Impfung auch bei älteren Kindern durchgeführt werden. Bei Erkrankung an einer Hib-Meningitis oder -Epiglottitis wird eine Chemoprophylaxe von Kontaktpersonen mit Rifampicin durchgeführt.

Merke!

Hämophilus influenzae b ist Erreger der lebensbedrohlichen Epiglottitis sowie von Meningitis und Sepsis.

7.2.5 Meningokokkeninfektionen

Definition

Infektion mit *Neisseria meningitidis*, die neben oberflächlichen Infektionen des Nasen-Rachen- und Urogenitaltrakts zu Sepsis und Meningitis führen kann, wobei die schwerste Verlaufsform der Meningokokkensepsis, das **Waterhouse-Friderichsen-Syndrom,** mit einer extrem hohen Letalität verbunden ist.

Erreger

Neisseria meningitidis, unbewegliche, gramnegative Diplokokken, die meist semmelförmig innerhalb von Granulozyten liegen.

Epidemiologie

2–5 % aller Personen sind asymptomatische Träger von Meningokokken im Nasen-Rachen-Raum. Die Übertragung erfolgt durch Tröpfcheninfektion. Der Erkrankungsgipfel liegt im sechsten bis zwölften Lebensmonat. Die Inkubationszeit beträgt ein bis zehn Tage, meist weniger als vier Tage.

Klinik

Die **Meningitis** ist die häufigste invasive Meningokokkeninfektion. Katarrhalische Infektionen des Nasen-Rachen-Raums, Infektionen der Urogenitalschleimhaut mit Urethritis, Zervizitis, Vaginitis sowie Sepsis oder perakute Sepsis mit Todesfolge sind weitere klinische Manifestationsformen.

Die **Meningokokkensepsis** beginnt akut mit schwerem Krankheitsgefühl, Fieber, Schüttelfrost, Gelenkschmerzen, Muskelschmerzen und Meningismus. Hämorrhagische Hautefloreszenzen sind charakteristisch. Sie sind zunächst stecknadelkopfgroß, dann vergrößern sie sich rasch bei unregelmäßiger Verteilung über den ganzen Körper und verfärben sich dunkelrot bis schwarz. Hautnekrosen treten als Folge der disseminierten intravasalen Gerinnung auf. Es können erhebliche Gewebsdefekte in der Haut und in der Muskulatur entstehen. Schwerster Verlauf einer Meningokokkensepsis ist das **Waterhouse-Friderichsen-Syndrom** (☞ Abb. 7.4).

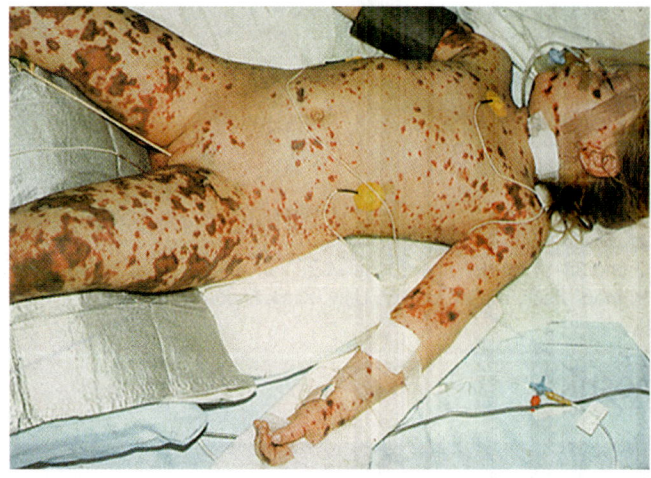

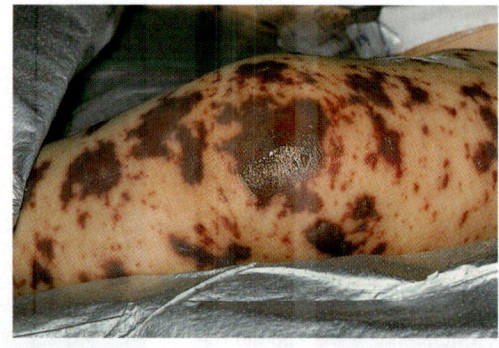

Abb. 7.4: Waterhouse-Friderichsen-Syndrom [3].

Merke!
Schwerster Verlauf einer Meningokokkensepsis ist das Waterhouse-Friderichsen-Syndrom.

Komplikationen

- Multiorganversagen: toxische Myokardiopathie mit Herzinsuffizienz, Schock, Nebennierenrindenblutung, Nierenversagen, disseminierter intravasaler Gerinnung, Nekrosen der Akren
- Perikarditis und Myokarditis
- Arthritis
- Pneumonie.

Differentialdiagnose der Meningokokkensepsis:

- akute allergische Vaskulitis
- toxisches Schocksyndrom
- Purpura Schoenlein-Henoch
- Leukämie.

Diagnostik

- **Blutentnahme:** Leukozytose und Linksverschiebung, Anämie, Thrombozytopenie; C-reaktives Protein erhöht, pathologische Gerinnungsparameter
- **Liquoruntersuchung:** massive Pleozytose (> 5000 Zellen/µl), Eiweißerhöhung, Glukoseerniedrigung
- **Erregernachweis** in Kulturen von Blut, Liquor, Hautläsionen; Gramfärbung: gramnegative Diplokokken
- **Antigennachweis** in Liquor und Urin mittels Gegenstromelektrophorese oder Latexagglutination.

Therapie

Die Therapie der Wahl ist die intravenöse Verabreichung von Penicillin G (500 000 IE/kg KG/d). Cefotaxim oder Ceftriaxon werden bei Nachweis penicillinaseresistenter Stämme i.v. verabreicht. Bei hoher Keimzahl sollte eine einschleichende Therapie erfolgen, um eine rasche Endotoxinausschüttung mit überschießender Immunantwort des Organismus zu verhindern oder abzuschwächen. Die Therapiedauer beträgt bei unkomplizierter Meningitis vier Tage, bei Komplikationen länger.

Prognose

Die Letalität liegt bei Meningokokkenmeningitis bei 1–4 %, bei Meningokokkensepsis bei 5–25 %, bei Waterhouse-Friderichsen-Syndrom bei 95 %! Spätschäden sind eine psychomotorische Entwicklungsverzögerung, Hörstörungen, Hirnnervenlähmungen, Hemiplegie, zerebrale Krampfanfälle oder Hydrozephalus.

Prophylaxe

Eine Isolierung des Indexpatienten ist bis 24 Stunden nach Therapiebeginn erforderlich. Kontaktpersonen erhalten eine Chemoprophylaxe mit Rifampicin. Bei Auftreten einer Epidemie werden Patienten unter zwei Jahren mit polyvalentem Impfstoff geimpft. Gegen Meningokokken der Gruppe B (häufigster Erreger in Mitteleuropa) ist jedoch noch kein Impfstoff verfügbar.

Meldepflicht

Bei Erkrankung oder Tod an Meningokokkenmeningitis.

7.2.6 Diphtherie

Definition

Akute bakterielle Infektionskrankheit durch ***Corynebacterium diphtheriae*** mit **pseudomembranösen Belägen** auf Tonsillen, Pharynx-, Larynx- und Nasenschleimhaut, wobei exotoxinbedingte Komplikationen wie Myokarditis und Polyneuritis auftreten können.

Erreger

Corynebacterium diphtheriae ist ein grampositives, unbewegliches, keulenförmiges Stäbchen. Typen sind *Corynebacterium diphtheriae gravis*, *mitis* und *intermedius* mit unterschiedlich starker Exotoxinbildung.

Epidemiologie

Die Übertragung erfolgt durch Tröpfcheninfektion. Die Inkubationszeit beträgt zwei bis fünf Tage. Durch die Impfung ist es zu einem deutlichen Rückgang der Inzidenz gekommen.

Klinik

Tonsillen- und Rachendiphtherie: Leitsymptome sind Fieber, Abgeschlagenheit und Schluckbeschwerden. Es besteht eine druckschmerzhafte zervikale Lymphknotenschwellung. Die Tonsillen sind gerötet und zeigen grauweiße Beläge (☞ Abb. 7.5). Die Pseudomembranen sind schwer entfernbar, es kommt zu Blutungen. Ein süßlich-fauliger Mundgeruch ist charakteristisch.
Nasendiphtherie: Sie tritt meistens bei Säuglingen auf und manifestiert sich mit blutig-serösem Schnupfen. Es kommt zur Bildung von Membranen und Borken.
Kehlkopfdiphtherie: Der diphtherische Krupp geht mit Heiserkeit, bellendem Husten, inspiratorischem Stridor, Dyspnoe und drohender Erstickung einher.

Varianten

Progrediente Diphtherie: Sie geht meistens von einer Tonsillendiphtherie aus und führt an mehreren Stellen gleichzeitig zu einer konfluierenden Membranbildung. Durch das häufigere Auftreten von Toxinkomplikationen ist diese Form mit einer höheren Letalität assoziiert.

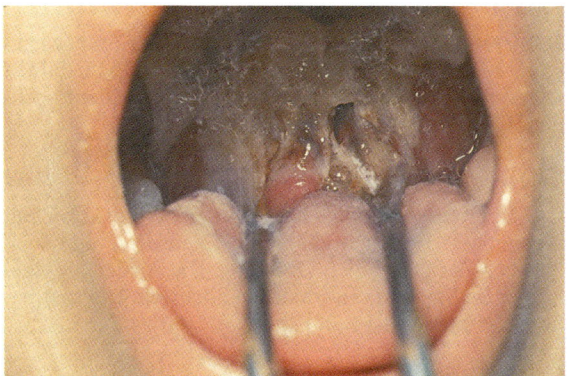

Abb. 7.5: Diphtherie: Tonsillen mit grauweißen Belägen.

Toxische oder maligne Diphtherie: Fieber, Ödeme, Nekrosen, Membranen und Lymphknotenschwellung in extrem ausgeprägter Form (Caesarenhals).

Komplikationen

sind exotoxinbedingt und treten ab der zweiten Krankheitswoche auf.
- **Myokarditis:** Herzrhythmusstörungen, Kreislaufversagen, akuter Herztod
- **Polyneuritis:** Gaumensegelparese, Schluckstörung, Augenmuskelparesen, Ateminsuffizienz. **Landry-Paralyse:** Parästhesien, schlaffe Lähmungen der Körpermuskulatur, Schluck- und Zwerchfelllähmung.

Diagnostik

- Bakteriologischer Nachweis von *Corynebacterium diphtheriae*
- Abstrichmaterial zur mikrobiologischen Untersuchung muss unter den Pseudomembranen entnommen werden!

Therapie

Bei der Behandlung der Diphtherie ist die intravenöse Verabreichung von **antitoxischem Diphtherieserum** erforderlich. Bei Verwendung des antitoxischen Diphtherieserums vom Pferd muss wegen der Gefahr der anaphylaktischen Reaktion zuvor ein intrakutaner Verträglichkeitstest mit verdünnter Lösung erfolgen. Ein humanes Präparat ist in der Schweiz erhältlich. Zusätzlich wird Penicillin V über 14 Tage zur Eradikation der Erreger gegeben.

Prophylaxe

Die wirksamste Prophylaxe ist die Impfung! Kontaktpersonen ohne Immunität erhalten Penicillin V, Kranke werden isoliert.

Meldepflicht

Bei Erkrankung und Tod an Diphtherie.

7.2.7 Pertussis (Keuchhusten)

Definition

Akute bakterielle Infektionskrankheit des Respirationstrakts, die mit einer charakteristischen Hustenform einhergeht.

Erreger

Bordetella pertussis ist ein gramnegatives, unbewegliches, bekapseltes, aerobes Stäbchen, das Toxin bildet. Die Vermehrung erfolgt ausschließlich auf zilientragendem Epithel der Atemwegsschleimhäute.

Epidemiologie

Die Übertragung erfolgt durch Tröpfcheninfektion mit erheblicher Kontagiosität. Die Exposition führt in 70–80 % der Fälle zur Erkrankung. Die Ansteckungsgefahr ist im Stadium catarrhale am höchsten. Die Inkubationszeit beträgt 7–14 (20) Tage.

Klinik

Stadium catarrhale: Dauer ein bis zwei Wochen. Fieber mit Rhinitis, Konjunktivitis und uncharakteristischem Husten.
Stadium convulsivum: Dauer vier bis sechs Wochen. Meistens besteht kein Fieber mehr, dafür treten **paroxysmale Hustenattacken** auf: Stakkatohusten, Gesichtsverfärbung erst rot, dann zyanotisch-blau, laut ziehende juchzende Inspiration, Herauswürgen von zähem Schleim, oft mit Erbrechen. Hustenattacken sind nachts gehäuft, symptomfreie Intervallphasen typisch. Bei jungen Säuglingen treten oft ausschließlich **lebensbedrohliche Apnoeanfälle** auf. Eine venöse Einflussstauung bei intrathorakaler Drucksteigerung kann zu Konjunktivalblutungen und Petechien im Kopfbereich führen.
Stadium decrementi: Dauer zwei bis vier Wochen. Häufigkeit und Intensität der Hustenanfälle nehmen allmählich ab.

Komplikationen

- Pneumonie und Otitis media durch Sekundärinfektionen mit *Haemophilus influenzae* oder Pneumokokken
- Zerebrale Krampfanfälle (2–4 %)
- Enzephalopathie mit Dauerschäden (0,5 %)
- Letale Verläufe (0,1 %, am häufigsten bei jungen Säuglingen).

Merke!
Eine Pertussiserkrankung kann bei Säuglingen zu lebensbedrohenden Apnoeanfällen führen.

Differentialdiagnose

- Bronchiolitis
- Chlamydienpneumonie
- Zystische Fibrose
- Fremdkörperaspiration.

Diagnostik

- Leukozytose mit absoluter und relativer **Lymphozytose** charakteristisch
- Bakteriologischer Erregernachweis mittels tiefem Nasen-Rachen-Abstrich
- Nachweis von B.-pertussis-DNA: schnell und sensitiv
- Nachweis spezifischer Antikörper zwei bis vier Wochen nach Erkrankungsbeginn sinnvoll: IgM, IgA und IgG in 90 % der Fälle positiv.

Therapie

Eine antibiotische Therapie ist sinnvoll, solange der Patient Bordetellen ausscheidet (ab Ende der Inkubationszeit, Stadium catarrhale bis frühes Stadium convulsivum). Makrolide sind die Therapie der Wahl (Erythromycin, Azithromycin oder Clarithromycin). Alternativ kommt Cotrimoxazol in Frage. Die Therapiedauer beträgt 14 Tage. Säuglinge im Stadium convulsivum müssen wegen der Apnoegefahr stationär überwacht werden.

Prophylaxe

Da keine transplazentare Immunität (Nestschutz) besteht, ist der sorgfältige Schutz von jungen Säuglingen vor der Infektion erforderlich! Die **aktive Immunisierung** erfolgt mit azellulären Impfstoffen, die statt ganzer Bordetellen nur ein bis vier Virulenzfaktoren enthalten. Diese sind wesentlich besser verträglich als Ganzkeimimpfstoffe. Eine **Chemoprophylaxe** mit Erythromycin wird v.a. bei Säuglingen und Kindern mit schweren kardialen und pulmonalen Erkrankungen bei engem Kontakt mit Pertussispatienten durchgeführt.

Merke!

Pertussis hinterlässt eine lang dauernde, aber keine lebenslängliche Immunität, sodass ältere Menschen, die die Erkrankung als Kind durchgemacht haben, wieder erkranken und als Überträger fungieren können.

Meldepflicht

Bei Tod an Pertussis.

Kasuistik

A: Emily, ein fünf Monate altes Mädchen, wird wegen eines seit einer Woche bestehenden Infektes der oberen Luftwege in die Kinderklinik aufgenommen. Neben einem trockenen Husten und Temperatur bis 38,3 °C zu Beginn des Infektes beobachtet die Mutter seit zwei Tagen vor Aufnahme Atemaussetzer, die „wesentlich länger als gewöhnlich" sind. Mehrmals erbricht Emily im Rahmen von Hustenanfällen.

Der 5 Jahre alte Bruder leidet seit zwei bis drei Wochen ebenfalls an einem hartnäckigen trockenen Husten, der mit starken, insbesondere nächtlichen, Hustenattacken einhergeht. Er ist zwar im 1. Lebensjahr nach den Empfehlungen der STIKO geimpft worden, hat aber die empfohlene vierte Impfung im zweiten Lebensjahr bei Verwendung eines Kombinationsimpfstoffes nicht erhalten.

D: Bei Aufnahme zeigt Emily eine erhöhte Atemfrequenz, leicht gerötete Konjunktiven und glasiges Sekret im Nasen-Rachen-Raum. Die Laboruntersuchung ist bis auf eine absolute Lymphozytose unauffällig. Bei Emily sind IgA- und IgG-Antikörper, bei ihrem Bruder IgA-, IgM und IgG-Antikörper gegen Bordetella pertussis nachweisbar. Die Erregeranzüchtung nach tiefem Nasenabstrich ist bei Emily positiv.

Diag: Bei der Patientin besteht eine akute Pertussis-Infektion, die von ihrem Bruder trotz begonnener aktiver Immunisierung übertragen wurde.

Th: Um gefährliche Apnoen zu vermeiden bzw. frühzeitig zu erkennen, wird Emily für zehn Tage unter Monitorkontrolle stationär behandelt. Mit dem Ziel, eine Milderung der Symptomatik im Stadium catarrhale zu erreichen, erhält sie über 14 Tage Erythromycin-Saft in hoher Dosierung (60 mg/kg/Tag). Beide Geschwister werden nach Abklingen der Erkrankung entsprechend den Empfehlungen weiter geimpft.

7.2.8 Tetanus

Definition

Mit tonischen Muskelkrämpfen einhergehende bakteriell toxämische Infektionskrankheit.

Erreger

Clostridium tetani ist ein grampositives, sporenbildendes Bakterium, das nur unter anaeroben Bedingungen existieren kann. Die Toxine Tetanolysin und Tetanospasmin verursachen die typischen klinischen Krankheitssymptome.

Epidemiologie

Tetanusbakterien gehören zur normalen Darmflora von Tieren und Menschen. Die Übertragung erfolgt durch Wundkontamination mit Kot verschmutzter Erde. Dank der aktiven Impfung ist die Tetanusinzidenz deutlich zurückgegangen. Die Inkubationszeit beträgt acht bis zehn Wochen.

Pathogenese

Das Toxin gelangt über die Blutbahn und entlang der Nervenaxone zum Rückenmark und zum Gehirn. Die spezifische Wirkung des Toxins auf die Motoneuronen entfaltet sich im Sinne einer Verstärkung der reflektorischen Erregbarkeit.

Klinik

Die Erkrankung beginnt meistens schleichend mit Auftreten neurovegetativer Symptome: Schwitzen, Frösteln und Schlaflosigkeit. Dann manifestieren sich die Leitsymptome **Rigor und Spasmen.**
Masseterkrampf: Rigor der Massetermuskulatur.
Trismus: Rigor der mimischen Muskulatur **(Risus sardonicus).**
Es treten Zwerchfellkrämpfe mit epigastrischen Schmerzen, anfallsweise Muskelspasmen des ganzen Körpers sowie Reflexspasmen auf. Es kommt zu **Opisthotonus**, der Patient erleidet bei vollem Bewusstsein starke Schmerzen. Wirbelkörperfrakturen sind häufig die Folge. Krämpfe der Atemmuskulatur, des Larynx und der Schlundmuskulatur sind lebensbedrohlich.

Diagnostik

- Kultureller Erregernachweis auf anaeroben Medien durch Abstrich der kontaminierten Wunde gelingt nur bei einem Drittel der Fälle und ist wenig aussagekräftig.
- Die Diagnosestellung ist daher nur anhand des **klinischen Bilds** möglich.

Therapie

Eine **Wundexzision** ist zur Reduktion der Toxinbildung erforderlich. **Humanes Tetanusimmunglobulin** wird mehrfach i.m., bei manifestem Tetanus in extrem hoher Dosierung (5000 IE) und als lokale Infiltration in die Wundränder appliziert. Simultan erfolgt die aktive Impfung mit Tetanustoxoid.
Die frühzeitige Verabreichung von Penicillin G i.v. (100 000 IE/kg KG/d) über 10–14 Tage verhindert durch Abtötung der Keime eine weitere Toxinbildung. Diazepam und Phenobarbital werden zur Lösung der Spas-

men eingesetzt. Unter Umständen ist eine maschinelle Beatmung erforderlich.

Prognose

Die Letalität beträgt 25–60 %. Todesursachen sind respiratorische Insuffizienz und kardiovaskuläre Komplikationen.

Prophylaxe

Eine aktive Immunisierung soll ab dem Alter von drei Monaten erfolgen. Im Fall einer Verletzung ist die Klärung des Impfschutzes von zentraler Bedeutung! Bei fehlender Immunität wird eine Simultanimpfung durchgeführt.

> **Merke!**
> Auch bei Verletzungen im Kindesalter muss immer geklärt werden, ob ein ausreichender Tetanusimpfschutz vorliegt!

Meldepflicht

Bei Krankheitsverdacht oder Erkrankung an Tetanus.

7.2.9 Botulismus

Definition

Nahrungsmittelvergiftung mit dem Toxin des Anaerobiers *Clostridium botulinum*, die typischerweise zu gastroenterologischen und neurologischen Symptomen führt.

Erreger

Clostridium botulinum ist ein grampositiver, sporenbildender obligater Anaerobier. Die acht verschiedenen Typen von *Clostridium botulinum* produzieren Neurotoxine, die zu den stärksten bekannten biologischen Giften gehören. Die Inkubationszeit beträgt in der Regel 12–48 Stunden (bis acht Tage).

Pathogenese

Das Toxin wird in Nahrungsmitteln von sich vermehrenden Clostridien gebildet und freigesetzt. Zu einer besonders raschen Erregerentwicklung kommt es in geräuchertem Fleisch, Schinken, Wurstwaren und Konserven. Sie werden mit Nahrungsmitteln aufgenommen und enteral resorbiert. Die Hemmung der Freisetzung von Acetylcholin an den motorischen Endplatten und an den parasympathischen Synapsen durch das Toxin führt zu einer lang anhaltenden Blockade der Erregungsübertragung. Rückenmark und Gehirn sind nicht betroffen.

Klinik

Bei **Nahrungsmittelbotulismus** stehen **gastroenterologische** (Übelkeit, Erbrechen, Völlegefühl, Obstipation und Diarrhö) und **neurologische** Symptome (Schwindel, Doppelbilder, Akkommodationslähmungen, Ptosis und Mydriasis) im Vordergrund! Bei bulbärer Beteiligung kommt es zu Schluckstörung, Zungenlähmung und Hirnnervenlähmungen. Eine zunehmende **Ateminsuffizienz** führt zu Schnappatmung, fehlende Speichelproduktion zu quälendem **Durstgefühl.** In der weiteren

Folge kommt es zu zunehmender **Muskelschwäche**, die sich **bei klarem Bewusstsein** über Rumpf- und Extremitätenmuskulatur ausbreitet. Der Tod tritt durch eine zentrale Atemlähmung oder Aspirationspneumonie ein. **Säuglingsbotulismus:** Hauptsächlich sind Säuglinge in den ersten acht Lebensmonaten betroffen. Sporen kommen im Erdboden und in Nahrungsmitteln (Bienenhonig!) vor. Häufig ist eine Obstipation von drei oder mehr Tagen erstes Symptom. Es folgen Somnolenz, zunehmende Muskelhypotonie mit Verlust der Kopfkontrolle, Schluckstörung, Stimmbandlähmung, kraftloses Schreien, Salivation, Ptosis und fehlende Pupillenreaktionen. Eine vollständige Rückbildung der Symptomatik erfolgt erst nach Wochen. Komplikationen sind Atemlähmung und Aspirationspneumonie.

Diagnostik

- Anamnese und klinische Symptomatik!
- Toxinnachweis im Blut, Stuhl, Magensaft, Erbrochenem, Speiseresten.

Therapie

Bei Nahrungsmittelbotulismus muss die sofortige **Magen-Darm-Entleerung** erfolgen! Bei geringstem Verdacht wird **Botulismus-Antitoxin** vom Pferd zur Neutralisation frei zirkulierender Toxinmoleküle verabreicht. Cave: anaphylaktische Reaktionen!
Bei Säuglingsbotulismus ist die Therapie mit Antitoxin nicht wirksam. Intensivmedizinische Maßnahmen stehen daher im Vordergrund.
Antibiotika sind bei beiden Formen des Botulismus unwirksam.

Prophylaxe

Vom Verzehr verdorbener Konservennahrungsmittel ist dringend abzuraten. Cave: Bienenhonig wegen der Gefahr des Säuglingsbotulismus (z.B. zum Bestreichen von Schnullern).
Hygienische Maßnahmen sind extrem wichtig, da die Erreger mit dem Stuhl ausgeschieden werden.

Meldepflicht

Bei Krankheitsverdacht, Erkrankung und Tod an Botulismus.

7.2.10 Salmonellosen

Definition

Bakterielle Infektionen, die primär den Gastrointestinaltrakt befallen, dann aber ein weites Spektrum klinischer Bilder hervorrufen können, die bis zur schweren Allgemeininfektion (Typhus abdominalis) reichen.

Erreger

Salmonellen sind gramnegative, bewegliche Stäbchen aus der Familie der **Enterobacteriaceae.** Sie besitzen somatische (O)- und Geißel-(H-)Antigene. Über 2000 Serotypen sind bekannt.

Epidemiologie

Hauptreservoir für *S. gastroenteritidis* sind Tiere: Rinder, Schweine, Hühner. Die Inkubationszeit beträgt wenige Stunden bis Tage. Die Übertragung erfolgt v.a. durch infizierte Nahrungsmittel (Geflügel, Ei, Milch) und Trinkwasser. Das einzige bekannte Reservoir für *S. typhi* ist der Mensch. Die Übertragung erfolgt daher nur durch Kontakt zu Typhuskranken oder zu Dauerausscheidern. Die Inkubationszeit liegt bei etwa zwei Wochen.

Klinik

Akute Gastroenteritis und Enterokolitis: Erreger ist *Salmonella gastroenteritidis*, Bauchschmerzen, Erbrechen, Diarrhö sind die Symptome. Die Stühle sind wässrig-schleimig mit Blutbeimengungen. Dazu kommen Fieber, Kopfschmerzen, Krankheitsgefühl. Die Krankheitsdauer beträgt wenige Tage.

Akute Lebensmittelvergiftung: Der Verzehr von Nahrungsmitteln mit hohem Erregergehalt führt zu heftigem Erbrechen, profusen Durchfällen, schweren Flüssigkeits- und Elektrolytverlusten und drohendem Schock.

Bakteriämie/Septikämie: *Salmonella gastroenteritidis* kann akute oder intermittierende Bakteriämien auslösen. Typische Symptome, die über Tage und Wochen andauern können, sind Fieber, Schüttelfrost, Schweißausbrüche, Muskelschmerzen, Anorexie und Gewichtsverlust. In 10 % der Fälle kommt es zu fokalen Infektionen, z. B. Osteomyelitis.

Typhus abdominalis: Bei Infektion mit *Salmonella typhi* oder *paratyphi* ist der Krankheitsbeginn schleichend. Das **Stadium incrementi** geht mit Fieber, Müdigkeit, Kopfschmerzen und einer dick weißlich oder bräunlich belegten Zunge einher. Bei Fieber besteht eine auffällige **Bradykardie**. In der zweiten bis dritten Woche geht der Fieberverlauf in eine **Kontinua** über, dann erfolgt ein **lytischer Abfall**. Blutige Diarrhöen oder eine Obstipation sind etwa gleich häufig. **Erbsbreistühle** treten erst später kurzfristig auf. Eine **Splenomegalie** besteht häufig. Charakteristisch sind eine **Bewusstseinsstörung** (Typhus: Nebel), ein **blassrotes Exanthem** (Roseolen) an der Bauchhaut, eine erhebliche Reduktion des Allgemeinzustands und Gewichtsverlust.

Komplikationen

- **Darmblutung** mit Perforation
- Hämatogene Entstehung **fokaler Infektionen** in allen Organen möglich
- **Myokarditis** mit EKG-Veränderungen (häufig).

Merke!
Das einzige bekannte Reservoir für *Salmonella typhi* ist der Mensch.

Diagnose

- **Blutentnahme:** Leukopenie mit Neutrophilie und Linksverschiebung, Fehlen der Eosinophilen, später Entwicklung einer Lymphozytose.
- **Erregernachweis im Stuhl**
- Die Blutkulturen sind bei Krankheitsbeginn positiv
- Der Antikörpernachweis hat nur geringe praktische Bedeutung
- Nachweis von salmonellassoziierten Antigenen mittels PCR.

Therapie

Bei der **Salmonellengastroenteritis** steht der Ausgleich der Wasser- und Elektrolytverluste im Vordergrund. Eine antibiotische Therapie ist nur in sehr schweren Fällen und bei Säuglingen im ersten Lebenshalbjahr oder bei immunsupprimierten Patienten indiziert. Sie vermindert weder die Schwere noch die Dauer der Diarrhö und verlängert die Ausscheidung von Salmonellen.

Beim **Typhus abdominalis** ist neben dem Ausgleich der Wasser- und Elektrolytverluste eine Antibiotikatherapie mit Ampicillin oder Cotrimoxazol indiziert. Dexamethason wird bei schwerem Typhus mit Bewusstseinsstörung und Schocksymptomatik eingesetzt.

Prophylaxe

Eine prophylaktische Immunisierung mit oralem Lebendimpfstoff oder parenteralem Kapsel-Polysaccharid-Impfstoff (HIV-Infizierte und Kinder < 6 Jahre) ist bei Expositionsrisiko (Reisen, Kontakt mit Dauerausscheidern, Laborpersonal) indiziert.

Hygienische Maßnahmen sind von besonderer Bedeutung: gründliches Händewaschen, Meidung von potenziell kontaminiertem Trinkwasser und Nahrungsmitteln.

Meldepflicht

Bei Krankheitsverdacht, Erkrankung und Tod an Salmonellose.

7.2.11 Durchfallerkrankungen durch Escherichia coli

Definition

Derzeit sind fünf verschiedene Gruppen darmpathogener *Escherichia-coli*-Stämme bekannt, wobei das klinische Bild einerseits durch die Eigenschaften des jeweils vorliegenden Erregers, andererseits durch das Alter und den Allgemein- bzw. Ernährungszustand des Patienten bestimmt wird.

Erreger

EPEC: Enteropathogene E. coli
ETEC: Enterotoxin bildende E. coli
EIEC: Enteroinvasive E. coli
EAEC: Enteroaggregative E. coli
EHEC : Enterohämorrhagische E. coli.

Klinik

EPEC: leichte bis sehr schwere Durchfallerkrankungen bei Säuglingen und Kleinkindern mit 10–20 wässrigen Stuhlentleerungen täglich. Unbehandelt beträgt die Dauer der Erkrankung 10–15 Tage.

ETEC: wässrige, nicht blutige Durchfallerkrankungen durch Toxinbildung, Dauer 7–14 Tage.

EIEC: shigellenruhrähnliches Krankheitsbild mit Fieber, blutig-schleimiger Diarrhö, Erbrechen, Schwächegefühl, Tenesmen und krampfartigen Bauchschmerzen.

EAEC: akute, länger dauernde wässrige Durchfälle, Fieber, Erbrechen.

EHEC: Der Erreger bildet Verotoxin und führt zu Durchfallerkrankungen, hämorrhagischer Kolitis und zum **hämolytisch-urämischen Syndrom (HUS)**. Die Erkrankung beginnt drei bis neun Tage nach Infektion mit schmerzhaften, kolikartigen Bauchkrämpfen und wässriger Diarrhö. Später erfolgt der Übergang zu einer frequenten Entleerung kleinvolumiger, blutiger Stühle. In der Regel kommt es in sechs bis zehn Tagen ohne Residuen zur Abheilung. 5–10 % der Kinder mit einer EHEC-Infektion entwickeln ein HUS mit intravasaler Hämolyse, Erythrozytenfragmentierung, Thrombozytopenie, Hämaturie und Proteinurie.

Diagnostik

- Erreger- und Enterotoxinnachweis im Stuhl
- Antigennachweis durch PCR.

Therapie

Die Substitution von Wasser- und Elektrolytverlusten steht im Vordergrund. Eine Antibiotikatherapie wird nicht routinemäßig empfohlen. Bei Säuglingen oder immunsupprimierten Patienten kann Cotrimoxazol verabreicht werden.

Prophylaxe

Hygienische Maßnahmen sind besonders wichtig! Muttermilchernährung ist von hoher prophylaktischer Bedeutung. Der Genuss nichtpasteurisierter Milch ist mit einem erheblichen Erkrankungsrisiko assoziiert!

> **Merke!**
> 5–10 % der Kinder mit einer EHEC-Infektion entwickeln ein hämolytisch-urämisches Syndrom.

Meldepflicht

Bei allen Formen der „Enteritis infectiosa".

7.2.12 Andere bakteriell bedingte Durchfallerkrankungen

Definition

Akute infektiöse Gastroenteritiden gehören zu den wichtigsten Infektionskrankheiten des Menschen. Im Kindesalter überwiegen Viren als Infektionserreger bei weitem, hier sollen einige wichtige bakterielle Gastroenteritisformen besprochen werden.

Campylobacterenteritis

Campylobacter jejuni oder *Campylobacter fetus*: gramnegative Stäbchen; Reservoir sind Haustiere und infizierte Menschen. Die Inkubationszeit beträgt ein bis acht Tage. Es erkranken bevorzugt Neugeborene und junge Säuglinge mit Fieber und Diarrhö. Eine postinfektiöse Arthritis nach Wochen kommt vor; es besteht eine Assoziation mit HLA B27. Eine Therapie mit Makroliden kürzt den Krankheitsverlauf ab.

Yersiniose

Yersinia pestis, Yersinia enterocolitica, Yersinia pseudotuberculosis: gramnegative Stäbchen; Reservoir sind Nager, Katzen, Vögel. Die Infektion mit *Yersinia enterocolitica* führt bei Säuglingen, Kleinkindern unter sechs Jahren und bei Erwachsenen zu einer Gastroenteritis. *Yersinia pseudotuberculosis* führt bei Kindern unter sechs Jahren durch eine mesenteriale Lymphknotenschwellung zum klinischen Bild der Appendizitis. Septi-

sche Bilder treten bei Immundefekt auf. Postinfektiös kann es zu Erythema nodosum und Arthritis kommen. Diagnostische Maßnahmen sind der Erregernachweis im Stuhl oder in Lymphknotengewebe sowie der Antikörpernachweis im Blut. Antibiotika (Cotrimoxazol) kommen nur bei septischen Krankheitsbildern zum Einsatz.

Shigellose

Shigella sonnei, Shigella dysenteriae, Shigella flexneri, Shigella boydii: gramnegative, unbewegliche Bakterien aus der Familie der Enterobacteriaceae; 85 % der Ruhrinfektionen erfolgen durch *Shigella sonnei.* Reservoir sind Erkrankte und Keimträger (Schmierinfektion). Shigellen produzieren ein Enterotoxin. Die Inkubationszeit beträgt 36–72 Stunden. Es kommt zu einer akuten ulzerierenden Kolitis mit Bauchschmerzen, Tenesmen, Diarrhö, wässrig-schleimigen Stühlen mit Blut und Eiter. Seltener tritt Erbrechen auf. Komplikationen sind ein meningitisch-enzephalitischer Verlauf, Myokarditis, Otitis oder Pneumonie.
Der Erregernachweis erfolgt aus frischem Stuhl. Die Therapie ist symptomatisch, bei schweren Verlaufsformen wird mit Ampicillin oder Cotrimoxazol behandelt.

Pseudomembranöse Enterokolitis

Sie wird vorwiegend durch *Clostridium difficile* verursacht. Toxin A (Enterotoxin) und Toxin B (Zytotoxin) führen zur Virulenz. Sie tritt bevorzugt nach antibiotischer Behandlung, besonders mit Ampicillin, Clindamycin, Erythromycin, Cephalosporinen oder Cotrimoxazol auf. Das Toxin verursacht plaqueartige Läsionen im Kolon mit Pseudomembranbildung. Das klinische Spektrum reicht von leichter Diarrhö und Kolitis mit uncharakteristischen Entzündungserscheinungen bis zur pseudomembranösen Enterokolitis. Hohes Fieber, Abgeschlagenheit, blutig-wässrige Stühle, Abgang von Schleimhautfetzen, Zeichen des Kreislaufschocks, toxisches Megakolon und Darmperforation können auftreten. Unbehandelt halten die Durchfälle Tage bis Wochen an. Die Erkrankung ist mit einer hohen Letalität assoziiert.
Die Therapie beinhaltet das Absetzen des auslösenden Antibiotikums und eine Behandlung mit Vancomycin oder Metronidazol p.o. über 10–14 Tage.

7.2.13 Brucellose

Definition

Septische Erkrankung mit dem Leitsymptom Fieber durch Brucellen, deren Hauptwirte Ziegen, Schafe, Rinder, Schweine und Hunde sind. Synonyme: Maltafieber, M. Bang.

Erreger

Brucella suis, Brucella abortus Bang und *Brucella melitensis* sind gramnegative, pleomorphe, unbegeißelte, strikt aerobe kokkoide Bakterien.

Epidemiologie

Die Übertagung erfolgt durch Ziegen und Schafe (*B. melitensis*), Schweine (*B. suis*), Rinder (*B. abortus*) oder Hunde (*B. canis*). Die Infektion von Kindern erfolgt meist durch Genuss nichtpasteurisierter Milch. Infektionen in Deutschland werden meistens aus dem Mittelmeerraum, aus Mexiko oder Südamerika eingeschleppt. Die Inkubationszeit beträgt durchschnittlich zwei bis drei Wochen.

Klinik

Subklinische, akute oder chronische Verlaufsformen kommen vor. Prodromi sind Müdigkeit, Abgeschlagenheit, Gewichtsverlust, Nachtschweiß, Arthralgien, Muskelschmerzen und Konzentrationsstörungen. Dann treten septische Temperaturen mit undulierendem Fieberverlauf oder eine Kontinua auf. Weitere Symptome sind Nasenbluten, petechiale Blutungen, trockener Husten, Obstipation und Bauchschmerzen, Hepatosplenomegalie oder eine zervikale und axilläre Lymphadenitis.

Komplikationen

Je später der Beginn der antibiotischen Therapie erfolgt, desto häufiger folgen eine eitrige Monarthritis, Sakroiliitis, Spondylitis, Epididymitis-Orchitis, interstitielle Nephritis, Pyelonephritis oder Meningoenzephalitis. Eine Endokarditis der Aortenklappe ist die häufigste Todesursache!

Diagnostik

- Blutentnahme: Anämie, Leuko- und Thrombozytopenie, v.a. bei Infektion mit B. melitensis.
- Kultureller Erregernachweis aus Blutkulturen oder Lymphknotenmaterial
- Antikörpernachweis im Blut und bei Meningitis im Liquor.

Merke!
Die Brucellose ist eine wichtige Differentialdiagnose bei Fieber unklarer Ursache!

Therapie

Wegen der intrazellulären Persistenz der Erreger ist eine längerfristige antibiotische Therapie erforderlich. Eine Kombinationstherapie reduziert das Rezidivrisiko. Bei Kindern unter neun Jahren wird Cotrimoxazol in Kombination mit Rifampicin über sechs Wochen verabreicht. Folinsäure wird zur Vorbeugung gegen Blutbildveränderungen gegeben. Ältere Kinder und Erwachsene erhalten Doxycyclin und Rifampicin.

Prophylaxe

Die Expositionsprophylaxe ist die wichtigste vorbeugende Maßnahme!

Meldepflicht

Bei Erkrankung und Tod an Brucellose.

7.2.14 Listeriose

Definition

Infektionskrankheit, die meistens durch *Listeria monocytogenes* hervorgerufen wird und insbesondere bei Neugeborenen und immunsupprimierten Patienten zu schweren, bedrohlichen Krankheitsbildern führt.

Erreger

Listeria monocytogenes ist ein grampositives Stäbchen mit drei Serotypen. Eine Vermehrung ist auch im Kühlschrank möglich („Kälteanreicherung").

Epidemiologie

Ein Drittel aller Listeriosen betrifft Schwangere und Neugeborene. In der Schwangerschaft tritt die Infektion v.a. im dritten Trimenon auf. Die Übertragung erfolgt intrauterin, perinatal oder über Hände und Instrumente. Auch eine Übertragung über Nahrungsmittel ist möglich. Die Inkubationszeit beträgt Tage bis Wochen.

Klinik

In der **Schwangerschaft** ist der klinische Verlauf in der Regel asymptomatisch bis leicht. Die Listeriose manifestiert sich als grippaler Infekt oder unklares Fieber. Ein Verlauf unter dem Bild eines Harnwegsinfekts oder einer Mononukleose ist möglich. Die mütterliche Infektion führt zur Infektion des Feten, dadurch kommt es zum Abort, zur Totgeburt oder zur Geburt eines kranken Kindes.
Neonatalperiode: Von der **Frühinfektion** vor dem fünften Lebenstag sind meist Frühgeborene betroffen. Es kommt zu einer schweren Erkrankung, bei der septische und respiratorische Symptome im Vordergrund stehen. Eine Hepatosplenomegalie, Hautveränderungen (makulopapulös, vesikulopapulös, petechial) oder eine Meningitis können hinzukommen. Die Letalität ist sehr hoch! Besonders wichtig ist, peripartal auf verdächtige Symptome und Befunde bei der Mutter zu achten! Bei einer **Spätinfektion** nach dem fünften Lebenstag stehen Meningitis und Enzephalitis im Vordergrund. Der Anteil reifer Neugeborener ist höher und die Prognose ist besser als bei Frühinfektion.
Von Infektionen jenseits der Neonatalperiode sind hauptsächlich Patienten mit Dispositionsfaktoren (Malignom, Immundefekt, Hämosiderose) betroffen. Klinisch stehen ZNS-Symptome (Meningitis, Meningoenzephalitis, Hirnabszess) im Vordergrund. Weitere Manifestationen sind Sepsis, Arthritis, Peritonitis, Hepatitis, Lymphadenitis, Endo- bzw. Perikarditis und Gastroenteritis.

Diagnostik

- Blutentnahme: Leukozytopenie (v.a. bei neonataler Frühsepsis) oder Leukozytose mit Linksverschiebung; C-reaktives Protein und BKS erhöht
- Erregernachweis in Blutkulturen, Liquor, Abstrichen.

Therapie

In der Schwangerschaft kann eine rechtzeitige Therapie mit Ampicillin oder Amoxicillin und Gentamycin eine Infektion des Fetus verhindern. Betroffene Kinder erhalten die gleiche Therapie über zwei bis drei Wochen.

Prognose

Die Letalität beträgt insgesamt 30 %, bei Frühsepsis 40–60 %.

Prophylaxe

Schwangere und Immunsupprimierte sollten potenziell kontaminierte Nahrungsmittel (Weichkäse, nichtpasteurisierte Milch, rohes Fleisch und Fisch) meiden.

Darüber hinaus sind Hygienemaßnahmen und die rechtzeitige Diagnostik und korrekte Therapie bei Schwangeren wichtig.

Meldepflicht

Bei Erkrankung und Tod an Listeriose.

Merke!
Ein Drittel aller Listeriosen betrifft Schwangere und Neugeborene. In der Schwangerschaft kann eine rechtzeitige Therapie mit Ampicillin oder Amoxicillin und Gentamycin eine Infektion des Fetus verhindern!

7.2.15 Mykoplasmose

Definition
Infektionen mit Mykoplasmen führen bei Schulkindern häufig zu Pneumonien. Eine Infektion mit *Mycoplasma hominis* hat Urogenitalinfektionen des Erwachsenen zur Folge, wodurch es zu einer perinatalen Infektion des Neugeborenen mit Auftreten schwerer respiratorischer Symptome sowie einer Sepsis kommen kann.

Erreger
Es handelt sich um gramnegative, pleomorphe Bakterien ohne Zellwand, die einen toxischen Einfluss auf den Stoffwechsel von Schleimhautepithelzellen haben und zu einer Störung der Ziliarfunktion des Respirationstrakts führen. *Mycoplasma pneumoniae*, *Mycoplasma salivarium* und *Mycoplasma orale* führen zu Atemwegsinfektionen. *Mycoplasma hominis* führt zu Urogenitalinfektionen des Erwachsenen.

Epidemiologie
Erregerreservoir ist nur der Mensch. Die Übertragung von *M. pneumoniae* erfolgt durch Tröpfcheninfektion. Schulkinder und junge Erwachsene erkranken bevorzugt. 20–30 % aller Pneumonien in dieser Altersgruppe werden durch Mykoplasmen verursacht. Eine Übertragung von *M. hominis* erfolgt durch Sexualverkehr, Neugeborene werden im Geburtskanal infiziert. Die Inkubationszeit beträgt zwei bis drei Wochen.

Klinik
Infektion mit *Mycoplasma pneumoniae:* grippeähnlicher Beginn mit Fieber, Kopf- und Halsschmerzen, Reizhusten. Es kann zu einer Tracheobronchitis oder zu einer zentralen Pneumonie kommen. Typischerweise ist der Auskultationsbefund gering, der Röntgenbefund aber ausgeprägt (☞ Abb. 7.6)! Ein flüchtiges morbilliformes Exanthem tritt in 10–20 % der Fälle auf.
Die **Infektion mit *Mycoplasma hominis*** führt zu Urogenitalinfektionen. Die Übertragung der Infektion auf das Neugeborene erfolgt während der Geburt. Es kommt zu einer schweren respiratorischen Erkrankung des Neugeborenen, eine Sepsis ist möglich.

Diagnostik
- **Röntgen-Thorax:** Eine interstitielle Zeichnungsvermehrung ist charakteristisch. Darüber hinaus können perihiläre und flächige segmentale Verdichtungen sowie pleurale Reaktionen nachweisbar sein.
- **Kälteagglutinine** sind in 50 % der Fälle nachweisbar, aber unspezifisch

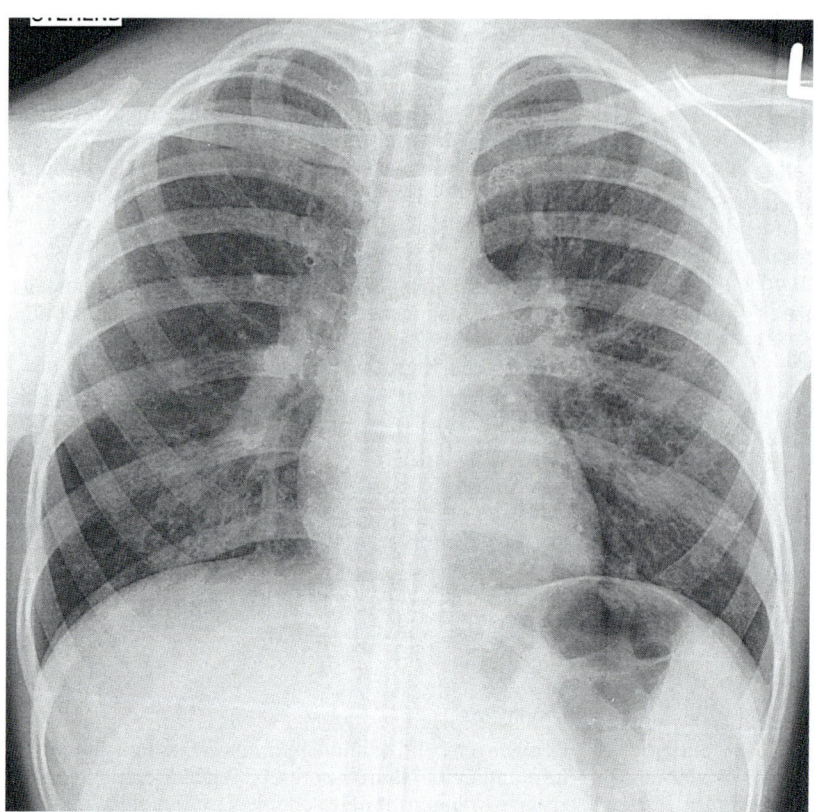

Abb. 7.6: Röntgen-Thorax einer Mykoplasmenpneumonie: zentrale entzündliche Infiltrate rechts mehr als links, die peripher netzartig wirken [5].

- **Serologischer Antikörpernachweis** (IgM-Titeranstieg ist für eine frische Infektion beweisend)
- **Antigennachweis** und **DNA-Nachweis** mit PCR.

Therapie

Makrolide, z.B. Erythromycin oder Azithromycin (hat den Vorteil, dass es nur einmal täglich über drei Tage gegeben werden muss) sind Mittel der Wahl bei der Behandlung von Infektionen mit *M. pneumoniae*. Infektionen durch *M. hominis* werden mit Clindamycin oder Doxycyclin therapiert.

Merke!
Mykoplasmen führen bei Schulkindern häufig zu Pneumonien.

7.2.16 Chlamydieninfektionen

Definition

Infektion durch obligat intrazelluläre Bakterien, die bei Erwachsenen zu Trachom und Urethritis führen können, wodurch es über eine vertikale Infektion zur Erkrankung des Neugeborenen mit Einschlusskörperchenkonjunktivitis und Pneumonie kommt.

Erreger

Chlamydia trachomatis, *Chlamydia pneumoniae* und *Chlamydia psittaci* sind obligat intrazelluläre Bakterien, die einen charakteristischen Entwicklungszyklus durchlaufen. Die Inkubationszeit beträgt 7–14 Tage.

Klinik

Infektionen mit *Chlamydia trachomatis*
Das **Trachom** ist eine Keratokonjunktivitis mit typischer Follikelbildung und Papillenhypertrophie an der Innenseite des Oberlids. Rezidivierende Verläufe begünstigen die Entstehung eines entzündlichen Mikropannus mit Narben und Neovaskularisation der Hornhaut. 15 % der Trachompatienten erblinden.
Die **eitrige Konjunktivitis** tritt v.a. bei Neugeborenen auf (☞ Abb. 7.7). Die Infektion erfolgt sub partu. Am fünften bis elften Lebenstag kommt es zu einer mukopurulenten, hämorrhagischen konjunktivalen Sekretion, begleitend besteht ein deutliches Lidödem. An der Lidinnenseite findet sich typischerweise eine follikuläre Injektion. Einschlusskörperchen in Konjunktivalepithelien sind durch Färbung nachweisbar. Bindehautnarben können auftreten. Begleitend kann es zu einer Atemwegsinfektion mit Bronchitis und Pneumonie kommen. Die charakteristische klinische Manifestation bei älteren Kindern ist die „Schwimmbadkonjunktivitis".
Die Chlamydienpneumonie tritt in der dritten bis 19. Lebenswoche mit Tachypnoe, persistierendem stakkatoartigem Husten und exspiratorischem Giemen auf. Meist besteht kein Fieber. In über 50 % der Fälle besteht eine begleitende Otitis media. Im Röntgenbild zeigen sich eine Überblähung und eine diffuse interstitielle Zeichnungsvermehrung. Die Laboruntersuchung ergibt typischerweise eine periphere Eosinophilie und eine Eosinophilie im Trachealsekret. Die Erkrankung verläuft in der Regel protrahiert über Wochen.

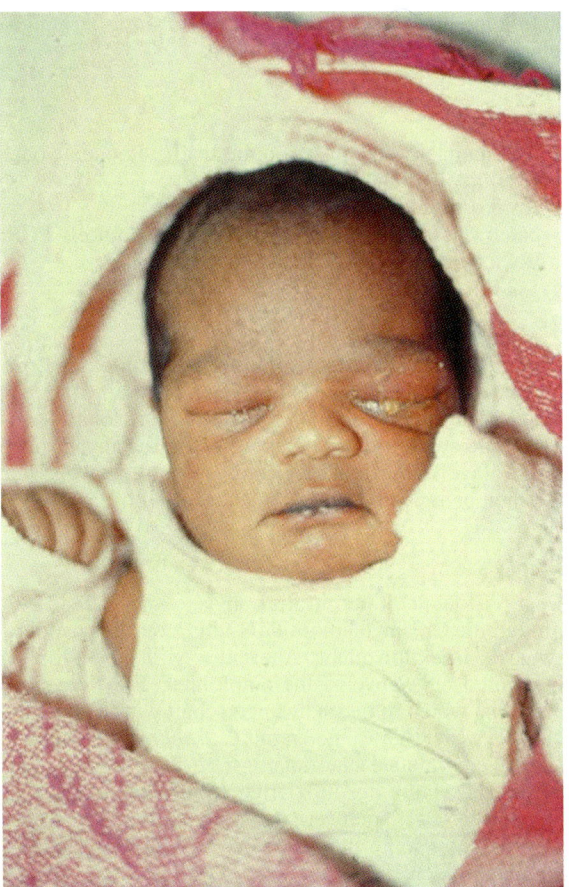

Abb. 7.7: Eitrige Konjunktivitis durch Chlamydia trachomatis beim Säugling [6].

Urethritis des Erwachsenen: *Chlamydia trachomatis* ist der häufigste Erreger der nichtgonorrhoischen Urethritis. Die Bedeutung für die Pädiatrie besteht darin, dass auf diesem Weg die Neugeborenenkonjunktivitis und die Pneumonie beim Neugeborenen entstehen.

Merke!
Chlamydia trachomatis ist Erreger der häufigen Erwachsenenurethritis und über diesen Weg Auslöser der Neugeborenenkonjunktivitis und -pneumonie.

Infektionen mit *Chlamydia pneumoniae*
Sie verursachen Infektionen der oberen (Sinusitis, Pharyngitis, Otitis media) und unteren (Bronchitis, Pneumonie) Atemwege. Etwa 50 % der Infektionen verlaufen klinisch inapparent. In 10 % der Fälle tritt eine Chlamydienpneumonie auf. Eine ätiologische Bedeutung von *C. pneumoniae* bei der koronaren Herzerkrankung und der Arteriosklerose wird diskutiert.

Infektionen mit *Chlamydia psittaci*
Die **Ornithose** beginnt plötzlich mit Schüttelfrost, hohem Fieber, Kopf- und Muskelschmerzen und einem Exanthem. Eine interstitielle Pneumonie mit trockenem Reizhusten und pleuralen Schmerzen ist häufig. Bei 70 % der Patienten besteht eine Splenomegalie. Kompli-

kationen sind Myo-, Peri- und Endokarditis, Thrombophlebitis und eine ZNS-Beteiligung.

Diagnostik

- Antigennachweis aus Konjunktival-, Rachen- oder Urethralabstrich
- Antikörpernachweis im Blut
- Nachweis chlamydienspezifischer DNA mittels PCR: hohe Sensitivität und Spezifität.

Therapie

Auch bei einer isolierten Konjunktivitis sollte zur Erregerelimination aus dem Nasen-Rachen-Raum und zur Prophylaxe einer Pneumonie nicht nur eine lokale, sondern eine systemische Therapie mit Erythromycin über 10–14 Tage erfolgen. Die Ornithose wird drei bis vier Wochen behandelt.

Prophylaxe

Eine postnatale Silbernitratprophylaxe nach Credé verhindert die Chlamydienkonjunktivitis bzw. die nasopharyngeale Infektion nicht. Alternativ wird eine Prophylaxe mit Erythromycinsalbe empfohlen. Ein Screening auf Chlamydien in der Schwangerschaft wurde etabliert, da 5–25 % der Schwangeren mit $C. trachomatis$ infiziert sind. Die perinatale Übertragungsrate liegt bei 50 %, wiederum die Hälfte der infizierten Kinder zeigt klinische Symptome. Bei Nachweis einer urogenitalen Chlamydieninfektion sollte stets auch der Sexualpartner mitbehandelt werden!

Merke!

Eine postnatale Silbernitratprophylaxe nach Credé verhindert die Chlamydienkonjunktivitis bzw. die nasopharyngeale Infektion nicht. Alternativ wird eine Prophylaxe mit Erythromycinsalbe empfohlen.

7.3 Infektionen durch Mykobakterien

7.3.1 Tuberkulose

Definition

Chronische, lebenslang persistierende Infektion mit $Mycobacterium tuberculosis$ oder (selten) $Mycobacterium bovis$, die in vielen Fällen subklinisch, in der Mehrzahl der Fälle symptomatischer Infektionen als Lungentuberkulose verläuft, jedoch auch zu vielgestaltigen Krankheitsbildern in allen anderen Organen führen kann.

Erreger

$Mycobacterium tuberculosis$ und $Mycobacterium bovis$ sind unbewegliche, dünne, säurefeste Stäbchen, die mit Hilfe einer Färbung nach Ziehl-Neelsen nachweisbar sind. Die insgesamt schwer kultivierbaren Keime wachsen äußerst langsam, daher benötigt man zum kulturellen Nachweis eine lange Zeit. Ein Direktnachweis gelingt mittels Fluoreszenzmikroskopie nach Auramin-Rhodamin-Färbung, ein DNA-Nachweis mittels Polymeraseketten-Reaktion (PCR).

Epidemiologie

Wichtigste Übertragungsform für die kindliche Lungentuberkulose ist die Inhalation von mykobakterienhaltigen Tröpfchen, wobei fast immer Erwachsene mit offener Lungentuberkulose die Ansteckungsquelle sind. Infektionen von Kind zu Kind sind selten, da auch bei offener Tuberkulose nur geringe Erregermengen ausgeschieden werden. Die Darmtuberkulose entsteht durch Aufnahme mykobakterienhaltiger Nahrung (z.B. durch Milch, die mit $M. bovis$ kontaminiert ist). Die transplazentare Übertragung ist extrem selten. Die Durchseuchung ist kontinuierlich rückläufig. 1 % der Schulanfänger, 3–5 % der 13–15-Jährigen und 35 % der Erwachsenen sind tuberkulinpositiv (infiziert, aber nicht erkrankt).

Risikofaktoren

Ein erhöhtes Risiko, bei Infektion klinisch zu erkranken, besteht bei niedrigem sozioökonomischem Status, in Kriegs- und Hungerzeiten, bei M. Hodgkin, Diabetes mellitus, AIDS, Immundefekt, zytostatischer Therapie und nach Maserninfektion.

Immunität

Nach durchgemachter Infektion wird eine Immunität erworben, hierdurch wird die Gefahr der Infektionsausbreitung verringert. Voraussetzung für die Ausbildung einer Immunität ist ein tuberkulöser Herd mit vermehrungsfähigen Bakterien. Sind alle Erreger eliminiert, kann eine erneute Infektion wie eine Erstinfektion verlaufen (keine bleibende Immunität). Nach der Infektion kommt es zur Phagozytose der Mykobakterien. Die bakteriellen Antigene werden dem T-Zell-System präsentiert, wodurch es nach einer Inkubationszeit von drei bis sechs Wochen zu einer T-Zell-abhängigen Sensibilisierung kommt („positive Tuberkulinreaktion vom verzögerten Typ").

Asymptomatisch verlaufende Tuberkulose

Nach Ablauf der Inkubationszeit tritt Fieber ohne weitere Organsymptome auf.
Eine Aktivitätsüberprüfung wird durch die Bestimmung der Blutkörperchensenkungsgeschwindigkeit (bei Aktivität beschleunigt) vorgenommen. Außerdem müssen eine Röntgenuntersuchung der Lunge und eine Nüchternmagensaftgewinnung an drei Tagen zum Mykobakteriennachweis erfolgen. Ein Erythema nodosum ist ein verdächtiger Zusatzbefund.

Primäre Lungentuberkulose im Kindesalter

Unkomplizierter Primärkomplex: 90 % der Primärinfektionen betreffen die Lunge. Zunächst entsteht eine umschriebene exsudative Alveolitis. Die Bakterien werden über den Lymphweg in die regionalen Lymphknoten transportiert. Lungenherd und Hiluslymphknoten bilden den Primärkomplex. Der Primärkomplex ist meist weder klinisch noch radiologisch nachweisbar. Im Entzündungszentrum kommt es zur Verkäsung und es bildet sich ein epitheloidzelliger Randwall, wodurch die Infektion abgeriegelt wird. Eine Verkalkung und fibrotische Umwandlung erfolgt innerhalb von etwa zwei Jahren.
Primärinfiltrat: Entstehung röntgenologisch sichtbarer Infiltrate durch stärkere perifokale Entzündung.

Bronchiallymphknotentuberkulose: Lymphogener Übergriff der Infektion der Hiluslymphknoten des Primärkomplexes auf Lymphknoten der Gegenseite; es entstehen polyzyklische Hiluslymphknotenvergrößerungen.

Bronchiallymphknotenperforation: Zerstörung der Bronchialwand durch den Druck vergrößerter Lymphknoten und durch das Übergreifen von Entzündungsprozessen. Häufig ist sie klinisch symptomlos. Reizhusten oder exspiratorisches Keuchen kommen vor. Meist kommt es im zugehörigen Lungensegment zu einer Resorptionsatelektase. Nach Abheilung der Bronchialperforation ist eine Bronchusstenose mit Ventilwirkung möglich, die zu einem Ventilemphysem führt.

Bronchustuberkulose: Sie entsteht nach Lymphknotenperforation oder nach käsigem Zerfall eines Lungenherds. Durch Angriff des Knorpelgerüsts der Bronchialwand kommt es zu Bronchiektasien.

Zur **fortschreitenden Primärtuberkulose** kommt es durch Einschmelzung des Primärherds.

Abheilung: Eindämmung der Herde durch Rückbildung, Einkapselung und Kalzifizierung. In den primär infizierten Herden kommt es zu einer latenten Erregerpersistenz. Hiervon kann später wieder eine aktive Tuberkulose ausgehen.

Lungentuberkulose bei Jugendlichen und Erwachsenen

Sie ist meist Folge der Reaktivierung einer früher erworbenen Infektion. Eine Reaktivierung wird durch Immundefizienz, chronische Erkrankung und erhebliche körperliche Belastungen gefördert. Meist kommt es zu posterioren apikalen oder subapikalen Infiltraten mit oder ohne Kavitation und ohne Vergrößerung von Hiluslymphknoten. Die initialen Lungenherde der unteren und anterioren Lungenfelder und die Hiluslymphknotenvergrößerungen sind nicht mehr nachweisbar. Nekrotische Lungenherde haben die Tendenz zur Verflüssigung und können nach Anschluss an das Bronchialsystem abgehustet werden, wodurch Kavernen entstehen. Erwachsene mit Tuberkulose sind wesentlich infektiöser als Kinder mit Tuberkulose, da hier Kavernen fehlen! Persistierende Kavernen können Ausgangspunkt für Rezidive sein. Husten, Auswurf, Nachtschweiß, Ermüdbarkeit und Gewichtsverlust sind Symptome der Tuberkulose im Jugend- und Erwachsenenalter. Bei der Röntgenuntersuchung sieht man einen infraklavikulären weichen Schatten, der als Rundherd oder Frühinfiltrat bezeichnet wird.

Generalisierte Tuberkuloseerkrankungen

Miliartuberkulose: Bei Erstinfektion gelangen Tuberkulosebakterien über den Ductus thoracicus regelmäßig ins Blut. Bei schlechter Abwehrlage, bei Einbruch großer Bakterienmengen oder anderen interkurrenten Infektionen kann es zu einer rasch progredienten Aussaat mit einer Vielzahl von Tuberkuloseherden in allen Organen kommen. Betroffen sind v.a. Säuglinge und schwer kranke Patienten. Es handelt sich um eine akute Erkrankung mit hohem Fieber, Schüttelfrost und Nachtschweiß. Das Röntgenbild der Lunge ist mit multiplen kleinen Fleckschatten typisch verändert. Unbehandelt verläuft die Erkrankung in sechs bis zehn Wochen tödlich. Jenseits der Säuglingsperiode sind Kinder relativ resistent gegenüber einem Fortschreiten der Erkrankung.

Meningitis tuberculosa: Hierzu kommt es v.a. bei Kleinkindern nach Primärinfektion im Lauf des ersten Erkrankungsjahrs. Meist ist sie Folge der Ruptur eines subdural gelegenen Herds in den Arachnoidalraum, selten entsteht sie hämatogen. Die meningeale Entzündung ist hauptsächlich an der Hirnbasis lokalisiert. Die Folgen sind Wesensveränderung, Spielunlust, Kopfschmerzen, Fieber, Erbrechen, Berührungsempfindlichkeit, schrilles Schreien sowie Hemiparese oder Hemiplegie bei Beteiligung von Hirnarterien und Hirnnervenlähmungen. Eine progrediente Bewusstseinstrübung und Ateminsuffizienz sind häufig. Der **Liquor** ist klar, zeigt eine mäßige Eiweißerhöhung, die Glukosekonzentration ist erniedrigt, die Zellzahl erhöht. Bei Stehenlassen des Liquors bilden sich Spinngewebsgerinnsel. Ein Syndrom der inadäquaten ADH-Sekretion ist eine häufige Komplikation. Bei frühzeitiger Therapie ist die Prognose recht gut.

Pleuritis serofibrinosa exsudativa und Pericarditis serosa: Es handelt sich um die Mitreaktion der Pleura bei pleuranahem Sitz eines Tuberkuloseherds. Sie tritt in den ersten drei bis sechs Monaten nach Primärinfektion mit Fieber, Reizhusten und atemabhängigen Thoraxschmerzen auf. Analog zur Pleuritis kann eine Perikarditis entstehen.

Extrapulmonale Tuberkulose

Gastrointestinale Tuberkulose: Es handelt sich um eine ingestive Primärinfektion oder eine intestinale Manifestation durch verschluckte Mykobakterien bei offener Lungentuberkulose. Der Primärherd liegt meist im Bereich der Ileozökalklappe. Es kommt meist zur raschen Abheilung, aber eine Schwellung der regionalen Lymphknoten persistiert. Die postprimäre (hämatogen entstandene) Bauchtuberkulose befällt das Peritoneum. Ulzera, Perforation, Obstruktion, Fistelbildung, Blutungen und Malabsorption sind mögliche Symptome einer gastrointestinalen Tuberkulose.

Halslymphknotentuberkulose: Meist sind zervikale oder supraklavikuläre Lymphknoten betroffen. Sie tritt vorzugsweise bei sonst asymptomatischen Patienten auf und ist Folge eines nicht mehr nachweisbaren Primärherds im Bereich der Tonsillen oder einer postprimären hämatogenen Infektion. Es besteht eine Neigung zu Einschmelzung und Fistelbildung.

Urogenitaltuberkulose: Die meisten Patienten mit Lungentuberkulose haben eine klinisch unentdeckte Mitbeteiligung der Niere mit Dysurie, Makrohämaturie und Flankenschmerzen. Die **„sterile Leukozyturie"** gilt als klassisches Zeichen der Urogenitaltuberkulose. Häufig besteht eine begleitende Mikrohämaturie.

Skeletttuberkulose: Sie entsteht immer hämatogen. In 50 % der Fälle mit Skeletttuberkulose ist die Wirbelsäule betroffen (Spondylitis tuberculosa). Meist sind die untere HWS oder die obere LWS betroffen. Selten ist die Infektion auf einen Wirbelkörper beschränkt. Häufig entstehen Senkungsabszesse (Psoasabszess). Das früheste radiologische Zeichen ist eine Verschmälerung der Zwischenwirbelräume. Nach Zusammenbruch von Wirbelkörpern entsteht ein Gibbus. Die Coxitis tuberculosa betrifft v.a. Klein- und Schulkinder.

> **Merke!**
> Erwachsene mit Tuberkulose sind wesentlich infektiöser als Kinder mit Tuberkulose, da hier Kavernen fehlen!

Diagnostik

- **Tuberkulosehauttests:** Nachweis der Auseinandersetzung des Organismus mit Tuberkulosebakterien.
  - **Stempeltests: Tine, Mérieux.** An Plastikzähnen haftet gereinigtes Tuberkulin (GT), das in die Haut gedrückt wird. Der Test ist positiv, wenn nach 72 Stunden eine tastbare Induration nachweisbar ist, eine Rötung reicht nicht aus! In 10–15 % der Fälle treten falsch negative Ergebnisse auf.
  - **Intrakutanprobe nach Mendel-Mantoux:** zuverlässigste Tuberkulinprobe, bei der eine genau bemessene Tuberkulinmenge in 0,1 ml Lösungsmittel streng intrakutan verabreicht wird. Beginn mit 10 IE, Weiterführung mit 100 IE bei negativem Ergebnis. Der Test ist positiv, wenn nach 72 Stunden eine tastbare Induration von > 5 mm nachweisbar ist (☞ Abb. 7.8). Falsch negative Ergebnisse treten in der Inkubationsphase, nach Infektionskrankheiten (Masern, Pertussis), bei Kachexie, bei schwerer Lungentuberkulose und unter zytostatischer oder Kortikosteroidtherapie auf.
- **Mikroskopischer Nachweis von säurefesten Stäbchen im Direktpräparat:** Er erfolgt aus Sputum, Lymphknoten- oder Gewebequetschpräparat oder aus Magensaft und sollte stets angestrebt werden.
- **Kultureller Nachweis:** Er ist noch immer der Goldstandard! Bei Erwachsenen erfolgt er aus Sputum, bei Kindern aus Nüchternmagensaft, da in der Regel kein Sputum produziert werden kann. Alternativ kann er aus Bronchiallavageflüssigkeit, Liquor, Urin oder Gewebe erfolgen. Eine Speziesidentifizierung gelingt heute mittels Gensonden innerhalb kurzer Zeit. Eine Resistenztestung sollte bei jedem kulturellen Isolat durchgeführt werden.
- **Nachweis spezifischer Mykobakterien-DNA** mittels PCR.
- **Röntgenaufnahme des Thorax:** sollte bei jedem Kind mit Verdacht auf Tuberkulose durchgeführt werden.

> **Merke!**
> Der kulturelle Nachweis von Mykobakterien ist noch immer der Goldstandard der Tuberkulosediagnostik! Zur Optimierung der Therapie sollte bei jedem kulturellen Isolat eine Resistenztestung durchgeführt werden.

Therapie

Tuberkulinkonversion: tuberkulöse Primärinfektion ohne nachweisbaren Organbefund, ohne klinische Symptome, ohne Mykobakteriennachweis und ohne vorausgegangene BCG-Impfung (!): Monotherapie mit Isoniazid sechs bis neun Monate (☞ Tab. 7.1).

Tab. 7.1 Wichtige Nebenwirkungen von Antituberkulotika.

Medikament	Nebenwirkung
Isoniazid (INH)	INH-Hepatitis periphere Neuropathie Vitamin-B_6-Supplementierung bei Säuglingen erforderlich
Rifampicin (RMP)	akute Hepatopathie zu Therapiebeginn Enzyminduktion: Spiegelveränderungen von Medikamenten, z.B. Antikonvulsiva, Theophyllin, Marcumar, Kontrazeptiva, Cyclosporin Rotfärbung des Urins
Pyrazinamid (PZA)	akute Hepatitis zu Therapiebeginn Harnsäureerhöhung im Plasma
Ethambutol (EMB)	Optikusneuritis Frühsymptom: Störung des Rot-Grün-Farbsehens
Streptomycin (SM)	Ototoxizität (N. acusticus und N. vestibularis) Nephrotoxizität

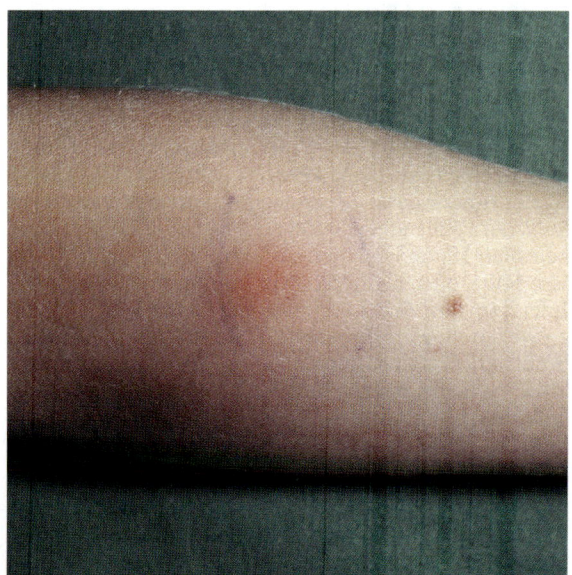

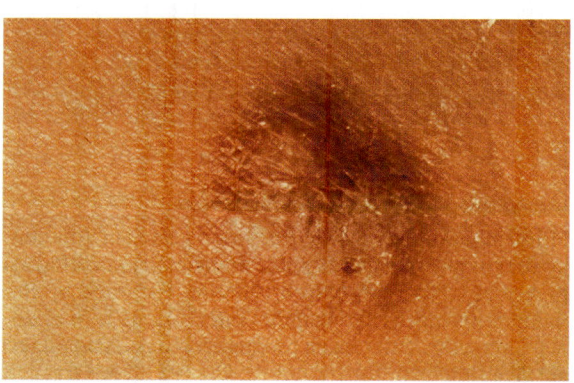

Abb. 7.8: Intrakutanprobe nach Mendel-Mantoux. Rötung und tastbare Induration.

Primär unkomplizierte Tuberkulose: Tuberkulose mit positivem Tuberkulintest, einem röntgenologisch nachweisbaren Primärkomplex bzw. einer Hiluslymphknotenschwellung mit/ohne Nachweis von M. tuberculosis: Isoniazid, Rifampicin und Pyrazinamid über zwei Monate, dann Isoniazid und Rifampicin über weitere vier (bis sieben) Monate.

Primär komplizierte Tuberkulose: primäre Tuberkulose mit zusätzlichem Lymphknoteneinbruch und/oder Ventilationsstörung durch Bronchuskompression: Therapie wie bei unkomplizierter Tuberkulose, Therapieverlängerung auf insgesamt neun Monate.

Tuberkulöse Pleuritis bzw. Perikarditis: Dreifachtherapie wie bei primär komplizierter Tuberkulose.

Miliartuberkulose: Vierfachtherapie mit Isoniazid, Rifampicin, Pyrazinamid und Streptomycin über neun bis zwölf Monate, Zusatztherapie mit Prednisolon über sechs Wochen.

Tuberkulöse Meningitis: Vierfachtherapie mit Isoniazid, Rifampicin, Pyrazinamid und Streptomycin über zwölf Monate, Zusatztherapie mit Dexamethason über acht Wochen.

Skeletttuberkulose: Dreifachtherapie wie bei primär komplizierter Tuberkulose.

Abdominaltuberkulose: Dreifachtherapie wie bei primär komplizierter Tuberkulose.

Prophylaxe

Aufgrund der niedrigen Tuberkuloseinzidenz in Deutschland und wegen der ungünstigen Nutzen-Risiko-Relation wird die BCG-Impfung nicht mehr empfohlen. Eine hämatogene Streuung bei Primärtuberkulose wird nicht mit Sicherheit verhindert und auch eine Miliartuberkulose und Meningitis tuberculosa können trotz Impfung auftreten!

Alternativ sollten möglichst gezielte, wiederholte Tuberkulintestungen durchgeführt werden, um eine Tuberkulose möglichst früh diagnostizieren und behandeln zu können. Nach Tuberkuloseexposition wird eine INH-Prophylaxe über drei Monate verordnet.

Meldepflicht

Bei aktiver Erkrankung und Tod an Tuberkulose.

> **Merke!**
> Aufgrund der niedrigen Tuberkuloseinzidenz in Deutschland und wegen der ungünstigen Nutzen-Risiko-Relation wird die BCG-Impfung nicht mehr empfohlen. Eine hämatogene Streuung bei Primärtuberkulose wird nicht mit Sicherheit verhindert und auch eine Miliartuberkulose und Meningitis tuberculosa können trotz Impfung auftreten!

7.3.2 Nichttuberkulöse mykobakterielle Erkrankungen

Definition

Infektionen durch Mykobakterien, die nicht zum M.-tuberculosis-Komplex gehören.

Synonym

MOTT: Mycobacteria Other Than Tuberculosis.

Erreger

Gruppe I: *Mycobacterium kansasii, simiae, marinum.*
Gruppe II: *Mycobacterium scrofulaceum, szulgai, xenopi.*
Gruppe III: *Mycobacterium avium, intracellulare, haemophilum, malmoense.*
Gruppe IV: *Mycobacterium fortuitum, chelonae, abscessus.*

Klinik

Die **zervikale Lymphadenitis** mit ausgeprägter Neigung zu Fistelbildung ist die häufigste klinische Manifestation. Selten treten Infektionen an Bronchien, Lunge, Haut und Knochen auf.

Diagnostik

- Erregerisolierung aus primär sterilem Gewebe (Lymphknoten, Knochen)
- Der Beweis, dass eine Infektion durch MOTT verursacht wird, kann in Einzelfällen schwierig sein, da sie teilweise auch als Kommensalen auftreten können.

Therapie

Bei Lymphadenitis durch MOTT ist die totale **chirurgische Exstirpation** der betroffenen Lymphknoten und der Fistelgänge unbedingt anzustreben. Ist eine chirurgische Entfernung nicht vollständig möglich, erfolgt die medikamentöse Therapie mit Clarithromycin oder Azithromycin in Kombination mit Rifampicin über sechs bis zwölf Monate.

Alle anderen Manifestationen durch MOTT werden mit Clarithromycin oder Azithromycin in Kombination mit Rifampicin und Ethambutol über einen Zeitraum von bis zu zwei Jahren behandelt.

7.4 Lyme-Borreliose

Definition

Chronische, durch Zecken übertragene Multisystemerkrankung, die in drei Stadien verläuft und hauptsächlich Symptome der Haut, des ZNS und der Gelenke verursacht.

Erreger

Borrelia burgdorferi gehört zur Familie der Spirochäten (bewegliche Mikroorganismen mit spiralförmigem Körperbau ohne Geißeln).

Epidemiologie

Die Übertragung erfolgt v.a. durch die Zecke Ixodes ricinus. Die Durchseuchung von Ixodes ricinus mit *Borrelia burgdorferi* beträgt etwa 30 %, die Infektionsrate (Serokonversion) nach Biss durch eine infizierte Zecke 10 %. Die Wahrscheinlichkeit für die klinische Manifestation nach Biss durch eine infizierte Zecke liegt bei 2–4 % (Manifestationsindex). Es besteht eine saisonale Häufung im Frühsommer und Herbst.

Klinik

Eine Unterscheidung zwischen frühem und spätem Erkrankungsstadium sowie zwischen lokalisierter und generalisierter Erkrankungsmanifestation ist wichtig (☞ Tab. 7.2).

Tab. 7.2 Übersicht der klinischen Symptome der Lyme-Borreliose.

Organsystem	Frühstadium lokalisiert	Frühstadium generalisiert	Spätstadium
Haut	Erythema migrans	Lymphozytom	Acrodermatitis chronica atrophicans
Nervensystem		Fazialisparese Meningitis Meningoradikulitis	chronische Enzephalomyelitis
Gelenke		Arthralgien Oligoarthritis	chronische Arthritis
Herz		Karditis Perikarderguss	

Erythema migrans: Nach einer Latenz von ein bis drei Wochen entwickelt sich an der Zeckenbissstelle eine livide Verfärbung mit zentrifugaler Ausbreitung und zentraler Abblassung (☞ Abb. 7.9). Nur selten treten Allgemeinsymptome wie Fieber und Kopfschmerzen auf, Spontanremissionen sind häufig. Rezidive an gleicher Stelle oder an anderen Körperregionen kommen vor.

Borrelien-Lymphozytom: Es ist insgesamt seltener als das Erythema migrans und tritt als solitärer Hauttumor mit derber Infiltration und Rötung und Prädilektion an Ohren, Mamillen und Skrotum auf. Es persistiert oft über Wochen und Monate.

Acrodermatitis chronica atrophicans: Die Manifestation ist jederzeit im Verlauf einer Borreliose möglich. Sie kommt fast nur bei Erwachsenen vor (lange Inkubationszeit!). Prädilektionsstellen sind die Akren und die Hautflächen über den großen Gelenken.

Neuroborreliose: Die Lyme-Borreliose ist die häufigste verifizierbare Ursache einer akuten peripheren Fazialisparese im Kindesalter. Meist verläuft sie monosymptomatisch, fast immer besteht eine begleitende Pleozytose im Liquor.

Borrelien-Meningitis: Nach der Enterovirusinfektion und Mumps ist die Lyme-Borreliose die dritthäufigste ve-rifizierbare Ursache der serösen Meningitis im Kindesalter und die Borrelienmeningitis ist die zweithäufigste Manifestation einer Neuroborreliose im Kindesalter. Sie ist weder anamnestisch noch klinisch von einer Virusmeningitis unterscheidbar.

Bannwarth-Syndrom: Lymphozytäre Meningoradikulitis mit Beteiligung des peripheren Nervensystems. Es ist das typische Erkrankungsbild der Neuroborreliose des Erwachsenenalters, das bei Kindern selten auftritt. Es geht mit radikulären Schmerzen oder Sensibilitätsstörungen einher.

Gelenke: Arthralgien, akute und chronische Arthritiden kommen vor. Meist handelt es sich um eine Monarthritis, die Kniegelenke sind am häufigsten betroffen.

> **Merke!**
> Die Lyme-Borreliose ist die häufigste verifizierbare Ursache einer akuten peripheren Fazialisparese im Kindesalter!

Diagnostik

- In 50 % der Fälle negative **Anamnese** bezüglich Zeckenbiss und Erythema migrans
- **Antikörpernachweis:** spezifische IgM- und IgG-Antikörper gegen B. burgdorferi in Blut, Liquor, Gelenkpunktat
- **Liquoruntersuchung:** Eine lymphozytäre Pleozytose und die intrathekale Immunglobulinsynthese mit IgM-Dominanz sind obligate Befunde bei der Neuroborreliose!

Therapie

Bei Erythema migrans und Lymphozytom wird eine orale Therapie mit Amoxicillin (bei Kindern über neun Jahren Doxycyclin) durchgeführt. Bei Neuroborreliose, Arthritis und Karditis muss eine parenterale antibiotische Therapie mit Cephalosporinen der dritten Generation (z. B. Ceftriaxon) erfolgen.

Prophylaxe

Die Vermeidung von Zeckenbissen (Bekleidung) ist die effektivste prophylaktische Maßnahme.

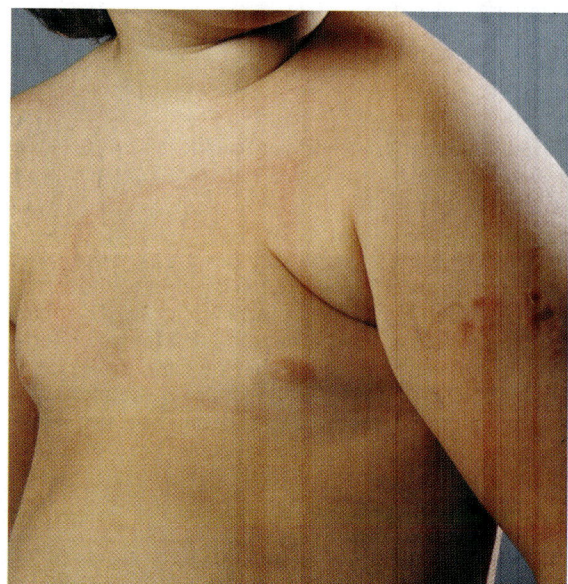

Abb. 7.9: Erythema migrans. Livide Verfärbung mit zentrifugaler Ausbreitung und zentraler Abblassung.

7.5 Virusinfektionen

7.5.1 Masern

Definition

Hochkontagiöse, zweiphasige, komplikationsreiche Viruserkrankung, die durch eine erhebliche Beeinträchtigung des Allgemeinzustands gekennzeichnet ist.

Erreger

Das Masernvirus ist ein RNA-Virus aus der Familie der Paramyxoviren.

Epidemiologie

Die Übertragung erfolgt durch Tröpfcheninfektion. Die Kontagiosität und der Manifestationsindex sind sehr hoch. Infizierte Personen sind vier Tage vor bis vier Tage nach Exanthemausbruch infektiös. Ein „Nestschutz" besteht während des ersten Lebenshalbjahrs. Die Inkubationszeit beträgt acht bis zwölf Tage.

Klinik

Prodromalstadium: Es dauert drei bis fünf Tage und geht mit Fieber, Reizhusten, Rhinitis und Konjunktivitis einher. Pathognomonisch sind die Koplik-Flecken, die zwei bis drei Tage nach Beginn des Prodromalstadiums auftreten: Enanthem mit kalkspritzerartigen Belägen auf hochroter, leicht granulierter Schleimhaut, meist gegenüber den Molaren (☞ Abb. 7.9).

Exanthemstadium: Es beginnt mit einem plötzlichen Fieberanstieg bei stark reduziertem Allgemeinzustand. Es tritt ein makulopapulöses, hochrotes, livides, gelegentlich hämorrhagisches Exanthem auf, das retroaurikulär und im Gesicht beginnt und sich dann rasch über den ganzen Körper ausbreitet. Häufig besteht eine generalisierte Lymphadenopathie. Das Exanthem blasst ab dem dritten Tag ab (☞ Tab. 7.3 und Abb. 7.10).

Komplikationen

- Otitis media, Bronchopneumonie und Diarrhö sind die häufigsten Komplikationen
- „Masernkrupp", Bronchiolitis und Masernpemphigoid sind heute selten
- **Akute Masernenzephalitis** (Häufigkeit 1:500 bis 1:2000!): Sie tritt am dritten bis neunten Tag nach Exanthembeginn auf. Symptome: Somnolenz, Koma, Krampfanfälle, Hemiplegien und Hirnnervenlähmungen. Letalität 30 %, Defektheilungsrate 20 %
- **Subakute sklerosierende Panenzephalitis (SSPE):** persistierende Maserninfektion des ZNS; Manifesta-

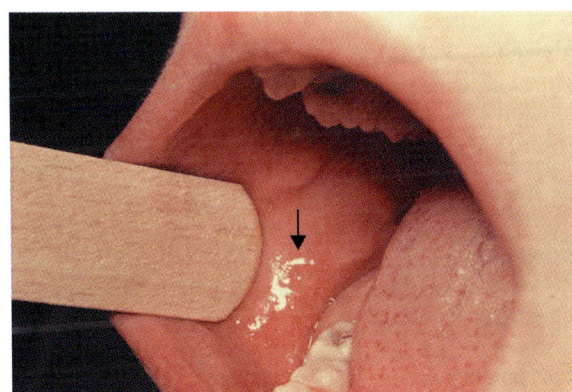

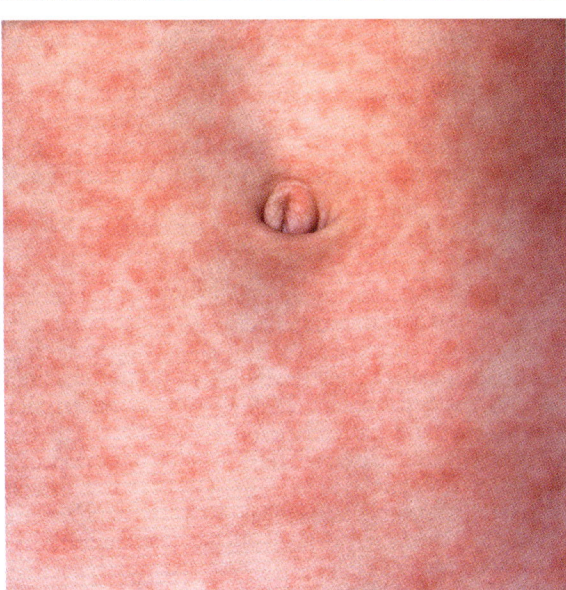

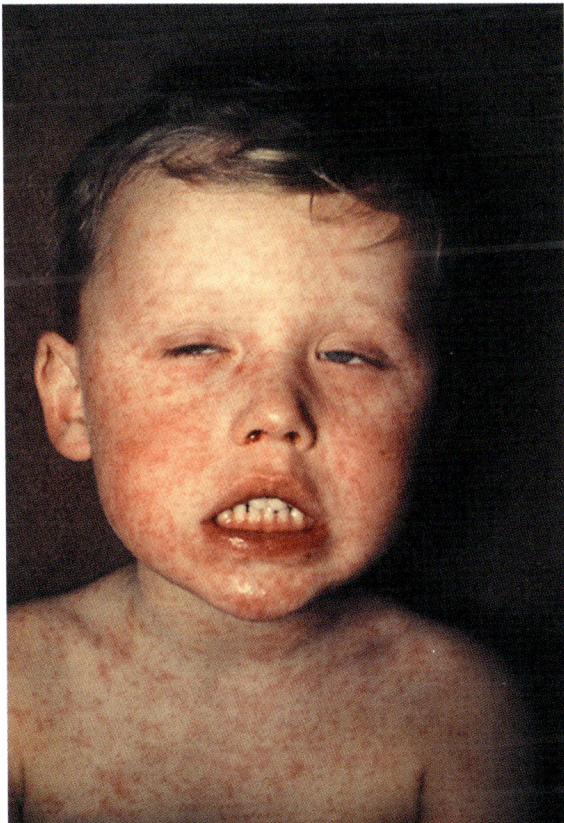

Abb. 7.10 a, b und c: Masern: a) Koplik-Flecken: Enanthem mit kalkspritzerartigen Belägen gegenüber den Molaren; b) schwer kranker Junge mit Konjunktivitis, Rhinitis und einem Exanthem aus makulopapulösen, lividen, teilweise konfluierenden Effloreszenzen; c) Masernexanthem: hochrote, konfluierende, makulopapulöse Efflorszenzen.

Tab. 7.3 Übersicht der Erkrankungen mit flächenhaftem Exanthem.

Erkrankung	Exanthem	Lokalisation des Exanthems	Schleimhaut-symptome	Besonderheit
Masern	großfleckig, livide, konfluierend	Beginn hinter den Ohren, Ausbreitung über Stamm und Extremitäten	Koplik-Flecken Enanthem	zweiphasiger Verlauf reduzierter Allgemein-zustand
Röteln	mittelfleckig, hellrot, diskret	Beginn am Kopf, wenig am Stamm	leichtes Enanthem	nuchale Lymphknoten guter Allgemeinzustand
Scharlach	feinfleckig, rau	Beginn in den Leisten, blasses Munddreieck	eitrige Angina Erdbeerzunge	Antibiotikatherapie
Exanthema subitum	klein- bis mittelfleckig	v.a. am Stamm	keine	3-Tage-Fieber, dann Ausschlag
Ringelröteln	mittelfleckig, konfluierend	Schmetterlingserythem im Gesicht, Girlanden an den Extremitäten	keine	

tion nach einer Latenz von fünf bis zehn Jahren; drei Stadien: Verhaltensauffälligkeiten, Myoklonien und Anfälle, Dezerebrationsstarre.

Merke!
Bakterielle Komplikationen bei Masern entstehen durch eine transitorische Immunschwäche von mindestens sechs Wochen Dauer, die durch die Maserninfektion ausgelöst wird.

Merke!
Die schwerwiegenden neurologischen Komplikationen der Maserninfektion sind der Grund für die Empfehlung einer Immunprophylaxe!

Diagnostik
- Blutentnahme: Leukopenie durch Lymphopenie; Eosinophile fehlen
- Virusisolierung aus Blut, Rachensekret, Urin möglich
- Nachweis spezifischer IgM-Antikörper
- Nachweis spezifischer Masern-DNA mittels PCR.

Therapie
Die Behandlung ist symptomatisch: Antipyrese, ausreichende Flüssigkeitszufuhr und Verabreichung von Sekretolytika. Eine antibiotische Therapie wird bei Auftreten einer Masernpneumonie und Masernotitis (bakterielle Sekundärinfektion) durchgeführt.

Prophylaxe
Die aktive Immunisierung ist im Rahmen des Impfkalenders vorgesehen. Die Eltern sollten darüber informiert werden, dass zwischen dem siebten und zwölften Tag nach der Impfung Fieber, ein flüchtiges Exanthem und eine Konjunktivitis auftreten können („Impfmasern"). Eine Inkubationsimpfung (Impfung innerhalb von drei Tagen nach Exposition) unterdrückt den Masernausbruch wirksam. Eine passive Immunisierung (humane Immunglobuline) ist bei immundefizienten Patienten nach Masernkontakt indiziert.

Prognose
Sie ist in der Regel gut.

Meldepflicht
Bei Tod an Masern.

7.5.2 Röteln

Definition
Hochkontagiöse Viruserkrankung mit nuchaler Lymphadenopathie, makulopapulösem, teilweise konfluierendem Exanthem bei in der Regel gering beeinträchtigtem Allgemeinzustand und der gefürchteten Komplikation der Embryofetopathie.

Erreger
Rubivirus ist ein pleomorphes RNA-Virus aus der Familie der Togaviren.

Epidemiologie
Die Übertragung erfolgt durch Tröpfcheninfektion, die Kontagiosität ist hoch, der Manifestationsindex niedrig. Infizierte Personen sind sieben Tage vor bis sieben Tage nach Exanthemausbruch infektiös. Bei diaplazentarer Infektion kommt es zu einer konnatalen Infektion (Rötelnembryofetopathie). Ein „Nestschutz" besteht während des ersten Lebenshalbjahrs. Die Inkubationszeit beträgt 14–21 Tage.

Klinik
Eine milde Prodromalsymptomatik mit Temperaturen um 38 °C und eine Rhinokonjunktivitis gehen voraus. Es besteht eine charakteristische, ausgeprägte nuchale Lymphadenopathie. Das Exanthem ist diskret, makulopapulös, hellrot, beginnt im Gesicht und breitet sich über Körper und Extremitäten aus (☞ Abb. 7.11). Die Effloreszenzgröße liegt zwischen Scharlach und Masern: Scharlach < Röteln < Masern (☞ Tab. 7.3). Das Krankheitsgefühl ist wenig ausgeprägt, 50 % der Fälle verlaufen asymptomatisch. Bei Jugendlichen, insbesondere bei Mädchen, kann es einige Tage nach Exanthemausbruch zu transienten Arthralgien oder Arthritiden kommen.

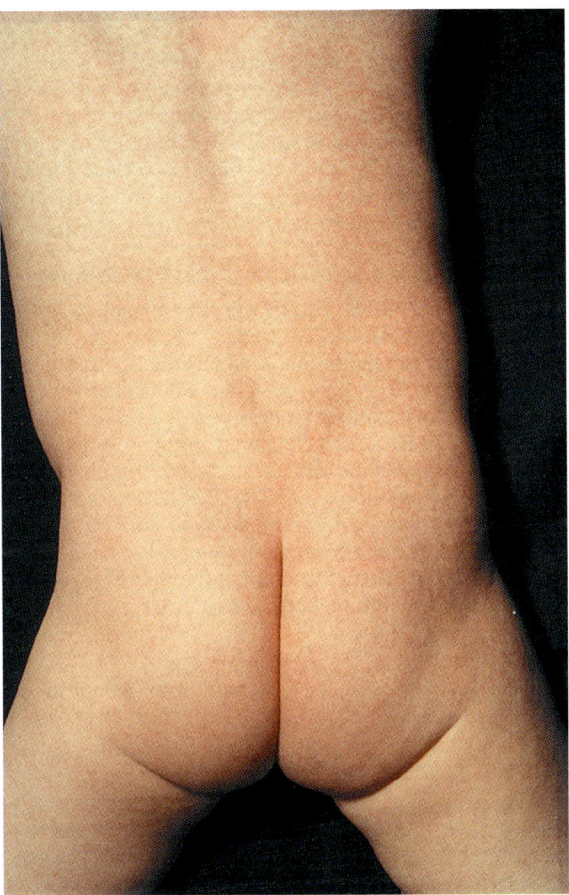

Abb. 7.11: Röteln. Diskretes Exanthem mit hellroten, makulopapulösen Effloreszenzen.

Eine Enzephalitis ist selten, ihre Prognose ist deutlich günstiger als die der Masernenzephalitis.

Komplikation

Rötelnembryopathie: 10–15 % der Frauen im gebärfähigen Alter haben keine Rötelnantikörper. Die Infektion erfolgt diaplazentar durch Virämie bei Erstinfektion der Schwangeren. Eine Infektion der Schwangeren während der ersten Schwangerschaftsmonate kann zu Abort, Frühgeburt oder konnataler Rötelninfektion führen. Eine Infektion nach dem vierten Schwangerschaftsmonat kann auch noch zu Mikrozephalie und Schwerhörigkeit führen. Die Trias aus **Herzfehler, Katarakt und Innenohrschwerhörigkeit** ist für die konnatale Rötelninfektion charakteristisch. Zusätzlich kommen Dystrophie, Purpura, Hepatosplenomegalie, Myokarditis, interstitielle Pneumonie und Meningoenzephalitis vor. Ein erhöhtes Röteln-IgM im Serum des Kindes beweist die konnatale Infektion. Neugeborene mit konnatalen Röteln sind lange hochkontagiös!

Merke!
Das Risiko für das Kind ist am größten, wenn die Mutter zwischen der ersten und elften Schwangerschaftswoche an Röteln erkrankt. Es treten dann in 85 % der Fälle Aborte, Frühgeburten oder Fehlbildungen auf!

Diagnostik

- Leukopenie mit Lymphozytose und Vermehrung der Plasmazellen
- Nachweis spezifischer IgM-Antikörper
- Erregernachweis aus Rachensekret
- Nachweis spezifischer Röteln-DNA mittels PCR.

Therapie

Bei postnatal erworbenen Röteln ist eine Behandlung in der Regel nicht erforderlich. Patienten mit konnatalen Röteln bedürfen einer umfassenden Betreuung.

Prophylaxe

Eine gut verträgliche aktive Immunisierung steht zur Verfügung! Die Antikörperstatusüberprüfung von Frauen im gebärfähigen Alter ist für die Verhinderung der Rötelnembryopathie von essenzieller Bedeutung.

Merke!
Typische Symptome der konnatalen Rötelninfektion: Trias aus Herzfehler, Katarakt und Innenohrschwerhörigkeit.

7.5.3 Exanthema subitum (Dreitagefieber)

Definition

Gutartige, durch das *humane Herpesvirus 6* (HHV 6) verursachte Viruserkrankung mit dreitägigem Fieber sowie nachfolgendem, flüchtigem, makulopapulösem Exanthem.

Erreger

Meistens verursacht das *humane Herpesvirus 6* (HHV 6), gelegentlich das *humane Herpesvirus 7* (HHV 7) das Exanthema subitum.

Epidemiologie

Es handelt sich um die häufigste Exanthemerkrankung im ersten Lebensjahr und betrifft fast ausschließlich Kinder im Alter von sechs Monaten bis zwei Jahren. Die Inkubationszeit beträgt 5–15 Tage.

Klinik

Hohes Fieber (39,5–41 °C) persistiert für drei bis fünf (maximal acht) Tage. Der Allgemeinzustand ist überraschend gut. Bei Entfieberung am vierten Erkrankungstag tritt ein flüchtiges, meist makulöses, nur leicht papulöses **Exanthem** auf, das typischerweise Nacken und Stamm betrifft, während das Gesicht häufig wenig betroffen ist (☞ Tab. 7.3 und Abb. 7.12).

Komplikationen

Fieberkrämpfe treten bei 8 % der Kinder auf.

Diagnostik

- Leukozytopenie mit relativer Lymphozytose
- Nachweis spezifischer IgM-Antikörper.

Therapie

Im Rahmen der rein symptomatischen Therapie steht die Antipyrese, auch im Hinblick auf das Risiko des Auftretens von Fieberkrämpfen, im Vordergrund.

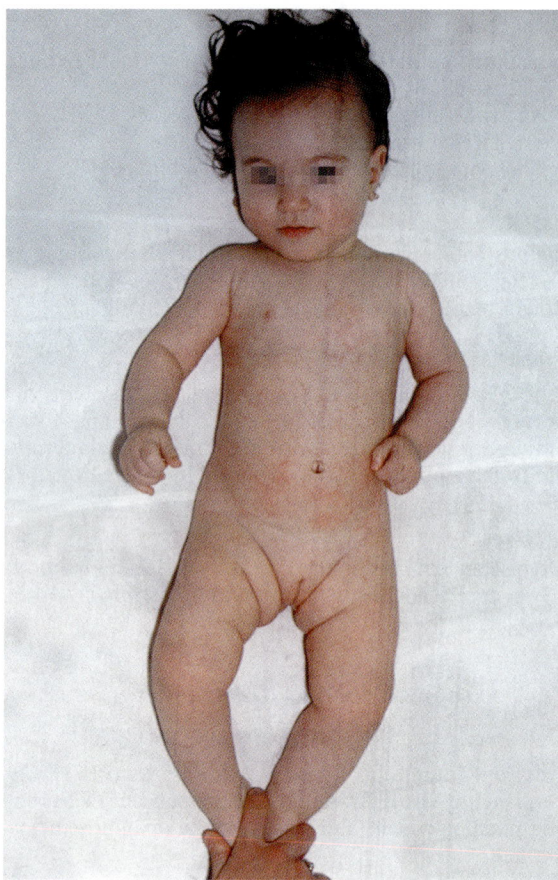

Abb. 7.12: Exanthema subitum. Flüchtiges, makulöses, nur leicht papulöses Exanthem am Stamm.

Prognose

Sie ist gut.

Merke!

Das Exanthema subitum ist die häufigste Exanthemerkrankung im ersten Lebensjahr, die durch das Herpesvirus 6 verursacht wird.

7.5.4 Erythema infectiosum (Ringelröteln)

Definition

Mäßig bis stark kontagiöse, durch *Parvovirus B19* ausgelöste Infektionskrankheit vorwiegend des Schulalters.

Erreger

Das *DNA-Parvovirus B19* verursacht das Erythema infectiosum.

Epidemiologie

Die Übertragung erfolgt durch Tröpfcheninfektion. Die Infektiosität ist in den Tagen vor Auftreten des Exanthems am höchsten, Kinder mit Exanthem sind praktisch nicht mehr ansteckungsfähig! Eine diaplazentare Übertragung ist möglich. Die Inkubationszeit beträgt 4–14 Tage.

Klinik

Das Exanthem tritt ohne Vorboten und ohne wesentliche Beeinträchtigung des Allgemeinzustands auf. Es besteht ein livides Wangenerythem (Schmetterlingsfigur) mit perioraler Blässe, anschließend kommt es zu einem makulopapulösen, juckenden, girlandenförmigen Exanthem mit zentraler Abblassung an Stamm und Extremitäten („Ringel"-Röteln!, ☞ Tab. 7.3 und Abb. 7.13).

Komplikationen und vertikale Parvovirus-B19-Infektion

Bei postnataler Infektion treten höchst selten ernste Komplikationen auf.
Etwa 70 % der Erwachsenen besitzen eine Immunität gegen Parvovirus B19. Tritt bei einer Schwangeren dennoch eine Primärinfektion auf, beträgt das fetale Erkrankungsrisiko 5–10 %. Die fetalen Komplikationen sind bei Infektion zwischen der 13. und der 20. Schwangerschaftswoche am höchsten. Die Symptome sind eine hochgradige Anämie, gelegentlich auch eine Myokarditis, die zu einer Herzinsuffizienz führen kann. Es kann unter dem Bild eines nichtimmunologischen Hydrops fetalis zu Abort oder Totgeburt kommen.

Diagnostik

Ein Nachweis spezifischer IgM-Antikörper ist nur in unklaren Fällen erforderlich.

Therapie

Die Therapie ist symptomatisch. Bei abwehrgeschwächten Patienten mit chronischer Anämie sollten Immunglobuline i.v. verabreicht werden. Bei frischer Parvovirus-B19-Virusinfektion in der Schwangerschaft sollten wöchentliche Ultraschalluntersuchungen zum Ausschluss eines Hydrops fetalis durchgeführt werden. Liegt ein fetaler Hydrops vor, werden wiederholt intrauterine Transfusionen durchgeführt.

Prognose

Sie ist in der Regel gut.

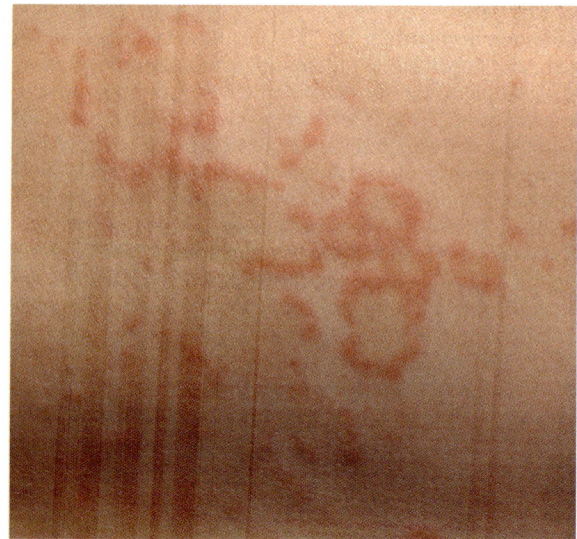

Abb. 7.13: Exanthema infectiosum. Typisches Ringelrötelnexanthem mit girlandenförmigen Effloreszenzen und zentraler Abblassung.

7.5.5 Varizellen (Windpocken)

Definition

Hochkontagiöse, durch Primärkontakt mit dem *Varicella-Zoster-Virus* verursachte Infektionskrankheit mit stammbetontem, juckendem, vesikulärem Exanthem sowie Enanthem.

Erreger

Das *Varicella-Zoster-Virus* aus der Gruppe der Herpesviren verursacht die Windpocken.

Epidemiologie

Die Übertragung erfolgt vorwiegend durch direkten Kontakt mit den Varizelleneffloreszenzen, aber wahrscheinlich auch durch „fliegende" Infektion (cave: Krankenhausinfektion). Die Kontagiosität und der Manifestationsindex sind hoch. Über 90 % aller Kinder werden bis zum 14. Lebensjahr infiziert. Infizierte Personen sind ein bis zwei Tage vor Auftreten des Exanthems bis fünf Tage nach Auftreten der letzten frischen Effloreszenz infektiös. Varizellen treten auch als Erstinfektion nach Kontakt mit Herpes zoster auf. Die Infektion hinterlässt eine lebenslange Immunität. Die Inkubationszeit beträgt 14–16 Tage, sie kann aber auf 21 Tage, nach Gabe von Varicella-Zoster-Immunglobulin auf 28 Tage, verlängert sein.

Klinik

Das vesikuläre Exanthem tritt schubweise auf und beginnt am Stamm. Gesicht, behaarter Kopf und Mundhöhle sind betroffen. Alle Effloreszenzenstadien (Makula, Papula, Vesikula, Kruste) treten nebeneinander auf: „Sternenhimmel" (☞ Abb. 7.14 a und b). Es besteht ein ausgeprägter Juckreiz.

Merke!

Der sog. Sternenhimmel mit gleichzeitigem Nachweis von Makula, Papula, Vesikula und Kruste ist für Windpocken charakteristisch.

Komplikationen

- **Bakterielle Sekundärinfektionen:** Impetigo, Abszesse, Phlegmone, nekrotisierende Fasziitis, Toxic-Schock-Syndrom

- Thrombozytopenie mit Blutungen
- Pneumonie (viral und bakteriell)
- Hepatitis
- Arthritis
- **Zerebellitis** mit Ataxie (1:4000), gute Prognose
- **Enzephalitis** mit Krampfanfällen und Koma (1:10 000), schlechte Prognose
- Schwere, systemische Verläufe bei immunsupprimierten Patienten (Leukämie, Kortikosteroidtherapie, Frühgeborene)
- **Konnatales Varizellensyndrom:** Varizelleninfektion der Schwangeren in den ersten beiden Schwangerschaftsdritteln (v.a. 8.–21. Schwangerschaftswoche) führt zur Varizellenembryopathie. Symptome sind Hautnarben, Skelett- und Muskelhypoplasien, Augen- (Chorioretinitis, Katarakt, Mikrophthalmus) und ZNS-Anomalien (kortikale Atrophie, Ventrikeldilatation, Kleinhirnhypoplasie)
- **Konnatale Varizellen:** Varizellenerkrankung in den ersten zehn Lebenstagen. Alle klinischen Schweregrade sind möglich. Bei manifester Erkrankung der Mutter fünf Tage prä- bis zwei Tage postpartal werden keine ausreichenden Antikörpermengen auf das Neugeborene übertragen, und es erkrankt meist schwer zwischen dem fünften und zehnten Lebenstag. Die Prognose ist mit einer Letalität des Neugeborenen von 30 % besonders schlecht! Beginnen die Windpocken bei der Schwangeren vor dem fünften Tag vor Entbindung, kann das Kind mit Varizellen geboren werden oder es erkrankt innerhalb der ersten vier Lebenstage. Hier ist die Prognose gewöhnlich gut.

Diagnostik

- Virusnachweis aus Bläscheninhalt (Elektronenmikroskopie) möglich
- Nachweis spezifischer VZV-IgM-Antikörper.

Therapie

Symptomatische Therapie

Zinkhaltige Schüttelmixturen werden zur Behandlung des Juckreizes und zur rascheren Austrocknung der Effloreszenzen eingesetzt. Bei starker Beeinträchtigung durch den Juckreiz kann eine systemische antipruriginöse Therapie erfolgen. Die Fingernägel sollten zur Vermeidung superinfektionsgefährdeter Kratzeffloreszenzen gekürzt werden.

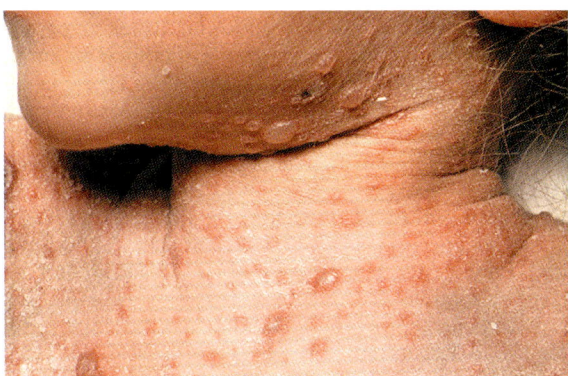
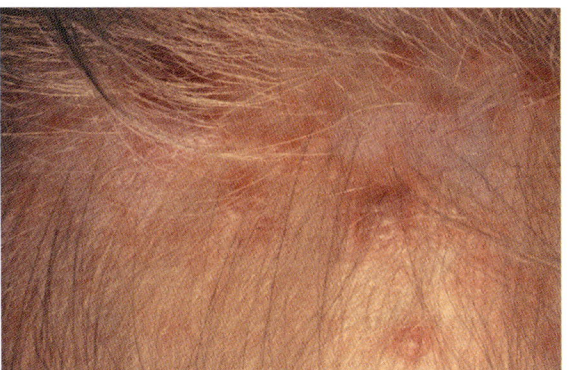

a   b

Abb. 7.14 a und b: Varizellen: a) Sternenhimmel: Makulae, Papulae, Vesikulae und Krustae treten nebeneinander auf; b) Varizelleneffloreszenzen am behaarten Kopf.

Antivirale Therapie

Bei konnatalen Varizellen, komplizierten Verläufen und bei immunsupprimierten Patienten wird Aciclovir i.v. verabreicht.

Prophylaxe

Komplikationsgefährdete Patienten (Immundefizienz, maligne Erkrankung) sollten unbedingt abgeschirmt werden!

Für komplikationsgefährdete Patienten wird eine aktive Immunisierung mit Varizellenlebendimpfstoff empfohlen. Ebenso erhalten sie eine postexpositionelle Gabe von Varicella-Zoster-Immunglobulin (nur innerhalb von 96 Stunden sinnvoll!).

Eine Chemoprophylaxe exponierter Personen ist mit Aciclovir möglich.

7.5.6 Herpes zoster

Definition

Akute, meist auf ein bis zwei Dermatome beschränkte, schmerzhafte Zweitinfektion durch das *Varicella-Zoster-Virus* im Sinne einer Reaktivierung nach früherer Windpockenerkrankung.

Erreger

Varicella-Zoster-Virus.

Epidemiologie

Ein Herpes zoster tritt selten vor dem zehnten Lebensjahr auf. Die Inzidenz ist bei immunsupprimierten Patienten höher als bei immunkompetenten Patienten. Ein Kontakt mit Herpes zoster kann bei Patienten ohne Immunität zu einer Varizellenerstinfektion führen. Die Kontagiosität des Herpes zoster ist allerdings deutlich geringer als die der Varizellen.

Klinik

Der Befall ist meist einseitig und schmerzhaft: Vesikuläre, gruppiert angeordnete Effloreszenzen sind im Bereich eines oder zweier Dermatome nachweisbar. Begleitend besteht häufig eine regionale Lymphadenopathie. Sonderformen sind der Zoster oticus (Herpes zoster am Ohr) und der Zoster ophthalmicus (Herpes zoster am Auge).

Komplikationen

- Generalisierung bei immunsupprimierten Patienten
- Bakterielle Superinfektion
- Persistierende Neuralgien (im Kindesalter selten)
- Passagere periphere Lähmungen
- Sensibilitätsstörungen.

Therapie

Die Behandlung ist in der Regel symptomatisch. Immunsupprimierte Patienten erhalten Aciclovir i.v.

7.5.7 Herpes-simplex-Infektionen

Definition

Primäre oder rezidivierende Infektionen durch Herpesvirus hominis mit Befall der Haut, der (Mund-)Schleimhaut, des Auges, des ZNS (HSV 1) sowie des Genitales (HSV 2 häufiger als HSV 1).

Erreger

Das *Herpes-simplex-Virus* (HSV), ein DNA-Virus, weist zwei Stämme (HSV 1 und HSV 2) mit unterschiedlichen biologischen und antigenen Determinanten auf.

Epidemiologie

Die Durchseuchung mit HSV 1 erfolgt meist im Kleinkindalter, die mit HSV 2 im Adoleszenten- oder Erwachsenenalter (venerische Infektion). Die Antikörperprävalenz im Erwachsenenalter gegen HSV 1 liegt bei 90 %, die gegen HSV 2 abhängig vom soziökonomischen Status bei 3 % (Nonnen) bis 60 %. Die Übertragung erfolgt durch engen Haut- und Körperkontakt. Die Inkubationszeit beträgt wenige Tage.

Klinik

Primärinfektion: Sie verläuft meistens subklinisch oder mit charakteristischen klinischen Manifestationen.

Sekundärinfektionen: Sie ist Ausdruck der Reaktivierung einer latenten Infektion durch unspezifische Stimuli wie Wärme, UV-Licht, Menses, Fieber oder Stress.

Organmanifestationen

Herpesinfektionen der Haut: Im Prodromalstadium bestehen zunächst Brennen und Juckreiz, später bilden sich vesikuläre Effloreszenzen. Es besteht eine ausgeprägte Rezidivneigung. Sekundäre bakterielle Superinfektionen sind häufig (DD: Impetigo contagiosa). Eine topische Medikation (Aciclovir) ist im Frühstadium indiziert.

Eczema herpeticatum: Es handelt sich meistens um eine Primärinfektion durch HSV 1 bei vorbestehendem chronischem Ekzem. Häufig kommt es zu ausgedehnten Hautveränderungen mit hohem Fieber. Cave: Dehydratation, Elektrolytentgleisung, bakterielle Superinfektion, Sepsis! Eine systemische Therapie mit Aciclovir sollte erfolgen, bei Superinfektion wird eine antibiotische Therapie durchgeführt.

Stomatitis aphthosa (Gingivostomatitis): Sie ist die häufigste Form der Primärinfektion mit HSV 1. Vesikuläre Effloreszenzen und Aphthen finden sich im Bereich der gesamten Mundschleimhaut (☞ Abb 7.15 a und b). Der Speichelfluss ist vermehrt, es besteht ein Foetor ex ore. Hohes Fieber bis über 40 °C ist häufig. Kinder verweigern die Nahrungs-, in schweren Fällen auch die Flüssigkeitsaufnahme (Schmerzen!), wodurch es zu einer Dehydratation kommen kann. Die Therapie ist symptomatisch mit lokalanästhetischen Maßnahmen zur Erleichterung der Nahrungsaufnahme. Bei ausgeprägter Symptomatik muss eine parenterale Flüssigkeitszufuhr erfolgen.

Keratokonjunktivitis herpetica: Sie kommt als Primärinfektion oder als Reaktivierung vor. Die Schwellung und Rötung der Konjunktiva ohne Eitersekretion ist charakteristisch. Cave: Erblindung! Die Therapie besteht in einer topischen Behandlung mit Aciclovir.

Meningo-/Enzephalitis: Sie entsteht meist durch HSV 1, im Neugeborenenalter kann sie durch eine Infektion mit HSV 2 im Geburtskanal hervorgerufen werden. In 30 % der Fälle handelt es sich um eine Primär-

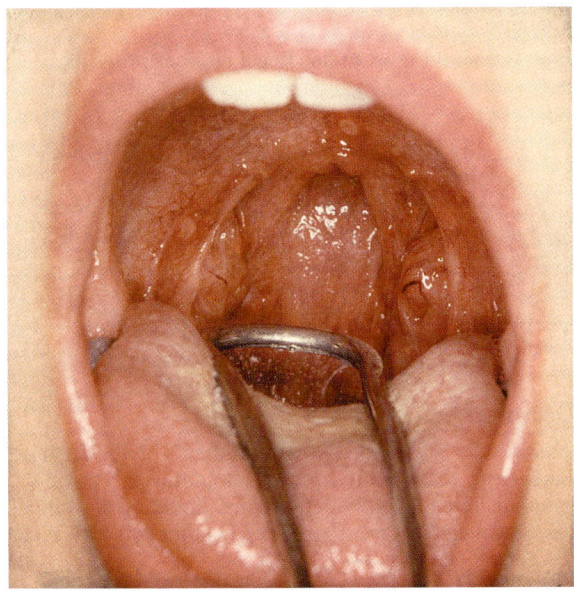
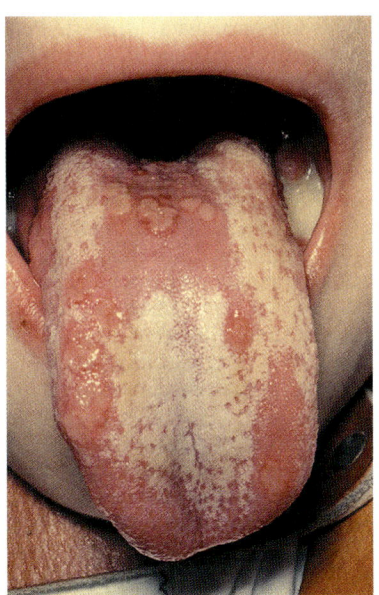

a   b

Abb. 7.15 a und b: Stomatitis aphthosa: a) Aphthen am Gaumen; b) ausgeprägte Aphthenbildung auf der Zunge.

infektion, in 70 % der Fälle um eine Reaktivierung. Symptome sind hohes Fieber, Kopfschmerzen, Abgeschlagenheit, Wesensveränderung, zunehmende Somnolenz, Bewusstseinsverlust, Krampfanfälle, Herdsymptomatik und Koma. Die entzündlichen Hirnveränderungen sind meist temporal lokalisiert. Bei der Laboruntersuchung findet sich eine Liquorpleozytose mit Liquoreiweißerhöhung. Weitere diagnostische Maßnahmen sind EEG (fokale Veränderungen temporal sind charakteristisch) und eine Kernspintomographie des Schädels. Die Letalität bzw. Defektheilungsrate ist hoch. Die Therapie besteht in der frühzeitigen intravenösen Verabreichung von Aciclovir, die bereits bei Verdacht erfolgen sollte. Bei Aciclovirresistenz wird Foscarnet eingesetzt.

Herpes genitalis: Er wird meist durch HSV 2 verursacht und führt zu vesikulären Effloreszenzen im Genitalbereich. Bei Frauen ist die Zervix häufiger als Vagina und Vulva, bei Männern sind Glans und Präputium häufiger als Skrotum und Penisschaft betroffen. Therapeutisch ist eine systemische Gabe von Aciclovir erforderlich.

Konnatale HSV-Infektion: diaplazentare, hämatogene Infektion des Fetus mit HSV 1 oder HSV 2. Selten kommt es zu Dystrophie, bullösem Exanthem, Mikrozephalie, Mikrophthalmie, Chorioretinitis und Katarakt.

Neonatale HSV-Infektionen: Sie verlaufen fast immer symptomatisch. Drei etwa gleich häufige klinische Manifestationsformen kommen vor:
- lokalisierte Infektion von Haut, Augen und Schleimhäuten
- ZNS-Infektion
- disseminierte systemische Infektion mit oder ohne ZNS-Beteiligung: Hyperexzitabilität, Lethargie, Erbrechen, Apnoe, Zyanose, Ateminsuffizienz.

Bei ⅔ der betroffenen Neugeborenen besteht ein bullöses Exanthem. Herpesläsionen in Mund und Rachen werden bei ⅓ der Patienten beobachtet. Eine Mitbeteiligung des ZNS äußert sich durch Krampfanfälle, Koma und Opisthotonus. Die Therapie beinhaltet eine intravenöse Verabreichung von Aciclovir oder Foscarnet. Der frühzeitige Therapiebeginn ist prognostisch entscheidend!

Vorkommen von Organmanifestationen durch HSV-Infektion in Abhängigkeit vom Alter jenseits der Neugeborenenperiode:
Kleinkinder und Schulkinder: Die meisten HSV-Infektionen verlaufen klinisch inapparent. Eine Stomatitis aphthosa ist die häufigste klinische Manifestation.
Bei **älteren Kindern und Jugendlichen** sind die typischen Symptome eine Pharyngotonsillitis, ein Herpespanaritium, die Keratokonjunktivitis herpetica, die Herpesenzephalitis und der Herpes genitalis.

> **Merke!**
> Die Stomatitis aphthosa ist die häufigste Form der Primärmanifestation einer HSV-1-Infektion.

Diagnostik
- HSV-Isolierung aus Bläscheninhalt oder Liquor: Immunfluoreszenz, Elektronenmikroskopie
- Virusanzüchtung in Zellkulturen
- Nachweis spezifischer HSV-1- und HSV-2-Antikörper
- Nachweis spezifischer HSV-DNA mittels PCR.

7.5.8 Parotitis epidemica (Mumps)

Definition

Akute Viruserkrankung mit schmerzhafter Schwellung der Speicheldrüsen sowie Befall von ZNS, Pankreas und Hoden.

Erreger

Das Mumpsvirus ist ein RNA-Virus aus der Familie der Paramyxoviren.

Epidemiologie

Die Übertragung erfolgt durch Tröpfcheninfektion. Der Manifestationsindex ist niedrig, 30–40 % aller Infektionen verlaufen subklinisch. Ein „Nestschutz" besteht während der ersten sechs Lebensmonate. Infizierte Personen sind drei Tage vor bis maximal neun Tage nach Erkrankungsausbruch infektiös. Die Inkubationszeit beträgt 16–18 Tage.

Klinik

30–40 % der Infektionen verlaufen klinisch inapparent. Klinische Leitsymptome sind **Fieber** und **schmerzhafte Parotisschwellung** (70 % beidseitig, 30 % einseitig). Die Submandibulardrüsen, seltener auch die Sublingualdrüsen können ebenfalls betroffen sein. Abstehende Ohrläppchen, Schmerzen beim Kauen, Rötung der Speicheldrüsenausführungsgänge sind Begleitsymptome. Die Dauer der Schwellung beträgt drei bis sieben Tage (☞ Abb. 7.16).

- **Aseptische Meningitis:** häufigste Komplikation im Kindesalter (3–15 %, unbemerkt 70 %) mit mononukleärer Pleozytose und meist blandem Verlauf
- **Meningoenzephalitis:** Benommenheit, Erbrechen, neurologische Ausfälle
- **Orchitis, Epididymitis:** Sie tritt selten im Kindesalter auf, bei einer Infektion bei Adoleszenten oder jungen Männern ist sie häufig (25–30 %). In 13 % der Fälle kommt es zu einer Beeinträchtigung der Fertilität, selten zum Fertilitätsverlust.
- **Pankreatitis:** unspezifische gastrointestinale Symptomatik
- **Hörstörung:** transiente oder permanente, meist einseitige Taubheit
- **Okuläre Komplikationen:** Optikusneuritis, Uveokeratitis, Dacryoadenitis, Zentralvenenthrombose
- Nephritis, Thyreoiditis, Myokarditis, Arthritis.

Diagnostik

- Aktivitätserhöhung der Amylase im Serum
- Nachweis spezifischer IgM-Antikörper
- Virusisolierung (bei ZNS-Befall)
- Nachweis spezifischer Mumps-DNA mittels PCR.

Therapie

Eine Behandlung ist in der Regel nicht erforderlich.

> **Merke!**
> Häufigste Komplikation von Mumps im Kindesalter ist die aseptische Meningitis.
> Häufige Komplikationen von Mumps im Erwachsenenalter sind die Orchitis und Epididymitis mit Beeinträchtigung der Fertilität.

7.5.9 Infektiöse Mononukleose (Pfeiffer-Drüsenfieber)

Definition

Akute oder subakute Viruskrankheit durch Epstein-Barr-Virus (EBV) mit pseudomembranöser Tonsillitis, generalisierter Lymphadenopathie, fakultativer Hepatosplenomegalie und atypischer Lymphozytose („Pfeiffer-Zellen").

Erreger

Das *Epstein-Barr-Virus* (EBV) ist ein DNA-Virus der Herpesgruppe. EBV befällt lediglich B-Lymphozyten. „Pfeiffer-Zellen" sind jedoch reaktive T-Lymphozyten.

Epidemiologie

Die Übertragung erfolgt meist durch infektiösen Speichel: **„Kissing Disease".** Die höchste Inzidenz der manifesten Infektion liegt im Adoleszentenalter. EBV-Infektionen im Kleinkindalter verlaufen z.T. subklinisch. Ab dem 30. Lebensjahr ist die Durchseuchung nahezu 100 %. Es besteht ein relativer „Nestschutz" für sechs Monate. Die Inkubationszeit beträgt 10–50 Tage.

Klinik

Das Krankheitsbild der akuten infektiösen Mononukleose geht mit hohem **Fieber,** einer ausgeprägten, generalisierten zervikalen **Lymphadenopathie** und einer **Angina lacunaris** mit gräulichen, die Tonsillengrenzen überschreitenden pseudomembranösen Belägen einher (☞ Abb. 7.17). Hepatosplenomegalie, Exanthem und Ikterus sind häufige Begleitsymptome. Klinisch bereitet die

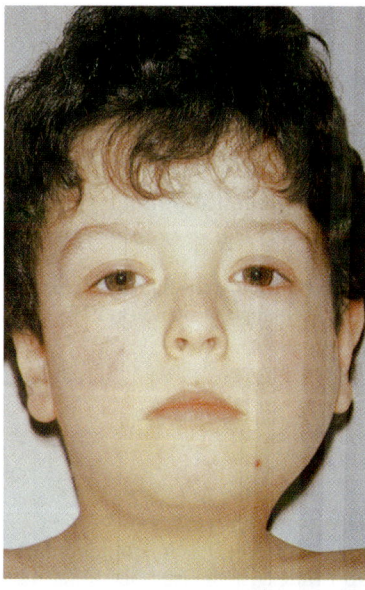

Abb. 7.16: Mumps: Linksseitige Parotisschwellung [6].

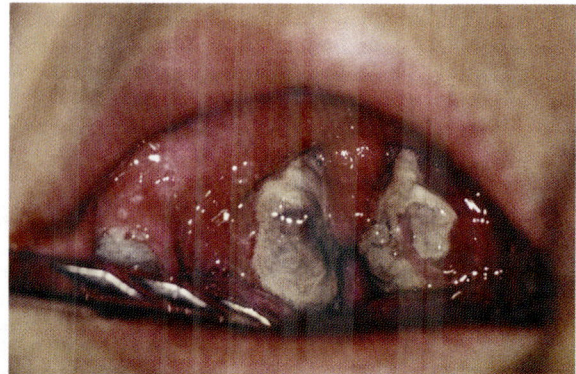

Abb. 7.17: Mononukleose. Monozytenangina: gräuliche, die Tonsillengrenzen überschreitende pseudomembranöse Beläge.

Unterscheidung von einer Streptokokkenangina oft Schwierigkeiten. Bei Kindern mit angeborenen Immundefekten oder nach Organtransplantation führt eine EBV-Primärinfektion oder EBV-Reaktivierung nicht selten zu schweren, häufig letalen **lymphoproliferativen Krankheitsbildern.**

Komplikationen

- Milzruptur in der zweiten Erkrankungswoche (cave: Palpation!)
- Atemwegsobstruktion durch Tonsillenhyperplasie
- Meningoenzephalitis
- Guillain-Barré-Syndrom
- Myokarditis
- Nephritis
- Interstitielle Pneumonie
- Anämie, Neutropenie, Thrombozytopenie
- Ampicillininduziertes Exanthem (tritt bei 80 % der mit Ampicillin behandelten Patienten auf!).

Klinik

Verschiedene Malignome wie Burkitt-Lymphom, M. Hodgkin, Nasopharynxkarzinom und T-Zell-Lymphom sind mit EBV assoziiert, der pathogenetische Zusammenhang ist nicht geklärt.

Diagnostik

- **Atypische Lymphozytose (Lymphomonozyten):** Leukozytose mit 10 000–20 000/µl in 90 % der Fälle, davon $> 2/3$ Lymphozyten, davon 20–40 % atypische „Pfeiffer-Zellen"
- **Paul-Bunnell-Hämagglutinationstest:** Agglutination von Schafserythrozyten, damit Nachweis heterophiler Antikörper. Bei älteren Kindern und Erwachsenen in 90 % der Fälle bei akuter Erkrankung positiv
- **Antikörpernachweis:** ☞ Tabelle 7.4
- Nachweis von spezifischer EBV-DNA mittels PCR
- Bei Patienten mit EBV-assoziierten lymphoproliferativen Syndromen ist die Bestimmung der Viruslast mittels PCR sinnvoll.

Therapie

Eine etablierte antivirale Therapie existiert nicht. Antibiotika (v.a. Ampicillin) sind kontraindiziert. In der Akutphase ist eine körperliche Schonung indiziert (Milzruptur!).

7.5.10 RS-Virus-Infektionen

Definition

RS-Viren sind die häufigsten Erreger schwerer Infektionen des unteren Respirationstrakts (Bronchiolitis, Pneumonie) im ersten Lebensjahr.

Erreger

Das *Respiratory-Syncytial-(RS-)Virus* ist ein RNA-Virus aus der Familie der Paramyxoviren.

Epidemiologie

RSV kann in jedem Lebensalter Atemwegserkrankungen hervorrufen, die höchste Morbidität besteht jedoch in den ersten beiden Lebensjahren. Die Durchseuchungsrate am Ende des zweiten Lebensjahrs beträgt nahezu 100 %. Die Übertragung erfolgt durch Tröpfcheninfektion oder Schmierinfektion durch nicht erkrankte Zwischenträger. Die Kontagiosität ist hoch. Trotz positiver Serologie besteht eine Reinfektionsrate von 10–20 % (Impfproblematik!). Die Inkubationszeit beträgt drei bis sechs Tage. Die Virusausscheidung dauert bei sonst gesunden Kindern drei bis acht Tage, bei Frühgeborenen vier Wochen, bei Immundefizienten noch länger.

Klinik

Im ersten Lebenshalbjahr kommt es v.a. zu **Bronchiolitis** oder **Pneumonie.** Ab dem zweiten Lebenshalbjahr überwiegt die **obstruktive Bronchitis** mit Fieber, Husten, Tachydyspnoe, verlängertem Exspirium, Giemen und Pfeifen. Die Reinfektion im Kleinkindalter erfolgt meist als Infekt der oberen Luftwege. Besonders schwere Verläufe treten bei Frühgeborenen mit bronchopulmonaler Dysplasie (BPD), Herzfehlern und Immundefekten auf. Die RSV-Infektion ist eine wichtige nosokomiale Infektion.

Diagnostik

- Virusantigennachweis aus Nasopharyngealsekret
- Antikörpernachweis möglich, aber nicht von klinischer Bedeutung.

Therapie

Die **symptomatische Therapie** beinhaltet die Verabreichung von Sauerstoff sowie eine Inhalationstherapie mit Epinephrin und/oder β_2-Sympathomimetika.

Tab. 7.4 Spezifische EBV-Antikörperprofile.

	Anti-VCA-IgG	Anti-VCA-IgM	Anti-EA	Anti-EBNA
Keine frühere Infektion	–	–	–	–
Akute Mononukleose	+	+	+/–	–
Länger zurückliegende EBV-Infektion	+	–	–	+
Chronisch-aktive Mononukleose	++	–/+	++	–/+
Lymphoproliferative Krankheitsbilder nach Organtransplantation	++	–/+	++	–/+

VCA = Viruskapsidantigen, EA = Early Antigen, EBNA = Epstein Barr Nuclear Antigen
Aus: Deutsche Gesellschaft für pädiatrische Infektiologie: Handbuch Infektionen bei Kindern und Jugendlichen, 3. Aufl., S. 261, Futuramed Verlag, München.

Eine **antivirale inhalative Therapie** mit Ribavirin wird über 3 x 2 Stunden über eine Haube, jedoch nur bei Frühgeborenen oder Säuglingen mit hohem Komplikationsrisiko und RSV-Nachweis, durchgeführt. Cave: Teratogenität von Ribavirin im Tierversuch!

Prognose

Die Letalität bei Risikopatienten nach Hospitalisierung liegt bei etwa 1 %.

Prophylaxe

Hygienemaßnahmen sind von besonderer Bedeutung, insbesondere in der Klinik.
Neue Präparate sind ein Immunglobulinpräparat mit hoher RSV-Antikörper-Konzentration und ein humanisierter monoklonaler Antikörper gegen RSV. Sie werden bei Frühgeborenen mit hohem Morbiditätsrisiko angewandt. Aktive Immunisierungen befinden sich in der Entwicklung.

Merke!
RS-Viren sind die häufigsten Erreger von schweren Infektionen des unteren Respirationtrakts bei Säuglingen und führen zu Bronchiolitis, Pneumonie und obstruktiver Bronchitis.

7.5.11 Influenzavirusinfektionen

Definition

Akute, oft pandemisch verlaufende Virusinfektionen mit ausgeprägter Morbidität auch im Kindesalter.

Erreger

Influenzaviren sind RNA-Orthomyxoviren, serologisch existieren drei Hauptgruppen (A, B, C).

Epidemiologie

Die Übertragung erfolgt durch Tröpfcheninfektion, die Kontagiosität ist hoch. Der Altersgipfel liegt bei fünf bis vierzehn Jahren. Durch Genaustausch der Oberflächenantigene (Antigen-Shift) entstehen neue Subtypen und Pandemien. Zu Epidemien kommt es alle zwei bis drei Jahre in Zusammenhang mit Antigendrift (Antigenvariation eines Subtyps). Bei Reinfektion treten meist mildere Verläufe auf, da trotz gering veränderter antigener Determinanten meist eine Protektion durch bereits erworbene Antikörper vorliegt. Die Inkubationszeit beträgt ein bis drei Tage.

Klinik

Säuglinge: Es kommt zum Bild einer obstruktiven Tracheobronchitis oder Bronchiolitis. Sepsisähnliche Verläufe treten bei sehr jungen Säuglingen ohne Leihimmunität auf.
Kleinkinder: Hohes Fieber, Appetitlosigkeit, Übelkeit und Erbrechen sind die Symptome der akuten Influenzavirusinfektion in dieser Altersgruppe. Ein Krupp-Husten entsteht durch die Beteiligung der Kehlkopfschleimhaut (stenosierende subglottische Laryngitis). Infektkrämpfe treten relativ häufig auf.

Schulkinder, Adoleszente: Fieber $> 39\,°C$, Abgeschlagenheit, Kopf-, Rücken-, Gliederschmerzen, retrosternale Schmerzen, Halsschmerzen und häufig Nasenbluten sind die unspezifischen Symptome der Infektion.
Außerdem besteht eine Rötung des Rachens sowie eine bogenförmige, livide Verfärbung des weichen Gaumens bei trockenem, pertussiformem Husten und zähem, blutig tingiertem Schleim. Die lytische Entfieberung erfolgt nach fünf bis sechs Tagen. Die Rekonvaleszenz dauert Wochen, oft besteht ein hartnäckiger Reizhusten.

Komplikationen

Kleinkinder, alte Menschen, chronisch Kranke, Diabetiker und Schwangere sind besonders gefährdet durch:
- bakterielle Pneumonie durch Superinfektion
- Myokarditis
- toxisch bedingte Herzinsuffizienz als wichtigste Todesursache
- Enzephalitis oder Myelitis
- bei Influenza B Reye-Syndrom, insbesondere bei Salizylsäureverabreichung.

Checkliste: Differenzierung von Influenza und „banaler" Infektion der oberen Luftwege.		
Symptome	**Influenza**	**Banale Infektion**
Beginn der Beschwerden	schlagartig	langsam
Fieber, Schüttelfrost	häufig	selten
Husten	üblich, stark	unüblich, leicht
Kopfschmerzen	vorherrschend	selten
Gelenk- und Gliederschmerzen	häufig, oft sehr ausgeprägt	kaum
Müdigkeit und Abgeschlagenheit	2–3 Wochen Dauer	nur kurz und schwach ausgeprägt

Aus: Deutsche Gesellschaft für pädiatrische Infektiologie: Handbuch Infektionen bei Kindern und Jugendlichen, 4. Aufl., Futuramed Verlag, München.

Diagnostik

- Virusisolierung in den ersten drei Krankheitstagen aus Nasen-Rachen-Sekret
- Influenza-A- und -B-Schnelltest
- Nachweis spezifischer IgM- und IgA-Antikörper
- Nachweis viraler RNA mittels RT-PCR.

Therapie

Die Behandlung erfolgt vorwiegend symptomatisch. Bakterielle Superinfektionen sollten frühzeitig antibiotisch behandelt werden. Bei Risikokindern und schwer Erkrankten kann eine antivirale Therapie mit Oseltamivir (Neuraminidaseinhibitor) durchgeführt werden. Sie ist bei Therapiebeginn innerhalb von 48 Stunden nach Symptombeginn wirksam.

Prophylaxe

Eine jährliche Impfung mit einem Impfstoff mit aktueller Antigenkombination wird für Personen, die Risikogruppen angehören (z. B. medizinisches Personal!), empfohlen.

7.5.12 Parainfluenzavirusinfektionen

Definition

Häufige Erreger viraler Erkrankungen des gesamten Respirationstrakts, Assoziation im Säuglings- und Kleinkindalter insbesondere auch mit **Pseudokrupp.**

Erreger

Parainfluenza-Viren sind RNA-Paramyxoviren. Vier Serotypen sind bekannt.

Epidemiologie

Die Durchseuchung mit den pathogenen Serotypen 1, 2, 3 erfolgt meist vor dem vierten Lebensjahr. Die Übertragung geschieht durch Tröpfcheninfektion. Reinfektionen sind häufig, jedoch meist symptomarm. Ein „Nestschutz" besteht in den ersten sechs Monaten gegenüber Infektionen mit Parainfluenzavirus 1 und 2, nicht gegen 3. Die Inkubationszeit beträgt zwei bis vier Tage.

Klinik

Parainfluenzaviren verursachen 10–15 % der kindlichen Atemwegsinfektionen, in 80 % der Fälle ist der obere Respirationstrakt betroffen.
Säuglinge und Kleinkinder: Die akute Laryngotracheobronchitis („Pseudokrupp") ist das häufigste in dieser Altersklasse durch Parainfluenza hervorgerufene Krankheitsbild. Die typischen klinischen Symptome sind Fieber, bellender Husten, Tachydyspnoe, und inspiratorischer Stridor.
Ältere Kinder: Sie zeigen unspezifische Symptome wie Rhinitis, Pharyngitis, Laryngotracheitis, Bronchitis, Bronchiolitis und Pneumonie.

Komplikationen

- Bakterielle Superinfektionen: Otitis media, Tracheitis, Pneumonie, bei erneutem Fieberanstieg sollte von einer Superinfektion ausgegangen werden.
- Nach Parainfluenzavirusinfektion kann es, wie bei RSV-Infektion, zu lang anhaltender bronchialer Hyperreagibilität mit rezidivierenden obstruktiven Atemwegsbeschwerden kommen.
- Bei Immundefizienz kommt es zu sehr schweren, auch letalen Verläufen.

Diagnostik

- Erregernachweis durch Antigennachweis in Atemwegssekreten
- Nachweis spezifischer Antikörper.

Therapie

Die Behandlung ist symptomatisch. Bei bakterieller Superinfektion sollte eine antibiotische Therapie erfolgen. Bei immundefizienten Patienten wird ein Therapieversuch mit Ribavirin durchgeführt. Zur Therapie des Pseudokrupps ☞ Kapitel Respirationstrakt S. 254.

Merke!
Der Pseudokrupp (subglottische Laryngitis) ist ein häufiges Krankheitsbild bei Säuglingen und Kleinkindern, das durch Parainfluenzaviren ausgelöst wird.

7.5.13 Coxsackie-Virus-Erkrankungen

Definition

Meist akute Virusinfektionen durch *Coxsackie-Virus A* und *B* mit breitem klinischem Spektrum.

Erreger

Coxsackie-Virus A (A1–A24) sowie *B (B1–B6)* gehören zur Familie der Enteroviren.

Epidemiologie

Die Übertragung erfolgt fäkal-oral. 95 % der Infektionen verlaufen klinisch stumm. Es besteht eine jahreszeitliche Häufung im Spätsommer und Herbst. Die Inkubationszeit beträgt 2–35 Tage, meistens drei bis sechs Tage.

Klinik

Sommergrippe: Sie ist die häufigste klinische Manifestation mit unspezifischer, fieberhafter Erkrankung der oberen Atemwege, Kopf- und Gliederschmerzen, Pharyngitis, Tonsillitis, Laryngitis, Lymphadenopathie und Bronchitis.
Hand-Fuß-Mund-Krankheit: Sie führt zu Ulzerationen der Mundschleimhaut sowie zu Blasenbildung an Händen und Füßen (☞ Abb. 7.18 a und b).
Herpangina: Sie geht mit hohem Fieber bis 41 °C, Erbrechen und vesikulär-ulzerösen Effloreszenzen mit erythematösem Randsaum an Gaumenbögen (☞ Abb. 7.19), Tonsillen, weichem Gaumen, Uvula und Pharynx einher. DD: Stomatitis aphthosa durch Herpesviren! Eine hämorrhagische Konjunktivitis kann ebenfalls auftreten.
Myalgia epidemica (Bornholmer-Krankheit): Fieber, stechende Muskelschmerzen im Brust- und oberen Abdominalbereich, Schweißausbrüche und Schocksymptomatik sind die Symptome.
Eine **Perimyokarditis** oder eine **aseptische Meningitis oder Enzephalitis** können ebenfalls durch Coxsackie-Viren verursacht werden.
Coxsackie-Virus-Infektionen bei Neugeborenen führen zu besonders schweren Verläufen. Die Übertragung erfolgt vertikal durch die kurz vor der Geburt subklinisch erkrankte Mutter oder als nosokomiale Infektion auf der Neugeborenenstation. Klinische Symptome sind Pneumonie, Myokarditis, Hepatitis, Meningoenzephalitis, Sepsis und Schock.

Diagnostik

- Virusisolierung aus Bläscheninhalt, Blut, Liquor
- Antikörpernachweis: wegen der Vielfalt der Erreger sinnlos
- Nachweis spezifischer Virus-RNA mittels RT-PCR.

Therapie

Die Behandlung ist symptomatisch.

Prophylaxe

Eine Impfung ist nicht verfügbar. Hygienische Maßnahmen verhüten nosokomiale Infektionen.

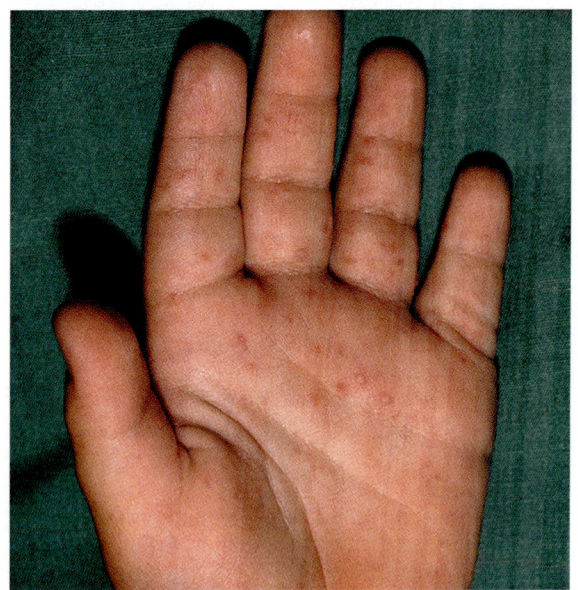
a
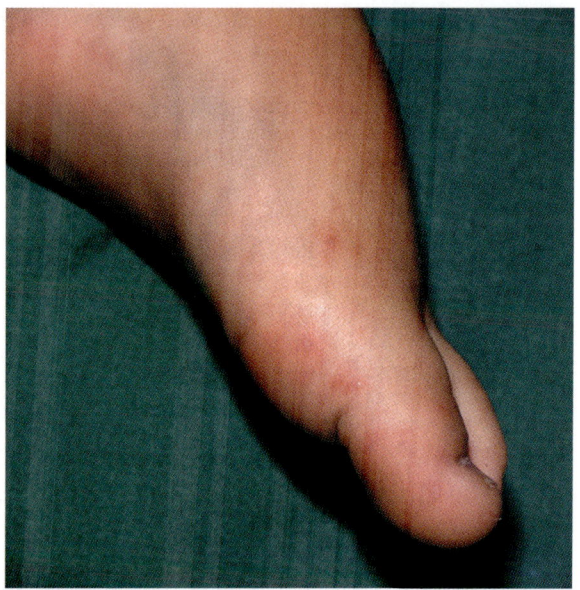
b

Abb. 7.18: Hand-Fuß-Mund-Krankheit: a) Blasenbildung an den Handinnenflächen; b) Blasenbildung an den Füßen.

Merke!
Die Hand-Fuß-Mund-Krankheit wird durch das Coxsackie-Virus ausgelöst.

7.5.14 Adenovirusinfektion

Definition
Adenoviren verursachen 5–8 % der akuten respiratorischen Erkrankungen im Kindesalter sowie gastrointestinale und ophthalmologische Symptome.

Erreger
Das Adenovirus ist ein DNA-Virus, 47 Serotypen sind bekannt.

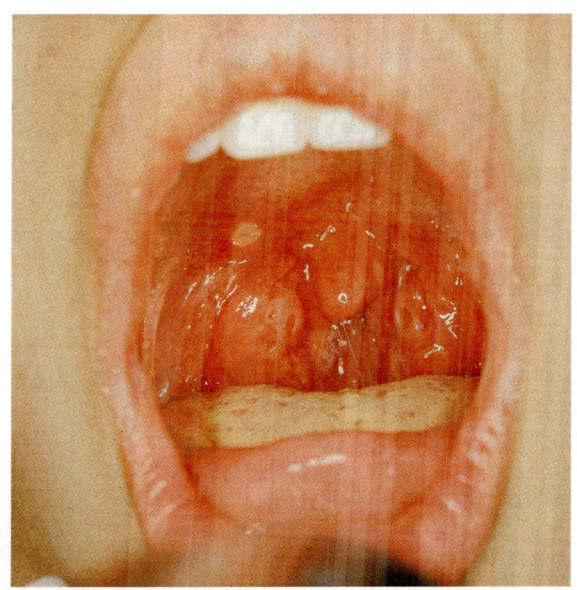

Abb. 7.19: Herpangina.

Epidemiologie
Die Übertragung erfolgt durch Tröpfcheninfektion sowie fäkal-oral. Adenoviren lassen sich nur schwer durch Desinfektionsmittel inaktivieren, daher besteht die Gefahr der nosokomialen Infektion! Die Inkubationszeit beträgt fünf bis acht Tage.

Klinik
Akute respiratorische Erkrankungen: Sie gehen mit einer Pharyngitis mit wässrigen Bläschen am weichen Gaumen und einer Bronchopneumonie einher. Beim „pharyngokonjunktivalen Fieber" bestehen eine follikuläre Konjunktivitis und eine Lymphadenitis.
Keratokonjunktivitis epidemica: Es handelt sich um eine gefürchtete, auch nosokomiale Infektion mit Fremdkörpergefühl, Juckreiz, Brennen, Ödem und Photophobie. Die Konjunktiva weist große ovale Follikel und Pseudomembranen auf. Begleitend besteht eine präaurikuläre Lymphadenopathie. Hornhautkomplikationen sind bei Kindern seltener als bei Erwachsenen. Die Kontagiosität ist extrem hoch!
Gastrointestinale Infektionen führen zu Diarrhö. Eine Assoziation mit einer Invagination und einer Appendizitis ist bekannt.
Hämorrhagische Zystitis.

Diagnostik
- Im Gegensatz zu anderen Virusinfektionen sind häufig eine Leukozytose und ein erhöhtes C-reaktives Protein nachweisbar!
- Virusisolierung aus Rachenspülwasser, Augenabstrich, Stuhl, Urin, Gewebe
- Virusantigennachweis
- Nachweis spezifischer Antikörper
- Nachweis spezifischer Virus-DNA mittels PCR.

Therapie
Eine spezifische Therapie ist nicht verfügbar.

Merke!
Typisch für eine Adenovirusinfektion ist die Kombination von respiratorischer Erkrankung mit ophthalmologischen und/oder gastrointestinalen Symptomen.

7.5.15 Rotavirusinfektionen

Definition
Rotaviren gelten weltweit als die häufigsten Gastroenteritiserreger im Säuglings- und Kleinkindalter.

Erreger
Rotaviren sind Viren mit doppelsträngiger DNA und Radspeicherstruktur des Kapsids (Rota, das Rad). Die Gruppen A–E sind bekannt, humanpathogen sind vorwiegend Viren der Gruppe A.

Epidemiologie
Die Übertragung erfolgt fäkal-oral. Rotaviren sind die häufigsten Erreger von Durchfallerkrankungen bis zum Alter von zwei Jahren. Infektionen treten v.a. während der Wintermonate auf („Winterenteritis"). Nosokomiale Infektionen auf Frühgeborenenstationen sind sehr gefürchtet. Die Inkubationszeit beträgt ein bis drei Tage.

Klinik
Erbrechen und Diarrhö mit grüngelben, übel riechenden Stühlen bei wenig erhöhten Temperaturen sind die Hauptsymptome. Bei jungen Säuglingen besteht die Gefahr der Dehydratation und Elektrolytentgleisung. In über 50% der Fälle bestehen unspezifische respiratorische Symptome.

Diagnostik
Rotavirusantigennachweis im Stuhl.

Therapie
Eine orale Rehydratation, z.B. mit Elektrolytreisschleim ist häufig ausreichend. In schwereren Fällen erfolgt die stationäre Aufnahme zur parenteralen Rehydratation.

Prophylaxe
Hygienische Maßnahmen auf Neugeborenenstationen sind zur Vermeidung nosokomialer Infektionen von entscheidender Bedeutung!
Eine tetravalente attenuierte orale Lebendvakzine steht zur Verfügung. Eine Schluckimpfung im Alter von drei bis fünf Monaten kann die Inzidenz von Gastroenteritiden und die damit verbundene Hospitalisationsrate erheblich senken. In Deutschland wird die Impfung wegen des Verdachts eines ursächlichen Zusammenhangs von Invagination und Rotavirusimpfung noch nicht empfohlen.

Merke!
Rotaviren sind weltweit die häufigsten Gastroenteritiserreger im Säuglings- und Kleinkindalter.

7.5.16 Poliomyelitis

Definition
Akute Viruserkrankung, die die motorischen Vorderhornzellen des Rückenmarks, das Stamm- und Mittelhirn, die Stammganglien und den motorischen Kortex befällt. Breites Spektrum von meist klinisch inapparenter Infektion bis zum Vollbild der paralytischen Poliomyelitis mit zentraler und peripherer Atemlähmung sowie persistierenden schlaffen Paresen.

Erreger
Das Poliomyelitisvirus ist ein RNA-Virus aus der Familie der Enteroviren, drei Serotypen sind bekannt.

Epidemiologie
Die Übertragung erfolgt fäkal-oral oder als Tröpfcheninfektion. Die Kontagiosität ist hoch! 90–95% der Infektionen verlaufen klinisch stumm. Ein epidemisches Auftreten wurde seit Beginn der Impfära lediglich in Entwicklungsländern beobachtet. Die Inkubationszeit beträgt ein bis zwei Wochen.

Kinik
Trotz der zunehmenden Impfmüdigkeit in Deutschland stieg bisher die Zahl der Polioinfektionen nicht an.

Pathogenese
Nach der Infektion kommt es zu einer Vermehrung des Virus im Epithel und im lymphoretikulären Gewebe des Pharynx und des Darmkanals. Gelangt das Virus durch die Blut-Liquor-Schranke, wird vor allem die graue Substanz befallen (polios: grau). Die Erkrankung betrifft hauptsächlich die motorischen Vorderhornzellen des Rückenmarks.

Klinik
Vorkrankheit (Minor Illness): Sie manifestiert sich mit Abgeschlagenheit, Fieber, Halsschmerzen, Erbrechen und Diarrhö. Die Dauer beträgt ein bis drei Tage. In den meisten Fällen ist die Infektion damit überstanden.
Nichtparalytische Poliomyelitis (Major Illness): Sie betrifft 5–10% der Fälle und tritt nach einer Latenzzeit von etwa einer Woche auf. Die Symptome sind eine abakterielle Meningitis mit Fieber um 39°C, Kopfschmerzen, Nackensteifigkeit und Liquorpleozytose.
Paralytische Poliomyelitis: Ein Prozent der Fälle ist davon betroffen. Eine doppelgipflige Fieberkurve („Dromedarkurve") ist charakteristisch. Weitere Symptome sind Adynamie, schlaffe Lähmungen und häufig erhebliche Schmerzen. Sensibilitätsstörungen fehlen typischerweise bei Poliomyelitis! Vegetative Symptome (Tachykardie, Hypertonie, Schweißausbrüche) können hinzukommen. Durch eine Lähmung der Zwerchfellmuskulatur kommt es zu einer respiratorischen Insuffizienz.
Bulbäre Poliomyelitis: Sie ist durch hohes Fieber, Hirnnervenlähmungen, Schluckstörungen und eine zentrale Atemlähmung gekennzeichnet.
Polioenzephalitis: Es handelt sich um eine enzephalitische Verlaufsform mit sehr schlechter Prognose.

Postpoliomyelitissyndrom: Es tritt sehr häufig auf! Viele Jahre nach der Primärinfektion kann es erneut zu Muskelschwund und Schmerzen in ehemals betroffenen und nicht betroffenen Muskelregionen kommen.

Merke!
Bei der Poliomyelitis sind hauptsächlich die motorischen Vorderhornzellen des Rückenmarks betroffen.

Diagnostik

- Virusnachweis aus Stuhl, Rachenspülwasser, Liquor
- Antikörpernachweis
- Nachweis virusspezifischer RNA mittels RT-PCR.

Therapie

Bettruhe, sorgfältige Pflege und intensive physiotherapeutische Maßnahmen stehen im Mittelpunkt. Analgetika und Antiphlogistika kommen zum Einsatz. Bei V.a. auf eine bedrohliche Form sollte eine frühzeitige Intensivüberwachung eingeleitet werden.

Prophylaxe

Sie besteht in einer aktiven Immunisierung mit inaktivierter Poliomyelitisvakzine (IPV) nach Salk. Die Schluckimpfung sollte wegen der Gefahr der Impfpoliomyelitis (1:5 bis 1:11 Mio. Impfdosen) nicht mehr verwendet werden.

Prognose

Minor Illness: Meist kommt es zur restitutio ad integrum.
Paralytische Poliomyelitis: Die Letalität in der Frühphase betrug früher 5–7 %. Die partielle Rückbildung der peripheren Paresen ist, beginnend in der dritten Krankheitswoche, noch bis zu eineinhalb Jahre nach Infektion bei adäquater Lagerung und Physiotherapie möglich.
Bulbäre Poliomyelitis und Polioenzephalitis: Sie ist mit einer sehr schlechten Prognose assoziiert.
Spätfolgen sind Gelenkkontrakturen, Muskelatrophien, Bein- und Armlängendifferenzen, Skoliose und Osteoporose.

Merke!
Durch sorgfältige Dokumentation aller schlaffen Lähmungen soll es in nächster Zeit gelingen, Deutschland nach den WHO-Richtlinien als „poliomyelitisfrei" zertifizieren zu lassen.

7.5.17 Zytomegalievirusinfektion

Definition

Weit verbreitete Infektion durch Zytomegalieviren (CMV), die meist klinisch inapparent verläuft, bei Patienten mit gestörter oder noch nicht ausgebildeter Immunkompetenz jedoch mit hoher Morbidität und Letalität assoziiert ist.

Erreger

Das Zytomegalievirus ist ein DNA-Virus der Herpesgruppe.

Epidemiologie

Die **horizontale** Übertragung erfolgt über Speichel, Urin, Muttermilch, sowie Blut und transplantierte Organe.
Die **vertikale** Übertragung erfolgt durch die infizierte Mutter.
Die CMV-Infektion ist die häufigste konnatale Infektion. 1 % aller Neugeborenen werden infiziert, 5–10 % davon erkranken symptomatisch. Obwohl über 90 % der infizierten Neugeborenen bei Geburt klinisch asymptomatisch sind, entwickeln 5–15 % von ihnen bleibende Spätschäden (Hörverlust, geistige Retardierung) (☞ Abb. 7.21). Die Inkubationszeit nach Organtransplantation beträgt vier Wochen bis vier Monate, bei Bluttransfusion drei bis zwölf Wochen.

Pathologie

Ein zytopathogener Effekt mit Bildung von Riesenzellen mit intranukleären Einschlüssen (Eulenaugenzellen) ist für die CMV-Infektion charakteristisch.

Merke!
Die CMV-Infektion ist die häufigste konnatale Infektion.

Klinik

Infektionen im Kindesalter, immunkompetente Patienten: Der Verlauf ist meist asymptomatisch. Sonst tritt ein mononukleoseähnliches Krankheitsbild mit Fieber, Pharyngitis, Lymphadenopathie und Hepatosplenomegalie auf.
Infektionen im Kindesalter, immundefiziente Patienten: Es kommt zu interstitieller Pneumonie, Retinitis, Ösophagitis und chronischer Diarrhö. Bei Frühgeborenen tritt ein sepsisähnliches Krankheitsbild auf, das mit einer 24 %igen Letalität assoziiert ist.
Konnatale CMV-Infektion: Über 90 % aller Neugeborenen mit konnataler CMV-Infektion sind bei Geburt klinisch asymptomatisch. Akutsymptome sind Hautblutungen, Hepatosplenomegalie, Ikterus, Dystrophie, Mikrozephalie, Chorioretinitis (☞ Abb. 7.20), intrazerebrale Verkalkungen und Petechien durch Thrombozytopenie. Bleibende Spätschäden treten bei 90 % der symptomatisch Erkrankten und bei 5–15 % der asymptomatischen Patienten auf: Hörschäden, Sehschäden, psychomotorische Retardierung und Zahndefekte (☞ Abb. 7.21).

Diagnostik

- Nachweis des CMV-Antigens pp65 oder des CMV-Early-Antigens im Urin
- Nachweis spezifischer Virus-DNA mittels PCR in Blut, Urin, Liquor: damit ist die Bestimmung der Viruslast möglich
- Nachweis spezifischer IgM- und IgG-Antikörper.

Merke!
Der Nachweis von CMV ist nur in Verbindung mit der klinischen Symptomatik ein zuverlässiger Hinweis auf eine CMV-Erkrankung!

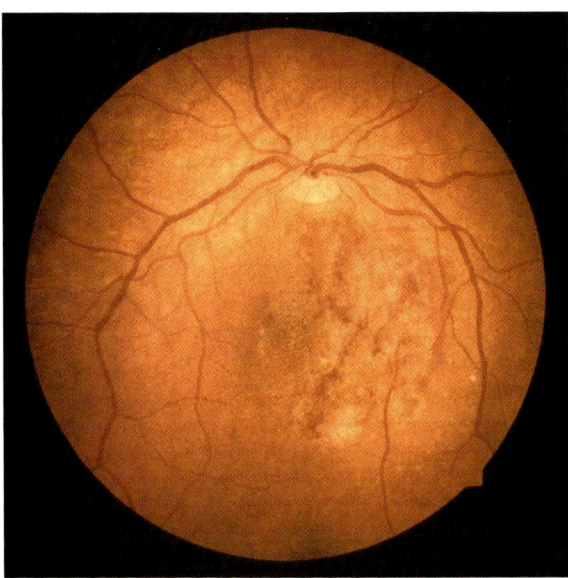

Abb. 7.20: Chorioretinitis bei CMV-Infektion.

Therapie

Bei schwerer konnataler CMV-Infektion oder bei Immunsuppression kann ein Therapieversuch mit Ganciclovir i.v. unternommen werden. Nebenwirkungen sind Knochenmarksdepression, Leber- und Nierentoxizität. Bei ganciclovirresistenten CMV-Stämmen kommt Foscarnet zum Einsatz.

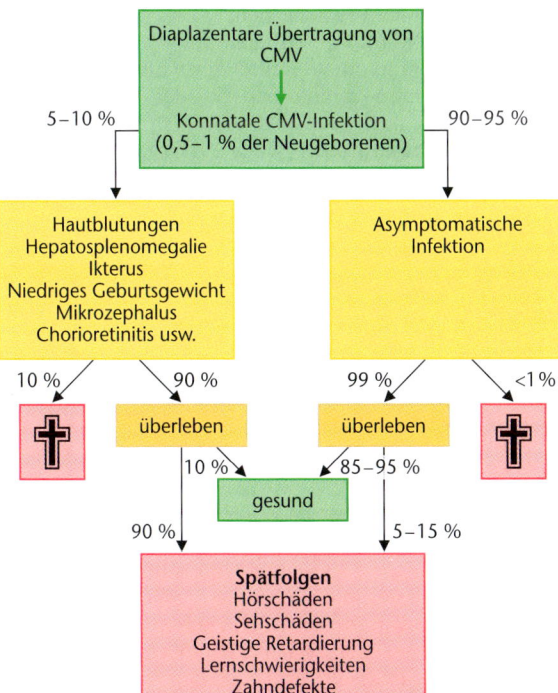

Abb. 7.21: Manifestationen der konnatalen CMV-Infektion. Modifiziert nach: Deutsche Gesellschaft für pädiatrische Infektiologie: Handbuch Infektionen bei Kindern und Jugendlichen, 3. Aufl., S. 261, Futuramed Verlag, München.

Prognose

Bei symptomatischer konnataler CMV-Infektion beträgt die Letalität 10 %, bei asymptomatischer konnataler CMV-Infektion liegt sie unter 1 %.

Prophylaxe

Jede Frau im gebärfähigen Alter sollte vor einer Schwangerschaft ihren CMV-Antikörperstatus feststellen lassen. Hygienische Maßnahmen sind v.a. im Krankenhaus wichtig. Frühgeborene und immundefiziente Patienten sollten möglichst leukozytenfreie Blutprodukte von CMV-seronegativen Spendern erhalten. Die Gabe von CMV-Hyperimmunglobulin und eine hoch dosierte Aciclovirtherapie können die Inzidenz von symptomatischen CMV-Erkrankungen bei seronegativen Transplantatempfängern reduzieren.

Kasuistik

A: Eine 27 Jahre alte Schwangere erkrankt in der 30. SSW für wenige Tage mit Fieber, Pharyngitis und zervikaler Lymphadenopathie. In der 38. SSW wird Lisa mit einem zu niedrigen Geburtsgewicht von 2900 g bei normaler Körperlänge von 48 cm und einem regelrechten Kopfumfang von 36 cm geboren.
D: Bei der körperlichen Untersuchung unmittelbar nach der Geburt fallen eine Hepatosplenomegalie und Petechien am Stamm auf. Bereits eine Stunde postnatal muss Lisa wegen insuffizienter Spontanatmung intubiert und beatmet werden.
Die Laboruntersuchungen ergeben eine Leukozytose (30 000/µl), eine Thrombozytopenie (70 000/µl), eine Erhöhung des C-reaktiven Proteins (5,5 mg/dl) sowie Cholestasezeichen (direktes Bilirubin im Serum 5,5 mg/dl; Aktivität der Gamma-Glutamyl-Transferase im Serum 900 IU/l; Aktivität der alkalischen Phosphatase im Serum 760 IU/l). Die Röntgenaufnahme des Thorax zeigt beidseits pneumonische Infiltrate. Die Sonographie des Schädels ist unauffällig.
Diag: Der Nachweis des CMV-Early-Antigens im Urin und des CMV-Antigens pp65 im Blut sichert die Diagnose einer konnatalen Zytomegalievirus-Infektion. Die daraufhin veranlasste ophthalmologische Untersuchung ergibt eine Chorioretinitis.
Th + V: Auf Grund des schweren Krankheitsbildes wird eine Therapie mit Ganciclovir i.v. durchgeführt. Nach elf Tagen kann Lisa extubiert werden. Im Verlauf der folgenden Wochen kommt es zu einer kontinuierlichen Besserung des klinischen Zustandes. Die Laborwerte normalisieren sich. Eine Hörprüfung im Alter von acht Monaten ergibt eine milde Hörminderung. Lisa entwickelt sich altersentsprechend.

7.5.18 Frühsommermeningoenzephalitis (FSME)

Definition

Durch Zecken übertragene Flavivirusinfektion mit endemischem Vorkommen in verschiedenen Regionen Mittel- und Osteuropas.

Erreger

Das FSME-Virus ist ein *Flavivirus*, ein RNA-Virus aus der Familie der Arboviren („arthropode borne", d.h. durch Arthropoden, Zecken und Mücken übertragen).

Epidemiologie

Die Übertragung erfolgt durch Zeckenbiss (Ixodes ricinus). In Endemiegebieten sind 0,1 % der Zecken infiziert. 25–30 % der infizierten Personen erkranken. Es besteht eine jahreszeitliche Häufung im Hochsommer. Die Inkubationszeit beträgt ein bis acht Tage.

Klinik

Prodromalstadium: Bei 30 % der Infizierten treten Fieber und eine grippale Symptomatik auf.

Zentralnervöse Krankheitsphase: Bei 10–30 % der grippeähnlich Erkrankten kommt es nach einer symptomfreien Latenzphase von 1–20 Tagen zu Meningitis (60 %), Meningoenzephalitis (30 %) oder Meningomyeloenzephalitis (10 %). Symptome sind hohes Fieber, Kopfschmerzen, Übelkeit, Erbrechen, Krampfanfälle, Schwächegefühl, Müdigkeit, Apathie und Koma. Im Akutstadium kommen Lähmungen der peripheren Nerven sowie eine Hirnstamm- oder Bulbärsymptomatik vor. Spätschäden sind Lähmungen mit Schultergürtelatrophie und zerebelläre Ausfälle.

Diagnostik

- Liquor: Bild einer Virusmeningitis (s. dort)
- Nachweis spezifischer IgM- und IgG-Antikörper bereits zu Beginn der neurologischen Erkrankung nachweisbar
- Nachweis virusspezifischer DNA mittels PCR nur während der uncharakteristischen Krankheitsphase.

Therapie

Eine spezifische Therapie ist nicht verfügbar, die Behandlung erfolgt symptomatisch.

Prophylaxe

Die **aktive Immunisierung** wird für Personen, die sich in Risikogebieten aufhalten, empfohlen.

Die passive Immunisierung mit FSME-Immunglobulin ist derzeit bei Kindern unter 14 Jahren nicht erlaubt, da besonders schwere Erkrankungen nach postexpositioneller Immunglobulingabe aufgetreten sind.

Prognose

Die Letalität der FSME beträgt etwa 1 %.

7.5.19 Human-Immunodeficiency-Virus-(HIV-)Infektion

Definition

Infektion durch das humanpathogene Retrovirus HIV, den Auslöser des in der Regel tödlich verlaufenden, erworbenen Immundefektsyndroms AIDS (Acquired Immunodeficiency Syndrome).

Erreger

HIV-1: Retrovirus mit der Fähigkeit, genetische Information mittels einer reversen Transcriptase in DNA zu „übersetzen" und sich in die Wirtszell-DNA zu integrieren. Es kommt hauptsächlich in Europa und Nordamerika vor.

HIV-2: Es kommt vorwiegend in Westafrika und Indien vor. Die durch HIV-2 verursachte Erkrankung verläuft milder und die Infektion wird seltener vertikal übertragen.

Epidemiologie

Während der ersten Jahre waren aus dem pädiatrischen Patientengut hauptsächlich Hämophiliepatienten betroffen. Heute betrifft das größte Patientenkollektiv Kinder HIV-infizierter Mütter. Die vertikale Infektion erfolgt intrauterin und perinatal. Eine Infektion durch Muttermilch hat bei uns kaum Bedeutung, da HIV-infizierten Müttern vom Stillen abgeraten wird. Die vertikale Transmissionsrate in Deutschland beträgt ohne Prophylaxe 15 %, mit Prophylaxe 2 %.

Pathogenese

Zielzellen der Infektion sind in erster Linie Zellen, die das CD4-Molekül auf ihrer Oberfläche tragen, z. B. T-Helfer-Zellen, Monozyten, Makrophagen und Glia-Zellen. Nach Bildung eines DNA-Strangs wird das retrovirale Genom in die humane DNA integriert. Nach einer zu Beginn der Infektion sehr hohen Virusreplikation wird diese durch die ausgebildete Immunität vermindert. In dieser klinisch meist asymptomatischen Krankheitsphase kommt es jedoch weiterhin zur Virusvermehrung in den Zielzellen, insbesondere in Lymphknoten, die dadurch zerstört werden.

Es entsteht eine chronische Infektionskrankheit, die durch einen zunehmenden Immundefekt gekennzeichnet ist.

Klinik

Horizontale Infektion: Sie ist in der Pädiatrie von untergeordneter Bedeutung. Das klinische Erscheinungsbild entspricht dem bei Erwachsenen.

Vertikale Infektion: Ohne Behandlung werden vertikal infizierte Kinder in einem Drittel der Fälle in den ersten drei Lebensjahren symptomatisch, der überwiegende Teil jedoch erst nach sechs bis sieben Jahren.

Klinische Frühsymptome: Bei einem Drittel der Infizierten kommt es 1–12 Wochen nach der Infektion zu einem mononukleoseähnlichen Krankheitsbild mit Fieber, Hepatosplenomegalie, generalisierter Lymphadenopathie und makulopapulösem Exanthem.

Klinische Spätsymptome: Bei fortschreitendem Immundefekt treten opportunistische Infektionen, Malignome und AIDS-definierende Erkrankungen auf (☞ Checkliste und Tab. 7.6).

Die klinische Klassifikation nach CDC (☞ Tab. 7.5) dient der Kommunikationserleichterung.

Diagnostik

- Bestimmung der CD4-positiven T-Zell-Konzentration
- Nachweis spezifischer HIV-Antikörper im Serum: Bestätigung mit einer zweiten Untersuchungsmethode und aus einer zweiten Blutprobe
- Nachweis von spezifischem HIV-Antigen (p24)
- Nachweis von spezifischer HIV-DNA/RNA mittels PCR oder RT-PCR
- Virusanzucht in der Kultur
- Nachweis einer HIV-Infektion beim Neugeborenen: Bei vertikaler Infektion ist die Differenzierung zwischen diaplazentar übertragenen mütterlichen IgG-Antikörpern und kindlichen Antikörpern in den ers-

Tab. 7.5 CDC-Klassifikation der HIV-Infektion bei Kindern < 13 Jahre (CDC, 1994).

	Keine Symptome	Milde Symptome/ Befunde	Mäßige Symptome/ Befunde	Schwere Symptome/ Befunde
Kein ID	N1	A1	B1	C1
Mäßiger ID	N2	A2	B2	C2
Schwerer ID	N3	A3	B3	C3

ID: Immundefekt

Checkliste: Symptome der HIV-Infektion im Kindesalter.

Milde Symptome (Kategorie A, CDC)

Lymphadenopathie (> 0,5 cm, mehr als zwei Stationen)

Hepatosplenomegalie

Dermatitis

bilaterale Parotisschwellung

rezidivierende oder persistierende Infektionen der oberen Luftwege, Sinusitis oder Otitis

Mäßig schwere Symptome (Kategorie B, CDC)

persistierendes Fieber > 1 Monat

Anämie < 8 g/dl, Neutropenie < 1000/µl, Thrombozytopenie < 100 000/µl > 30 Tage

Kardiomyopathie/Karditis

lymphoide interstitielle Pneumonie

Hepatitis

Nephropathie

rezidivierende oder chronische Durchfälle

CMV-Infektion < 2. Lebensmonat

Herpes-simplex-Stomatitis > 2 Episoden/Jahr

Herpes-simplex-Bronchitis, -Pneumonie, -Ösophagitis, < 2. Lebensmonat

Herpes zoster > 2 Episoden an > 1 Dermatom

disseminierte Varizellen

bakterielle Meningitis, Pneumonie, Sepsis

Nokardiose

oropharyngeale Kandidose > 2 Monate bei Kindern > 6 Monate

Toxoplasmose < 2. Lebensmonat

Leiomyosarkom

ten 18 Lebensmonaten nicht möglich. Alle Kinder HIV-positiver Mütter weisen daher unabhängig vom Infektionsstatus in den ersten Monaten HIV-Antikörper auf, die bis in das dritte Lebensjahr persistieren können. Durch Nachweis HIV-spezifischer DNA aus kindlichen Lymphozyten oder HIV-spezifischer RNA aus Plasma kann die kindliche Infektion innerhalb der ersten vier bis sechs Wochen spezifisch erfasst werden. Bei Kindern, die postnatal oder deren Mütter während der Schwangerschaft antiretroviral behandelt wurden, kann

der positive Nachweis u.U. erst nach vier Monaten erfolgen.

Merke!
Die Durchführung der HIV-Diagnostik erfordert das explizite Einverständnis des Patienten oder des Erziehungsberechtigten!

Therapie

- **Antiretrovirale Therapie:**
  - **Drei Substanzgruppen** stehen derzeit zur Verfügung: Reverse-Transkriptase-Inhibitoren = Nukleosidanaloga (RTI), Nicht-Nukleosid-Reverse-Transkriptase-Inhibitoren (NNRTI) und Protease-Inhibitoren. Eine unregelmäßige Einnahme gefährdet den Erfolg und fördert Resistenzentwicklungen!
  - **Indikationen:** Alle Kinder in einem Krankheitsstadium der Gruppen B und C sowie der immunologischen Kategorien 2 und 3 erhalten eine antiretrovirale Therapie. Eine Dreifachtherapie ist einer Zweifachtherapie überlegen.
  - **Kriterien zur Beurteilung des Therapieerfolgs:** Abfall der Viruskonzentration um wenigstens 1,5 log-Stufen innerhalb von 3 Monaten, Viruskonzentration nach 6 Monaten unter der Nachweisgrenze (< 50 RNA-Kopien/ml Plasma).
- **Immunglobulintherapie:** bei rezidivierenden viralen und bakteriellen Infektionen.
- **Antibiotische Dauerprophylaxe:** Cotrimoxazol zur Prophylaxe der Pneumocystis-carinii-Pneumonie.

Merke!
Bei der HIV-Therapie ist die regelmäßige Einnahme der Medikamente von zentraler Bedeutung. Eine schlechte Compliance führt zur Gefährdung des Therapieerfolgs und zur Resistenzentwicklung! Ein „Einschwören" der Beteiligten auf das Therapieregime ist daher unabdingbar.

Empfehlungen zur Prophylaxe der vertikalen HIV-Infektion

- HIV-Testung vor oder während der Schwangerschaft
- Zidovudin p.o. ab der 32. SSW
- Elektive Sectio nach der vollendeten 36. SSW
- Prä- und perioperativ Zidovudin i.v.
- Vom Stillen wird dringend abgeraten.

Merke!
Prophylaktische Maßnahmen können die vertikale HIV-Transmissionsrate von 15 auf 2% senken!

Tab. 7.6 AIDS-definierende Erkrankungen bei Kindern unter 13 Jahren (Kategorie C, CDC).

Bakterielle Infektionen	mehr als 2 Septikämien, Pneumonien, Meningitiden, Knochen- oder Gelenkinfektionen, Abszesse in 2 Jahren Tuberkulose, extrapulmonal oder disseminiert atypische Mykobakteriose, extrapulmonal oder disseminiert	
Pilzinfektionen	Kandidiasis von Ösophagus, Trachea, Bronchien, Lunge Histoplasmose, extrapulmonal oder disseminiert Kryptokokkose, extrapulmonal Kokzidioidomykose, extrapulmonal Pneumocystis-carinii-Pneumonie	
Virusinfektionen	HSV	Bronchitis, Pneumonie, Ösophagitis bei Kindern > 1 Monat oder mukokutanes Ulkus > 1 Monat
	EBV	lymphoide interstitielle Pneumonie
	CMV	Zytomegalie außerhalb von Leber, Milz und Lymphknoten bei Kindern > 1 Monat
	HIV	Enzephalopathie Wasting Syndrome
	JC-Viren	progressive multifokale Leukenzephalopathie
Parasitäre Infektionen	ZNS-Toxoplasmose bei Kindern > 1 Monat	
	Kryptosporidiose, Diarrhö > 1 Monat Isosporidiose, Diarrhö > 1 Monat	
Maligne Tumoren	Lymphome Kaposi-Sarkom	

Empfehlungen zu Impfungen bei HIV-Infektion:
☞ Tabelle 7.7.

Prognose

Die Prognose quo ad vitam ist langfristig wahrscheinlich immer noch infaust. Die Morbidität konnte jedoch durch den Einsatz aller Therapiemaßnahmen erheblich reduziert werden. Dadurch wird die Lebensqualität der Patienten positiv beeinflusst. Es besteht die Hoffnung, dass weitere Fortschritte bei der Weiterentwicklung der antiretroviralen Polychemotherapie erzielt werden können und die Lebenserwartung betroffener Kinder dadurch weiter steigt.

7.6 Impfungen

Eine wichtige ärztliche Aufgabe besteht darin, für einen ausreichenden Impfschutz der Patienten zu sorgen. Die Grundimmunisierung sollte im Säuglingsalter früh begonnen, ohne Verzögerungen durchgeführt und zeitgerecht abgeschlossen werden. Auffrischimpfungen sorgen dafür, dass der Impfschutz erhalten bleibt. Der derzeitige Impfkalender umfasst Impfungen zum Schutz vor Diph-

therie (D/d), Pertussis (aP), Tetanus (T), Haemophilus influenzae Typ b (Hib), Hepatitis B (HB), Poliomyelitis (IPV) sowie gegen Masern, Mumps und Röteln (MMR).

7.6.1 Impfkalender

Um die Zahl der Injektionen möglichst gering zu halten, sollten vorzugsweise Kombinationsimpfstoffe verwendet werden. Impfstoffe mit unterschiedlichen Antigenkombinationen von D/d, T, aP, HB, Hib, IPV sind verfügbar.

7.6.2 Diphtherieimpfung

Impfstoff

Es handelt sich um einen Toxoidimpfstoff (mit Formalin entgiftetes Diphtherietoxin).

Durchführung

Die Grundimmunisierung erfolgt durch drei (bei Kombination mit Pertussisvakzine vier) Injektionen. Eine Auffrischung wird im sechsten Lebensjahr und dann alle zehn Jahre durchgeführt. Bei allen Auffrischimpfungen und bei Erstimpfungen nach dem sechsten Lebensjahr

Tab. 7.7 Impfung bei HIV-Infektion nach STIKO, 2002.

HIV-Infektion	Asymptomatisch	Symptomatisch
Inaktivierte Impfstoffe/Toxoide	empfohlen	empfohlen
Masern	empfohlen	nicht empfohlen
Mumps-, Röteln u.a. Lebendimpfstoffe	empfohlen	nicht empfohlen
Varizellen	möglich	kontraindiziert
Tuberkulose (BCG)	kontraindiziert	kontraindiziert

Tab. 7.8 Impfkalender nach Empfehlungen der STIKO, 2002.

Impfstoff	Alter in vollendeten Monaten					Alter in vollendeten Jahren		
	2	3	4	11–14	15–23	5–6	9–17	ab 18
DTaP	1.	2.	3.	4.				
DT/Td*						A	A	A
aP							A	
Hib	1.	**	2.	3.				
IPV	1.	**	2.	3.			A	
HB	1.	**	2.	3.			G	
MMR				1.	2.			

DTaP: Diphtherie-Tetanus-azelulläre Pertussis-Vakzine; DT: Diphtherie-Tetanus-Vakzine; Td: Tetanus-Diphtherie-Vakzine mit reduziertem Diphtherietoxoidgehalt; aP: azellulläre Pertussisvakzine; Hib: Haemophilus-influenzae-Vakzine; IPV, inaktivierte Poliomyelitisvakzine; HB, Hepatitis-B-Vakzine; MMR, Masern-Mumps-Röteln-Vakzine.
A: Auffrischimpfung; G: Grundimmunisierung aller noch nicht geimpften Jugendlichen bzw. Komplettierung des Impfschutzes.
* Ab einem Alter von 5 Jahren Verwendung eines Impfstoffs mit reduziertem Diphtherietoxoidgehalt (d).
** Antigenkombinationen, die eine Pertussiskomponente enthalten, werden nach dem für DTaP angegebenen Schema benutzt.

wird ein Kombinationsimpfstoff mit reduziertem Diphtherietoxoidgehalt (Td) verwendet.

Nebenwirkungen

Häufig kommt es zu Lokalreaktionen (Rötung, Infiltration), vorwiegend bei Impfung älterer Kinder. Deshalb erfolgt ab dem sechsten Lebensjahr eine Toxoiddosisreduktion.

Merke!
Bei Erstimpfung nach dem sechsten Lebensjahr wird die Toxoiddosis reduziert.

7.6.3 Tetanusimpfung

Impfstoff
Es handelt sich um einen Toxoidimpfstoff (mit Formalin entgiftetes Tetanustoxin).

Durchführung
Die Grundimmunisierung erfolgt durch drei Impfungen im ersten Lebensjahr im Abstand von vier bis acht Wochen und eine vierte Injektion im zweiten Lebensjahr in Kombination mit Diphtherie und Pertussis. Eine Boosterimpfung wird im sechsten Lebensjahr und dann alle zehn Jahre durchgeführt.

Simultanimpfung
Bei Verletzung und fehlendem Impfschutz werden Tetanusimmunglobulin und Toxoidimpfstoff gleichzeitig kontralateral verabreicht. Bei Ungeimpften erfolgt eine Wiederholung der aktiven Impfung nach vier Wochen und nach sechs Monaten.

Verträglichkeit
Sie ist sehr gut, allergische Begleitreaktionen sind selten.

7.6.4 Pertussisimpfung

Impfstoffe
Azelluläre Pertussisimpfstoffe (Pa) bestehen nicht mehr aus ganzen Zellen von B. pertussis, sondern entweder aus zellfreien Extrakten oder aus hoch gereinigten einzelnen Komponenten des Erregers.

Durchführung
Die Grundimmunisierung aller Säuglinge erfolgt mit drei Dosen von DTaP ab der vollendeten achten Lebenswoche. Eine vierte Dosis wird im Alter zwischen 11 und 14 Monaten verabreicht. Das Nachholen oder die Vervollständigung der Pertussisimmunisierung im Kindes- und Jugendalter wird empfohlen.

Wirksamkeit
Die Schutzrate beträgt 80–90 %.

Nebenwirkungen
Azelluläre Pertussisimpfstoffe sind ausgezeichnet verträglich. Lokalreaktionen treten bei unter 1 %, Fieber über 39,5 °C nur noch bei 0,5 % aller Säuglinge auf. Es besteht kein gehäuftes Auftreten von Fieberkrämpfen oder anderen neurologischen Symptomen.

Kontraindikationen
Keine.

Merke!
Im ersten Lebensjahr werden in der Bundesrepublik Deutschland Schutzimpfungen gegen Diphtherie, Tetanus, Pertussis, *Haemophilus influenzae Typ b*, Poliomyelitis und Hepatitis B empfohlen!

7.6.5 Hib-Impfung

Impfstoffe

Es stehen vier Konjugatimpfstoffe aus Polyoligosaccharidkapselantigen von *Haemophilus influenzae Typ b* mit verschiedenen Trägerproteinen zur Verfügung.

Durchführung

Bei alleiniger Applikation erfolgt die Impfung im dritten und fünften Lebensmonat sowie im Alter zwischen 11 und 14 Monaten. Bei Verwendung von Kombinationsimpfstoffen erfolgt die dreimalige Applikation im ersten Lebensjahr. Nach dem 12. bzw. 15. Lebensmonat ist eine einmalige Hib-Impfung ausreichend. Eine Hib-Impfung nach dem fünften Lebensjahr ist in der Regel nicht mehr erforderlich, kann aber bei Risikokindern, z.B. nach Splenektomie, durchgeführt werden.

Wirksamkeit

Bezüglich invasiver Hib-Erkrankungen konnten hohe Schutzraten ($> 90\%$) nachgewiesen werden. Die Verträglichkeit ist gut.

7.6.6 Polioimpfung

Impfstoff

Die inaktivierte, trivalente Poliomyelitisvakzine nach SALK enthält im Gegensatz zur früher verwendeten Schluckimpfung nicht vermehrungsfähige Viren. Sie wird parenteral verabreicht.

Durchführung

Bei alleiniger Applikation wird die Impfung im dritten und fünften Lebensmonat sowie im Alter zwischen 11 und 14 Monaten durchgeführt. Bei Verwendung von Kombinationsimpfstoffen erfolgt die dreimalige Applikation im ersten Lebensjahr. Eine Auffrischimpfung sollte im Alter zwischen 9 und 17 Jahren erfolgen.

Wirksamkeit

Sie entspricht der des früher verwendeten oral zu verabreichenden Impfstoffs.

Kontraindikationen

Keine.

Merke!

Die Polioschluckimpfung wird wegen des – wenn auch sehr geringen – Risikos einer vakzineassoziierten paralytischen Poliomyelitis nicht mehr empfohlen!

7.6.7 Hepatitis-B-Impfung

Impfstoffe

Es handelt sich um gentechnologisch hergestellte Impfstoffe, die frei von HBV und HIV sind.

Durchführung

Seit Oktober 1995 ist die Hepatitis-B-Impfung für alle Säuglinge empfohlen. Argumente für eine allgemeine Impfempfehlung sind: In Deutschland erkranken jährlich 50 000 Personen an einer Hepatitis B. 10% davon werden chronische Virusträger. Die Viruspersistenz bei Erkrankung im Neugeborenenalter liegt bei 90%!
Bei alleiniger Applikation wird die Impfung im dritten und fünften Lebensmonat sowie im Alter zwischen 11 und 14 Monaten durchgeführt. Bei Verwendung von Kombinationsimpfstoffen erfolgt die dreimalige Applikation im ersten Lebensjahr. Ein Kombinationsimpfstoff für Hepatitis A und B für Kinder nach dem ersten Lebensjahr ist verfügbar.

Wirksamkeit

Über 95% der Kinder erreichen eine Anti-HBs-Antikörperkonzentration von > 10 IE/l. Eine routinemäßige postvakzinale Titerbestimmung ist daher nicht erforderlich. Sie wird nur bei Risikopatienten durchgeführt.

Nebenwirkungen

Bei etwa 5% der geimpften Kinder treten Fieber, Unwohlsein und Lokalreaktionen auf.

Simultanimpfung

Sie wird bei Neugeborenen HBsAg-positiver Mütter unmittelbar postnatal, am besten im Kreißsaal, spätestens jedoch zwölf Stunden nach Geburt, durchgeführt. Es erfolgt die kontralaterale Applikation von HBV-Immunglobulin und aktiver Impfung.

7.6.8 Masernimpfung

Impfstoff

Es handelt sich um eine Lebendimpfung mit vermehrungsfähigem, attenuiertem Masernvirus. Sie ist als Monovakzine oder in Kombination mit Mumps und Röteln verfügbar.

Durchführung

Derzeit wird eine Impfung ab dem zwölften Lebensmonat empfohlen, eine zweite Impfung erfolgt im zweiten Lebensjahr.

Wirksamkeit

Die Impfung führt bei über 95% der Geimpften zur Serokonversion. Sie schützt mit großer Sicherheit vor dem Auftreten einer SSPE.

Nebenwirkungen

Im Allgemeinen ist die Verträglichkeit gut. Fieber, Exanthem und Konjunktivitis sind am siebten bis zwölften Tag nach der Impfung möglich („Impfmasern"). Die Geimpften sind nicht ansteckend. Ob nach der Impfung eine Enzephalitis auftreten kann, ist umstritten. Allergische Reaktionen können bei Überempfindlichkeit gegenüber Hühnereiweiß auftreten. Hauttests vom verzögerten Typ (Tuberkulintestung) können für einen Zeitraum von vier bis sechs Wochen falsch negativ ausfallen und sollten daher verschoben werden.

Kontraindikationen

Bei Säuglingen unter einem Jahr sollte die Masernimpfung nicht durchgeführt werden (mütterliche Leihimmunität kann den Impferfolg reduzieren).

Schwangerschaft, Neomycinüberempfindlichkeit, akute fieberhafte Erkrankungen, primäre und sekundäre Immunmangelzustände außer HIV sind weitere Kontraindikationen.

7.6.9 Mumpsimpfung

Impfstoff

Es handelt sich um eine Mumpslebendvakzine mit attenuiertem Mumpsvirus. Sie ist als Monovakzine oder in Kombination mit Masern und Röteln verfügbar.

Durchführung

Derzeit wird eine Impfung ab dem zwölften Lebensmonat empfohlen, eine zweite Impfung erfolgt im zweiten Lebensjahr.

Wirksamkeit

Die Impfung erzeugt sowohl eine humorale als auch eine zelluläre Immunität. Die Effektivität liegt bei über 95 %, insbesondere wird die Inzidenz der Mumpsmeningoenzephalitis deutlich vermindert.

Nebenwirkungen

Fieber und eine blande Parotisschwellung können nach der Impfung auftreten.

Kontraindikationen

Bei Säuglingen unter einem Jahr sollte die Mumpsimpfung nicht durchgeführt werden (mütterliche Leihimmunität kann den Impferfolg reduzieren). Schwangerschaft, Neomycinüberempfindlichkeit sowie angeborene oder erworbene T-Zell-Defekte sind weitere Kontraindikationen.

7.6.10 Rötelnimpfung

Impfstoff

Es handelt sich um eine Lebendimpfung aus attenuierten Rötelnviren. Sie ist als Monovakzine oder als Kombinationsimpfstoff mit Masern und Mumps verfügbar.

Durchführung

Derzeit wird eine Impfung ab dem zwölften Lebensmonat empfohlen, eine zweite Impfung erfolgt im zweiten Lebensjahr. Eine gesonderte Rötelnimpfung bei Mädchen nach dem elften Lebensjahr ist nicht mehr notwendig, wenn zwei Masern-Mumps-Röteln-Impfungen vorausgegangen sind.
Darüber hinaus erfolgt die individuelle Impfung erwachsener Frauen ohne Rötelnantikörper.

Wirksamkeit

Die Effektivität beträgt etwa 95 %.

Nebenwirkungen

Fieber, Impfexanthem, Lymphadenopathie und Arthralgien können, vorwiegend bei Adoleszentenimpfungen, auftreten.

Kontraindikationen

Bei Säuglingen unter einem Jahr sollte die Rötelnimpfung nicht durchgeführt werden (mütterliche Leihimmunität kann den Impferfolg reduzieren).
Schwangerschaft (aber kein Fall der pränatalen Impfschädigung bekannt), Immundefekt außer HIV sowie eine kurz zurückliegende Bluttransfusion oder Immunglobulingabe sind weitere Kontraindikationen.

> **Merke!**
> Die Masern-, Mumps- und Rötelnimpfung wird erstmals im zweiten Lebensjahr durchgeführt.

7.6.11 BCG-Impfung

Impfstoff

Es handelt sich um einen attenuierten, bovinen Mykobakterienstamm (**B**azillus-**C**almette-**G**uerin).

Indikationsimpfungen

Die routinemäßige Impfung mit dem derzeit verfügbaren Impfstoff wird wegen der ungünstigen Nutzen-Risiko-Relation nicht empfohlen.

Wirksamkeit

Eine hämatogene Streuung bei Primärtuberkulose wird nicht mit Sicherheit verhindert. Miliartuberkulose und Meningitis tuberculosa können auch bei geimpften Kindern auftreten.

Nebenwirkungen

- Verlust der Tuberkulindiagnostik
- Impfulzera
- Regionale Lymphknoteneinschmelzung (Inzidenz 1:200–1:2000)
- BCG-Knochentuberkulose (Inzidenz 1:5000–1:100 000)
- Generalisierte BCG-Tuberkulose bei primären Immundefekten.

7.7 Pilzinfektionen

Tab. 7.9 Übersicht wichtiger Pilzinfektionen: DHS-System.

Dermatophyten Tinea	Hefen und Sprosspilze	Schimmelpilze
Trichophyten Epidermophyten	Kandida Kryptokokken Trichosporen	Aspergillen

7.7.1 Tinea

Definition

Hauterkrankungen durch keratinophile Dermatophyten, die nach ihrer Lokalisation bezeichnet werden.

Ätiologie

Trichophyten und Epidermophyten; bei *Tinea capitis, faciei* und *corporis* erfolgt die Übertragung meist durch Tiere. Bei *Tinea pedum* erfolgt die Übertragung meist von Mensch zu Mensch (Schwimmbäder, Sporthallen, Duschen).

Nomenklatur

- Trichophytie: Dermatophytose in behaarten Arealen
- Epidermophytie: Dermatophytose in unbehaarten Arealen
- Onychomykose: Nagelbefall.

Klinik

Tinea capitis profunda: Behaarter Kopf, Wimpern, Augenbrauen sind betroffen und weisen scheibenförmige, scharf begrenzte, randbetonte und sich randwärts ausdehnende Herde mit Rötung, Schuppung und follikulären Pusteln auf. Pilze dringen an den Haaren in die Tiefe und bilden abszedierende Knoten mit eitriger Sekretion. Im erkrankten Areal kann es zu Haarausfall kommen. Eine nuchale Lymphknotenschwellung sowie Fieber können begleitend auftreten. **Tinea manuum et pedum:** An palmae, plantae und interdigital treten dyshidrosiforme, hyperkeratotisch-rhagadiforme oder mazerativerosive Hautveränderungen auf.
Tinea unguium ist bei Kindern selten, sie kann u.U. im Rahmen einer Fußmykose mit gelber Verfärbung, Dystrophie, Splitterung und distaler Abhebung des Nagels auftreten.

Diagnostik

- Pilznachweis: mikroskopischer Hyphennachweis im Nativpräparat
- Pilzkultur.

Therapie

Lokal: Chinosolumschläge, Imidazolderivate (z.B. Canesten®)
Systemisch wird Fluconazol p.o. verabreicht.

7.7.2 Kandidiasis

Definition

Entzündliche Erkrankung, meist durch *Candida albicans*, mit Befall von Haut, Schleimhäuten und Organen, häufig im Rahmen von Störungen der körpereigenen Abwehr.

Ätiologie

Kandida ist der häufigste Erreger von Pilzerkrankungen im Kindesalter und physiologischer Saprophyt der Schleimhäute. Gehäufter Nachweis erfolgt in Kliniken. Die Pathogenität für den Menschen entsteht erst durch Begünstigung der Vermehrung, z.B. durch Antibiotika- oder Zytostatikatherapie, Immundefekte oder Verweilkatheter. Bei Säuglingen in den ersten drei Lebensmonaten kann es auch ohne prädisponierende Faktoren zur raschen Kandidaüberwucherung kommen.

Klinik

Stomatitis (Mundsoor): weiße, mit dem Spatel nicht abstreifbare Beläge, bei Ablösung leicht blutend.
Windeldermatitis: Rötung, Schuppung, Erosionen, Mazeration im Windelbereich.

Vulvovaginitis: Rötung, Schwellung, Beläge, Juckreiz, Pusteln und Erytheme.
Balanitis candidomycetica: entzündliche Bläschen, Papeln an Glans und Präputium.
Hautkandidose: blassgelbe Makulae und Blasen auf rotem Grund, später nässend, hochrot. Pathognomonisch: Satelliten in der gesunden Haut um die flächige Dermatitis.
Chronische mukokutane Kandidiasis: gleichzeitiger Befall von Haut, Schleimhäuten und Nägeln. Tritt bevorzugt bei T-Zell-Defekt, IgA-Mangel und erworbener Immunschwäche auf!
Kandidasepsis: gefürchtete Komplikation immunsuppressiver Therapien. Unspezifische Symptome sind Fieber, Hepatosplenomegalie und rascher Verfall.
Lungenkandidose: häufigste Organmykose die mit unspezifischen klinischen und röntgenologischen Zeichen einhergeht.

Diagnostik

- Direkter Pilznachweis: Mikroskopie, Anzüchtung
- Antigen- und Antikörpernachweis im Serum.

Therapie

Lokal: Nystatin, Mikonazol, Amphotericin B
Systemisch: Amphotericin B in Kombination mit 5-Flucytosin, Fluconazol
Allgemein: zuckerarme Ernährung! Feuchtigkeit bekämpfen.

Prognose

Sie ist allgemein gut, bei systemischer Beteiligung jedoch ernst (abhängig vom Immunstatus).

> **Merke!**
> *Candida albicans* ist der häufigste Erreger von Pilzerkrankungen im Kindesalter.

7.7.3 Aspergillose

Ätiologie

Aspergillus fumigatus, A. flavus, A. niger u.a. Die Inhalation der Sporen ist häufig, da Aspergillen ubiquitär präsent sind. Prädispositionen sind Immunsuppression, Tuberkulose und zystische Fibrose.

Klinik

Allergische bronchopulmonale Aspergillose: Sie tritt bei Patienten mit chronischen Lungenerkrankungen (zystische Fibrose, Asthma bronchiale) gehäuft auf und manifestiert sich anfangs mit den Symptomen einer obstruktiven Atemwegserkrankung. Dyspnoe und braunblutiger Auswurf sind weitere Symptome.
Aspergillome sind isolierte Pilzknoten, die in bestehenden pulmonalen Hohlräumen (Kaverne, bronchigene Zyste) wachsen und nicht in das Lungengewebe infiltrieren. Intermittierender Husten ist oft das einzige Symptom.
Invasive Aspergillosen kommen fast ausschließlich bei immunsupprimierten Patienten vor und können alle Organe betreffen. Sie gehen mit schlechtem Allgemeinzustand, hohem Fieber und Husten einher.

Diagnose

- Mikroskopischer Nachweis
- Kulturen aus Sputum oder Bronchialsekret
- Serologie
- IgE hoch, Eosinophilie
- Röntgen-Thorax: weiche, diffuse Infiltrate, bei Ansiedelung in präformierten Höhlen (Tbc), Rundherd mit apikaler Luftsichel.

Therapie

Bei einer invasiven Aspergillose ist die intravenöse Verabreichung von Amphotericin B und 5-Fluorocytosin erforderlich. Häufig kann eine chirurgische Intervention, z.B. eine Nasennebenhöhlenausräumung, notwendig sein.

7.8 Wurmerkrankungen

7.8.1 Infektionen mit Nematoden (Fadenwürmer)

Askardiasis

Ätiologie

Die Eier von *Ascaris lumbricoides* (Spulwurm) haften an mit Fäkalien gedüngtem Gemüse. Die Aufnahme erfolgt fäkal-oral und befällt nur Menschen. Eier gelangen in den Dünndarm, wo die Larven ausschlüpfen. Die Larven durchbohren die Darmwand und gelangen in die Gefäße. Von dort erfolgt über Blut und Lymphe der Transport in die Lunge und über Bronchien und Trachea in den Rachenraum, wo sie verschluckt werden und erneut in den Dünndarm gelangen. Hier erfolgt die Heranreifung zum Wurm.

Klinik

Meist besteht ein nur geringes Krankheitsgefühl mit „Nabelkoliken" und Übelkeit. Im Larvenstadium kommen Husten, Fieber und Pneumonien hinzu. Vereinzelt kann es zu Ileus, Ikterus oder Appendizitis kommen. Gallenwegsobstruktionen sind möglich. Der Wurmaustritt erfolgt oral und anal (☞ Abb. 7.22).

Diagnostik

- Würmer und Wurmeier im Stuhl
- Labor: Eosinophilie
- Röntgen-Thorax: evtl. eosinophiles Lungeninfiltrat Löffler.

Therapie

Pyrantel-Embonat wird einmalig oder Mebendazol über drei Tage verabreicht. Eine Wiederholung nach zwei Wo-

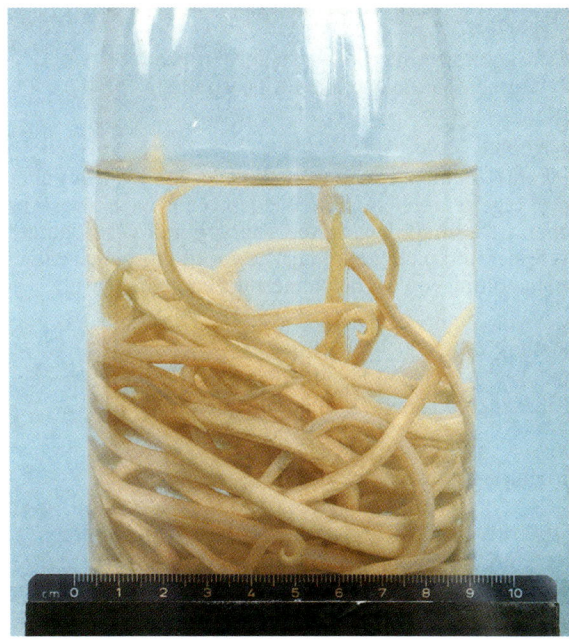

Abb. 7.22: Spulwürmer.

chen ist erforderlich, da die Therapie nur gegen adulte Würmer und nicht gegen Larven wirkt!

Prophylaxe

Gründliches Waschen oder Blanchieren von Rohkost ist die wichtigste Präventivmaßnahme.

Enterobiasis

Ätiologie

Es handelt sich um eine häufige Wurmerkrankung bei Kindern durch *Oxyuris vermicularis* (Madenwurm). Die Übertragung erfolgt fäkal-oral von der Perianalregion Infizierter oder über Staub, Bettwäsche und Kleidung. Im Dünndarm entstehen Larven aus verschluckten Eiern, die in wenigen Tagen zur Geschlechtsreife heranwachsen und zum Zökum wandern, wo die Kopulation stattfindet. Die Weibchen legen im Mastdarm und perianal ihre Eier ab. Durch digitale Autoinfektion (Kratzen) gelangen die Eier von den Fingernägeln zum Mund.

Klinik

Das klinische Leitsymptom ist der perianale Pruritus. Allgemeinsymptome treten nicht auf.

Tab. 7.10 Übersicht wichtiger Wurmerkrankungen.

Nematoden (Fadenwürmer)	Trematoden (Saugwürmer)	Zestoden (Bandwürmer)
Ascariasis (Spulwurm)	Fasciola hepatica (Leberegel)	Taenia saginata
Oxyuriasis (Madenwurm)		Taenia solium (Schweinebandwurm)
Trichuriasis (Peitschenwurm)		
Toxocara (Hunde-, Katzenspulwurm)		
Trichinen		

Diagnose

- Inspektion Anus/Stuhl: weiße Würmer
- Wurmeier auf perianalem Klebestreifen.

Therapie

Pyrantel-Embonat wird einmalig oder Mebendazol über drei Tage verabreicht. Eine Wiederholung nach zwei Wochen ist erforderlich, da die Therapie nur gegen adulte Würmer und nicht gegen Larven wirkt! Die gleichzeitige Behandlung von Mitbewohnern ist empfehlenswert.

> **Merke!**
> Die Enterobiasis ist eine häufige Wurmerkrankung bei Kindern, die fäkal-oral übertragen wird.

Trichuriasis

Ätiologie

Es handelt sich um eine Infektion mit *Trichuris trichiura* (Peitschenwurm). Die Aufnahme der Eier erfolgt über gedüngtes Gemüse. Der Wurm besiedelt den Dickdarm und den Blinddarm, wo er sich in die Schleimhaut „einbohrt".

Klinik

Meist ist die Erkrankung harmlos. Bei längerfristigem Befall kann es jedoch zu hypochromer Anämie und Gewichtsstillstand kommen. Ein massiver Befall führt zu Durchfällen, Kolitis mit Blutungen und Tenesmen. Die in die Schleimhaut eingebohrten Würmer treten oft mit einem Rektumprolaps zu Tage.

Therapie

Die Behandlung erfolgt mit Mebendazol über drei Tage. Die Anämiebehandlung ist wichtig!

Prophylaxe

Gründliches Waschen oder Blanchieren von Rohkost ist die wichtigste Präventivmaßnahme.

Toxokariasis

Ätiologie

Es handelt sich um eine Infektion mit *Toxocara canis* (Hundespulwurm) und *Toxocara cati* (Katzenspulwurm). Die Eier werden mit dem Kot der Tiere ausgeschieden. Die Infektion des Menschen erfolgt durch Ingestion von Eiern auf kontaminierter Erde. Im Dünndarm verlassen die Larven die Eier, penetrieren die Darmwand und wandern über Blut und Lymphe als Larva migrans visceralis in verschiedenste Organe, z.B. Gehirn, Lunge, Leber und als Larva migrans ocularis ins Auge. Es bilden sich eosinophile Granulome.

Klinik

In Abhängigkeit von der aufgenommenen Menge an Wurmeiern kann es zu lang anhaltenden Störungen des Allgemeinbefindens mit unklaren Schmerzen, schlechtem Gedeihen, Anorexie, Hepatomegalie und Fieber kommen. Typisch ist eine Lungenbeteiligung mit Husten, Giemen, Dyspnoe und Auswurf.

Am schwerwiegendsten ist die zumeist einseitige okuläre Toxokariasis, die mit Chorioretinitis, Endophthalmitis oder Papillitis mit konsekutivem Strabismus, Skotom oder Visusverschlechterung einhergeht.

Diagnose

- Ausgeprägte Leukozytose mit Eosinophilie
- Hypergammaglobulinämie
- Anämie
- Nachweis spezifischer Antikörper
- Leberbiopsie (nicht routinemäßig indiziert): Nachweis eosinophiler Granulome mit Larven.

Therapie

Albendazol wird über vier Wochen gegeben, bei okulärem Befall in Kombination mit Kortikosteroiden. Die Behandlung ist nicht immer erfolgreich.

Prophylaxe

Die Haustiersanierung ist entscheidend.

Trichinose

Ätiologie

Es handelt sich um eine Infektion mit *Trichinella spiralis*. Die Übertragung erfolgt meist durch rohes Schweinefleisch, sie ist durch Fleischbeschau selten geworden. Trichinen leben im Dünndarm von Säugetieren. Befruchtete Weibchen dringen in die Darmwand ein und setzen die Larven in den Lymphbahnen ab. Jungtrichinen gelangen über die Lymphe in das Blut und zur Muskulatur. Dort dringen sie in Muskelfasern ein, es kommt zu lokalem Zerfall, Abkapselung durch Bindegewebe und Verkalkung. Eingeschlossene Trichinen bleiben über viele Jahre entwicklungsfähig, entwickeln sich aber nur weiter, wenn sie mit dem umgebenden Muskelfleisch in einen neuen Wirt gelangen. Die Freisetzung im Darm des neuen Trägers geschieht durch Andauung der Kapsel.

Klinik

Die Symptomatik beginnt sieben bis zehn Tage nach der Ingestion.
Intestinale Phase: Zunächst besteht ein allgemeines Krankheitsgefühl mit Bauchschmerzen, Erbrechen und Diarrhö. Anschließend wird die Muskulatur befallen.
Muskuläre Phase: Es treten Muskelschmerzen, Müdigkeit, Fieber, Augenschwellungen, Konjunktivitis und Eosinophilie auf. Der Befall der Atemmuskulatur kann zu Atemnot und Pneumonie führen.
ZNS-Befall: Es treten Symptome einer Meningitis, fokale Paresen bis hin zur Lähmung der Extremitäten, Erlöschen der Muskeleigenreflexe und eine periphere Neuropathie auf. Eine Myokarditis kann begleitend bestehen. Exantheme kommen vor.

> **Merke!**
> Die Trias Lidödeme, Muskelschmerzen und Fieber ist charakteristisch für die Trichinose.

Diagnostik

- Eosinophilie (50–80 %)
- CK im Serum häufig erhöht
- Nachweis spezifischer Antikörper
- Intrakutantest: wird ab der zweiten Woche positiv.

Therapie

Albendazol oder Mebendazol sollte über mindestens eine Woche verabreicht werden.

7.8.2 Infektionen mit Trematoden (Saugwürmer)

Fasziolose

Ätiologie

Infektion mit *Fasciola hepatica* (großer Leberegel) oder *Dicrocoelium lanceolatum* (kleiner Leberegel).
Schnecken fungieren als Zwischenwirt, feuchte Gräser sind passive Zwischenträger. Es erfolgt die Besiedelung des Darms von Pflanzenfressern und Ausscheidung der Eier mit dem Kot. Nach der oralen Infektion kommt es zur Penetration der Darmwand und zum Befall der Leber.

Klinik

Fieberhafte Allgemeinerscheinungen und eine schmerzhafte Hepatomegalie sind die klinischen Symptome.

Diagnostik

- Leukozytose und Eosinophilie
- Mikroskopischer Nachweis von Leberegeleiern in Stuhl und Duodenalsaft
- Nachweis spezifischer Antikörper.

Therapie

Triclabendazol ist gut wirksam.

7.8.3 Taeniasis

Infektion mit Taeniasis saginata (Rinderbandwurm)

Ätiologie

Es handelt sich um eine Infektion mit *Taenia saginata* (Rinderbandwurm), die häufigste Bandwurminfektion bei Kindern. Der Zwischenwirt Rind nimmt Bandwurmeier mit Gräsern von jauchegedüngten Wiesen auf. Die Larven schlüpfen im Rinderdarm aus, wandern durch die Darmwand in die Gefäße und über das Blut und die Muskulatur, wo die Einkapselung stattfindet (Finne). Die Finne wird bei Genuss rohen Rinderfleischs aufge-

nommen, sie stülpt sich aus, haftet an der Darmwand und bildet Proglottiden. Der Bandwurm wächst bis zu einer Länge von 10 m heran! Glieder lösen sich ab und werden einzeln ausgeschieden.

Klinik

Es bestehen keine oder nur uncharakteristische Symptome. Bauchschmerzen, Gewichtsverlust, Heißhunger, Myalgien können auftreten.

Diagnostik

- Bandwurmglieder auf der Stuhloberfläche
- Mikroskopisch: Proglottiden
- Eosinophilie.

Therapie

Niklosamid ist das Medikament der Wahl.

Prophylaxe

Kein rohes Fleisch essen, sondern durchbraten, kochen oder einfrieren.

> **Merke!**
> Ein Befall mit *Taenia saginata* führt zur häufigsten Bandwurminfektion bei Kindern.

Infektion mit Taeniasis solium (Schweinebandwurm)

Ätiologie

Taenia solium; der Infektionsweg ist ähnlich wie bei Infektion mit dem Rinderbandwurm. Der Schweinebandwurm erreicht eine maximale Länge von drei bis vier Metern. Die Infektion mit ihm tritt allerdings seltener auf.

Klinik

Der im Darm sitzende Wurm verursacht kaum Symptome. Es droht jedoch die Gefahr der Zystizerkose als Folge einer Selbstinfektion (anal-orale Übertragung von Eiern oder Hochwürgen von Bandwurmgliedern). Es können Sehstörungen oder eine basale Meningitis auftreten.

Diagnostik

Wie Rinderbandwurm.

Therapie

Niklosamid ist auch hier das Medikament der Wahl. Bei einer Zystizerkose wird Praziquantel eingesetzt.

8 Immunologie

8.1 Primäre Immundefektsyndrome

Über 70 primäre Immundefekte sind zurzeit bekannt. Die kumulative Inzidenz aller primären Immundefekte beträgt 1:10 000. Wir unterscheiden primäre B-Zell-Defekte, primäre T-Zell-Defekte und kombinierte Immundefekte. Darüber hinaus können sekundäre Immundefekte, z.B. im Rahmen von Virusinfektionen, auftreten.

Klinische Leitsymptome bei primären B-Zell-Defekten

Es besteht eine erhöhte Anfälligkeit für **bakterielle** Infektionen mit wechselnder Lokalisation und häufigen Rezidiven: Otitis media, Sinusitis, Pneumonie, Gastroenteritis. Besonders im frühen Kindesalter treten systemische bakterielle Infektionen auf: Sepsis, Meningitis, Arthritis. Symptome, die auf eine gestörte Immunregulation schließen lassen, sind Hyperplasien der lymphatischen Organe (Lymphadenopathie, Hepatosplenomegalie).

Klinische Leitsymptome bei primären T-Zell-Defekten

Es besteht eine erhöhte Anfälligkeit für Infektionen durch **Viren, Pilze, Parasiten** und **intrazelluläre Bakterien**. Rezidivierende Infektionen, die weder spontan noch unter antibiotischer Therapie vollständig ausheilen, sind charakteristisch.

Diagnostik
☞ Tabelle 8.1.

8.1.1 B-Zell-Defekte

Definition

Immundefekte, bei denen es gehäuft zu Infektionen mit pyogenen Bakterien, vor allem Staphylokokken, Pneumokokken, Meningokokken und *Haemophilus influenzae* nach dem sechsten Lebensmonat kommt, wobei die Immunantwort auf Viren, Pilze und intrazelluläre Bakterien (Mykobakterien, Mykoplasmen) weitgehend ungestört ist.

Transitorische Hypogammaglobulinämie

Definition

Hypogammaglobulinämie, die über den sechsten Lebensmonat hinaus persistiert.

Epidemiologie

Die Häufigkeit der transitorischen Hypogammaglobulinämie ist wahrscheinlich relativ hoch, besonders bei Frühgeborenen. Mädchen und Jungen sind gleich häufig betroffen. Es gibt nur wenige gut dokumentierte Fälle.

Pathogenese

Ein Differenzierungsdefekt mit verzögerter Reifung der T-Helfer-Funktion führt zur Hypogammaglobulinämie.

Tab. 8.1 Übersicht diagnostischer Maßnahmen bei Verdacht auf Immundefekt.

Unspezifisches Immunsystem	Humorales Immunsystem	Zelluläres Immunsystem
Zahl neutrophiler Granulozyten	Immunglobuline quantitativ	Lymphozytenzahl
Thrombozytenzahl	B-Zellen quantitativ	T-Zellen quantitativ
Jolly-Körperchen	B-Zell-Typisierung	CD4-, CD8-Zellen quantitativ
Komplementsystem: C_3, C_4, CH_{50}	IgG-Subklassen	Lymphozytenstimulationstests
Granulozytenfunktionstests	Impfantikörper	Hauttests
NK-Zell-Funktionstests	Lymphozytenstimulationsteste	HLA-Typisierung
Molekulargenetik	Molekulargenetik	Zytokine
Komplementsystem: C_3, C_4, CH_{50}		Molekulargenetik

Klinik

Es besteht eine erhöhte Anfälligkeit gegenüber bakteriellen Infektionen mit vermehrtem Auftreten von **Otitiden** und **Sinusitiden,** die jedoch gut auf eine antibiotische Therapie ansprechen.

Diagnostik

- Isolierte Erniedrigung von IgG im Serum
- Die Bildung von Impfantikörpern ist trotz Hypogammaglobulinämie normal: wichtiges Unterscheidungskriterium gegenüber bleibenden Formen der Hypogammaglobulinämie!

Therapie

In der Regel ist keine Therapie notwendig. Bei schweren bakteriellen Infektionen kann eine Immunglobulinsubstitution durchgeführt werden.

Prognose

Sie ist sehr gut.

Selektiver IgA-Mangel

Definition

Häufigster, autosomal-rezessiv oder -dominant vererbter Immundefekt mit isoliertem Fehlen von IgA im Serum und sekretorischem IgA, der zu rezidivierenden Infektionen der oberen Luftwege, des Gastrointestinal- und des Urogenitaltrakts führt.

Epidemiologie

Der selektive IgA-Mangel ist mit einer Häufigkeit von 1:500 der häufigste genetisch bedingte Immundefekt.

Pathogenese

Es handelt sich um eine Reifungsstörung IgA-produzierender Zellen.

Klinik

Die Erkrankung bleibt häufig asymptomatisch. Infektionen betreffen hauptsächlich die Atemwege, den Gastrointestinal- und den Urogenitaltrakt. Allergien, zöliakieähnliche Symptome, Autoimmunerkrankungen und maligne Tumoren treten gehäuft auf. Schwere Symptome bestehen, wenn gleichzeitig ein IgG-Subklassendefekt vorliegt.

Diagnostik

- Serum-IgA < 5 mg/dl bei völligem Fehlen von sekretorischem IgA
- Begleitend kann ein IgG-Subklassendefekt vorliegen (IgG2)
- IgM ist oft erhöht.

Therapie

Bei schweren Infektionen und gleichzeitigem IgG-Mangel kann unter Umständen eine Immunglobulinsubstitution durchgeführt werden.

Klinik

Cave! Bei komplettem Fehlen von IgA kann es durch die Anwendung von Immunglobulinpräparaten, die IgA enthalten, zu anaphylaktischen Reaktionen kommen, weil im Patientenserum Isoantikörper gegen IgA vorhanden sein können.

Infantile Agammaglobulinämie (M. Bruton)

Definition

X-chromosomal-rezessiv vererbter Defekt der B-Zell-Bildung, der mit einer schweren Hypogammaglobulinämie einhergeht.

Epidemiologie

Die Häufigkeit beträgt 1:100 000.

Pathogenese

Es handelt sich um eine Störung der Differenzierung von Prä-B-Zellen zu B-Zellen durch Defekt der B-Zell-Proteintyrosinkinase. Typisch sind das Fehlen von Keimzentren in den Lymphknoten und eine retikuläre Verdichtung von Lymphknoten mit Kapselfibrose. Thymus und zelluläre Immunität sind nicht betroffen.

Klinik

Die Symptomatik beginnt bei betroffenen Jungen nach dem sechsten Lebensmonat, wenn die Konzentration passiv übertragener mütterlicher Antikörper im Serum abfällt. Es kommt zu schweren rezidivierenden Infektionen durch Pneumokokken, Staphylokokken und *Haemophilus influenzae*, die sich als Pneumonie, Diarrhö, Otitis, Sepsis und Meningitis manifestieren. Trotz rezidivierender Infektionen bestehen weder eine Lymphadenopathie noch eine Splenomegalie, weil eine Hypoplasie des lymphatischen Gewebes vorliegt.

Diagnostik

- IgG, IgA, IgM und IgE stark vermindert
- Fehlen zirkulierender B-Zellen
- Impfantikörper werden nicht gebildet (DD: transitorische Hypogammaglobulinämie).

Therapie

Es erfolgen regelmäßige intravenöse Immunglobulingaben in einer Dosierung von 100–200 mg/kg KG in drei- bis vierwöchentlichen Abständen mit dem Ziel, eine Serum-IgG-Konzentration von 300–600 mg/dl zu erreichen.

Prognose

Unter oben genannter Therapie lassen sich systemische Infektionen meist verhindern. Viele Patienten entwickeln eine chronische Lungenerkrankung mit chronischer Bronchitis, Bronchiektasen, Pulmonalfibrose und Cor pulmonale.

Merke!
Bei der infantilen Agammaglobulinämie Bruton fehlt auf Grund der begleitenden Hypoplasie des lymphatischen Gewebes typischerweise eine Lymphadenopathie oder Splenomegalie!

8.1.2 T-Zell-Defekte

Definition

Immundefekte, bei denen Infektionen mit Viren, Pilzen und Mykobakterien in der Säuglingsperiode zu schwersten systemischen Erkrankungen führen.

Di-George-Syndrom

Definition

Immundefekt, der meistens durch eine Mikrodeletion 22q11.2 verursacht wird und mit kraniofazialer Dysmorphie, Hypoparathyreoidismus, kongenitalem Herzfehler und Thymusaplasie einhergeht.

Epidemiologie

Die Häufigkeit beträgt 1:5000 bis 1:10 000.

Pathogenese

Eine frühembryonale Entwicklungsstörung im Bereich der dritten und vierten Schlundtasche führt zu einer Hy-

poplasie von Thymus (zellulärer Immundefekt) und Epithelkörperchen (Hypoparathyreoidismus). Eine Mikrodeletion 22q11.2 liegt in etwa 90 % der Fälle vor.

Klinik

Die Patienten zeigen eine **kraniofaziale Dysmorphie** mit Epikanthus, kurzer Nase mit antevertierten Nasenlöchern, Fischmund (umgekehrte V-Form), wobei die Oberlippe häufig die Unterlippe überdeckt, kurzem Philtrum, Mikroretrognathie und runden, breiten Ohrmuscheln (☞ Abb. 8.1). **Herzfehler,** insbesondere Aortenbogenanomalien (unterbrochener oder rechter Aortenbogen, Truncus arteriosus, Fallot'sche Tetralogie) aber auch Ventrikelseptumdefekte oder ein persistierender Ductus arteriosus sind weitere Leitsymptome. Die meisten Patienten zeigen eine **Entwicklungsverzögerung**, 30–40 % der Patienten entwickeln einen Minderwuchs. Eine ausgeprägte Hypokalzämie, die meist schon im Neugeborenenalter auftritt, führt häufig zu **Krampfanfällen** und **Tetanie.** Ein schwerer **zellulärer Immundefekt** mit rezidivierenden Infekten durch Viren, Pilze und Mykobakterien liegt in 10 % der Fälle vor.

Merke!
Das Akronym „CATCH 22" (**C**ardial, **A**bnormal Face, **T**hymic Hypoplasia, **C**left Palate, **H**ypocalcemia, del **22**q11.2) beschreibt die Symptomenvielfalt bei Di-George-Syndrom.

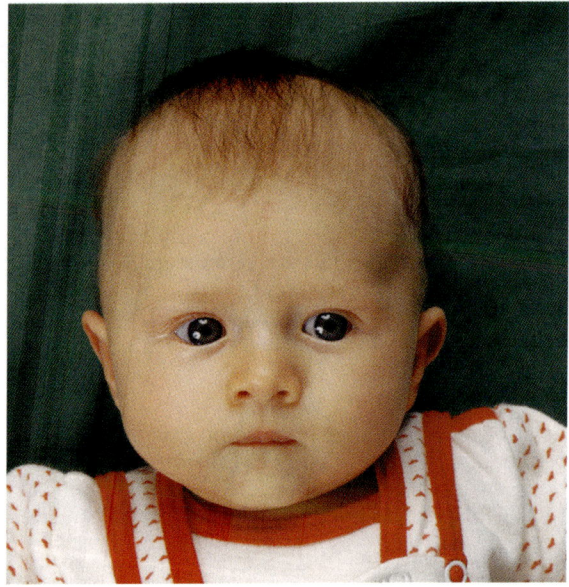

a

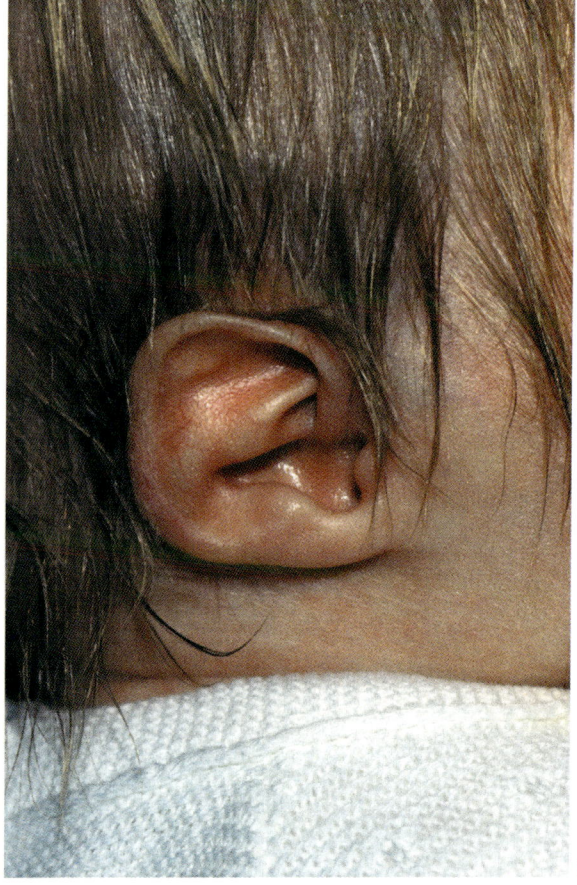

b

Abb. 8.1 a und b: a) Typische kraniofaziale Dysmorphie bei Di-George-Syndrom mit Epikanthus, kurzer Nase mit antevertierten Nasenlöchern und Fischmund, bei dem die Oberlippe die Unterlippe überdeckt. b) Runde, breite Ohrmuschel bei Di-George-Syndrom.

Diagnostik

- Hypokalzämie, Hyperphosphatämie, Parathormon im Serum nicht nachweisbar
- T-Lymphozyten stark vermindert, B-Lymphozyten im Normbereich
- Beeinträchtigung der Antikörpersynthese durch Defekt der T-Helfer-Zellen möglich
- Nachweis der Mikrodeletion 22q11.2.

Therapie

Die symptomatische Therapie besteht in der Verabreichung von Kalzium und Vitamin D. Die Knochenmarkstransplantation oder eine Transplantation von fetalem Thymusgewebe kann bei Vorliegen eines kompletten Di-George-Syndroms den Immundefekt korrigieren.

Prognose

Ohne Therapie des Immundefekts ist die Lebenserwartung gering. Außerdem ist sie stark abhängig vom Ausmaß der begleitenden Fehlbildungen. 80 % der Kinder mit komplettem Di-George-Syndrom versterben im ersten Lebensjahr.

8.1.3 Kombinierte T- und B-Zell-Defekte

Definition

Erkrankungen mit Störungen sowohl der humoralen als auch der zellulären Immunität.

Schwerer kombinierter Immundefekt

Definition

Beim schweren kombinierten Immundefekt („Severe Combined Immunodeficiency", SCID) handelt es sich um die am schwersten verlaufende Gruppe von Immundefektsyndromen mit meist vollständigem Fehlen sowohl der B- als auch der T-Zell-Funktion. Die Vererbung erfolgt autosomal- oder X-chromosomal-rezessiv.

Epidemiologie

Der schwere kombinierte Immundefekt tritt mit einer Häufigkeit von 1 : 25 000 auf.

Einteilung und Pathogenese

B-positiver SCID: Diese X-chromosomal-rezessiv vererbte Form ist mit 50–60 % am häufigsten. T-Lymphozyten und NK-Zellen fehlen, B-Zellen sind nachweisbar, aber funktionslos. Da die B-Zellen sogar vermehrt sein können, liegt meist keine Lymphozytopenie vor. Die Ursache sind Mutationen im Gen, das die „Common-χ-Chain" kodiert. Diese Kette ist Bestandteil zahlreicher Interleukinrezeptoren, z. B. für IL-7, das für die intrathymische T-Zellentwicklung von zentraler Bedeutung ist. Die autosomal-rezessive Form des B-positiven SCID wird durch Mutationen im *JAK-3-Kinase*-Gen verursacht.
B-negativer SCID: Es liegt eine ausgeprägte Lymphozytopenie oder Alymphozytose vor, da B- und T-Zellen vollständig fehlen. Die hochgradige Lymphozytenausreifungsstörung ist Folge einer defekten V(D)J-Rekombination des T-Zell-Rezeptors und der Immunglobuline durch Mutationen im *RAG1*- und *RAG2*-Gen.

Omenn-Syndrom („SCID mit Eosinophilie"): Bei meist fehlenden B-Zellen können zirkulierende aktivierte T-Zellen nachgewiesen werden, die Haut, Leber und andere Organe infiltrieren. Das T-Zell-Rezeptor-Repertoire ist eingeschränkt, worauf die Dysfunktion der T-Zellen mit Ausbildung autoimmunologischer Aktivitäten beruht. Die klinischen Symptome ähneln denen einer Graft-versus-Host-Reaktion.
ADA- und PNP-Mangel: In 10 % der SCID-Fälle beruht der Immundefekt auf einer Purinstoffwechselstörung durch Defekt der Adenosindeaminase (ADA) oder der Purinnukleosidphosphorylase (PNP). Lymphatische Zellen verfügen physiologischerweise über besonders hohe Aktivitäten dieser Enzyme und werden bevorzugt geschädigt, die Zellproliferation wird gehemmt.
Retikuläre Dysgenesie: Schwerste Form eines angeborenen Immundefekts mit dem Vollbild eines SCID und zusätzlicher Agranulozytose durch eine hämatopoetische Reifungsstörung.
MHC-Expressionsdefekt: Bei fehlender Expression der MHC-Klasse-II-Antigene ist die Anzahl von B- und T-Lymphozyten normal, ihre Funktion jedoch gestört.

Klinik

Nicht tastbare Lymphknoten, fehlendes tonsilläres Gewebe und fehlendes Thymusgewebe sind die klinischen Leitsymptome eines SCID. Die Symptome beginnen in der Regel im Alter von zwei bis drei Monaten. Rezidivierende intestinale Infektionen führen zu einer schweren **Gedeihstörung,** rezidivierende pulmonale Infektionen zu **respiratorischer Insuffizienz.** Eine ausgeprägte oropharyngeale **Candidiasis** ist charakteristisch. Eine häufig lebensbedrohliche Komplikation ist die **Pneumocystis-carinii-Pneumonie.** Eine BCG-Impfung führt in der Regel zu einer äußerst schweren generalisierten BCG-Infektion und ist strengstens kontraindiziert.

Diagnostik

- Lymphozytopenie (nicht obligat), oft Eosinophilie, Thrombozytose
- Thymusaplasie (Röntgen Thorax)
- Immunglobuline im Serum erniedrigt
- T-Zellen vermindert, B-Zellen variabel
- Lymphozytenstimulationstest pathologisch
- Impfantikörper fehlen
- Mutationsanalyse.

> **Merke!**
> Lebendimpfungen sind bei schweren kombinierten Immundefekten verboten!

Therapie

Kausale Therapie: Die Rekonstitution eines funktionstüchtigen Immunsystems kann durch eine Knochenmarktransplantation erreicht werden. Die Patienten benötigen keine GVH-Prophylaxe. Der ADA-Defekt war die erste Erkrankung, bei der erfolgreich eine Gentherapie durchgeführt werden konnte. Außerdem konnten klinische Erfolge mit einer Enzymersatztherapie erzielt werden.
Symptomatische Therapie: frühzeitige, aggressive antibiotische Therapie bei Infektionen, PCP-Prophylaxe

mit Cotrimoxazol. Blutprodukte müssen vor der Verabreichung zwingend bestrahlt werden und sollten CMV-frei sein. Lebendimpfungen sind kontraindiziert.

Prognose

Unbehandelt verläuft die Erkrankung innerhalb des ersten Lebensjahrs tödlich.
Bei Diagnosestellung innerhalb der ersten drei Lebensmonate können 95 % der Patienten erfolgreich transplantiert werden.

Merke!

Beim schweren kombinierten Immundefekt handelt es sich um einen pädiatrischen Notfall!

Wiskott-Aldrich-Syndrom

Definition

X-chromosomal-rezessiv vererbte Erkrankung, die durch die klinische Trias Ekzem, Thrombozytopenie und rezidivierende opportunistische Infektionen gekennzeichnet ist.

Pathogenese

Mutationen im Wiskott-Aldrich-Syndrom-(WAS-)Gen führen zu Störungen der zellulären Signalübertragung. Durch die Einschränkung der Aktinpolymerisierung kommt es zur verminderten Thrombozytenbildung aus Megakaryozyten.

Klinik

Erste petechiale, **thrombozytopenische Blutungen** können bereits kurz nach der Geburt auftreten, später kommen gastrointestinale und intrakranielle Blutungen hinzu. Früh entwickelt sich ein **Ekzem**, das einer atopischen Dermatitis ähnelt (☞ Abb. 8.2). Zu einer Störung der humoralen Immunität kommt es bereits im ersten Lebensjahr, die T-Zell-Immunität ist zunächst normal, nimmt dann aber progredient über mehrere Jahre ab. Im zweiten Lebensjahr treten rezidivierende **opportunistische Infektionen,** z.B. Otitiden, Pneumonien, Septikämien und Meningitiden, bevorzugt durch Pneumokokken, *Haemophilus influenzae*, Meningokokken oder *Pneumocystis carinii* auf. Autoimmunphänomene (Arthritis, Vaskulitis, hämolytische Anämie) kommen hinzu. Die Inzidenz lymphoretikulärer Malignome ist erhöht.

Diagnostik

- Hochgradige Thrombozytopenie
- IgM erniedrigt, IgG normal, IgA, IgD und IgE erhöht
- Impfantikörper vermindert
- Schwere Lymphozytopenien nach dem sechsten Lebensjahr
- Mutationsanalyse.

Therapie

Kausale Therapie: Die Rekonstitution eines funktionstüchtigen Immunsystems kann durch eine Knochenmarktransplantation erreicht werden. Die Gentherapie befindet sich im Entwicklungsstadium.

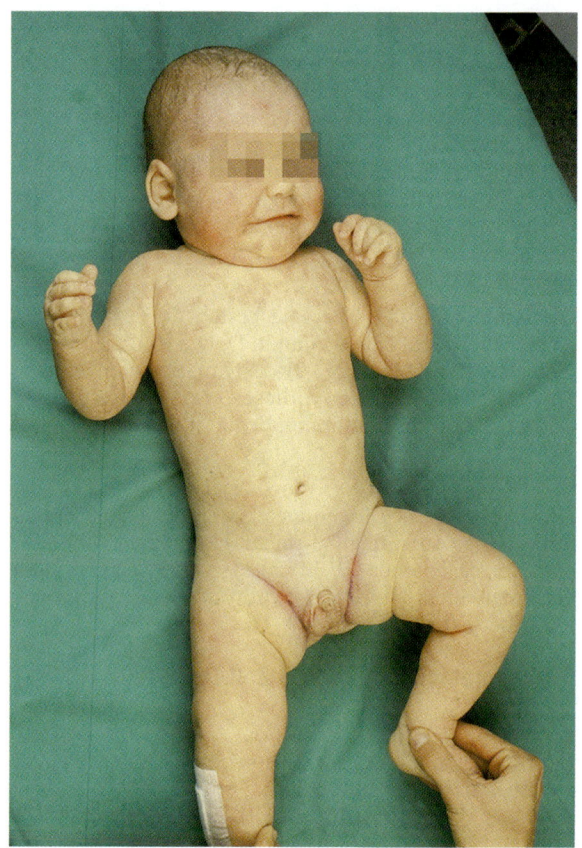

Abb. 8.2: Ekzem bei Wiskott-Aldrich, das der atopischen Dermatitis sehr ähnelt.

Symptomatische Therapie: Eine frühzeitige, aggressive antibiotische Therapie ist bei Infektionen erforderlich. Zur PCP-Prophylaxe wird Cotrimoxazol, zur Pneumokokkenprophylaxe Penicillin V verabreicht. Immunglobuline werden substituiert. Bei bedrohlichen Blutungen werden bestrahlte Thrombozytenkonzentrate transfundiert. Durch eine Splenektomie kann die Thrombozytenzahl zwar normalisiert werden, die Gefahr einer Pneumokokkeninfektion steigt jedoch. Lebendimpfungen sind kontraindiziert!

Prognose

Sie hat sich durch o.g. Therapiemaßnahmen deutlich verbessert. Todesursachen sind Infektionen (60 %), akute Blutungen (30 %) und Malignome (5 %).

Ataxia teleangiectatica (Louis-Bar-Syndrom)

Definition

Autosomal-rezessiv vererbte Erkrankung, die mit der klinischen Trias zerebelläre Ataxie, okulokutane Teleangiektasien und rezidivierende bronchopulmonale Infektionen assoziiert ist.

Pathogenese

Mutationen im *ATM*-Gen führen zu einem Defekt von DNA-Reparaturmechanismen nach Schädigung und zu einer erhöhten Empfindlichkeit der Zellen gegenüber ionisierenden Strahlen. Es besteht eine massiv erhöhte

Chromosomenbrüchigkeit an den Chromosomen 7 und 14, die Regionen betrifft, die für die Entwicklung des Immunsystems von Bedeutung sind. Funktionelle immunologische Störungen entstehen durch eine Störung der Signaltransduktion zwischen Zytoplasma und Kern.

Klinik

Die **zerebelläre Ataxie** tritt meistens im zweiten Lebensjahr auf, später kommen eine Choreoathetose, extrapyramidale Symptome und eine geistige Retardierung hinzu. Die **Teleangiektasien** entwickeln sich zwischen dem dritten und fünften Lebensjahr, zunächst an den Konjunktiven, dann an den Ohren, im Schulter-Hals-Bereich und an den Beugeseiten der Arme. Viele Patienten entwickeln **endokrinologische Symptome** (z. B. gestörte Glukosetoleranz, hypergonadotroper Hypogonadismus) und **Störungen der Leberfunktion.** Der **Immundefekt** führt zu rezidivierenden bronchopulmonalen Infektionen, die Inzidenz maligner Erkrankungen (Leukämie, Lymphome, Karzinome) ist erhöht.

Diagnostik

- Selektiver IgA-Mangel in 50–80 % der Fälle
- IgE erniedrigt, IgM erhöht, IgG-Subklassendefekt in 50 % der Fälle (IgG_2 und IgG_4)
- Lymphopenie, T-Zell-Defekt, CD4-CD8-Verhältnis erniedrigt
- Leberfunktionstests pathologisch
- Alpha-Fetoprotein erhöht, CEA erhöht
- FSH erhöht
- Thymusdysplasie
- Testung der Chromosomenbrüchigkeit und der Zell-Radiosensitivität
- Mutationsanalyse.

Therapie

Eine kurative Therapie steht nicht zur Verfügung. Die Knochenmarktransplantation korrigiert nur den Immundefekt und wird nicht empfohlen. Symptomatische Maßnahmen sind eine frühzeitige, aggressive antibiotische Therapie bei Infektionen, eine PCP-Prophylaxe mit Cotrimoxazol und eine Immunglobulinsubstitution bei Hypogammaglobulinämie (IgA-arme Präparate bei IgA-Mangel!). Lebendimpfungen sind kontraindiziert.

Prognose

Die Lebenserwartung ist eingeschränkt. Die häufigsten Todesursachen sind pulmonale Infektionen, Bronchiektasen und Malignome.

Hyper-IgE-Syndrom

Definition

Autosomal-dominant vererbter primärer Immundefekt mit der Trias aus Ekzem, rezidivierenden Infektionen von Haut und Atemwegen und massiv erhöhtem IgE im Serum.

Pathogenese

Eine verminderte Aktivität von TH1-Zellen bei Überwiegen der TH2-Aktivität führt zu IgE-Erhöhung und Eosinophilie.

Klinik

Bereits in den ersten Lebenswochen entwickelt sich eine chronische **Dermatitis** mit abszedierenden Staphylokokkeninfektionen. Später treten auch rezidivierende eitrige Infektionen der oberen Luftwege auf, die zu **Pneumatozelen** führen. Häufigste Erreger sind *Staphylococcus aureus* und *Haemophilus influenzae*. Darüber hinaus kommt es zu wiederholten **Kandidainfektionen**. Mit zunehmendem Alter vergröbern sich typischerweise die Gesichtszüge. Eine **Osteoporose** sowie **Zahnanomalien** (Persistenz der Milchzähne mit doppelter Zahnreihe) sind häufig.

Diagnostik

- Serum IgE > 2000 U/ml
- Eosinophilie bis 50 %
- Nachweis hoher IgE-Antikörperkonzentrationen gegen *S. aureus* und *C. albicans*
- T-Zell-Defekt
- Hauttests sind immer negativ.

Therapie

Eine kausale Behandlung ist nicht verfügbar. Symptomatische Maßnahmen sehen eine staphylokokkenwirksame antibiotische Dauerprophylaxe sowie die Immunglobulinsubstitutionen bei hoher Infektanfälligkeit vor. Hautabszesse erfordern meist eine chirurgische Behandlung. Die mukokutane Kandidiasis spricht gut auf orale Triazole an.

8.2 Sekundäre Immundefektsyndrome

Verschiedene Grunderkrankungen sowie verschiedene Noxen können die kindliche Abwehr in so erheblichem Maße beeinträchtigen, dass eine gesteigerte Anfälligkeit gegenüber Infektionen auftritt. In Abhängigkeit davon, ob bevorzugt das B-Zell- oder das T-Zell-System betroffen ist, kommt es vermehrt zu bakteriellen oder viralen/mykotischen Infektionen. In den meisten Fällen besteht der erworbene Immundefekt nur passager und verschwindet mit Besserung der Grunderkrankung oder Elimination der auslösenden Noxe. Insgesamt werden sekundäre Immundefektsyndrome viel häufiger beobachtet als kongenitale Immundefekte. Tabelle 8.2 fasst die häufigsten Ursachen sekundärer Immundefekte zusammen.

Tab. 8.2 Übersicht der häufigsten Ursachen sekundärer Immundefekte.

B-Zell-System	T-Zell-System
lymphoretikuläre Neoplasien	Virusinfektionen:
renaler Proteinverlust	HSV, HHV-6, HBV
enteraler Proteinverlust	Masern, Influenza A
Verbrennungen	und B, HIV
Rachitis	akute Leukämien
Unterernährung	ionisierende Strahlen
Asplenie	Zytostatika
EBV-Infektion	

167

8.3 Impfungen bei Immundefekt

Patienten mit Immundefekten können nicht adäquat auf Schutzimpfungen reagieren. Besonders durch Lebendimpfstoffe können sie gefährdet werden, tödliche Verläufe nach BCG-, Masern- und oraler Polioimpfung sind bekannt. Impfungen mit Lebendimpfstoffen sind deshalb in vielen Fällen kontraindiziert.

Explizit erlaubt sind **Lebendimpfungen** bei selektivem IgA-Mangel, IgG-Subklassendefekten, Komplementdefekten und Asplenie. Die Varizellenimpfung ist bei seronegativen Kindern mit onkologischen Erkrankungen, die seit mindestens zwölf Monaten in Remission sind und eine Lymphozytenzahl von $> 1200/\mu l$ aufweisen, ausdrücklich indiziert.

Patienten mit B-Zell-Defekten können nach Impfungen nicht adäquat spezifische Antikörper bilden. Sie werden durch Standardimmunglobuline oder spezifische Immunglobulinpräparate (passive Immunisierung) geschützt.

Vor Beginn einer immunsuppressiven Therapie oder einer Organtransplantation sollten Patienten, die älter als 24 Monate sind, zusätzlich zu den Regelimpfungen eine Pneumokokkenimpfung und eine altersentsprechende Hib-Impfung erhalten.

> **Merke!**
>
> Lebendimpfungen sind bei selektivem IgA-Mangel, IgG-Subklassendefekten, Komplementdefekten und Asplenie explizit erlaubt.

9 Rheumatische Erkrankungen

9.1 Juvenile idiopathische Arthritis (JIA)

Definition

Sammelbezeichnung für verschiedene Erkrankungen, die mit chronischer Arthritis eines oder mehrerer Gelenke **vor dem 16. Lebensjahr** mit der Mindestdauer von **sechs Wochen** und dem gemeinsamen Merkmal der chronischen **Synovitis** einhergehen und sich durch die Art des begleitenden extraartikulären Befalls, ihren Verlauf und ihre Prognose voneinander unterscheiden. Synonyma sind juvenile rheumatoide Arthritis (JRA) oder juvenile chronische Arthritis (JCA).

Es existieren mehrere, europäische und amerikanische Klassifikationen. Wir verwenden eine vereinfachte, klinisch sinnvolle Einteilung.

Einteilung der chronischen Arthritiden im Kindesalter

- Systemische Arthritis (Morbus Still)
- Seropositive (RF+) Polyarthritis
- Seronegative (RF-) Polyarthritis
- Frühkindliche Oligoarthritis Typ I
  - persistierend
  - in Polyarthritis übergehend
- Juvenile Oligoarthritis Typ II
- Undifferenzierte Oligoarthritis (große Gruppe von Arthritiden, die die Kriterien der anderen Erkrankungen nicht erfüllen)
- Juvenile Spondylarthropathie
- Psoriasisarthritis.

Merke!

Bei einer **Polyarthritis** sind **fünf oder mehr** Gelenke betroffen, bei einer **Oligoarthritis** sind **ein bis vier** Gelenke betroffen.

Epidemiologie

Gelenkschmerzen sind nach Infekten der oberen Luftwege und Durchfallerkrankungen der dritthäufigste Vorstellungsgrund beim Kinderarzt. In den meisten Fällen handelt es sich um akute transiente Arthritiden (z. B. Co-

xitis fugax oder infektassoziierte Arthritiden). Die Inzidenz der **juvenilen idiopathischen Arthritis** (JIA) beträgt 10:100 000, die Prävalenz 100:100 000. Etwa 60 % der Kinder haben eine Oligoarthritis, die Mehrzahl davon eine frühkindliche Form.

Merke!

Etwa 60 % der Kinder mit juveniler idiopathischer Arthritis haben eine Oligoarthritis, die Mehrzahl davon eine frühkindliche Form.

Pathogenese

Die JIA ist eine Erkrankung noch unbekannter Ursache. Sie wird als Autoimmunerkrankung angesehen, die bei genetischer Prädisposition durch externe Faktoren wie Infektion, Trauma und Stress angestoßen wird und dann einen chronischen Verlauf nimmt. Die Pathogenese ist nicht geklärt.

Pathologische Anatomie

Es kommt zu einer chronischen, nichteitrigen Entzündung der Synovia mit lymphozytärer und plasmazellulärer Zellinfiltration. Die infiltrierenden Zellen produzieren vorwiegend TH1-Zytokine, neben Interferon-γ auch TNF-α. Hyperplasie und Verdickung der Synovia mit Ausdehnung auf den Gelenkknorpel führen zur Pannusbildung. Bei fortschreitender chronischer Synovitis und Synovialproliferation kommt es zur Erosion und Zerstörung des Gelenkknorpels und anderer Gelenksanteile. Rheumatoide Knötchen sind bei Kindern seltener als bei Erwachsenen. Es handelt sich um fibrinoides Material, umgeben von Rundzellinfiltraten. Es kommt zu einer unspezifischen fibrinösen Serositis von Pleura und Perikard.

Diagnostik

- **Laboruntersuchungen:** Sie ermöglichen niemals die Diagnosestellung! Sie können aber bei der Klassifikation, Aktivitätsbestimmung und Verlaufskontrolle unter Therapie hilfreich sein.

- **Sonographie:** Sie ermöglicht einen Ergussnachweis sowie eine Darstellung der Synovialmembranschwellung und entzündlicher Veränderungen von Sehnenscheiden, wie sie sich häufig bei der juvenilen Spondylarthropathie finden.
- **Röntgen**
  - **Frühveränderungen:** Weichteilschwellung, Osteoporose, Periostitis, beschleunigter Epiphysenfugenschluss, Beschleunigung oder Verzögerung des lokalen Knochenwachstums
  - **Spätveränderungen:** Gelenkknorpelerosionen, Gelenkspaltverschmälerung, Zystenbildung im Knochen, Gelenksubluxation, Knochendestruktion, Synostosen
- **Kernspintomographie:** Sie wird heute unter Verwendung von Gadolinium als Kontrastmittel regelmäßig eingesetzt, um das genaue Ausmaß der Gelenkschädigung zu beurteilen.
- **Knochenszintigraphie:** Sie hat heute bei der Diagnostik rheumatischer Erkrankungen im Kindesalter kaum noch Bedeutung.
- **Gelenkpunktion:** Sie wird unter sonographischer Kontrolle durchgeführt. Bei nachgewiesenem Erguss ist sie zum Ausschluss einer eitrigen Arthritis notwendig. Der Erguss wird, soweit möglich, abpunktiert und untersucht.
- **Synoviabiopsie:** Histologischer Nachweis der chronische Entzündung und des synovialen Pannus.

Differentialdiagnose

Nicht jede Arthritis im Kindesalter gehört zur JIA! Eine Vielzahl von Erkrankungen im Kindesalter kann mit Arthritis einhergehen. Die Differenzierung von der JIA ist nicht immer einfach. Tabelle 9.1 fasst die wichtigsten Differentialdiagnosen zur JIA zusammen.

9.1.1 Systemische JIA: Still-Syndrom

Definition

Schwerste klinische Verlaufsform der juvenilen idiopathischen Arthritis mit ausgeprägten extraartikulären Manifestationen, die bei Jungen und Mädchen etwa gleich häufig vorkommt.

Epidemiologie

In etwa 20 % der Fälle mit JIA liegt die systemische Verlaufsform vor. Jungen und Mädchen sind etwa gleich häufig betroffen. Der Altersgipfel liegt bei zwei bis vier Jahren.

Klinik

Die Symptomatik beginnt in der Regel als schwere akute Allgemeinerkrankung mit hohen septischen intermittierenden **Fieberschüben** bei erheblicher Beeinträchtigung des Allgemeinzustands. Es besteht ein makulopapulöses lachsfarbenes **Exanthem,** das vorwiegend am Stamm und an den oberen Extremitäten auftritt, oft nur während des Fiebers besteht und mit Juckreiz einhergeht. Eine **Polyserositis** führt zu Pleuritis, Perikarditis und Aszites, eine Endokarditis tritt nicht auf. Weitere Symptome sind generalisierte **Lymphknotenvergrößerungen** und eine **Hepatosplenomegalie,** eine Iridozyklitis fehlt. Initial fehlen Gelenksymptome. Bei Auftreten einer Arthritis manifestiert sich diese typischerweise an Handgelenken, Ellbogen, Schultern, Hüfte, Knie und Sprunggelenken.

> **Merke!**
>
> Die klinischen diagnostischen Kriterien einer systemischen JIA sind Arthritis und tägliche intermittierende Fieberschübe von mindestens zwei Wochen Dauer und mindestens eines der folgenden Symptome: flüchtiges Exanthem, generalisierte Lymphknotenschwellungen, Hepatomegalie oder Splenomegalie, Serositis.

Tab. 9.1 Wichtige Differentialdiagnosen zur JIA.

Krankheitsgruppe	Untergruppen	Beispiele
Initial auszuschließende DD	septische Erkrankungen	septische Arthritis Osteomyelitis
	neoplastische Erkrankungen	Leukämie, Sarkome
	nicht entzündliche Erkrankungen	Trauma, Hämophilie
Erkrankungen mit Arthritis	Vaskulitis	Purpura Schoenlein-Henoch
		Kawasaki-Syndrom
	Immundefekte	B-Zell-Defekte
	Stoffwechselerkrankungen	familiäres Mittelmeerfieber
		zystische Fibrose
Arthritiserkrankungen	akute transiente Arthritis	Coxitis fugax
	infektassoziierte Arthritiden	Lyme-Arthritis
		akutes rheumatisches Fieber

Diagnostik

- **Labor:** Leukozytose mit Linksverschiebung, Thrombozytose, schwere Anämie, Beschleunigung der BKS, C-reaktives Protein erhöht, Rheumafaktor negativ, ANA negativ
- **Sonographie:** Nachweis von Erguss und Synovialmembranschwellung
- **Röntgen:** bei fortgeschrittener Erkrankung: subchondrale Erosionen, Gelenkspaltverschmälerungen und schwere Destruktionen
- **Kernspintomographie** betroffener Gelenke: detaillierte Gelenksbeurteilung.

Differentialdiagnose

- Bakterielle Sepsis, septische Arthritis!
- Osteomyelitis
- Reaktive Arthritis nach Infektion
- Arthritis bei M. Crohn oder Colitis ulcerosa
- Lupus erythematodes.

Prognose

Die Erkrankung verläuft typischerweise in Schüben. Systemische Veränderungen persistieren meist über Monate und sind dann selbstlimitierend, können jedoch wieder auftreten. Die Arthritis kann über das Ende der systemischen Symptome hinaus bestehen bleiben und chronisch werden. In 20–30 % der Fälle kommt es zu dauerhaften Remissionen, in 35 % zur Defektheilung an Gelenken, bei 25 % der Patienten tritt ein progredient destruktiver Verlauf auf. 5–10 % der Kinder entwickeln eine Amyloidose. Die Mortalität beträgt auch heute noch knapp 1 %.

9.1.2 Seropositive Polyarthritis

Definition

Juvenile chronische Arthritis, die häufiger Mädchen als Jungen betrifft, bevorzugt im späteren Kindesalter auftritt, einen schwereren Gelenkbefall als die seronegative Form aufweist und Ähnlichkeiten zur rheumatoiden Arthritis des Erwachsenenalters aufweist.

Epidemiologie

Bei 5–10 % der Patienten mit JIA liegt diese Form vor. In 80 % der Fälle sind Mädchen betroffen. Die Erkrankung tritt im späten Kindesalter und in der Adoleszenz auf. Es besteht eine Assoziation mit HLA DR_4.

Klinik

Es besteht eine **symmetrische Arthritis kleiner und großer Gelenke.** Sie entspricht der rheumatoiden Arthritis des Erwachsenen mit frühem Beginn. Insgesamt ist die Arthritis schwerer als bei der seronegativen Form, mit raschem Fortschreiten, Gelenkdestruktion und häufig rheumatoiden Knötchen an den Streckseiten der Extremitäten. Begleitend können eine Vaskulitis der kleinen und mittleren Arterien und ein Befall innerer Organe bestehen. Mögliche Allgemeinsymptome der Erkrankung sind Wachstumsstillstand, verzögerte Pubertätsentwicklung, Leistungsknick, Gewichtsabnahme, Lymphadenopathie, milde Hepatosplenomegalie und emotionale Labilität.

Diagnostik

- **Rheumafaktor** definitionsgemäß positiv
- ANA in 25 % der Fälle positiv
- **Sonographie:** Nachweis von Erguss und Synovialmembranschwellung
- **Röntgen:** frühzeitige Erosionen und Destruktionen
- **Kernspintomographie** betroffener Gelenke: detaillierte Gelenksbeurteilung.

Prognose

Sie ist wegen des rasch destruierenden Verlaufs ungünstig.

9.1.3 Seronegative Polyarthritis

Definition

Juvenile idiopathische Arthritis, die hauptsächlich Mädchen betrifft, mehrere kleine und große Gelenke befällt, wenig Allgemeinsymptome zeigt und häufig mit einer recht guten Prognose einhergeht.

Epidemiologie

Bei 25 % der Patienten mit JIA liegt diese Form vor. In 90 % der Fälle sind Mädchen betroffen. Ein Auftreten ist in der gesamten Kindheit möglich. Es besteht eine Assoziation mit HLA DR_1 und DPw_3.

Klinik

Der Altersgipfel liegt zwischen zwei und fünf Jahren. Häufig geht eine längere Phase mit Gedeihstörung, Gewichtsverlust und subfebrilen Temperaturen voraus. Später steht der **Gelenkbefall** im Vordergrund. Immer sind mehr als fünf, meist mehr als acht Gelenke betroffen. Es handelt sich um eine **symmetrische** Arthritis kleiner und großer Gelenke, die Fingergelenke sind typischerweise mit betroffen. In 50 % der Fälle besteht eine Koxarthritis, auch HWS und Kiefergelenke sind häufig betroffen. Es kommt zu Schmerzen, Schwellung, Überwärmung, Ergüssen, veränderter Körperhaltung und gestörtem Bewegungsmuster.

Diagnostik

- Rheumafaktor: definitionsgemäß negativ
- **ANA:** in 75 % der Fälle positiv
- **Sonographie:** Nachweis von Erguss und Synovialmembranschwellung
- **Röntgen:** typische rheumatische Veränderungen betroffener Gelenke
- **Kernspintomographie** betroffener Gelenke: detaillierte Gelenksbeurteilung.

Prognose

Die Prognose ist bei rechtzeitiger Diagnosestellung und Therapie gut. Bei später Diagnosestellung ist es häufig bereits zu funktionell ungünstigen Gelenkskontrakturen, ausgeprägten Achsenfehlstellungen und Muskelatrophien gekommen. Die Restitutio ad integrum beträgt dann nur noch 10 %.

9.1.4 Frühkindliche Oligoarthritis (Typ I)

Definition

Juvenile idiopathische Arthritis, die hauptsächlich Mädchen im früheren Kindesalter betrifft, mit einer asymmetrischen Arthritis von maximal vier Gelenken einhergeht und sehr häufig von einer Iridozyklitis begleitet wird.

Epidemiologie

Mit 40 % der Betroffenen ist die frühkindliche Oligoarthritis die häufigste Form der JIA. In 80 % der Fälle sind Mädchen betroffen. Die Erkrankung tritt stets vor der Einschulung, nicht nach dem sechsten Lebensjahr auf! Der Altersgipfel liegt im zweiten bis dritten Lebensjahr. Es besteht eine Assoziation mit HLA DR_8, DR_5 und DR_6. DR_2 und DR_4 vermitteln wohl einen gewissen Schutz gegenüber der Erkrankung.

Klinik

Die Eltern berichten über motorische Rückschritte, Schwellung eines Knies, Hinken oder Schmerzen beim Wickeln.

Es besteht eine **asymmetrische** Schwellung **großer** Gelenke. Häufig ist nur ein Gelenk, nie sind mehr als vier Gelenke betroffen. Knie, Sprung- und Ellenbogengelenke sind am häufigsten betroffen. Die betroffenen Gelenke sind meist erstaunlich wenig schmerzhaft. Durch die artikuläre Entzündung kommt es zur verstärkten Durchblutung der gelenknahen Metaphysen und damit zum schnelleren Wachstum, wodurch es zu einer Verlängerung des Beins kommen kann. Besteht die Entzündung fort, kommt es zum vorzeitigen Epiphysenfugenschluss und damit u.U. im Vergleich zur Gegenseite zu einer verkürzten Beinlänge. Allgemeinsymptome sind in der Regel wenig ausgeprägt.

Akute Iridozyklitis: Sie tritt in 25 % der Fälle auf und geht mit Rötung, Fremdkörpergefühl, Schmerzen und Lichtscheu einher. Bei der Spaltlampenuntersuchung zeigt sich ein Aufleuchten von Entzündungspartikeln. Sie führt rasch zu bleibenden Veränderungen (☞ Abb. 9.1).

Chronische Iridozyklitis: In 50 % der Fälle mit Iridozyklitis kommt es zur chronischen Form der Augenerkrankung. Sie verursacht keine Symptome mehr. In 70 % treten Defektheilungen auf, in 10 % der Fälle kommt es zur Erblindung! Synechien müssen verhindert werden, da dann die Medikamente nicht mehr wirken.

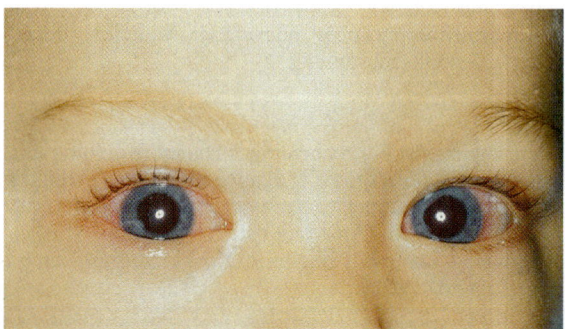

Abb. 9.1: Iridozyklitis.

Merke!

Risikofaktoren für die Entwicklung einer Iridozyklitis sind weibliches Geschlecht, früher Krankheitsbeginn, Arthritisdauer unter vier Jahren und Nachweis von antinukleären Antikörpern. Bei Kindern mit frühkindlicher Oligoarthritis sollten unbedingt augenärztliche Untersuchungen in sechswöchentlichen Abständen durchgeführt werden!

Diagnostik

- Rheumafaktor negativ
- **ANA** in 90 % der Fälle positiv → **Risikofaktor** für Iridozyklitis!
- HLA B_{27} negativ
- **Sonographie:** Nachweis von Erguss und Synovialmembranschwellung
- **Röntgen:** typische rheumatische Veränderungen betroffener Gelenke
- **Kernspintomographie** betroffener Gelenke: detaillierte Gelenksbeurteilung.

Verlauf

Von der „persistierenden" Form der Erkrankung spricht man, wenn zu keinem Zeitpunkt mehr als vier Gelenke betroffen waren. Wenn nach den ersten sechs Monaten mehr als vier Gelenke eine Arthritis zeigen, spricht man von „ausgedehnter" Arthritis.

Spätkomplikationen der Iridozyklitis

Katarakt, Glaukom, Phthysis bulbi, Visusminderung oder Blindheit können die ernsten Langzeitfolgen der begleitenden Augenerkrankung sein.

Prognose

Unter konsequenter Therapie ist die Prognose gut. Bei der Mehrzahl der Kinder kommt es nach Monaten oder Jahren zu einer Remission, Rückfälle sind möglich. Selten kommt es zu schweren Gelenkdestruktionen und Behinderung. Die rechtzeitige Behandlung der Iridozyklitis ist von erheblicher prognostischer Bedeutung, denn 20 % der Kinder mit Iridozyklitis entwickeln eine bleibende Sehstörung.

9.1.5 Juvenile Oligoarthritis (Typ II)

Definition

Juvenile chronische Arthritis, die häufiger ältere Jungen betrifft, typischerweise mit einer asymmetrischen Mono- oder Oligoarthritis großer Gelenke, bevorzugt der unteren Extremitäten, einhergeht und in einem Teil der Fälle in einen M. Bechterew übergehen kann.

Epidemiologie

Bei 20 % der Patienten mit JIA liegt diese Form vor. In 90 % der Fälle sind Jungen betroffen. Der Altersgipfel betrifft das sechste bis 16. Lebensjahr. Die Familienanamnese ist häufig positiv für Oligoarthritis, Spondylitis ankylosans, Reitersyndrom oder Iridozyklitis.

Klinik

Es besteht eine **asymmetrische** Mono- und Oligoarthritis großer Gelenke der unteren Extremitäten. Die Trias **asymmetrische Arthritis, Sehnenansatz- und Rückenschmerzen** ist klinisch wegweisend. Fersenschmerz, plantare Fasciitis und Achillessehnenentzündung sind häufig. Zu einer Beteiligung der Hüftgelenke oder der Sakroiliakalgelenke kommt es häufig bereits im frühen Verlauf. Die periphere Arthritis ist in der Regel gutartig und transitorisch. Sobald röntgenologisch eine Sakroiliitis nachweisbar ist, spricht man von **juveniler Spondylarthritis** (10–15 %). Eine akute Iridozyklitis tritt in 20 % der Fälle auf. Langzeitverlaufsuntersuchungen haben gezeigt, dass ein Teil der Fälle in eine Spondylitis ankylosans (M. Bechterew) übergeht. Die Erkrankung kann jedoch in jedem Stadium zum Stillstand kommen.

Diagnostik

- Rheumafaktor negativ
- ANA negativ
- **HLA B_{27}** in 80–90 % der Fälle positiv
- **Sonographie:** Nachweis von Erguss und Synovialmembranschwellung
- **Röntgen:** typische rheumatische Veränderungen betroffener Gelenke
- **Kernspintomographie:** dynamische Untersuchung der Ileosakralgelenke.

Prognose

Sie ist aufgrund der Heterogenität der HLA-B_{27}-assoziierten Erkrankungen nicht einheitlich. In mehr als 30 % der Fälle kommt es zu Langzeitremissionen. Akute Schübe, oft infektgetriggert, sowie chronisch progrediente Arthritiden kommen vor.

Aufgrund der Vielfalt der verschiedenen Symptome bei unterschiedlichen Subtypen der JIA sind die wichtigsten klinischen und laborchemischen Merkmale noch einmal in Tabelle 9.2 zusammengefasst.

Therapie der JIA

Da die Pathogenese der Erkrankung bisher nicht verstanden ist, kann die Therapie nur symptomatisch sein.

Die wichtigsten Ziele der Therapie sind, den inflammatorischen Prozess zu unterdrücken, Schmerzen zu lindern, Gelenkschäden zu vermeiden und eine normale Entwicklung des Kindes zu gewährleisten.

Physikalische Therapie und Psychologie

Krankengymnastik und Ergotherapie haben bei der Behandlung von Kindern mit JIA eine hohe Bedeutung und sind äußerst wirksam. Die Behandlung muss intensiv sein, oft sind tägliche Therapieeinheiten erforderlich. Die krankengymnastische Behandlung spielt hauptsächlich bei der Beeinflussung von sekundären Gelenkdysfunktionen, die als Folge von Schmerzen und Schonhaltung entstehen, eine wichtige Rolle. Die Ergotherapie befasst sich v.a. mit der Funktion der Hände und versucht, die Beweglichkeit wiederherzustellen bzw. die Funktion zu erhalten. Eine völlige Ruhigstellung von Gelenken ist kontraindiziert. Nachtlagerschienen dienen zur Kontrakturprophylaxe.

Die **psychologische Führung** der Familien ist ein wesentlicher Baustein der Behandlung. Schulungsprogramme helfen den Familien bei der Krankheitsbewältigung und sollen die Kinder motivieren, an der Therapie selbst mitzuwirken.

Medikamentöse Standardtherapie

Nichtsteroidale Antiphlogistika (NSAID)

Sie hemmen die Prostaglandinsynthese durch Hemmung der Zyklooxygenase. Eingesetzt werden Naproxen (15 mg/kg KG/d in 2 ED), Indometacin (3 mg/kg KG/d in 3 ED), Ibuprofen (35 mg/kg KG/d in 3 ED) und Diclofenac (3 mg/kg KG/d in 3 ED).
Die schmerzlindernde Wirkung setzt sofort ein, die Entzündungshemmung kann erst nach einigen Wochen beobachtet werden. Die wichtigsten Nebenwirkungen sind Müdigkeit und Konzentrationsschwäche (Ibuprofen) sowie eine Pseudoporphyrie (Naproxen).

Glukokortikoide

Sie haben eine ausgezeichnete antiphlogistische Wirkung und sind die effektivsten Medikamente in der Therapie rheumatischer Erkrankungen. Sie werden hoch dosiert oral oder i.v. (Prednison, 2 mg/kg KG/d), als

Tab. 9.2 Übersicht der wichtigsten klinischen und laborchemischen Merkmale bei unterschiedlichen Subtypen der JIA.

	M. Still	Polyarthritis, seropositiv	Polyarthritis, seronegativ	Oligoarthritis Typ I, „Kleinmädchenform"	Oligoarthritis Typ II, „Großjungenform"
Relative Häufigkeit	20 %	5–10 %	25 %	40 %	20 %
Geschlecht	m = w	80 % w	90 % w	80 % w	90 % m
Arthritis	wechselnd	symmetrisch	symmetrisch	asymmetrisch	asymmetrisch
Iridozyklitis	nein	nein	selten	12 % chronisch	20 % akut
Sakroileitis	nein	selten	nein	nein	häufig
RF	negativ	100 %	negativ	negativ	negativ
ANA	negativ	75 %	25 %	90 %	negativ
Prognose: schwere Arthritis	25 %	> 50 %	10–15 %	20 %	M. Bechterew

Pulstherapie i.v. (Methylprednisolon, 15–30 mg/kg KG an drei aufeinander folgenden Tagen alle vier Wochen) oder niedrig dosiert oral (Prednison, 0,1–0,25 mg/kg KG/d) verabreicht. Sie werden auch intraartikulär (Triamcinolonhexacetonis, 1 mg/kg KG für das Knie) oder als Augentropfen oder -salbe (Betamethason) eingesetzt. Bei dieser Substanzgruppe sind die große Zahl und die Schwere der Nebenwirkungen in besonderem Maße zu berücksichtigen.

Krankheitsmodifizierende Medikamente

Diese Medikamente sollen nicht die Symptome unterdrücken, sondern den Krankheitsverlauf positiv beeinflussen. Für Methotrexat, Sulfasalazin und Etanercept konnte die Wirksamkeit nachgewiesen werden.

Methotrexat

Der Einsatz dieser Substanz ist indiziert, wenn es unter der Therapie mit einem NSAID über einen Zeitraum von sechs bis zwölf Wochen und/oder nach einer Lokaltherapie mit einem Steroid nicht zu einer klinischen Remission gekommen ist. Wichtige Wirkungsmechanismen von Methotrexat in der Rheumatherapie sind eine Hemmung der RNA-Synthese (Proliferationshemmung), eine Hemmung der Proteinsynthese (zytotoxische Wirkung) sowie die Hemmung von Transmethylierungsreaktionen (antiphlogistische und immunsuppressive Wirkung). Die Substanz wird in einer Dosierung von 10 mg/m^2 KOF p.o. einmal wöchentlich verabreicht. Die häufigsten Nebenwirkungen sind Übelkeit, Erbrechen, Erhöhung der Leberwerte und Stomatitis. Eine begleitende Therapie mit Tetrahydrofolsäure (Folinsäure, 1–5 mg/kg KG/Woche) reduziert die Nebenwirkungen.

Sulfasalazin

Die antiinflammatorische Wirkung von Sulfasalazin wird hier ausgenutzt. Die Substanz kommt insbesondere bei HLA-B$_{27}$-positiven Arthritiden zum Einsatz. Die Dosierung beträgt 50 mg/kg KG/d. Mögliche Nebenwirkungen sind eine reversible Leukozytopenie, hämolytische Anämie, Thrombozytopenie, Methämoglobinämie oder Agranulozytose.

Etanercept

Etanercept ist ein Fusionsprotein aus der extrazellulären Domäne des TNF-Rezeptors, die mit der Fc-Region des humanen IgG-1 fusioniert wurde. Es inhibiert die Wirkung von TNF und damit den Entzündungsprozess. Es wird eingesetzt, wenn auch eine Methotrexattherapie nicht zum gewünschten Erfolg führt. Die Dosierung beträgt 0,4 mg/kg KG zweimal wöchentlich subkutan. Die Nebenwirkungen sind eher mild: Kopfschmerzen und Fieber.

Therapie der Iridozyklitis

Die Uveitis wird mit Steroidtropfen und -salben behandelt. Bei Synechien kommen Mydriatika zum Einsatz. Bei Erfolglosigkeit der Lokaltherapie wird eine systemische Steroidtherapie durchgeführt. Bei einzelnen Patienten ist eine Lensektomie oder Vitrektomie erforderlich.

Alternative Therapieformen

Bei Nichtansprechen auf o.g. Therapiemaßnahmen sollte der Einsatz von Immunsuppressiva (Azathioprin, Cyclosporin A, Cyclophosphamid) erwogen werden. Eine neue Option für die Behandlung von Kindern mit therapieresistenter JIA ist die Stammzelltransplantation. Die verschiedenen Therapieformen bei unterschiedlichen Subtypen der JIA sind in Tabelle 9.3 zusammengefasst.

9.2 Reaktive Arthritis

Definition

Sehr häufig auftretende akute Oligo- oder Polyarthritis, die mehrere Tage oder Wochen nach einer gelenkfernen Infektionserkrankung, insbesondere des Gastrointestinal- oder des Urogenitaltrakts, auftritt.

Epidemiologie

Die Inzidenz der reaktiven Arthritiden beträgt etwa 300:100 000, die Prävalenz 20:100 000.

Tab. 9.3 Stufentherapie der JIA in Abhängigkeit vom klinischen Subtyp.

	Initialtherapie	Therapie bei Nichtansprechen
Systemische JIA (M. Still)	• Prednison • NSAID	• Azathioprin • Etanercept • Cyclosporin A • Cyclophosphamid
Seropositive Polyarthritis	• NSAID • Prednison • MTX	• Etanercept • Cyclosporin A
Seronegative Polyarthritis	• NSAID • MTX	• Steroide intraartikulär • Hydroxychloroquin
Oligoarthritis Typ I	• NSAID	• Steroide intraartikulär • Hydroxychloroquin • MTX
Oligoarthritis Typ II	• NSAID • Sulfasalazin	• Steroide intraartikulär • MTX • Etanercept

Ätiologie

Häufig auftretende auslösende Keime sind *Yersinia enterocolitica*, Shigella, Salmonella, Campylobacter, Röteln, Parvovirus B19, Hepatitis-B- und Coxsackie-Viren.

Merke!
Jeder fieberhafte Infekt kann eine Arthritis auslösen!

Pathogenese

Die wichtigste pathogenetische Grundlage für die Entstehung der reaktiven Arthritis ist der Prozess des „molecular mimicry". Bakterielle oder virale Antigene weisen eine so große Ähnlichkeit mit körpereigenen Antigenen auf, dass T-Zellen, die sich spezifisch gegen das Fremdantigen richten, auch gesunde Zellen angreifen und beseitigen.

Klinik

Die schmerzhafte Gelenkschwellung im Anschluss an eine gastrointestinale, urogenitale oder pulmonale Infektion ist das klinische Leitsymptom. In der Regel handelt es sich um eine **asymmetrische Oligo- oder Monarthritis.** Betroffen sind v.a. Hüfte, Knie oder Sprunggelenk. Schleimhautaphthen können auftreten.
Eine Sonderform der reaktiven Arthritis ist die **Coxitis fugax.** Sie ist die häufigste Arthritis im Kindesalter (Altersgipfel drei bis acht Jahre). Es kommt im Anschluss an einen Infekt der oberen Luftwege zu einer transitorischen, harmlosen Synovitis des Hüftgelenks („Hüftschnupfen") oder des Kniegelenks.
Eine weitere Sonderform ist das **Reiter-Syndrom** (reaktive Arthritis, Konjunktivitis und Urethritis). Die Urethritis verläuft im Kindesalter oft asymptomatisch, die klassische Trias ist im Kindesalter daher selten zu finden.

Diagnostik

- **Leukozytose** und Linksverschiebung
- C-reaktives Protein und BKS erhöht
- Rheumafaktor negativ
- ANA negativ
- **HLA B27** in 50–80 % der Fälle positiv!

Therapie

In der Regel ist die Verabreichung nichtsteroidaler Antiphlogistika bis zum Rückgang der Inflammation ausreichend. Bei nicht zu beherrschender Entzündung werden sog. „krankheitsmodifizierende Substanzen" eingesetzt (siehe Therapie der JIA).

Prognose

Die Prognose der reaktiven Arthritis ist in der Regel günstig, der Verlauf ist häufig selbstlimitierend.

9.3 Juvenile Arthritis psoriatica

Definition

Chronische Arthritis mit Beginn vor dem 16. Lebensjahr, die mit einer Psoriasis verbunden ist und häufig mit Nagelveränderungen einhergeht.

Epidemiologie

Die Häufigkeit beträgt 10 : 100 000.

Klinik

Von juveniler Arthritis psoriatica spricht man, wenn eine Arthritis mit kutaner Psoriasis vorliegt oder eine Arthritis mit drei von vier der folgenden Befunde assoziiert ist: Daktylitis (Schwellung und Rötung der Finger: „Wurstfinger"), Tüpfelnägel oder Onycholyse, psoriasisartiger Hautausschlag, Psoriasis bei Verwandten ersten Grades. Die Arthritis selbst ist überwiegend oligoartikulär. Eine Arthritis im Fingerendgelenk oder Zehenmittelgelenk sowie der Strahlbefall eines Fingers oder einer Zehe sind charakteristisch.

Therapie

Sie wird entsprechend den Empfehlungen für die JIA durchgeführt.

9.4 Rheumatisches Fieber

Definition

Entzündliche Erkrankung des mesenchymalen Gewebes auf Grund einer hyperergisch-allergischen Reaktion der Gelenke, des Herzens und des Gehirns, die zwei bis fünf Wochen nach einer Infektion mit β-hämolysierenden Streptokokken der Gruppe A auftritt.

Epidemiologie

Es handelt sich um die häufigste Ursache der erworbenen Herzaffektion im Kindesalter. Es erkranken überwiegend Schulkinder um das zehnte Lebensjahr. Jungen und Mädchen sind gleich häufig betroffen.

Merke!
Das rheumatische Fieber ist die häufigste Ursache der erworbenen Herzaffektion im Kindesalter.

Ätiologie

Weniger als 3 % der Kinder, die an einer Infektion mit β-hämolysierenden Streptokokken der Gruppe A erkranken, bekommen rheumatisches Fieber. Faktoren, die die Prädisposition beeinflussen, sind Alter sowie genetische und sozioökonomische Faktoren (Faktor X). Die Ätiologie definiert sich daher als Infektion mit Streptokokken der Gruppe A + Sensibilisierung + Faktor X.

Merke!
Ätiologie des rheumatischen Fiebers:
Infektion mit Streptokokken der Gruppe A + Sensibilisierung + Faktor X.

Pathogenese

Die Entstehung des akuten rheumatischen Fiebers ist nicht endgültig geklärt. Die Hypothese der abnormen Immunantwort gegen eine noch ungeklärte Komponente der Streptokokken der Gruppe A ist am wahrscheinlichsten. Dabei schädigen gegen Streptokokken gebildete Antikörper im Rahmen einer durch Antigenstrukturähnlichkeit bedingten Kreuzreaktion Gelenke, Herz und Gehirn. Alternativ wird ein direkt toxischer Effekt von Streptokokken, insbesondere auf das Herz, diskutiert.

Klinik

Zwei bis fünf Wochen nach einer Streptokokkeninfektion (**Angina tonsillaris, Scharlach**) treten Allgemeinsymptome wie Anorexie, Gewichtsabnahme, Blässe, Müdigkeit und abdominelle Schmerzen ohne Hepatosplenomegalie auf. Begleitend besteht **Fieber,** das typischerweise als Kontinua zwischen 38,5 °C und 40 °C verläuft. Die Organmanifestationen betreffen vorwiegend die Gelenke und das Herz, seltener Gehirn und Haut.

Arthritis: In 75 % der Fälle tritt eine asymmetrische Rötung, Schwellung und Überwärmung der großen Gelenke auf. Knie, Ellenbogen und Sprunggelenke sind häufig, Finger, Zehen und Wirbelsäule seltener betroffen. Ein Überspringen auf andere Gelenke ist charakteristisch. Es handelt sich um eine nichterosive Arthritis, d.h., Knorpel- und Knochenläsionen treten nicht auf! Die Symptome verschwinden unter antiphlogistischer Therapie innerhalb von 12–24 Stunden.

Karditis: Das Risiko einer Herzbeteiligung beträgt 40–80 %. Mit jedem Rezidiv steigt die Wahrscheinlichkeit. Es handelt sich um eine Pankarditis mit Beteiligung von Perikard, Epikard, Myokard und Endokard. Eine Mitralinsuffizienz ist in der akuten Phase häufig, später kommt es durch Klappenvernarbung häufig zu Stenosen! Neu auftretende Herzgeräusche sind hinweisend! Klinische Leitsymptome sind Tachykardie sowie Arrhythmien (AV-Block I.–III. Grades). Perikardergüsse können im Rahmen einer Perikarditis auftreten. In schweren Fällen kann es zur akuten Herzinsuffizienz kommen. Sie ist die gefährlichste Komplikation des rheumatischen Fiebers und mit jedem neuen Schub nimmt das Risiko zu. Die kardiale Manifestation des rheumatischen Fiebers ist die einzige, die regelmäßig zu bleibenden Schäden führt.

Chorea minor Sydenham: Sie ist seltener geworden und tritt in höchstens 10 % der Fälle zeitlich verzögert und häufig diskret auf. Die Symptomatik beginnt oft erst nach Monaten. Eine Verschlechterung der Handschrift ist hinweisend. Hinzu kommen Müdigkeit, Muskelhypotonie, ausfahrende, ataktische Bewegungen, Grimassieren, Sprach- und Schluckstörungen und eine hochgradige Bewegungsunruhe. In der Regel kommt es innerhalb von Monaten ohne Residuen zur Restitutio ad integrum.

Erythema anulare: In 10 % der Fälle treten hauptsächlich am Stamm diskrete, blassrötliche, oft ringförmige, schmale Erythemstreifen auf, die variabel und flüchtig sind (☞ Abb. 9.2).

Rheumaknötchen: In 5–10 % der Fälle sind die pathognomonischen subkutanen Knötchen über Knochenvorsprüngen nachweisbar, die schmerzlos und verschieblich sind.

Komplikationen

Die rheumatische Endokarditis ist die einzige ernste Komplikation des rheumatischen Fiebers. Am häufigsten ist die Mitralklappe betroffen, aber auch die Aortenklappe kann befallen werden. Zu einem Befall der Trikuspidalklappe kommt es meistens nur bei Patienten mit signifikanter Mitral- oder Aortenklappenerkrankung und konsekutiver pulmonaler Hypertonie.

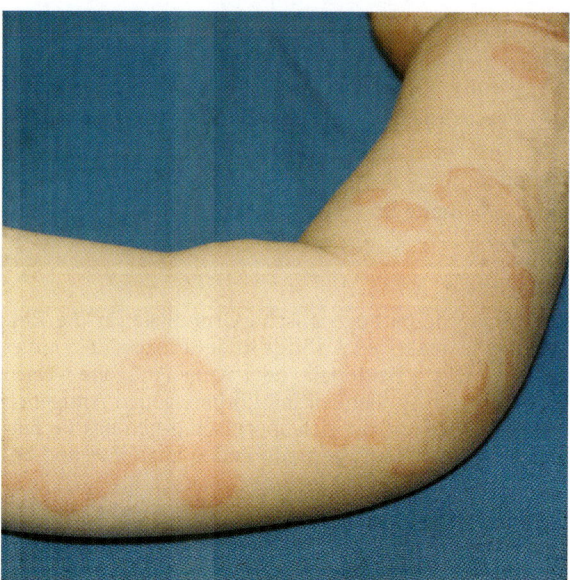

Abb. 9.2: Erythema anulare.

Merke!
Lasègue, 1856: „Das rheumatische Fieber beleckt die Gelenke und das Gehirn, aber es beißt das Herz."

Verlauf

Der klassische zeitliche Verlauf des rheumatischen Fiebers gestaltet sich folgendermaßen: Die Erkrankung beginnt mit Gelenksymptomen zwei bis drei Wochen im Anschluss an eine Pharyngitis, fakultativ begleitet von Karditis oder Erythema anulare. Später, wenn überhaupt, treten Rheumaknötchen oder eine Chorea minor auf. Die Erkrankungsgesamtdauer beträgt drei bis sechs Wochen. Rezidive infolge erneuter Streptokokkeninfektionen sind nicht selten.

Diagnostik

Nach den revidierten Jones-Kriterien ist die Diagnose eines rheumatischen Fiebers sehr wahrscheinlich, wenn zwei Hauptkriterien oder ein Hauptkriterium und zwei Nebenkriterien erfüllt sind.

Checkliste: Revidierte Jones-Kriterien für die Diagnose eines rheumatischen Fiebers.

Hauptkriterien	Nebenkriterien
Karditis	Fieber
Polyarthritis	Arthralgien
Chorea minor	vorausgegangenes rheumatisches Fieber
Erythema anulare	erhöhte BKS und CrP, Leukozytose
Rheumaknötchen	verlängerte PQ-Zeit im EKG

Plus
Nachweis einer Streptokokkeninfektion durch positiven Rachenabstrich oder Antikörpernachweis

- **Labor:** beschleunigte BKS, C-reaktives Protein erhöht, normochrome Anämie, eventuell Leukozytose, gelegentlich unspezifische Gammaglobulinerhöhung; Streptokokkennachweis im Rachenabstrich, Antistreptolysintiter erhöht, Anti-DNAse erhöht, Antihyaluronidase erhöht
- **Röntgen-Thorax** meist unauffällig, evtl. Kardiomegalie
- **EKG:** AV-Block möglich, PQ-Verlängerung, ST-Senkung
- **Echokardiographie:** Nachweis von Klappenveränderungen, Nachweis von pathologischen Flussmustern an veränderten Klappen.

Differentialdiagnose

- Juvenile chronische Arthritis
- Reaktive Arthritis nach anderen Infektionen
- Infektiöse Endokarditis
- Kollagenosen
- Lyme-Borreliose.

Therapie

Schmerztherapie und Entzündungshemmung: Azetylsalizylsäure wird in einer Dosierung von 100 mg/kg KG/d über sechs Wochen verabreicht.
Beseitigung evtl. noch vorhandener Streptokokken: Penicillin V ist das Medikament der Wahl (100 000 IE/kg KG/d p.o. über mindestens zehn Tage, dann 400 000 IE/d als langfristige Prophylaxe).
Therapie der Karditis: Prednison wird in einer Dosierung von 2 mg/kg KG/d über mindestens zwei Wochen verabreicht. Zusätzlich werden symptomatische Maßnahmen durchgeführt.
Therapie der Chorea: In leichten Fällen werden Benzodiazepine, in schweren Fällen wird Haloperidol eingesetzt.

Prophylaxe

Die Rezidivprophylaxe ist die wichtigste Maßnahme zur Eindämmung des rheumatischen Fiebers. Hierzu wird Penicillin V in einer Dosierung von zweimal täglich 200 000 IE oder Benzathin-Penicillin in einer Dosierung von 1,2 Mio. IE/Monat i.m. verabreicht. Die Dauer der Prophylaxe sollte mindestens fünf Jahre betragen und bei einem Rezidiv lebenslänglich durchgeführt werden.

Merke!

Die Rezidivprophylaxe ist die wichtigste Maßnahme zur Eindämmung des rheumatischen Fiebers. Hierzu wird Penicillin V in einer Dosierung von zweimal täglich 200 000 IE oder Benzathin-Penicillin in einer Dosierung von 1,2 Mio. IE/Monat i.m. verabreicht.

9.5 Kawasaki-Syndrom

Definition

Akute systemische Vaskulitis des Kleinkindalters mit den Symptomen Konjunktivitis, Stomatitis und Lymphadenopathie und der gefürchteten kardialen Komplikation mit Aneurysmenbildung, Thrombose und Ruptur der Koronararterien, die zu einer myokardialen Ischämie führt.

Epidemiologie

Die Inzidenz in Deutschland beträgt etwa 9 : 100 000 Kinder unter 5 Jahren. Betroffen sind hauptsächlich Kinder zwischen dem ersten und fünften Lebensjahr. Jungen sind häufiger betroffen als Mädchen. Die Inzidenz ist in Japan wesentlich höher.

Ätiologie

Sie ist weiterhin ungeklärt.

Pathologische Anatomie

Es bestehen schwere entzündliche Zellinfiltrationen der Media und Intima der Koronararterien. Thrombozytenthromben führen zu Verschlüssen kleiner und mittlerer Arterien.

Symptome

Das Vollbild des Kawasaki-Syndroms ist charakterisiert durch sechs Hauptsymptome und eine Reihe mehr oder weniger charakteristischer Nebensymptome.

Hauptsymptome des Kawasaki-Syndroms

- Fieber unbekannter Ursache > 5 Tage
- Akute zervikale Lymphadenopathie (> 1,5 cm)
- Konjunktivitis
- Schleimhautveränderungen von Lippen und Mundhöhle: trockene, hochrote, rissige Lippen, „Erdbeerzunge" (☞ Abb. 9.3 a) und diffuse Rötung von Mundschleimhaut und Pharynx
- Palmar- und Plantarerythem, Schuppung der Finger und Zehen in der zweiten bis dritten Krankheitswoche (☞ Abb. 9.3 b)
- Polymorphes, scharlachähnliches Exanthem.

Nebensymptome sind eine Karditis (Myokarditis und Perikarditis), Erbrechen und Diarrhö, eine schmerzhafte Gelenkschwellung sowie ein Gallenblasenhydrops. Laborveränderungen, die als Nebensymptome gelten, sind eine Proteinurie und Leukozyturie, eine Leukozytose mit Linksverschiebung und eine ausgeprägte Thrombozytose, die charakteristischerweise ab der zweiten bis dritten Krankheitswoche auftritt. Eine Blutkörperchensenkungsbeschleunigung und ein erhöhtes CrP bestehen nahezu regelmäßig. Eine aseptische Meningitis mit geringer Pleozytose und Eiweißvermehrung kann ebenso vorkommen. Häufig bestehen mäßige Aktivitätserhöhung der Aminotransferasen und eine Erhöhung des Bilirubins im Serum.

Diagnosestellung

Die Diagnose eines kompletten Kawasaki-Syndroms ist gestellt, wenn fünf bis sechs Hauptsymptome oder vier Hauptsymptome und Koronaraneurysmen vorliegen. Inkomplette Kawasaki-Syndrome kommen vor, insbesondere im Säuglingsalter. Neben den Laboruntersuchungen, die o.g. Auffälligkeiten ergeben, ist die kardiologische Diagnostik mit EKG und Echokardiographie von entscheidender Bedeutung.

Verlauf

Die Erkrankung verläuft typischerweise in drei Phasen. In der **Akutphase** (7–14 Tage) stehen das hohe Fieber und der schlechte Allgemeinzustand des Kindes im Vor-

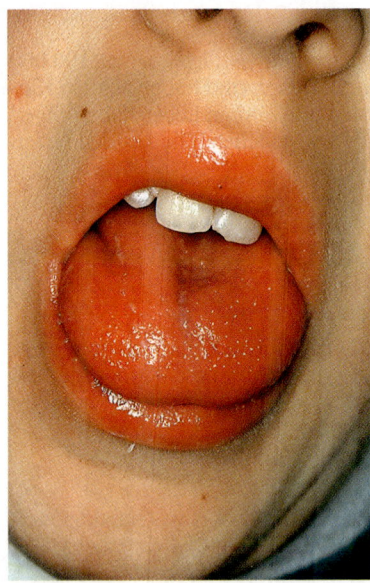

a

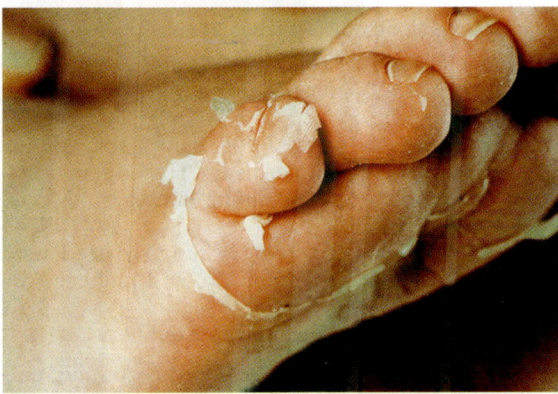

b

Abb. 9.3: a) Untere Gesichtspartie eines Jungen mit seit 6 Tagen bestehendem Fieber bei Kawasaki-Erkrankung: Lacklippen und Erdbeerzunge.
b) Hautschuppung bei Kawasaki-Syndrom. [3]

dergrund. Die Hauptsymptome sind nachweisbar. In der **subakuten Phase** (zweite bis dritte Woche) bilden sich Fieber, Lymphadenopathie und Exanthem zurück. Es kommt zur Hautschuppung an Fingern und Zehen sowie zum Thrombozytenanstieg. In der **Rekonvaleszenzphase** haben sich alle klinischen Symptome zurückgebildet und die Blutsenkungsgeschwindigkeit hat sich normalisiert.

Komplikationen

Die wichtigsten Komplikationen des Kawasaki-Syndroms betreffen das Herz. In der Akutphase manifestiert sich die kardiale Beteiligung als Myokarditis, Perikarditis, Mitral- und Aorteninsuffizienz sowie mit Arrhythmien. Infolge einer akuten Koronararteriitis kann es im subakuten Stadium zu Koronararterienaneurysmen kommen.

Differentialdiagnose

- Scharlach
- Toxic Shock Syndrome
- Leptospirose
- Epstein-Barr-Virus-Infektionen
- Juvenile idiopathische Arthritis
- Masern
- Vaskulitissyndrome.

Therapie

In der akuten Phase werden einmalig hoch dosiert **Immunglobuline** i.v. (2 g/kg KG über zehn Stunden) verabreicht. Fieber und systemische Manifestationen können innerhalb von 24 Stunden ansprechen. Bei früher Gabe kann eine Koronararterienbeteiligung verhindert werden. Begleitend wird **Azetylsalizylsäure** in einer Dosis von 80–100 mg/kg KG/d verabreicht. Nach Entfieberung wird die Dosis auf 3–5 mg/kg KG/d reduziert und über einen Zeitraum von mindestens sechs Wochen zur Thrombozytenaggregationshemmung verabreicht.

Prognose

Sie wird entscheidend durch das Ausmaß der kardialen Beteiligung beeinflusst. In 50 % der Fälle kommt es zu einer spontanen Rückbildung der Aneurysmen. Bei optimaler Therapie beträgt die Letalität 0,5 %.

Merke!
Beim Kawasaki-Syndrom ist eine frühzeitige, aggressive Therapie von entscheidender prognostischer Bedeutung.

9.6 Systemischer Lupus erythematodes

☞ Kapitel Nephrologie.

9.7 Purpura Schoenlein-Henoch

☞ Kapitel Nephrologie.

10 Hämatologie

Physiologie

In der Pränatalphase beginnt die Blutbildung in der zweiten Gestationswoche im Dottersack, später findet sie auch in Leber und Milz statt. Das Knochenmark übernimmt die Blutbildung ab dem siebten Monat. Während der intrauterinen Entwicklung werden drei verschiedene Hämoglobine gebildet **(embryonale Hämoglobine):** Hb-Gower-1 und Hb-Gower-2 dominieren im ersten und zweiten Gestationsmonat, HbF ($\alpha_2\gamma_2$, fetales Hämoglobin) im dritten Monat. Jetzt beginnt bereits die Produktion von HbA1 ($\alpha_2\beta_2$, adultes Hämoglobin). Die Synthese von HbA2 ($\alpha_2\delta_2$) beginnt in der 36. Schwangerschaftswoche.

In der Perinatalphase am errechneten Geburtstermin besteht der rote Blutfarbstoff zu 80 % aus HbF und zu 20 % aus HbA1.

In der Postnatalphase erfolgt der Wechsel von fetalem zu adultem Hämoglobin, der erst sechs bis zwölf Monate nach der Geburt abgeschlossen ist. In den ersten Lebenstagen besteht eine kurzfristige Polyglobulie mit Hämoglobinkonzentrationen um 19,5 g/dl durch Volumenreduktion des Blutes (☞ Tab. 10.1). Nach der Neugeborenenperiode kommt es zu einem stetigen Abfall des Hämoglobinwerts durch Drosselung der Erythropoese. Im Alter von zehn Wochen ist ein Tiefpunkt mit einem durchschnittlichen Hb von 11,5 g/dl erreicht: **Trimenonanämie**. Bei Frühgeborenen ist der Abfall durch inadäquate Erythropoetinproduktion ausgeprägter, der Hämoglobinwert kann bis auf 8 g/dl absinken **(Frühgeborenenanämie).** Die Trimenonreduktionen werden durch eine Rechtsverschiebung der O_2-Dissoziationskurve, also durch eine leichtere Abgabe von Sauerstoff an das Gewebe, kompensiert.

Die Leukozytenzahl steigt innerhalb der ersten Lebenstage steil bis auf Werte um 20 000/µl an: **Neutrophilie mit Linksverschiebung** („Alarmreaktion"). Nach etwa einer Woche fallen die Leukozyten wieder ab und es kommt zur relativen Lymphozytose, die für das gesamte Kindesalter charakteristisch ist (☞ Tab. 10.2).

Tab. 10.1 Durchschnittliche Normwerte des roten Blutbilds im Kindesalter.

	1. Tag	7. Tag	3 Monate	12 Monate	4 Jahre	8 Jahre	12 Jahre
Hb (g/dl)	19,5	17,5	11,5	12,3	12,7	13,8	14,2
Ery (Mio/µl)	5,6	5,2	3,8	4,9	4,7	4,8	4,9
HK (%)	60	55	34	37	38	39	42
MCV (fl)	108	98	88	77	81	81	85

Tab. 10.2 Durchschnittliche Normwerte des weißen Blutbilds im Kindesalter.

	1 Woche	6 Monate	1 Jahr	2 Jahre	4 Jahre	8 Jahre	14 Jahre
Leukozyten (/µl)	11 000	10 000	9000	8500	8000	8000	7000
Neutrophile (%)	45	33	31	41	45	52	58
Lymphozyten [%]	42	59	61	55	45	39	35

10.1 Erkrankungen des roten Systems

Als **Anämie** wird die Verminderung der Hämoglobin-konzentration oder der Erythrozytenzahl unter die Altersnorm bezeichnet. Eine Übersicht liefert folgende Checkliste.

Checkliste: Übersicht der Anämien im Kindesalter nach pathogenetischen Gesichtspunkten.

Inadäquate Produktion	• kongenitale hypoplastische Anämie • erworbene hypoplastische Anämie • transitorische aplastische Anämie • angeborene dyserythropoetische Anämie
Vermehrter Abbau	• angeborene Membrandefekte • immunhämolytische Anämien • Hämoglobinopathien • angeborene intraerythrozytäre Enzymdefekte • toxisch-hämolytische Anämien • mechanisch-hämolytische Anämien
Substrat-mangel	• Eisenmangelanämie • Infektanämie • Vitamin-B$_{12}$- oder Folsäuremangel-anämie • Eiweißmangelanämie • Vitamin-E-Mangel-Anämie bei Säuglingen
Chronische Erkrankung	• Erythropoetinmangel • Eisenmangel • Hämolyse und Dialyse
Eisenverwer-tungsstörung	• sideroblastische Anämie

10.1.1 Eisenmangelanämie

Definition

Weltweit häufigste Ursache der Anämie mit Verminderung der Hämoglobinkonzentration bei zunächst noch normaler Erythrozytenzahl als Folge von Fehlernährung, chronischen Infektionen und Wurmerkrankungen.

Physiologie

Am Ende des ersten Lebensjahrs kommt es zu einem Engpass in der Eisenversorgung. Vor allem Kinder zwischen einem und drei Jahren sind davon betroffen.

Ätiologie

Verminderter Eisenspeicher oder erhöhter Bedarf: prä- oder perinataler Blutverlust, Zwillinge, Frühgeborene, Austauschtransfusionen, relativer Eisenmangel (Polyglobulie) bei zyanotischen Herzfehlern, iatrogen (Blutentnahmen!).

Verminderte Eisenabsorption: alimentär, Malabsorptionssyndrome (Zöliakie, Gastroenteritis).
Erhöhter Eisenverlust: Blutungen (Nasenbluten, Darmpolypen, Colitis ulcerosa, Meckel-Divertikel, Hämangiome).
Gestörte Eisenverwertung: chronisch-rezidivierende Infektionen, Tumoren.

Klinik

Außer bei extremen Formen bestehen wenig Symptome wie Blässe, Müdigkeit, Abgeschlagenheit, Tachykardie und systolische Herzgeräusche.

Merke!
Ein chronischer Eisenmangel im Kindesalter führt langfristig zu Entwicklungs- und Intelligenzdefiziten, da Eisen ein wichtiger Kofaktor der Neurotransmittersynthese ist. Er sollte daher ernst genommen und sorgfältig behandelt werden!

Diagnostik
- **Blutbild:** mikrozytäre hypochrome Anämie: MCV erniedrigt, Mikrozytose
- **Blutausstrich:** Hypochromie, Anulozyten (☞ Abb. 10.1), Anisozytose, Poikilozytose
- Erythrozytenzahl normal bis erhöht, Retikulozytenzahl normal
- Serumeisen erniedrigt, Serumferritin erniedrigt, Eisenbindungskapazität erhöht.

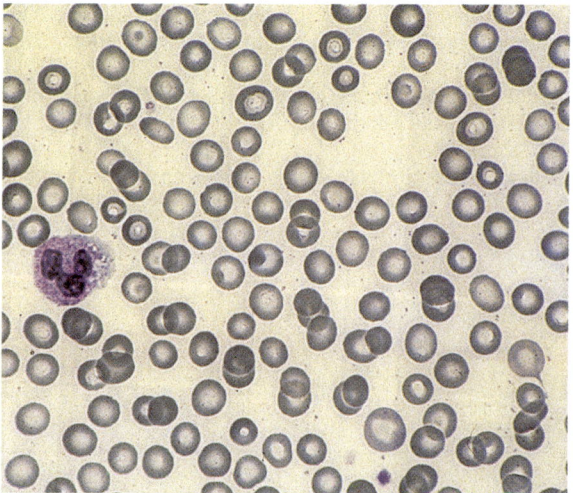

Abb. 10.1: Eisenmangelanämie. Blutausstrich. Zahlreiche Anulozyten und Mikrozyten. May-Grünwald-Giemsa, Vergr. 600fach. [7]

Therapie

Ein Eisenmangel bedarf einer oralen Substitution zweiwertiger Eisensalze in einer Dosierung von 6 mg/kg KG/d über mindestens vier Monate. Einige Tage nach Therapiebeginn kommt es zu einem Anstieg der Retikulozyten. Eine Normalisierung der Hämoglobinkonzentration ist nach etwa zwei Monaten zu erwarten. Eine parenterale Eisengabe ist nur bei Resorptionsstörungen oder oraler Unverträglichkeit indiziert. Die Dosierung errechnet sich wie folgt: erforderliche mg Eisen = kg KG × Hb-Differenz in g/dl × 3,5.

Merke!

Ein Versagen einer oralen Eisentherapie kann folgende Ursachen haben: Unterdosierung, mangelnde Compliance, Erbrechen, Diarrhö, Malabsorption, Folsäure- oder Vitamin-B_{12}-Mangel oder Fortbestehen einer chronischen Grunderkrankung (Infektion, Blutung, Tumor).

10.1.2 Megaloblastäre Anämie

Definition

Makrozytäre Anämie mit oder ohne Leukopenie, Thrombozytopenie und typischen Veränderungen in der Knochenmarkzytologie vor allem durch Störungen des Vitamin-B_{12}-oder Folsäurestoffwechsels.

Pathogenese

Es handelt sich um eine Störung der DNA-, RNA- und Proteinsynthese bei Verarmung an Vitamin B_{12} und/oder Folsäure. Leukozyten, Thrombozyten und andere rasch proliferierende Gewebe, z.B. Darmschleimhautzellen, sind ebenfalls betroffen.

Ätiologie

Vitamin-B_{12}-Mangel: Er entsteht bei ungenügender Zufuhr (z.B. streng vegetarische Ernährung, parenterale Ernährung ohne Vitamin-B_{12}-Substitution), bei ungenügender Resorption (Malabsorptionssyndrome, Mangel an Intrinsic Factor) oder bei ungenügendem Transport (Transcobalamin-II-Mangel).
Folsäuremangel: Er tritt bei ungenügender Zufuhr (z.B. streng vegetarische Ernährung, Ziegenmilchernährung, parenterale Ernährung ohne Folsäuresubstitution) bei ungenügender Resorption (Malabsorptionssyndrome) oder bei gesteigertem Verbrauch bzw. verminderter Synthese von Tetrahydrofolsäure, der aktiven Form (Medikamente, z.B. Antiepileptika, Methotrexat) auf.

Klinik

Blässe, Appetitlosigkeit, Gedeihstörung, Infektanfälligkeit sind unspezifische Symptome. Eine leichte Hepatomegalie, gelegentlich auch eine geringgradige Splenomegalie können bestehen. Bei chronischem Vitamin-B_{12}-Mangel kommt es zusätzlich zu atrophischer Glossitis, Parästhesien, Ataxie, Erlöschen der Muskeleigenreflexe und Hirnatrophie. Bei alleinigem Folsäuremangel bestehen in der Regel keine neurologischen Symptome!

Diagnostik

- **Blutbild:** normochrome makrozytäre Anämie: MCV stark erhöht, oft sehr niedrige Erythrozytenzahl
- **Blutausstrich:** Makrozyten, Anisozytose, Poikilozytose, kernhaltige rote Zellen
- Rechtsverschiebung: Auftreten überalterter hypersegmentierter Granulozyten
- Retikulozytenzahl erniedrigt, Granulozytenzahl erniedrigt, Thrombozytopenie möglich
- LDH stark erhöht
- **Knochenmarkdiagnostik:** für die Diagnose entscheidend. Es finden sich Reifungsstörungen aller Zelllinien, Megaloblasten mit feinkörnig strukturiertem Kern und einer der Kernreifung vorauseilenden Hämoglobinisierung; Riesenstabkernige sind charakteristisch
- Ätiologische Differenzierung: Vitamin B_{12} im Serum, Folsäure im Serum, Schilling-Test.

Therapie

Vitamin-B_{12}-Mangel: Bei Fehlernährung oder vermehrtem Bedarf wird Cyanocobalamin in einer Dosierung von 50 µg/d verabreicht, sonst erfolgt die lebenslängliche parenterale Substitution mit initial 1 mg i.m. täglich, dann 0,5 mg i.m. vierteljährlich.
Folsäuremangel: Er wird mit 1–5 mg i.m./d über fünf Tage, dann mit 2,5 mg p.o./d über 14 Tage substituiert.
Bei erfolgreicher Therapie kommt es zu einem Retikulozytenanstieg.

10.1.3 Kongenitale hypoplastische Anämie: Blackfan-Diamond-Anämie

Definition

Seltene Form der angeborenen Anämie mit Manifestation im frühen Säuglingsalter und einem Mangel an Präkursoren roter Blutzellen in einem sonst unauffälligen Knochenmark.

Ätiologie

Die Ätiologie ist ungeklärt, ein familiäres Auftreten sowie die Assoziation mit Fehlbildungen lassen genetische Grundlagen vermuten.

Klinik

Die klinische Manifestation erfolgt im zweiten bis sechsten Lebensmonat mit einer hochgradigen **Anämie,** die bei Ausbleiben von Bluttransfusionen zu tödlichem Herzversagen führt. Initial besteht keine Hepatosplenomegalie, sie entwickelt sich erst später. In 25 % der Fälle liegen zusätzlich **kongenitale Fehlbildungen** (kraniofaziale Dysmorphie und triphalangeale Daumen) vor und häufig kommt es zu Kleinwuchs.

Diagnostik

- **Blutbild:** ausgeprägte Anämie bei fehlenden Retikulozyten
- Normochrome makrozytäre Anämie: Erythrozyten normochrom, MCV erhöht
- Serumeisen und -ferritin erhöht
- HbF-Konzentration erhöht
- Im **Knochenmark** findet sich eine isolierte Aplasie der Erythropoese.

Therapie

Prednisontherapie: Zwei Drittel der Patienten sprechen auf eine hoch dosierte Therapie an und es kommt zu einer Regeneration der Erythropoese. Im weiteren Verlauf kann die Prednisondosis sukzessive reduziert werden. In 50 % der Fälle ist eine niedrig dosierte Dauertherapie erforderlich.

Bluttransfusionstherapie: Bei Versagen der Prednisontherapie müssen regelmäßige Transfusionen in zwei- bis vierwöchentlichen Abständen durchgeführt werden. Zur Eiseneliminiation und Reduktion der sekundären Hämosiderose werden Chelatbildner (Desferrioxamin) verabreicht.

Knochenmarktransplantation: Sie wird bei Patienten durchgeführt, die nicht auf Kortikosteroide ansprechen und einen HLA-identischen Spender haben.

Prognose

Bei ausbleibendem Therapieerfolg durch Kortikosteroide ist ein Überleben ohne regelmäßige Bluttransfusionen nicht möglich. Im späten Kindesalter besteht das Problem der Hämosiderose. Es kommt zu sekundärem Hypersplenismus mit Leuko- und Thrombozytopenie, Diabetes mellitus, Wachstumsretardierung und häufigem Ausbleiben der Pubertät. Es entwickelt sich eine chronische Kardiomyopathie. Trotz begleitender Desferrioxamintherapie versterben die meisten Patienten in der zweiten Lebensdekade an chronischem Herzversagen.

10.1.4 Erworbene hypoplastische Anämien

Einfache hyporegeneratorische Anämie

Definition

Milde, meist passagere Anämie im Rahmen von verschiedenen Allgemeinerkrankungen.

Ätiologie

Chronisch-infektiöse Prozesse sind am häufigsten, dazu kommen Nierenerkrankungen und Hypothyreosen.

Klinik

Die Symptome der Grunderkrankung stehen im Vordergrund. Die Anämie verursacht wenig Symptome.

Diagnostik

- **Blutbild:** milde Anämie
- Verkürzung der Erythrozytenlebenszeit.

Therapie

Die Beseitigung der zugrunde liegenden Störung ist am wichtigsten. Die Gabe von Eisen ist nicht sinnvoll, Transfusionen sind nicht erforderlich. Bei Niereninsuffizienz ist die Verabreichung von Erythropoetin sinnvoll.

Akute transitorische aplastische Anämie

Definition

Im Kindesalter nicht selten auftretende schwere, immer reversible aplastische Anämie, wahrscheinlich als Folge eines Autoimmunprozesses gegen unreife Vorstufen von Blutzellen im Knochenmark.

Epidemiologie

Dia akute transitorische aplastische Anämie ist im Kindesalter häufig!

Pathogenese

Es wird vermutet, dass vorausgehende Virusinfektionen einen Autoimmunprozess gegen unreife Vorstufen roter Blutzellen auslösen.

Klinik

Die Manifestation erfolgt meist im Alter zwischen sechs Monaten und drei Jahren. Die zuvor gesunden Kinder werden meistens wegen starker Blässe vorgestellt. Trotz massiver Anämie fehlt in der Regel eine Einschränkung der körperlichen Leistungsfähigkeit.

Diagnostik

- **Blutbild:** ausgeprägte, normochrome, normozytäre Anämie: MCV normal, der Hämoglobinwert kann bis auf 3 g/dl absinken
- Verminderung der Retikulozytenzahl (in der akuten Phase 0)
- Serumeisen erhöht
- Normoblasten im **Knochenmark** vermindert.

Therapie

Eine Bluttransfusion ist nur selten bei schwerer Anämie mit Zeichen der Herzinsuffizienz erforderlich.

Prognose

Die Erkrankung ist gutartig, es kommt immer zu einer spontanen Erholung der Erythropoese. Etwa sechs bis acht Wochen nach Wiedereinsetzen der Erythropoese normalisiert sich die Hämoglobinkonzentration.

> **Merke!**
> Die akute transitorische aplastische Anämie ist eine im Kindesalter häufig auftretende Anämieform, die wenig klinisch Symptome verursacht und mit einer guten Prognose einhergeht.

Kasuistik

A: Leo, ein siebzehn Monate alter Junge, fällt anlässlich eines Besuchs bei einer befreundeten Kinderärztin durch seine extreme Blässe auf. Es geht ihm sonst ausgezeichnet und er tobt den ganzen Nachmittag im Garten herum. Dennoch empfiehlt die Freundin, ihn am nächsten Tag bei ihr in der Kinderklinik ambulant vorzustellen.

K: Bei der Untersuchung am nächsten Morgen finden sich bis auf eine leichte Tachykardie und ein systolisches Herzgeräusch keine Auffälligkeiten.

D: Im Blutbild zeigt sich eine ausgeprägte normochrome Anämie mit einer Hämoglobinkonzentration von 5,2 g/dl. Die Retikulozyten sind mit 2 ‰ stark vermindert. Das weiße Blutbild und die Thrombozytenzahl sind normal.

Diag: Bei Leo wird die Diagnose einer akuten transitorischen aplastischen Anämie gestellt.

V: Aufgrund des ausgezeichneten Allgemeinzustands des Kindes wird auf die Durchführung einer Bluttransfusion verzichtet. Wenige Tage nach der ersten Blutentnahme steigen die Retikulozyten deutlich an und in den folgenden Wochen kommt es zu einer Normalisierung des Hämoglobinwerts.

Akute Erythroblastopenie

Definition

Transitorische infektiös, allergisch oder toxisch bedingte vollständige Hemmung der Teilung von Erythroblasten im Knochenmark, die durch die stets rasch eintretende Erholung in der Regel nicht zu einer Anämie führt.

Ätiologie

Infektiöse, allergische und toxische Ursachen liegen zugrunde.

Pathogenese

Es kommt zu einer vorübergehenden Hemmung der Teilung der Erythroblasten wodurch die Produktion reifer Blutzellen gestört wird.

Klinik

In der Regel handelt es sich um eine Zufallsentdeckung, klinische Symptome bestehen meistens nicht.

Diagnostik

- Retikulozyten nicht nachweisbar
- Eine Anämie fehlt!

Prognose

In der Regel erholt sich die Erythropoese innerhalb weniger Tage.

10.1.5 Infektanämie

Definition

Anämie mit Beteiligung verschiedenster pathogenetischer hämatologischer Faktoren im Rahmen bakterieller und viraler Infektionen.

Pathogenese

Es steht weniger Eisen für die Hämoglobinsynthese zur Verfügung, weil es im Rahmen einer Infektion im RES zurückgehalten wird. Im Gegensatz zum echten Eisenmangel ist die totale Eisenbindungskapazität erniedrigt!

Klinik

Die klinischen Symptome sind von der Grunderkrankung abhängig.

Diagnostik

- **Blutbild:** normochrome normozytäre Anämie: MCV normal, Hb meist zwischen 6 und 9 g/dl
- Retikulozyten normal oder erniedrigt, häufig besteht eine Leukozytose
- Serumeisen niedrig, Eisenbindungskapazität ebenfalls niedrig, Serumferritin erhöht (Akute-Phase-Protein).

Therapie

Die Infektionsbekämpfung steht im Vordergrund. Eine Eisentherapie ist kontraindiziert!

> **Merke!**
> Bei der Infektanämie ist eine Eisentherapie kontraindiziert!

10.1.6 Blutungsanämien

Definition

Anämie durch akuten oder chronischen Blutverlust.

Akute Blutungsanämie

Ätiologie

Verletzungen, Thrombozytopenien, Koagulopathien, Darmblutungen durch Meckel-Divertikel und Operationen können zu relevanten akuten Blutverlusten führen.

Pathogenese

Zunächst kommt es zu einem Verlust an zirkulierender Blutmenge, eine Anämie besteht noch nicht. Erst bei Einstrom von Gewebsflüssigkeit in die Blutbahn kommt es zur normochromen Anämie. Kompensatorisch wird die Erythrozytenbildung im Knochenmark aktiviert. Dieser Prozess benötigt jedoch vier bis fünf Tage, bis die Erythrozytenzahl und die Hämoglobinkonzentration wieder ansteigen.

Klinik

In der akuten Phase kann es zu einem hypovolämischen Schock kommen. In der Phase der Kompensation besteht eine normochrome Anämie mit Blässe, Müdigkeit, Abgeschlagenheit und systolischem Herzgeräusch.

Diagnostik

In der Akutphase ist das Blutbild unverändert, später kommt es zu einer normochromen Anämie.

Therapie

Die lokale Blutstillung ist essenziell. Einem drohenden hypovolämischen Schock kann durch Flüssigkeitssubstitution vorgebeugt werden. In schweren Fällen werden Erythrozytenkonzentrate oder Vollblut transfundiert.

Chronische Blutungsanämie

Ätiologie

Die häufigsten Ursachen einer chronischen Blutungsanämie sind **gastrointestinale Blutungen:** Polypen, Colitis ulcerosa, Magenulkus, Meckel-Divertikel, Ösophagusvarizen, Darmparasiten können zu einem chronischen intestinalen Blutverlust führen.

Pathogenese

Der chronische Hämoglobinverlust führt zu Eisenmangel.

Klinik

Es bestehen die Zeichen der Eisenmangelanämie: Blässe, Müdigkeit, Abgeschlagenheit, Tachykardie und systolische Herzgeräusche.

Diagnostik

- Mikrozytäre hypochrome Anämie: MCV erniedrigt
- **Blutausstrich:** Hypochromie, Anulozyten, Anisozytose, Poikilozytose
- Erythrozytenzahl normal bis erhöht, Retikulozytenzahl normal
- Mikrozytose, Anisozytose
- Serumeisen erniedrigt, Eisenbindungskapazität erhöht.

Therapie

Die Behandlung entspricht der der Eisenmangelanämie. Intestinale Blutungsquellen werden operativ beseitigt.

Merke!
Häufigste Ursachen einer chronischen Blutungsanämie sind gastrointestinale Blutungen.

10.1.7 Hämolytische Anämien

Definition

Das gemeinsame Merkmal der hämolytischen Anämien durch Membrandefekte, angeborene Enzymdefekte oder Hämoglobinopathien ist die verkürzte Lebensdauer der Erythrozyten, die durch eine vermehrte Produktion roter Blutkörperchen kompensiert wird. Eine Retikulozytose, eine indirekte Hyperbilirubinämie und eine erniedrigte Haptoglobinkonzentration sind wichtige hinweisende Laborparameter.

Pathophysiologie

Die normale Erythrozytenlebensdauer beträgt 120 Tage. Täglich wird etwa 1 % der roten Blutzellen aus der Zirkulation entfernt und in gleicher Zahl vom Knochenmark ersetzt. Bei hämolytischen Störungen kann die Erythrozytenlebensdauer bis auf wenige Tage reduziert sein. Bei einer Lebensdauer unter 20 Tagen ist eine Kompensation durch vermehrte Neubildung nicht mehr möglich und es kommt zur Anämie. Die extramedulläre Blutbildung ist ein charakteristisches Zeichen der Knochenmarküberlastung.

Angeborene Membrandefekte

Hereditäre Sphärozytose

Definition

Häufigste genetisch bedingte hämolytische Anämie in Mitteleuropa durch einen Membrandefekt, der zu kugelzellartiger Deformierung der Erythrozyten mit verkürzter Lebensdauer führt. Der Defekt wird in der Regel autosomal-dominant vererbt. Synonym: Kugelzellanämie.

Epidemiologie

Die hereditäre Sphärozytose tritt mit einer Häufigkeit von 1 : 5000 auf.

Pathogenese

Verschiedene quantitative und qualitative Proteindefekte (Ankyrin, Bande 3, Spektrin) führen innerhalb der Erythrozytenmembran zu einer veränderten Bindung zwischen Lipidschicht und Membranskelett. Es kommt zu einem kontinuierlichen Verlust von Membranmaterial von der Erythrozytenoberfläche, wodurch sich das Verhältnis von Zelloberfläche zu Zellvolumen ändert und der Erythrozyt Kugelgestalt annimmt. In der Folge kommt es zu frühzeitiger Sequestration und Zerstörung der Sphärozyten in der Milz.

Klinik

In 50 % der Fälle manifestiert sich die Erkrankung bereits in der Neugeborenenperiode durch eine schwerwiegende Hyperbilirubinämie. Die chronische Anämie führt zu **Blässe**, die Hyperbilirubinämie zu **Skleren- und Hautikterus**. Ein Wechsel zwischen Phasen mäßiger Anämie und schubweise auftretenden aplastischen Krisen im Rahmen fieberhafter Infekte ist charakteristisch. Im Kleinkindalter findet man regelmäßig eine **Splenomegalie**. **Gallensteine** werden im späten Kindes- oder Adoleszentenalter diagnostiziert.

Diagnostik

- **Blutbild:** Anämie und Retikulozytose, Leuko- und Thrombozytenzahl normal
- **Blutausstrich:** Sphärozyten mit vermindertem Durchmesser, hyperchrom, keine zentrale Aufhellung (☞ Abb. 10.2)
- Indirekte Hyperbilirubinämie
- Verminderung der osmotischen Resistenz der Erythrozyten!

Therapie

Die Folgen der hereditären Sphärozytose können durch eine **Splenektomie** behoben werden. Sie sollte bei wiederholten hämolytischen oder aplastischen Krisen sowie bei wiederholtem Transfusionsbedarf, möglichst nicht vor dem fünften Lebensjahr, durchgeführt werden. Prä-

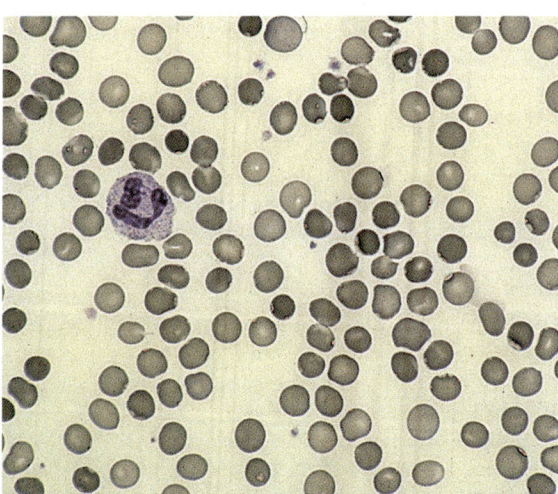

Abb. 10.2: Kugelzellanämie. Blutausstrich. Stark verkleinerte Erythrozyten ohne Aufhellung (Sphärozyten). May-Grünwald-Giemsa. Vergr. 600fach. [7]

operativ sollten eine Pneumokokken- und Hib-Impfung und postoperativ über mehrere Jahre eine antibiotische Prophylaxe mit Penicillin V durchgeführt werden.

Merke!

Mögliche Komplikationen der Splenektomie sind Infektionen durch Pneumokokken und *Haemophilus influenzae* sowie eine transitorische Thrombozytose. Geeignete prophylaktische Maßnahmen sind die Pneumokokken- und Hib-Impfung sowie eine antibiotische Dauertherapie mit Penicillin V.

Prognose

Durch die Splenektomie wird eine normale Erythrozytenlebensdauer erzielt. Die hämolytische Symptomatik verschwindet bald postoperativ. Das Auftreten von Gallensteinen wird durch die Splenektomie ebenso verhindert. Die Sphärozytose bleibt zwar bestehen, aber aplastische Krisen treten nicht mehr auf.

Hereditäre Elliptozytose

Definition

Gutartige, autosomal-dominant oder -rezessiv vererbte Ellipsenform der Erythrozyten.

Epidemiologie

Die hereditäre Elliptozytose tritt mit einer Häufigkeit von 1:2000 auf.

Pathogenese

Spezifische Strukturdefekte von Spektrin führen zu einer gestörten Quervernetzung innerhalb des Membranskeletts und über Desintegration und Fragmentierung der Zellen zur Bildung der charakteristischen Elliptozyten.

Klinik

Die klinische Symptomatik ist sehr variabel und kann bis zur schweren, regelmäßig transfusionsbedürftigen hämolytischen Anämie reichen. Dann bestehen auch ein Ikterus und eine Splenomegalie sowie häufig eine Cholelithiasis.

Diagnostik

- **Blutbild:** Anämie und Retikulozytose, Leuko- und Thrombozytenzahl normal
- **Blutausstrich:** 50–95 % der Erythrozyten sind elliptisch verformt. Kugelzellen, Poikilozyten und Mikrozyten können auch vorkommen
- Indirekte Hyperbilirubinämie.

Therapie

Eine Splenektomie ist nur in Ausnahmefällen erforderlich.

Paroxysmale nächtliche Hämoglobinurie

Definition

Seltene Form der chronischen Anämie mit erheblicher intravaskulärer Hämolyse, vor allem im Schlaf, die mit einer morgendlichen Hämoglobinurie einhergeht.

Pathogenese

Die Produktion der roten Zelllinie ist wegen einer erhöhten Empfindlichkeit gegenüber der lytischen Aktivität von Komplement durch einen erworbenen Defekt der hämatopoetischen Stammzelle gestört.

Klinik

Durch eine verstärkte Hämolyse im Schlaf kommt es zu der charakteristischen nächtlichen und morgendlichen **Hämoglobinurie**. Gelegentlich können begleitend Bauch- und Kopfschmerzen auftreten. Häufig besteht eine Assoziation mit einer hypoplastischen oder aplastischen Panzytopenie.

Komplikationen

Pyogene Infektionen, Thrombosen oder thromboembolische Ereignisse können das Krankheitsbild komplizieren.

Diagnostik

- Morgendliche Hämoglobinurie
- Hämtest: Provokation der Hämolyse durch Ansäuerung einer Blutprobe
- Acetylcholinesteraseaktivität in Erythrozyten reduziert.

Therapie

Eine Knochenmarktransplantation kann in schweren Fällen erforderlich sein.

Immunhämolytische Anämien

Definition

Es handelt sich um eine Gruppe von Erkrankungen, bei denen es durch unterschiedliche immunologische Pathomechanismen zu einer Verkürzung der Erythrozytenlebenszeit kommt.

Pathogenese

Die Checkliste fasst die wichtigsten Formen nach pathogenetischen Gesichtspunkten zusammen.

Autoimmunhämolytische Anämie

Ätiologie

Eine autoimmunhämolytische Anämie tritt meist im Zusammenhang mit viralen oder bakteriellen Infektionen oder im Rahmen anderer Erkrankungen (z.B. Lupus ery-

Checkliste: Einteilung der immunhämolytischen Anämien.		
Autoimmunhämolytisch	**Isoimmunhämolytisch**	**Medikamentös**
• Wärmeantikörper	• Rh-Inkompatibilität	• Penicilline, Cephalosporine
• Kälteantikörper	• AB0-Inkompatibilität	• Isoniazid
• Anti-T-Antikörper	• Transfusionszwischenfälle	• Sulfonamide

thematodes, juvenile rheumatoide Arthritis, Tumoren, Immundefekte) auf.

Pathogenese

Autoantikörper richten sich gegen Antigene der Erythrozytenoberfläche. Im Kindesalter kommen vorwiegend Wärmeantikörper (optimale Bindung bei 37°C) und Anti-T-Antikörper vor. Letztere sind im Serum des Gesunden vorhanden und reagieren erst mit Erythrozyten, nachdem durch Neuraminidaseeinwirkung im Rahmen bestimmter Infektionen das Kryptantigen T der Erythrozytenoberfläche freigelegt wurde. Influenzaviren, Pneumokokken, Streptokokken, Staphylokokken, Clostridien und verschiedene *E.-coli*-Stämme weisen eine Neuraminidaseaktivität auf. Die mit Antikörpern beladenen Erythrozyten werden teilweise in der Milz (Splenomegalie) und teilweise intravasal abgebaut. Kälteantikörper kommen v.a. im Zusammenhang mit Mykoplasmen vor.

Klinik

Akute Form: Die Erkrankung beginnt dramatisch mit erheblicher Blässe, Hämoglobinurie, meist nur leichtem Ikterus, Erbrechen, abdominellen Schmerzen und Kopfschmerzen. Eine kardiale Dekompensation ist möglich. Es besteht häufig eine nur mäßig ausgeprägte Splenomegalie. Häufig kommt es zu einer raschen Spontanerholung.
Chronische Form: Häufig verläuft die Erkrankung über Monate und Jahre. Die Splenomegalie ist stärker ausgeprägt als bei der akuten Form.

Diagnostik

- **Blutbild:** häufig schwere Anämie mit Retikulozytose
- **Blutausstrich:** erhebliche Anisozytose, Kugelzellbildung, Nachweis kernhaltiger roter Zellen
- **Direkter Coombs-Test** immer stark positiv, indirekter Coombs-Test fakultativ positiv (☞ Abb. 10.3)
- Nachweis von Autoantikörpern: genauere Antikörperidentifizierung durch komplizierte serologische Verfahren.

> **Merke!**
> - **Direkter Coombs-Test:** Nachweis von Antikörpern auf der Erythrozytenoberfläche. (Major-Test)
> - **Indirekter Coombs-Test:** Nachweis von Antikörpern, die sich im Serum befinden (Minor-Test).

Therapie

Akute hämolytische Krise: Eine Transfusion wird nur bei vitaler Indikation durchgeführt. Glukokortikoide können zur Blockierung der Phagozytose und zur Verminderung der Antikörperbildung eingesetzt werden. Im akuten Notfall muss die Splenektomie als lebensrettende Maßnahme erfolgen.
Chronische Hämolyse: Mit Kortikosteroiden oder Immunglobulinen hoch dosiert i.v. lässt sich die Hämolyse meist schnell unterbrechen. Bei Notwendigkeit einer Transfusion sollten Erythrozytenkonzentrate mit möglichst geringer Reagibilität gegenüber den Autoantikörpern ausgewählt werden.

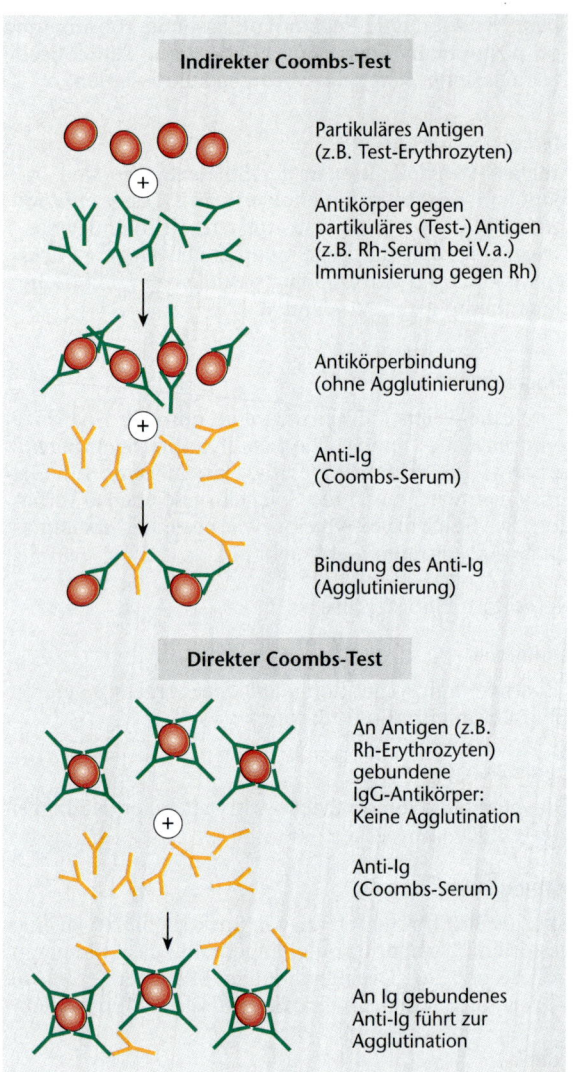

Abb. 10.3: Indirekter und direkter Coombs-Test. [8]

Prognose

Schwere Verläufe sind möglich, in der Regel kommt es jedoch zu einer Spontanremission.

Isoimmunhämolytische Anämie

Pathogenese

Isoimmunhämolytische Anämien werden entweder durch eine passive Übertragung von antierythrozytären **Antikörpern** (z.B. Rh-Inkompatibilität, AB0-Inkompatibilität) oder durch eine passive Übertragung von **Antigenen** gegen Blutgruppeneigenschaften des Empfängers (Transfusionszwischenfall) ausgelöst.

Klinik

Innerhalb weniger Minuten bis Stunden entwickelt sich ein schweres Krankheitsbild mit Fieber, Schüttelfrost, Urtikaria, Erbrechen, Dyspnoe, Lungenödem und allergischem Schock.
Die intra- und extravasale Hämolyse kann zur Verbrauchskoagulopathie führen.

Diagnostik

- Blutbild: Anämie
- Urin: Hämoglobinurie
- Serum: Hyperbilirubinämie.

Therapie

Jede Transfusion muss bei den geringsten Anzeichen einer Transfusionsreaktion umgehend abgebrochen werden. Die hoch dosierte Gabe von Glukokortikoiden sowie eine Schocktherapie sind die weiteren therapeutischen Maßnahmen.

Qualitative Hämoglobinopathien

Definition

Es handelt sich um hämolytische Anämien durch genetisch bedingte Strukturanomalien der Polypeptidketten des Hämoglobinmoleküls, wodurch es zu einer Änderung der Sauerstofftransportfunktion, zu einer erhöhten intraerythrozytären Präzipitationsneigung und dadurch zu einer Verkürzung der Erythrozytenlebenszeit kommt.

Physiologie

Das Hämoglobinmolekül besteht aus vier Polypeptidketten, zwei davon sind jeweils identisch. Jede Kette trägt ein Häm. Physiologische Hämoglobine sind HbA1 ($\alpha_2\beta_2$, 95 % des Hämoglobins), HbA2 ($\alpha_2\delta_2$, 1,5–3 % des Hämoglobins) und HbF ($\alpha_2\chi_2$, nur in Spuren nachweisbar).

Pathophysiologie

Etwa 500 unterschiedliche Hämoglobinvarianten wurden bisher identifiziert. Auf genetischer Ebene liegen den Erkrankungen Mutationen der Strukturgene einzelner Globinketten zugrunde. Der Anteil des anomalen Hämoglobins beträgt bei heterozygoten 50 %, bei Homozygoten 80–100 %.

Sichelzellanämie

Definition

Autosomal-rezessiv vererbte Hämoglobinopathie, bei der es zu einer chronischen hämolytischen Anämie durch Sichelzellbildung kommt und die mit einer ausgeprägten Neigung zur krisenhaften Infarktbildung in zahlreichen Organen assoziiert ist.

Vorkommen

Die Sichelzellanämie tritt bevorzugt in Afrika, Südeuropa, Arabien und Indien auf. Träger des Sichelzellgens haben einen biologischen Vorteil gegenüber Malaria falciparum.

Pathogenese

Ein Austausch von Glutamin gegen Valin in Position 6 der β-Kette führt zur Bildung von **HbS.** Bei Desoxigenierung bildet HbS längs ausgerichtete Aggregate, durch die die Erythrozyten ihre Sichelform erhalten. Die verminderte Verformbarkeit der Sichelzellerythrozyten führt dazu, dass sie frühzeitig in Leber und Milz sequestriert und zerstört werden. Darüber hinaus kommt es zu sichelzellbedingten Gefäßverschlüssen, die zu multiplen Organinfarzierungen führen. Hiervon ist insbesondere

die Milz betroffen, die initial vergrößert ist und innerhalb weniger Jahre schrumpft und fibrosiert („Autosplenektomie").

Klinik

Die Symptomatik beginnt im Alter zwischen drei und sechs Monaten mit zunehmendem Ersatz von HbF durch HbA1 bzw. HbS. Gefäßverschlusskrisen äußern sich als heftige Schmerzen und Schwellungen der betroffenen Gebiete (Extremitäten, Abdomen, Lunge, ZNS, Niere). Das **Hand-Fuß-Syndrom** ist häufig eines der ersten schweren Symptome. Gefäßverschlüsse in den Metakarpalia, Metatarsalia und Phalangen führen zu schmerzhaften Schwellungen und Rötungen von Händen und Füßen. Interkurrierende Infekte mit Fieber, Hypoxie und Azidose können Krisen auslösen. Bei zunehmender funktioneller Asplenie kommt es gehäuft zu Infektionen mit Pneumokokken und *Haemophilus influenzae*. Eine weitere charakteristische Infektion ist die Salmonellenosteomyelitis. Das akute thorakale Syndrom ist das klinische Korrelat zu einem Lungeninfarkt. Während akuter lebensbedrohlicher **Sequestrationskrisen** verschwindet die Hauptmenge der Erythrozyten in Leber und Milz.

Komplikationen

Es kommt zu einer zunehmenden Niereninsuffizienz. Eine Kardiomyopathie ist bei älteren Kindern regelmäßig nachweisbar. Hirninfarkte können zu Hemiplegien und zerebralen Krampfanfällen führen, während Netzhautinfarkte mit Sehstörungen einhergehen.

Diagnostik

- **Blutbild:** Hämoglobin 5–9 g/dl, Leukozytose mit Überwiegen neutrophiler Granulozyten, Thrombozytose
- **Blutausstrich:** Durchführung nativ mit Luftabschluss zum Sichelzellnachweis; Nachweis von Targetzellen, Poikilozytose (☞ Abb. 10.4), Retikulozytose und Howell-Jolly-Körperchen (nach Milzdestruktion)

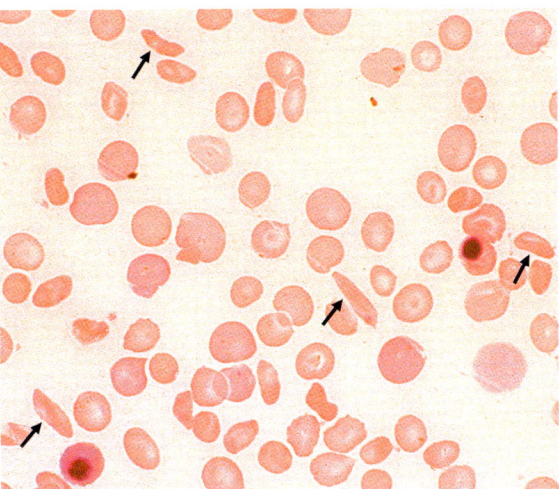

Abb. 10.4: Sichelzellanämie. Blutausstrich. Ausgeprägte Poikilozytose, die Erythrozyten sind z.T. sichelförmig deformiert (Pfeile). Zwei ausgeschwemmte kernhaltige Normoblasten. Targetzellen mit der typischen, abnorme Farbverteilung (Hämoglobin zentral und am Rand ringförmig verdichtet). May-Grünwald-Giemsa. Vergr. 600fach [7]

- Hyperbilirubinämie, Leberfunktionsstörung; Hypergammaglobulinämie
- **Hämoglobinelektrophorese:** Nachweis von HbS
- Knochenmark zellreich mit Überwiegen der Erythropoese
- Röntgen: Erweiterung der Markräume, Osteoporose.

Differentialdiagnose

- Rheumatisches Fieber
- Rheumatoide Arthritis, Osteomyelitis
- Leukämie.

Therapie

Kausale Therapie: Sie besteht in der Durchführung einer Knochenmarktransplantation.
Alternative Therapiemöglichkeiten: Hydroxyharnstoff oder Butyrate induzieren eine gesteigerte HbF-Synthese, die erfahrungsgemäß mit einer verminderten Sichelung der Erythrozyten einhergeht.
Symptomatische Maßnahmen: Selten ist die Anämie transfusionsbedürftig. Bei akuten Krisen stehen die parenterale Wässerung, die Azidosetherapie und vor allem die Schmerztherapie mit Morphin im Vordergrund.
Bei **Krisen** werden eine intensive antiinfektiöse Therapie (Ampicillin!) sowie ggf. partielle Austauschtransfusionen durchgeführt.

Prophylaxe

Wegen der Autosplenektomie sollten die Kinder gegen Pneumokokken und Hib geimpft werden und zusätzlich während der ersten zwei Lebensjahre eine antibiotische Dauerprophylaxe mit Penicillin V erhalten.

Toxische Methämoglobinämie

Pathogenese

Die erhöhte Oxidierbarkeit des fetalen Hämoglobins und die in den ersten Lebensmonaten niedrige Aktivität der Methämoglobindiaphorase erhöhen die Anfälligkeit junger Säuglinge gegenüber oxidierenden Noxen. Auslöser sind Substanzen wie Anilin, Nitrobenzol, Nitrit und Phenazetin. Es kommt zu einem Anstieg der Methämoglobinkonzentration auf über 1 % der Gesamthämoglobinkonzentration.

Klinik

Die toxische Methämoglobinämie kommt besonders im frühen Säuglingsalter vor. Die Manifestation erfolgt häufig im Rahmen bakterieller gastrointestinaler Infektionen. Eine schmutzig **graubraune Zyanose** sowie **Dyspnoe** und **Tachykardie** sind die klinischen Leitsymptome. Typischerweise lässt sich der Zustand des Kindes durch zusätzliche Sauerstoffzufuhr nicht bessern.

Therapie

In leichten Fällen ist keine Behandlung erforderlich, in schweren Fällen wird Methylenblau i.v. verabreicht. Methylenblau beseitigt die Gefahr der „inneren Erstickung", indem es die körpereigene enzymatische Rückbildung hoher Met-Hb-Konzentrationen beschleunigt und der NADPH-abhängigen Reduktase Wasserstoff zur Reduktion von NADP liefert.

Quantitative Hämoglobinopathien: Thalassämie-Syndrome

Definition

Es handelt sich um autosomal-rezessiv vererbte Defekte der quantitativen Synthese der Hämoglobinpolypeptidketten, die zu hämolytischen Anämien unterschiedlicher Schweregrade führen.

Pathogenese

Die verminderte Synthese einer Polypeptidkette führt zur Hemmung der Hämoglobinsynthese mit hypochromer mikrozytärer Anämie. Infolge der Imbalance der Peptidkettensynthese werden die nichtsupprimierten Peptidketten im Überschuss gebildet und denaturieren bereits intrazellulär im Knochenmark zu Innenkörpern. Alternativ bilden sich atypische, zur Präzipitation neigende Tetramere (β_4, ω_4, α_4). Die Innenkörper-haltigen Zellen verlieren ihre Elastizität und gehen intramedullär zugrunde (ineffektive Erythropoese). Die in die Peripherie gelangenden Erythrozyten unterliegen ebenfalls der frühzeitigen Hämolyse. Die Milz ist an ihrer Zerstörung wesentlich beteiligt. Eine vermehrte Erythropoetinbildung bewirkt eine Stimulation der (ineffektiven) Erythropoese mit Ausweitung der Blut bildenden Markräume, die zu typischen Skelettveränderungen führt.

Vorkommen

Die β-Thalassämie ist in den Mittelmeerländern, besonders verbreitet, während die α-Thalassämie v.a in Südostasien vorkommt. In der deutschen Bevölkerung sind die Thalassämien sehr selten.

β-Thalassämien

Pathogenese

Es handelt sich um eine Hb-Synthesestörung mit quantitativ ungenügender Produktion von β-Ketten des HbA1. In der Folge kommt es zu einer ausgeprägten Konzentrationserhöhung von HbF und HbA2. Die homozygote Form der Erkrankung führt zu einer schweren hypochromen hämolytischen Anämie (Thalassaemia major), während es bei der heterozygoten Form nur zu einer leichten hypochromen mikrozytären Anämie kommt (Thalassaemia minor).

Klinik

Thalassaemia major: Die Symptomatik beginnt im dritten bis vierten Lebensmonat. Blässe, Ikterus und Hepatosplenomegalie stehen zunächst im Vordergrund. Später kommen Minderwuchs, Skelettveränderungen durch Erweiterung der Markräume (Bürstenschädel, veränderte Jochbeine und Oberkiefer) und eine verzögerte Pubertätsentwicklung hinzu. Eine Osteoporose kann zu pathologischen Frakturen führen. Eine Cholelithiasis tritt häufig auf. Typische Langzeitkomplikationen entstehen v.a. durch die transfusionsbedingte Hämosiderose: Leberzirrhose, Diabetes mellitus und Herzinsuffizienz sind die Folge. Unbehandelt versterben die Patienten in den ersten Lebensjahren (☞ Abb. 10.5).
Thalassaemia minor: In der Regel bestehen keine relevanten klinischen Symptome.

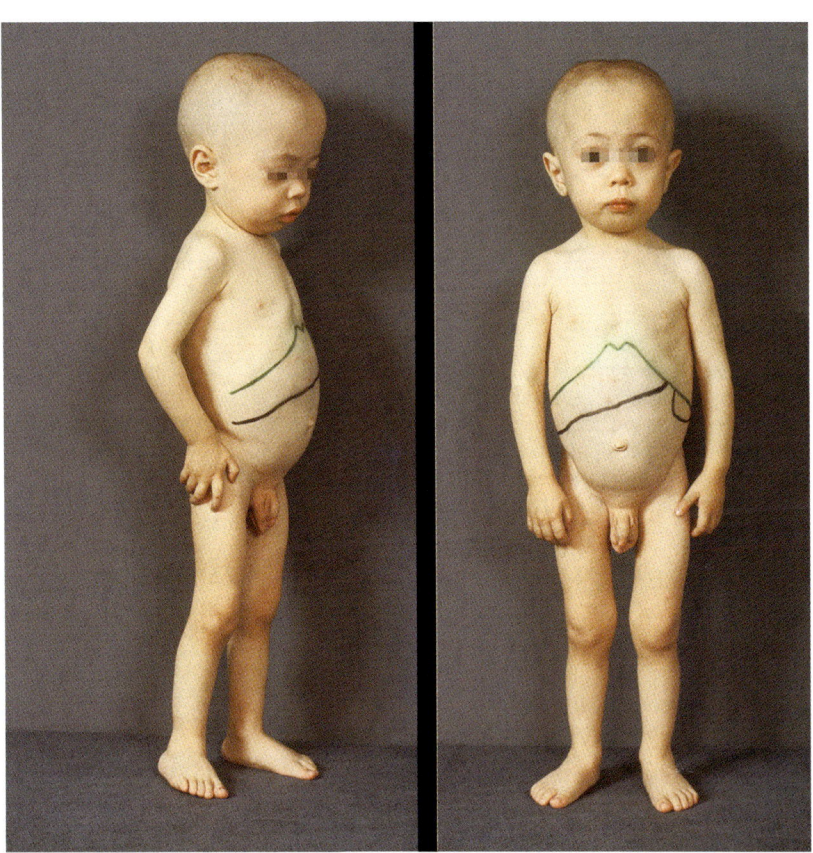

Abb. 10.5: Junge mit homozygoter β-Thalassämie: Schädeldeformierung und Hepatosplenomegalie.

Diagnostik

- Thalassaemia major
  - ausgeprägte hypochrome mikrozytäre Anämie: Hb < 8 g/dl, MCV erniedrigt
  - Anisozytose, Poikilozytose, Mikrozyten, Targetzellen (☞ Abb. 10.6)
  - basophile Tüpfelung der Erythrozyten
  - kernhaltige Erythrozyten in der Peripherie (Erythroblasten)
  - mäßiggradige Retikulozytose (ineffektive Erythropoese)
  - Serumeisen normal oder erhöht, Serumferritin erhöht (Hämosiderose!)
  - Hämoglobinelektrophorese: HbF 20–80 %, HbA2 variabel
- Thalassaemia minor
  - mäßiggradige hypochrome Anämie, Mikrozytose
  - geringgradige Aniso- und Poikilozytose, wenig Targetzellen
  - basophile Tüpfelung der Erythrozyten
  - Hämoglobinelektrophorese: HbF nur geringgradig erhöht, HbA2 5–12 %.

Therapie

Thalassaemia major: Die kausale Therapie besteht in der Durchführung einer Knochenmarktransplantation. Kann diese nicht durchgeführt werden, sind die Patienten lebenslang auf regelmäßige Bluttransfusionen angewiesen. Der transfusionsbedingten Hämosiderose wird durch eine kontinuierliche subkutane Desferroxamininfusion über acht bis zwölf Stunden täglich entgegenge-

wirkt. Die Organdysfunktionen als Folge der Hämosiderose müssen frühzeitig behandelt werden: Kardiomyopathie und Herzrhythmusstörungen werden medikamentös behandelt, ein Diabetes mellitus diätetisch und ggf. mit Insulin und die exokrine Pankreasinsuffizienz durch die Verabreichung von Enzympräparaten. Hypothyreose, Hypoparathyreoidismus und Hypogonadismus werden hormonell behandelt.

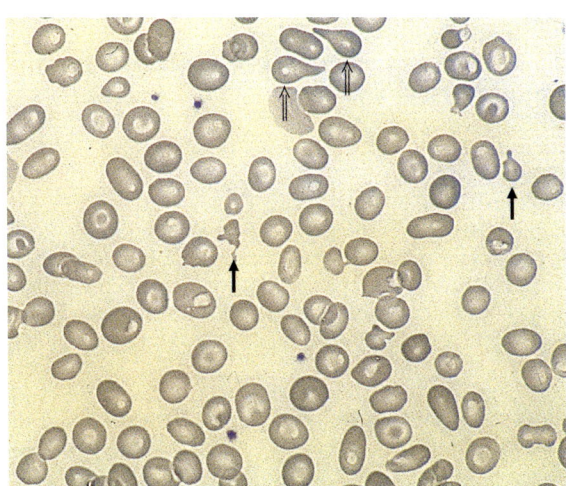

Abb. 10.6: β-Thalassämia major. Blutausstrich. Beträchtliche Anisozytose und Poikilozytose mit Ausbildung von Fragmentozyten (→), Dakryozyten (Doppelpfeile) und Targetzellen. May-Grünwald-Giemsa. Vergr. 600fach. [7]

Thalassaemia minor: Eine Therapie ist hier nicht erforderlich.

Prognose

Mit regelmäßigen Transfusionen und einer konsequenten Therapie mit Chelatbildnern ist ein Überleben bis zum Erwachsenenalter mit relativ guter Lebensqualität möglich.

α-Thalassämien

Pathogenese

Da die Synthese der beiden α-Globinketten durch vier Strukturgene kontrolliert wird, gibt es vier α-Thalassämie-Syndrome: α-Thalassaemia minima (Deletion eines α-Ketten-Gens), α-Thalassaemia minor (Deletion von zwei α-Ketten-Genen, heterozygot), α-Thalassaemia intermedia (Deletion von drei α-Ketten-Genen) und α-Thalassaemia major (Deletion von vier α-Ketten-Genen, homozygot).

Klinik

- **α-Thalassaemia major:** Sie ist mit dem Leben nicht vereinbar. Die Kinder sterben prä- oder perinatal an einem schweren Hydrops fetalis.
- **α-Thalassaemia intermedia:** Das klinische Bild entspricht einem mittelschweren Thalassämiesyndrom.
- **α-Thalassaemia minor:** Relevante klinische Symptome treten nicht auf.
- **α-Thalassaemia minima:** Es treten keine Symptome auf.

Diagnostik

- **α-Thalassaemia major:** Wegen der fehlenden α-Ketten-Synthese fehlen die Hämoglobine F, A1 und A2. Es sind nur Hb-Barth's (χ_4) und HbH (β_4) nachweisbar.
- **α-Thalassaemia intermedia:** mittelgradige hypochrome Anämie, Mikrozytose; postnatal Nachweis von Hb-Barth's (χ_4), später von HbH (β_4).
- **α-Thalassaemia minor:** leichte hypochrome Anämie bei normaler Serumeisenkonzentration; postnatal Nachweis von 5–10 % Hb-Barth's (χ_4).
- **α-Thalassaemia minima:** Es bestehen keine hämatologischen Auffälligkeiten.

Enzymdefekte

Definition

Zahlreiche hereditäre Erythrozytenenzymdefekte können zu kongenitalen nichtsphärozytären hämolytischen Anämien führen. Die Erkrankungen weisen eine Symptomatik auf, deren Schweregrad vom Ausmaß der Funktionsstörung und der Bedeutung des Enzyms abhängig ist.

Glukose-6-Phosphat-Dehydrogenase-Mangel (G-6-PD-Mangel)

Der X-chromosomal-rezessiv vererbte Defekt der Glukose-6-Phosphat-Dehydrogenase ist eine der häufigsten genetisch bedingten Erkrankungen. Träger des Gendefekts haben gegenüber der Infektion mit Malaria einen biologischen Vorteil.

Pathogenese

Eine Störung des Pentosephosphatzyklus führt bei Einwirkung oxidativer Noxen zu Veränderungen verschiedener erythrozytärer Proteine, wodurch es über sekundäre Schädigungen der Erythrozytenmembran zur Hämolyse kommt. Das Hämoglobin wird denaturiert und fällt als Heinz-Innenkörper aus. Die Auslösung hämolytischer Krisen durch die Favabohne hat der Erkrankung den Namen „Favismus" gegeben. Die folgende Checkliste zeigt eine Reihe von Medikamenten, Chemikalien und Nahrungsmitteln, die bei Vorliegen eines Glukose-6-Phosphat-Dehydrogenase-Mangels eine hämolytische Krise erzeugen können.

Checkliste: Wichtige Medikamente, Chemikalien und Nahrungsmittel die bei Glukose-6-Phosphat-Dehydrogenase-Mangel zu einer Hämolyse führen können.

Acetanilid	Niridazol	Sulfamethoxazol
Favabohnen	Nitrofurantoin	Sulfacetamid
Methylenblau	Phenylhydrazin	Thiazolsulfon
Nalidixinsäure	Primaquin	Toluidinblau
Naphtalin	Sulfapyridin	Trinitrotoluol

Klinik

Intermittierend auftretende hämolytische Anämie: Im Intervall sind die Patienten beschwerdefrei. Die akute Auslösung hämolytischer Krisen erfolgt durch oxidativen Stress. Das Ausmaß der Hämolyse ist abhängig von der Art des Agens, der resorbierten Menge und dem Ausmaß des Enzymdefekts beim Patienten. Es kommt zu Ikterus und Hämoglobinurie. Eine schwere Hämolyse kann tödlich verlaufen. Eine Spontanerholung ist die Regel. Mit Eintritt der Retikulozytenkrise sistiert die Hämolyse. Dies geschieht auch bei weiter bestehender Schadstoffexposition, weil sich in jungen Erythrozyten eine höhere Enzymaktivität findet!
Chronische hämolytische Anämie: Sie ist sehr selten. Der Verlauf ist ähnlich wie bei anderen, nichtsphärozytären hämolytischen Anämien. Durch oxidative Noxen können zusätzlich hämolytische Krisen ausgelöst werden.
Bei beiden Formen besteht in der Regel keine Splenomegalie.

Diagnostik

- Anämie
- Hämoglobinurie
- Heinz-Innenkörper in der Supravitalfärbung (Retikulozytenfärbung)
- G-6-PD-Aktivität in Erythrozyten erniedrigt.

Therapie

Die wichtigste Maßnahme besteht in der Meidung auslösender Substanzen! Die Patienten und ihre Familien müssen daher sehr genau über potenziell auslösende Noxen informiert werden und einen Notfallausweis bei sich tragen. Bei akuter Hämolyse erfolgt eine symptomatische Therapie.

Pyruvatkinasemangel als Beispiel für Defekte der Glykolyseenzyme

Der autosomal-rezessiv vererbte Pyruvatkinasemangel ist unter den insgesamt seltenen Defekten der Glykolyse als Auslöser einer hämolytischen Anämie der häufigste. Andere Defekte von Glykolyseenzymen sind u.a. der Hexokinasemangel und der Glukosephosphatisomerasemangel.

Pathogenese

Der Enzymdefekt führt zu einer verminderten Bildung von ATP, Pyruvat und NAD^+. Das akkumulierende 2,3-Diphosphoglyzerat führt zu einer Abnahme der Sauerstoffaffinität des Hämoglobins. Aus diesem Grund können Patienten mit einem Pyruvatkinasemangel niedrige Hämoglobinkonzentrationen wesentlich besser tolerieren als Patienten mit ebenso schweren Anämien anderer Ursache.

Klinik

Das klinische Bild reicht von einer schweren transfusionsbedürftigen hämolytischen Anämie bis zur milden Hämolyse. Die Symptome sind Anämie mit Blässe und Ikterus. Eine Splenomegalie ist in der Regel vorhanden.

Diagnostik

- Makrozytose, Polychromasie
- Häufig dornartige Fortsätze der Erythrozyten: Dornzellen
- Osmotische Resistenz der Erythrozyten normal
- Pyruvatkinaseaktivität in Erythrozyten vermindert.

Therapie

Eine Splenektomie nach dem fünften Lebensjahr führt zu einer deutlichen Besserung der Hämolyse. Im Gegensatz zur Sphärozytose steigt postoperativ hier die Zahl der Retikulozyten an, da vorwiegend junge Erythrozyten betroffen sind.

Medikamentös bedingte immunhämolytische Anämien

Ätiologie und Pathogenese

Medikamente und Schadstoffe können zur Bildung von Autoantikörpern führen, die teilweise auch gegen Erythrozyten gerichtet sind und dadurch eine hämolytische Anämie verursachen können. Typische Auslöser sind Penicilline, Cephalosporine, Isoniazid, Sulfonamide, Rifampicin und Chinin. Früh- und Neugeborene sind besonders empfindlich!

Klinik

Nach Einnahme des auslösenden Medikaments kommt es zu einer akuten hämolytischen Anämie, die spätestens einige Wochen nach Beendigung der Medikamentenzufuhr sisitiert. Bei Neugeborenen kann ein Kernikterus auftreten.

Diagnostik

- Häufig treten Innenkörperanämien auf
- Anisozytose und Poikilozytose, Erythrozytenfragmente

- Heinz-Innenkörper sind in der Retikulozytenfärbung sichtbar
- Hämoglobinurie.

Therapie

Unterbrechung der Zufuhr der schädigenden Substanz! In schweren Fällen ist eine Bluttransfusion oder Austauschtransfusion erforderlich.

Mechanisch-hämolytische Anämien

Definition

Hämolytische Anämie mit Auftreten von Fragmentozyten.

Ätiologie und Pathogenese

Eine traumatische Schädigung der Erythrozyten durch Herzklappenprothesen, Kunststoffimplantate oder mikroangiopathische Veränderungen führt zu einer intravasalen Hämolyse.

Klinik

Häufig besteht unklares Fieber. Das biochemische Leitsymptom ist eine Hämoglobinurie. Ein sekundärer Eisenmangel durch Hämoglobinverlust kann auftreten.

10.1.8 Sideroblastische Anämien (sideroachrestische Anämie)

Definition

Gruppe seltener chronischer Anämien mit Mikrozytose und Hypochromie, hyperplastischer und ineffektiver Erythropoese und Hämsynthesestörung mit Hypersiderämie und Ringsideroblasten im Knochenmark. Bei den hereditären Formen erfolgt die Vererbung autosomal- oder X-chromosomal-rezessiv.

Pathogenese

Eine Störung der Hämsynthese und des Eiseneinbaus führt zu einer Eisenverwertungsstörung und Eisenüberladung des Körpers (Hämosiderose). Man kennt hereditäre Formen und erworbene Formen, die durch Medikamente (z.B. Tuberkulostatika, Analgetika) oder durch eine Bleivergiftung verursacht werden können.

Klinik

Die Symptome treten sehr selten im Kindesalter, eher erst in der zweiten oder dritten Lebensdekade auf: **hypochrome** Anämie und **Splenomegalie.** Symptome der womöglich ursächlichen chronischen Bleivergiftung sind eine Steigerung der Erregbarkeit, Aktivitätsverlust, Erbrechen, Enzephalopathie mit Krampfanfällen und Ataxie sowie eine Nephropathie.

Diagnostik

- **Blutbild:** hypochrome mikrozytäre Anämie
- Serumeisen und Serumferritin erhöht
- **Ringsideroblasten im Knochenmark:** kreisförmige Anordnung von nicht verwertbarem Eisen in den um die Kerne gelagerten Mitochondrien der Erythroblasten.

Therapie

Eine Eisentherapie ist kontraindiziert! Eine Chelattherapie wie bei der Thalassämie verhindert die Hämosiderose. In einigen Fällen kann eine hoch dosierte Pyridoxintherapie (Vitamin B_6) die Hämsynthese normalisieren.

Merke!

Differentialdiagnose der hypochromen Anämie:
- Eisenmangelanämie (Serumeisen und Ferritin niedrig)
- Thalassämie (Hämolysezeichen, Hämoglobinelektrophorese)
- sideroblastische Anämie (Serumeisen und Serumferritin erhöht).

10.1.9 Polyglobulie

Definition

Absolute oder relative Vermehrung der Erythrozytenzahl, wodurch es zu Viskositätsvermehrung, Verlangsamung der Kreislaufgeschwindigkeit und Verschlechterung des Sauerstoffaustauschs kommt.

Ätiologie

- **Absolute Polyglobulie:** physiologische Polyglobulie des Neugeborenen, pathologische Polyglobulie bei Plazentainsuffizienz, maternofetale oder fetofetale Transfusion, Hypothyreose, Down-Syndrom, angeborene zyanotische Herzfehler, chronische Lungenerkrankungen, autonome Erythropoetinvermehrung
- **Relative Polyglobulie:** Reduktion des kreisenden Blutvolumens durch Verminderung des Plasmavolumens durch Durchfallerkrankungen, Erbrechen und Verbrennung.

Klinik

Die klinischen Symptome sind Zyanose und Gesichtsrötung, Schwindel, Kopfschmerzen, Müdigkeit und Dyspnoe. Ein Hyperviskositätssyndrom mit Thrombosebildung tritt bei einem Hämatokritwert von über 65 % auf.

Therapie

Bei einem Hämatokritwert von über **70 %** sollte eine Aderlasstherapie mit Plasmaersatz durchgeführt werden.

10.1.10 Panmyelopathien: aplastische Anämien

Definition

Ätiologisch heterogene Störung der Zellbildung auf der Ebene der Stammzellen mit peripherer Panzytopenie (Anämie, Leukozytopenie, Thrombozytopenie) und verminderter Zellularität im Knochenmark.

Kongenitale aplastische Anämie (Fanconi-Anämie)

Definition

Seltene, autosomal-rezessiv vererbte Anämie, die mit chromosomaler Instabilität, langsam progredientem Knochenmarkversagen sowie Fehlbildungen des Skeletts, des ZNS und des Urogenitaltrakts einhergeht.

Klinik

Die Panzytopenie ist in der Regel bei der Geburt und im Säuglingsalter nicht nachweisbar. Die Symptomatik beginnt meistens zwischen dem vierten und achten Lebensjahr. Zuerst kommt es zu einer Thrombozytopenie, später kommen eine hochgradige Anämie und Leukozytopenie hinzu. In zwei Drittel der Fälle bestehen kongenitale Anomalien mit Mikrozephalie, Mikrophthalmie, Skelettanomalien (Radius- und Daumenaplasie) sowie Fehlbildungen von Herz und Nieren. Kleinwuchs tritt in über zwei Drittel der Fälle auf, eine generalisierte Hauthyperpigmentierung ist häufig. Das Risiko, an Malignomen zu erkranken, ist erhöht.

Diagnostik

- **Schwere Panzytopenie** im peripheren Blut: Anämie, Leukozytopenie, Thrombozytopenie
- **Makrozytäre** rote Blutzellen
- HbF-Konzentration erhöht
- **Knochenmark:** zellarm mit Verminderung aller Zellreihen, myeloische Vorläufer < 25 %; Vermehrung von Fettgewebe, Retikulum-, Plasma- und Mastzellen.
- Nachweis einer vermehrten spontanen und induzierbaren Chromosomenbrüchigkeit in der Knochenmarkzellkultur.
- **Lymphozytenfragilitätstest:** Die Zugabe von Cyclophosphamid zu kultivierten Lymphozyten des Patienten führt bei Vorliegen einer Fanconi-Anämie zu einer im Vergleich zur Kontrolle zehnfach erhöhten Zellzerstörung.
- **Pränatale Diagnostik:** Sie ist bei bekanntem Indexfall möglich.

Therapie

Symptomatische Therapie: Sie beinhaltet Erythrozyten- und Thrombozytentransfusionen sowie eine Infektionsprophylaxe und -therapie.
Kausale Therapie: Sie besteht in der Durchführung einer Knochenmarktransplantation von einem HLA-identischen Geschwisterkind.
Bei fehlendem Knochenmarkspender werden Androgene (Oxymetholon) eingesetzt. Sie sind bei 50 % der Patienten wirksam, können jedoch zu erheblichen Nebenwirkungen führen (Hepatome und andere Lebererkrankungen).

Prognose

Ohne kausale Therapie ist die Mortalität extrem hoch. Bei Durchführung einer Knochenmarktransplantation kommt es in mindestens 70 % der Fälle zur Heilung, wenn ein HLA-identisches Geschwisterkind als Spender verfügbar ist.

Erworbene aplastische Anämien

Epidemiologie

Die jährliche Inzidenz von erworbenen Panmyelopathien beträgt 1:50 000–1:100 000.

Ätiologie

Die Ursachen sind weit gehend unklar, bei 50 % der Fälle handelt es sich um idiopathische Formen. Verschiedene exogene Faktoren wie Virusinfektionen (EBV, Hepatitis, CMV, Herpes, Parvovirus B19), Medikamente (Zytostatika, Antiphlogistika, Antibiotika) sowie Noxen (Benzol) werden als Auslöser diskutiert.

Klinik

Anämie, Leukozytopenie und Thrombozytopenie führen hauptsächlich zu schweren bakteriellen **Infektionen** und **Blutungen.** Die Lymphknoten sind nicht vergrößert, eine Hepatosplenomegalie fehlt ebenfalls (DD: Leukämie!).

Diagnostik

- Schwere Panzytopenie im peripheren Blut: Anämie, Leukozytopenie, Thrombozytopenie
- Knochenmark hypozellulär.

> **Merke!**
> Diagnostische Kriterien für die schwere Form der aplastischen Anämie (SAA):
> - neutrophile Granulozyten $< 500/\mu l$
> - Thrombozyten $< 20\,000/\mu l$
> - Retikulozyten $< 2\,‰$.

Therapie

Die Meidung der auslösenden Noxe steht im Vordergrund.
Kausale Therapie: Eine immunsuppressive Therapie mit Cyclosporin A und Methylprednisolon unterbricht die autoimmunologischen Mechanismen, die die aplastische Anämie wahrscheinlich bewirken. Antithymozytenglobulin (ATG) ist in etwa 50 % der Fälle wirksam. Dieser Effekt wird durch die Gabe von Wachstumsfaktoren (Granulozytenkolonie-stimulierender Faktor, G-CSF) unterstützt. Bei Versagen der konservativen Therapie wird eine Knochenmarktransplantation angestrebt (HLA-identisches Geschwisterkind als Spender).

Prognose

In 15 % der Fälle kommt es zu einer Spontanremission. Durch eine immunsuppressive Therapie kann in etwa 15 % der Fälle, durch Knochenmarktransplantation in etwa 70 % der Fälle eine Heilung erzielt werden.

10.1.11 Myelodysplastisches Syndrom

Definition

Verschiedengradige Ausprägungen einer ineffektiven Hämatopoese durch klonale neoplastische Transformation der hämatopoetischen Stammzelle mit häufigem Übergang in eine myeloische Leukämie.

Pathogenese

Es handelt sich um eine unkontrollierte Proliferation von meist noch normalen Endzellen mit chronischem Verlauf durch eine primäre Störung auf der Ebene der multipotenten Stammzelle. Klinische Manifestation und Verlauf sind abhängig vom Ausmaß der Proliferation des abnormen Klons und von der Kapazität der gesunden Resthämatopoese.

Einteilung

Die FAB-Klassifikation unterscheidet fünf verschiedene Typen der myelodysplastischen Syndrome mit dem Leitsymptom einer therapierefraktären Anämie mit gestörter und gesteigerter Erythropoese im Knochenmark.
- Refraktäre Anämie **(RA):** $< 1 \%$ Blasten in der Peripherie, $< 5 \%$ Blasten im Knochenmark
- RA mit Ringsideroblasten **(RARS):** zusätzlich 15 % Ringsideroblasten im Knochenmark
- Juvenile myelomonozytäre Leukämie **(JMML):** $< 5 \%$ Blasten in der Peripherie, $< 20 \%$ Blasten im Knochenmark bei Vermehrung monozytärer Zellen
- RA mit Blastenexzess **(RAEB):** $< 5 \%$ Blasten in der Peripherie, 5–20 % Blasten im Knochenmark bei Zytopenie von mindestens zwei Reihen
- RAEB in Transformation **(RAEB-t):** $< 10 \%$ Blasten in der Peripherie, 20–30 % Blasten im Knochenmark, Nachweis von Auer-Stäbchen.

Klinik

Die klinische Symptomatik ist sehr variabel und vom Ausmaß der Anämie und der begleitenden Knochenmarkinsuffizienz abhängig. Die Erkrankung geht meistens in eine akute myeloische Leukämie (AML) über, deren Prognose mit Chemotherapie sehr schlecht ist.

Diagnostik

- Peripheres Blutbild: Anämie, Blastennachweis (s.o.)
- Knochenmarkzytologie: s.o.

Therapie

Die einzige Heilungschance besteht in der Durchführung einer allogenen Stammzelltransplantation. Heute wird sie häufig bereits im Stadium des myelodysplastischen Syndroms und nicht erst bei Auftreten der AML durchgeführt.

10.2 Erkrankungen des weißen Systems

10.2.1 Neutrophile Leukozytopenie

Definition

Eine Verminderung der zirkulierenden neutrophilen Leukozyten auf absolute Werte unter 1500/μl bei normalen Erythrozyten- und Thrombozytenzahlen wird als Neutrozytopenie bezeichnet.

Pathogenese

Es liegt entweder eine verminderte Produktion im Knochenmark oder eine verkürzte Lebensdauer in der Peripherie zugrunde (☞ Checkliste).

Klinik

Die klinische Symptomatik ist vom Schweregrad der Neutrozytopenie abhängig.

> **Merke!**
> Schweregrade der Neutropenie:
> - milde Neutrozytopenie: 1000–1500/μl
> - mäßiggradige Neutrozytopenie: 500–1000/μl
> - schwere Neutrozytopenie: $< 500/\mu l$.

Checkliste: Wichtige Ursachen von Neutrozytopenien im Kindesalter.	
Verminderte Produktion	**Verkürzte Lebensdauer der Leukozyten**
• schwere kongenitale Neutropenie (Kostmann) • benigne familiäre Neutropenie • maligne familiäre Neutropenie • zyklische Neutropenie • ineffektive Granulopoese	• Infektionen (z. B. Typhus, Paratyphus, Masern, Exanthema subitum, Influenza) • Immunneutropenien • Autoantikörper • Isoantikörper • Medikamente • allergische Agranulozytose • Hypersplenismus

Eine Gefahr lebensbedrohlicher **pyogener Infektionen** besteht in der Regel nur bei schwerer Neutrozytopenie. Die Patienten sind hauptsächlich durch Infektionen mit *Staphylococcus aureus* und gramnegativen Bakterien (*Pseudomonas aeruginosa*) gefährdet. Es kommt zu Hautabszessen, Furunkulose, Otitis media, Pneumonie und Sepsis. Begleitend bestehen häufig **Schleimhautsymptome** wie Stomatitis, Gingivitis und Peridontitis. Eine isolierte Neutropenie führt nicht zu einer vermehrten Gefährdung durch Viren, Pilze und Parasiten. Zeichen der Lokalinfektion wie Exsudat, Eiterbildung, Ulzeration, Fissuren und regionale Adenopathie sind bei neutropenischen Patienten wenig ausgeprägt oder fehlend.

Zu einer **allergischen Agranulozytose** kann es antikörperinduziert durch Medikamente kommen. Der Verlauf ist dramatisch. Die Agranulozytose tritt sieben bis zehn Tage nach Ersteinnahme des Medikaments auf. Es kommt zu Fieber, Schüttelfrost, Kopfschmerzen, Schleimhautnekrosen, Bakteriämie und Sepsis. Die Therapie erfolgt durch Elimination der auslösenden Noxe sowie Schocktherapie und Infektionstherapie.

Merke!

Bei Patienten mit Neutrozytopenie fehlen die normalerweise auftretenden Reaktionen des Organismus auf eine Infektion. Das Ausbleiben von Fieber, Eiterbildung, Pyurie beim Harnwegsinfekt oder einer granulozytären Pleozytose bei der Meningitis ist charakteristisch und schließt eine Infektion in keiner Weise aus!

Infantile Agranulozytose (Kostmann-Syndrom)

Definition

Autosomal-rezessiv vererbte Erkrankung, die durch eine ausgeprägte Verminderung der neutrophilen Granulozyten und schwer verlaufende bakterielle Infektionen gekennzeichnet ist.

Pathogenese

Eine Störung der über G-CSF ausgelösten Signalübertragungskaskade führt zu einem Fehlen aller Reifungsstufen jenseits der Promyelozyten im Knochenmark.

Klinik

Die klinische Symptomatik beginnt bereits in den ersten Lebenstagen mit Fieber, Haut- und Nabelinfektionen sowie einer Stomatitis. Die Infektionen neigen zur Generalisierung. Häufigste Erreger sind *Staphylococcus aureus*, *Escherichia coli* und *Pseudomonas aeruginosa*.

Diagnostik

• Hochgradige Neutrozytopenie
• Knochenmark: nahezu vollständiges Fehlen von Promyelozyten und Myelozyten bei normaler Anzahl myeloischer Vorstufen.

Therapie

Über 90 % der Patienten sprechen auf eine Therapie mit rekombinanten Wachstumsfaktoren der Granulopoese (G-CSF: Granulocyte Colony Stimulating Factor) an. Die benötigte Dosierung ist interindividuell verschieden. Mögliche, akut auftretende Nebenwirkungen sind Kopfschmerzen, Knochenschmerzen und Exantheme. Langfristige Nebenwirkungen sind Osteoporose, Knochenmarkfibrose und Splenomegalie. Alternativ kann eine Knochenmarktransplantation durchgeführt werden.

Zyklische Neutropenie

Definition

Periodisches Auftreten einer Neutrozytopenie, die von bakteriellen Infektionen begleitet sein kann. In der Mehrzahl der Fälle tritt die Erkrankung sporadisch auf, in etwa 30 % der Fälle wird sie autosomal-dominant vererbt.

Pathogenese

Wahrscheinlich handelt es sich um einen Defekt der hämatopoetischen Stammzelle.

Klinik

Die Erkrankung manifestiert sich um das zehnte Lebensjahr. In regelmäßigen Zyklen von typischerweise 19–21 Tagen kommt es zu einer maximal zehn Tage anhaltenden Neutrozytopenie mit Fieber und Mundschleimhautulzerationen. Schwerwiegende Infektionen wie Abszesse, Osteomyelitis und Sepsis können ebenfalls auftreten.

Diagnostik

• Im Schub ist eine schwere Neutrozytopenie nachweisbar.
• Knochenmark: zum Zeitpunkt der peripheren Neutropenie Beginn einer verstärkten Myelopoese.

Therapie

Die Infektionen müssen, unter Umständen auch prophylaktisch, antibiotisch behandelt werden. Eine Therapie mit G-CSF kann die Dauer und Schwere der Neutropenie reduzieren.

Prognose

Sie ist in der Regel gut.

10.2.2 Granulozytenfunktionsstörungen

Definition

Angeborene und erworbene Funktionsstörung neutrophiler Granulozyten mit Beeinträchtigung von Chemotaxis, Phagozytose und Bakterienabtötung. Beispielhaft soll die chronische Granulomatose besprochen werden.

Chronische Granulomatose (CGD)

Definition

X-chromosomal-rezessiv (65 %) oder autosomal-rezessiv vererbter Defekt der Sauerstoffradikalbildung von Phagozyten, der zu einer erhöhten Infektionsanfälligkeit und zu einer erhöhten Inzidenz von entzündlichen Erkrankungen aus dem rheumatischen Formenkreis führt. Synonym: chronic granulomatous disease, CGD.

Epidemiologie

Die Häufigkeit der chronischen Granulomatose beträgt 1 : 250 000.

Pathogenese

Granulozyten und Makrophagen von Patienten mit CGD können Bakterien und Pilze regelrecht phagozytieren. Der Defekt der NADPH-Oxidase führt aber zu einer verminderten Sauerstoffradikalbildung in den Phagozyten und damit zu einer Störung der Abtötung von katalasepositiven Bakterien (*S. aureus*, *E. coli*, Klebsiellen, Proteus, Salmonellen) und Pilzen. Durch die ungestörte Vermehrung der Erreger gehen die Granulozyten zugrunde und die Erreger werden erneut frei, um von weiteren Granulozyten phagozytiert zu werden. Um diese zerfallenden Granulozyten bildet sich ein Wall aus Lymphozyten und Histiozyten, die Granulome bilden („chronische Granulomatose").

Klinik

Die chronisch **rezidivierenden Infektionen** beginnen im Säuglingsalter. Pneumonien treten am häufigsten auf. Außerdem kommt es zu **Lymphknoten-, Haut- und Leberabszessen.** Die wichtigsten Erreger sind *Staphylococcus aureus*, *Burkholderia cepacia* und *Aspergillus spezies*. Neben schweren Infektionen treten gehäuft autoimmunologische Komplikationen auf (Crohn-artige Dünndarmerkrankungen und restriktive Lungenerkrankungen).

Diagnostik

- **NBT-Test:** Farbstoffreduktionsprobe mit Nitroblautetrazolium an phagozytierenden Granulozyten in vitro
- Ferrocytochromreduktionstest: Bestimmung der O_2-Produktion
- Histologie: Granulomnachweis
- Mutationsanalyse
- Eine pränatale Diagnostik ist bei bekanntem Indexpatienten möglich.

Therapie

Die lebenslange prophylaktische Gabe von Cotrimoxazol und Itraconazol (wirksam gegen Aspergillen) führt zu einer Reduktion der schweren rezidivierenden Infektionen. Bei Verfügbarkeit eines HLA-identischen Spenders kann die Erkrankung durch eine Knochenmarktransplantation geheilt werden. Die Genersatztherapie befindet sich in der Entwicklung.

Kasuistik
A: Felix, ein drei Jahre alter Junge, leidet seit dem Alter von sechs Monaten an rezidivierenden Infektionen mit *Staphylococcus aureus*, die sich als schlecht heilende Haut- und Lymphknotenabszesse manifestieren. Wiederholt musste er deswegen operiert werden. Darüber hinaus wurde er bereits dreimal wegen einer ausgedehnten Pneumonie stationär behandelt. Der neue Kinderarzt, den die Familie nach einem Umzug aufsucht, vermutet einen angeborenen Immundefekt und beschließt, Felix zur weiteren Abklärung in eine spezialisierte Immundefektambulanz zu überweisen.
K: Felix ist für sein Alter deutlich untergewichtig und zu klein. Es bestehen eine ausgeprägte zervikale Lymphknotenschwellung und eine Splenomegalie.
D: Im Blutbild zeigt sich eine neutrophile Leukozytose (24 000/µl, 89 % Granulozyten). Das C-reaktive Protein im Serum und die Blutkörperchensenkungsgeschwindigkeit sind erhöht. Es besteht eine Hypergammaglobulinämie. Bei der histologischen Untersuchung eines Lymphknotens werden Granulome nachgewiesen. Der NBT-Test und der Ferrocytochromreduktionstest fallen pathologisch aus.
Diag: Die Diagnose einer chronischen Granulomatose wird molekulargenetisch gesichert.
Th: Ferdinand erhält zunächst eine Therapie mit Cotrimoxazol und Itraconazol zur Prophylaxe der rezidivierenden Infektionen. Die Ärzte teilen seinen Eltern mit, dass eine HLA-Testung des Bruders sinnvoll sei, da die chronische Granulomatose durch eine Knochenmarktransplantation geheilt werden könne.
V: Sechs Monate später wird Felix unter Verwendung von Knochenmark seines HLA-identischen Bruders transplantiert. Heute ist er fünf Jahre alt und gilt als geheilt.

10.2.3 Reaktive Veränderungen des weißen Blutbilds

Checkliste: Übersicht häufiger reaktiver Veränderungen des weißen Blutbilds im Rahmen von spezifischen Infektionen.	
Erkrankung	**Blutbildveränderung**
Infektiöse Mononukleose	mäßige Leukozytose 30–80 % „Lymphomonozyten"
Pertussis	ausgeprägte absolute Lymphozytenvermehrung
Röteln	normale oder leicht verminderte Leukozytenzahl starke Vermehrung von Plasmazellen relative Lymphozytose
Exanthema subitum	erniedrigte Leukozytenzahl erhebliche Neutropenie
Infektiöse Lymphozytose	Vermehrung normaler Lymphozyten

10.3 Erkrankungen der Milz

10.3.1 Asplenie

Definition
Angeborenes Fehlen der Milz.

Ätiologie
Die häufigste Ursache für eine Asplenie ist die Splenektomie nach Trauma oder bei hämatologischen Erkrankungen. Eine kongenitale Asplenie kann als Teilsymptom des Ivemark-Syndroms vorkommen. Begleitend bestehen dann anatomische Variationen von Darm, Lunge und Herz. Eine funktionelle Asplenie kann bei der Sichelzellanämie auftreten.

Klinik
Das Fehlen der Milz führt zu einer erheblichen Infektionsgefährdung, v.a. durch Pneumokokken und *Haemophilus influenzae.*

Diagnostik
- Howell-Jolly-Körperchen im peripheren Blutbild
- Sonographie des Abdomens.

Therapie
Auftretende bakterielle Infektionen sollten frühzeitig und möglichst gezielt (Kulturen) behandelt werden.

Prophylaxe
Prophylaktische Maßnahmen bei Asplenie sind die Impfungen gegen Pneumokokken und Hib sowie eine antibiotische Dauerprophylaxe mit Penicillin V während der ersten zwei Lebensjahre.

10.3.2 Splenomegalie

Definition
Vergrößerung der Milz.

Ätiologie
Wichtige Ursachen einer Splenomegalie im Kindesalter sind in folgender Checkliste zusammengefasst.

Checkliste: Übersicht wichtiger Ursachen der Splenomegalie im Kindesalter.	
Hämatologische Erkrankungen	• hämolytische Anämien • Hämoglobinopathien
Infektionen	• Sepsis • Endokarditis • Abszesse • Virusinfektionen: EBV, CMV • Protozoonosen
Maligne Erkrankungen	• Leukämien • Lymphome • M. Hodgkin • Hämangiome
Stauung	• Pfortader- oder Milzvenenstauung • Leberzirrhose • chronische Herzinsuffizienz
Zysten	• angeboren • erworben: Pseudozysten
Nichtmaligne Infiltration	• Speichererkrankungen • Retikuloendotheliosen
Verschiedene	• rheumatoide Arthritis: M. Still • Lupus erythematodes

10.4 Hämostaseologie

10.4.1 Hämophilie A

Definition
X-chromosomal-rezessiv vererbte Koagulopathie auf der Grundlage einer verminderten Aktivität von Faktor VIII:C, dem niedermolekularen Anteil des Faktor-VIII:C/von-Willebrand-Faktor-Komplexes.

Epidemiologie
Die Hämophilie A tritt mit einer Häufigkeit von 1:10 000 männliche Neugeborene auf.

Ätiologie
In zwei Drittel der Fälle wird die Erkrankung X-chromosomal-rezessiv vererbt, in einem Drittel der Fälle handelt es sich um Spontanmutationen ohne positive Familienanamnese. Bei weiblichen Individuen tritt eine Hämophilie nur sehr selten auf. Es kann sich um Töchter aus Ehen Hämophiler mit Konduktorinnen, um Patientinnen mit erworbenem Faktor-VIII-Inhibitor oder um „Patientinnen" mit testikulärer Feminisierung handeln.

Klinik
In Abhängigkeit vom Schweregrad (☞ Tab. 10.3) besteht eine milde bis ausgeprägte **hämorrhagische Diathese.**
Bei der **leichten** Hämophilie treten signifikante Blutungen nur nach Traumen, Operationen oder Zahnextraktionen auf. Bei **mittelschwerer** Hämophilie sind Spontanblutungen möglich. Bei **schwerer** Hämophilie sind Spontanblutungen die Regel. Es treten Blutungen in die großen Gelenke und in die Muskulatur, auffallende Sugillationen nach Bagatelltraumen und gelegentlich auch Hirnblutungen auf (☞ Abb. 10.7a).
Der klassische Blutungstyp der schweren Hämophilie ist die Gelenkblutung. Meist sind wenige, sog. „Blutergelenke" betroffen (Kniegelenke, Sprunggelenke, Ellenbogengelenke in abnehmender Häufigkeit). Die Folge ist die „hämophile Arthropathie" (☞ Abb. 10.7b und c). Charakteristisch für die Hämophilie ist außerdem das Fehlen exzessiver Blutungen aus kleinen Schnitt- und Schürfwunden, da die primäre Hämostase intakt ist.

Tab. 10.3 Schweregrade der Hämophilie.	
Schwere Hämophilie	FVIII:C-Aktivität < 1%
Mittelschwere Hämophilie	FVIII:C-Aktivität 1–5%
Leichte Hämophilie	FVIII:C-Aktivität 5–15%
Subhämophilie	FVIII:C-Aktivität 15–75%

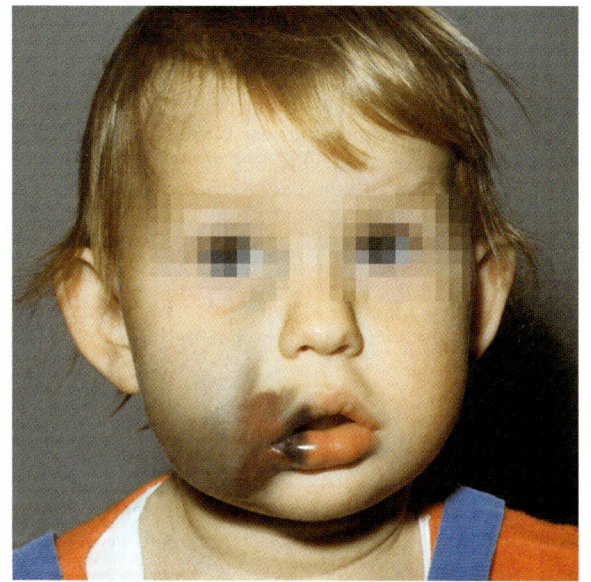
a

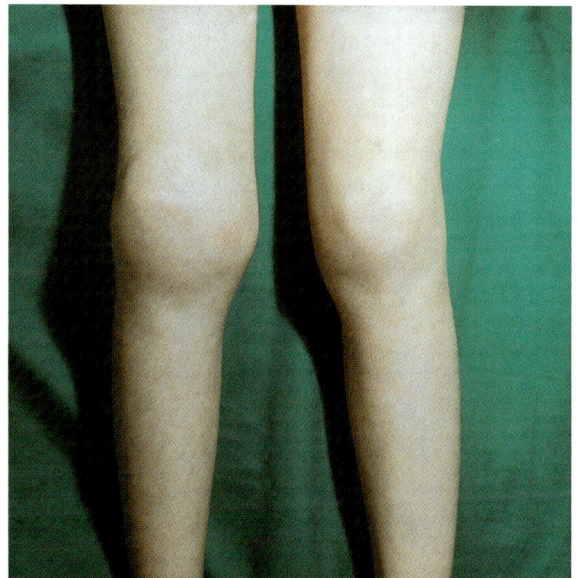
b

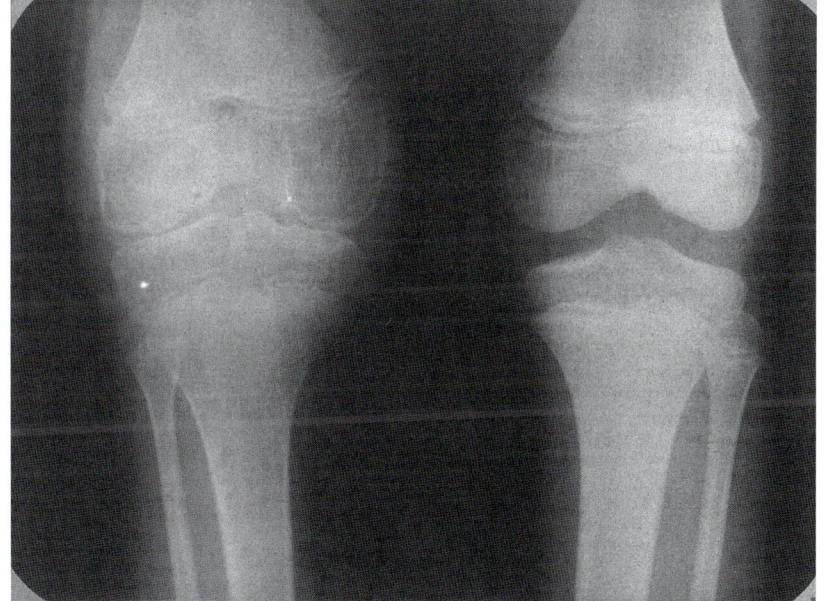
c

Abb. 10.7 a, b und c: Hämophilie.
a) Weichteilblutungen.
b) Hämophile Arthropathie mit Schwellung und Deformierung des rechten Kniegelenks.
c) Röntgenbild linkes Kniegelenk: Arthropathie des rechten Kniegelenks mit erheblicher Verschmälerung des Gelenkspalts bei Hämophilie A.

Diagnostik

- Familien- und Blutungsanamnese
- **Gerinnung:** aktivierte Thromboplastinzeit (aPTT) verlängert, Thromboplastinzeit (Quick) normal, Thrombinzeit (TZ) normal
- FVIII:C-Aktivität vermindert
- Mutationsanalyse
- Eine pränatale Diagnostik ist möglich.

Therapie

Blutungsprophylaxe: Thrombozytenaggregationshemmer wie Azetylsalizylsäure sollten gemieden werden, intramuskuläre Injektionen sind kontraindiziert! Bei Verletzungen sollte eine sorgfältige lokale Blutstillung erfolgen.
DDAVP (Minirin®): Es erhöht die FVIII:C-Aktivität um das Zwei- bis Vierfache durch Freisetzung aus dem Endothel. Bei schwerer Hämophilie ist der Effekt daher nur

unzureichend. Die Wirkung ist nach zwei- bis dreimaliger Gabe erschöpft.
Substitution von Faktor VIII bei akuter Blutung: Heute werden nur noch rekombinant hergestellte Präparate verwendet, wodurch die früher mit der Faktorsubstitutionstherapie einhergehende Infektionsgefahr nicht mehr besteht.
Die Dosierung ist vom Ausmaß und von der Lokalisation der Blutung abhängig. Es werden 10–50 IE/kg KG in 8–12 stündlichen Intervallen i.v. verabreicht. 1 IE/kg KG Faktor VIII erhöht die FVIII:C-Aktivität um 1–2 %. Die anzustrebenden FVIII:C-Aktivitäten sind von der Situation abhängig (Gelenkblutungen, kleine Verletzungen: 10–15 %; kleine Operationen: 20–30 %; große Operationen, gastrointestinale Blutungen: > 50 %).
Dauersubstitution von Faktor VIII: Ziel der Therapie ist es, aus einer schweren Hämophilie eine mittelschwere Hämophilie zu machen, die FVIII:C-Aktivität

also nicht mehr unter 2 % abfallen zu lassen. Dies kann in der Regel durch eine Faktorsubstitution mit wöchentlich dreimaliger Gabe von 15–20 IE/kg KG erreicht werden.

Therapie der Hemmkörperhämophilie

Von Hemmkörperhämophilie spricht man, wenn Inhibitoren im Sinne von Alloantikörpern gegen transfundierten FVIII auftreten. Sie tritt v.a. bei Patienten mit schwerer Hämophilie auf. Die Therapie besteht in der hoch dosierten (100–200 IE/kg KG/d) Gabe von FVIII-Konzentrat über einen längeren Zeitraum. Alternativ können auch aktivierter Prothrombinkomplex, FVIII vom Schwein oder aktivierter FVIII eingesetzt werden. Die Therapie der Hemmkörperhämophilie ist mit enormen Kosten verbunden.

Prognose

Bei rechtzeitiger und ausreichender Substitution ist die Lebenserwartung heute trotz Blutungsmorbidität annähernd normal.

10.4.2 Hämophilie B

Definition

X-chromosomal-rezessiv vererbte Koagulopathie auf der Grundlage einer verminderten biologischen Aktivität des plasmatischen Gerinnungsfaktors IX.

Epidemiologie

Die Hämophilie B tritt mit einer Häufigkeit von 1 : 60 000 männliche Neugeborene auf.

Klinik

Die Hämophile B ist von der Hämophilie A klinisch nicht zu unterscheiden.

Diagnostik

- Familien- und Blutungsanamnese
- **Gerinnung:** aktivierte Thromboplastinzeit (aPTT) verlängert, Thromboplastinzeit (Quick) normal, Thrombinzeit (TZ) normal
- FIX-Aktivität vermindert
- Mutationsanalyse
- Eine pränatale Diagnostik ist möglich.

Therapie

Die Therapie der Hämophilie B entspricht der der Hämophilie A. Die Substitutionstherapie erfolgt hier mit rekombinant hergestellten Faktor-IX-Konzentraten. Die Halbwertszeit von Faktor IX ist länger als die von Faktor VIII. Die Dosisintervalle bei Bedarfs- und Dauertherapie sind daher länger. DDAVP ist bei Hämophilie B nicht wirksam.

Merke!

Die Faktorsubstitutionstherapie stellt hohe Anforderungen an die betroffenen Familien. In der Regel erlernen die Eltern der Patienten die Durchführung intravenöser Injektionen und führen die Substitutionstherapie zu Hause eigenständig durch. Zur Schonung der Kinder werden in den letzten Jahren vermehrt permanente zentralvenöse Venenkatheter (Port) implantiert.

10.4.3 Von-Willebrand-Jürgens-Syndrom

Definition

Autosomal-dominant oder autosomal-rezessiv vererbte hämorrhagische Diathese auf der Grundlage quantitativer oder qualitativer Defekte des von-Willebrand-Faktors (VWF), dem großmolekularen Anteil des Faktor-VIII:C/von-Willebrand-Faktor-Komplexes.

Epidemiologie

Es handelt sich mit einer Prävalenz von 1 % um die häufigste hereditäre hämorrhagische Diathese!

Pathogenese

Der VWF ist ein adhäsives Protein mit Bindungsstellen für zirkulierende Proteine (Faktor VIII), Kollagen und Thrombozytenoberflächenstrukturen. Bei Fehlen oder Defekt des VWF kommt es zu einer mangelhaften Adhäsion der Thrombozyten am verletzten Endothel der Gefäße (Störung der primären Hämostase). Die Bindung von Faktor VIII verhindert seinen vorzeitigen Abbau. Bei schweren Defekten des VWF kommt es daher zusätzlich zu einer verminderten Faktor-VIII:C-Aktivität (Störung der sekundären Hämostase).

Klinik

Im Gegensatz zur Hämophilie ist das klinische Leitsymptom die **profuse Schleimhautblutung** als Ausdruck der Störung der primären Hämostase. Sie tritt v.a. im Nasen-Rachen-Raum auf. Beinahe regelhaft kommt es zu lang anhaltenden Blutungen nach Zahnwechsel, Zahnextraktion, Einriss des Zungenbändchens, Tonsillektomie und Adenotomie. Beim schweren von-Willebrand-Jürgens-Syndrom treten als Ausdruck der Störung der sekundären Hämostase auch hämophilieartige Blutungen auf.

Diagnostik

- Familien- und Blutungsanamnese
- **Gerinnung:** Wegweisend ist die **verlängerte Blutungszeit;** aktivierte Thromboplastinzeit (aPTT) normal bis verlängert, Thromboplastinzeit (Quick) normal, Thrombinzeit (TZ) normal
- VWF: Ag: vermindert
- VWF: Ristocetin-Cofaktor: meist erniedrigt
- FVIII: C-Aktivität in Abhängigkeit von der Schwere des Defekts normal oder erniedrigt
- VWF-Multimerenanalyse zur Differenzierung einzelner Subtypen
- Mutationsanalyse
- Eine pränatale Diagnostik ist möglich.

Therapie

Neben der lokalen Blutstillung und der Meidung von Thrombozytenfunktionshemmern (Azetylsalizylsäure!) kommen Fibrinolysehemmer wie Tranexamsäure (10–20 mg/kg KG) zur Anwendung.
Die Gabe des synthetischen ADH-Analogons Desmopressin (DDAVP) in einer Dosierung von 0,3 µg/kg KG i.v. kann bei leichten Verlaufsformen endogen gespeicherten VWF freisetzen. Es kann bei Blutungen und zur präoperativen Blutungsprophylaxe eingesetzt werden. In

schweren Fällen werden rekombinant hergestellte spezielle VWF-haltige Faktor-VIII-Konzentrate, z.B. in einer Dosierung von 20–40 IE/kg KG i.v. verabreicht.

Prognose

Der Verlauf ist variabel, oft bessert sich die Symptomatik mit Abschluss der Pubertät.

> **Merke!**
> Das von-Willebrand-Jürgens-Syndrom ist die häufigste hereditäre hämorrhagische Diathese.

10.4.4 Koagulopathie durch Vitamin-K-Mangel

Definition

Hämorrhagische Diathese durch Aktivitätsminderung der Gerinnungsfaktoren II, VII, IX, X infolge Vitamin-K-Mangels im Rahmen verschiedener Erkrankungen.

Pathophysiologie

Vitamin K ist ein fettlösliches Vitamin. Es wird vorwiegend mit der Nahrung zugeführt und aktiviert die Gerinnungsfaktoren II, VII, IX, X sowie die physiologischen Inhibitoren Protein C und S durch eine Karboxylierung von Glutaminsäureresten.

Ätiologie

- **Alimentär**, z.B. ausschließliche Muttermilchernährung
- **Intestinale Malabsorptionssyndrome:** Zöliakie, zystische Fibrose, protrahierte Diarrhö
- **Medikamente:** Langzeit-Breitbandantibiotikatherapie, akzidentelle Kumarineinnahme, Phenytoin
- **Biliäre Obstruktionen,** z.B. Gallengangsatresie
- Morbus haemorrhagicus neonatorum: siehe Kapitel Neonatologie.

Klinik

Die sekundäre Gerinnungsstörung führt zu Hautblutungen, Schleimhautblutungen und gastrointestinalen Blutungen.

Diagnostik

- Klärung der Grunderkrankung!
- **Gerinnung:** Thromboplastinzeit (Quick) verlängert, Thromboplastinzeit (aPTT) in schweren Fällen verlängert, aktivierte Thrombinzeit (TZ) normal, Blutungszeit normal
- Aktivitäten der Faktor II, VII, IX, X erniedrigt
- Thrombozytenzahl normal.

Therapie

Bei leichten Blutungen ist eine orale Vitamin-K-Substitution in einer Dosierung von 1–5 mg p.o. ausreichend. Bei schwerer, lebensbedrohlicher Blutung werden etwa 5 mg Vitamin K i.v. (oder 1 mg/kg KG) verabreicht. Supportiv kann PPSB (Prothrombinkomplex) in einer Dosierung von 30–50 IE/kg KG substituiert werden.

10.4.5 Koagulopathie durch Lebererkrankungen

Definition

Hämorrhagische Diathese durch Störung der Synthese von Gerinnungsfaktoren und Fibrinogen infolge primärer Lebererkrankungen.

Pathogenese

Bei leichter Leberschädigung kommt es zu einer Verminderung der Synthese Vitamin-K-abhängiger Gerinnungsfaktoren (II, VII, IX, X). Bei schwerer Leberschädigung ist auch die Synthese von Fibrinogen und Faktor V gestört.

Klinik

85 % der Patienten mit Lebererkrankungen haben Gerinnungsstörungen, jedoch nur 15 % der Patienten mit Lebererkrankungen haben eine signifikante hämorrhagische Diathese! Es kann zu flächenhaften Haut- und Schleimhautblutungen sowie zu gastrointestinalen Blutungen kommen.

Diagnostik

- Zeichen der Lebererkrankung
- Gerinnung: Thromboplastinzeit (Quick) verlängert, Thromboplastinzeit (aPTT) verlängert
- Fibrinogen und Aktivitäten der Faktor II, V, VII, IX, X bei schwerer Schädigung erniedrigt.

Therapie

Häufig spricht die Gerinnungsstörung wegen der zugrunde liegenden Leberfunktionsstörung nicht auf Vitamin K an. In diesen Fällen muss Fresh Frozen Plasma und PPSB substituiert werden.

10.4.6 Verbrauchskoagulopathien

Definition

Disseminierte intravasale Gerinnungsprozesse mit diffusen Fibrinablagerungen in kleinen Gefäßen führen zu einem Verbrauch von Gerinnungsfaktoren, deren Inhibitoren und von Thrombozyten, wodurch es zum klinischen Bild der Verbrauchskoagulopathie mit hämorrhagischer Diathese, Gewebsnekrosen und Ischämie kommt.

Ätiologie

In der Pädiatrie können **Geburtskomplikationen** (vorzeitige Plazentalösung, perinatale Asphyxie, Mekoniumaspiration), **Infektionen** (gramnegative Sepsis, Meningokokken, konnatale Viruserkrankungen, z.B. CMV), **Zirkulationsstörungen** (Schock, Transfusionszwischenfälle, zyanotische Herzfehler) und **systemische Organerkrankungen** (Verbrennungen, Transplantatabstoßungen, Vaskulitiden, hämolytisch-urämisches Syndrom, akute Leukämien, insbesondere AML) eine Verbrauchskoagulopathie auslösen.

Pathogenese

Das endogene Gerinnungssystem wird über Kontaktfaktoren durch Endothelschäden aktiviert, das exogene Gerinnungssystem durch eingeschwemmtes Gewebsthrom-

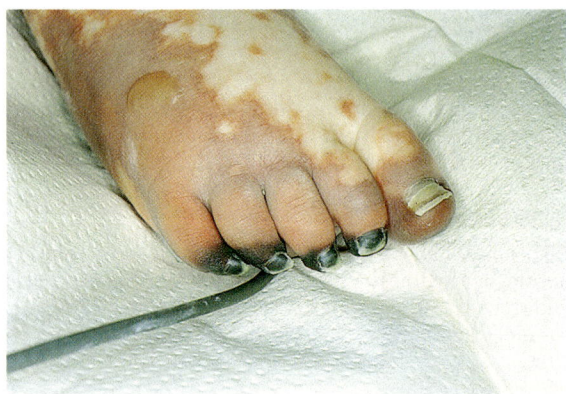

Abb. 10.8: Verbrauchskoagulopathie. Nekrosen im Bereich der Zehenspitzen.

boplastin. Die Thrombozyten werden durch erythrozytäre Inhaltsstoffe aktiviert. Die vermehrte **Thrombinbildung** ist entscheidend: Es kommt zu Proteolyse von Fibrinogen, Proteolyse von Faktor V, VIII, XIII und zur Thrombozytenaggregation. Eine **disseminierte intravasale Gerinnung** ist die Folge. Parallel dazu wird reaktiv die Fibrinolyse aktiviert. Hierdurch kommt es zum charakteristischen Nebeneinander von Thrombophilie und hämorrhagischer Diathese.

Klinik

Das Vollbild der Verbrauchskoagulopathie ist unverkennbar. Es besteht ein Nebeneinander von **Blutungen** (Petechien, spontan auftretende flächenhafte Haut- und Schleimhautblutungen, gastrointestinale Blutungen) und **Gewebsthrombosen** (Infarkte großer Hautareale (☞ Abb. 10.8), subkutane Ischämien, Niereninfarkte, Lungeninfarkte, ischämische Insulte). Es kommt zu Kreislaufschock und Multiorganversagen.

Diagnostik

- Thrombozytopenie
- **Gerinnung:** Thromboplastinzeit (Quick) verlängert, Thromboplastinzeit (aPTT) verlängert
- Aktivitäten der Faktoren I, V und VII erniedrigt
- Antithrombin III vermindert, Plasminogen vermindert
- Fibrinogen erhöht, Fibrinspaltprodukte erhöht
- Fragmentozyten.

Therapie

Die Behandlung der Grunderkrankung ist von essenzieller Bedeutung. Der Kreislaufschock wird mit Volumenersatz und Katecholaminen therapiert. Infektionen werden großzügig antibiotisch behandelt.
Die spezifische Standardtherapie sieht die Antikoagulation mit Heparin als Dauerinfusion vor. Antithrombin III wird substituiert, da Heparin seine Wirkung als Kofaktor von ATIII entfaltet. Zur Substitution von Gerinnungsfaktoren wird Fresh Frozen Plasma verabreicht.

10.4.7 Thrombozytopenien

Definition

Thrombozytopenien ($< 150\,000/\mu l$ jenseits der Neugeborenenperiode und $< 100\,000/\mu l$ bei Neugeborenen) sind die häufigste Ursache hämorrhagischer Diathesen, wobei Blutungen in der Regel erst bei Thrombozytenzahlen unter $20\,000/\mu l$ beobachtet werden.

Klinik

Die thrombozytopenische Blutungsneigung ist charakterisiert durch Petechien (☞ Abb. 10.9), Haut- und Schleimhautblutungen, Epistaxis, Zahnfleischbluten, subkonjunktivale Blutungen, gastrointestinale Blutungen, Hämaturie, Hirnblutungen und postoperative Nachblutungen.

Diagnostik

- Blutbild (Plättchenzahl, -größe)
- Gerinnungsstatus: Ausschluss einer plasmatischen Gerinnungsstörung
- Blutungszeit verlängert
- Knochenmarkpunktion sollte insbesondere vor einer Steroidbehandlung durchgeführt werden
- Bestimmung antithrombozytärer Antikörper.

Immunthrombozytopenische Purpura (ITP)

Definition

Akut auftretende, meist benigne verlaufende Autoimmunthrombozytopenie mit verkürzter Plättchenüberlebenszeit bei einem sonst gesunden Kind.

Checkliste:	Differentialdiagnose der Thrombozytopenie im Kindesalter.
Verminderte Produktion (amegakaryozytär)	**Erhöhter Verbrauch** (megakaryozytär)
Kongenital • isolierte hypoplastische Thrombozytopenie • Fanconi-Syndrom	• Alloimmunthrombozytopenie* • Autoimmunthrombozytopenie* • immunthrombozytopenische Purpura (ITP) • medikamenteninduzierte Thrombozytopenie
Erworben • Leukämien • aplastische Anämien • maligne Lymphome • Viruserkrankungen: EBV, Varizellen, Masern	• hämolytisch-urämisches Syndrom° • thrombotisch-thrombozytopenische Purpura • disseminierte intravasale Gerinnung • Wiskott-Aldrich-Syndrom+
Verteilungsstörung • Hypersplenismus • Riesenhämangiom (Kasabach-Merritt-Syndrom)	

* ☞ Kapitel Neonatologie, ° ☞ Kapitel Nephrologie, + ☞ Kapitel Immunologie

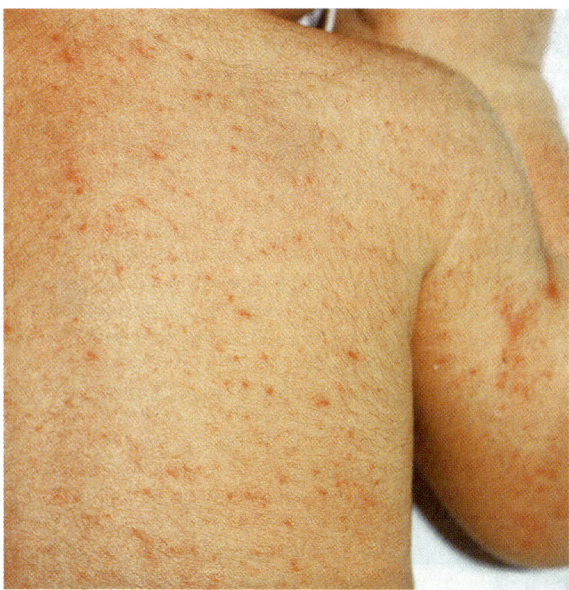

Abb. 10.9: Petechien infolge einer Thrombozytopenie.

Epidemiologie

Es handelt sich um die häufigste Form der Thrombozytopenie im Kindesalter. Jungen und Mädchen sind gleich häufig betroffen. Der Altersgipfel liegt zwischen dem zweiten bis sechsten Lebensjahr.

Pathogenese

In etwa 50 % der Fälle können Autoantikörper gegen Thrombozytenmembranantigene nachgewiesen werden. Der Autoimmunprozess wird meist durch einen ein bis drei Wochen vorausgehenden viralen Infekt getriggert. Die IgG-Antikörper-beladenen Thrombozyten werden im RES (Milz und Leber) sequestriert.

Klinik

Akute ITP: Die Erkrankung beginnt plötzlich mit flächigen Hämatomen, Petechien, Epistaxis, Schleimhautblutungen, gastrointestinalen Blutungen oder einer Hämaturie bei wenig beeinträchtigtem Allgemeinzustand. Eine Hepatosplenomegalie besteht selten und sollte stets an eine andere Genese denken lassen. Hirnblutungen treten in deutlich weniger als 1 % der Fälle auf.
Chronische ITP (M. Werlhof): Sie ist definiert als eine ITP, die länger als sechs Monate besteht. Meistens sind ältere Mädchen betroffen.

Diagnostik

- **Blutbild:** isolierte Thrombozytopenie mit Werten bis zu < 5000/µl; eine begleitende Anämie tritt nur bei schwerer Blutung auf, keine Leukozytopenie
- Gerinnungsparameter normal
- Bei akuter ITP und klassischer Konstellation ist eine Knochenmarkpunktion nicht erforderlich. Bei chronischer ITP oder vor Beginn einer Steroidtherapie muss sie durchgeführt werden. Es findet sich meist eine gesteigerte Megakaryozytopoese.
- Nachweis freier oder plättchenassoziierter Antikörper (PA-IgG) in 80 % möglich, jedoch meist ohne diagnostische oder therapeutische Relevanz

- Ein ausreichend sensitiver oder spezifischer Test zur serologischen Diagnose der ITP steht nicht zur Verfügung.

Therapie

Bei unkomplizierten Fällen ohne schwerere Blutungsmanifestationen ist keine spezifische Therapie erforderlich. Auf die Meidung von Azetylsalizylsäure und potenziell traumatisierender Sportarten ist zu achten. Bei ausgeprägten Blutungszeichen oder Thrombozyten < 20 000 wird eine **hoch dosierte Immunglobulintherapie i.v.** mit 7s-Immunglobulinen (Fc-haltig!) in einer Dosierung von 2 g/kg KG über zwölf Stunden durchgeführt. Dadurch kommt es zu einer Verlängerung der Überlebenszeit antikörperbeladener Thrombozyten durch Konkurrenz um die Fc-Rezeptoren des RES. Alternativ können Kortikosteroide hoch dosiert (Prednison 2 mg/kg KG/d für 14–21 Tage) verabreicht werden. **Thrombozytenkonzentrate** werden nur bei lebensbedrohlichen Blutungen verabreicht, da aufgrund der Grunderkrankung ein meist nur geringer Thrombozytenanstieg zu erwarten ist, weil auch Fremdthrombozyten rasch in der Milz abgebaut werden.
Die **Therapie der chronischen ITP** ist komplizierter. Eine Langzeittherapie mit Steroiden ist kontraindiziert. Wiederholte Versuche mit i.v. Immunglobulinen sollten unternommen werden. Die Splenektomie gilt als Ultima Ratio, weil Spontanremissionen auch noch nach Jahren möglich sind. Nach Splenektomie tritt eine Besserung der Symptomatik in 60–80 % der Fälle ein. Alternative Behandlungsmöglichkeiten für Non-Responder sind Immunsuppressiva (Azathioprin, Cyclophosphamid), Vinkaalkaloide und bei Rh-positiven Patienten Anti-D-Globulin, wodurch es zu einer kompetitiven RES-Blockade kommt.

> **Merke!**
> Bei der Therapie der chronischen ITP sollte sorgfältig darauf geachtet werden, dass der Patient unter den Nebenwirkungen der Therapie nicht mehr leidet als unter der Thrombozytopenie!

Prognose

Die Prognose ist insgesamt günstig. Unabhängig von der Therapieform erfolgt in 90 % der Fälle die Remission innerhalb von ein bis sechs Monaten. Bei längerem Verlauf handelt es sich definitionsgemäß um einen Übergang zur chronischen ITP, die mit einem höheren Risiko intrakranieller Blutungen einhergeht.

Kasuistik
A: Ferdinand, ein sechs Jahre alter Junge, wird in der Ambulanz der Kinderklinik vorgestellt, da die Mutter wegen multipler Hämatome und akuten Nasenblutens sehr besorgt ist.
K: Der Junge befindet sich in bestem Allgemeinzustand. Neben den flächigen Hämatomen, die insbesondere im Bereich der Unterschenkel bestehen, finden sich multiple Petechien am ganzen Körper. Die Nase ist wegen der nur schwer zum Stillstand zu bringenden Epistaxis tamponiert.

D: Im Blutbild zeigen sich bis auf eine ausgeprägte Thrombozytopenie (12 000/µl) keine Auffälligkeiten. Auch die Gerinnungsparameter sind normal.
Diag: Die Ärzte erklären Ferdinand und seiner Mutter, dass es sich um eine akute immunthrombozytopenische Purpura handelt und dass ein kurzer stationärer Aufenthalt erforderlich ist.
Th: Ferdinand erhält eine Infusion hoch dosierter Immunglobuline über zwölf Stunden.
V: Am nächsten Tag sind die Thrombozyten bereits auf 55 000/µl angestiegen und Ferdinand kann entlassen werden. Eine Kontrolluntersuchung eine Woche später ergibt eine Thrombozytenzahl von 232 000/µl. Bisher, ein Jahr später, sind weitere Episoden dieser Art nicht mehr aufgetreten.

10.4.8 Thrombozytenfunktionsstörungen

Definition

Seltene, autosomal-rezessiv vererbte Störungen der Thrombozytenfunktion bei normaler Thrombozytenzahl als Ursache von hämorrhagischen Diathesen.

Pathogenese

Eine Thrombozytenfunktionsstörung entsteht durch Nichtbinden von Liganden infolge von Fehlen, Dysfunktion oder Antikörperblockade von Thrombozytenmembranrezeptoren oder durch eine Störung des Thrombozytenstoffwechsels.

Formen

Bernard-Soulier-Syndrom: mäßige Thrombozytopenie bei Riesenthrombozyten und Verminderung der Plättchenagglutination
Glanzmann-Thrombasthenie: normale Thrombozytenzahl, fehlende Plättchenaggregation und fehlende thrombozytäre Gerinnungsaktivität.

Klinik

Ähnlich wie bei der Thrombozytopenie treten Schleimhautblutungen, Epistaxis, Menorrhagien und gastrointestinale Blutungen auf. Bei Glanzmann-Thrombasthe-

nie beschreiben die Eltern die Hämatome als „wie mit Kirschmarmelade bekleckert".

Diagnostik

- Wegweisend ist die **verlängerte Blutungszeit**
- Thrombozytenzahl normal oder leicht erniedrigt
- Quick normal, PTT normal.

Therapie

Bei akuten Blutungen sind primär lokale Maßnahmen, DDAVP und Antifibrinolytika einzusetzen. Bei bedrohlichen Blutungen müssen Thrombozytenkonzentrate HLA-identischer Spender verabreicht werden. Als Ultima Ratio ist eine Knochenmarktransplantation zu erwägen.

10.4.9 Thrombozytosen

Definition

Bei einer Erhöhung der Thrombozytenzahl auf Werte über 450 000/µl liegt eine Thrombozytose vor.

Ätiologie

Man unterscheidet **primäre Thrombozytosen** durch Proliferation von Megakaryozyten (myeloproliferative Syndrome) und **sekundäre Thrombozytosen** im Rahmen anderer Grunderkrankungen (z.B. Infektionen, Medikamente, Kollagenosen, hämolytische Anämien, Kawasaki-Syndrom, Eisenmangel, Lymphome, Asplenie).

Klinik

Die reaktiven Formen sind in der Regel asymptomatisch. Es wird diskutiert, ob ab Thrombozytenkonzentrationen > 1 000 000/µl eine erhöhte Thromboseneigung besteht. Eine primäre Thrombozytose ist im Kindesalter als Rarität zu betrachten.

Therapie

In der Regel ist keine Behandlung erforderlich. Bei Thrombozytenkonzentrationen > 1 000 000/µl kann eine niedrig dosierte Therapie mit Azetylsalizylsäure durchgeführt werden.

11 Onkologie

Jedes Jahr erkranken in Deutschland etwa 15 von 100 000 Kindern unter 15 Jahren an einem malignen Tumor (☞ Tab. 11.1). Die Patienten haben heute eine vielfach höhere Heilungschance als noch vor vierzig Jahren (☞ Abb. 11.1) und auch in den letzten Jahren konnten die Überlebensraten noch weiter kontinuierlich gesteigert werden. Die Prognose konnte insbesondere durch die Therapiedurchführung innerhalb großer nationaler Studien verbessert werden. Die höhere Überlebensrate führt jedoch auch zu einer Reihe von Spätfolgen, die hauptsächlich durch die aggressive Therapie verursacht werden.

Tab. 11.1 Häufigkeitsverteilung und Prognose.

Tumorart	Relative Häufigkeit	5-Jahres-Überlebensrate
Leukämien	32 %	70 %
ZNS-Tumoren	20 %	60 %
Non-Hodgkin-Lymphome	12 %	83 %
Neuroblastome	9 %	65 %
Weichteilsarkome	7 %	65 %
Wilms-Tumoren	6 %	86 %
Knochentumoren	4 %	65 %
Keimzelltumoren	3 %	88 %
Alle Tumoren		**74 %**

Daten des Kinderkrebsregisters Mainz, Juli 2002

11.1 Leukämien

Definition

Maligne Erkrankungen des hämatopoetischen Systems durch fehlende Ausdifferenzierung und unregulierte Proliferation unreifer hämatopoetischer Vorläuferzellen.

Epidemiologie

Leukämien sind die häufigste maligne Affektion beim Kind und repräsentieren etwa ein Drittel aller Krebserkrankungen im Kindesalter. In Deutschland erkranken jährlich 5 von 100 000 Kindern unter 15 Jahren an einer Leukämie.

Einteilung

In Abhängigkeit von der entarteten Zelle unterscheidet man **lymphatische** und **myeloische Leukämien.** In Abhängigkeit vom Verlauf werden **akute** und **chronische** Leukämien unterschieden. Im Kindesalter treten in 95 % der Fälle akute Leukämien auf.

Bei über 80 % der Leukämien handelt es sich um akute lymphatische Leukämien **(ALL),** bei 15 % um akute myeloische Leukämien **(AML),** bei 5 % um chronisch myeloische Leukämien **(CML)** oder myelodysplastische Syndrome **(MDS).** Eine chronisch lymphatische Leukämie ist im Kindesalter eine Rarität.

11.1.1 Akute lymphatische Leukämie (ALL)

Definition

Gruppe von malignen Erkrankungen des lymphatischen Systems, die sich im Knochenmark, im peripheren lymphatischen Gewebe und in allen anderen Geweben manifestieren können.

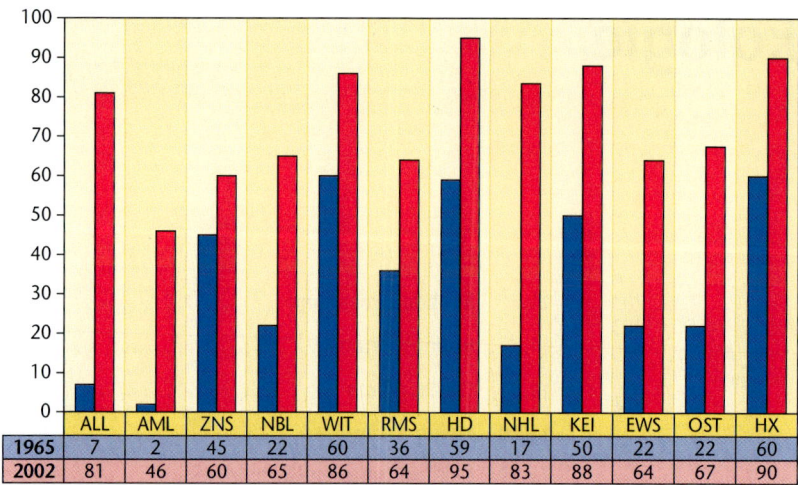

	ALL	AML	ZNS	NBL	WIT	RMS	HD	NHL	KEI	EWS	OST	HX
1965	7	2	45	22	60	36	59	17	50	22	22	60
2002	81	46	60	65	86	64	95	83	88	64	67	90

Abb. 11.1: 5-Jahres-Überlebensrate bei verschiedenen Tumorarten 1965 und heute. Modifiziert nach Haas, R. J., I. Schmid, P. Schmidt, U. B. Graubner, M. Silc, W. Stamm: „Krebserkrankungen bei Kindern. Eine Informationsschrift über bösartige Tumoren für Therapeuten und Betroffene", 4. Aufl., 2003.

ALL, akute lymphatische Leukämie; AML, akute myeloische Leukämie; ZNS, ZNS-Tumoren; NBL, Neuroblastom; WIT, Wilms-Tumor; RMS, Rhabdomyosarkom; HD, M. Hodgkin; NHL, Non-Hodgkin-Lymphom; KEI, Keimzelltumoren; EWS, Ewing-Sarkom; OST, Osteosarkom; HX, Histiocytosis X.

Epidemiologie

27 % aller malignen Erkrankungen im Kindesalter sind akute lymphatische Leukämien. Sie treten v.a. im Alter zwischen ein und fünf Jahren auf, Jungen erkranken etwas häufiger als Mädchen (1,3 : 1).

Ätiologie

Die Rolle der radioaktiven Strahlung bei der Entstehung akuter Leukämien ist belegt. Mutagene Medikamente können mit großer Wahrscheinlichkeit ebenfalls Leukämien induzieren. Viele weitere potenzielle Faktoren sind noch unbekannt.

Pathogenese

Der Entstehungsort einer ALL ist das Knochenmark, das diffus von leukämischen Blasten infiltriert wird. Die Ausreifung der normalen Hämatopoese ist dadurch gestört und es kommt zur progressiven Knochenmarksinsuffizienz. Die Blasten können das Knochenmark verlassen und andere Gewebe, insbesondere Leber, Milz und Lymphknoten infiltrieren.

Klassifikation

Morphologie: Nach der French-American-British-(FAB)-Klassifikation lassen sich nach zytogenetischen Kriterien drei Typen von Blasten unterscheiden: **L1**-Blasten (nacktkernige Lymphozyten), **L2**-Blasten (größer, polymorpher, mit zunehmendem Plasmasaum, irregulären Kernformen und prominenten Nukleoli), **L3**-Blasten (fein gekörnter Kern, prominente Nukleoli, tiefblaues Plasma). Bei Nachweis von L3-Zellen handelt es sich um eine reife B-Zell-ALL.

Immunologie: Die Leukämiezellen werden heute mit Hilfe von monoklonalen Antikörpern in der Durchflusszytometrie verschiedenen Reifungsstufen von B- und T-Zellen zugeordnet. In 80 % der Fälle handelt es sich bei der ALL um eine monoklonale Proliferation von B-Vorläuferzellen unterschiedlicher Entwicklungsgrade. Die meisten ALL-Zellen der B-Reihe exprimieren das „common ALL Antigen" (cALLA).

Chromosomale Veränderungen finden sich bei 90 % der Patienten. Bestimmte immunologisch definierte Sub-

typen sind mit typischen Chromosomenaberrationen korreliert. Hyperdiploide Chromosomensätze (51–65 Chromosomensätze) werden typischerweise bei Kleinkindern mit besonders guter Prognose gefunden. Bei den meisten Veränderungen handelt es sich um Translokationen.

Klinik

Die Erkrankung verläuft häufiger **schleichend** als foudroyant. **Unspezifische Symptome** wie unklares Fieber, Abgeschlagenheit, Blässe, Appetitlosigkeit und **Knochenschmerzen** erinnern an einen Virusinfekt. Die zunehmende Knochenmarkinsuffizienz führt zu **Blässe** (Anämie), **Hautblutungen** (Thrombozytopenie) und schweren **Infektionen** (Neutrozytopenie). Eine **Hepatosplenomegalie** besteht in zwei Drittel der Fälle. Eine ausgeprägte Lymphadenopathie ist eher selten. Ein Befall der Meningen (Meningeosis leucaemica) kann Kopfschmerzen, Erbrechen und Lähmungen peripherer Nerven verursachen.

Differentialdiagnose

- Infektiöse Mononukleose
- Immunthrombozytopenische Purpura
- Eisenmangelanämie
- Aplastische Anämie
- Juvenile idiopathische Arthritis.

Diagnostik

- Leukozytenzahl in > 50 % der Fälle normal!
- Blastennachweis im peripheren Blutbild nur gelegentlich möglich
- Anämie, Thrombozytopenie
- Hyperurikämie und LDH-Erhöhung als Ausdruck des vermehrten Zellumsatzes
- **Knochenmarkpunktion:** Zytogenetik, Immunologie (s. o.)
- Chromosomenanalyse
- **Sonographie** des Abdomens: Leber, Milz, Nieren, intraabdominelle Lymphknoten
- **Röntgen-Thorax:** Mediastinalverbreiterung, Pleuraerguss?

Nach Abschluss der Diagnostik werden die Patienten in verschiedene Risikogruppen eingeteilt (☞ Tab. 11.2).

Tab. 11.2 Risikogruppen der ALL.		
	Niedriges Risiko	Erhöhtes Risiko
Alter	1 bis 10 Jahre	< 1 Jahr oder > 10 Jahre
Leukozyten	< 25 000/µl	> 25 000/µl
ZNS-Befall	nein	ja
Immunzytologie	c-ALL	T-ALL, B-ALL, Null-ALL
Prozentuale Häufigkeit	40 %	60 %

Therapie

Vorphase: Durch eine einwöchige Therapie mit Daunorubicin soll zunächst eine milde Reduktion der Zahl der Leukämiezellen erreicht werden.
Induktionstherapie: In dieser vierwöchigen Phase wird eine 95 %ige Reduktion der Leukämiezellen angestrebt (Remission).
Intensivphase: Sie wird bei allen Patienten durchgeführt, die eine Remission erreicht haben. Für die verschiedenen Risikogruppen kommen unterschiedliche Protokolle zur Anwendung. Die Dauer der Intensivphase beträgt bei niedrigem Risiko zwei bis drei, bei hohem Risiko vier bis fünf Monate.
ZNS-Phase: Zur Prophylaxe des ZNS-Befalls wird bei Patienten mit niedrigem Risiko ausschließlich eine intrathekale Therapie mit Methotrexat durchgeführt. Bei Patienten mit hohem Risiko muss zusätzlich eine Schädelbestrahlung erfolgen. Die Dauer beträgt einen Monat.
Reinduktionsphase: Sie entspricht weitgehend einer Wiederholung der Intensivphase.
Dauertherapie: Bis zur Gesamttherapiedauer von zwei Jahren wird eine orale zytostatische Therapie mit Thioguanin durchgeführt.

Prognose

Die Gesamtprognose des rezidivfreien Überlebens liegt heute bei über 81 %! Je später ein Rezidiv auftritt, umso höher ist die Wahrscheinlichkeit, auch das Rezidiv zu überleben (bis 30 %). Kinder, bei denen es während des ersten Therapiejahrs zu einem Rezidiv kommt oder solche, bei denen ein Rezidiv bei T-ALL auftritt, haben mit alleiniger Chemotherapie keine Überlebenschance. Mit der allogenen Stammzelltransplantation liegen die Heilungsraten bei 50 %.

Kasuistik
A: Paula ist zwölf Jahre alt. Seit etwa einem Jahr klagt sie immer wieder einmal über Schmerzen in den Armen und Beinen, die vom Kinderarzt als „Wachstumsschmerzen" gedeutet werden. Seit etwa drei Monaten findet die Mutter, dass Paula ziemlich blass sei. Vor zwei Wochen erkrankt die Patientin an einem Infekt der oberen Luftwege, von dem sie sich nicht mehr richtig erholt. Sie wird wegen Fieber und Bauchschmerzen bei einer Gewichtsabnahme von

2,5 kg in zwei Wochen sowie bestehendem Nachtschweiß in der Klinik vorgestellt.
K: Paulas Allgemeinzustand ist bei Aufnahme erheblich reduziert. Auffallend ist insbesondere die ausgeprägte Blässe. Außerdem zeigen sich mehrere Hämatome im Bereich der unteren Extremitäten. Die Milz ist 15 cm, die Leber 10 cm unter dem Rippenbogen tastbar. Es besteht ein deutlicher Druckschmerz über dem linken Radius und sie klagt über wechselnde Schmerzen im Tibiabereich.
D: Die Laboruntersuchungen ergeben eine Leukozytose (55 400/µl), eine ausgeprägte Anämie (4,6 g/dl) sowie eine Thrombozytopenie (90 000/µl). Im peripheren Blutausstrich sind 70 % Blasten nachweisbar.
Diag: Die Diagnose einer cALL wird durch eine morphologische und immunologische Untersuchung des Knochenmarks gesichert.
T: Unmittelbar nach Aufnahme wird mit einer intravenösen Wässerungstherapie mit einer Zufuhr von 3 l/m² unter Zusatz von 20 ml Natriumbicarbonat/500 ml und Allopurinol in einer Dosierung von 10 mg/kg KG/d begonnen. Zusätzlich erhält Paula ein Erythrozytenkonzentrat transfundiert. Nach Diagnosesicherung wird mit der intravenösen und intrathekalen Chemotherapie begonnen. Als Antiemetikum dient Ondansetron.
Pg.: Auf Grund des Alters und der initialen Leukozytenzahl gehört Paula zur Hochrisikogruppe. Die ereignisfreie 5 Jahres-Überlebensrate beträgt für diese Patienten derzeit 60 %.

11.1.2 Akute myeloische Leukämie (AML)

Definition
Akute Leukämie, deren Zellen sich von Vorläuferzellen der Granulopoese, Monozytopoese, Erythrozytopoese oder Thrombozytopoese ableiten.

Epidemiologie
Bei 15 % aller Leukämien im Kindesalter handelt es sich um eine AML. Die AML ist die häufigste Leukämie bei Neugeborenen.

Ätiologie
Bei bestimmten kongenitalen Erkrankungen ist das Risiko, an einer AML zu erkranken, deutlich erhöht (z. B. Trisomie 21, Fanconi-Anämie, Blackfan-Diamond-Anämie, Kostmann-Syndrom). Eine akute Leukämie als Zweiterkrankung nach anderen Krebserkrankungen ist meistens eine AML. Zytostatika (Chlorambucil, Cyclophosphamid, Etoposid) spielen dabei eine wichtige Rolle.

Pathogenese
Der Entstehungsort einer AML ist das Knochenmark, das diffus von leukämischen Blasten infiltriert wird. Die Ausreifung der normalen Hämatopoese ist dadurch gestört und es kommt zur progressiven Knochenmarkinsuffizienz. Die Blasten können das Knochenmark verlassen und andere Gewebe, insbesondere Leber, Milz und Lymphknoten infiltrieren.

Klassifikation

Morphologie: Die FAB teilt die AML in sieben Untertypen ein: **M1** (akute Myeloblastenleukämie ohne Ausreifung), **M2** (akute Myeloblastenleukämie mit Ausreifung), **M3** (akute Promyelozytenleukämie), **M4** (akute myelomonozytäre Leukämie), **M5** (akute Monozytenleukämie), **M6** (Erythroleukämie) und **M7** (akute Megakaryozytenleukämie).

Die **Histochemie** ergänzt die morphologische Zuordnung: Die myeloische Reihe ist Myeloperoxidase-positiv, die monozytäre Reihe ist Esterase-positiv.

Die **Immunphänotypisierung** wird zur Klassifikation der Monozytenleukämie verwendet.

Chromosomenanalyse: Translokationen und Inversionen kommen häufig vor und sind oft für eine der Unterformen nahezu spezifisch.

Klinik

Die Anamnese ist bei AML häufig kürzer und stürmischer als bei der ALL. Die Symptome der Knochenmarksinsuffizienz entsprechen denen der ALL. Zusätzliche Besonderheiten bei der AML sind die ausgeprägte Lymphadenopathie (v.a. bei M4 und M5), eine disseminierte intravasale Gerinnung bei der Erstmanifestation und ein häufigeres Auftreten eines meningealen Befalls (15 %).

Diagnostik

- Leukozytenzahl häufig stark erhöht
- Anämie, Thrombozytopenie
- Hyperurikämie und LDH-Erhöhung als Ausdruck des vermehrten Zellumsatzes
- Schwere Gerinnungsstörung häufig
- **Knochenmarkpunktion:** Zytogenetik, Immunologie (s.o.): hyperzelluläres Mark mit 30–100 % Blasten, Nachweis von **Auer-Stäbchen**
- Chromosomenanalyse
- **Sonographie** des Abdomens: Leber, Milz, Nieren
- **Röntgen-Thorax:** Mediastinalverbreiterung, Pleuraerguss?

Nach Abschluss der Diagnostik werden die Patienten in verschiedene Risikogruppen eingeteilt (☞ Tab 11.3).

Tab. 11.3 Risikogruppen bei AML.

Niedriges Risiko	Erhöhtes Risiko
M1: Auer-Stäbchen positiv	alle anderen
M2: Auer-Stäbchen positiv	> 5 % Blasten im Knochenmark an Tag 15
M3: alle	
M4: eosinophile Granulozyten > 3 %	

Therapie

Vorphase: Durch eine einwöchige Therapie mit Cytosinarabinosid soll zunächst eine milde Reduktion der Zahl der Leukämiezellen erreicht werden.

Erste Induktionstherapie: In dieser vierwöchigen Phase soll eine 95 %ige Reduktion der Leukämiezellen erzielt werden (Remission). Zum Einsatz kommen Cytosinarabinosid, Etoposid und Idarubicin.

Zweite Induktionstherapie: Sie soll den in der ersten Induktionsphase erzielten Therapieerfolg absichern. Über acht Tage werden hoch dosiert Cytosinarabinosid und Mitoxantron gegeben.

Konsolidierungsphase: Sie wird bei allen Patienten durchgeführt, die eine Remission erreicht haben. Die Dauer dieser Phase beträgt sechs Wochen. Verwendet werden die Medikamente Vincristin, Idarubicin, Cytosinarabinosid und Cyclophosphamid sowie Prednison und Thioguanin p.o.

Nach der Konsolidierungstherapie wird bei Patienten mit erhöhtem Risiko und bei fehlendem Blastennachweis an Tag 15 eine **Knochenmarktransplantation** angeboten, falls ein HLA-identisches Geschwisterkind zur Verfügung steht.

Alle anderen Patienten erhalten einen Intensivierungsblock.

Intensivierungsblock: Er dauert sechs Tage und beinhaltet die Verabreichung von Cytosinarabinosid und Etoposid.

ZNS-Phase: Zur Prophylaxe des ZNS-Befalls wird bei allen Patienten eine Schädelbestrahlung durchgeführt. Die Dauer beträgt einen Monat.

Reinduktionsphase: Sie entspricht weitgehend einer Wiederholung der Intensivphase.

Dauertherapie: Bis zur Gesamttherapiedauer von zwei Jahren wird eine orale zytostatische Therapie mit Thioguanin und zusätzlich eine subkutane Therapie mit Cytosinarabinosid durchgeführt.

Prognose

Mit einer Gesamtheilungsrate von etwa 45 % sind die Heilungschancen bei AML schlechter als bei ALL. Die Behandlungsergebnisse nach einem Rezidiv sind auch bei Durchführung einer Stammzelltransplantation schlecht.

Merke!

Die Anamnese ist bei AML häufig kürzer und stürmischer als bei der ALL. Weitere Besonderheiten bei der AML im Vergleich zur ALL sind die ausgeprägte Lymphadenopathie, die hohe Inzidenz teilweise bedrohlicher Gerinnungsstörungen in der Initialphase und das häufigere Auftreten eines meningealen Befalls. Die Heilungschancen sind bei der AML schlechter als bei der ALL.

11.1.3 Chronisch-myeloische Leukämie (CML)

Definition

Klonale maligne Erkrankung der hämatopoetischen Stammzelle, die durch eine typische chromosomale Translokation, eine Hyperplasie der Myelopoese mit massiver Expansion der granulozytären Vorläuferzellen im peripheren Blut und einen häufig langjährigen Verlauf charakterisiert ist.

Epidemiologie

Nur bei 3 % aller Leukämien im Kindesalter handelt es sich um eine CML. Die meisten Patienten sind älter als vier Jahre.

Ätiologie

Die Translokation t(9;22), bei der das *c-abl*-Gen von Chromosom 22 auf Chromosom 9 positioniert wird, führt zum sog. **„Philadelphia-Chromosom"**. Es kann aber auch bei der ALL vorkommen.

Pathogenese

Zunächst kommt es zur Translokation und dadurch zur Entstehung des Philadelphia-Chromosoms und eines prämalignen Klons. Aufgrund von Wachstumsvorteilen des malignen Klons gegenüber normalen Stammzellen kommt es zu einer Überproduktion relativ normaler, überwiegend granulozytärer Zellen (chronische Phase der CML). In der Folge treten weitere Chromosomenveränderungen auf und es entwickelt sich eine zunehmende Dissoziation zwischen Proliferation und Differenzierung. Es entstehen unreife Blasten der myeloischen oder lymphatischen Reihe und es kommt zum **akuten Blastenschub,** der nicht von der entsprechenden ALL oder AML zu unterscheiden ist.

Klinik

Unspezifische Symptome sind Fieber, Schwitzen, Knochenschmerzen, Schmerzen im linken Oberbauch durch eine oft massive Splenomegalie (☞ Abb. 11.2). In dieser Phase wird die Erkrankung in der Regel im Rahmen einer Routineblutuntersuchung diagnostiziert. In Einzelfällen kann es aufgrund der Hyperleukozytose zu einer Leukozytenstase mit akuten Symptomen wie Atemnot, Sehstörungen oder neurologischen Ausfällen kommen. Der Übergang in eine Blastenkrise kann hoch akut verlaufen.

Diagnostik

- Leukozytenzahl meist stark erhöht (durchschnittlich 250 000/μl!)
- Verminderung der Aktivität der alkalischen Leukozytenphosphatase pathognomonisch

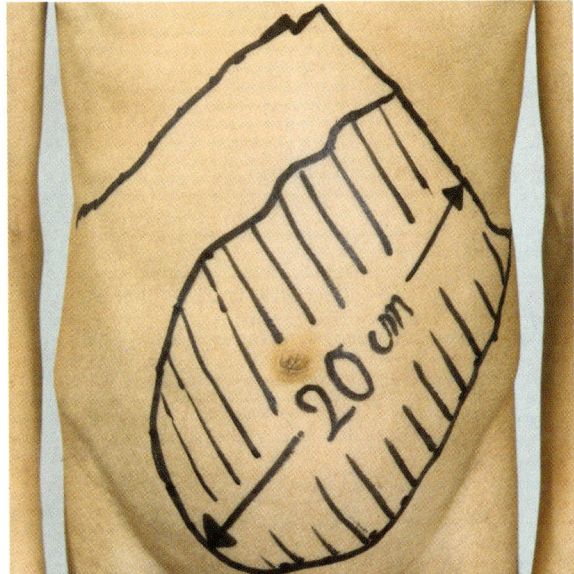

Abb. 11.2: Patient mit CML und ausgeprägter Splenomegalie.

- Anämie
- Thrombozytose!
- Blutausstrich: Zellen aller Reifungsstufen der Granulopoese, Basophilie, Eosinophilie
- Hyperurikämie und LDH-Erhöhung als Ausdruck des vermehrten Zellumsatzes
- **Knochenmarkpunktion:** Zytogenetik, Immunologie (s. o.): hyperzelluläres Mark mit massiver Vermehrung der Granulopoese und oft auch der Megakaryozyten
- **Chromosomenanalyse:** Philadelphia-Chromosom
- **Sonographie des Abdomens:** Leber, Milz, Nieren, intraabdominelle Lymphknoten
- **Röntgen-Thorax:** Mediastinalverbreiterung, Pleuraerguss?

Differentialdiagnose

- Leukämoide Reaktion bei schwerer Infektion
- Septische Granulomatose
- Juvenile myelomonozytäre Leukämie (JMML)
- Myeloproliferative Erkrankung.

Therapie

In der chronischen Phase können die klinischen Symptome und die Hyperleukozytose mit Busulfan oder Hydroxyharnstoff behandelt werden, der pathologische Klon kann hierdurch jedoch nicht eliminiert werden. α-Interferon eliminiert das Philadelphia-Chromosom und kann wahrscheinlich die chronische Phase verlängern. Eine Heilung kann nur durch die allogene Stammzelltransplantation erzielt werden.

Prognose

Bei einer Transplantation in der chronischen Phase sind die Erfolgschancen am höchsten (70 %). Besonders ungünstig ist ein myeloischer Blastenschub, da dieser in der Regel mit einer Chemotherapie nicht in Remission zu bringen ist, während dies bei einem lymphatischen Blastenschub oft gelingt.

11.2 Non-Hodgkin-Lymphome (NHL)

Definition

Die Non-Hodgkin-Lymphome (NHL) sind eine heterogene Gruppe maligner Tumoren verschiedener Subpopulationen des lymphatischen Systems.

Epidemiologie

Der Anteil der NHL an allen kindlichen Tumoren beträgt etwa 7 %. Jungen erkranken doppelt so häufig wie Mädchen. Bei Diagnosestellung sind die Patienten durchschnittlich neun Jahre alt.

Ätiologie

Bei gewissen Immundefekten (z. B. Wiskott-Aldrich-Syndrom, Ataxia teleangiectatica) und nach Organtransplantation treten NHL gehäuft auf. Außerdem können sie virusinduziert bei X-gekoppeltem lymphoproliferativem Syndrom (EBV) und bei HIV-Infektionen entstehen.

Klassifikation

Die ausgedehnten Klassifikationen, die für Lymphome im Erwachsenenalter entwickelt wurden, haben in der

Pädiatrie wenig Bedeutung. Bei den meisten NHL im Kindesalter handelt es sich um hoch maligne diffuse Neoplasien. Drei Formen werden aufgrund ihrer morphologischen, immunologischen und zytogenetischen Charakteristika unterschieden.

Kleinzellige Lymphome (Burkitt-Lymphome): Diese Untergruppe ist mit 50 % am häufigsten. Bei der endemischen Form handelt es sich um den häufigsten Tumor bei Kindern im tropischen Afrika. In Europa kommt fast nur die sporadische Form vor. Eine assoziierte EBV-Infektion kommt bei der endemischen Form in > 90 % der Fälle, bei der sporadischen Form nur in 20 % der Fälle vor. Bei > 25 % Blasten im Knochenmark spricht man von B-ALL. Charakteristisch ist eine Deregulierung des auf dem langen Arm von Chromosom 8 liegenden *c-myc*-Onkogens durch Translokationen im Rahmen von Immunglobulinrearrangements.

Lymphoblastisches Lymphome: 20–25 % der NHL gehören zu dieser Gruppe. Die Zellen ähneln überwiegend T-Zellen aus dem Thymus und zu einem geringeren Anteil B-Vorläuferzellen. Es besteht häufiger ein Mediastinalbefall als bei den anderen Formen.

Großzellig-anaplastische Lymphome (Synonym: Ki-1-Lymphom): Weniger als 10 % der NHL bei Kindern gehören zu dieser Gruppe. Morphologisch finden sich pleomorphe anaplastische Zellen, die CD30 (Ki-1-Antigen) exprimieren. Immunologisch werden T- und Null-Typ unterschieden. Ätiologisch wurde die Translokation t(2;5) identifiziert.

Stadieneinteilung

Die NHL-Stadien bei Kindern werden z. B. nach der modifizierten St.-Jude-Klassifikation eingeteilt (☞ Tab. 11.4).

Klinik

Eine **zervikale schmerzlose Lymphknotenschwellung** ist das häufigste klinische Leitsymptom. **Mediastinale Tumoren** können zu Atemnot und oberer Einflussstauung führen. **Abdominelle Tumoren** fallen durch eine palpable Resistenz und Schmerzen auf.

Diagnostik

- **Biopsie** und histologische Untersuchung aus Lymphknoten oder Primärtumor entscheidend
- Blutbild kann normal sein.
- Harnsäure und LDH sind oft erhöht
- **Bildgebung:** Sonographie, Röntgen, Kernspintomographie betroffener Regionen
- **Knochenmarkpunktion:** Ausschluss einer Knochenmarksbeteiligung (> 5 % Blasten).

Therapie

Burkitt-Lymphom: Nach einer Vorphase zur kontrollierten Zytoreduktion erhalten die Patienten wegen der hohen Proliferationsrate dieser Tumoren eine kurze, intensive Chemotherapie mit rasch aufeinander folgenden, auf Cyclophosphamid und Methotrexat beruhenden Zytostatikakombinationen. Bei Patienten mit großer Tumormasse tritt häufig ein Tumorlysesyndrom auf.

Lymphoblastisches Lymphom: Die Therapie ist mit der Therapie der ALL weitgehend identisch.

Großzellig-anaplastisches Lymphom: Einsatz kurzer, alternierender Polychemotherapiezyklen.

Prognose

Sie ist mit einem rezidivfreien Überleben von 82 % gut. Die besten Ergebnisse werden bei lymphoblastischen Lymphomen erreicht. Bei Burkitt-Lymphomen und B-ALL kann nach zwölfmonatiger Rezidivfreiheit von einer Heilung ausgegangen werden.

11.3 M. Hodgkin

Definition

Maligne lymphatische Systemerkrankung, die durch den Nachweis klonaler einkerniger Zellen (Hodgkin-Zellen) und zwei- oder mehrkerniger Zellen (Sternberg-Reed-Zellen) charakterisiert ist.

Tab. 11.4 Modifizierte St.-Jude-Klassifikation der NHL im Kindesalter.	
Stadium	**Ausdehnung**
I	einzelner extranodaler Tumor oder nodales Gebiet, nicht Mediastinum oder Abdomen
II	einzelner extranodaler Tumor mit regionalem LK-Befall
	zwei oder mehr nodale Regionen auf der gleichen Zwerchfellseite
	zwei einzelne extranodale Tumoren mit oder ohne regionalem LK-Befall auf der gleichen Zwerchfellseite
	primärer gastrointestinaler, i.d.R. ileozökaler Tumor mit oder ohne ausschließlich mesenterialem LK-Befall
III	zwei einzelne extranodale Tumoren mit oder ohne regionalem LK-Befall auf kontralateralen Zwerchfellseiten
	zwei oder mehr nodale Regionen auf kontralateralen Zwerchfellseiten
	primär intrathorakale Tumoren (Mediastinum, Pleura, Thymus)
	ausgedehnte intraabdominelle Tumoren
	alle paraspinalen oder epiduralen Tumoren
IV	jeder initiale Befall von Knochenmark und/oder ZNS
	zusätzlich: multifokaler Knochenbefall (auch ohne Knochenmarkbefall)

Tab. 11.5 Stadieneinteilung des M. Hodgkin (Ann-Arbor-Klassifikation).

Stadium I	Befall einer Lymphknotenregion oder eines extralymphatischen Organs
Stadium II	Befall von ≤ 2 Lymphknotenregionen auf der gleichen Seite des Zwerchfells oder lokalisierter Befall eines extralymphatischen Organs und einer oder mehrerer Lymphknotenregionen auf der gleichen Seite des Zwerchfells
Stadium III	Befall von Lymphknotenregionen auf beiden Seiten des Zwerchfells und/oder Befall eines extralymphatischen Organs oder Milzbefall
Stadium IV	disseminierter Befall viszeraler Organe (Knochenmark, Skelett, Lunge, Leber, Nieren, GIT, ZNS, Haut) mit oder ohne assoziierte Lymphknotenvergrößerung

A: ohne Allgemeinsymptome, **B:** mit Allgemeinsymptomen

Epidemiologie

Bei 5 % aller malignen Erkrankungen im Kindesalter handelt es sich um einen M. Hodgkin. Der Altersmedian liegt bei 13 Jahren, Jungen sind etwas häufiger betroffen.

Ätiologie

Der M. Hodgkin kommt gehäuft bei Patienten mit Immundefekten (z.B. Wiskott-Aldrich-Syndrom, Ataxia teleangiectatica, AIDS) und bei Kindern mit autoimmunhämolytischen Anämien vor. Ein Zusammenhang mit einer vorausgehenden EBV-Infektion gilt heute als gesichert.

Pathogenese

Hodgkin-Lymphome stammen überwiegend von B-Zellen unterschiedlichen Reifegrads ab. Es bestehen eine Störung im Zellzyklus sowie von Mechanismen der Apoptose. Uneinheitliche zytogenetische Anomalien weisen auf einen instabilen Karyotyp hin.

Pathologische Klassifikation

Die Rye-Klassifikation mit Nachweis vier histologischer Subtypen ist noch gültig:
- lymphozytenreicher Subtyp (LP)
- Mischtyp (MC)

- noduläre Sklerose (NS)
- lymphozytenarmer Subtyp (LD).

Im Kindesalter überwiegt der NS-Typ, gefolgt von den Subtypen MC und LP.
Die **Stadieneinteilung** erfolgt nach der Ann-Arbor-Klassifikation (☞ Tab. 11.5).

Klinik

In 90 % der Fälle manifestiert sich die Erkrankung durch eine persistierende **schmerzlose Lymphknotenschwellung** (> 1,5 cm), meist zervikal oder supraklavikulär, axillär, inguinal. Husten und Atemnot können bei einem Mediastinalbefall auftreten. Die Milz ist häufiger betroffen als die Leber. **B-Symptome** (Fieber, Nachtschweiß, Gewichtsverlust) kommen bei einem Drittel der Patienten vor.

Diagnostik

- **Lymphknotenbiopsie:** histologischer Nachweis neoplastischer Zellen
- Blutbild: Leukozytose, Lymphopenie
- BKS-Beschleunigung, LDH, Ferritin, Haptoglobin und Kupfer erhöht
- **Röntgen-Thorax:** Mediastinalverbreiterung (☞ Abb. 11.3)?

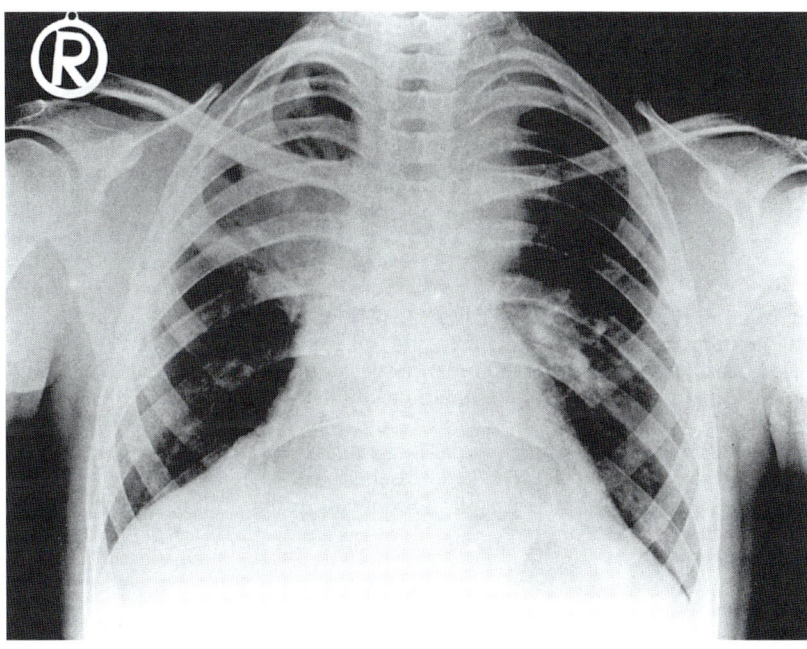

Abb. 11.3: Hodgkin-Lymphom. Deutliche Mediastinalverbreiterung im Röntgen-Thorax.

- **Sono-Abdomen:** Leber, Milz, intraabdominelle Lymphknoten?
- **CT-Thorax** und **Kernspintomographie** des Abdomens
- **Knochenmarkpunktion** und Knochenstanze
- Lumbalpunktion.

Differentialdiagnose

- Lymphadenitis colli
- Infektiöse Mononukleose
- Toxoplasmose
- Zytomegalie
- Infektion mit atypischen Mykobakterien
- Leukämie
- Malignes Non-Hodgkin-Lymphom.

Therapie

Der M. Hodgkin zeichnet sich durch eine hohe Empfindlichkeit gegenüber Zytostatika und ionisierenden Strahlen aus. Die Behandlung sieht eine **kombinierte Chemoradiotherapie** vor. Die Chemotherapie besteht aus zwei bis sechs Zyklen unterschiedlicher Kombinationen von Zytostatika:

- OPPA: Vincristin, Procarbazin, Prednison, Adriamycin
- OEPA: Vincristin, Etoposid, Prednison, Adriamycin
- COPP: Cyclophosphamid, Vincristin, Procarbazin, Prednison

Bei inkompletter Remission wird eine niedrig dosierte Bestrahlung (20–35 Gy) der betroffenen Körperregion angeschlossen. Die Splenektomie ist heute obsolet. Die Nachbeobachtungszeit ist lang, da (im Gegensatz zu den NHL) auch nach fünf Jahren noch Rezidive auftreten können.

Prognose

Sie ist mit einer Gesamtüberlebensrate von 95 % für alle Subtypen und Stadien exzellent. Die in den letzten Jahren sukzessive durchgeführte Dosisreduktion bei der Strahlentherapie und Modifikationen der Chemotherapie haben nicht zu einer Verschlechterung der Prognose geführt. Auch bei Auftreten eines Rezidivs werden durch eine erneute Behandlung Remissionsraten von über 90 % erreicht.

Merke!
Die Prognose des behandelten M. Hodgkin ist ausgezeichnet.

11.4 Histiozytosen

Erkrankungen, bei denen Histiozyten, spezialisierte Zellen des Immunsystems, eine dominierende Rolle spielen, nennt man Histiozytosen. Hauptfunktion der **dendritischen Zellen** ist die Antigenpräsentation, die der **Makrophagen** die Phagozytose. Wichtigste Vertreter der Histiozytosen im Kindesalter sind die Langerhans-Zell-Histiozytosen (ausgehend von dendritischen Zellen) und die hämophagozytischen Lymphohistiozytosen (ausgehend von Makrophagen).

11.4.1 Langerhans-Zell-Histiozytosen (LCH)

Definition

Monoklonale Proliferation von speziellen dendritischen Zellen der Haut, den Langerhans-Zellen, die zu einem isolierten Befall eines Organs bis hin zur disseminierten systemischen Ausbreitung mit häufig tödlichem Ausgang führen kann.

Epidemiologie

Die Inzidenz beträgt 0,4 : 100 000 Kinder unter 15 Jahren, Jungen sind häufiger betroffen als Mädchen. Der Häufigkeitsgipfel liegt zwischen dem ersten und dritten Lebensjahr.

Ätiologie

Diskutiert werden die Auslösung durch Viren, ein primärer Immundefekt oder eine maligne Erkrankung. Obwohl eine monoklonale Proliferation der Langerhans-Zellen vorliegt, handelt es sich nicht um eine maligne Erkrankung im klassischen Sinn, da morphologisch reife Zellen nachweisbar sind, spontane Regressionen auftreten und eine Aneuploidie fehlt.

Pathogenese

Normale Langerhans-Zellen teilen sich nicht mehr, LCH-Zellen sind hingegen durch Proliferation gekennzeichnet. Eine Inhibition von Adhäsionsmolekülen könnte die Migration der LCH-Zellen in verschiedene Organe erklären. Im Gewebe werden vermehrt Zytokine exprimiert.

Pathohistologie

Die Läsionen zeigen ein Infiltrat typischer Langerhans-Zellen, begleitet von Makrophagen, Lymphozyten, eosinophilen Granulozyten und Riesenzellen. Der elektronenmikroskopische Nachweis von **Birbeck-Granula** (tennisschlägerförmige intrazelluläre Partikel) oder der Nachweis des CD1a-Antigens auf der Zelloberfläche sind für die Diagnose einer LCH beweisend.

Klinik

Die klinische Symptomatik ist sehr variabel. **Knochenläsionen** sind die häufigste Manifestation der LCH und treten bei 70–80 % der Patienten auf. Der Schädel, die langen Röhrenknochen, Becken, Rippen und Wirbelsäule sind oft betroffen und werden von einer schmerzhaften Weichteilschwellung begleitet. Bei Säuglingen besteht häufig ein ausgebreitetes Stadium mit Befall von **Haut** (seborrhoische, schuppende oder xanthomatöse Papeln), Leber, Milz, Nachweis von Blutbildveränderungen und Knochenläsionen sowie Fieber. Eine **Hepatopathie** mit Hepatomegalie kann zu Ikterus, Hypoproteinämie, Ödemen und Aszites führen. Eine Dysfunktion des **hämatopoetischen Systems** manifestiert sich als Anämie, Leukozytopenie und Thrombopenie. Der **Lungenbefall** führt zu Husten und Dyspnoe. Ein **Diabetes insipidus** ist die häufigste zerebrale Manifestation einer LCH. Die Stadieneinteilung ist in Tabelle 11.6 zusammengefasst.

Tab. 11.6 Stadieneinteilung der LCH.

Befall eines Organs (Haut, Knochen, LK)	Disseminierter Befall
unilokal	ohne Organdysfunktion
multilokal	mit Organdysfunktion

Diagnostik

- Die Diagnosestellung erfolgt **histologisch,** dabei ist die Lichtmikroskopie richtungsweisend.
- Der immunhistologische Nachweis des CD1a-Antigens auf der Zelloberfläche ist beweisend.
- Elektronenmikroskopischer Nachweis von Birbeck-Granula im Zytoplasma der Zellen der Läsion.

Therapie

Bei isoliertem Hautbefall kann die spontane Regression abgewartet werden. Bei isoliertem Befall eines Knochens ist eine Kürettage ausreichend. Sind mehrere Knochen betroffen, kann eine kurzfristige Therapie mit Steroiden und Vinblastin erwogen werden. Eine niedrig dosierte Strahlentherapie erfolgt nur, wenn vitale Strukturen (N. opticus, Innenohr) betroffen sind. Bei Multiorganbefall ist eine zytostatische Kombinationstherapie indiziert.

Prognose

Patienten mit Befall nur eines Organs haben eine Überlebenswahrscheinlichkeit von 100 %. Bei Patienten mit Multiorganbefall beträgt die Letalität 20 %. Spätschäden betreffen insbesondere das Skelett, endokrine Organe und das ZNS.

11.4.2 Hämophagozytische Lymphohistiozytosen

Hämophagozytische Lymphohistiozytosen sind reaktive, oft tödlich verlaufende Histiozytosen, bei denen es auf dem Boden eines Immundefekts zu einer überschießenden, ineffektiven Immunantwort mit Aktivierung von Lymphozyten und Makrophagen mit ausgeprägter Hämophagozytose kommt. Der Immundefekt kann genetisch (familiäre hämophagozytische Lymphohistiozytose) oder sekundär bedingt sein.

Familiäre hämophagozytische Lymphohistiozytose (FHLH)

Epidemiologie

Die FHLH (Synonym M. Farquhar) tritt mit einer Häufigkeit von 1:50 000 auf. Jungen und Mädchen sind gleich häufig betroffen.

Ätiologie und Pathogenese

Mindestens drei unterschiedliche Gendefekte (z. B. *Perforin*-Gen) liegen der FHLH zugrunde. Die unkontrollierte Aktivierung von Histiozyten und Lymphozyten ist Ausdruck einer ineffektiven Immunantwort und führt zu einer starken Ausschüttung inflammatorischer Zytokine.

Pathohistologie

Es liegt eine diffuse Infiltration von Leber, Milz, Lymphknoten, Knochenmark und Gehirn mit Lymphozyten und Histiozyten vor. Die Histiozyten sind benigne und

zeigen eine aktive Phagozytose von Erythrozyten (Hämophagozytose), kernhaltigen Zellen und Thrombozyten.

Klinik

Die Erkrankung beginnt typischerweise im Säuglingsalter mit hohem **Fieber, Hepatosplenomegalie** und einer **Panzytopenie.** Lymphknotenschwellungen, Ikterus, Ödeme, Exantheme und neurologische Symptome wie Krampfanfälle und Hirnnervenlähmungen können hinzukommen. Durch die zunehmende Neutrozytopenie kommt es zu schweren Infektionen durch Bakterien oder Pilze, die oft tödlich verlaufen.

Diagnostik

- Panzytopenie
- Hypertriglyzeridämie
- Aktivitäten der Aminotransferasen im Serum erhöht
- Fibrinogen erniedrigt
- Nur mäßige CrP-Erhöhung trotz hohen Fiebers
- Die verminderte NK-Zell-Aktivität ist charakteristisch
- **Knochenmark:** lymphohistiozytäre Infiltration, Hämophagozytose (kann initial fehlen)
- **Liquor:** nur mäßige Pleozytose und Eiweißerhöhung
- **Kernspintomographie des Schädels:** Hirnatrophie und Demyelinisierungsherde.

Therapie

Etoposid und Steroide sind die Medikamente der Wahl, Cyclosporin A und Antithymozytenglobulin (ATG) sind ebenfalls wirksam. Bei manifestem ZNS-Befall ist eine intrathekale Methotrexattherapie erforderlich. Eine Heilung kann nur durch eine Knochenmarktransplantation erzielt werden.

Prognose

Unbehandelt verläuft die Erkrankung tödlich. Bei Durchführung einer Knochenmarktransplantation liegen die Heilungschancen bei 50–70 %.

11.5 Wilms-Tumor

Definition

Von der Niere ausgehender, maligner Tumor aus embryonalem Mischgewebe, der zunächst expansiv, dann infiltrierend wächst und besonders in die regionalen Lymphknoten und in die Lungen metastasiert. Synonym: Nephroblastom.

Epidemiologie

6 % aller malignen Tumoren beim Kind sind Nephroblastome. Die Inzidenz beträgt 1:9000. Der Häufigkeitsgipfel liegt im zweiten bis dritten Lebensjahr, das Nephroblastom kann aber auch schon beim Neugeborenen auftreten. 80 % der Kinder erkranken vor dem fünften Lebensjahr. Mädchen und Jungen sind gleich häufig betroffen. 3–4 % der Patienten haben einen bilateralen Wilms-Tumor.

Ätiologie

Ein erhöhtes Risiko, an einem Wilms-Tumor zu erkranken, besteht bei Kindern mit sporadischer Aniridie, bei

WAGR (*W*ilms-Tumor, *A*niridie, urogenitale Fehlbildungen, geistige *R*etardierung), bei Hemihypertrophie, Denys-Drash-Syndrom (Wilms-Tumor, Hypospadie, Nephritis) und Beckwith-Wiedemann-Syndrom (Exophthalmus, Makroglossie, Gigantismus). Das Tumorsuppressorgen *WT1* spielt eine wichtige Rolle.

Pathologie

Wilms-Tumoren zeigen eine Mischung aus drei feingeweblichen Komponenten: undifferenziertes, sehr unreifes embryonales Gewebe, fibromyxoides Stroma und epitheliales Gewebe mit Ausbildung von Tubuli. Bei ausgewogenem Mischungsverhältnis spricht man von einer „Standardhistologie". Eine „ungünstige Histologie" mit Anaplasie und starken Zellatypien und sarkomatösem Stroma kommt bei etwa 12 % der Wilms-Tumoren vor. Diese erfordert eine aggressivere postoperative Chemotherapie. Beim sog. „Klarzelltyp" handelt es sich um eine hoch maligne Unterform des Wilms-Tumors.

Klinik

Das **vorgewölbte Abdomen** mit palpablem Abdominaltumor ist in der Mehrzahl der Fälle das einzige Symptom. Nur ein Drittel der Patienten zeigt zusätzliche Symptome wie Bauchschmerzen, Erbrechen oder Fieber. Eine Hämaturie besteht selten. Der Allgemeinzustand ist in der Regel auch bei ausgedehnter Erkrankung sehr gut.

Eine arterielle Hypertonie besteht in 10 % der Fälle. Die Stadieneinteilung ist in Tabelle 11.7 zusammengefasst.

Tab. 11.7 Stadieneinteilung der Wilms-Tumoren.

Stadium I	Tumor auf die Niere beschränkt
Stadium II	Tumor überschreitet die Niere, jedoch vollständige operative Entfernung IIN- oder IIN+ in Abhängigkeit vom Lymphknotenbefall
Stadium III	Tumor überschreitet die Niere, keine vollständige operative Entfernung
Stadium IV	Fernmetastasen
Stadium V	bilateraler Tumor

Merke!
Metastasierung des Wilms-Tumors: Lunge (früh, 80 %), Leber 20 %, Knochen und ZNS (Klarzelltyp).

Diagnostik

- **Vorsichtige Bauchpalpation** (Tumorrupturgefahr)!
- **Sonographie des Abdomens:** Geht der Tumor von der Niere aus (☞ Abb. 11.4)?

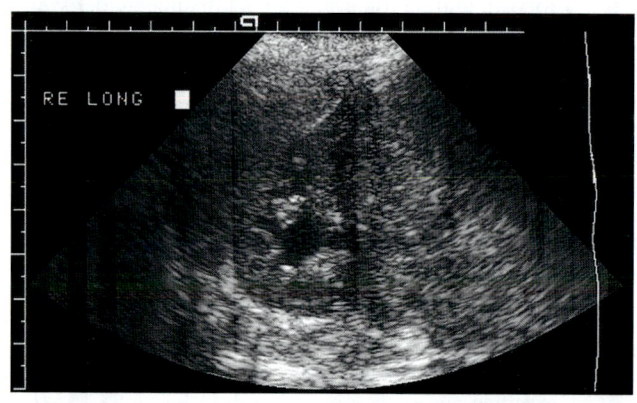
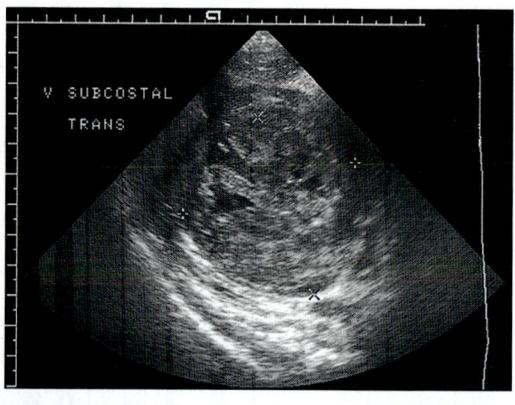
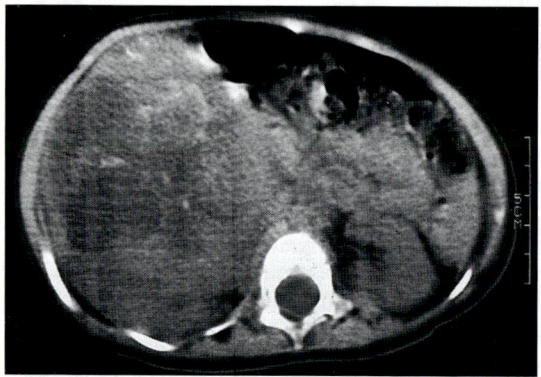
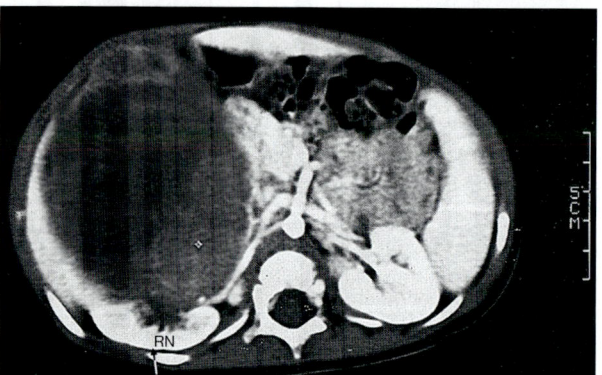

Abb. 11.4: Nephroblastom.
a) Sonographie: ventrolateraler Längsschnitt durch die rechte Nierenloge: Restniere kranial (N) mit scharfer Grenze zum Tumor (T).
b) Sonographie: ventrolateraler Querschnitt: Rundlicher Tumor mit komplexer Echogenität.
c) CT nativ: große Raumforderung mit unterschiedlicher Dichte und hyperdensen Arealen (Blutung).
d) CT mit Kontrastmittel: Restniere (RN) dorsal und lateral mit starker KM-Aufnahme. Tumor mit unterschiedlicher Dichte (hypodense Zonen = Nekrosen). [9]

- **Kernspintomographie** des Abdomens: Tumorausdehnung, Beziehung zu Nachbarorganen, Beurteilung der kontralateralen Niere
- **Röntgen-Thorax** in zwei Ebenen: Lungenmetastasen?
- CT-Thorax: bei Nachweis von Lungenmetastasen im Röntgenbild
- Skelettszintigraphie nur bei „Klarzelltyp".

Differentialdiagnose

- Neuroblastom
- Nebennierenrindenkarzinom
- Polyzystische Nieren
- Teratom
- Nierenabszess.

Therapie

Bei allen Patienten (einzige Ausnahme Säuglinge < 6 Monate) wird eine **präoperative Chemotherapie** mit Vincristin und Actinomycin D über vier bis sechs Wochen durchgeführt. Hierdurch wird der Tumor verkleinert und in mehr als 50 % der Fälle gelingt eine Rückführung in Stadium I! Außerdem wird das Risiko einer intraoperativen Tumorruptur reduziert.

Während der **Operation** erfolgen eine endgültige Stadienfestlegung und die histologische Klassifikation.

Die **postoperative Chemotherapie** erfolgt in Abhängigkeit des Tumorstadiums, der Histologie und des Tumorvolumens zum Zeitpunkt der Operation. Bei niedrigen Stadien erfolgt sie mit Vincristin und Actinomycin D, Patienten mit höheren Stadien erhalten zusätzlich Etoposid, Carboplatin und Cyclophosphamid.

In Einzelfällen (Stadium III, IV, V und/oder ungünstige Histologie) wird eine zusätzliche **Bestrahlung** durchgeführt.

Merke!

Durch die präoperative Chemotherapie gelingt bei über der Hälfte der Patienten mit Wilms-Tumor eine Rückführung in Stadium I, wodurch die gute Prognose der Erkrankung zusätzlich verbessert wird!

Prognose

86 % der Patienten mit Wilms-Tumor werden dauerhaft geheilt (98 % in Stadium I, 60 % in Stadien IV und V). Rezidive sind mit < 4 % selten.

Merke!

Die Überlebensrate bei primärer Lungenmetastasierung ist höher als bei Entwicklung von Metastasen oder Rezidiven nach Therapiebeginn!

Kasuistik

A: Marie ist 23 Monate alt. Während eines Besuchs im Schwimmbad beobachtet die Mutter ihre Tochter und denkt erneut, dass der Bauch des Kindes immer dicker wird, obwohl Marie sonst schlank ist. Bei dieser Gelegenheit fällt ihr auch ein, dass sie in den letzten Wochen mehrere von Maries Hosen weggegeben hat, da sie sich über dem Bauch einfach nicht mehr schließen lassen. Marie ist jedoch sonst bester Dinge

und die Mutter beschließt, sich keine weiteren Sorgen zu machen.

Wenige Tage später hat sie einen Termin beim Kinderarzt zur U7. Bei der Untersuchung fällt auch ihm Maries Bauchumfang auf, er führt eine Sonographie des Abdomens durch und überweist das Mädchen umgehend in die Universitätskinderklinik.

K: Bei Aufnahme auf der onkologischen Station ist Marie in bestem Allgemeinzustand. Einzige Auffälligkeit bei der körperlichen Untersuchung ist das prominente Abdomen und der Oberarzt weist auf die Notwendigkeit einer äußerst vorsichtigen Bauchpalpation hin.

D: Die Sonographie und die Kernspintomographie des Abdomens zeigen einen großen, von der linken Niere ausgehenden Tumor. Die Röntgenaufnahme der Lunge ist unauffällig. Die Bestimmung der Katecholamine im Urin ergibt ebenfalls einen Normalbefund, wodurch ein Neuroblastom ausgeschlossen werden kann.

Diag: Bei Marie wird die Diagnose eines Nephroblastoms (Wilms-Tumor) gestellt.

Th: Zunächst wird in Narkose ein zentraler Venenkatheter (Hickman-Katheter) gelegt. Ab sofort können alle Blutentnahmen und die Verabreichung der Medikamente über diesen Katheter erfolgen. Zunächst erhält Marie über vier Wochen eine präoperative Chemotherapie. Während der anschließenden Operation stellen die Ärzte fest, dass der Tumor auf die Niere beschränkt ist und vollständig entfernt werden kann. Die histologische Untersuchung ergibt eine sog. „Standardhistologie". Marie erhält postoperativ erneut eine vierwöchige Chemotherapie. Bis auf den Haarausfall und eine Neutrozytopenie treten keine gravierenden Nebenwirkungen auf. Maries Mutter ist sehr froh darüber, dass die früher im Vordergrund stehende Übelkeit heute durch den Einsatz potenter Antiemetika weitestgehend verhindert werden kann.

V: Fünf Monate nach der Erstaufnahme in die Klinik wird der Hickman-Katheter entfernt. Die Langzeitprognose für Marie ist ausgezeichnet.

11.6 Neuroblastom

Definition

Maligner embryonaler Tumor des Kindesalters, der vom Nebennierenmark, vom Grenzstrang des Sympathikus oder von sonstigen sympathischen Ganglien ausgeht.

Epidemiologie

9 % aller malignen Tumoren des Kindesalters sind Neuroblastome, die Inzidenz beträgt 1:7000. Das Durchschnittsalter bei Diagnosestellung ist zwei Jahre, ein Drittel aller Neuroblastome werden bereits im Säuglingsalter diagnostiziert.

Ätiologie

Neuroblastome entstehen pränatal. Bei einem Teil der Fälle wird eine Amplifikation des **n-myc-Onkogens** nachgewiesen, wodurch sich die Prognose verschlechtert. Ein weiterer häufiger Befund ist der Verlust der Heterozygotie von Chromosom 1p.

Pathologie

Unreife Neuroblastome zeigen sehr unreife, kleine, runde, basophile Zellen, die sich zu Pseudorosetten zusammenlagern. Elektronenmikroskopisch lassen sich katecholaminhaltige Granula nachweisen. Eine spezifische Färbemethode ist die für neuronenspezifische Enolase (NSE).

Neuroblastome können ausreifen. Liegen reife neben unreifen Zellen vor, spricht man von **Ganglioneuroblastom.** Bei völliger Ausreifung heißen die Tumoren **Ganglioneurome.** Unreife kleine Neuroblastome werden in fetalen Nieren etwa vierzigmal häufiger gefunden, als sich später manifestieren **(Neuroblastoma in situ).** Sie bilden sich spontan zurück.

Klinik

Die klinische Symptomatik ist in erheblichem Maß von der Tumorlokalisation abhängig. Über 70 % der Neuroblastome sind im Abdomen, 37 % im Bereich der Nebennieren, 13 % im Thorax und 5 % am Hals lokalisiert. Bauch- oder Halsschmerzen, Erbrechen, Obstipation oder Diarrhö, Knochenschmerzen, Fieber sind unspezifische Symptome der Erkrankung. Bei Vorliegen eines **Horner-Syndroms** (Miosis, Ptosis, Enophthalmus) muss unbedingt an die Möglichkeit eines Neuroblastoms gedacht werden. Bei Tumorlokalisation im hinteren Mediastinum kommt es zu Husten, Stridor und Dysphagie. Eine Knochenmarksinfiltration liegt in 50 % aller Fälle vor. In 15 % der Fälle besteht eine primär neurologische Symptomatik durch Rückenmarkskompression (Querschnittssymptomatik) oder durch die Katecholaminausschüttung (Myoklonien, Opsoklonus), die auch zu einem arteriellen Hypertonus führen kann. Eine bilaterale Protrusio bulbi kommt vor.

Merke!

Beim Neuroblastom kommt es zu einer frühzeitigen Metastasierung, v.a. in Lymphknoten, Leber, Skelett und Knochenmark.

Diagnostik

- Anämie
- LDH und Ferritin erhöht
- Aktivität der neuronenspezifischen Enolase (NSE) im Serum erhöht
- Katecholamine im 24-Std-Sammelurin erhöht (Dopamin, Homovanillinsäure und Vanillinmandelsäure)
- **Sonographie des Abdomens:** Primärtumorsuche

- **Kernspintomographie** des Abdomens und des Spinalkanals, CT des Thorax: Tumorausdehnung, Beziehung zu den Nachbarorganen
- **Meta-Jod-Benzyl-Guanidin-Szintigraphie:** MJBG-Anreicherung in neuro-sekretorischen Granula chromaffiner Zellen
- Lumbalpunktion: bei neurologischer Symptomatik
- Knochenmarkpunktion zum Nachweis oder Ausschluss einer Infiltration
- Amplifikation des *n-myc*-Onkogens im Tumorgewebe.

Stadieneinteilung

- Stadium 1: Tumor durch Operation vollständig resezierbar
- Stadium 2: Tumor operabel, doch makroskopisch Resttumor nachweisbar
- Stadium 3: Tumor nicht operabel
- Stadium 4: Fernmetastasen
- Stadium 4S: Kinder < 1 Jahr mit Stadium 1 oder 2, aber mit Leber- und Knochenmarksbefall ohne (sine) Knochenbefall.

Therapie

Zur Festlegung der therapeutischen Maßnahmen werden die in Tabelle 11.8 aufgeführten Risikogruppen unterschieden.

Beobachtungspatienten im Säuglingsalter: Nach der Operation bzw. Gewebeentnahme wird sechs bis zwölf Monate lang beobachtet. Verschwindet der Tumor nicht, wird eine zweite Operation durchgeführt. Nimmt der Tumor an Größe zu, wird eine einwöchige Chemotherapie mit Doxorubicin, Vincristin und Cyclophosphamid durchgeführt, die bis zum Verschwinden des Tumors wiederholt wird.

Beobachtungspatienten > 1 Jahr: Beobachtung über sechs bis zwölf Monate. Bei Zunahme des Tumors erfolgt eine Behandlung wie bei einem Standardrisikopatienten.

Standardrisikopatienten im Säuglingsalter: Sie erhalten eine sofortige Chemotherapie wie oben.

Standardrisikopatienten > 1 Jahr: Sie erhalten vier Blöcke Chemotherapie mit Cisplatin, Etoposid und Vindesin bzw. Vincristin, Dacarbazin, Ifosfamid und Doxorubicin und evtl. eine zweite Operation.

Hochrisikopatienten: Alle Patienten erhalten sechs Blöcke Chemotherapie. Die zweite Operation und ggf. eine Bestrahlung werden zwischengeschaltet. Bei Ansprechen des Tumors werden eine Hochdosischemotherapie und eine autologe Stammzelltransplantation durchgeführt.

Tab. 11.8 Risikogruppen bei Neuroblastom.

Beobachtungspatient	Säuglinge	*n-myc*-negativ und Stadium 1–3 Stadium 4S ohne bedrohliche Symptomatik
	> 1 Jahr	*n-myc*-negativ und Stadium 1 oder 2 nach Operation
Standardrisiko	Säuglinge	*n-myc*-negativ und bedrohliche Symptomatik
	> 1 Jahr	*n-myc*-negativ und Stadium 2 oder 3 nach Operation
		Beobachtungspatienten mit Progression
Hochrisiko	jedes Alter	*n-myc*-positiv und/oder Stadium 4

Prognose

Sie ist stark stadienabhängig. Bei Säuglingen ist sie besser als bei älteren Kindern. Die 5-Jahres-Überlebensrate für alle Stadien beträgt 65 % (90 % Stadium 1 und 2, 70 % Stadium 3, 20–30 % Stadium 4).

Merke!

Das Modellprojekt zur Neuroblastomfrüherkennung hat ergeben, dass eine Screeninguntersuchung (Katecholamine im Urin) im Alter von einem Jahr nicht sinnvoll ist. Die Stadium-4-Inzidenz und die Mortalitätsrate konnten durch die Screeninguntersuchung nicht reduziert werden. Stattdessen kam es zu einer erheblichen „Überdiagnose", d.h., es wurden Neuroblastome entdeckt, die sonst nie klinisch auffällig geworden wären.

11.7 Rhabdomyosarkom

Definition

Häufigster, hoch maligner Weichteiltumor im Kindesalter, der aus embryonalem Mesenchym entsteht, eine unterschiedliche Fähigkeit zeigt, quer gestreifte Zellelemente zu bilden und in allen Körperregionen vorkommen kann.

Epidemiologie

4 % der malignen Erkrankungen im Kindesalter sind Rhabdomyosarkome. Es werden zwei Altersgipfel, einer zwischen ein und fünf und ein zweiter zwischen 15 und 19 Jahren beobachtet. Jungen erkranken etwas häufiger als Mädchen.

Ätiologie

Genetische Faktoren sowie Tumorsuppressorgene (z.B. p-53-Gen) spielen eine wichtige ätiologische Rolle.

Pathologie

Die Querstreifung in den Tumorzellen kann gelegentlich bereits lichtmikroskopisch, regelmäßig jedoch elektronenmikroskopisch nachgewiesen werden. Die Diagnose basiert auf dem immunhistochemischen Nachweis von Desmin und Myoglobin. Man unterscheidet das embryonale Rhabdomyosarkom (RME), das alveoläre Rhabdomyosarkom (RMA) und das undifferenzierte Rhabdomyosarkom. Das RME kommt am häufigsten vor (70 %).

Lokalisation

- **Kopf-Hals:** 38 %; Orbita, Mittelohr, Nasennebenhöhlen, Schädelbasis
- **Urogenitaltrakt:** 21 %; Blase, Darm, Prostata, Vagina
- **Extremitäten:** 18 %
- **Retroperitoneal:** 7 %.

Klinik

Die klinische Symptomatik ist erheblich von der Lokalisation des Tumors abhängig. Bei Orbitabefall kommt es zur Protrusio bulbi oder zur Lidschwellung, bei Befall der Nasennebenhöhlen zur Behinderung der Nasenatmung. Im Bereich der Extremitäten ist die völlig schmerzlose Weichteilschwellung wegweisend. Bei Rhabdomyosarkomen der Blasen-Prostata-Region kommt es zu Dysurie, Harnverhalt und Hämaturie.

Merke!

Rhabdomyosarkome führen zu einer frühen Metastasierung. In 30 % der Fälle sind bereits bei Diagnosestellung Metastasen in Lunge, Leber, Knochen, Knochenmark oder Gehirn nachweisbar.

Diagnostik

- **Labor:** Anämie, Leukozytose: Hinweis auf fortgeschrittenes Stadium
- **Sonographie** der Orbita, Harnblase, Prostata
- **Kernspintomographie** der betroffenen Region
- **Röntgen-Thorax** in zwei Ebenen
- Ggf. HNO-Untersuchung
- Ggf. Zystoskopie
- **Knochenmarkpunktion:** obligat zum Nachweis von Knochenmarksmetastasen
- **Lumbalpunktion:** obligat zum Nachweis eines ZNS-Befalls
- **Skelettszintigramm:** obligat zum Nachweis von Knochenmetastasen
- Probebiopsie und histologische Untersuchung des Tumors.

Stadieneinteilung

- Stadium I: mikroskopisch vollständig resezierbar
- Stadium II: mikroskopisch nicht vollständig resezierbar
- Stadium III: makroskopisch nicht vollständig resezierbar
- Stadium IV: Fernmetastasen.

Therapie

Die Wirksamkeit der Chemotherapie ist zuverlässig. Daher sollten primär keine verstümmelnden Operationen durchgeführt werden. Bei Stadium I wird primär eine vollständige operative Tumorentfernung angestrebt. Stellt sich intraoperativ heraus, dass eine Exstirpation mikroskopisch im Gesunden nicht gelingt, wird nach einer zytostatischen Chemotherapie im Rahmen eines Zweiteingriffs (Second-Look-Operation) erneut versucht, Tumorfreiheit zu erreichen. Bei allen offensichtlich inoperablen Tumoren wird primär nur eine Probebiopsie durchgeführt.

Die Einteilung in die unterschiedlichen Behandlungsgruppen erfolgt in Abhängigkeit des vorliegenden Stadiums, der Tumorlokalisation und der Histologie (☞ Tab. 11.9).

EES: extraossäres Ewing-Sarkom; PNET: peripherer neuroektodermaler Tumor; SS: Synovialsarkome sind Weichteilsarkome, zu denen auch das Rhabdomyosarkom gehört.

Behandlungsgruppe „günstig": Patienten mit günstiger Histologie, bei denen der Tumor sofort oder in Woche neun vollkommen entfernt werden konnte, erhalten vier Blöcke Chemotherapie mit Vincristin und Actinomycin D. Eine Bestrahlung ist nicht erforderlich.

Behandlungsgruppe „Standard": Patienten, mit günstiger Histologie der Stadien II und III, die innerhalb

Tab. 11.9 Einteilung von Patienten mit Rhabdomyosarkom in Behandlungsgruppen.

Gruppe	Stadium	Tumorlokalisation	Histologie
günstig	I	ein Organ	RME; US
Standard	II + III	Auge, Kopf, Hals Urogenital, nicht Blase oder Prostata	
ungünstig	II + III	Nachbarschaft zu Meningen, Blase, Prostata, Extremitäten jeder zusätzliche LK-Befall	RMA, EES, PNET, SS

RME, embryonales Rhabdomyosarkom; US, undifferenziertes Rhabdomyosarkom; RMA, alveoläres Rhabdomyosarkom; EES, extraossäres Ewing-Sarkom; PNET, peripherer neuroektodermaler Tumor; SS, Synovialsarkom.

von neun Wochen Chemotherapie eine Tumorverkleinerung um mehr als zwei Drittel erreichen, erhalten neun Blöcke Chemotherapie mit Ifosfamid, Vincristin und Actinomycin D sowie eine reduzierte Bestrahlung (32 Gy) des Tumorgebiets.

Behandlungsgruppe „ungünstig": Alle Patienten mit ungünstiger Histologie und alle Patienten, bei denen unabhängig von der Histologie zusätzlich zum Primärtumor ein oder mehrere Lymphknoten befallen waren, erhalten zunächst einen Block Chemotherapie mit Ifosfamid, Vincristin und Actinomycin D und anschließend randomisiert acht Blöcke Chemotherapie mit Carboplatin, Etoposid, Vincristin, Actinomycin, Ifosfamid und Epirubicin oder mit Ifosfamid, Vincristin, Adriamycin und Actinomycin. Zusätzlich wird das Tumorgebiet mit 45 Gy bestrahlt.

Prognose

65 % der Patienten können dauerhaft geheilt werden (80 % Stadium I, 72 % Stadium II, 58 % Stadium III und 20 bis 30 % Stadium IV). Embryonale Rhabdomyosarkome haben eine wesentlich bessere Prognose als alveoläre Rhabdomyosarkome. Bei Orbitabefall ist die Prognose deutlich besser als bei Extremitätenbefall.

11.8 Retinoblastom

Definition

Häufigster, von der Netzhaut ausgehender intraokulärer Tumor des Kindesalters.

Epidemiologie

Retinoblastome treten meist bei unter Vierjährigen, bilaterale Retinoblastome bei unter Zweijährigen auf. Sie kommen bei Jungen und Mädchen gleich häufig vor.

Ätiologie

Das **RBL-Gen** spielt eine wichtige Rolle, es ist auch für das gehäufte Vorkommen von Osteosarkomen bei Retinoblastompatienten verantwortlich. Der „Two-Hit-Hypothese" zufolge treten Retinoblastome unilateral, unifokal und sporadisch auf, wenn zwei postzygotische Mutationen zum Retinoblastom führen. Erfolgte zunächst eine präzygotische Mutation, die alle Körperzellen betraf, so führt eine zweite Mutation zu multifokalen bzw. bilateralen Retinoblastomen.

Pathologie

Retinoblastome entstehen in der Retina. Die kleinen, runden, basophilen Zellen liegen dicht und bilden häufig Pseudorosetten. Die Tumoren wachsen exophytisch in den Bulbus oder endophytisch in Richtung Sehnerveneintritt. Dabei droht der Durchbruch in das ZNS.

Klinik

Ein heller, weißlich-gelber Fleck in der Pupille (**amaurotisches Katzenauge**) ist oft das Erstsymptom. Ein **Visusverlust** wird im frühen Kindesalter häufig nicht bemerkt. Protrusio bulbi und Schmerz sind die Symptome bei ausgedehntem Retinoblastom.

Stadieneinteilung

• Stadium I: Tumor auf die Retina beschränkt
• Stadium II: Tumor auf den hinteren Augapfel beschränkt
• Stadium III: Beginn der extraokulären Ausdehnung
• Stadium IV: Fernmetastasen.

Diagnostik

• Ophthalmologische Untersuchung
• **Orbitasonographie**
• **Kernspintomographie** der Orbita und des Schädels
• Knochenmarkpunktion
• Lumbalpunktion
• Skelettszintigraphie
• Eine präoperative Biopsie wird nicht durchgeführt
• **Cave:** kontralaterales Auge!

Therapie

Nur bei sehr kleinen Tumoren kommen die Kryo- oder Lichtkoagulation bzw. die Radiotherapie durch Aufnähen eines Strahlenträgers infrage. Bei unilateralem Tumor wird die Enukleation durchgeführt. Bei bilateralem Befall wird das schwerer betroffene Auge enukleiert und kontralateral bestrahlt. Bei sehr ausgedehnten Prozessen sind eine großvolumige Radiotherapie und eine zytostatische Therapie (Befall der Meningen, Fernmetastasen) erforderlich.

Prognose

Die Überlebensrate beträgt insgesamt 97 %. In den Stadien III und IV wird die Prognose ungünstiger, die Dauerheilungsraten liegen aber auch dann noch bei etwa 50 %.

> **Merke!**
> Das Retinoblastom hat unter den bösartigen Tumoren im Kindesalter die beste Prognose.

11.9 Osteosarkom

Definition

Hochmaligner, spindelzelliger Tumor, der von der Knochen bildenden Matrix ausgeht, überwiegend in der zweiten Lebensdekade auftritt und am häufigsten in den Metaphysen der langen Röhrenknochen lokalisiert ist.

Epidemiologie

Es handelt sich um den häufigsten malignen Knochentumor des Kindesalters mit einem Altersgipfel bei zehn Jahren. Jungen sind häufiger betroffen als Mädchen.

Merke!
Das Osteosarkom ist der häufigste maligne Knochentumor des Kindesalters.

Ätiologie

Konstante zyto- oder molekulargenetische Befunde sind bisher nicht festgestellt worden. Die Beobachtung, dass 5 % der Osteosarkome in einem früheren Radiotherapiefeld auftreten, lässt exogene karzinogene Faktoren vermuten.

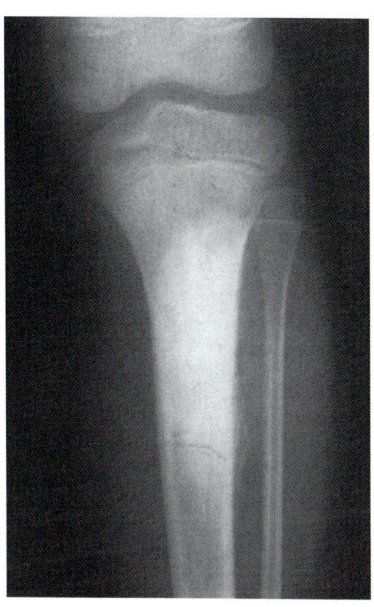

Abb. 11.5: Osteosarkom. Knochenneubildung in der proximalen Tibia und Spicula.

Lokalisation

Osteosarkome treten hauptsächlich in den Metaphysen der langen Röhrenknochen auf, **50 %** sind **kniegelenksnah** lokalisiert. Die häufigsten Primärlokalisationen sind der distale Femur (33 %) und die proximale Tibia (14 %) sowie der proximale Humerus (10 %) und das Os ileum.

Pathologie

Man unterscheidet osteoklastische, chondroblastische und fibroblastische Osteosarkome.

Klinik

Schwellung, Schmerzen und **Bewegungseinschränkung** der betroffenen Extremität sind die typischen Erstsymptome. **Rötung** und **Überwärmung** lassen zunächst an eine Osteomyelitis denken. In 20 % der Fälle hat die Metastasierung bereits bei Diagnosestellung stattgefunden (70 % okkulte Metastasen). Typische Metastasierungsorte sind Lunge und Skelett.

Merke!
Eine wichtige Differentialdiagnose zum Osteosarkom ist wegen der häufig begleitend bestehenden Rötung und Überwärmung die Osteomyelitis!

Diagnostik

- **Röntgen** des befallenen Knochens: Osteolysen neben Knochenneubildung und Periostabhebungen. Spiculae (senkrecht zum Knochen in die Umgebung wachsendes Tumorosteoid) sind charakteristisch (☞ Abb. 11.5).
- **CT** des befallenen Knochens, **Kernspintomographie** mit Angiographie
- **Skelettszintigraphie**
- **Röntgen-Thorax, CT-Thorax:** Lungenmetastasen?
- Eine **Biopsie** des Tumors ist obligat.

Therapie

Im Anschluss an die bioptische Diagnosesicherung wird eine **präoperative Chemotherapie** mit Ifosfamid, Adriamycin, Methotrexat und Cisplatin über zehn Wochen durchgeführt. Dadurch werden unsichtbare Metastasen frühzeitig behandelt und man gewinnt Zeit zur Operationsvorbereitung.
Anschließend erfolgt die operative Versorgung, die in einer Amputation, Gelenkentfernung und Implantation einer Endoprothese, Umkehrplastik (Sprunggelenk wird Kniegelenk) oder, sehr selten, der Entnahme des Tumors besteht.
Die postoperative Chemotherapie wird mit Doxorubicin, Methotrexat, Cisplatin und Ifosfamid bis zur Woche 30 durchgeführt. Die operative Resektion einzelner Lungenmetastasen wird nur in Einzelfällen durchgeführt.

Prognose

Die langfristigen Heilungschancen liegen heute bei 67 %. Je kleiner das Tumorvolumen und je weiter peripher der Primärtumor liegt, desto günstiger ist die Prognose.

Merke!
Eine initiale Metastasierung beim Osteosarkom ist nicht gleichbedeutend mit einer infausten Prognose!

Kasuistik

A: Der zehnjährige Lukas ist ein begeisterter Fußballspieler. Seit dem letzten Spiel plagen ihn Schmerzen oberhalb des rechten Knies. Die Stelle ist leicht gerötet und überwärmt. Bei bestimmten Bewegungen wird der Schmerz so stark, dass die Bewegung für einen Augenblick angehalten werden muss. Nachdem die

Schmerzen auch nach einer Woche nicht nachlassen, wird Lukas in der Kinderklinik vorgestellt.

K: Bei der Untersuchung findet sich eine tastbare druckschmerzhafte, leicht gerötete Schwellung oberhalb des rechten Kniegelenks.

D: Die Röntgenuntersuchung zeigt neben Osteolysen und Regionen der Knochenneubildung Spiculae im Bereich des distalen Femurs. Daraufhin werden eine Kernspintomographie des Oberschenkels und eine Skelettszintigraphie veranlasst. Die Röntgenaufnahme der Lunge ist unauffällig, dennoch wird zusätzlich zum sicheren Ausschluss von Mikrometastasen noch eine Computertomographie des Thorax durchgeführt, die ebenfalls einen unauffälligen Befund ergibt.

Diag: Die histologische Untersuchung einer Probebiopsie ergibt die Diagnose eines Osteosarkoms.

Th: Zunächst wird in Narkose ein zentraler Venenkatheter (Hickman-Katheter) gelegt. Ab sofort können alle Blutentnahmen und die Verabreichung der Medikamente über diesen Katheter erfolgen. Lukas erhält über zehn Wochen eine präoperative Chemotherapie, die ihn ziemlich belastet. Während der anschließenden Operation stellen die Ärzte fest, dass der Tumor die umgebende Muskulatur und die bindegewebigen Weichteile nicht angegriffen hat. Daher kann auf die so häufig notwendige Amputation verzichten werden und Lukas erhält eine Endoprothese. Bei der histologischen Untersuchung stellt sich heraus, dass nur noch einzelne Tumorzellen nachweisbar sind, der Tumor also auf die präoperative Chemotherapie gut angesprochen hat. Eine erneute zehnwöchige Chemotherapie schließt sich an die Operation an. Lukas verträgt sie jetzt, vielleicht auch wegen der neu gewonnenen Zuversicht, besser.

V: 14 Monate nach der Erstaufnahme in die Klinik wird der Hickman-Katheter entfernt. Wenig später beginnt Lukas mit dem Training. Unbedingt möchte er wieder Fußball spielen.

11.10 Ewing-Sarkom

Definition

Hochmalignes Knochenendotheliom, das am häufigsten in der Markhöhle langer Röhrenknochen entsteht, aber auch kurze und flache Knochen befallen kann.

Epidemiologie

Es handelt sich um den zweithäufigsten malignen Knochentumor des Kindesalters mit einem Altersgipfel bei zehn Jahren. Jungen sind häufiger betroffen als Mädchen.

Lokalisation

Die häufigsten Primärlokalisationen sind die Diaphysen langer Röhrenknochen (60 %), das Becken (18 %), die Rippen (8 %), die Scapulae und die Wirbelkörper. Der Rippenbefall ist nicht häufig, aber wenn vorhanden, für das Ewing-Sarkom charakteristisch.

Klinik

Schwellung, **Schmerzen und Bewegungseinschränkung** der betroffenen Extremität sind die typischen Erstsymptome. In 25 % der Fälle hat die **Metastasierung** bereits bei Diagnosestellung stattgefunden, typische Metastasierungsorte sind Lunge und Skelett. **Fieber, Leukozytose,** Anämie und BKS-Beschleunigung lassen hier ebenfalls, wie beim Osteosarkom, an eine Osteomyelitis denken.

> **Merke!**
> **Metastasierung:**
> - 25 % bei Diagnosestellung
> - häufige Metastasierungsorte: Lunge, Skelett
> - seltenere Metastasierungsorte: Leber, Lymphknoten u. a.

Diagnostik

- **Röntgen** des befallenen Knochens: Die sichtbare Abhebung des Periosts („Zwiebelschalen") ist charakteristisch (☞ Abb. 11.6)
- **CT** des befallenen Knochens
- **Skelettszintigraphie**
- **Kernspintomographie** aller klinisch oder szintigraphisch verdächtigen Regionen
- Röntgen-Thorax, CT-Thorax
- Knochenmarkpunktion
- Lumbalpunktion
- **Biopsie** obligat.

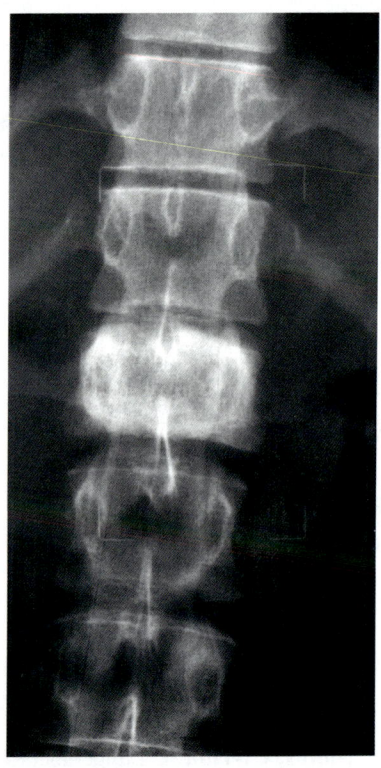

Abb. 11.6: Ewing-Sarkom eines Wirbelkörpers.

Therapie

Im Anschluss an die bioptische Diagnosesicherung erhalten alle Patienten eine **präoperative Chemotherapie** mit Iphosphamid, Doxorubicin, Vincristin und Etoposid. Im Anschluss daran erfolgt bei allen Patienten mit entfernbaren Tumoren die möglichst radikale **Operation** des Tumor tragenden Knochens, wobei das histologische Ansprechen auf die vorausgegangene Chemotherapie beurteilt wird.

Bei gutem Ansprechen ($< 10\%$ lebende Tumorzellen) folgen zunächst ein Block mit Vincristin, Actinomycin D und Cyclophosphamid und dann sieben Blöcke mit Vincristin, Actinomycin D und Ifosfamid in dreiwöchentlichen Abständen.

Bei schlechtem Ansprechen ($\geq 10\%$ lebende Tumorzellen) erfolgt eine Randomisierung zwischen acht Blöcken Vincristin, Actinomycin D und Ifosfamid einerseits und einmalig Vincristin, Actinomycin D und Ifosfamid mit anschließender Hochdosischemotherapie (Busulfan, Melphalan) und einer autologen Stammzelltransplantation andererseits.

Eine **Bestrahlung** des Tumorgebiets wird bei nichtoperablen Tumoren, die zu schweren klinischen Symptomen führen (z.B. Nervenkompression), und bei allen Patienten mit schlechtem Ansprechen auf die Chemotherapie durchgeführt.

Prognose

Die Langzeitüberlebensrate konnte in den letzten Jahren auf insgesamt 63% gesteigert werden. Je kleiner das Tumorvolumen und je weiter peripher der Primärtumor liegt, desto günstiger ist die Prognose.

11.11 Keimzelltumoren (Germinome)

Definition

Angeborene, von fetalen migrierenden Zellen der Keimbahn ausgehende Mischtumoren, die als Folge einer gestörten Entwicklung aus mehreren organartigen Teilen bestehen und zum Teil als unvollkommene Entwicklung eines parasitären Fetus aufzufassen sind.

Epidemiologie

Keimzelltumoren machen etwa 4% aller (malignen) Tumoren im Kindesalter aus.

Pathologische Anatomie

Differenziertes Teratom: in der Regel gutartiger Tumor, der verschiedenartigste Gewebskomponenten wie Haut, Hautanhangsgebilde, Plattenepithel, Speicheldrüsen, Lungen-, Leber-, Schilddrüsengewebe, Knorpel, Zähne, Muskulatur u.a. enthält.

Undifferenziertes malignes Teratom: wenig differenzierter Tumor ohne organoide Struktur („embryonales Karzinom").

Intermediär-malignes Teratom: Differenzierte und undifferenzierte Gewebskomponenten sind gleichzeitig nachweisbar („Teratokarzinom").

Malignes trophoblastisches Teratom: extraembryonaler Tumor mit einer chorionkarzinomatösen Komponente, die typischerweise mit einer Ausschüttung von β-HCG einhergeht.

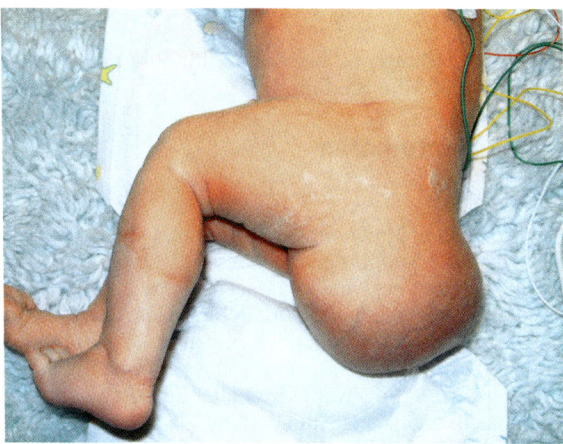

Abb. 11.7: Steißbeinteratom beim Neugeborenen.

Dottersacktumoren: bösartige extraembryonale Tumoren, die eine enge pathogenetische Beziehung zu Teratomen aufweisen, gonadal (z.B. häufigster frühkindlicher Hodentumor) oder extragonadal auftreten, isoliert oder in Kombination mit Teratomen vorkommen, stets α-Fetoprotein ausschütten und zu rascher Metastasierung neigen.

Lokalisation

Die Tumoren können ubiquitär vorkommen. Die häufigsten Lokalisationen sind das Ovar (29%), die Steißbeinregion (26%, ☞ Abb. 11.7), der Hoden (21%), das ZNS (12%), das Mediastinum (3%), die Wirbelsäule (3%) und das Abdomen (3%).

Klinik

Beim Hodentumor führt die schmerzlose Schwellung zur Diagnose. Steißbeinteratome fallen bereits in der Geburtsklinik auf. Ovarialtumoren verursachen erst spät Symptome wie eine Zunahme des Bauchumfangs oder Schmerzen. Mediastinale Tumoren können zu chronischem Reizhusten führen.

Diagnostik

- α-**Fetoprotein** und β-**HCG** im Tumor oder im Serum sind in 70% der Fälle erhöht, beide Tumormarker (falls vorhanden) sind sowohl zur Diagnosestellung als auch als Verlaufsparameter geeignet.
- Sonographie, Kernspintomographie der betroffenen Region
- Röntgen-Thorax, CT-Thorax: Lungenmetastasen?

Therapie

Zunächst wird die Operation durchgeführt. Die bösartigen Keimzelltumoren sprechen ausgezeichnet auf Zytostatika an. Daher wird bei nahezu allen Patienten mit malignen Tumoren in Abhängigkeit vom Stadium und von der Histologie eine postoperative Chemotherapie mit verschiedenen Kombinationen durchgeführt (Ausnahme z.B. Dottersacktumor des Hodens, Stadium I). Eine Bestrahlung ist nur selten erforderlich.

Prognose

Die Dauerheilungsrate bei Keimzelltumoren liegt heute bei 87 % (100 % in Stadium I).

11.12 Hirntumoren

Epidemiologie

Nach den Leukämien sind Hirntumoren die zweithäufigste maligne Neoplasie im Kindesalter. Das mittlere Erkrankungsalter liegt bei etwa sechs Jahren, Jungen erkranken etwas häufiger als Mädchen. Die Astrozytome sind am häufigsten (50 %). Es folgen das Medulloblastom (20 %), das Ependymom (10 %) und das Kraniopharyngeom (8 %). Zwei Drittel aller Tumoren sind infratentoriell lokalisiert. Nur 2 % aller ZNS-Tumoren entstehen im Rückenmark.

Ätiologie

Das Risiko, an einem Hirntumor zu erkranken, ist nach einer Schädelbestrahlung erheblich erhöht. Diese Beobachtung belegt die ätiologische Bedeutung ionisierender Strahlen. Kinder von Eltern, die chemischen Kanzerogenen ausgesetzt waren, erkranken ebenfalls häufiger an Hirntumoren. Die genetische Grundlage von Hirntumoren ist bei Neurofibromatose Typ 1 (Astrozytomen der Sehbahn und des Hirnstamms), tuberöser Hirnsklerose (subependymales Riesenzellastrozytom) und beim Basalzellnävussyndrom (Medulloblastom) geklärt.

Pathologie

Gliazelltumoren sind am häufigsten (z. B. Astrozytom, Ependymom, Glioblastoma multiforme). Neuroektodermale Tumoren entstehen wahrscheinlich aus einer primitiven, undifferenzierten Zelllinie (z. B. Medulloblastom, Pineoblastom). Die Klassifikation richtet sich nach dem vorliegenden Zelltyp. Immunhistochemisch können bei astrozytärer Differenzierung saures Gliafaserprotein (GFAP) und bei neuronaler Differenzierung Synaptophysin nachgewiesen werden.

Die Tumoren werden in vier Malignitätsgrade eingeteilt, die in der Regel mit dem biologischen Verhalten des Tumors und der Prognose korrelieren. Morphologisch benigne Tumoren werden als WHO°I eingestuft.

Klinik

Die Diagnose wird bei zwei Drittel der Kinder um mehr als vier Wochen, bei gutartigen Tumoren häufig um Jahre verzögert gestellt. Unspezifische Symptome von Hirntumoren sind **Kopfschmerzen,** Erbrechen oder **Wesensveränderung.** Bei **Nüchternerbrechen** muss bis zum Beweis des Gegenteils von einer intrakraniellen Raumforderung ausgegangen werden! Der gesteigerte Hirndruck kann zu **Stauungspapille,** Abduzensparese (plötzlich auftretendes **Schielen)** oder fokal-neurologischen Befunden wie Ataxie, Hemiparese oder Hirnnervenlähmungen führen. **Krampfanfälle** und **Sehstörungen** können auftreten. Zwangshaltungen des Kopfes werden häufig beobachtet. Mögliche begleitende neuroendokrinologische Störungen sind Minderwuchs und Diabetes insipidus.

Merke!

Wichtige Symptomgruppen bei Hirntumoren: infratentorielle Tumoren führen zu intrakranieller Drucksteigerung, supratentorielle Tumoren führen zu neurologischen Herdsymptomen!

Diagnostik

- **Kernspintomographie des Schädels:** Hierdurch können der Hirntumor, das peritumorale Ödem und die angrenzenden Hirnstrukturen anatomisch exakt dargestellt werden. Eine **Kontrastmittelgabe** (Gadolinium) ist unbedingt erforderlich.
- **Kernspintomographie des Spinalkanals:** bei allen malignen Hirntumoren indiziert
- **Liquoruntersuchung:** bei allen malignen Hirntumoren indiziert, jedoch wegen der Einklemmungsgefahr nicht bei erhöhtem Hirndruck!
- Knochenmarkpunktion, Skelettszintigraphie: Metastasensuche
- Augenärztliche Untersuchung: Fundusspiegelung, Visus- und Gesichtsfeldprüfung
- EEG, Ableitung evozierter Potenziale
- Endokrinologische Diagnostik bei Sellatumoren
- Bestimmung von α-Fetoprotein und β-HCG im Serum bei Keimzelltumoren.

Merke!

Die Durchführung einer Lumbalpunktion ist bei einem Hirntumor und erhöhtem Hirndruck wegen der Einklemmungsgefahr kontraindiziert!

Prognose

Die 5-Jahres-Überlebensrate beträgt bei kindlichen ZNS-Tumoren derzeit etwa 60 %, obwohl weniger als die Hälfte der Tumoren hochmaligne sind. Die Prognose ist vom histologischen Typ und vom Malignitätsgrad, aber auch von der Lokalisation des Tumors, der Operabilität und dem Alter des Kindes abhängig. Häufig führen neurologische, intellektuelle, neuroendokrine und psychosoziale Defizite zu einer Beeinträchtigung der Lebensqualität.

11.12.1 Astrozytome

Benigne pilozytische Astrozytome sind für das Kindesalter charakteristisch und machen mehr als die Hälfte aller Astrozytome aus. Sie sind gut abgrenzbar und wachsen langsam. Seltener sind **fibrilläre Astrozytome niedriger Malignität** (30 %), die langsam diffus infiltrierend, aber nicht destruierend wachsen. Am seltensten sind die **hochmalignen anaplastischen Astrozytome und Glioblastome** (15 %).

Kleinhirnastrozytom

Tumorcharakteristiken und klinische Besonderheiten

Es handelt sich um den häufigsten gutartigen Hirntumor im Kindesalter. Die Hemisphären sind bevorzugt betroffen. In 50 % der Fälle manifestiert sich der Tumor als große Zyste, in deren Wand der solide, Kontrastmittel anreichernde Tumoranteil liegt. Typische Symptome sind Hydrozephalus und Hirndrucksymptome.

Therapie

Der Tumor wird operativ entfernt, häufig gelingt die operationsmikroskopisch komplette Resektion. Selbst Rezidive können durch wiederholte Resektionen geheilt werden. Eine Bestrahlung erfolgt daher nur bei ausgedehnten Hirnstamminfiltrationen oder nach mehreren Rezidivoperationen.

Prognose

Die 5-Jahres-Überlebensrate liegt bei über 90 %. Das Kleinhirnastrozytom hat damit die beste Prognose unter den kindlichen Hirntumoren.

Merke!

Das Kleinhirnastrozytom hat unter den kindlichen Hirntumoren die beste Prognose.

Nervus-Opticus-Gliom

Tumorcharakteristiken und klinische Besonderheiten

Meistens handelt es sich um langsam wachsende Astrozytome niedrigen Malignitätsgrades des Sehnerven, die in 25 % der Fälle mit einer **Neurofibromatose Recklinghausen** assoziiert sind. Ein Sehverlust tritt besonders häufig auf. Bei Invasion des Chiasma opticus und des Hypothalamus kommt es zum **dienzephalen Syndrom** mit Anorexie und Verminderung des subkutanen Fettgewebes bei normalem Längenwachstum. Die Kinder sind häufig lebhaft und euphorisch. Ein horizontaler Nystagmus besteht in 25 % der Fälle. Bei Hypothalamusinvasion sind auch Appetitsteigerung, Adipositas, Diabetes insipidus und Hypogonadismus möglich.

Therapie

Der natürliche Verlauf ist oft nicht vorhersehbar. Selbst spontane Visusverbesserungen sind möglich. Bei aggressiv progredientem Verlauf wird versucht, durch die Resektion exophytischer Tumoranteile eine Entlastung des Chiasmas zu erreichen. Die vollständige Resektion des Glioms führt zu Blindheit und ist daher nur bei isoliertem Optikusgliom und Amaurose sinnvoll. Die lokale Bestrahlung kann einen drohenden Visusverlust in 90 % der Fälle aufhalten. Bei Kindern in einem Alter von unter sechs Jahren wird eine wenig aggressive zytostatische Chemotherapie durchgeführt, die in vielen Fällen zur Tumorverkleinerung oder wenigstens zur Symptombesserung führt.

Prognose

Auch bei inoperablen Tumoren kann eine Langzeitüberlebensrate von etwa 74 % erzielt werden.

Fibrilläres Astrozytom der Großhirnhemisphären

Tumorcharakteristiken und klinische Besonderheiten

Zwei Drittel der Gliome der Großhirnhemisphären sind fibrilläre Astrozytome. Zerebrale **Krampfanfälle** sind in 50 % der Fälle das klinische Leitsymptom. Fokale Krampfanfälle können auf den Tumorsitz hinweisen. Im Gegensatz zu den pilozytischen Astrozytomen reichern diese Tumoren kein Kontrastmittel an.

Therapie

Der Tumor wird operativ entfernt, häufig gelingt die operationsmikroskopisch komplette Resektion. Bei inkompletter Resektion wird bei Kindern, die jünger als fünf Jahre sind, eine Chemotherapie, bei Kindern, die älter als fünf Jahre sind, eine Bestrahlung durchgeführt.

Prognose

Die 5-Jahres-Überlebensrate liegt bei kompletter Resektion bei 80 %. In 50 % der Fälle ist eine Anfallsfreiheit erreichbar.

Hochmalignes supratentorielles Astrozytom

Tumorcharakteristiken und klinische Besonderheiten

Der Tumor ist schlecht abgrenzbar und reichert in der Regel Kontrastmittel an. Es besteht meist ein ausgeprägtes peritumorales Ödem. Bei Astrozytomen Grad III und IV nach WHO handelt es sich um hochmaligne Glioblastome.

Therapie

Die Therapie beinhaltet die Operation, Bestrahlung und Chemotherapie.

Prognose

Trotz intensiver Therapiemaßnahmen überleben langfristig nur 45 % der Kinder mit anaplastischem Astrozytom und 25 % der Kinder mit Glioblastom.

11.12.2 Primitive neuroektodermale Tumoren (PNET)

Definition

Primitive neuroektodermale Tumoren (PNET) sind embryonale Tumoren, die wahrscheinlich aus einer gemeinsamen Progenitorzelle des ZNS entstehen. In 20 % der kindlichen Hirntumoren liegt ein PNET vor. In 88 % der Fälle geht er vom Kleinhirn aus und wird dann **Medulloblastom** genannt. Das Medulloblastom ist der häufigste Hirntumor bei Kindern unter sieben Jahren mit einem Häufigkeitsgipfel zwischen dem viertem und achten Lebensjahr. Jungen sind häufiger betroffen als Mädchen.

Merke!

Das Medulloblastom ist der häufigste Hirntumor bei Kindern unter sieben Jahren.

Tumorcharakteristiken und klinische Besonderheiten

Der Tumor wächst lokal infiltrierend, z.B. in den Hirnstamm, aber auch in den vierten Ventrikel und per continuitatem entlang der Liquorwege, z.B. bis zum Halsmark. Er metastasiert häufig über die Liquorwege und selten auch systemisch (☞ Abb. 11.8).
Bei der Hälfte der Medulloblastome wird ein Allelverlust auf Chromosom 17p nachgewiesen. Eine Amplifikation des *c-myc*-Onkogens ist mit einer schlechten Prognose assoziiert.
Der Tumor reichert nahezu immer gadoliniumhaltiges Kontrastmittel an. Eine ZNS-Metastasierung durch Dissemination von Tumorzellen über die Liquorwege liegt

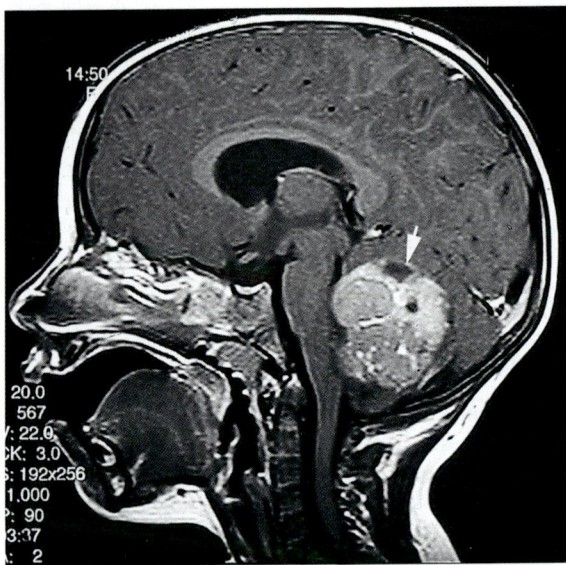

Abb. 11.8: Medulloblastom. Sagittale T1-gewichtete MR-Aufnahme nach KM-Gabe. Großer Tumor, der den gesamten IV. Ventrikel einnimmt. Der Tumor zeigt eine heterogene KM-Anreicherung und Tumorzysten (→) [9].

in 30 % der Fälle bereits bei Diagnosestellung vor. Die Durchführung einer Kernspintomographie des Spinalkanals ist bei PNET zum Nachweis von Abtropfmetastasen obligat.

Therapie

Die primäre Resektion ist von großer Bedeutung, da die Kinder häufig durch die lokale Raumforderung und Liquorzirkulationsstörung vital bedroht sind. Eine komplette Resektion gelingt in 50 % der Fälle. Intraoperativ wird ein sog. „Ommaya-Reservoir" mit Zugang zu einem der Ventrikel implantiert, das perkutan angestochen wird und hierdurch eine intraventrikuläre Chemotherapie ermöglicht. Postoperativ wird eine Chemotherapie durchgeführt. Im Anschluss daran wird kernspintomographisch festgestellt, ob ein Resttumor vorhanden ist. Kinder ohne Resttumor erhalten nur noch eine weitere zytostatische Therapie, bei Kindern mit Resttumor wird zunächst eine Bestrahlung von Gehirn und Rückenmark durchgeführt und dann die Chemotherapie fortgeführt.

Prognose

Die derzeitige Langzeitüberlebensrate von Kindern mit PNET liegt bei 52 %. Kinder mit primären Metastasen haben nur sehr geringe Heilungschancen.

11.12.3 Ependymome

Definition

Ependymome entstehen überwiegend im Bereich der ependymalen Auskleidung der Ventrikel.

Tumorcharakteristiken und klinische Besonderheiten

Differenzierte Ependymome sind von niedriger Malignität. Beim anaplastischen Ependymom ist die ependymale Architektur weitgehend aufgehoben und der Proli-

ferationsindex höher. Zwei Drittel wachsen infratentoriell im IV. Ventrikel mit Ausbreitung in den Kleinhirnbrückenwinkel, in den Hirnstamm und bis zum oberen Halsmark. Der Tumor reichert Kontrastmittel an. Bei infratentorieller Lokalisation oder bei Anaplasie liegen in 10 % der Fälle bereits initial Metastasen vor.
Bei der Hälfte der Tumoren wird wie beim Medulloblastom eine Deletion auf dem kurzen Arm von Chromosom 17 gefunden.

Therapie

Ependymome ohne Metastasen werden zunächst operiert. Anschließend erfolgt bei Kindern, die älter als vier Jahre sind, eine hyperfraktionierte Bestrahlung. Bei nachweisbarem Resttumor nach der Bestrahlung erfolgt eine zweite Operation. Nur Patienten, deren Tumor bei diesem Eingriff ein hohes Grading aufweist, erhalten eine Chemotherapie.
Bei Kindern unter vier Jahren wird statt der lokalen Bestrahlung eine Chemotherapie durchgeführt.

Prognose

Die rezidivfreien Überlebensraten betragen derzeit etwa 70 %.

11.12.4 Kraniopharyngeom

Definition

Es handelt sich um einen gutartigen epithelialen Tumor der Sellaregion mit ausgeprägter Verkalkungstendenz, lokal expansivem Wachstum und guter Prognose bei erfolgreicher operativer Therapie. Es ist der häufigste supratentorielle Tumor des Kindesalters (☞ Abb. 11.9).

Tumorcharakteristiken und klinische Besonderheiten

Das Kraniopharyngeom entsteht aus Resten der Rathke-Tasche, dem Vorläufer des Hypophysenvorderlappens und wächst überwiegend suprasellär. Präoperativ bestehen bei mehr als 50 % der Patienten **Sehstörungen** (bitemporale Hemianopsie) und neuroendokrinologische Ausfälle **(Minderwuchs).** Der Tumor zeigt eine starke Verkalkungstendenz.

Therapie

Die operative Resektion erfolgt über einen transsphenoidalen Zugang, eine komplette Resektion gelingt in 75 % der Fälle. Perioperativ sind die Verabreichung von Hydrokortison sowie eine strenge Flüssigkeitsbilanzierung erforderlich. Bei Zeichen eines Diabetes insipidus wird Vasopressin gegeben. Eine Strahlentherapie ist nur bei unvollständiger Tumorresektion indiziert, eine Chemotherapie ist nicht wirksam.

Prognose

Bei kompletter Tumorentfernung kann in 80 % Rezidivfreiheit erzielt werden. Postoperativ können endokrine Störungen wie Diabetes insipidus, Hypothyreose, Wachstumshormonmangel oder eine Nebennierenrindeninsuffizienz auftreten.

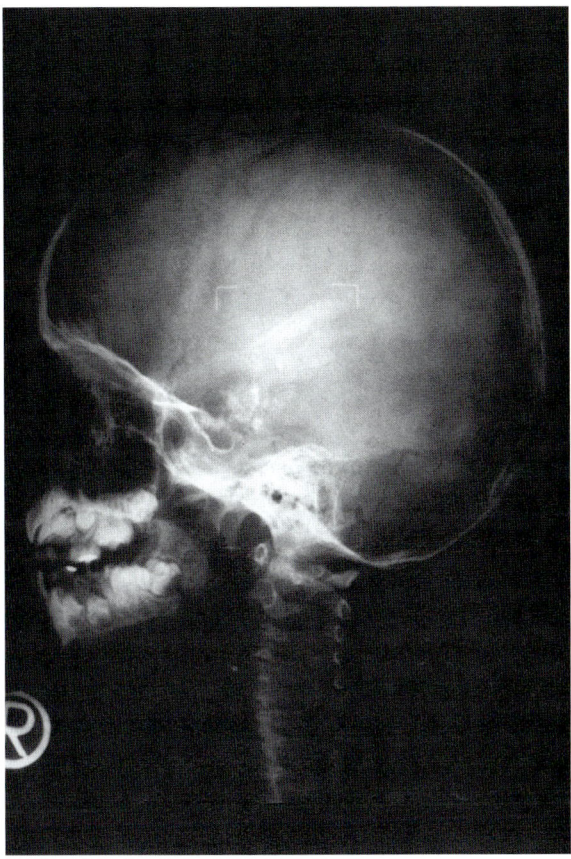

Abb. 11.9: Kraniopharyngeom mit ausgedehnten suprasellä-ren Verkalkungen

11.13 Tumoren des Rückenmarks

Epidemiologie

Primäre Tumoren des Rückenmarks haben einen Anteil von etwa 2 % aller ZNS-Tumoren, wobei Astrozytome und Gangliogliome mit 70 % am häufigsten sind.

Einteilung

- **Intramedulläre Tumoren:** Astrozytome niedrigen Malignitätsgrades, Ependymome
- **Extramedulläre intradurale Tumoren:** meist gutartig; Neurofibrome, Ganglioneurome, Meningeome
- **Extramedulläre extradurale Tumoren:** Metastasen von Neuroblastomen, Sarkomen, leukämische Infiltrate.

Klinik

Häufig bestehen die Symptome aus einer Kombination von **Gangstörung und Rückenschmerzen.** Sphinkterinsuffizienzen, Sensibilitätsstörungen und Muskelschwäche kommen vor. Ein **Brown-Séquard-Syndrom** besteht bei ipsilateraler Muskelschwäche, Spastik und Ataxie sowie kontralateralem Verlust der Schmerz- und Temperaturempfindung.

Diagnostik

- **Röntgen-Wirbelsäule:** Kyphoskoliose und Aufweitung des Spinalkanals mit vergrößertem Abstand der Bogenwurzeln
- Eine **Kernspintomographie** des Spinalkanals ist bei jedem klinischen Verdacht erforderlich.

Therapie

Die frühzeitige chirurgische Intervention vor Auftreten irreversibler Schäden ist prognostisch entscheidend. Eine komplette Resektion gelingt in 50–80 % der Fälle, auch bei intramedullärer Lokalisation.

Prognose

Die rezidivfreien Überlebensraten liegen bei 70 %. Bei Inoperabilität ist die Prognose sehr schlecht. Die Strahlentoleranz des Rückenmarks ist niedrig, höhere Dosen als 45 Gy sollten daher nicht eingesetzt werden. Häufig wird zusätzlich eine intensive Chemotherapie durchgeführt.

12 Kardiologie

12.1 Angeborene Herzfehler

Epidemiologie

Knapp 1 % der lebend geborenen Kinder weisen eine angeborene Herz- oder Gefäßanomalie auf. Bei etwa einem Drittel der Patienten treten behandlungsbedürftige Symptome bereits im Säuglingsalter auf. Die approximative relative Häufigkeit einzelner Herz- und Gefäßanomalien ist in Tabelle 12.1 zusammengefasst.

Tab. 12.1 Relative Häufigkeit angeborener Herz- und Gefäßanomalien.

Angeborene Herzfehler	Relative Häufigkeit
Ventrikelseptumdefekt	30 %
Transposition der großen Gefäße	15 %
Klappenatresien	13 %
Fallot'sche Tetralogie	8 %
hypoplastisches Linksherz	8 %
persistierender Ductus arteriosus	7 %
Aortenisthmusstenose	7 %
Klappenstenosen	7 %
AV-Kanal	6 %
Vorhofseptumdefekt	4 %
Truncus arteriosus communis	3 %

Ätiologie

Chromosomenanomalien, die häufig mit Herzfehlern assoziiert sind, sind die Trisomie 21, die Trisomie 18, die Trisomie 13 und das Ullrich-Turner-Syndrom. **Teratogene Einflüsse** können ebenfalls zu Herz- und Gefäßanomalien führen (z.B. Diabetes mellitus, maternale Phenylketonurie, Rötelnembryopathie, Alkoholembryopathie).

Molekulargenetische Untersuchungen der letzten Jahre haben gezeigt, dass sowohl isolierte als auch syndromale Herz- und Gefäßanomalien häufiger als bisher angenommen auf **Defekten einzelner Gene** beruhen (z.B. hypertrophe Kardiomyopathien, supravalvuläre Aortenstenose, atrioventrikulärer Septumdefekt).

12.1.1 Kongenitale Ausflussbehinderungen des linken Ventrikels

Aortenstenosen

Definition

Kongenitale Ausflussbehinderung des linken Ventrikels durch Stenose im Bereich der Aorta, die zu Druckbelastung und Hypertrophie des linken Ventrikels führt.

Epidemiologie

Bei 3–10 % der angeborenen Herzvitien handelt es sich um Aortenstenosen. Jungen sind fünf Mal häufiger betroffen als Mädchen.

Einteilung

Valvuläre Aortenstenose: Bei 75 % aller Aortenstenosen liegt diese Form vor. Die Klappe ist bikuspidal, trikuspidal oder unikommissural.
Subvalvuläre Aortenstenose: Man unterscheidet zwei Formen, die zusammen etwa 22 % aller Aortenstenosen ausmachen: Die **Ringleistenstenose** (fibröse, unterhalb der Aortenklappe liegende Einengung) und die **hypertrophische obstruktive Kardiomyopathie** (HOCM), eine muskuläre subaortale Einengung, die bei familiärem Auftreten autosomal-dominant vererbt wird.
Supravalvuläre Aortenstenose: Es handelt sich um eine dicht oberhalb der Klappenbasis gelegene Einengung der Aorta ascendens, die häufig bei Williams-Beuren-Syndrom vorkommt.

224

Hämodynamik

Die Ausflussbehinderung führt zu **Druckbelastung** mit konsekutiver **Hypertrophie** des linken Ventrikels. Bei hochgradiger Ausflussbehinderung muss der linke Ventrikel einen hohen Druck aufbringen, um die Stenose zu überwinden und einen annähernd normalen Druck in der Aorta aufzubauen. Unter körperlicher Belastung kann der Druck in der Aorta absinken und es kann zu einem Missverhältnis zwischen dem Sauerstoffbedarf des hypertrophierten Myokards und der Koronardurchblutung kommen. Akuter Myokardinfarkt oder plötzlicher Herztod bei körperlicher Belastung sind die Folge.

Klinik

Bei hochgradiger Aortenstenose kommt es beim Neugeborenen zur linksventrikulären Dekompensation, zu Kardiomegalie, Lungenödem und kardiogenem Schock. Bei weniger ausgeprägten Stenosen sind 70 % der Patienten im Kindesalter beschwerdefrei, die körperliche Belastbarkeit kann leicht eingeschränkt sein. Das schwerwiegendste Symptom bei Jugendlichen ist die Synkope, wobei es bei körperlicher Belastung zu akutem Kammerflimmern und plötzlichem Herztod kommen kann.

Auskultationsbefund

Ein raues, mittel- bis niederfrequentes systolisches Austreibungsgeräusch im 2.–3. ICR rechts ist charakteristisch. Das Geräusch ist meist laut (3/6–5/6) mit Fortleitung in die Karotiden. Oft hört man einen frühsystolischen Klick, der einem Aortenöffnungston entspricht.

Merke!
Die Aortenstenose ist einer der wenigen Herzfehler, bei denen ausdrücklich vor körperlicher Belastung gewarnt werden muss!

Diagnostik

- **Blutdruckmessung:** Der systolische Blutdruck kann erniedrigt sein, die Blutdruckamplitude ist vermindert
- **EKG:** Zeichen der Linkshypertrophie, linksventrikuläre Repolarisationsstörungen (ST-Senkungen in V5 und V6) sind Hinweise auf eine subendokardiale Ischämie
- **Röntgen-Thorax:** normale Herzgröße, abgerundete Herzspitze, prominenter Aortenknopf, Verbreiterung des oberen Mediastinums nach rechts-konvex durch poststenotische Dilatation der Aorta ascendens
- **Echokardiographie:** Bestimmung von Lokalisation und Schweregrad der Einengung, Erkennung der Klappenform, Bestimmung der Blutstromgeschwindigkeit in der Stenose, Errechnung des Druckgradienten, Beurteilung der linksventrikulären Funktion
- **Invasive Diagnostik:** Eine Angiokardiographie, die Sondierung der Aorta und des linken Ventrikels zur genauen Messung des Druckgradienten, ist bei Verdacht auf extravalvuläre Stenosen unumgänglich.

Therapie

Bei der kritischen Aortenstenose des Neugeborenen ist eine **Prostaglandininfusion** zur Aufrechterhaltung des Körperkreislaufs über den Ductus arteriosus lebensrettend.

Operationsindikationen sind ein Druckgradient über 50–60 mmHg in Ruhe sowie Synkopen oder Zeichen der Hypertrophieschädigung im EKG.

Die **perkutane transluminäre Ballondilatation** ist heute der operativen Klappensprengung ebenbürtig. Eine Reduktion des Druckgradienten auf ein Drittel ist möglich. Regelmäßig kommt es zu einer leichten Aorteninsuffizienz.

Die operative Klappensprengung erfolgt bei Versagen der Ballondilatation. Die miteinander verwachsenen Klappenkommissuren werden getrennt (Palliativoperation, da immer eine Reststenose bestehen bleibt und es zusätzlich zu einer Aorteninsuffizienz mit Volumenbelastung durch das Regurgitationsvolumen kommt).

Die definitive Therapie der valvulären Aortenstenose bei stärker veränderter Klappe ist der **Klappenersatz** durch ein Implantat. Da die Klappen jedoch nicht mitwachsen, die Klappenhaltbarkeit begrenzt ist und Kunstklappen eine Dauerantikoagulation erfordern, wird ein Klappenersatz in der Regel erst bei Jugendlichen durchgeführt.

Merke!
Die Druckbelastung des linken Ventrikels durch die Aortenstenose führt zu linksventrikulärer Hypertrophie. In schweren Fällen kann dies zu Myokardinfarkt und plötzlichem Herztod führen.

Aortenisthmusstenose

Definition

Einengung des Aortenlumens im Isthmusbereich, d.h. am Übergang des Aortenbogens zur Aorta descendens im Mündungsbereich des fetalen Ductus arteriosus Botalli, wobei eine präduktale und eine postduktale Form der Fehlbildung zu unterscheiden sind.

Epidemiologie

Bei etwa 7 % aller angeborenen Herzfehler liegt eine Aortenisthmusstenose vor. Patientinnen mit Ullrich-Turner-Syndrom weisen in 15–20 % der Fälle eine Aortenisthmusstenose auf! Insgesamt sind Jungen häufiger betroffen als Mädchen.

Einteilung und Hämodynamik

Präduktale Aortenisthmusstenose: Es handelt sich um eine Einengung der Aorta vor der Einmündung des Ductus arteriosus. In der Regel liegt gleichzeitig eine Persistenz des Ductus arteriosus vor. Häufig bestehen zusätzlich eine tubuläre Hypoplasie des Aortenbogens und des prästenotischen Teils der Aorta descendens sowie ein Ventrikelseptumdefekt. Die Aortenisthmusstenose ist so hochgradig, dass von der Aorta ascendens und vom Aortenbogen kaum Blut in die Aorta descendens fließt. Die Aorta descendens wird fast ausschließlich aus der A. pulmonalis infolge einer pulmonalen Hypertonie über den offenen Ductus arteriosus mit venösem Blut versorgt. Dadurch kommt es charakteristischerweise zu einer Zyanose der unteren Körperhälfte. Bei weit offenem Ductus sind die Femoralarterienpulse gut tastbar und die Blutdruckwerte an der oberen und unteren Extremität unauffällig. Bei Ductusverschluss kommt es zu einer Abschwächung der Femoralispulse und zu einer Abnahme der Blutdruckwerte an der unteren Extremität, die zu Nierenversagen mit Anurie führen kann.

Postduktale Aortenisthmusstenose: Die eng umschriebene, sanduhrförmige Einengung der Aorta distal der Einmündung des Ductus arteriosus führt bei verschlossenem Ductus arteriosus zu einer Druckbelastung des linken Ventrikels, Hypertonie in der Aorta ascendens, im Aortenbogen und in den hiervon abgehenden Gefäßen. Jenseits der Stenose bestehen eine Hypotonie und Minderdurchblutung der von der Aorta descendens und abdominalis versorgten Organe.

Klinik

Präduktale Aortenisthmusstenose: Hypoxie und Herzinsuffizienz können bereits im Neugeborenenalter zu Zyanose, Trinkschwäche, Gedeihstörung und Hepatosplenomegalie führen. Mit dem Verschluss des Ductus Botalli entwickelt sich innerhalb weniger Tage eine lebensbedrohliche Symptomatik. Ohne Therapie beträgt die Letalität im ersten Lebensjahr 90 %.

Postduktale Aortenisthmusstenose: In vielen Fällen besteht zunächst keine relevante klinische Symptomatik und das Herzgeräusch und die Pulsdifferenz fallen bei einer Vorsorgeuntersuchung auf. Bei Kleinkindern treten Kopfschmerzen, Nasenbluten, kalte Füße und Wadenschmerzen bei körperlicher Belastung auf. Bei Jugendlichen zeigt sich eine Claudicatio intermittens. Das gravierendste klinische Symptom ist ein Apoplex im Rahmen des arteriellen Hypertonus.

Untersuchungsbefund

Präduktale Aortenisthmusstenose: Nach Ductusverschluss finden sich fehlende Femoralarterienpulse und eine Blutdruckerhöhung an der oberen Extremität bei Hypotonie der unteren Extremität. Die Auskultation ergibt ein uncharakteristisches systolisches Herzgeräusch mit Akzentuierung der Pulmonalkomponente des zweiten Herztons.

Untersuchungsbefund

Postduktale Aortenisthmusstenose: Es finden sich fehlende Femoralarterienpulse und eine Blutdruckerhöhung an der oberen Extremität bei Hypotonie der unteren Extremität. Die Auskultation ergibt ein systolisches Geräusch links paravertebral am Rücken.

Diagnostik

Präduktale Aortenisthmusstenose
- **EKG:** Zeichen der Rechtsherzbelastung, da der rechte Ventrikel über den offenen Ductus Botalli die untere Körperhälfte mitversorgt
- **Röntgen-Thorax:** Die Herzgröße ist vom Grad der Dekompensation abhängig; meist prominentes Pulmonalsegment, vermehrte Lungengefäßzeichnung im Hilusbereich, verminderte Lungengefäßzeichnung in der Peripherie
- **Echokardiographie:** direkte Darstellung von Stenose und Ductus arteriosus, Darstellung eines Rechts-links-Shunts über den Ductus (hochverdächtig für präduktale Aortenisthmusstenose!)
- **Invasive Herzdiagnostik:** Nachweis zusätzlicher Defekte, angiographische Darstellung des genauen Sitzes sowie der Ausdehnung der Stenose.

Postduktale Aortenisthmusstenose
- **EKG:** Zeichen der linksventrikulären Hypertrophie
- **Röntgen-Thorax:** Prominenz der Aorta ascendens, prominenter Aortenknopf, Betonung der Herzbucht, Rippenusuren an den Unterrändern der vierten bis zehnten Rippe (Kollateralkreisläufe über Interkostalarterien)
- **Echokardiographie:** Darstellung der Aortenisthmusstenose, Abschätzung des Druckgradienten über der Stenose
- **Angiokardiographie:** Klärung der Lokalisation und Länge der Stenose, Nachweis eines Kollateralkreislaufs, Darstellung des prä- und poststenotischen Kalibers der Aorta descendens.

Therapie

Präduktale Aortenisthmusstenose: Beim Neugeborenen ist eine **Prostaglandininfusion** zur Aufrechterhaltung des Körperkreislaufs über den Ductus arteriosus lebensrettend. Die **operative Korrektur** mit Resektion oder plastischer Überbrückung der Stenose und Verschluss des Ductus ist dringend indiziert. Das Operationsrisiko beträgt 20 %, bei weiteren begleitenden Fehlbildungen 45 %. Postoperativ kann es zu einer paradoxen Hypertension kommen (Fehlreaktion prästenotisch gelegener Barorezeptoren). Die schwerwiegendste Operationskomplikation ist die Paraplegie durch intraoperative Ischämie des Rückenmarks.

Postduktale Aortenisthmusstenose: Die Therapie der Wahl ist die operative Resektion der Stenose. Das Operationsrisiko beträgt etwa 1 % (Blutung). Die Behandlung der postduktalen Aortenisthmusstenose mittels Ballondilatation ist wegen der hohen Restenosierungsrate umstritten. Sie wird jedoch bei Restenosierung nach operativer Therapie durchgeführt. Unabhängig von der Therapieform kann postoperativ eine arterielle Hypertonie persistieren, die medikamentös behandelt wird (☞ Abb. 12.1).

Kasuistik

A: Matthias kommt nach unauffälliger Schwangerschaft am Gründonnerstag komplikationslos zur Welt. Bei der Untersuchung stellt die Kinderärztin ein systolisches Herzgeräusch fest. Da das Neugeborene jedoch klinisch keinerlei Auffälligkeiten aufweist, meldet sie die kardiologischen Untersuchungen für den Dienstag nach Ostern an.

K: Am Ostersonntag trinkt Matthias deutlich schlechter und zeigt eine rasch zunehmende Tachydyspnoe. Eine Zyanose besteht nicht. Die hinzugerufene Kinderärztin auskultiert ein uncharakteristisches systolisches Herzgeräusch bei betontem zweitem Herzton. Die Femoralispulse sind beidseits nicht tastbar, während die Pulse an den oberen Extremitäten kräftig sind. Die Leber ist deutlich vergrößert. Die Schwestern berichten, dass die Windel seit vielen Stunden nahezu trocken sei.

D: Im EKG zeigen sich Zeichen der rechtsventrikulären Belastung (hohes R und positives T in V1). Der Röntgen-Thorax zeigt eine deutliche Vergrößerung des Herzens, ein prominentes Pulmonalsegment und eine vermehrte Lungengefäßzeichnung im Hilusbereich bei verminderter Lungengefäßzeichnung in der Peripherie.

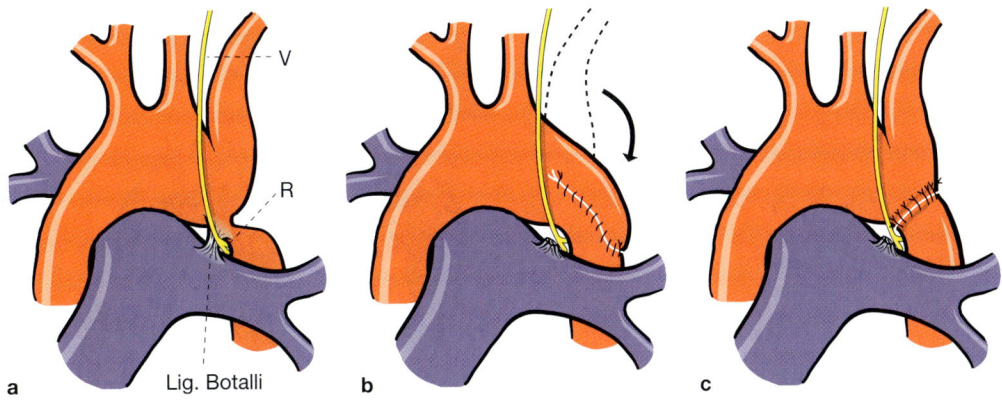

Abb. 12.1: a) Aortenisthmusstenose: Situs mit Nervus vagus (V) und Nervus recurrens (R). Das Ligamentum Botalli setzt im Bereich der Enge an.
b) Korrektur einer Aortenisthmusstenose mithilfe der Subclavia-Patch-Plastik.
c) Klassische Korrektur einer Aortenisthmusstenose mit Resektion der Enge und anschließender End-zu-End-Anastomose in Einzelknopftechnik.
In beiden Fällen (b und c) wurde das Ligamentum Botalli durchtrennt. Bei noch offenem Ductus muss dieser doppelt ligiert und durchtrennt werden [10].

Diag: Echokardiographisch lässt sich eine hochgradige präduktale Aortenisthmusstenose bei geschlossenem Ductus arteriosus Botalli nachweisen.
Th: Matthias erhält neben verschiedenen symptomatischen Therapiemaßnahmen umgehend eine Prostaglandininfusion zur Eröffnung des Ductus arteriosus. Der Therapieerfolg zeigt sich klinisch und echokardiographisch (Nachweis des offenen Ductus arteriosus). Am gleichen Tag wird eine Angiokardiographie durchgeführt, die die Diagnose einer sehr hochgradigen präduktalen Aortenisthmusstenose bestätigt. Am Dienstag nach Ostern wird die Operation mit Resektion der Aortenisthmusstenose und End-zu-End-Anastomosierung der Aorta durchgeführt. In gleicher Sitzung wird der Ductus verschlossen.
V: Im Alter von sechs Wochen kann Matthias in gutem klinischem Zustand nach Hause entlassen werden.

12.1.2 Kongenitale Ausflussbehinderung des rechten Ventrikels

Pulmonalstenose

Definition

Verengung der Ausflussbahn des rechten Ventrikels bzw. der Pulmonalarterie, die den Abfluss des venösen Blutes in die Lunge behindert.

Epidemiologie

Bei etwa 10 % aller angeborenen Herzfehler liegt eine Pulmonalstenose vor.

Einteilung

- **Valvuläre Pulmonalstenose**
- **Subvalvuläre Pulmonalstenose** durch fibröse, fibromuskuläre oder muskuläre Einengung
- **Supravalvuläre Pulmonalstenose:** Dicht oberhalb der Klappe finden sich eine Stenose der Hauptäste der A. pulmonalis oder multiple periphere Pulmonalstenosen

an der Aufzweigung der beiden Hauptäste in die Lappen- oder Segmentarterien.

Hämodynamik

Es kommt zur rechtsventrikulären Drucksteigerung, z.T. über den Systemdruck und zur Hypertrophie des rechten Ventrikels. Die Ausflussbahn ist bei poststenotischer Dilatation des Pulmonalisstamms verengt und es kommt zu einem Rückstau von Blut in den rechten Ventrikel und in den rechten Vorhof. Dadurch entsteht eine starke Dilatation der rechten Herzhöhlen mit Zunahme des enddiastolischen Drucks. Eine sekundäre Trikuspidalinsuffizienz mit Hepatomegalie ist die Folge. Über ein offenes Foramen ovale kann es zu Rechts-links-Shunt auf Vorhofebene und sichtbarer Zyanose kommen.

Klinik

Bei der **kritischen Pulmonalstenose des Neugeborenen** kommt es mit Verschluss des Ductus Botalli zu einer schweren Herzinsuffizienz und durch einen Rechts-links-Shunt über das Foramen ovale zu einer Zyanose. Die begleitenden klinischen Symptome sind Dyspnoe, Tachydyspnoe, Hepatomegalie. Bei einer weniger gravierenden Pulmonalstenose ist nur die körperliche Belastbarkeit eingeschränkt oder die Patienten sind asymptomatisch.

Auskultationsbefund

Das Herzgeräusch ist ein lautes, raues Systolikum im 2. ICR links mit präkordialem Schwirren. Der zweite Herzton ist leise oder fehlt ganz. Je hochgradiger die Stenose, desto weiter ist der zweite Herzton gespalten und desto weiter verlagert sich das Geräusch an das Ende Systole.

Diagnostik

- **EKG:** Zeichen der rechtsventrikulären Hypertrophie, rechtsventrikuläre Repolarisationsstörung (positive T-Welle in Ableitung V_1).
- **Echokardiographie:** verdickte Pulmonalklappe mit verringerter Öffnung, verbreiterte Muskulatur sowie

Dilatation des rechten Ventrikels; dopplersonographische Bestimmung des Druckgradienten

- **Röntgen-Thorax:** Der rechte Ventrikel bildet die linke Herzkontur, die abgerundet erscheint, die Herzspitze ist angehoben, das Pulmonalsegment prominent; die Lungengefäßzeichnung ist hilär vermehrt und peripher vermindert
- **Angiographie:** Bestätigung des Sitzes der Stenose und des Druckgradienten, Ausschluss einer Hypoplasie im weiteren Verlauf der A. pulmonalis.

Therapie

Beim Neugeborenen mit ausgeprägter Zyanose ist eine **Prostaglandininfusion** zur Eröffnung des Ductus arteriosus indiziert. Die kausal wirksame Ballondilatation sollte rasch folgen.

Bei älteren Kindern ist eine interventionelle Therapie bei Druckgradienten über 55 mmHg indiziert.

Die **Ballondilatation** ist die Therapie der Wahl für die Erstbehandlung der valvulären Pulmonalstenose beim älteren Kind. Schwerwiegende Komplikationen sind selten.

Operation: Bei dysplastischer Pulmonalklappe ist die Resektion der Klappe, bei muskulärer Stenose die Resektion der Muskulatur indiziert. Das Operationsrisiko beträgt 1–3 %.

12.1.3 Angeborene Herzfehler mit Links-rechts-Shunt

Ventrikelseptumdefekt (VSD)

Definition

Öffnung in der Scheidewand zwischen rechtem und linkem Ventrikel, die einen Übertritt arteriellen Blutes vom linken zum rechten Herzen, eine vermehrte Lungendurchblutung und ein systolisches Strömungsgeräusch verursacht.

Epidemiologie

Es handelt sich mit einer relativen Häufigkeit von 30 % um den häufigsten angeborenen Herzfehler.

Einteilung

Perimembranöser Defekt: VSD im Bereich des membranösen Septums, meist unterhalb der Aortenklappe, seltener im Bereich der rechtsventrikulären Ausflussbahn (☞ Abb. 12.2).

Muskulärer Defekt: VSD im Bereich des muskulären Septums; oft multipel („swiss-cheese-VSD").

Nichtdrucktrennender VSD: sehr großer VSD mit Druckangleichung zwischen rechtem und linkem Ventrikel.

Drucktrennender VSD: kleinerer VSD, bei dem der Druck im rechten Ventrikel niedriger als im linken ist.

Begleitfehlbildungen

Ein VSD ist häufig mit anderen Herz- oder Gefäßfehlbildungen (Pulmonalstenose, Aortenisthmusstenose, Aortenklappeninsuffizienz) assoziiert. Bei gemeinsamem Ursprung von Aorta und Pulmonalarterie aus dem rechten Ventrikel spricht man von Double Outlet Right Ventricle (DORV).

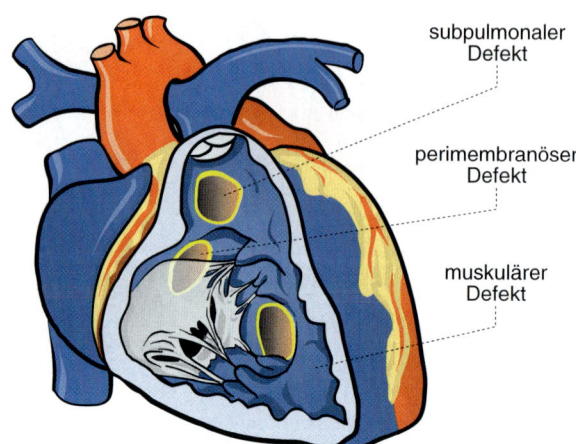

Abb. 12.2: Gezeigt sind drei verschiedene Typen des Ventrikelseptumdefekts. Zum Zweck der Darstellung ist die Vorderwand des rechten Ventrikels entfernt worden [10].

Hämodynamik

Der VSD führt zu einem Links-rechts-Shunt und damit zu einer vermehrten Lungendurchblutung. Das Shuntvolumen ist vom Lungengefäßwiderstand abhängig. Bei einem großen VSD kommt es zu einer Druckangleichung zwischen rechtem und linkem Ventrikel und es entsteht eine Herzinsuffizienz. Bei persistierender Lungenüberperfusion kommt es durch obliterierende Gefäßveränderungen der Lunge zu einem progredienten Anstieg des Widerstands im kleinen Kreislauf, der zur Umkehr der Shunt-Richtung mit Entstehung eines Rechts-links-Shunts führen kann (**Eisenmenger-Reaktion, ☞ Abb. 12.3**).

Klinik

Bei einem **großen VSD** kommt es in den ersten Lebenswochen zu einer progredienten Herzinsuffizienz mit vermehrtem Schwitzen, Dyspnoe, Trinkschwäche, Hepatomegalie und Gedeihstörung. Bei der Untersuchung fällt ein mittelfrequentes holosystolisches Herzgeräusch (2/6–4/6) im 3.–4. ICR links auf. Der zweite Herzton ist betont und eng gespalten.

Bei **kleineren Defekten** bestehen nur geringgradige Symptome wie Infektneigung oder vermehrtes Schwitzen.

Bei **sehr kleinen Defekten** sind die Kinder asymptomatisch, aber das Herzgeräusch ist besonders laut. Spontane Verkleinerungen von VSD bis hin zum Spontanverschluss sind häufig.

> **Merke!**
> Je größer der VSD, desto leiser ist das Herzgeräusch! Also „viel Lärm um nichts" bei kleinem VSD!

Diagnostik

- **EKG:** Bei kleinem Defekt ist es normal, bei drucktrennendem VSD zeigen sich linksventrikuläre Hypertrophiezeichen, bei Druckangleich treten biventrikuläre Hypertrophiezeichen (hohes S und R in V_1–V_6, positives T in allen Brustwandableitungen) auf; bei stattgefundener Eisenmenger-Reaktion überwiegen die rechtsventrikulären Hypertrophiezeichen

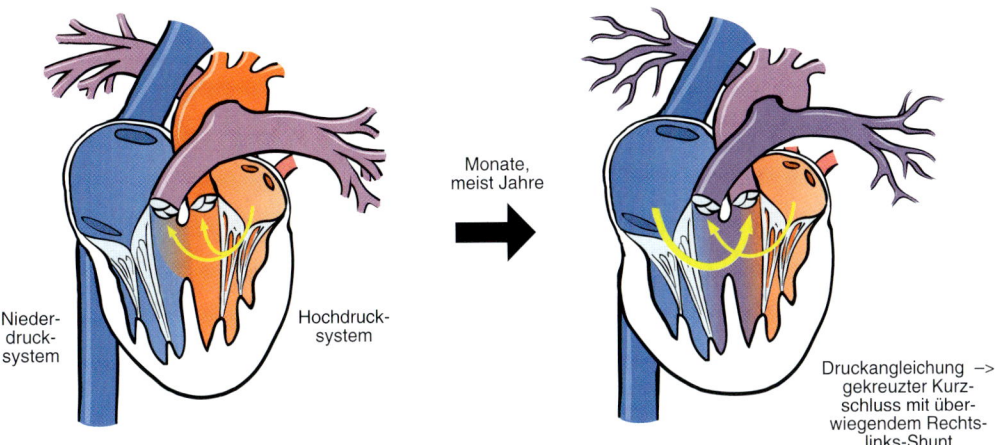

Niederdrucksystem

Hochdrucksystem

Monate, meist Jahre

Druckangleichung –> gekreuzter Kurzschluss mit überwiegendem Rechts-links-Shunt

Abb. 12.3: Schematische Darstellung eines Ventrikelseptumdefekts. Nach Monaten bis Jahren kommt es zur Ausbildung von irreversiblen Gefäßverengungen im Lungengefäßbett. Eine Eisenmenger-Reaktion hat stattgefunden [10].

- **Echokardiographie:** Darstellung des Defekts, dopplerechokardiographische Darstellung des Shunts und Bestimmung des Druckgradienten, Erfassung des Drucks im rechten Ventrikel
- **Röntgen-Thorax:** Bei kleinem Defekt ist er normal, bei großem Shunt ist die Lungengefäßzeichnung vermehrt, das Herz ist bei vergrößertem linken Vorhof groß. Bei Eisenmenger-Reaktion sind die zentralen Lungengefäße sehr kräftig, während die periphere Lungengefäßzeichnung fast verschwindet („Kalibersprung")
- **Angiokardiographie:** exakte Shuntdiagnostik zur Entscheidung über eine Operationsindikation bei kleinem VSD und zur Bestimmung der pulmonalen Widerstandsverhältnisse und einer möglichen Operabilität bei großem VSD. Aufschluss über die Reversibilität der pulmonalen Drucksteigerung (Sauerstoffbeatmung, Prostazyklininfusion oder NO-Beatmung). Ausschluss zusätzlicher Vitien.

Therapie

Bei großen Defekten steht die Therapie der Herzinsuffizienz (Digitalis, Diuretika, ACE-Hemmer) im Vordergrund. In vielen Fällen kann abgewartet werden, ob sich eine spontane Verkleinerungstendenz zeigt.

Die **Standardtherapie** besteht im operativen **Verschluss des VSD** durch direkte Naht oder einen Patchverschluss. Die wichtigste Komplikation besteht in der Verletzung des Reizleitungssystems durch eine Naht, wodurch es postoperativ zu einem kompletten AV-Block kommt, der eine Schrittmacherimplantation erforderlich macht.

Bei erhöhtem pulmonalem Widerstand wird präoperativ mittels Sauerstoffbeatmung, Prostazyklininfusion oder NO-Beatmung untersucht, ob die pulmonale Widerstandserhöhung noch reversibel ist. Bei fixierter pulmonaler Hypertonie ist ein Defektverschluss kontraindiziert, da bei Wegfallen des Überlaufventils des rechten Ventrikels eine tödliche Rechtsherzinsuffizienz die Folge wäre. In diesen Fällen ist eine kombinierte Herz-Lungen-Transplantation die einzige therapeutische Option.

> **Merke!**
> Bei kleinerem VSD kommt es in 42 % der Fälle innerhalb eines Jahres, in 75 % bis zu einem Alter von neun Jahren zum Spontanverschluss!

> **Merke!**
> Bei fixierter pulmonaler Hypertonie ist bei Ventrikelseptumdefekt ein Defektverschluss kontraindiziert, da bei Wegfallen des Überlaufventils des rechten Ventrikels eine tödliche Rechtsherzinsuffizienz die Folge wäre.

Kasuistik

A: Tobias ist das dritte Kind gesunder Eltern. Schwangerschaft, Geburt und Perinatalphase verlaufen komplikationslos. Im Alter von drei Wochen trinkt Tobias schlechter, er nimmt nicht mehr an Gewicht zu. Außerdem ist die Atmung beschleunigt. Als es beim Trinken zu einer Blaufärbung der Lippen kommt, ruft die Mutter den Notarzt.

K: Bei Ankunft des Notarztes hat sich die Blaufärbung der Lippen wieder zurückgebildet, das Munddreieck ist jedoch blassgrau. Tobias ist sehr zart (3820 g bei einem Geburtsgewicht von 3600 g) und schwitzt erheblich am Kopf. Die Leber ist deutlich vergrößert. Der Notarzt auskultiert ein lautes systolisches Herzgeräusch im 3.–4. ICR links.

D: Im EKG zeigen sich hohe S- und R-Wellen in V_1–V_6 sowie ein positives T in allen Brustwandableitungen. Die Befunde werden als Zeichen der biventrikulären Hypertrophie interpretiert. Im Röntgen-Thorax ist das Herz vergrößert und die Lungengefäßzeichnung vermehrt.

Diag: Echokardiographisch lässt sich ein großer Defekt im Ventrikelseptum als Ursache der Herzinsuffizienz nachweisen. Farbdopplerechokardiographisch wird ein großer Links-rechts-Shunt nachgewiesen.

Th: Die Ärzte erklären Tobias' Eltern, dass ein solcher Herzfehler sich spontan verkleinern könne und dass eine sofortige Operation daher nicht indiziert sei. Da

Tobias sich beim Trinken immer sehr anstrengen muss, wird ein Teil der Nahrung sondiert. Der Oberkörper wird hochgelagert. Eine medikamentöse Therapie mit Digoxin, Furosemid und Spironolacton wird eingeleitet. Die klinischen Zeichen der Herzinsuffizienz bilden sich hierunter zurück und Tobias beginnt, an Gewicht zuzunehmen.

V: Eine echokardiographische Kontrolluntersuchung sechs Wochen später zeigt jedoch einen unveränderten Befund. Die daraufhin veranlasste Angiokardiographie bestätigt den großen VSD, ermöglicht eine exakte Shuntdiagnostik und den Ausschluss begleitender Vitien. Eine Woche später wird der operative Verschluss des VSD erfolgreich durchgeführt. Tobias ist jetzt drei Jahre alt. Er ist körperlich völlig altersentsprechend belastbar.

Persistierender Ductus arteriosus Botalli (PDA)

Definition

Persistierende, ehemals fetale Verbindung zwischen Arteria pulmonalis und Aorta, durch die es zu einem Links-rechts-Shunt von der Aorta in den Lungenkreislauf kommt.

Epidemiologie

Bei etwa 7 % aller angeborenen Herzfehler handelt es sich um einen PDA, Mädchen sind häufiger betroffen als Jungen.

Begleitfehlbildungen

Ein PDA liegt häufig als Begleitfehlbildung bei anderen Herzfehlern, insbesondere bei zyanotischen Vitien vor. Vitien, bei denen die Durchblutung des Systemkreislaufs oder die der Lunge vom offenen Ductus abhängig ist, sind Aortenatresie, präduktale Aortenisthmusstenose und Pulmonalatresie. Hier kann der Ductusverschluss mithilfe von Prostaglandininfusionen verhindert oder verzögert werden.

Hämodynamik

Im Embryonalkreislauf wird das Blut, das aus dem rechten Ventrikel in die A. pulmonalis ausgeworfen wird, zur Umgehung des Lungenkreislaufs mit hohem Gefäßwiderstand über den Ductus arteriosus in die Aorta descendens abgeleitet. Nach der Geburt kommt es in den ersten Stunden bis Tagen zu einem Spontanverschluss des Ductus. In einigen Fällen bleibt der Verschluss aus, die Ätiologie ist unklar (☞ Abb. 12.4).

Bei Frühgeborenen liegt regelmäßig ein offener Ductus vor. Bei offenem Ductus fließt Blut aus der Aorta über die Pulmonalarterie in den Lungenkreislauf, sobald dort durch die Lungenentfaltung der Gefäßwiderstand abgesunken ist (Links-rechts-Shunt sowohl während der Systole als auch während der Diastole).

Klinik

Bei Säuglingen mit weit offenem Ductus kommt es zu Blässe, Tachydyspnoe, Einziehungen, Trinkschwäche und rezidivierenden spastischen Bronchitiden. Ein kleiner PDA ist oft ein Zufallsbefund.

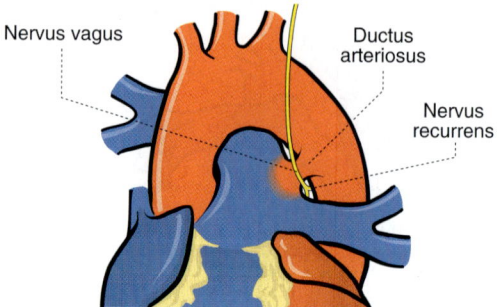

Abb. 12.4: Ductus arteriosus persistens (Botalli). Zu beachten sind Nervus vagus und recurrens [10].

Untersuchungsbefund

Es findet sich das charakteristische systolisch-diastolische Maschinengeräusch im 2. ICR links und paravertebral. Außerdem besteht ein Pulsus celer et altus.

Diagnostik

- **EKG:** Zeichen der linksventrikulären Hypertrophie, u.U. P sinistroatriale
- **Echokardiographie:** direkte Darstellung des Ductus, dopplerechokardiographische Darstellung des Shunts in die Pulmonalarterie
- **Röntgen-Thorax:** Die Lungengefäßzeichnung ist vermehrt; bei großem Shunt ist das Herz vergrößert.

Therapie

Bei hämodynamisch wirksamem Ductus besteht kein Zweifel an der Indikation zur Operation oder zum interventionellen Verschluss.

Bei kleinem Ductus kommen transvenös oder retrograd platzierte Stahlspiralen oder Doppelschirme infrage. Das Embolisations- und Reshuntrisiko liegt bei 5–20 %.

Bei großem Ductus und kleinem Kind empfiehlt sich die chirurgische Therapie, entweder als Durchtrennung oder als Ligatur. Das Reshuntrisiko beträgt auch hier 5–20 %.

Vorhofseptumdefekt (ASD)

Definition

Pathologische Öffnung im Vorhofseptum, die zu einem vermehrten Blutfluss vom linken in den rechten Vorhof und zu einer gesteigerten Lungendurchblutung führt.

Epidemiologie

Bei etwa 4 % aller angeborenen Herzfehler liegt ein ASD vor.

Einteilung

Ostium-secundum-Defekt (ASD II): liegt zentral im Vorhofseptum.

Sinus-venosus-Defekt: liegt hoch dorsal im Vorhofseptum in der Nähe der oberen Hohlvene.

Septum-primum-Defekt (ASD I): liegt tief im Vorhofseptum, reicht bis zum Klappenring und ist häufig mit einem septumnahen Spalt einer AV-Klappe kombiniert (inkompletter AV-Kanal).

Offenes Foramen ovale: kein Defekt, sondern normale anatomische Variante. Bei erhöhtem Druck im rechten Vorhof kann ein kleiner Rechts-links-Shunt entstehen.

Hämodynamik

Aus dem linken Vorhof fließt arterialisiertes Blut über den Defekt in den rechten Vorhof. Dieser Links-rechts-Shunt führt zu einer Volumenbelastung des linken und rechten Vorhofs, des rechten Ventrikels und der A. pulmonalis. Zusätzlich können beim zentralen ASD oder beim Sinus-venosus-Defekt eine oder beide Lungenvenen in den rechten Vorhof einmünden, dadurch wird die Volumenbelastung erheblich verstärkt (☞ Abb. 12.5).

Klinik

Klinische Symptome sind im Säuglingsalter sehr selten, meist treten erst im Schulalter eine verminderte körperliche Belastbarkeit oder supraventrikuläre Rhythmusstörungen (Vorhofflattern) auf. Die Diagnose wird meistens aufgrund des Auskultationsbefunds gestellt.

Auskultationsbefund

Es besteht ein uncharakteristisches Protomesosystolikum im 2.–3. ICR links. Diagnostisch entscheidend ist der weit und fixiert gespaltene zweite Herzton.

Diagnostik

- **EKG:** Zeichen der rechtsventrikulären Hypertrophie, inkompletter Rechtsschenkelblock
- **Echokardiographie:** direkte Darstellung und Größenbestimmung des Defekts, dopplerechokardiographische Darstellung des Links-rechts-Shunts
- **Röntgen-Thorax:** häufig Normalbefund, bei großem Shunt verstärkte Lungengefäßzeichnung, prominentes Pulmonalsegment und Herzvergrößerung.

Therapie

Bei symptomatischen Kindern ist die Operation indiziert, bei asymptomatischen Kindern ist sie umstritten.

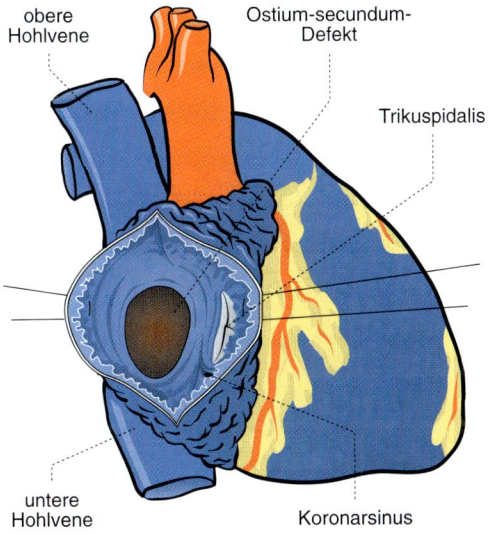

Abb. 12.5: Ostium-secundum-Defekt (Blick in den rechten Vorhof) [10].

obere Hohlvene

Ostium-secundum-Defekt

Trikuspidalis

untere Hohlvene

Koronarsinus

Die Operation sollte im Alter von drei bis fünf Jahren erfolgen, wenn ein Spontanverschluss nicht mehr erwartet wird. Der Verschluss erfolgt direkt oder mithilfe eines Patches. Das Operationsrisiko liegt bei 1 %. Postoperativ sind Herzrhythmusstörungen oder ein Postkardiotomiesyndrom möglich. Zunehmend kommen auch interventionelle Verfahren zum Einsatz.

Atrioventrikulärer Septumdefekt (AVSD)

Definition

Hemmungsfehlbildung des Vorhof- und Ventrikelseptums einschließlich der AV-Klappen, die besonders häufig bei Patienten mit Trisomie 21 vorkommt, frühzeitig zu einer fixierten pulmonalen Hypertonie führt und somit bereits im Säuglingsalter diagnostischen und therapeutischen Maßnahmen zugeführt werden muss.

Epidemiologie

Bei etwa 6 % aller angeborenen Herzfehler handelt es sich um einen AVSD. Bei Trisomie 21 liegt in 40 % aller Herzfehler ein AVSD vor.

Pathologie

Es handelt sich um einen tief gelegenen Vorhofseptumdefekt (Septum-primum-Defekt) mit hoch sitzendem perimembranösem Ventrikelseptumdefekt und je einem septumnahen Spalt in der Mitral- und Trikuspidalklappe. Gelegentlich besteht nur eine gemeinsame AV-Klappe.

Hämodynamik

Über den gemeinsamen Kanal sind alle vier Herzhöhlen miteinander verbunden. Zunächst besteht immer ein großer Links-rechts-Shunt auf Vorhof- und Ventrikelebene. Durch frühe Druckanhebung im kleinen Kreislauf kommt es gleichzeitig zum Auftreten eines Rechts-links-Shunts mit Entwicklung einer pulmonalen Hypertonie bereits in den ersten Lebensmonaten. Eine Fixierung ist bereits in der zweiten Hälfte des ersten Lebensjahrs möglich.

Klinik

Die Zeichen einer **ausgeprägten Herzinsuffizienz** mit Tachydyspnoe, Einziehungen, Trinkschwäche, rezidivierenden pulmonalen Infekten und Gedeihstörung manifestieren sich bereits in den ersten Lebenswochen. Meistens besteht eine erhebliche Hepatomegalie.

Auskultationsbefund

Neben einem lauten VSD-Geräusch kann oft ein Mitralinsuffizienzgeräusch über der Herzspitze, häufig auch ein diastolisches Strömungsgeräusch im 4. ICR links und rechts gehört werden. Der zweite Herzton ist meist eng gespalten und betont.

Diagnostik

- **EKG:** Der überdrehte Linkstyp ist pathognomonisch! AV-Leitungsstörungen sind häufig
- **Echokardiographie:** Darstellung und Größenbestimmung des Defekts, Darstellung des Ausmaßes der AV-Klappen-Fehlbildung, dopplersonographische Dar-

stellung des Shunts und des Ausmaßes einer AV-Klappeninsuffizienz
- **Röntgen-Thorax:** Herzvergrößerung, liegende Eiform, prominenter rechter Vorhofbogen, prominentes Pulmonalsegment, vermehrte Hilus- und Lungengefäßzeichnung. Verminderung der peripheren Lungengefäßzeichnung nach Entwicklung der pulmonalen Hypertonie
- **Herzkatheter:** Wird zunehmend verlassen, da die Echokardiographie bezüglich der Darstellung der Defekt- und Klappenmorphologie überlegen ist. Wenn er durchgeführt wird, zeigt sich die typische schwanenhalsförmige Konfiguration der linksventrikulären Ausflussbahn.

Merke!
Der überdrehte Linkstyp ist für den AV-Kanal pathognomonisch!

Therapie

Zunächst wird die Herzinsuffizienz, die als Operationsindikation gilt, mit Digitalis und Diuretika behandelt. Beim kompletten AVSD wird die operative Korrektur im zweiten Lebenshalbjahr angestrebt. Sie besteht in einem Verschluss des ASD und VSD mit einem oder zwei Patches und der AV-Klappenrekonstruktion. Das Operationsrisiko liegt unter 10 %, bei pulmonaler Hypertonie und Begleitfehlbildungen steigt es auf 40 %. Postoperativ treten häufig Herzrhythmusstörungen, insbesondere ein AV-Block auf, der u.U. eine Schrittmacherimplantation erforderlich macht.

12.1.4 Angeborene Herzfehler mit Rechts-links-Shunt

Fallot'sche Tetralogie

Definition

Häufigstes zyanotisches Herzvitium, bestehend aus Pulmonalstenose, hoch sitzendem großem VSD, Dextro- und Anteposition der Aorta ("reitende Aorta") und Rechtsherzhypertrophie.

Epidemiologie

Bei etwa 8–11 % aller angeborenen Herzfehler handelt es sich um eine Fallot'sche Tetralogie. Damit ist es der häufigste Herzfehler, der mit einer schweren Zyanose einhergeht. Jungen sind häufiger betroffen als Mädchen.

Pathologie

Es besteht eine Ausflussbehinderung des rechten Ventrikels durch eine valvuläre oder infundibuläre Pulmonalstenose. Außerdem liegt ein Ventrikelseptumdefekt dicht unterhalb der Aortenklappe mit Überreiten der Aorta über dem VSD (Dextroposition) und sekundärer Hypertrophie des rechten Ventrikels vor.

Begleitfehlbildungen

Mögliche Begleitfehlbildungen sind ein rechter Aortenbogen mit rechts deszendierender Aorta, eine Agenesie einer Pulmonalarterie, periphere Pulmonalstenosen sowie Ursprungs- und Verzweigungsanomalien der Koronararterien.

Hämodynamik

Bei hochgradiger Pulmonalstenose ist die Lungendurchblutung stark vermindert. Der Abstrom des venösen Bluts aus dem rechten Ventrikel erfolgt über den VSD in die Aorta. Infolge der verminderten Lungendurchblutung fließt nur eine geringe Menge arteriellen Bluts aus den Lungenvenen zurück in den linken Vorhof und über den linken Ventrikel in die Aorta. Die Aorta ist mit **arteriovenösem Mischblut** gefüllt, bei hochgradiger Pulmonalstenose ist der Anteil an arterialisiertem Blut gering und die arterielle Sauerstoffsättigung ist entsprechend niedrig. Es besteht eine Druckbelastung des rechten Ventrikels bei Verminderung des vom rechten Herzen geförderten Blutvolumens (☞ Abb. 12.6). Deshalb tritt bei Fallot'scher Tetralogie **nie** eine **Herzinsuffizienz** auf! Der Rechts-links-Shunt führt zur Zyanose, dadurch kommt es zu einer reaktiven Polyglobulie und zur Gefahr von Thrombosen und Embolien. Kompensatorisch entwickelt sich eine Thrombozytopenie.

Klinik

Das Ausmaß der **Zyanose** ist vom Schweregrad der Pulmonalstenose abhängig. Ist sie nur gering, spricht man von „pink Fallot", weil die Zyanose praktisch fehlt. Bei hochgradiger Pulmonalstenose kommt es am zweiten bis vierten Lebenstag zu einer hochgradigen, lebensbedrohlichen Zyanose. Es besteht eine Trinkschwäche, die zu einer Dystrophie führt.
Bei älteren Kindern können charakteristische **hypoxämische Anfälle** auftreten, die durch eine Zunahme der Infundibulumstenose bedingt sind. Klinisch kommt es zu Unruhe, Dyspnoe, Zunahme der Zyanose und Bewusstlosigkeit. Jeder Anfall kann tödlich enden. Die Einnahme einer Hockstellung erhöht den Widerstand im Systemkreislauf und verbessert dadurch die Lungenperfusion (☞ Abb. 12.7). **Uhrglasnägel** und **Trommelschlägelfinger** sind nach dem zweiten Lebensjahr regelmäßig vorhanden. Es zeigen sich eine vermehrte Venenfüllung sowie eine Injektion der Konjunktivalgefäße.

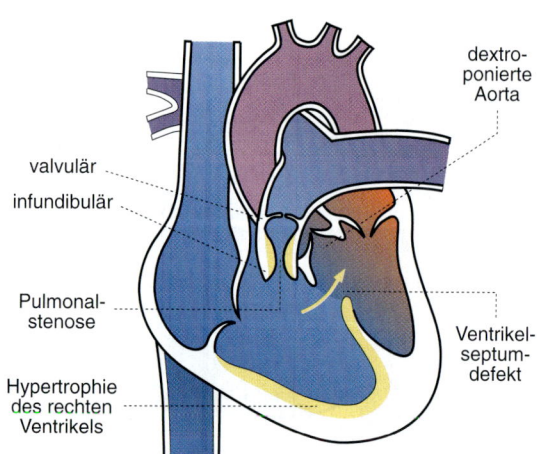

Abb. 12.6: Fallot-Tetralogie: Darstellung der Herzfehlerkombination [10].

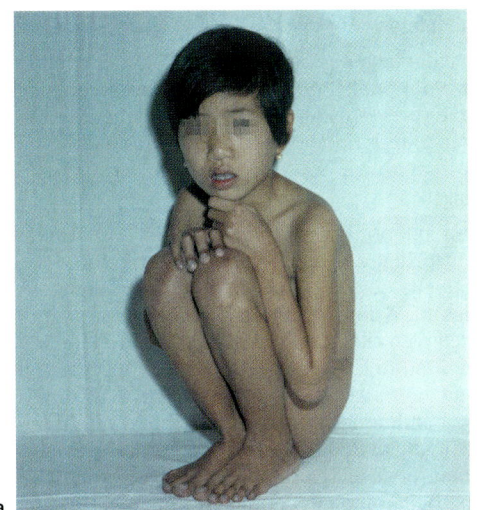

a

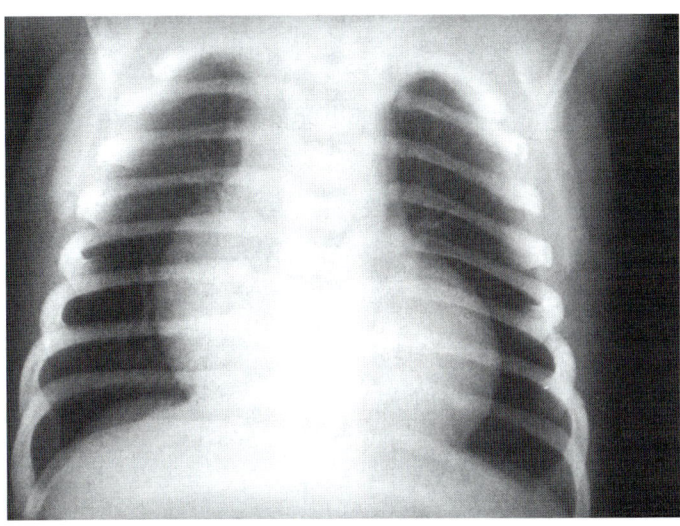

b

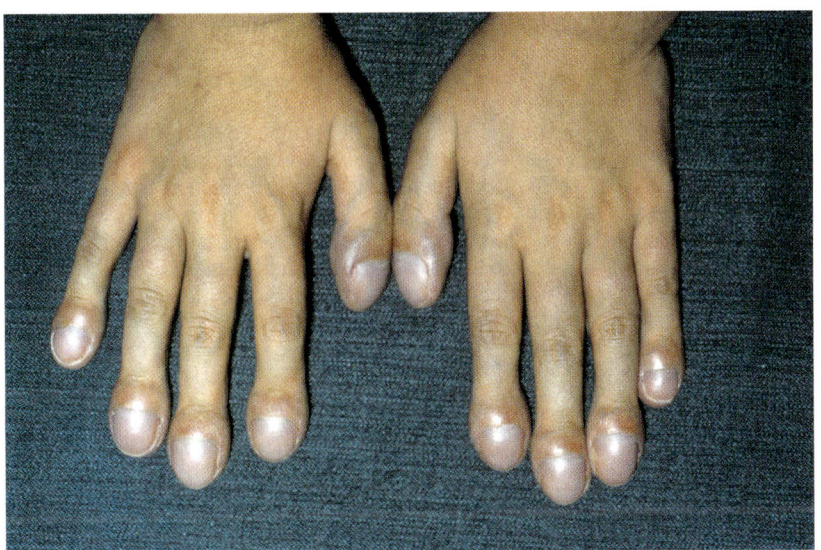

c

Abb. 12.7: Fallot-Tetralogie.
a) Charakteristische Hockstellung bei hypoxämischem Anfall
b) Röntgen Thorax: Angehobene Herzspitze, konkaves Pulmonalsegment, verminderte Lungengefäßzeichnung
c) Trommelschlägelfinger

Auskultationsbefund

Die Auskultation ergibt einen singulären zweiten Herzton, weil die verdickte Pulmonalklappe zu keinem Pulmonalschlusston führt. Es besteht ein lautes, raues, holosystolisches Herzgeräusch im 4. ICR links (VSD-Geräusch).

Diagnostik

- **EKG:** Rechtstyp, ausgeprägte Zeichen der rechtsventrikulären Hypertrophie
- **Echokardiographie:** Darstellung der einzelnen Fehlbildungskomponenten, dopplersonographische Bestimmung des Druckgradienten
- **Röntgen-Thorax:** eher kleines Herz, angehobene Herzspitze, Pulmonalsegment konkav, prominenter Aortenknopf, deutliche Verminderung der Lungengefäßzeichnung (transparente Lungenfelder!)
- **Herzkatheter:** selektive Darstellung der Lungenarterien, Ausschluss aortopulmonaler Kollateralgefäße, zusätzlicher Ventrikelseptumdefekte und Koronararterienfehlbildungen.

Therapie

Bei Neugeborenen mit ductusabhängiger Lungenperfusion wird eine **Prostaglandininfusion** durchgeführt, um den Ductus offen zu halten. Positiv inotrope Medikamente wie **Digitalis** sind **kontraindiziert,** weil sie die infundibuläre Pulmonalstenose verstärken und einen hypoxämischen Anfall auslösen können.

Die **Therapie des hypoxämischen Anfalls** beinhaltet eine Sedierung (z. B. Morphin), Sauerstoffzufuhr sowie eine Erhöhung des Widerstands im Systemkreislauf durch Pressen der Knie gegen die Brust. Zur Rezidivprophylaxe werden Betarezeptorenblocker (Propranolol 1–3 mg/kg KG/d) eingesetzt.

Als interventionelle Maßnahme wird die **Ballondilatation** der stenotischen Ausflussbahn und Pulmonalklappe eingesetzt. Dadurch wird die Lungenperfusion verbessert und die hypoplastische Lungenstrombahn zur Entwicklung gebracht.

Die **operative Korrektur** kann bereits im Säuglingsalter erfolgen. Sie umfasst den Verschluss des VSD durch Kunststoffmaterial und die Resektion der Infundibulum- und Pulmonalklappenstenose. Das Operations-

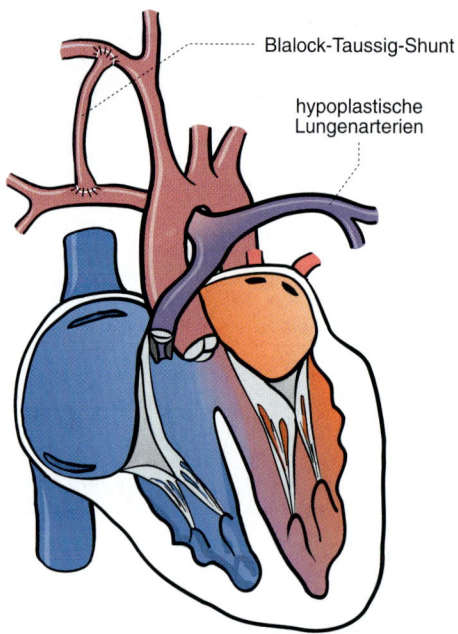

Blalock-Taussig-Shunt

hypoplastische Lungenarterien

Abb. 12.8: Darstellung eines modifizierten Blalock-Taussig-Shunts rechts mithilfe einer kleinen Gefäßprothese. Er kann in analoger Weise auch links angelegt werden [10].

risiko liegt bei 3–5 %. Die Korrekturoperation ist nicht möglich, wenn eine stärkere Hypoplasie des Hauptstamms und der beiden Hauptäste der A. pulmonalis sowie eine Hypoplasie des linken Vorhofs und linken Ventrikels vorliegt, oder wenn ein abnormer Ast einer Koronararterie über den Ausflusstrakt des rechten Ventrikels zieht. In diesen Fällen erfolgt zunächst die operative Erweiterung der Ausflussbahn **(Anastomosenoperation).** Es wird eine aortopulmonale Fistel, z.B. eine End-zu-Seit-Verbindung der A. subclavia mit einem Pulmonalarterienast (Blalock-Taussig-Anastomose) angelegt (☞ Abb. 12.8). Dadurch wird die Lungendurchblutung verbessert und es kommt zu einer Erweiterung von A. pulmonalis, linkem Vorhof und linkem Ventrikel. Der eigentliche Herzfehler wird hierbei jedoch nicht korrigiert. Das Operationsrisiko beträgt etwa 3 %.

Merke!

Bei Fallot'scher Tetralogie kommt es nicht zu einer Herzinsuffizienz! Positiv inotrope Medikamente sind kontraindiziert.

Transposition der großen Arterien (TGA)

Definition

Zyanotischer Herzfehler, bei dem die Aorta aus dem rechten und die Pulmonalarterie aus dem linken Ventrikel entspringt, wodurch Körper- und Lungenkreislauf nicht hintereinander, sondern parallel geschaltet sind.

Epidemiologie

Die TGA hat eine Häufigkeit von etwa 15 % unter den angeborenen Herzfehlern.

Begleitfehlbildungen

In 40 % der Fälle liegt ein begleitender VSD vor. Häufig besteht eine Pulmonalstenose und die Koronararterien zeigen ein variables Muster. Bei 16 % der Patienten mit TGA bestehen extrakardiale Begleitfehlbildungen.

Hämodynamik

Aorta und A. pulmonalis sind miteinander vertauscht. Die Aorta entspringt aus dem rechten Ventrikel und die A. pulmonalis aus dem linken Ventrikel. Das sauerstoffarme Blut, das aus dem Körper in den rechten Vorhof und in den rechten Ventrikel fließt, wird erneut in die Aorta ausgeworfen. Dadurch kommt es zu einer vollständigen Ausschöpfung des Sauerstoffgehalts des Bluts im Körperkreislauf. Das pulmonalvenöse Blut strömt mit hoher Sauerstoffsättigung in den linken Vorhof zurück und wird von dort erneut über die Aorta in die Lungenstrombahn ausgeworfen. Bei kompletter Transposition der Gefäße ohne zusätzliche Begleitfehlbildung besteht also eine komplette Trennung von System- und Lungenkreislauf, die nicht mit dem Leben vereinbar ist! Kurz nach der Geburt besteht eine Verbindung der beiden Kreisläufe über das Foramen ovale und den Ductus arteriosus. Nach Verschluss dieser Verbindungen versterben die Patienten an einer extremen Hypoxie. Bei zusätzlich bestehendem ASD, VSD oder PDA kommt es, v.a bei vermehrter Lungendurchblutung, über diese Defekte zu einem Shunt, der dem Körperkreislauf arterialisiertes Blut zuführt. Bei gleichzeitig bestehender Pulmonalstenose ist durch den erniedrigten Druck in der A. pulmonalis ein solcher Shunt nicht möglich, die Prognose ist dann schlecht.

Klinik

Am ersten bis vierten Lebenstag kommt es mit dem Verschluss des Ductus Botalli zu einer schweren, **lebensbedrohlichen Zyanose,** die durch reine Sauerstoffatmung nicht zu beheben ist. Hinzu kommen Trinkschwäche und Tachydyspnoe. Unbehandelt kommt es rasch zu einer schweren Herzinsuffizienz mit tödlichem Ausgang innerhalb der ersten Lebenswochen.

Auskultationsbefund

Das Herzgeräusch ist uncharakteristisch. Der zweite Herzton ist singulär. Bei offenem Ductus Botalli besteht ein Systolikum im 2. ICR links.

Diagnostik

- **EKG:** weitgehend normal, regelhaft positives T in V_1
- **Echokardiographie:** Darstellung der Anatomie, Erfassung begleitender Fehlbildungen
- **Röntgen-Thorax:** eiförmiges Herz mit schmalem Gefäßband, meist vermehrte Lungengefäßzeichnung
- **Herzkatheter:** nicht mehr obligat, bei Begleitfehlbildungen aber indiziert.

Therapie

Bei drohendem Ductusverschluss ist die **Prostaglandingabe** die erste lebenserhaltende Maßnahme.
Präoperativ kann die Gefahr einer kritischen Hypoxämie durch eine Erweiterung der Vorhofkommunikation **(Ballonatrioseptostomie** nach Rashkind) reduziert werden.

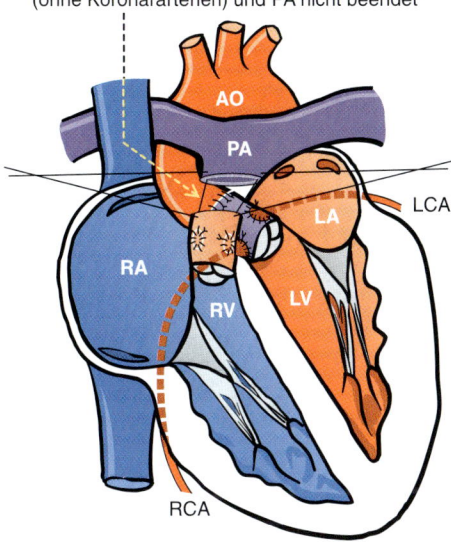

Anastomose zwischen proximalem Anteil der Aorta (ohne Koronararterien) und PA nicht beendet

Abb. 12.9: Prinzip der arteriellen Switch-Operation: Man verbindet dabei den proximalen Anteil der Aorta mit der Bifurkation der Pulmonalis – den proximalen Anteil der Pulmonalis mit dem distalen Teil der Aorta ascendens. Um eine arterielle Versorgung der beiden Koronararterien zu gewährleisten, werden sie in den proximalen Anteil der Pulmonalis reimplantiert („geswitched").
RA = rechtes Atrium, RV = rechter Ventrikel, LA = linkes Atrium, LV = linker Ventrikel, AO = Aorta, PA = Pulmonalis, LCA = linke Koronararterie, RCA = rechte Koronararterie [10].

Die **Korrekturoperation** wird bevorzugt innerhalb der ersten zwei Lebenswochen durchgeführt, um der Gefahr einer postoperativen Herzinsuffizienz zu begegnen, da der linke Ventrikel im natürlichen Verlauf der Transposition nach postnatalem Druckabfall im Lungenkreislauf hypertrophiert. Die anatomische Korrektur erfolgt mit der **„arteriellen Switch-Operation".** Hierbei werden die großen Arterien durchtrennt und in vertauschter Position mit den Gefäßstümpfen anastomosiert. Die Koronararterien werden in die Neoaortenwurzel implantiert (☞ Abb. 12.9).

12.1.5 Seltenere zyanotische Herzvitien
Hypoplastisches Linksherz (HLH)

Definition
Hypoplasie und damit Funktionslosigkeit des linken Ventrikels unterschiedlichen Ausprägungsgrades mit Mitralatresie, Aortenatresie und ausgeprägter Hypoplasie der aszendierenden Aorta.

Epidemiologie
Die Häufigkeit beträgt etwa 8 % aller angeborenen Herzfehler. Das HLH führt zu 25 % aller kardialen Todesfälle in der Neugeborenenperiode.

Hämodynamik
Das venöse Blut fließt aus dem Körper über die Hohlvenen in den rechten Vorhof, in den rechten Ventrikel und weiter in die A. pulmonalis. Über einen PDA wird in-

folge einer pulmonalen Hypertonie auch der gesamte Körperkreislauf vom rechten Ventrikel versorgt. Das aus den Lungenvenen zurückströmende Blut fließt über ein paradox offenes Foramen ovale in den rechten Vorhof, den rechten Ventrikel, die A. pulmonalis und als arteriovenöses Mischblut über den PDA in den Systemkreislauf.

Klinik
Bei Ductusverschluss entwickelt das Neugeborene schlagartig das Bild eines kardiogenen Schocks. Bei protrahiertem Ductusverschluss bestehen die Zeichen der Herzinsuffizienz mit Tachydyspnoe, Einziehungen, Lungenödem und Hepatosplenomegalie. Fast alle Kinder versterben innerhalb der ersten drei Monate, die meisten innerhalb der ersten zehn Tage.

Diagnostik
- **EKG:** weitgehend unspezifisch, Repolarisationsstörungen weisen auf eine Myokardischämie hin
- **Echokardiographie:** Dilatation des rechten Ventrikels und der A. pulmonalis, normal großer linker Vorhof, Hypoplasie des linken Ventrikels, dopplersonographisch kein Fluss in die Aorta ascendens
- **Röntgen-Thorax:** großes Herz und vermehrte Lungengefäßzeichnung
- **Herzkatheter:** Wenn echokardiographisch auch die Abklärung des Aortenbogens gelingt, kann zumindest der erste Teil der Norwood-Operation ohne Herzkatheteruntersuchung durchgeführt werden.

Therapie
Zunächst wird versucht, einen möglichst balancierten Fluss zwischen kleinem und großem Kreislauf herzustellen. Wichtig ist hierbei, die Spontanatmung zu sichern und den Ductus durch eine Prostaglandininfusion offen zu halten.
Die **Herztransplantation** ist eine der therapeutischen Optionen. Die meisten Kinder versterben jedoch vor der geplanten Transplantation.
Die zweite Option ist die in drei Stufen ablaufende **Operation nach Norwood.** In der ersten Stufe wird aus dem großen Pulmonalarterienstamm der hypoplastischen Aorta ascendens meist unter Einsatz plastischen Materials eine neue Aorta geschaffen. Da jetzt keine Verbindung mehr zwischen rechtem Ventrikel und Pulmonalarterie besteht, wird mithilfe eines Goretex-Shunts die Pulmonalarterie an die Neoaorta angeschlossen und das Vorhofseptum entfernt. In der zweiten Stufe (6.–9. Lebensmonat) wird dieser aortopulmonale Shunt in einen bidirektionalen cavopulmonalen Shunt umgewandelt. In der dritten Stufe erfolgt die Ergänzung zur totalen cavopulmonalen Anastomose. Die 3-Jahres-Überlebensraten liegen bei 70 %, dennoch können postoperativ viele Komplikationen auftreten.

Pulmonalatresie mit intaktem Ventrikelseptum

Definition
Atresie der trikuspidal angelegten Pulmonalklappe mit Hypoplasie des rechten Ventrikels wegen fehlendem VSD.

Hämodynamik

Wegen des fehlenden VSD kann sich der rechte Ventrikel nicht entleeren, er hat keinen Ausflusstrakt und bleibt hypoplastisch. Die Lungendurchblutung erfolgt ausschließlich über einen Kollateralkreislauf, meist über einen PDA, sonst über Bronchial- oder Interkostalarterien und ist dadurch vermindert.

Klinik

Bei Verschluss des Ductus kommt es am zweiten bis dritten Lebenstag zu einer schweren, **lebensbedrohlichen Zyanose.** Der zweite Herzton ist singulär, da die Pulmonalklappe atretisch ist.

Auskultationsbefund

Der PDA führt zu einem Systolikum im 2. ICR links.

Diagnostik

- **EKG:** ausgeprägte Rechtsherzhypertrophiezeichen; es besteht ein P-dextroatriale und das T in V_1 ist positiv
- **Echokardiographie:** Darstellung der Anatomie und Größenabschätzung des rechten Ventrikels
- **Röntgen-Thorax:** verminderte Lungengefäßzeichnung
- **Herzkatheter:** zur Beurteilung der Koronaranatomie indiziert.

Therapie

Beim Neugeborenen ist eine **Prostaglandininfusion** zur Aufrechterhaltung der Lungendurchblutung über den Ductus arteriosus lebensrettend. Bei genügender Ventrikelgröße wird die rasche Dekompression des rechten Ventrikels durch Eröffnung der Pulmonalklappe und evtl. auch der rechtsventrikulären Ausflussbahn angestrebt. Dies kann interventionell mittels Hochfrequenzperforation und Ballondilatation oder operativ erreicht werden.

Merke!
Ein positives T in V_1 ist nach Abschluss des ersten Lebenstages (dann noch physiologisch) stets pathologisch!

Trikuspidalatresie

Pathologie

Bindegewebiger membranöser Verschluss der Trikuspidalklappe, der zu einer Hypoplasie des rechten Ventrikels und damit zu einem hypoplastischen Rechtsherzsyndrom führt.

Hämodynamik

Die verschlossene Klappe wird über ein offenes Foramen ovale oder einen zusätzlichen ASD, VSD oder PDA umströmt (☞ Abb. 12.10). Die Lungendurchblutung ist variabel. Das venöse Blut fließt aus den Hohlvenen über das offene Foramen ovale oder einen ASD in den linken Vorhof, hier kommt es zur Mischung mit dem aus den Lungenvenen zurückströmenden arterialisierten Blut. Das arteriovenöse Mischblut wird in die Aorta und in die Lungenstrombahn ausgeworfen.

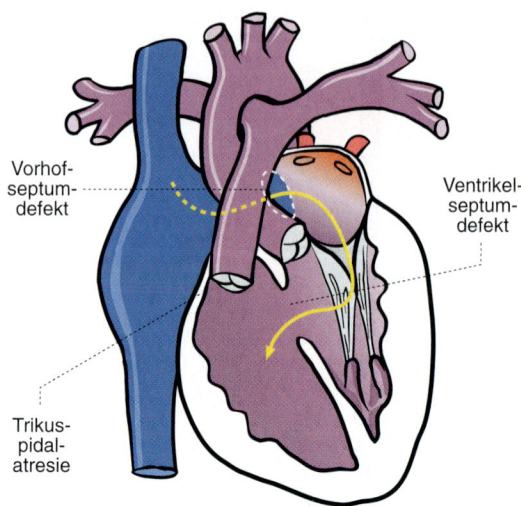

Abb. 12.10: Hämodynamik bei Trikuspidalatresie mit normal korrelierenden großen Gefäßen ohne Pulmonalstenose. Es bestehen gleichzeitig ein großer Vorhof- und Ventrikelseptumdefekt. Einer der beiden Ventrikel – meist der rechte – ist sehr häufig hypoplastisch (in der Zeichnung nicht dargestellt) [10].

Klinik

Bei vermehrter Lungendurchblutung dominiert die **Herzinsuffizienz,** während bei verminderter Lungendurchblutung die **Zyanose** im Vordergrund steht.

Auskultationsbefund

Es besteht ein uncharakteristisches, systolisches Herzgeräusch.

Diagnostik

- **Echokardiographie:** Darstellung der Anatomie und Größenabschätzung des rechten Ventrikels.
- **Herzkatheter**: präoperativ erforderlich.

Therapie

Eine anatomische Korrekturoperation ist nicht möglich. Die Ballonatrioseptostomie nach Rashkind kommt bei alleinigem Foramen ovale infrage, eine Anastomosenoperation bei verminderter Lungendurchblutung und eine Banding-Operation bei vermehrter Lungendurchblutung. Kreislauftrennende Operationen sind beim Vorliegen nur eines einzigen funktionierenden Ventrikels nur über einen Palliativeingriff, die sog. cavopulmonale Anastomose möglich **(Operation nach Fontan).** Dabei wird das venöse Blut aus dem rechten Vorhof oder direkt aus den Hohlvenen in die A. pulmonalis abgeleitet, wodurch die Lungendurchblutung ermöglicht wird (☞ Abb. 12.11). Das Operationsrisiko ist sehr hoch. Postoperativ besteht ein hoher zentralvenöser Druck, wodurch es bei 20–30 % der Patienten zu den charakteristischen klinischen Folgen der Fontan-OP mit Lebervergrößerung, Aszites, Eiweißverlustsyndrom über den Darm und Herzrhythmusstörungen kommt.

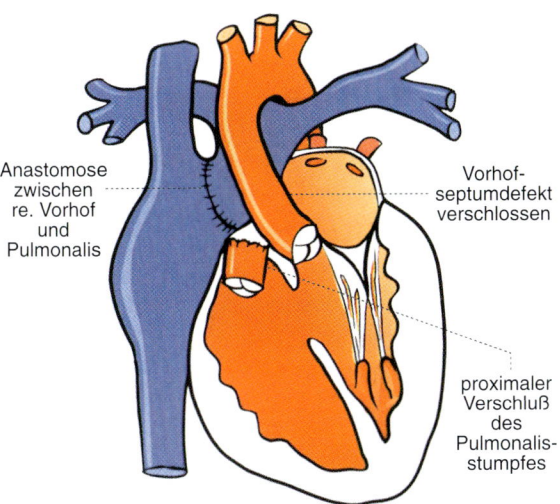

Anastomose zwischen re. Vorhof und Pulmonalis

Vorhof-septumdefekt verschlossen

proximaler Verschluß des Pulmonalis-stumpfes

Abb. 12.11: Korrektur einer Trikuspidalatresie mithilfe der Fontan-Operation. Dabei durchtrennt und übernäht man den Truncus pulmonalis und verbindet dann den rechten Vorhof mit der Bifurkation bzw. dem rechten Pulmonalarterienast [10].

Merke!
Die charakteristischen klinischen Folgen der Fontan-OP sind Lebervergrößerung, Aszites, Eiweißverlust-syndrom über den Darm und Herzrhythmusstörungen.

Truncus arteriosus communis

Definition
Das vollständige Ausbleiben der Trennung zwischen Aorta und Pulmonalarterie führt dazu, dass aus beiden Ventrikeln ein gemeinsames großes Gefäß entspringt, das über einem hohen Ventrikelseptumdefekt reitet. Es besteht eine gemeinsame Klappe mit zwei bis sechs Taschenklappen.

Epidemiologie
Bei etwa 3 % aller angeborenen Herzfehler im Säuglings-alter liegt ein Truncus arteriosus communis vor, Jungen sind häufiger betroffen als Mädchen.

Hämodynamik
Das gemeinsame Gefäß versorgt den Koronar-, Lungen- und Körperkreislauf. Die Lungendurchblutung ist meist vermehrt, es kommt zur pulmonalen Hypertonie. Das aus den Hohlvenen kommende venöse Blut fließt über den rechten Vorhof in den rechten Ventrikel und in den Truncus, der auch das aus den Lungenvenen kommende arterialisierte Blut aufnimmt. Koronar-, Lungen- und Körperkreislauf werden mit arteriovenösem Mischblut versorgt.

Klinik
Frühzeitig treten Trinkschwäche, Tachydyspnoe, Hepa-tosplenomegalie, rezidivierende bronchopulmonale Infekte und ein Lungenödem auf. Ohne Operation beträgt die Letalität im ersten Lebensjahr 70–85 %.

Auskultationsbefund
Es besteht ein holosystolisches Geräusch eines VSD oder ein systolisches Austreibungsgeräusch durch eine relative Trunkusstenose.

Therapie
Eine operative Korrektur ist in den ersten Lebensmonaten möglich, solange noch keine Fixierung der pulmonalen Hypertonie erfolgt ist. Dabei werden die Lungenge-fäße vom gemeinsamen Truncus getrennt und über ein Konduit wird eine Verbindung mit dem rechten Ventrikel hergestellt. Der Verschluss des VSD erfolgt so, dass die Aorta ihr Blut nur aus dem linken Ventrikel erhält.

M. Ebstein

Definition
Anomalie der Trikuspidalklappe durch ungenügende Ablösung der Klappensegel vom Myokard in der Embryonalphase, bei der die freie Klappenöffnung in Richtung Trabekelzone des rechten Ventrikels verlagert ist.

Epidemiologie
Die Häufigkeit beträgt 1:20 000 Geburten.

Pathologie
Durch die partielle Anheftung der Klappensegel an die rechtsventrikuläre Wand oder das Septum kommt es zu einer Verlagerung eines oder mehrerer hypoplastischer Trikuspidalklappensegel in die rechte Kammer. In 75 % der Fälle besteht zusätzlich ein offenes Foramen ovale oder ein ASD. Der Teil des rechten Ventrikels oberhalb der Trikuspidalklappe gehört funktionell zum rechten Vorhof (**Atrialisation des rechten Ventrikels**).

Hämodynamik
Der Blutabstrom aus dem dilatierten rechten Vorhof ist erschwert. Dadurch erhöht sich der Druck im rechten Vorhof und es kommt zu einem Rechts-links-Shunt.

Klinik
Die Hälfte der Patienten fällt in der Neugeborenenphase durch eine Zyanose auf. Mit abnehmendem pulmonal-vaskulärem Widerstand kann die Zyanose rückläufig sein, um nach vielen Jahren erneut aufzutreten.

Auskultationsbefund
Es findet sich ein systolisches Herzgeräusch am linken unteren Sternalrand. Auffällig ist insbesondere die weite Spaltung des ersten und zweiten Herztons.

Diagnostik
- **Echokardiographie:** Darstellung der Verlagerung der frei beweglichen Segel zur Ebene der AV-Klappenringe
- **Herzkatheter:** meist nicht erforderlich.

Therapie
Bei Neugeborenen steht die Behandlung der Herzinsuf-fizienz im Vordergrund. Grundsätzlich sollte abgewartet werden, ob eine spontane Besserungstendenz eintritt. Bei ausgeprägter Rechtsherzinsuffizienz erfolgt der Ver-

such der operativen plastischen Rekonstruktion der Trikuspidalklappe.

Totale Lungenvenenfehlmündung (TLVF)

Definition

Angeborener Herzfehler mit fehlender Verbindung zwischen den Lungenvenen und dem linken Vorhof.

Epidemiologie

Die Häufigkeit beträgt weniger als 1 % aller Herzfehler.

Pathologie

Alle Lungenvenen münden in den rechten Vorhof oder in ein venöses Gefäß, das mit dem rechten Vorhof in Verbindung steht. Meist besteht zusätzlich ein offenes Foramen ovale oder ein ASD.

Einteilung

Suprakardiale Form: Alle Lungenvenen münden nach einer Vereinigung in einem Sammelgefäß (Konfluens) in die obere Hohlvene (☞ Abb. 12.12).
Kardiale Form: Alle Lungenvenen münden direkt in den rechten Vorhof oder in den Sinus coronarius.
Infradiaphragmale Form: Alle Lungenvenen münden in die Vena cava inferior oder in die Pfortader.

Hämodynamik

Das arteriovenöse Mischblut gelangt vom rechten Vorhof teilweise in den Lungenkreislauf, teilweise über die zusätzlich bestehende interatriale Verbindung in den Körperkreislauf.

Klinik

Verläuft der Blutfluss aus den Lungenvenen in den großen Kreislauf ohne Obstruktion, so kommt es zu einer geringgradigen Zyanose, Notfallsituationen sind selten. Bestehen hingegen hämodynamisch wirksame Engstellen, so kommt es zu einem Aufstau im pulmonalvenösen Schenkel und zur schweren pulmonalen Hypertension mit Druckanstiegen im rechten Ventrikel, die über Systemdruck liegen können. Eine Zyanose, das erheblich verminderte Herzzeitvolumen und die Lungenstauung beherrschen das klinische Bild. Obstruktionen auf dem Weg des Lungenvenenbluts in den großen Kreislauf kommen bei der infradiaphragmalen Form durch die Zwischenschaltung des Leberparenchyms regelmäßig vor.

Merke!

Die infradiaphragmale totale Lungenvenenfehlmündung ist heute der einzige wirkliche Notfall, der mit der Diagnosestellung eine **sofortige** Operation notwendig macht!

Diagnostik

- **Echokardiographie:** detaillierte Darstellung der Lungenvenen und ihrer Mündung
- **Herzkatheter:** meist nicht erforderlich.

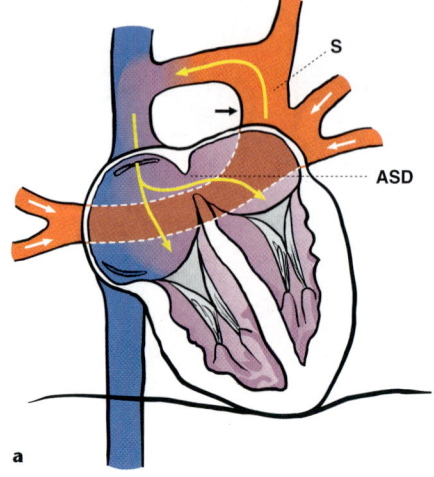

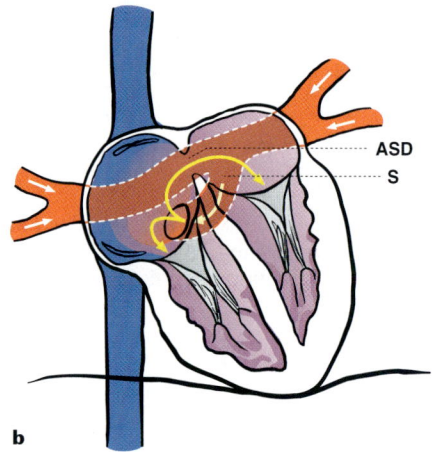

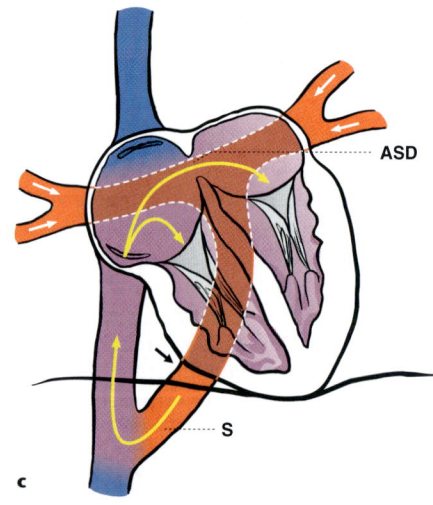

Abb. 12.12: Schematische Darstellung der drei verschiedenen Typen einer totalen Lungenvenenfehlmündung:
a) Suprakardialer Typ
b) kardialer Typ
c) infradiaphragmaler Typ.
ASD = Vorhofseptumdefekt, S = Sammelgefäß der fehlmündenden Lungenvenen, Pfeil = Ort der Ligatur beim Sammelgefäß [10].

Therapie

Es erfolgt eine Seit-zu-Seit-Anastomose des Konfluens der Lungenvenen mit dem linken Vorhof. Bei Verzögerung der Operation bei einem Patienten mit der infradiaphragmalen Form kommt es rasch zu irreversiblen Lungenschäden. Die Langzeitergebnisse sind bei initial gutem Operationserfolg gut.

12.2 Erworbene Herz- und Gefäßerkrankungen

12.2.1 Bakterielle Endokarditis

Definition

Akute oder subakute Erkrankung, die meist bei Kindern im Schulalter im Anschluss an eine bakterielle Infektion, im Rahmen einer bakteriellen Sepsis oder nach operativen Eingriffen in bakteriell infizierten Gebieten auftritt, zur Zerstörung von Herzklappen führen kann und mit einer ernsten Prognose verknüpft ist.

Erreger

In 50–70 % der Fälle wird die **subakute Endokarditis** durch Viridansstreptokokken (*S. sanguis, S. bovis, S. mutans, S. mitis*) oder Enterokokken verursacht. *Staphylococcus aureus* ist der häufigste Erreger der **akuten Endokarditis.**

Risikofaktoren

Ein **angeborener Herzfehler** ist mit 90 % der häufigste prädisponierende Faktor für eine Endokarditis. Patienten mit hypertropher Kardiomyopathie haben ebenfalls ein erheblich erhöhtes Endokarditisrisiko. Die antibiotische Endokarditisprophylaxe perioperativ und bei bakteriellen Infektionen ist bei Patienten mit angeborenen Vitien daher extrem wichtig!

Merke!
Angeborene Herzfehler sind mit 90 % der häufigste prädisponierende Faktor für eine Endokarditis!

Pathogenese

Bei kardiovaskulären Fehlbildungen bestehen im Bereich des Defektes turbulente Blutströmungen, die zu Endokardläsionen führen. Hier entwickeln sich thrombotische Auflagerungen, an die sich v.a. grampositive Bakterien anheften können. In 80–90 % der Fälle ist das linke Herz betroffen (Mitralklappe, Aortenklappe, Mitral- und Aortenklappe).

Klinik

Akute Endokarditis: Sie kann auch bei zuvor kardiologisch asymptomatischen Kindern auftreten. Es kommt zu einer plötzlichen akuten Verschlechterung des Allgemeinzustands mit septisch intermittierendem Fieber, Tachykardie und Dyspnoe. Ein neu aufgetretenes oder verändertes Herzgeräusch ist auskultierbar. Häufig besteht eine Splenomegalie; bakterielle Embolien mit Abszessbildung sind in allen Organen möglich. Die Erkrankung kann innerhalb weniger Tage zu Herzinsuffizienz, Nierenversagen, Koma und Exitus letalis führen.

Subakute Endokarditis: Sie tritt fast ausschließlich bei vorbestehendem Herzfehler auf. Der Krankheitsbeginn ist schleichend („Endocarditis lenta"), unspezifische Symptome sind Müdigkeit, Appetitlosigkeit, Gewichtsabnahme und nächtliches Schwitzen bei subfebrilen Temperaturen. Regelmäßig besteht eine Splenomegalie. Petechiale Hautblutungen oder neurologische Symptome (Paresen, Verwirrtheit, Krampfanfälle) können als Folge bakterieller Embolien in verschiedenen Organen vorkommen. „Osler-Knötchen" treten an Palmae und Plantae auf und sind Ausdruck einer Immunvaskulitis.

Diagnostik

- Normozytäre, normochrome Anämie
- Leukozytose und Linksverschiebung, C-reaktives Protein erhöht
- Beschleunigte BKS
- Wiederholte aerobe und anaerobe Blutkulturen bei dem geringsten Verdacht auf eine Endokarditis
- Bei Erregernachweis ist die Bestimmung der minimalen Hemmkonzentration (MHK) zur Auswahl der geeigneten Antibiotika unbedingt erforderlich.
- **Echokardiographie:** Nachweis von Vegetationen (60 %), Klappenperforationen, Klappeninsuffizienzen
- Mikrohämaturie bei Glomerulonephritis.

Merke!
Die wichtigsten diagnostischen Kriterien einer Endokarditis sind die klinische Symptomatik, der Erregernachweis in der Blutkultur und der positive Echokardiographiebefund.

Differentialdiagnose

- Akutes Rheumatisches Fieber
- Morbus Still
- Systemischer Lupus erythematodes (Libman-Sacks-Endokarditis)
- Kardiales Myxom (Fieber, Herzgeräusch, Embolien).

Therapie

Die **supportive Therapie** umfasst Bettruhe und Antipyrese. Bei adäquater Therapie entfiebern 75 % aller Patienten innerhalb einer Woche. Weitere Hinweise auf Heilung sind negative Blutkulturen und eine Normalisierung der Entzündungsparameter.
Die intravenöse Therapie mit einem bakterizid wirkenden **Antibiotikum** muss über vier bis sechs Wochen durchgeführt werden. Die Auswahl des Antibiotikums (meistens Kombinationstherapie) sollte möglichst nach Antibiogramm erfolgen. Bei (noch) fehlendem Keimnachweis kommen im Rahmen einer kalkulierten Chemotherapie z.B. Ampicillin und Tobramycin zum Einsatz.
Bei ungenügendem Ansprechen auf Antibiotika sollte eine **chirurgische Therapie** (Klappenersatzoperation) erwogen werden.

Komplikationen

Bei etwa 50 % der Patienten treten dauerhafte Folgeschäden auf:
- Klappenzerstörung (33 % der Patienten)
- mykotisches Aneurysma

- extrakardiale embolische Komplikationen (25 %): zerebrale Embolie, Lungenembolie
- Glomerulonephritis (39 %).

Prognose

Die Letalität der bakteriellen Endokarditis ist mit 20 % auch heute noch sehr hoch.

Prophylaxe

Drei Aspekte sind entscheidend. Die frühzeitige Durchführung von **Korrekturoperationen**, eine sorgfältige **Mund- und Zahnhygiene** und die antibiotische **Endokarditisprophylaxe** bei Auftreten von bakteriellen Infektionen oder vor operativen Eingriffen (☞ Tab. 12.2).

Tab. 12.2 Endokarditisprophylaxeschema für Kinder.

Eingriff	Medikament	Einmalige Dosis 30–60 min präoperativ
Mund- und Rachenraum	Amoxicillin	50 mg/kg
Gastrointestinaltrakt und Urogenitaltrakt	Amoxicillin	50 mg/kg
Haut	Clindamycin	15 mg/kg

Merke!
Bei etwa 50 % der Patienten mit bakterieller Endokarditis treten dauerhafte Folgeschäden auf! Hierdurch wird die Bedeutung der Endokarditisprophylaxe unterstrichen.

12.2.2 Myokarditis

Definition

Entzündliche Erkrankung des Myokards, die häufig im Anschluss an einen Virusinfekt auftritt. Sie ist in allen Altersgruppen selten.

Ätiologie

Die Myokarditis wird in 95 % der Fälle durch Viren (Influenza-, Coxsackie-, Echoviren) verursacht. Selten entsteht sie durch Bakterien, Pilze oder Parasiten. Die toxische Myokarditis kommt bei der Diphtherie vor.

Klinik

Nach einem vorausgehendem Virusinfekt besteht ein anhaltendes Krankheitsgefühl mit Schwäche, Tachykardie, Dyspnoe und Blässe. Die Symptomatik nimmt bereits bei geringer körperlicher Belastung zu. Zeichen der Herzbeteiligung sind eine Hepatomegalie, eine obere Einflussstauung, abgeschwächte Herztöne und Galopprhythmen.

Auskultationsbefund

Häufig besteht ein leises systolisches Herzgeräusch durch relative Klappeninsuffizienz bei Herzdilatation.

Diagnostik

- **EKG:** multifokale ventrikuläre Extrasystolen, AV-Überleitungsstörungen, Erregungsrückbildungsstörungen
- **Echokardiographie:** Dilatation des linken Ventrikels, verminderte Kontraktilität, relative Mitralinsuffizienz, u.U. Perikarderguss
- **Röntgen-Thorax:** Vergrößerung des Herzschattens bei zunehmender Herzinsuffizienz
- **Routinelabor:** unspezifische Entzündungsparameter, evtl. Erhöhung von CK und CK-MB, Troponin T
- **Virusserologie:** Influenza-, Coxsackie-, Echo-, Adeno-, EB-Viren.

Therapie

Die **symptomatische Therapie** sieht strenge Bettruhe, Sauerstoffzufuhr sowie die Verabreichung von Diuretika und Antiarrhythmika vor. Wenn möglich, sollte die zugrunde liegende Infektion behandelt werden.

Prognose

Die akute Myokarditis im Kindesalter ist mit einer hohen Letalität von 25 % assoziiert. Günstige Verläufe mit vollständiger Remission kommen jedoch auch vor. Als Langzeitkomplikation kann eine sekundäre Kardiomyopathie auftreten.

12.2.3 Perikarditis

Definition

Entzündliche Erkrankung des Perikards, die ausschließlich fibrinös verlaufen (**Pericarditis sicca**) oder mit einem Erguss einhergehen kann (**Pericarditis exsudativa**) und mit der Gefahr der Tamponade oder des Übergangs in eine konstriktive Perikarditis assoziiert ist.

Ätiologie

Eine Perikarditis kann **hämatogen** (im Rahmen einer Viruserkrankung oder im Rahmen einer Sepsis), **fortgeleitet** (aus Mediastinum, Lunge, Pleura, Myokard), im Rahmen einer **Tuberkulose** oder beim **rheumatischen Fieber** auftreten.
Postkardiotomiesyndrom: perikardiale Ergussbildung mit mäßig erhöhten Entzündungszeichen nach Herzoperationen.

Erreger

Typische Erreger sind Staphylokokken, Streptokokken, Pneumokokken, Meningokokken, *Haemophilus influenzae* und Mykobakterien.

Klinik

Die Erkrankung beginnt mit **Abgeschlagenheit** und **Fieber** bei graublassem Hautkolorit. Häufig bestehen **Thoraxschmerzen.** Später kommt es zu Zyanose, Tachydyspnoe und Tachykardie. Zeichen der **Herzinsuffizienz** sind eine obere Einflussstauung, Hepatomegalie, Aszites und periphere Ödeme. Initial besteht eine Pericarditis sicca, bei Auftreten eines Ergusses spricht man von Pericarditis exsudativa.

Auskultationsbefund

Bei der Untersuchung findet sich in 80 % der Fälle ein raues systolisch-diastolisches Herzgeräusch („Perikardreiben"), das bei Auftreten eines Ergusses abnimmt. Die Herztöne sind leise.

Merke!
Klinische Leitsymptome der Perikarditis sind Fieber und Thoraxschmerzen bei beeinträchtigtem Allgemeinzustand!

Diagnostik

- **EKG:** Niedervoltage und Repolarisationsstörungen
- **Röntgen-Thorax:** Verbreiterung des Herzschattens bei fehlender Kontur (Bocksbeutelform)
- **Echokardiogramm:** Ergussnachweis
- **Labor:** Blutbild, BSG, Blutkulturen, Virusserologie.

Komplikationen

Bei großem Erguss und fehlender Entlastung kommt es zur Tamponade, die zu Kreislaufversagen und tödlichem Ausgang führen kann. Bei Vorliegen einer chronischen konstriktiven Perikarditis entsteht ein sog. „Panzerherz".

Therapie

Symptomatische Maßnahmen sind strenge Bettruhe und Sedierung. Antibiotika werden nach Erregernachweis gezielt eingesetzt. Kortikosteroide sind bei Auftreten eines Perikardergusses indiziert. Große Ergüsse sollten mittels Punktion entlastet werden.

12.2.4 Herzinsuffizienz

Definition

Eine Herzinsuffizienz liegt vor, wenn das Herz nicht in der Lage ist, ein für den metabolischen Bedarf des Organismus ausreichendes Herzminutenvolumen zu fördern.

Ätiologie

Im Kindesalter beruht eine Herzinsuffizienz meistens auf einer Volumen- und/oder Druckbelastung durch **angeborene Herzfehler.** Seltener liegt eine primäre Kardiomyopathie vor. Weitere Ursachen sind eine bakterielle Endokarditis, eine Myokarditis und schwere Herzrhythmusstörungen. Schwere Allgemeinerkrankungen (Pneumonie, Sepsis, Anämie) sind ebenfalls klassische Ursachen für eine Herzinsuffizienz.

Pathophysiologie

Vergrößerte Vorlast (preload): Druck- und Volumenerhöhung in den Vorhöfen, erhöhte diastolische Füllung der Ventrikel, Stauung in den Körper- und Lungenvenen.
Vergrößerte Nachlast (afterload): Zunahme des peripheren Strömungswiderstands zur Aufrechterhaltung des arteriellen Blutdrucks, erhöhte Myokardbelastung, verminderte Kontraktilität der Ventrikelmuskulatur. Über eine Erhöhung der Herzfrequenz wird versucht, das Herzzeitvolumen aufrechtzuerhalten.

Klinik

Neugeborene, Säuglinge: In dieser Altersgruppe führt die Herzinsuffizienz zu unspezifischen Symptomen wie Trinkschwäche, Schwitzen in Ruhe, Zyanose, Gewichtszunahme durch Ödeme, Tachydyspnoe, Einziehungen, Tachykardie bei schwachem Puls und Gedeihstörung.
Ältere Kinder: In dieser Altersgruppe manifestieren sich zunehmend die aus der Erwachsenenmedizin bekannten Herzinsuffizienzzeichen: Halsvenenstauung, Pleura- und Perikarderguss, Hepatosplenomegalie, Aszites, periphere Ödeme und Lungenödem.

Diagnostik

- **Röntgen-Thorax:** verbreiterter Herzschatten, vermehrte Hilus- und Lungengefäßzeichnung
- **EKG:** Zeichen der Kammerhypertrophie und Vorhofbelastung
- **Echokardiographie:** Nachweis der strukturellen Ursache der Herzinsuffizienz (z. B. angeborener Herzfehler), Dilatation und verminderte Kontraktilität des betroffenen Ventrikels
- **Herzkatheteruntersuchung:** selten erforderlich.

Therapie

Symptomatische Therapie: Sie sieht eine Reduktion der körperlichen Belastung, Nahrungssondierung und parenterale Ernährung, Oberkörperhochlagerung, Flüssigkeitsbilanzierung, Sauerstoffzufuhr und ggf. Bluttransfusionen vor.
Kausale Therapie: Hierzu gehören die operative Korrektur angeborener Herzfehler, die Verabreichung einer Prostaglandininfusion bei ductusabhängigen Vitien sowie die Behandlung zugrunde liegender infektiöser, endokrinologischer und metabolischer Erkrankungen.
Medikamentöse Therapie: Hier kommen Digitalisglykoside zur Verlängerung der diastolischen Füllungsphase, Katecholamine und Phosphodiesterasehemmer zur Erhöhung der Kontraktilität, Diuretika zur Senkung der Vorlast und Vasodilatatoren zur Senkung der Nachlast zum Einsatz.

12.2.5 Kardiomyopathien

Definition

Erkrankungen des Myokards, die mit einer kardialen Dysfunktion einhergehen und denen weder ein angeborener Herzfehler noch Krankheiten der Herzklappen, der Koronararterien oder eine Entzündung zugrunde liegen.

Einteilung der Kardiomyopathien nach WHO/ISFC, 1995

- Hypertrophe Kardiomyopathie (HCM)
- Dilative Kardiomyopathie (DCM)
- Restriktive Kardiomyopathie (RCM)
- Arrhythmogene rechtsventrikuläre Kardiomyopathie (ARCM)
- Spezifische Kardiomyopathie: ischämisch, valvulär, hypertensiv, entzündlich, metabolisch, allergisch, toxisch, Systemerkrankung, Myopathie, neuromuskuläre Erkrankung.

Für die Pädiatrie sind insbesondere die HCM und die DCM von Bedeutung.

Hypertrophe Kardiomyopathie (HCM)

Definition

Genetisch determinierte Erkrankung unterschiedlicher morphologischer und klinischer Expression, die durch eine Hypertrophie des Myokards mit und ohne Obstruktion der linksventrikulären Ausflussbahn ohne zugrunde liegende Ursache (Hypertonus, Klappenerkrankungen, angeborene Herzfehler) charakterisiert ist.

Ätiologie

In 55 % der Fälle tritt die HCM familiär, in 45 % der Fälle tritt sie sporadisch auf.
Zahlreiche Mutationen verschiedener Gene (z.B. β-*Myosin-Heavy-Chain (MHC)*-, α-*Tropomyosin*-, *Troponin-T*-Gen) konnten als Ursache hypertropher Kardiomyopathien identifiziert werden.

Pathophysiologie

Die charakteristische Verdickung des Septums führt zu einer Verkleinerung des Ventrikelkavums und zu einer variablen Obstruktion der linksventrikulären Ausflussbahn. Funktionell steht die gestörte diastolische Funktion mit einer abnormen Relaxation und verzögerten Mitralklappenöffnung im Vordergrund.

Klinik

Bei Kindern bestehen selten klinische Symptome. Daher kann es ohne Vorwarnung zur Hauptkomplikation, dem **plötzlichen Herztod,** kommen. Ursachen sind supraventrikuläre Tachykardien, Überleitungsstörungen und myokardiale Ischämien.

Diagnostik

- **EKG:** Zeichen der Linkshypertrophie mit spitzwinklig negativem T.
- **Echokardiographie:** exakte Bestimmung der Septum- und Myokarddicke.

Therapie

Durch Ausschaltung der sympathischen Stimulation und Senkung der Herzfrequenz mittels β-Blockern (Propranolol 2 mg/kg KG/d) oder Kalziumantagonisten (Verapamil 2–5 mg/kg KG/d) kann der Druckgradient reduziert werden. Eine Therapie mit Amiodaron reduziert das Risiko des plötzlichen Herztods.
Bei Therapieresistenz ist eine operative Therapie (Myektomie im Bereich des Septums) indiziert.

Prognose

Die 10-Jahres-Überlebensrate liegt bei etwa 95 %.

Merke!

Bei HCM ist das Endokarditisrisiko mit 5–9 % besonders hoch. Eine konsequente Endokarditisprophylaxe ist daher unbedingt indiziert!

Dilative Kardiomyopathie (DCM)

Definition

Dilatation des linken Ventrikels sowie der anderen Herzhöhlen mit mäßiger Wandhypertrophie und ausgeprägter systolischer Funktionseinschränkung. Obwohl die Erkrankung selten ist, handelt es sich bei der DCM um die häufigste Indikation zur Herztransplantation im Kindesalter.

Ätiologie

Eine abgelaufene Myokarditis ist die häufigste Ursache einer DCM. In 30 % der Fälle handelt es sich um familiäre Kardiomyopathien. Eine Adriblastintherapie bei onkologischen Erkrankungen kann ebenfalls zu einer dilativen Kardiomyopathie führen.

Pathophysiologie

Die erhebliche systolische Dysfunktion führt zum „Low Cardiac Output"-Syndrom: Lungenödem und verminderte renale Perfusion sind typische Folgen.

Klinik

Oft fällt im Rahmen eines fieberhaften Infekts in den ersten zwei Lebensjahren die **Kardiomegalie** auf. Abgeschlagenheit, Ernährungs- und Gedeihstörung, Tachydyspnoe, hartnäckiger Husten und Ödemneigung sind die Zeichen der Herzinsuffizienz.

Auskultationsbefund

Bei der Untersuchung finden sich häufig das systolische Geräusch der Mitralinsuffizienz und feinblasige Rasselgeräusche über den basalen Lungenabschnitten.

Diagnostik

- **EKG:** Zeichen der Linkshypertrophie und Repolarisationsstörungen
- **Echokardiographie:** dilatierter linker Ventrikel mit verminderter Auswurffraktion
- **Herzkatheteruntersuchung:** Unbedingt indiziert.

Therapie

Die symptomatische Therapie der Herzinsuffizienz erfolgt mit Flüssigkeitsrestriktion, Sauerstoffzufuhr, ACE-Hemmern, Diuretika und Digitalis. Bei rezidivierenden Dekompensationen sollte die Herztransplantation diskutiert werden.

Prognose

Die 1-Jahres-Überlebensrate beträgt etwa 75 %, die 5-Jahres-Überlebensrate etwa 60 %.

12.3 Herzrhythmusstörungen

12.3.1 Störungen der Erregungsbildung

Extrasystolie

Definition

Außerhalb des normalen Herzrhythmus auftretende Herzaktionen.

Epidemiologie

Die Extrasystolie ist die häufigste Herzrhythmusstörung im Kindes- und Jugendalter.

Terminologie

Supraventrikuläre Extrasystolen: vorzeitige Herzaktionen, die von einem Erregungszentrum oberhalb des His-Bündels ihren Ausgang nehmen.

Ventrikuläre Extrasystolen: vorzeitige Herzaktionen, die von einem Erregungszentrum im oder unterhalb des His-Bündels ihren Ausgang nehmen.

Bigeminus: Jedem Normalschlag folgt eine Extrasystole.

Trigeminus: Jedem Normalschlag folgen zwei Extrasystolen.

Monomorphe Extrasystolen: Extrasystolen von jeweils gleicher Form, die meist den gleichen Erregungsursprung haben.

Polymorphe Extrasystolen: Extrasystolen von jeweils unterschiedlicher Form, die meist unterschiedliche Erregungsursprünge haben.

Ätiologie

Extrasystolen treten im Kindesalter insbesondere bei akut entzündlichen Herzerkrankungen, bei angeborenen Herzfehlern, nach Herzoperationen und bei Elektrolytstörungen auf.

Klinik

In den meisten Fällen sind die Patienten asymptomatisch. Ein Gefühl des „Herzstolperns" kann bestehen.

Diagnostik

- **EKG:**
  - **supraventrikuläre Extrasystolen:** vorzeitig einfallende P-Wellen, QRS-Komplexe nicht deformiert
  - **ventrikuläre Extrasystolen:** vorzeitig einfallende Kammererregung mit QRS-Deformierung.

Therapie

Eine Therapie ist nicht erforderlich bei angeborenen, nicht operationspflichtigen Herzfehlern und monomorphen, singulären Extrasystolen ohne Grunderkrankung. Extrasystolen, die unter körperlicher Belastung verschwinden, sind harmloser. Eine Therapie ist erforderlich bei Extrasystolen nach Herzoperation, bei Myokarditis und bei Kardiomyopathie.

Mögliche Medikamente sind Prajmalin, Propafenon, Betablocker, Verapamil, Sotalol.

Merke!

Verschwinden Extrasystolen bei körperlicher Belastung, ist dies ein prognostisch günstiges Zeichen.

Paroxysmale Reentrytachykardie

Definition

Ein Reentrymechanismus führt zu anfallsartigem Auftreten einer Herzfrequenzsteigerung über 200 Schläge/min.

Einteilung

In 90 % der Fälle liegt eine supraventrikuläre paroxysmale Tachykardie, in 10 % der Fälle eine ventrikuläre paroxysmale Tachykardie vor.

Ätiologie der supraventrikulären paroxysmalen Tachykardie

- Paroxysmale Tachykardie mit Reentry im AV-Knoten, der eine funktionelle Dissoziation in eine schnell und eine langsam leitende Bahn aufweist
- Paroxysmale Tachykardie mit Reentry über eine akzessorische Leitungsbahn, die entweder antegrad (d.h. mit Präexzitation bzw. Wolff-Parkinson-White-(WPW-)Syndrom während Sinusrhythmus) und retrograd oder nur retrograd leitet.

Pathogenese

Die paroxysmale Reentrytachykardie wird in der Regel durch eine atriale oder ventrikuläre Extrasystole ausgelöst. Sie beginnt ebenso plötzlich, wie sie endet und kann wenige Sekunden bis Stunden anhalten.

Klinik

Es kommt zu einem plötzlichen Herzfrequenzanstieg auf 150–300 Schläge pro Minute; je jünger das Kind, desto höher die Frequenz.

Paroxysmale Tachykardie des Fetus: kann zu Hydrops fetalis führen und muss über die Mutter antiarrhythmisch behandelt werden (Digoxin).

Paroxysmale Tachykardie des Säuglings: bei lang anhaltender Tachykardie können Blässe, vermehrtes Schwitzen, Tachydyspnoe und Trinkschwäche als Zeichen einer Herzinsuffizienz auftreten.

Paroxysmale Tachykardie des älteren Kindes: Es kommt selten zu Herzinsuffizienz, Schwächegefühl, Schwindel und Angstgefühle können auftreten.

Diagnostik

EKG: Die PQ-Zeit ist verkürzt. Die Kammerkomplexe sind während der Tachykardie in der Regel normal. Bei WPW-Syndrom kann eine Verbreiterung der Kammerkomplexe vorliegen, es zeigt sich eine δ-Welle.

Therapie

Paroxysmale Tachykardie des Säuglings: Der Anfall sollte immer unterbrochen werden. Die Stufentherapie besteht aus folgenden Schritten: Vagusstimulation (Legen eines Eisbeutels auf das Gesicht), Injektion von Adenosin i.v. (0,1 mg/kg KG als Bolus), anschließend Schnelldigitalisierung. Bei ausbleibendem Erfolg und Zeichen der Herzinsuffizienz erfolgt die EKG-synchrone Kardioversion (0,5–1 J/kg).

Paroxysmale Tachykardie des älteren Kindes: Der Anfall endet häufig spontan oder lässt sich durch Vagusstimulation (Valsalva, Trinken von Eiswasser) unterbrechen. Bei ausbleibendem Erfolg Injektion von Adenosin oder Verapamil i.v.

Prophylaktische Behandlung: Sie ist nur bei häufigen, schwer wiegenden Anfällen indiziert. Mittel der Wahl ist Digoxin, das bei WPW-Syndrom jedoch kontraindiziert ist, weil es über eine Verkürzung der antegraden Refraktärphase zu Vorhofflimmern führen kann. Hier werden Propafenon, Flecainid oder Betablocker verabreicht. Bei Versagen oder Unverträglichkeit der medikamentösen Therapie ist eine Hochfrequenzkatheterablation indiziert und erfolgreich.

Prognose

Die Prognose ist in der Regel gut, Rezidive sind bei WPW-Syndrom besonders häufig.

Merke!
Digoxin ist bei WPW-Syndrom kontraindiziert, weil es über eine Verkürzung der antegraden Refraktärphase zu Vorhofflimmern führen kann!

Vorhofflattern und Vorhofflimmern

Definition

Hochfrequente Vorhofaktionen, die regelmäßig (Vorhofflattern) oder völlig unregelmäßig (Vorhofflimmern) ablaufen und die zum inadäquaten Herzzeitvolumen bis hin zur akuten Herzinsuffizienz führen.

Ätiologie

Vorhofflattern und Vorhofflimmern entstehen hauptsächlich durch eine chronische Überdehnung der Vorhöfe und können bei Mitralklappenfehlern, nach Herzoperationen, nach einer Myokarditis oder bei einer Kardiomyopathie auftreten.

Klinik

Die klinischen Symptome sind neben der auskultierbaren Tachyarrhythmie Dyspnoe, Angst, Pulsdefizit, Herzklopfen und Schwindelgefühl. Bei Kindern mit vorgeschädigtem Herzen, besonders nach Operationen im Vorhofbereich und Vorhofflattern, besteht die Gefahr der 1:1-atrioventrikulären Überleitung, die zu Synkope und plötzlichem Herztod führen kann!

Diagnostik

Die Rhythmusstörung wird im **EKG** beurteilt.
Vorhofflattern: sägezahnartiges Bild der Vorhoferregung, Vorhoffrequenz 250–450/min, meist 2:1- oder 3:1-Überleitung.
Vorhofflimmern: flache Vorhoferregungskurve, Vorhoffrequenz über 350–600/min, absolute Kammerarrhythmie.

Therapie

Vorhofflattern: Ein schnelles Eingreifen ist erforderlich! Die transösophageale atriale Überstimulation oder externe Kardioversion und anschließende Digitalisierung ist in der Regel erfolgreich, während die medikamentöse Therapie (z. B. mit Propranolol, Sotalol oder Amiodaron) selten Erfolg hat.
Vorhofflimmern: Eine Behandlung des im Kindesalter sehr seltenen Vorhofflimmerns mit Digitalis hat die Verlangsamung der Herzfrequenz zum Ziel. Der Versuch einer Unterbrechung des Flimmerns durch externe Kardioversion ist nicht immer erfolgreich. Bei Therapieresistenz wird ein antitachykarder Schrittmacher implantiert. Auf eine adäquate Thrombosephrophylaxe sollte unbedingt geachtet werden.

Merke!
Digitalis muss vor einer Kardioversion für mindestens 12 Stunden abgesetzt sein, da es sonst zu einer prolongierten Asystolie kommen kann!

Kammerflattern und Kammerflimmern

Definition

Hochfrequente Kammeraktionen, die regelmäßig (Kammerflattern) oder völlig unregelmäßig (Kammerflimmern) ablaufen und zum funktionellen Kreislaufstillstand durch fehlendes Herzzeitvolumen führen.

Ätiologie

Hypoxie, Intoxikationen (Digitalis, Adrenalin, u.a.), Elektrolytstörungen (Hypokaliämie, Hyperkalzämie) sowie Traumata und Elektrounfälle können zu Kammerflattern oder Kammerflimmern führen.

Klinik

Kammerflattern oder Kammerflimmern führen zum Kreislaufstillstand!

Therapie

Die **kardiopulmonale Reanimation** ist lebensrettend. Die Gabe von Lidocain (1 mg/kg) und eine asynchrone Defibrillation (1 J/kg) sind indiziert. Überlebt das Kind, kann die Implantation eines antitachykarden Schrittmachers erwogen werden.

12.3.2 Störungen der Erregungsleitung
Sinuatriale Überleitungsstörung

Definition

Verzögerung oder Blockierung der Erregungsleitung vom Sinusknoten auf die Vorhöfe.

Ätiologie

Eine sinuatriale Überleitungsstörung kann bei „Sick-Sinus-Syndrom" (meist nach herzchirurgischen Eingriffen), bei Digitalis- oder Antiarrhythmikaüberdosierung oder bei entzündlichen Herzerkrankungen auftreten.

Klinik

Bradykardie, Schwindel, Bewusstlosigkeit, synkopale Anfälle.

Diagnostik

EKG: Folgende, in unterschiedlicher Kombination auftretende Veränderungen sind charakteristisch: eine schwere, unter Belastung nicht frequenter werdende Sinusbradykardie, ein permanenter junktionaler Ersatzrhythmus, ausgeprägte sinuatriale Leitungsstörungen und Episoden von Sinusarrest.

Therapie

Die Behandlung symptomatischer Bradykardien besteht in der Implantation eines atrialen Schrittmachers. Im akuten Notfall ist Atropin das Medikament der Wahl, um die Herzfrequenz zu steigern.

Atrioventrikuläre Überleitungsstörung

Definition

Eine vom Sinusknoten ausgehende Erregungswelle wird am AV-Übergang verzögert oder blockiert.

Ätiologie

Atrioventrikuläre Überleitungsstörungen können bei erhöhtem Vagotonus, bei Digitalisüberdosierung, bei Therapie mit Verapamil oder Betablockern, bei angeborenen Herzfehlern und bei entzündlichen Herzerkrankungen auftreten.

Einteilung

AV-Block I: Die atrioventrikuläre Überleitung ist verzögert. Es zeigt sich eine Verlängerung des PQ-Intervalls.
AV-Block II: Die atrioventrikuläre Überleitung ist intermittierend unterbrochen. Bei **Typ I (Wenckebach)** zeigt sich im EKG eine progressive Verlängerung des PQ-Intervalls bis zum Ausfall der Überleitung einer P-Welle. Bei **Typ II (Mobitz)** kommt es zum intermittierenden Ausfall einer oder mehrerer aufeinander folgender atrioventrikulärer Überleitungen ohne vorausgehende progressive Verlängerung des PQ-Intervalls.
AV-Block III: Die atrioventrikuläre Überleitung ist vollständig unterbrochen. Im EKG zeigt sich eine vollständige Dissoziation zwischen P-Wellen und Kammerkomplexen. Ein Ersatzrhythmus ist Voraussetzung für die Aufrechterhaltung einer ausreichenden Herztätigkeit. Häufig beruht diese Form des AV-Blocks auf einer Schädigung des fetalen Reizleitungssystems durch mütterliche Antikörper, z.B. bei Lupus erythematodes oder rheumatoider Arthritis, oder auf einer mechanischen Schädigung (postoperativ, kongenitale Herzfehler).

Klinik

Häufig bestehen keine klinischen Symptome! Bei komplettem AV-Block können synkopale Anfälle auftreten, jedoch ist auch hier bei stabilem Ersatzrhythmus eine gute Leistungsfähigkeit möglich.

Diagnostik

EKG: Nachweis des oben beschriebenen spezifischen Musters der Überleitungsstörung.

Therapie

AV-Block I und II: Eine Therapie ist meist nicht erforderlich.
AV-Block II, Typ 2: Bei synkopalen Anfällen erfolgt eine Schrittmacherimplantation.
AV-Block III: Eine Schrittmacherimplantation ist immer erforderlich.

12.4 Das akzidentelle Herzgeräusch

Definition

Herzgeräusch ohne Krankheitswert, das nicht durch eine organische Erkrankung des Herzens oder der großen Gefäße hervorgerufen wird.

Epidemiologie

Bei 80 % aller Kinder zwischen zwei und vierzehn Jahren wird irgendwann in ihrem Leben ein oft über Jahre bestehendes Herzgeräusch festgestellt. Damit hat das akzidentelle Herzgeräusch eine große gesundheitspolitische Bedeutung, das bei einer erheblichen Anzahl von Kindern und Jugendlichen häufig ungerechtfertigte und teure Untersuchungen nach sich zieht.

Ätiologie

Es handelt sich in der Regel um einen turbulenten Blutstrom an Klappenunstetigkeiten bei normaler Herzanatomie.

Klinik

Folgende Kriterien sprechen für das Vorliegen eines akzidentellen Herzgeräuschs und gegen das Vorliegen eines Besorgnis erregenden Herzgeräuschs:
- Lautstärke $< 3/6$
- Lokalisation 2.–3. ICR links
- Geräuschänderung bei Lagewechsel
- Lokalisation und kurze Dauer in der Systole
- Normale Herztöne
- Verstärkung des Geräuschs bei erhöhtem Herzzeitvolumen (z.B. Fieber).

> **Merke!**
> Diastolische Geräusche sollten stets kardiologisch abgeklärt werden!

Diagnostik

Eine sorgfältige Anamneseerhebung und eine komplette körperliche Untersuchung mit umfassendem Auskultationsbefund lassen in der Regel die Diagnose eines akzidentellen Herzgeräuschs zu.
Hilfreich und kostengünstig kann die Durchführung einer **Phonokardiographie** sein. Hier finden sich sinusförmige Schwingungen mit einer Frequenz < 200 Hz.
Eine Echokardiographie muss nur selten, z.B. bei unsicherem Auskultationsbefund bei Säuglingen, durchgeführt werden.

13 Erkrankungen des Respirationstrakts

Die normale Atemfrequenz ist altersabhängig. Je jünger das Kind, desto höher ist die Atemfrequenz. Die Kenntnis der normalen Atemfrequenzen erlaubt, pathologische Zustände zu erkennen.

Darüber hinaus können in verschiedenen klinischen Situationen charakteristische Atmungsmuster auffallen, die wertvolle differentialdiagnostische Hinweise liefern. Die normalen Atemfrequenzen in verschiedenen Altersstufen sowie unterschiedliche Typen pathologischer Atmungsmuster sind hier aufgeführt.

Atemfrequenzen und Atmungsmuster

Normale Atemfrequenzen in verschiedenen Altersstufen

- Frühgeborenes: 40–60/min
- Reifgeborenes: 30–50/min
- Klein-, Schulkind: 15–20/min
- Erwachsene: 12-15/min.

Typen pathologischer Atmungsmuster

Obstruktive Atmung: verlängertes Exspirium, Giemen, Pfeifen, Brummen. Vorkommen bei Asthma bronchiale oder obstruktiver Bronchitis.

Restriktive Atmung: erhöhte Frequenz, vermindertes Atemzugvolumen. Vorkommen z.B. bei Lungenfibrose.

Kussmaul-Atmung: erhöhte Frequenz, erhöhtes Atemzugvolumen, intermittierend sehr tiefe Atemzüge. Vorkommen bei metabolischer Azidose, z.B. bei diabetischer Ketoazidose oder bei organischer Azidurie. Bei einer Hyperammonämie kann die Atmung trotz fehlender metabolischer Azidose ähnlich aussehen.

Cheyne-Stokes-Atmung: periodisch zu- und abnehmende Atemzugvolumina, intermittierende Apnoen nach abnehmender Sequenz. Vorkommen bei ZNS-Schäden.

Biot-Atmung: periodische Atmung mit regelmäßigen Apnoen als klinischer Hinweis auf eine Hirnstammschädigung.

Schnappatmung: Atemfrequenz erniedrigt, Atemzugvolumina variabel. Vorkommen bei Schock, Hypoxie, Asphyxie, Sepsis.

Symptome von Atemwegserkrankungen

Häufige Symptome von Atemwegserkrankungen sind Husten und Dyspnoe. Folgende Checklisten bieten erste Hinweise zur differentialdiagnostischen Abklärung.

Checkliste: Differentialdiagnose Husten.

Infektionen Virusinfektionen	Bakterielle Infektionen	Pilzinfektionen
• Atemwegsinfekte • Bronchiolitis • Viruspneumonie • Pseudokrupp • Masernpneumonie	• bakterielle Pneumonie • Sinusitis • Pertussis • Tuberkulose	• Candidapneumonie • Aspergilluspneumonie • Pneumozystispneumonie
Anatomische Ursachen Gefäßfehlbildungen	**Tracheale Fehlbildungen**	**Andere**
• Pulmonalisschlinge • doppelter Aortenbogen • Arteria lusoria	• Trachealstenose • tracheoösophageale Fistel • tracheale Obstruktion	• Larynxstenose • Bronchusstenose • konnatale Zysten
Asthma		
allergisches Asthma	Infektasthma	allergische Aspergillose!
Exogene Ursachen		
Fremdkörper	inhalative Noxen	kalte Luft
Sonstige		
zystische Fibrose	Bronchiektasen	Lungenembolie

Checkliste: Differentialdiagnose Dyspnoe.

Obstruktion	Restriktion	Primär pulmonale Ursachen
• Asthma bronchiale • obstruktive Bronchitis • Bronchiolitis • Pseudokrupp • Epiglottitis • Fremdkörper	• Pneumothorax • Pneumomediastinum • Zwerchfellparese • Pleuraerguss • Atelektasen • Schonatmung: Schmerzen	• Pneumonie • Aspiration • Atemnotsyndrom • allergische Alveolitis • zystische Fibrose • Lungenödem • Lungenfibrose
Kardiale Ursachen	**ZNS-Ursachen**	**Sonstige**
• angeborene Herzvitien • Herzinsuffizienz • Lungenembolie • Schock	• Meningitis • Enzephalitis • neuromuskuläre Erkrankung	• Kohlenmonoxidvergiftung • Methämoglobinämie • schwere Anämie

13.1 Angeborene Fehlbildungen

13.1.1 Choanalatresie

Definition

Knöchernes oder membranöses Septum zwischen Nase und Pharynx.

Epidemiologie

Es handelt sich um die häufigste angeborene Fehlbildung der Nase, die in 80 % der Fälle mit weiteren kongenitalen Fehlbildungen assoziiert ist (z. B. CHARGE-Syndrom: Coloboma, Heart Disease, Atresia Choanae, Retarded Growth or Development, Genital Anomalies, Ear Anomalies).

Klinik

Einseitige Choanalatresie: Sie führt zu Atembehinderung, schleimig-eitrigen Absonderungen und Trinkproblemen.

Beidseitige Choanalatresie: Bereits in der Neugeborenenperiode kommt es, vor allem bei Anstrengung und beim Trinken, zu einer gefährlichen Ateminsuffizienz mit Einziehungen, Stridor und Zyanose. Die Folgen sind rezidivierende Aspirationspneumonien und eine Gedeihstörung.

Diagnostik

Beim Versuch der Nasensondierung lässt sich die Sonde nach fünf Zentimetern nicht weiter vorschieben. Das membranöse Septum zeigt sich bei der Nasenendoskopie.

Therapie

Bei beidseitiger Choanalatresie sind die ersten **Sofortmaßnahmen** das Offenhalten des Mundes, das Einlegen eines Güdel-Tubus und die nachfolgende Intubation. Bei der **operativen Korrektur** wird das Septum perforiert und Kunststoffröhrchen werden zum Offenhalten der neu geschaffenen Öffnungen eingelegt. Häufig sind nach

Entfernung der Röhrchen wiederholte Bougierungen über Monate erforderlich, um einen Wiederverschluss der Choanen zu verhindern.

Merke!
Die Choanalatresie ist die häufigste angeborene Fehlbildung der Nase.

13.1.2 Pierre-Robin-Sequenz

Definition

Autosomal-rezessiv vererbtes Fehlbildungssyndrom mit dem klinischen Leitsymptom der Mikroretrogenie, das zu Fütterungsschwierigkeiten und akuter respiratorischer Insuffizienz bei Neugeborenen führen kann.

Klinik

Es bestehen charakteristischerweise eine **mandibuläre Retrognathie** sowie ein hoher Gaumen oder eine mediane **Gaumenspalte.** Das Zurücksinken der Zunge **(Glossoptose)** kann bereits beim Neugeborenen zu inspiratorischem Stridor, Zyanose und respiratorischer Insuffizienz führen. Häufig besteht eine Trinkschwäche. Begleitende Fehlbildungen, insbesondere kongenitale Herzvitien, treten häufig auf.

Therapie

Bei vitaler Gefährdung durch die Glossoptose muss die Zunge instrumentell vorgezogen werden. In diesen Fällen wird eine Tracheostomie durchgeführt. Durch die Anpassung einer Gaumen- bzw. Trinkplatte wird das Unterkieferwachstum gefördert.

Prognose

Eine chronische Hypoxie und Hyperkapnie kann zu Cor pulmonale führen. Die Mortalitätsrate ist mit 20 % hoch und durch die begleitenden Herzfehler mitbedingt.

13.1.3 Kongenitale Laryngo- oder Tracheomalazie

Definition

Relativ häufige Ursache eines konnatalen Stridors durch angeborene Instabilität der Epiglottis, der Larynxwände oder der Trachealwand.

Epidemiologie

Es handelt sich um die häufigste angeborene Larynxfehlbildung. Jungen sind doppelt so häufig betroffen wie Mädchen.

Pathogenese

Die Laryngo- oder Tracheomalazie entsteht durch geringen oder verzögerten Kalziumeinbau in das Larynxskelett.

Klinik

Unmittelbar oder wenige Tage nach der Geburt kommt es zu einem **lageabhängigen inspiratorischen Stridor,** der sich in Bauchlage bessert. Ein „juchzendes" oder schnarchendes Atemgeräusch mit jugulären, interkostalen und subkostalen Einziehungen ist charakteristisch.

Bei Infekten kommt es durch eine zusätzlich auftretende Schleimhautschwellung zur Verschlechterung der Symptomatik. Eine ausgeprägte Symptomatik bzw. ein bedrohlicher Verlauf und eine Progression der Symptome sprechen gegen die Diagnose einer Laryngomalazie.

Differentialdiagnose

- Hämangiome
- Lymphangiome
- Anomalien mediastinaler Gefäße
- Konnatale Struma
- Geburtraumatische Rekurrensparese.

Diagnostik

Die Diagnose kann mittels indirekter Laryngoskopie und/oder Bronchoskopie gesichert werden.

Therapie

In der Regel ist eine Behandlung nicht erforderlich. Im Rahmen von Infekten kann eine abschwellende Inhalationstherapie hilfreich sein.

Prognose

In den meisten Fällen kommt es bis zum Ende des ersten Lebensjahrs zu einer Knorpelstabilisierung und damit zu einem Sistieren der Symptomatik.

Merke!
Bei Laryngomalazie besteht ein postnataler Stridor, der sich in Bauchlage bessert. Ein bedrohlicher klinischer Verlauf und eine Progression der Symptome sprechen gegen die Diagnose.

13.1.4 Angeborene Tracheal- und Bronchusstenosen

Definition

Sie werden in der Regel durch eine Gefäßfehlbildung, die durch Druck von außen zu einer sekundären Verengung von Trachea oder Bronchus führt, verursacht. Das klinische Leitsymptom ist ein inspiratorischer Stridor.

Ätiologie

Häufig liegen Gefäßfehlbildungen wie ein doppelter Aortenbogen, ein Fehlabgang des Truncus brachiocephalicus oder eine Pulmonalisschlinge vor.

Klinik

Es besteht ein oft ausgeprägter inspiratorischer Stridor. Bei Infekten kommt es durch eine zusätzlich auftretende Schleimhautschwellung zu einer u.U. bedrohlichen Verschlechterung der Symptomatik mit Zyanose. Die Dyspnoe verursacht Trinkprobleme, die sekundär zu einer Gedeihstörung führen können.

Diagnostik

- **Röntgen:** Kontrastmittelfüllung des Ösophagus und Darstellung der Impression
- **Kernspintomographie** mit Angiographie
- **Bronchoskopie:** pulsierende Einengung von Trachea oder Bronchus.

Checkliste: Differentialdiagnose Stridor.	
Neugeborene und Säuglinge	**Kleinkinder und Schulkinder**
• weiche Epiglottis • Trachealstenose durch Gefäßanomalie • Pulmonalisschlinge • doppelter Aortenbogen • Broncho- oder Tracheomalazie • Mikroretrogenie (Pierre-Robin-Sequenz) • laryngealer Fremdkörper • Hämangiome, Lymphangiome • konnatale Struma • geburtstraumatische Rekurrensparese	• Pseudokrupp • Epiglottitis • Fremdkörperaspiration • akutes Asthma bronchiale • allergisch bedingtes Schleimhautödem • Bronchitis • Retropharyngeal-, Peritonsillarabszess

13.1.5 Kongenitales lobäres Emphysem

Definition

Das kongenitale lobäre Emphysem ist durch eine Überblähung eines oder mehrerer Lungenlappen charakterisiert.

Pathogenese

Ein kongenitales Emphysem kann durch eine Störung im Aufbau der Bronchialwand (z.B. Fehlen des bronchialen Knorpels) sowie durch intraluminale (Sekret, Schleimhautfalten) oder extraluminale Bronchusobstruktionen (aberrierende Gefäße) entstehen.

Klinik

Meistens ist der linke Oberlappen betroffen, seltener der rechte Ober- und Mittellappen. Eine **Dyspnoe** tritt bereits im frühen Säuglingsalter auf. Bei Infekten kommt es durch eine zusätzlich auftretende Schleimhautschwellung zu einer u.U. bedrohlichen Verschlechterung der Symptomatik mit Zyanose.

Therapie

In ausgeprägten Fällen ist eine Lobektomie erforderlich.

13.2 Erkrankungen von Nase, Ohren und Rachen

13.2.1 Epistaxis

Definition

Vorübergehende Blutung durch Gefäßalteration im Bereich der Nasenschleimhaut.

Ätiologie

Traumatische Ereignisse, Nasopharynxtumoren, Fremdkörper, eine akute oder chronische Rhinitis, Adenoide, schwere Hustenattacken (Pseudokrupp, Pertussis), fieberhafte Infektionen, sowie verschiedenste Erkrankungen, die mit einer hämorrhagischen Diathese einhergehen, können zu Nasenbluten führen.

Klinik

Die Blutung aus der Nase nennt man Epistaxis.

Therapie

In der Regel ist keine Behandlung erforderlich. Bei starken Blutungen wird die Nase am sitzenden Patienten,

u.U. unter Anwendung lokal wirksamer Hämostyptika, tamponiert.

13.2.2 Akute Rhinopharyngitis

Definition

Infektion der oberen Luftwege durch Viren oder Bakterien.

Ätiologie

Meist handelt es sich um primär virale Infektionen, die eine Tendenz zur sekundären bakteriellen Superinfektion aufweisen.

Pathologie

Es bestehen ein Ödem und eine Vasodilatation der Submukosa mit veränderter Schleimproduktion.

Klinik

Irritabilität, allgemeine Mattigkeit, Müdigkeit, Appetitlosigkeit sind die unspezifischen Allgemeinsymptome. Rhinitis, Husten, Heiserkeit sind Folge der lokalen Entzündungsreaktion. Muskelschmerzen, Übelkeit und Erbrechen können begleitend bestehen. Bei der Racheninspektion sieht man eine Rötung und Granulierung der Rachenhinterwand.

Komplikationen

Bei chronischer Tubenminderbelüftung kann es zu rezidivierenden Otitiden kommen. Bei bakterieller Superinfektion können Sinusitis, Mastoiditis, ein Peritonsillarabszess oder eine Periorbitalphlegmone entstehen. Bei Kindern mit Asthma bronchiale oder bei Patienten mit vorgeschädigter Lunge (z.B. ehemalige Frühgeborene mit BPD oder Patienten mit zystischer Fibrose) kann eine banale Virusinfektion zu einer erheblichen Verschlechterung der respiratorischen Symptomatik führen.

Diagnose

- **Blutbild:** wenig ausgeprägte Leukozytose, relative Lymphozytose
- **C-reaktives Protein** bei alleiniger Virusinfektion meist nicht oder kaum erhöht, häufig sekundärer Anstieg bei bakterieller Superinfektion
- **Virusserologie** (meist nicht erforderlich)
- **Bakteriologischer Rachenabstrich.**

Therapie

Die Behandlung ist symptomatisch. Antibiotika sind nur bei bakterieller Superinfektion sinnvoll.

13.2.3 „Banaler" Infekt der oberen Luftwege

Definition

Atemwegsinfekt, der durch eine Vielzahl von Viren verursacht werden kann, Nase, Rachen, Kehlkopf und Bronchien befällt und umso häufiger auftritt, je jünger das Kind und je stärker die Exposition ist.

Epidemiologie

Bei Kleinkindern können solche Infektionen etwa sechs- bis achtmal jährlich auftreten. Die Mütter werden hierdurch zur Verzweiflung getrieben! Expositionsfaktoren, die die Häufigkeit zunehmen lassen, sind Winter, Kindergarten, Schule und Geschwister. Mit zunehmendem Alter nimmt die Infektionsfrequenz ab.

Ätiologie

Influenzavirus, Parainfluenzavirus, RS-Virus, Rhinovirus, Adenovirus sind die typischen Erreger banaler Infekte der oberen Luftwege.

Klinik

Es kommt zu Fieber, Schnupfen, Husten und Heiserkeit. Die Infektionen hinterlassen in der Regel eine nur kurze Immunität. Hierdurch erklären sich die häufigen Rezidive.

Therapie

Die Therapie beinhaltet ausschließlich symptomatische Maßnahmen. Das Fieber kann mit Wadenwickeln, Paracetamol oder Ibuprofen gesenkt werden (medikamentöse Intervention z.B. ab 38,5°C in maximal sechsstündlichen Abständen). Die Nasenatmung wird durch NaCl-Nasentropfen oder in schweren Fällen durch abschwellende Nasentropfen erleichtert. Bei zähem Sekret kann bei hoher Flüssigkeitszufuhr eine Sekretolyse mit N-Azetylzystein durchgeführt werden. Inhalationen mit physiologischer Kochsalzlösung sind häufig hilfreich. Antibiotika werden nur bei bakterieller Superinfektion verabreicht.

Merke!

Ein Kleinkind, das sechs bis achtmal jährlich an einem unkomplizierten Virusinfekt der oberen Luftwege erkrankt, hat mit hoher Wahrscheinlichkeit keinen Immundefekt! Hier kommt es vor allem darauf an, die Eltern zu beruhigen.

13.2.4 Retropharyngealer Abszess

Definition

Akutes Krankheitsbild, das nur bei Säuglingen und Kleinkindern vorkommt und mit einer abszedierenden Lymphadenitis der retropharyngealen Lymphknoten einhergeht.

Ätiologie

Staphylokokken oder Streptokokken sind die häufigsten Erreger.

Klinik

Es kommt, häufig im Anschluss an eine Rhinopharyngitis, zu einer plötzlich auftretenden klinischen Verschlechterung mit hohem Fieber, Halsschmerzen, Schluckstörung und Speichelfluss. Die Atmung ist behindert und klingt rasselnd oder schnorchelnd. Auffallend ist eine steife Kopfhaltung. Bei der Inspektion sieht man eine Schwellung und seitliche Vorwölbung der Rachenhinterwand, die bei Palpation fluktuiert. Im weiteren Verlauf kann sich der Abszess in das Mediastinum absenken.

Diagnostik

- Neutrophile Leukozytose, C-reaktives Protein erhöht
- **Kernspintomographie oder CT:** Nachweis der retropharyngealen Raumforderung

Differentialdiagnose

- Pseudokrupp
- Meningitis (überstreckter Kopf)
- Tuberkulose
- Prävertebrale Tumoren.

Therapie

Die kausale Therapie besteht in einer Abszessinzision und Drainage. Zusätzlich sollte mit einem staphylokokkenwirksamen Antibiotikum behandelt werden.

13.2.5 Sinusitis

Definition

Akute oder chronische Entzündung der Nasennebenhöhlen.

Einteilung

- Einfache akute Sinusitis
- Akute eitrige Sinusitis
- Sinubronchitis: Nebenhöhlenverschattung und vermehrte peribronchiale Zeichnung bzw. Hilusreaktion
- Chronische Sinusitis: chronisch-rezidivierende Form im Rahmen rezidivierender Infekte oder echte chronische Sinusitis als Folge einer anderen Grunderkrankung.

Pathogenese

Sinus maxillares, Sinus ethmoidales und Sinus sphenoidalis sind schon bei Geburt angelegt. Die Ausbildung des Sinus frontalis beginnt am Ende des ersten Lebensjahrs. In Abhängigkeit von der Pneumatisation der verschiedenen Nasennebenhöhlen besteht eine unterschiedliche Altersdisposition für die Sinusitiden: Siebbeinentzündungen treten schon im Säuglingsalter, Kieferhöhlenentzündungen ab dem dritten Lebensjahr und Stirnhöhlenentzündungen ab dem achten Lebensjahr auf.

Ätiologie

Meist kommt es im Rahmen eines katarrhalischen Atemwegsinfekts zu einer bakteriellen Infektion mit Streptokokken, Staphylokokken oder Anaerobiern.

Klinik

Einfache akute Sinusitis: Sie geht mit Fieber, eitrigem Schnupfen, einer Schleimstraße an der Rachenhinterwand, Husten und Kopfschmerzen einher.
Akute eitrige Sinusitis: Die Aszension der Infektion von den Sinus führt zu Wangenschwellung, Nasenrückenschwellung, Periorbitalödem und septischen Temperaturen.
Akute eitrige Siebbeinentzündung des Säuglings: Rötung und Schwellung des inneren Lidwinkels (DD: Dakryozystitis, Orbitalphlegmone, Oberkieferosteomyelitis).
Echte chronische Sinusitis: Sie tritt meist infolge einer anderen Grunderkrankung (Allergie, Immundefekt, zystische Fibrose, primäre Ziliendyskinesie) auf.

Komplikationen

- Periorbitalabszess
- Subdurales Empyem
- Hirnabszess
- Sinusvenenthrombose
- Osteomyelitis.

Diagnostik

- **Sonographie** der Nasennebenhöhlen
- **Röntgen** der Nasennebenhöhlen
- **Computertomographie oder Kernspintomographie**

Therapie

Bei einer einfachen akuten Sinusitis genügen abschwellende Nasentropfen, Inhalationen und eine lokale Wärmeanwendung (Rotlicht).
Die akute eitrige Sinusitis muss intravenös antibiotisch behandelt werden. Je nach Lokalbefund sind außerdem eine Kieferhöhlendrainage und -spülung erforderlich.

13.2.6 Erkrankungen der Rachenmandel

Definition

Chronisch-rezidivierende Entzündungen des Organs führen zu einer Hyperplasie der Rachenmandel, die eine Behinderung der Nasenatmung und hierdurch sekundär weitere rezidivierende Infekte hervorruft.

Physiologie

Im Volksmund spricht man von „Polypen". Sie liegen an der oberen Epipharynxbegrenzung und sind als lymphatisches Organ bei der Infektionsabwehr beteiligt. Im späteren Kindesalter erfolgt eine physiologische Rückbildung.

Klinik

Angina retronasalis: Es handelt sich um eine akute Entzündung der Rachenmandel, die zu Mundatmung, nasaler Sprache, einer Schleimstraße an der Rachenhinter-

wand und schmerzhafter Nackenlymphknotenvergrößerung führt.
Rachenmandelhyperplasie, Adenoide: Sie entstehen als Folge wiederholter Entzündungen. Begleitend besteht häufig auch eine Hyperplasie der Gaumenmandeln. Die Nasenatmung ist behindert, es besteht ein Dauerschnupfen und es kommt zu rezidivierenden Otitiden und Bronchitiden. Nächtliches Schnarchen und eine näselnde Sprache sind charakteristisch.
Facies adenoidea: Patienten mit länger persistierenden Adenoiden weisen einen charakteristischen Gesichtsausdruck auf. Der Mund ist meistens geöffnet, die mimische Muskulatur hypoton. Durch nächtliche Schlafstörungen und rezidivierende Infekte kommt es zu Allgemeinerscheinungen wie Konzentrationsschwäche, Ermüdbarkeit und Appetitlosigkeit. Häufig wird von einem schulischen Leistungsknick berichtet.

Therapie

Die Adenotomie, die operative Entfernung des Rachenmandelpolsters, ist bei relevanten klinischen Sekundärsymptomen indiziert.

> **Merke!**
> Indikationen zur Adenotomie sind:
> - Behinderung der Nasenatmung
> - rezidivierende u./o. chronische Entzündungen der Rachenmandel
> - rezidivierende oder chronische Otitiden, Rhinitiden, Sinusitiden und Bronchitiden bei Rachenmandelhyperplasie
> - obstruktive Schlafapnoen.

13.2.7 Obstruktive Schlafapnoen (OSA)

Definition

Prolongierte partielle und intermittierend komplette nächtliche Obstruktion der oberen Atemwege, die zu Schlafunterbrechungen und zu pathologischem Atemmuster führt.

Epidemiologie

Habituelles Schnarchen tritt bei etwa 10 % aller Kinder auf. Die Häufigkeit gravierender OSA im Kindesalter wird auf 1 % geschätzt.

Ätiologie und Pathogenese

Die häufigste Ursache der OSA im Kindesalter ist die adenotonsilläre Hyperplasie (☞ Abb. 13.1).

Klinik

Das klinische Spektrum umfasst **habituelles Schnarchen,** die **obstruktive Hypoventilation** und die **obstruktive Schlafapnoe.**
Die klinischen Symptome sind bevorzugte Mundatmung, unruhiger Schlaf, häufiges Aufwachen. Die rezidivierenden Schlafstörungen führen zu Müdigkeit während des Tages, Leistungsabfall in der Schule und zu Verhaltensauffälligkeiten. In schweren Fällen führt die chronische Hypoxämie zu Gedeihstörung, Entwicklungsretardierung, Rechtsherzinsuffizienz oder Kreislaufstillstand.

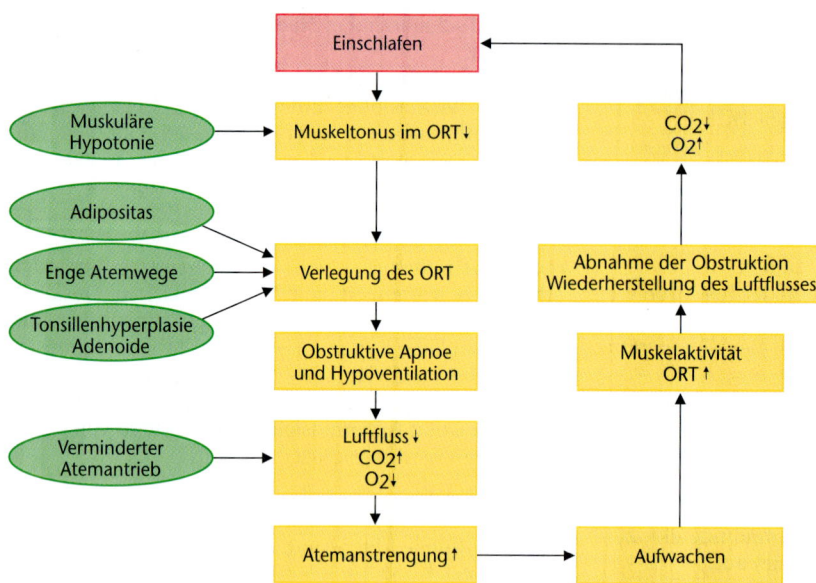

Abb. 13.1: Ursachen, Entstehungsweise und Ablauf der OSA. ORT: Oberer Respirationstrakt

Diagnostik

Die Diagnose wird in den meisten Fällen verzögert gestellt.
Die Durchführung einer Polysomnographie mit nächtlicher Aufzeichnung von EKG, EEG, Atemexkursionen, Sauerstoffsättigung und pCO_2 sichert die Diagnose.

Therapie

Die kombinierte Adeno- und Tonsillektomie beseitigt die häufigste Ursache der OSA. Bei symptomatischen Formen im Rahmen schwerwiegender Grunderkrankungen (z.B. Trisomie 21, neuromuskuläre Erkrankungen) bedarf es eines umfassenden Therapiekonzepts.

Merke!

Obstruktive Schlafapnoen sind im Kindesalter häufig, sie sind nicht immer leicht zu diagnostizieren und können zu sehr ernsten Komplikationen führen!

13.2.8 Angina tonsillaris

Definition

Bakterielle oder virale Entzündung der Gaumenmandeln, wobei der eitrigen, durch β-hämolysierende Streptokokken der Gruppe A verursachten Angina tonsillaris wegen der Notwendigkeit einer antibiotischen Therapie bei Vorkommen ernster Sekundärerkrankungen eine besondere Bedeutung zukommt.

Klinik

Tonsillitis catarrhalis: meist viral bedingte Rötung und Schwellung der Tonsillen in Kombination mit einer Pharyngitis. Stippchen fehlen!
Eitrige Angina tonsillaris: meist durch β-hämolysierende Streptokokken der Gruppe A verursachte Rötung und Schwellung der Tonsillen mit Stippchen und eitrigen Belägen. Begleitend bestehen hohes Fieber und eine zervikale Lymphknotenschwellung. Erbrechen und Bauchschmerzen sind häufig. Eine wichtige Differential-

diagnose ist die infektiöse Mononukleose! Folgekrankheiten bei nicht behandelter Angina sind Nephritis, rheumatisches Fieber, Peritonsillarabszess und Sepsis.
Angina ulceromembranosa (Plaut-Vincent): Sie kommt seltener vor und dann eher bei älteren Kindern. Typisch ist die einseitige Ulkusbildung einer Tonsille, die Schluckbeschwerden verursacht. Es besteht ein unangenehmer foetor ex ore. Eine antibiotische Therapie ist erforderlich, da diese Form der Angina bakteriell bedingt ist (*Fusobacterium Plaut-Vincenti* und *Borrelia Vincenti*).
Seitenstrangangina: Miterkrankung der lymphatischen Seitenstränge bei einer Pharyngitis. Sie tritt bei tonsillektomierten Patienten häufiger auf.
Herpangina: Coxsackie-A-Virus-Infektion mit Bläschen, flachen Ulzera mit dunklem Hof auf der gesamten Mundschleimhaut, v.a. im Bereich der Gaumenbögen.

Komplikationen

Ein **Peritonsillarabszess** ist die häufigste lokale Komplikation der Tonsillitis. Die Symptome sind Schluckbeschwerden, eine Kieferklemme und eine Lymphadenitis colli. Die Behandlung besteht in einer Abszessspaltung und antibiotischen Therapie.
Die **tonsillogene Sepsis** entwickelt sich lymphogen, hämatogen oder über eine phlegmonöse Ausbreitung.

Therapie

Eitrige Angina tonsillaris: In letzter Zeit werden bakteriologische Versagerquoten unter Penicillin von 20–30 % beobachtet. Mangelnde Compliance, insbesondere nach Abklingen der Symptome, ist wohl die wichtigste Ursache. **Penicillin V** 100 000 IE/kg KG/d p.o. über zehn Tage ist dennoch immer noch die Therapie der Wahl. Beschwerdefreiheit ist nach 24–48 Stunden zu erwarten.
Bei Therapieversagen werden Cephalosporine, Amoxicillin plus Clavulansäure oder Makrolide eingesetzt. Eine fünftägige Therapie mit einem Cephalosporin oder Amoxicillin plus Clavulansäure ist genauso erfolgreich wie eine zehntägige Therapie mit Penicillin V!

Virale Tonsillitiden: Hier sind nur symptomatische Maßnahmen wie Mundspülungen, Pinselungen und eine Antipyrese sinnvoll.

Merke!
Die Indikation zur Tonsillektomie wird heute sehr viel strenger gestellt als früher. Sie wird nur noch bei Retrotonsillarabszess und mechanischer Atembehinderung bei extremer Tonsillenhyperplasie durchgeführt.

13.2.9 Otitis media acuta

Definition

Meist im Rahmen eines katarrhalischen Virusinfekts als Sekundärinfektion auftretende bakterielle Entzündung des Mittelohrs.

Pathogenese

Die bei Kleinkindern häufig auftretende akute Mittelohrentzündung entsteht meist durch tubogene Infektionen des Mittelohrraumes mit Streptokokken, *Haemophilus influenzae*, Staphylokokken oder Pneumokokken.

Klinik

Leitsymptome sind starke **Ohrenschmerzen, Fieber** sowie eine Rötung und Vorwölbung des Trommelfells. Die Kinder sind extrem unruhig, schlafen nicht, schreien heftig und fassen sich häufig an die Ohrmuschel. Nach Trommelfellperforation kommt es zur eitrigen Otorrhö.

Komplikationen

- Mastoiditis
- Meningitis
- Hirnabszess
- Fazialisparese
- Hörverlust bei chronischem Mittelohrerguss, wodurch eine Sprachentwicklungsstörung entstehen kann.

Diagnostik

Trommelfellbefund: Rötung, Vorwölbung, Lichtreflexverlust. Außerdem besteht ein Tragusdruckschmerz.

Therapie

Die akute Otitis media wird antibiotisch mit Amoxicillin, Makroliden oder Cephalosporinen behandelt. Die Verbesserung der Nasenatmung durch Verabreichung abschwellender Nasentropfen ist besonders wichtig! Eine Sekretolyse kann mit N-Azetylzystein durchgeführt werden. Statt schmerzstillender Ohrentropfen kann bei Bedarf auch Paracetamol verabreicht werden.

13.2.10 Mastoiditis

Definition

Wichtige Komplikation einer Otitis media mit Entzündung von Antrum und Warzenfortsatz.

Pathogenese

Es handelt sich um eine eitrige Einschmelzung der Zellsepten im pneumatisierten Warzenfortsatz. Bei hoher Erregervirulenz, schlechter Abwehrlage oder insuffizienter antibiotischer Behandlung einer Otitis media steigt das Risiko der Entstehung einer Mastoiditis.

Klinik

Ist eine akute Otitis media nach zwei Wochen nicht abgeheilt, ist mit einer Mastoiditis zu rechnen. Typische Symptome sind vermehrte Ohrenschmerzen, Wiederauftreten von Fieber, Druckschmerz und Rötung über dem Warzenfortsatz und bei Vorliegen eines subperiostalen Abszesses ein „abstehendes" Ohr.

Merke!
Ist eine akute Otitis media nach zwei Wochen nicht abgeheilt, ist mit einer Mastoiditis zu rechnen!

Therapie

Die operative Ausräumung des erkrankten Zellsystems ist die Therapie der Wahl. Leichte Formen sprechen meist auf eine antibiotische Therapie an.

13.2.11 Seromukotympanon

Definition

Chronische Otitis exsudativa mit langfristig bestehendem Mittelohrerguss, die zu Schwerhörigkeit führt.

Pathogenese

Durch persistierende Belüftungsstörungen kommt es zur Absonderung eines sterilen Ergusses von gallertartigmuköser Konsistenz in die Paukenhöhle.

Klinik

Am häufigsten wird ein Seromukotympanon bei vier bis acht Jahre alten Kindern beobachtet. Das Leitsymptom ist eine rasch auftretende **Schallleitungsschwerhörigkeit** mit Unaufmerksamkeit und Schulleistungsknick. Subjektiv sind die Patienten beschwerdefrei.

Diagnostik

- Impedanzaudiometrie
- Tympanometrie.

Therapie

Eine Parazentese mit Sekretabsaugung und gleichzeitiger Implantation von Paukenröhrchen führt zu einer sofortigen Verbesserung des Hörvermögens.

13.3 Erkrankungen von Kehlkopf, Trachea und Bronchien

13.3.1 Subglottische Laryngitis (Pseudokrupp)

Definition

Viral bedingte subglottische Entzündung, die zu den Leitsymptomen **bellender Husten** und **inspiratorischer Stridor** führt und sich durch Luftbefeuchtung, rektale Steroide und ggf. eine inhalative Epinephrintherapie effektiv behandeln lässt. Synonym: Stenosierende Laryngotracheitis.

Ätiologie

Es handelt sich um eine meist viral bedingte Infektion der Larynx- und Trachealschleimhaut durch Parainfluenza-, RSV- oder Adenoviren. Die Infektion tritt im Herbst und im Winter gehäuft auf.

Klinik

In der Regel besteht ein leichter Infekt der oberen Luftwege, bei dem es plötzlich zu **bellendem Husten** und **inspiratorischem Stridor** kommt. Dazu kommen Heiserkeit, juguläre, inter- und subkostale Einziehungen und Dyspnoe. In schweren Fällen treten Zyanose, Ruhelosigkeit und Agitiertheit hinzu.

Merke!

Klinische Stadieneinteilung der subglottischen Laryngitis
- **Stadium I:** bellender Husten
- **Stadium II:** Stridor, juguläre und epigastrale Einziehungen
- **Stadium III:** zusätzlich Einziehungen am seitlichen Thorax, Atemnot, Tachykardie, Blässe, Unruhe, Angst
- **Stadium IV:** Stridor, maximale Einziehungen, schwerste Atemnot, Puls klein und schnell, Zyanose, Sopor.

Diagnostik

Auf die Durchführung einer Racheninspektion sollte unbedingt verzichtet werden, da Aufregung die respiratorische Situation verschlechtert!

Therapie

Die Beruhigung des Kindes, am besten durch die Mutter, ist eine der wichtigsten therapeutischen Maßnahmen!
Leichte Form: In diesen Fällen ist eine Luftbefeuchtung (Kaltvernebler) und Sekretverflüssigung ausreichend.
Mittelschwere Form mit inspiratorischem Stridor, aber Eupnoe: Neben der Luftbefeuchtung ist die rektale Verabreichung von Steroiden, z.B. 100 mg Prednison supp., sehr wirksam. Eine Inhalation mit Epinephrin kann erwogen werden.
Schwere Verlaufsform mit Dyspnoe: Sie macht nicht nur die rektale oder intravenöse Verabreichung von Steroiden, sondern auch eine Epinephrininhalation erforderlich. Auf eine ausreichende Sauerstoffzufuhr sollte geachtet werden. Bei ausbleibender Besserung muss die Intubation und maschinelle Beatmung erfolgen. Das ist jedoch selten erforderlich.

13.3.2 Supraglottische Laryngitis (akute Epiglottitis)

Definition

Akutes, schweres Krankheitsbild, das durch *Haemophilus influenzae* Typ b hervorgerufen wird, zu jeder Jahreszeit vorkommt und in erster Linie Kleinkinder zwischen zwei und fünf Jahren betrifft, die aus voller Gesundheit oder nach einem banalen Infekt mit hohem Fieber, kloßiger Sprache und Schluckbeschwerden erkranken.

Epidemiologie

Seit Einführung der Hib-Impfung ist die akute Epiglottitis im klinischen Alltag selten geworden.

Ätiologie

Meist handelt es sich um eine Infektion mit *Haemophilus influenzae* Typ b. Infektionen durch Staphylokokken oder Streptokokken sind selten.

Pathologische Anatomie

Es besteht ein ausgeprägtes supraglottisches Ödem mit leukozytärer Infiltration; die Epiglottis ist stark geschwollen und imponiert als pralle, hochrote Kugel.

Klinik

Die akute Epiglottitis ist ein **dramatisches, akut lebensbedrohliches Krankheitsbild.** Sie tritt in der Regel nach dem zweiten Lebensjahr auf. Es bestehen hohes **Fieber** bis 40 °C, akute **Atemnot** und ein inspiratorischer **Stridor.** Hinzu kommen starke **Halsschmerzen,** eine Schluckstörung, die zu **Speichelfluss** führt und eine charakteristische kloßige Sprache (**„hot potato voice"**). Das Kind nimmt bevorzugt eine sitzende Position mit nach hinten gebeugtem Kopf ein. Meistens besteht eine deutliche zervikale Lymphadenopathie. Bei schwerer Erkrankung kann es zu zunehmender Apathie und Eintrübung kommen.

Merke!

Bei der akuten Epiglottitis handelt es sich um einen pädiatrischen Notfall!

Diagnostik

- Auf **keinen Fall** darf eine **Racheninspektion** durchgeführt werden, da die Gefahr des reflektorischen Atemstillstands besteht! Alle invasiven diagnostischen Maßnahmen werden erst nach der Intubation in Narkose durchgeführt, da die damit einhergehende Aufregung lebensbedrohlich ist!
- Ausgeprägte Leukozytose, 10 000–40 000/µl, Linksverschiebung, Erhöhung des C-reaktiven Proteins als Zeichen der bakteriellen Infektion
- **Blutkulturen:** Nachweis von *Haemophilus influenzae* Typ b
- **Liquorpunktion:** Falls ein klinischer Hinweis auf Meningitis besteht.

Merke!

Sämtliche invasiven Maßnahmen werden erst nach Narkosebeginn durchgeführt, um eine akute respiratorische Verschlechterung zu vermeiden!

Komplikationen

- Akute obstruktive Ateminsuffizienz und Hypoxie
- Zervikale Lymphadenitis
- Meningitis
- Septische Arthritis
- Septischer Schock.

Therapie

- **Respiration:** Die Intubation erfolgt nach Maskennarkose mit Halothan mit einem Tubus, dessen Größe eine Nummer unter der altersgemäßen Durchschnittsgröße liegt (sehr schwierige Intubation wegen der Epiglottisschwellung!). Falls eine Intubation nicht möglich ist, muss eine Tracheotomie erfolgen. Nach erfolgreicher Intubation wird Sauerstoff verabreicht, eine maschinelle Beatmung ist in der Regel nicht notwendig, da das Freihalten der Atemwege durch den Tubus ausreichend ist. Entscheidend sind die Sedierung und gute Fixierung des Kindes, da der Tubus lebensnotwendig ist!
- **Antibiotikatherapie:** Zunächst wird mit Cefotaxim i.v. behandelt, nach Resistenztestung ist u.U. eine Therapiefortsetzung mit Ampicillin möglich. Die Therapiedauer sollte mindestens zehn Tage betragen.

Prävention

Die Hib-Impfung ist die beste Präventionsmaßnahme zur Verhinderung der akuten Epiglottitis. Eine Umgebungsprophylaxe mit Rifampicin sollte bei allen Kontaktpersonen durchgeführt werden.

Merke!
Bei Verdacht auf supraglottische Laryngitis darf auf keinen Fall eine Racheninspektion durchgeführt werden! Sie kann zum reflektorischen Atemstillstand führen und ist lebensbedrohlich!

Checkliste: Differentialdiagnose des Krupp-Syndroms.		
	Pseudokrupp	**Epiglottitis**
Alter	1–3 Jahre	2–6 Jahre
Ätiologie	Virus	*Haemophilus influenzae* Typ b
Häufigkeit	häufig	weniger häufig
Fieber	mäßig	sehr hoch
Stimme	heiser	kloßig
Husten	bellend	selten
Dysphagie	fehlt	häufig
Verlauf	subakut	hochakut
Leukozyten	normal	stark erhöht

13.3.3 Fremdkörperaspiration

Definition
Die Aspiration fester Partikel, die im Säuglings- und Kleinkindalter häufig vorkommt, kann zu einem Ventilmechanismus mit einseitiger Lungenüberblähung und Mediastinalverlagerung führen.

Ätiologie und Pathogenese
Die Aspiration von flüssiger oder breiiger Nahrung, Nusspartikeln, Münzen, Nägeln, Perlen, Fruchtpartikeln u.Ä. führt zu einer Obstruktion der Atemwege. Am häu-

figsten liegt der Fremdkörper im rechten Hauptbronchus. Bei Bronchusverlegung entsteht eine Ventilstenose, bei der während der Inspiration Luft in die tiefer gelegenen Lungenabschnitte gelangt und bei Exspiration nicht mehr entweichen kann. Dadurch kommt es zu einer Mediastinalverlagerung zur Gegenseite.

Klinik
Unmittelbar nach dem Aspirationsereignis kommt es zu einer heftigen **Hustenattacke.** Es folgen weitere pertussiforme Hustenanfälle. Anschließend ist das Kind nicht selten asymptomatisch! Ein in- oder exspiratorischer **Stridor** besteht in weniger als einem Drittel der Fälle. Bei der Untersuchung findet sich bei etwa 50 % der Patienten auf der betroffenen Seite ein **abgeschwächtes Atemgeräusch** bei hypersonorem Klopfschall. Seltener sind ein verlängertes Exspirium, Giemen, Brummen oder grobblasige Rasselgeräusche auskultierbar.

Merke!
Ein unauffälliger körperlicher Untersuchungsbefund schließt bei typischer Anamnese eine Fremdkörperaspiration nicht aus!

Diagnostik
Röntgen-Thorax: Lungenüberblähung der betroffenen Seite mit Mediastinalverlagerung zur gesunden Seite (☞ Abb. 13.2). Bei länger zurückliegender Fremdkörperaspiration kann eine entzündliche Infiltration nachweisbar sein. In 10 % der Fälle ist das Röntgenbild trotz endoskopisch gesicherter Aspiration unauffällig!

Differentialdiagnose
- Obstruktive Bronchitis
- Pseudokrupp
- Asthma bronchiale.

Therapie
Die Behandlung besteht in einer bronchoskopischen **Fremdkörperentfernung.** Eine perioperative **Antibiotikatherapie,** z.B. mit Cefuroxim (staphylokkenwirksam), ist sinnvoll, da der Fremdkörper meistens zu einer lokalen Entzündungsreaktion führt und im Rahmen der Bronchoskopie Keime verschleppt werden können.

Kasuistik
A: Der knapp zwei Jahre alte Philipp wird in der Notfallambulanz vorgestellt. Die Mutter berichtet, dass er vor zwei Tagen in einem unbeobachteten Moment eine Erdnuss gegessen und währenddessen plötzlich begonnen habe, zu schreien. Im Anschluss daran sei es zu einer heftigen, 15 Minuten anhaltenden Hustenattacke gekommen. Seit gestern beobachten die Eltern bei Anstrengung pfeifende Atemgeräusche sowie Einziehungen im Bereich des Jugulums.
K: Bei der Untersuchung befindet sich Philipp in reduziertem Allgemeinzustand. Die Temperatur beträgt 39,4 °C. Es besteht eine deutliche Ruhedyspnoe mit interkostalen und jugulären Einziehungen. Das Atemgeräusch ist über der gesamten linken Lunge stark abgeschwächt, über der rechten Lunge ist es

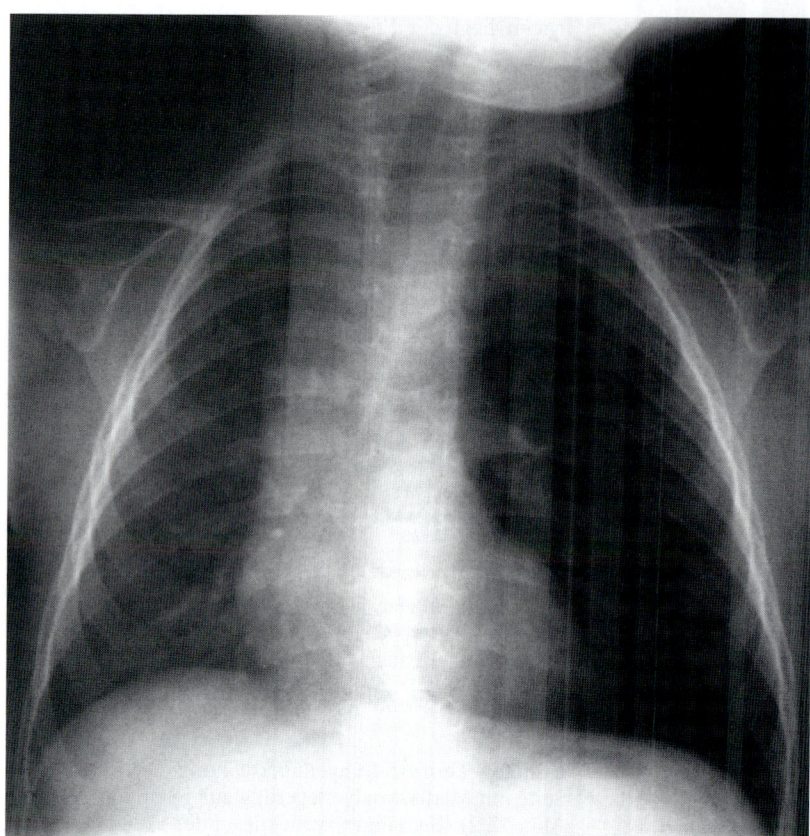

Abb. 13.2: Fremdkörperaspiration. Röntgen-Thorax nach Aspiration einer Mandel (linker Hauptbronchus). Die linke Lunge ist deutlich überbläht, das Mediastinum ist zur rechten Seite verlagert.

normal. Die transkutan gemessene Sauerstoffsättigung liegt bei 92 %.

D: Die Röntgenaufnahme des Thorax zeigt eine deutliche Überblähung mit vermehrter Transparenz links sowie eine Mediastinalverlagerung nach rechts. Außerdem sind deutliche Infiltrate im Bereich des linken Hilus nachweisbar. Die Laboruntersuchung ergibt eine Leukozytose (27 200/µl) sowie eine Erhöhung des CrPs (5,3 mg/dl).

Dg: Es handelt sich um eine Fremdkörperaspiration mit konsekutiver Tracheobronchitis links.

T: Zwei Stunden nach stationärer Aufnahme wird eine bronchoskopische Fremdkörperentfernung (multiple Nusspartikel im linken Hauptbronchus) in Allgemeinnarkose durchgeführt. Wegen der ausgeprägten begleitenden Tracheobronchitis erhält Philipp Cefuroxim i.v.. Darüber hinaus werden postinterventionell Inhalationen mit NaCl 0,9 % durchgeführt.

V: Philipp wird drei Tage später in bestem Allgemeinzustand nach Hause entlassen. Die antibiotische Therapie ist für weitere 7 Tage p.o. durchzuführen.

13.3.4 Akute Bronchitis

Definition

Durch Viren ausgelöste, meist selbstlimitierende Erkrankung mit dem Hauptsymptom Husten.

Ätiologie

Influenza-, Parainfluenza-, Adeno- und RS-Viren sowie *Mycoplasma pneumoniae* können eine Bronchitis auslösen.

Klinik

Fieber oder subfebrile Temperaturen gehen mit allgemeinem Krankheitsgefühl einher. Der Husten ist zunächst trocken, später zunehmend produktiv.

Therapie

Die Behandlung beinhaltet symptomatische Maßnahmen wie eine Antipyrese, ausreichende Flüssigkeitszufuhr, Verabreichung von Sekretolytika (Azetylzystein) und Inhalationen mit physiologischer Kochsalzlösung. Antibiotika werden nur bei bakterieller Superinfektion (eitrige Sekrete) eingesetzt.

13.3.5 Obstruktive Bronchitis und Bronchiolitis

Definitionen

Obstruktive Bronchitis und Bronchiolitis sind obstruktive Erkrankungen des Respirationstrakts mit Schleimhautödem und vermehrter Sekretproduktion durch Virusinfektionen. „Spastische" Bronchitis und asthmoide Bronchitis sind Synonyma.

Die **akute obstruktive Bronchitis** ist definiert als eine Affektion der mittleren und größeren Bronchien.

Die **akute Bronchiolitis** ist definiert als eine Affektion der kleinen Bronchien und Bronchiolen.

Epidemiologie

Die akute Bronchitis/Bronchiolitis ist eine der häufigsten Erkrankungen im Säuglings- und frühen Kindesalter. Etwa 1–2 % der Patienten bedarf einer stationären Behandlung.

Ätiologie

RSV- (85 %), Adeno-, Influenza-, Parainfluenza- oder Rhinoviren können die obstruktive Bronchitis oder die Bronchiolitis verursachen.

Pathogenese

Durch eine Virusinfektion mit Replikation des infektiösen Agens in der Tracheobronchialschleimhaut kommt es zu einer Nekrose des Epithels. Die Proliferation nicht zilientragender Zellen führt zu einer Beeinträchtigung der Clearance der Mukosa. Die vermehrte Schleimproduktion verursacht eine Verlegung des Bronchiallumens, die Infiltration der Mukosa und entzündliche Ödembildung eine Schleimhautschwellung mit Verkleinerung des Bronchiallumens.

Klinik

Akute obstruktive Bronchitis: Betroffen sind Säuglinge und Kinder jeder Altersgruppe. Die Atmung ist beschleunigt und erschwert **(Tachydyspnoe),** es zeigen sich juguläre, inter- und subkostale **Einziehungen.** Das **Exspirium** ist typischerweise **verlängert,** auskultatorisch bestehen exspiratorisches Giemen, Pfeifen und Brummen sowie trockene Rasselgeräusche.
Akute Bronchiolitis: Säuglinge im dritten bis vierten Lebensmonat sind bevorzugt betroffen. Die Atemfrequenz ist beschleunigt und erschwert **(Tachydyspnoe),** es zei-

gen sich juguläre, inter- und subkostale **Einziehungen.** Das **Atemgeräusch** ist oft **abgeschwächt,** und es lassen sich feuchte Rasselgeräusche auskultieren. Giemen und trockene Rasselgeräusche fehlen. Bei zugrunde liegender RSV-Infektion können in 10–20 % der Fälle zentrale Apnoen auftreten.

Diagnostik

- Klinische Untersuchung und Beobachtung des Atemmusters
- Atemfrequenzbestimmung und Auskultation
- Messung der Sauerstoffsättigung mittels Pulsoximetrie
- **Röntgen-Thorax:** Überblähung, streifige Zeichnungsvermehrung, Mikroatelektasen (☞ Abb. 13.3)
- **Labor:** meist uncharakteristische Veränderungen
- **Virusnachweis:** RSV- und Adenovirus-Antigen im Rachenspülwasser
- **Schweißtest:** bei schwerer oder rezidivierender Obstruktion zum Ausschluss einer zystischen Fibrose.

Checkliste: Differentialdiagnose der akuten Bronchusobstruktion.	
Pulmonal	**Andere**
• Asthma bronchiale • Pneumonie • zystische Fibrose • tracheobronchiale Fehlbildungen • Fremdkörperaspiration	• kongenitale Herzvitien mit pulmonaler Hypertonie • Septikämie • schwere metabolische Azidose

Therapie

Adjuvante Maßnahmen: Die Sauerstoffzufuhr über eine Nasenbrille, eine ausreichende Flüssigkeitssubstitution,

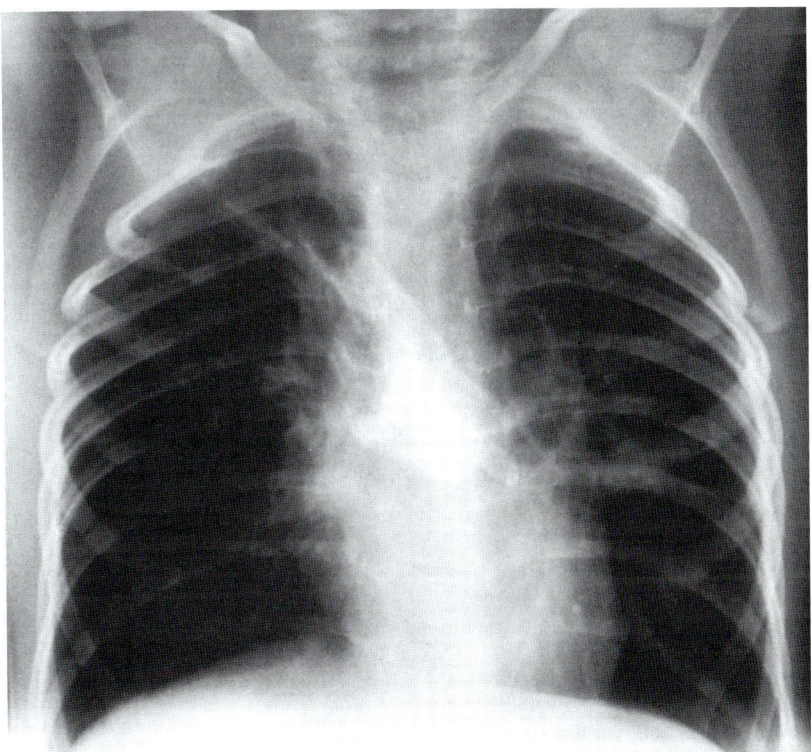

Abb. 13.3: Obstruktive Bronchitis. Deutliche Überblähung mit vermehrter Transparenz beider Lungenfelder, tief stehende Zwerchfelle, streifige Infiltrate perihilär links.

abschwellende Nasentropfen und Physiotherapie haben bei den obstruktiven Lungenerkrankungen einen besonderen Stellenwert.

Bronchodilatatoren: Die Wirksamkeit von β-Sympathomimetika und Parasympatholytika bei der obstruktiven Bronchitis/Bronchiolitis ist umstritten. Die topische Applikation eines kurz wirksamen β-Mimetikums wird derzeit jedoch empfohlen. Bei gutem klinischem Ansprechen wird die Therapie in vierstündlichen Abständen fortgeführt.

Steroide: Sie haben, anders als beim Asthma bronchiale, bei der obstruktiven Bronchitis/Bronchiolitis keinen relevanten Effekt. Der Versuch einer systemischen Applikation ist nur bei einer schweren Obstruktion indiziert.

Merke!
Steroide sind bei der obstruktiven Bronchitis oder Bronchiolitis meistens wirkungslos!

Prognose

Bei den meisten Kindern kommt es innerhalb von wenigen Tagen zu einer Besserung der Symptomatik. Je schwerer die Krankheit verlief, desto länger ist die anschließende Phase der bronchialen Hyperreagibilität.

Merke!
Je schwerer eine obstruktive Bronchitis oder Bronchiolitis verlief, desto länger ist die anschließende Phase der bronchialen Hyperreagibilität!

Kasuistik
A: Annika ist ein Frühgeborenes aus der 34. SSW. Im Alter von korrigiert zwei Wochen beginnt sie zu husten. Die Mutter bemerkt, dass sie sich bei der Atmung sehr anstrengt und beobachtet Einziehungen unter dem Rippenbogen. Der Kinderarzt verordnet Salbutamol per inhalationem und Hustensaft. Bei ausbleibender Besserung und zunehmend blassgrauem Hautkolorit wird das Kind in der Notfallambulanz der Kinderklinik vorgestellt.
B: Bei Aufnahme besteht eine ausgeprägte Tachydyspnoe mit einer Atemfrequenz von 75/min. Die Sauerstoffsättigung liegt bei Raumluft bei nur 88 % und Annika erhält Sauerstoff über eine Nasenbrille. Bei der Lungenauskultation ist das Atemgeräusch deutlich abgeschwächt und man hört feuchte Rasselgeräusche.
D: Der Schnelltest auf RSV im Rachensekret fällt positiv aus. Im Röntgen-Thorax zeigen sich eine massive Überblähung der Lunge sowie streifige Verdichtungen perihilär beidseits und rechts apikal.
Diag: Es handelt sich um eine RSV-Bronchiolitis bei einem Frühgeborenen.
Th: Annika wird mit Sauerstoff, Kochsalz-Salbutamol-Inhalationen und intensiver Physiotherapie bei großzügiger Flüssigkeitszufuhr behandelt.
V: Unter der Behandlung bessert sich der klinische Zustand rasch. Nach zwölftägigem Aufenthalt in der Klinik zeigt sich bei der Röntgenkontrolluntersuchung eine deutliche Befundbesserung und Annika kann unter Fortsetzung der Inhalationstherapie nach Hause entlassen werden.

13.3.6 Primäre ziliäre Dyskinesie (Syndrom der immotilen Zilien)

Definition

Das genetisch bedingte Fehlen oder eine Verminderung der Zilientätigkeit von Brochialschleimhaut und Trachealschleimhaut führt zu einer chronischen Bronchitis und zu Bronchiektasen. Bei Vorliegen eines Syndroms der immotilen Zilien mit Situs inversus visceralis, chronischer Sinubronchitis und Bronchiektasen spricht man vom **Kartagener-Syndrom.**

Ätiologie

Inzwischen sind drei verschiedene Gendefekte (*DNAI 1, DNAH 1, DNAH 5*) identifiziert worden, die eine primäre ziliäre Dyskinesie verursachen. Die Erkrankung wird in der Regel autosomal-rezessiv vererbt.

Epidemiologie

Die Häufigkeit der Erkrankung beträgt 1:15 000.

Pathogenese

Der geordnete Zilienschlag ist eine wesentliche Voraussetzung für die mukoziliäre Clearance der Atemwege. Eine verminderte oder **fehlende mukoziliäre Clearance** führt zu chronischen Infektionen und Bronchiektasen. Die Drainage der Nasennebenhöhlen (chronische Sinusitis) und des Mittelohrs (rezidivierende Otitiden) sowie die Spermienmotilität (Fertilität) sind ebenfalls gestört.

Klinik

Die Erkrankung kann sich bereits in der Neugeborenenperiode als akutes **Atemnotsyndrom** manifestieren. Meistens treten erste Krankheitssymptome jedoch erst im Kindesalter auf: **Husten,** rezidivierende obstruktive **Bronchitiden,** eine persistierende **Rhinitis** und rezidivierende **Otitiden** sind die typischen Symptome. Regelmäßig kommt es zur Ausbildung lobärer Atelektasen. Infolge vitaler, aber immotiler Spermien besteht eine primäre **Sterilität.**

Diagnostik

Zilienfunktionsdiagnostik: Biopsie aus der Nasenmuschel oder der Bronchialschleimhaut zur Messung der Zilienschlagfrequenz und zur elektronenmikroskopischen Untersuchung zum Nachweis von Strukturanomalien.

Therapie

Die Behandlung entspricht der Langzeitbehandlung bei Mukoviszidose und beinhaltet eine intensive Physiotherapie, eine langfristige Antibiotikatherapie und die Resektion einzelner Lungenabschnitte bei Ausbildung großer Bronchiektasen.

Prognose

Die Progression der Lungenerkrankung verläuft langsamer als bei zystischer Fibrose. Bei sorgfältiger Behandlung kann die Morbidität durch die chronische Lungenerkrankung über lange Zeit niedrig gehalten werden.

13.3.7 Bronchiektasen

Definition

Erweiterungen einzelner Bronchien durch eine irreversible Zerstörung der Bronchialwand und des peribronchialen Gewebes infolge entzündlicher Prozesse bei beeinträchtigter Immunabwehr.

Ätiologie

Bronchiektasen können als angeborene Fehlbildung oder als Folge chronisch rezidivierender Bronchitiden, z.B. bei primärer ziliärer Dysfunktion, zystischer Fibrose, Fremdkörperaspiration, Asthma bronchiale oder Immundefekten vorkommen.

Pathogenese

Voraussetzung für die Entstehung von Bronchiektasen ist das Zusammentreffen einer beeinträchtigten Immunabwehr und einer bakteriellen Infektion.

Klinik

Der **chronische Husten** ist das häufigste Symptom. Bei älteren Kindern kann es zu morgendlichem eitrigem Auswurf kommen. Verdächtig ist das rezidivierende Auftreten von Pneumonien mit konstanter Lokalisation. Bei der Auskultation finden sich feuchte Rasselgeräusche an umschriebenen Stellen.

Diagnostik

- **Röntgen-Thorax:** wechselnde Verdichtungen und wabige Strukturen v.a. in den Lungenunterfeldern
- **CT-Thorax:** detaillierte Darstellung der Veränderungen
- **Bronchographie:** sackförmige Erweiterung der kleinen und mittelgroßen Bronchien (sie wird in naher Zukunft zu Gunsten von CT-Untersuchungen verlassen werden)
- **Bronchoskopie:** Identifikation primärer Fehlbildungen
- Regelmäßige bakteriologische **Sputumuntersuchungen** mit Antibiogramm.

Therapie

Die **Sekretmobilisation** und die **Erregerelimination** sind die Ziele.
Wie bei der zystischen Fibrose erfolgt die Sekretmobilisation durch hohe Flüssigkeitszufuhr, Bewegung, Feuchtinhalation und Physiotherapie. Die antibiotische Therapie ist die zweite Säule der Behandlung. Ausgedehnte Prozesse, die zu rezidivierenden schweren Pneumonien führen, müssen **chirurgisch** (Segment- oder Lappenresektion) entfernt werden.

13.3.8 Asthma bronchiale

Definition

Das allergische Asthma bronchiale ist eine chronische Atemwegserkrankung, die mit einer Engstellung der Atemwege, Atemwegsödem und vermehrter Schleimproduktion im Rahmen einer chronischen, eosinophil dominierten Inflammationsreaktion einhergeht und sich klinisch durch Husten, Dyspnoe und v.a. durch eine exspiratorische Atemflussbehinderung äußert.

Epidemiologie

Asthma ist die häufigste chronische Erkrankung im Kindesalter. In den letzten 30 Jahren hat die Asthmaprävalenz erheblich zugenommen und sich etwa alle zehn Jahre verdoppelt. Derzeit besteht etwa bei 10 % der Kinder in Deutschland ein Asthma bronchiale. Die Häufigkeit ist im Westen höher als im Osten und in Städten höher als auf dem Land.

Ätiologie

Für die Entwicklung eines Asthma bronchiale spielen endogene und exogene Faktoren eine wichtige Rolle.
Genetische Faktoren: Das Risiko für allergisches Asthma steigt mit zunehmender Zahl atopisch erkrankter erstgradig Blutsverwandter. Leiden beide Eltern an Asthma, beträgt das Asthmarisiko für das Kind 80 %. Es gibt klare Hinweise für eine multigenetische Asthmaentwicklung mit komplexem Vererbungsmuster und unterschiedlicher Phänotypisierung, die ihrerseits von Umweltfaktoren geprägt wird. Eine wachsende Zahl von Genen wurde inzwischen identifiziert, die bei der Asthmaentwicklung funktionell bedeutsam sein könnten. Große epidemiologische Studien lassen weitere Ergebnisse in dieser Richtung erwarten.
Umweltfaktoren: Asthma ist häufig mit einer Atopie, der genetisch bedingten Disposition, auf übliche Umweltantigene überschießend IgE-Antikörper zu bilden, assoziiert. Bei 80 % der Kinder mit Asthma lassen sich spezifische IgE-Antikörper gegen übliche Allergene wie Nahrungsmittel, Pollen, Milben und Haustiere nachweisen. Schadstoffe, respiratorische Infekte und Passivrauchen spielen bei der Asthmaentwicklung ebenso eine Rolle (☞ Abb. 13.4).

> **Merke!**
>
> Das Asthma bronchiale ist eine genetisch mitdeterminierte Erkrankung. Leiden beide Eltern an Asthma, beträgt das Asthmarisiko für das Kind 80 %.

Pathogenese

Bei Allergenexposition erfolgt die **allergische Reaktion,** die aus einer innerhalb von Minuten auftretenden „frühen Phase" und einer erst nach einigen Stunden einsetzenden „späten Phase" besteht. Sie wird eingeleitet, wenn das prozessierte Allergen über eine Antigen präsentierende Zelle einer CD_4-T-Helfer-2-Zelle dargeboten wird. Die Th2-Zellen sezernieren Interleukin 5 (IL-5) und initiieren damit die Rekrutierung und Aktivierung von eosinophilen Granulozyten (☞ Abb. 13.5). Über die Sekretion von IL-4 und IL-13 fördern sie die Produktion von allergenspezifischem IgE durch B-Lymphozyten. Das IgE wird u.a. an den hoch affinen IgE-Rezeptoren auf Mastzellen und Granulozyten gebunden. Die Kreutzvernetzung von zwei IgE-Rezeptoren beim Allergenkontakt führt zur Degranulation der Mastzelle und zur Ausschüttung verschiedener Mediatoren wie Histamin, Leukotrienen, Prostaglandinen und Zytokinen. Diese Mediatoren initiieren gemeinsam innerhalb von Minuten nach Allergenkontakt die Sofortreaktion mit **Bronchokonstriktion** und Rekrutierung weiterer entzündlicher Mediatoren. Die Atemwegsobstruktion bei der drei bis sechs Stunden nach Allergenkontakt auftre-

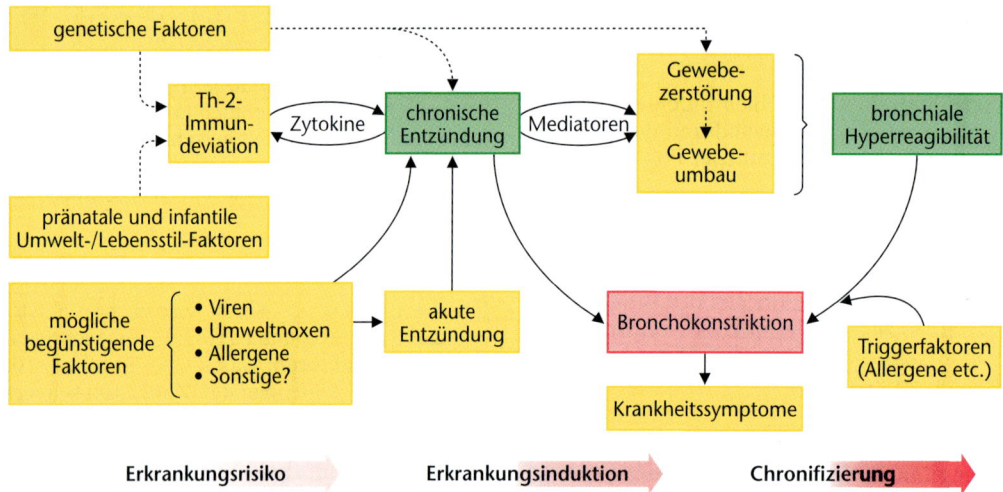

Abb. 13.4: Krankheitsverlauf des Asthma bronchiale [2].

tenden Spätreaktion kann ohne therapeutische Maßnahmen mehrere Tage andauern und geht mit der anhaltenden Einwanderung von Lymphozyten und Granulozyten in das Lungenparenchym und Atemwegsepithel einher. Langfristig führt die chronische Entzündung der Lunge zu einem Umbau mit **Verdickung der Atemwegswand** durch vermehrte Deposition von Kollagen, gesteigerte Vaskularisation und Hyperplasie der glatten Muskelzellen. Dadurch kann es letztlich zu einer irreversiblen Einschränkung der Lungenfunktion kommen. Das Th1/Th2-Paradigma betrachtet Interferon-χ-produzierende Th1-Zellen als Gegenspieler der Th2-Zellen, und entsprechend wird Th1-Zellen beim Asthma bronchiale ein protektiver Effekt zugeordnet. Es wird vermutet, dass durch eine frühzeitige Differenzierung der Immunantwort in Richtung Th1-Zelle die Vermeidung einer allergischen Reaktion auf inhalative Allergene erreicht wird.

Klinik

Die drei klinischen Leitsymptome des Asthma bronchiale sind ein **verlängertes Exspirium** mit Pfeifen, Giemen und Brummen, **Dyspnoe** und **Husten.**
Akuter Asthmaanfall: Bei der Inspektion fällt bereits eine deutliche Thoraxüberblähung auf. Die Patienten nehmen eine aufrechte Sitzposition ein (Orthopnoe). Es bestehen ein kraftloser, trockener Reizhusten und Atemnot mit deutlich verlängertem Exspirium und Einsatz der Atemhilfsmuskulatur. Die Kinder setzen die sog. „Lippenbremse" ein, um dem exspiratorischen Bronchialkollaps entgegenzuwirken.
Bei der Untersuchung zeigen sich ein hypersonorer Klopfschall sowie ein massives exspiratorisches Giemen, Pfeifen und Brummen über beiden Lungen. Es besteht eine Zyanose. In besonders schweren Fällen ist das

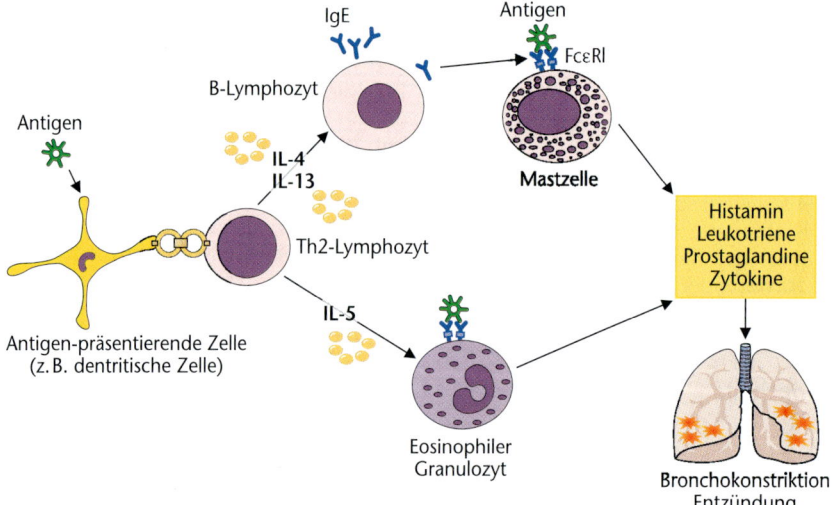

Abb. 13.5: Pathogenese der Bronchokonstriktion bei Asthma bronchiale: Th2-Lymphozyten aktivieren über Interleukin 5 (IL-5) eosinophile Granulozyten. Zusätzlich fördern sie über die Ausschüttung von IL-4 und IL-13 die Produktion von allergenspezifischem IgE durch B-Lymphozyten. IgE wird auf Mastzellen und Granulozyten gebunden. Die Kreutzvernetzung von zwei IgE-Rezeptoren beim Allergenkontakt führt zur Degranulation der Mastzelle und zur Ausschüttung von Histamin, Leukotrienen, Prostaglandinen und Zytokinen. Diese Mediatoren initiieren gemeinsam innerhalb von Minuten nach Allergenkontakt die Sofortreaktion mit Bronchokonstriktion und Rekrutierung weiterer entzündlicher Mediatoren.

Checkliste: Differentialdiagnose Giemen und verlängertes Exspirium.

Anatomische Ursachen	Infektionen	Obstruktive Erkrankungen
• aberrierende Gefäße	• obstruktive Bronchitis	• Asthma bronchiale
• Fremdkörper	• Bronchiolitis	• zystische Fibrose
• bronchopulmonale Dysplasie		• Alpha$_1$-Antitrypsinmangel
• Atemwegsstenosen		
• Tracheo-, Bronchomalazie		

Atemgeräusch abgeschwächt: („silent chest"). Begleitende Angstzustände und Tachykardie sind häufig.
Status asthmaticus: Asthmaanfall, der länger als ein bis zwei Tage dauert, mit einem pCO_2 von über 60 mmHg einhergeht und durch die Applikation von β-Sympathomimetika nicht beeinflussbar ist.
Im **Intervall** sind die Patienten häufig über Tage und Wochen beschwerdefrei.
Mögliche **Auslöser** bronchoobstruktiver Episoden sind Passivrauchen, respiratorische Virusinfekte, inhalative saisonale Allergene oder körperliche Belastung („Anstrengungsasthma" des Adoleszentenalters).

Komplikationen

• Pneumothorax
• Pneumomediastinum
• Segment-, Lobär- oder Lungenkollaps
• Lokale Überblähung mit Emphysementwicklung.

Diagnostik

• **Anamnese:** Krankheitssymptome, Verlauf, auslösende Faktoren, Familienanamnese
• **Röntgen-Thorax:** Lungenüberblähung mit Zwerchfelltiefstand, schmale Herzsilhouette, perihiläre Zeichnungsvermehrung
• **Gesamt-IgE** im Serum erhöht, Eosinophilie
• **RAST** (Radio-Allergo-Sorbent-Test): Erfassung spezifischer IgE-Antikörper
• **Prick-Test:** Expositionsprüfung an der Haut
• **Lungenfunktionsprüfung:** Bestimmung des intrathorakalen Gasvolumens, Bestimmung der Atemwegsobstruktion, Messung des Atemwiderstands, Überprüfung einer bronchialen Hyperreagibilität (Provokation mit Histamin, inhalativen Allergenen, Kälte), Messung des Ansprechens auf Bronchodilatatoren (Broncholyse).

Merke!
Lungenfunktionsprüfungen sind sowohl für die Diagnostik als auch für die Therapiekontrolle besonders wichtig.

Therapie

Die Behandlung eines Asthma bronchiale erfordert einen umfassenden Betreuungsansatz.
Allgemeine Maßnahmen: Hierzu gehören die Expositionsprophylaxe gegenüber spezifischen Reizen mit möglichst strikter **Allergenkarenz** bei nachgewiesener Sensibilisierung, physiotherapeutische Maßnahmen und die psychosoziale Betreuung von Kind und Familie.

Merke!
Eine konsequente Elimination häuslicher Allergene kann das Ausmaß der erforderlichen medikamentösen Therapie in vielen Fällen erheblich reduzieren!

Medikamentöse Therapie

• **Bronchodilatatoren:** Die meisten Bronchodilatatoren zeichnen sich durch einen raschen Wirkungseintritt aus. Ihr Effekt beruht darauf, dass sie das freie Kalzium im Zytoplasma der glatten Muskelzelle vermindern. Die gängigen Substanzgruppen sind β-Sympathomimetika, Anticholinergika und Theophyllin.
• **Entzündungshemmer:** Der Effekt tritt nicht sofort, sondern verzögert ein. Sie drosseln die Produktion von Entzündungsmediatoren bzw. hemmen sie kompetitiv oder sie stabilisieren die Membran von Entzündungszellen. Hierzu gehören Glukokortikoide, Dinatriumcromoglicicum (DNCG), Nedocromil, Ketotifen und Leukotrien-Rezeptor-Antagonisten.

Merke!
Ziel der medikamentösen Therapie beim Asthma bronchiale ist es, die akute Atemwegsobstruktion möglichst rasch zu beseitigen und längerfristig den inflammatorischen Prozess der Atemwegsschleimhaut zu unterdrücken. Zur Vermeidung von Langzeitschäden benötigen viele Patienten eine Dauertherapie.

Checkliste: Differentialdiagnose der bronchialen Obstruktion in Abhängigkeit vom Alter (von oben nach unten jeweils abnehmende Wahrscheinlichkeit).

Säugling	Kleinkind	Schulkind
• Infektion	• Infektion	• Asthma bronchiale
• Fehlbildung	• Asthma bronchiale	• Infektion
• zu enge Atemwege	• Rhinobronchiales Syndrom	• rhinobronchiales Syndrom
• zystische Fibrose	• Fremdkörperaspiration	
• gastroösophagealer Reflux	• zystische Fibrose	
• Asthma bronchiale	• primäre ziliäre Dyskinesie	

Langzeittherapie

Als **„Reliever"** werden v.a. β-2-Sympathomimetika eingesetzt. Alternativ kommen Ipra- und Oxitropiumbromid, wässrige Theophyllinlösung und das lang wirkende β-2-Adrenergikum Formoterol mit schnellem Wirkungseintritt als Dosieraerosol infrage (☞ Tab. 13.1).

Als **„Controller"** werden v.a. die antientzündlich wirksamen Cromogene Cromoglicinsäure und Nedocromil sowie die topischen (inhalativ einzusetzenden) Steroide angewandt. Darüber hinaus können lang wirkende β-2-Sympathomimetika sowie Anticholinergika und Theophyllinpräparate mit Retardwirkung verwendet werden. Leukotrien-Rezeptor-Antagonisten (Montelukast) sind seit 1998 in Deutschland für Kinder ab sechs Jahren zugelassen. Da sie nur einmal täglich als Tablette verabreicht werden müssen, ist die Compliance sehr gut. Da die Substanz nur über einen Pathomechanismus angreift, ist die antientzündliche Potenz im Vergleich zu den Steroiden jedoch deutlich geringer. Weitere Studien sind erforderlich, um die Position dieser Substanzklasse im Asthmastufenplan zu definieren (☞ Checkliste S. 263).

Checkliste: Übersicht der wichtigsten antiasthmatisch wirksamen Substanzen.

Bronchodilatatoren	Entzündungshemmer
β-2-Sympathomimetika	**Cromogene**
• Salbutamol	• Cromoglicinsäure (DNCG)
• Terbutalin	• Nedocromil
• Orciprenalin	**Steroide**
• Clenbuterol	• Beclometasondipropionat
• Fenoterol	• Budesonid
Lang wirkende	• Flunisolid
β-2-Sympathomimetika	• Fluticasonpropionat
• Salmeterol	**Antihistaminika**
• Formoterol	• Ketotifen
Atropinderivate	• Cetrizin
• Ipratropiumbromid	• Terfenadin
• Oxitropiumbromid	• Loratadin
Xanthinderivate	• Azelastin
• Theophyllin	**Leukotrienantagonisten**

Tab. 13.1 Übersicht der Applikationsformen der verschiedenen Antiasthmatika.

Substanzgruppe	Applikationsform
β-2-Sympathomimetika	topisch und systemisch
Glukokortikoide	topisch und systemisch
Anticholinergika	nur topisch
DNCG	nur topisch
Theophyllinpräparate	nur systemisch
Leukotrien-Rezeptor-Antagonisten	nur systemisch

Merke!
Einteilung von Antiasthmatika
Nach **Wirkungsweise**: Bronchodilatatoren und Entzündungshemmer
Nach **Wirkdauer**: Bedarfsmedikamente („Reliever") und Langzeittherapeutika („Controller").

Die sog. **Stufentherapie** sieht den Einsatz unterschiedlicher Medikamente in Abhängigkeit von der Schwere des Asthmas vor. Die zu Beginn gewählte Stufe ist nicht festgeschrieben, sondern kann in Abhängigkeit von der Symptomatik nach oben oder unten modifiziert werden. Generell wird **bevorzugt** eine **Inhalationstherapie** durchgeführt und nur in schwereren Fällen kommt eine systemische Therapie zur Anwendung. Zur Inhalation verwendet man im Kindesalter elektrische Geräte zur Feuchtinhalation (sog. „Inhalierboys") oder man appliziert Dosieraerosole über sog. Inhalationshilfen („Spacer").

Definitionskriterien für die Bestimmung des Schweregrads von Asthma bronchiale

- **Stufe 1: intermittierendes Asthma:** Husten und Episoden von leichter Atemnot < 1/Monat. Die Symptome sind gering und stören das tägliche Leben oder den Schlaf nicht. Erstsekundenvolumen (FEV_1) und exspiratorischer Spitzenfluss (PEF) betragen > 80 % des persönlichen Bestwerts.
- **Stufe 2: persistierendes mildes Asthma:** Asthmasymptome > 1/Monat, aber < 1/Woche, maximal 2/Woche nachts. Teilweise chronischer Husten, der Wachstum und Entwicklung nicht beeinflusst, teilweise zwischen den Episoden asymptomatisch. Kaum Beeinflussung der Lebensqualität. Im Intervall betragen FEV_1 und PEF > 80 % des persönlichen Bestwerts.
- **Stufe 3: persistierendes mittelschweres Asthma**
  - Anfallsartig: deutliche Symptome > 1/Woche tagsüber, > 2/Monat nachts
  - Chronisch: an vielen Tagen, häufig nachts; Beeinträchtigung der Lebensqualität; FEV_1 und PEF betragen 60–80 % des persönlichen Bestwerts; gelegentlich Überblähung.
- **Stufe 4: persistierendes schweres Asthma:** starke Symptome an den meisten Tagen und Nächten. Deutliche Beeinträchtigung der Lebensqualität. FEV_1 und PEF betragen < 60 % des persönlichen Bestwerts. Häufige bzw. kontinuierliche Überblähung.

Therapie

☞ Checkliste und Abb. 13.6.
Modifiziert nach „Therapie-Empfehlungen der Gesellschaft für Pädiatrische Pneumologie zur Behandlung des Asthma bronchiale bei Kindern und Jugendlichen", 1998.
Bei allen angegebenen Dosierungen handelt es sich um die Tagesmenge.

Hyposensibilisierungstherapie bei allergischen Erkrankungen im Kindesalter

Unter Hyposensibilisierung versteht man die **subkutane Applikation von Allergenen,** gegen die eine Überempfindlichkeit besteht, in unterschwelligen, allmählich ansteigenden Konzentrationen, mit dem Ziel, den Zustand der Überempfindlichkeit zu mildern.
Die Therapie bewirkt einen **Anstieg allergenspezifischer IgG-Antikörper im Serum,** während die Konzentration allergenspezifischer IgE-Antikörper allmählich abnimmt. Die Wirkung der Hyposensibilisierung wird mit einer Beeinflussung der T-Lymphozyten auf die Allergenpräsentation erklärt. Es kommt zu einer Verschie-

Checkliste: Stufenplan der Therapie des Asthma bronchiale bei Kindern.		
Stufe	**Bedarfstherapie**	**Dauertherapie**
1	kurz wirksames β_2-Mimetikum (1–2 Hübe); bei Unverträglichkeit Ipratropiumbromid	bei > 6 Episoden/Jahr Gabe eines Entzündungshemmers inhalativ (DNCG 3 x 2 Hübe, Nedocromil 2 x 2 Hübe, Budesonid oder Beclometason < 200 µg, Fluticason < 125 µg)
2	kurz wirksames β_2-Mimetikum (1–2 Hübe); bei Unverträglichkeit Ipratropiumbromid	Gabe eines Entzündungshemmers inhalativ (DNCG 3 x 2 Hübe, Nedocromil 2 x 2 Hübe, Budesonid oder Beclometason 200–400 µg, Fluticason < 125–250 µg, Flunisolid 500–800 µg) Evtl. Montelukast 1 Tbl. à 5 mg abends
3	kurz wirksames β_2-Mimetikum (1–2 Hübe); bei Unverträglichkeit Ipratropiumbromid	inhalative Steroide (Budesonid oder Beclometason 400–1000 µg, Fluticason 250–500 µg, Flunisolid 800–1200 µg). Zu Beginn und bei nicht ausreichender Besserung zusätzlich lang wirkendes β_2-Mimetikum (oral, besser inhalativ) und/oder Theophyllin retard (Serumspiegel 5–15 mg/dl)
4	kurz wirksames β_2-Mimetikum (1–2 Hübe); bei Unverträglichkeit Ipratropiumbromid	inhalative Steroide (Budesonid oder Beclometason 1000–2000 µg, Fluticason 500–1000 µg, Flunisolid 2000 µg). Orale Steroide für einige Tage 1–2 mg/kg, längerfristig 0,2 mg/kg. Zusätzlich lang wirkendes β_2-Mimetikum (oral, besser inhalativ) und/oder Theophyllin retard (Serumspiegel 5–15 mg/dl)

bung im Lymphozytenspektrum von der für Atopiker charakteristischen Th2-Dominanz zum **Überwiegen des Th1-Subtyps** mit einer durch die Behandlung induzierten verstärkten Produktion von Interferon χ.

Die Behandlung hat sich bei der allergischen Rhinokonjunktivitis, beim allergischen Asthma bronchiale und bei der Insektengiftallergie als wirksam erwiesen.

Bei der **allergischen Rhinokonjunktivitis** hat die subkutane Hyposensibilisierungstherapie einen vorteilhaften Effekt auf Symptome, Medikamentenbedarf und die Reaktion der Erfolgsorgane im Provokationstest. Die Be-

handlung mit Gräserpollen ist effektiver als die mit anderen Allergenen.

Bei Patienten mit **allergischem Asthma bronchiale** führt die subkutane Hyposensibilisierungstherapie mit Milben-, Pollen- und Tierallergenextrakten zu einer Reduktion von Asthmasymptomen, Medikamentenverbrauch und bronchialer Hyperreagibilität.

Bei **Insektengiftallergie** ist die subkutane Hyposensibilisierungstherapie mit einem signifikanten Schutz vor lebensbedrohlichen Reaktionen verbunden.

Die Wirksamkeit der subkutanen Hyposensibilisierungstherapie beim **atopischen Ekzem** ist noch nicht gut untersucht. Erste Ergebnisse sprechen dafür, dass die Wirkung einer achtmonatigen Hyposensibilisierungstherapie nicht über den den starken Placeboeffekt hinausgeht, dass sich aber möglicherweise nach längerer Behandlungsdauer eine stärkere Wirkung entfaltet.

Eine Hyposensibilisierung sollte im Kindesalter, mit Ausnahme von Insektengiftallergien, nicht vor dem fünften Lebensjahr durchgeführt werden. Da die Therapie nicht negativ mit der antienzündlichen und symptomatischen Behandlung interferiert, ist sie in der Regel eine zusätzliche Behandlungsoption bei solchen Patienten, bei denen die Allergenexposition den Verlauf wesentlich mitbestimmt.

Die **Nebenwirkungen** der Hyposensibilisierungstherapie reichen von Lokalreaktionen (lokale Quaddelbildung, Schwellung, Rötung und Juckreiz am Injektionsort) bis zu systemischen Komplikationen (Anaphylaxie). Das Risiko kann durch die Verwendung moderner Allergenextrakte sowie durch das Einhalten von Vorsichtsmaßnahmen (Überwachung des Patienten für mindestens 30 Minuten nach der Injektion) erheblich reduziert werden.

Verlauf und Prognose

Das Asthma bronchiale ist eine gut therapierbare Erkrankung und die Langzeitprognose ist gut. **Prognostisch ungünstige Faktoren** sind ein früher Krankheitsbeginn im Säuglings- und frühen Kleinkindalter, eine Ato-

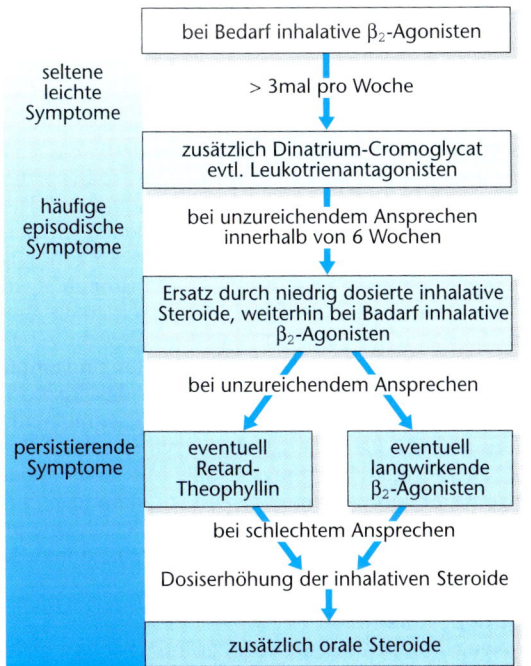

Abb. 13.6: Langzeitasthmatherapie: Algorithmus für eine Stufenbehandlung nach Warner et al., 1998 [2].

pie mit zusätzlicher nichtasthmatischer Präsentation, Rauchexposition, eine schwere bronchiale Hyperreagibilität sowie pathologische therapierefraktäre Lungenfunktionsparameter in der Pubertät.

Irreversible Funktionsverluste lassen sich durch eine früh einsetzende medikamentöse Therapie reduzieren. Bei vielen Kindern kommt es mit zunehmendem Alter zu einer Abschwächung der klinischen Symptomatik.

Kasuistik

A: Der 8-jährige Paul wird in der Notfallambulanz vorgestellt. Der Vater berichtet, dass seit 2 Tagen ein leichter Infekt mit Husten, Schnupfen und subfebrilen Temperaturen bestehe. Insbesondere bei Anstrengung bekomme der Junge schlecht Luft. Paul sei immer gesund gewesen, auch bei den übrigen Familienmitgliedern (fünf Geschwister) seien derartige Episoden bisher nicht aufgetreten.

K: Bei der Untersuchung zeigt sich eine leichte Lippenzyanose. Das Atemgeräusch über der gesamten Lunge ist sehr leise, und vor allem dorsal auskultiert man ein deutliches exspiratorisches Giemen. Die Sauerstoffsättigung in Raumluft liegt bei 90 %. Beim Treppensteigen nimmt die Lippenzyanose deutlich zu und wegen zunehmender Dyspnoe kann Paul kaum noch sprechen.

D: Die Laboruntersuchung zeigt eine Lymphozytose und ein leicht erhöhtes C-reaktives Protein. Der pH-Wert ist bei leicht erniedrigtem CO_2 (32 mmHg) ausgeglichen.

Im Röntgen-Thorax sieht man eine deutliche Überblähung mit tief stehenden Zwerchfellen und eine peribronchiale Zeichnungsvermehrung beidseits. Es besteht kein Anhalt für ein pneumonisches Infiltrat.

Diag: Es handelt sich um einen akuten, infektgetriggerten Asthmaanfall.

Th: Paul erhält Sauerstoff über eine Nasenbrille sowie regelmäßige Inhalationen mit Bronchodilatatoren (3–6-mal täglich NaCl 0,9 % plus jeweils 8 Tropfen Salbutamol und 8 Tropfen Ipratropiumbromid) sowie Prednison $(4 \times 2\,mg/kg\,KG/d)$ intravenös. Darüber hinaus wird auf eine ausreichende Flüssigkeitszufuhr geachtet.

V: Nach Abklingen der akuten Phase wird eine Dauertherapie mit Inhalation eines topischen Steroids durchgeführt. Zur Verlaufskontrolle und Therapieüberwachung wird in regelmäßigen, etwa dreimonatigen Abständen eine Lungenfunktionsprüfung durchgeführt.

13.3.9 Zystische Fibrose (Mukoviszidose, CF)

Definition

Häufigste schwere, autosomal-rezessiv vererbte Stoffwechselstörung, bei der es durch einen Defekt des Chloridkanals CFTR zu einer abnormen Zusammensetzung der Sekrete exokriner Drüsen mit Obstruktion der Drüsenausführungsgänge und zystisch-fibrotischer Umwandlung der betroffenen Organe kommt.

Epidemiologie

Mit einer Häufigkeit von 1:2000 handelt es sich um die häufigste schwere angeborene Stoffwechselstörung. Jungen und Mädchen sind gleich häufig betroffen.

Vererbung

Die Erkrankung wird autosomal-rezessiv vererbt. Das defekte „**Cystic Fibrosis Transmembrane Conductance Regulator**"-(CFTR-)Gen ist auf dem langen Arm von Chromosom 7 lokalisiert. Eine Hauptmutation ($\triangle$F508) liegt bei 70 % aller Patienten in unseren geographischen Regionen vor. Zahlreiche weitere Mutationen sind bekannt.

Pathogenese

Der Gendefekt führt zu einem **Defekt des cAMP-abhängigen Chloridkanals CFTR** in der Apikalmembran submuköser Drüsen der Atemwege, des Gastrointestinaltrakts und der Schweißdrüsen (☞ Tab. 13.2). Es kommt zu einer **gestörten Chloridsekretion** und zu einer **verstärkten Natriumresorption.** Dies hat eine Dehydratation intraluminaler Sekrete und dadurch eine **gestörte mukoziliäre Clearance** zur Folge. Das hochvisköse Sekret gerinnt und präzipitiert in den Ausführungsgängen der Drüsen betroffener Organe. Die mit Sekretpräzipitaten ausgefüllten Drüsengänge der exokrinen Drüsen weiten sich aus und obstruieren durch fibröse Umwandlung. Die Acini atrophieren mit diffuser Fibrose und leukozytärer Infiltration. Die erhöhte Natrium- und Chloridkonzentration im Schweiß wird zu diagnostischen Zwecken genutzt.

Lunge

Sie ist im Neugeborenenalter in der Regel bis auf eine Erweiterung und unter Umständen beginnende **Obstruktion der submukösen Drüsen** der Bronchialschleimhaut noch unauffällig. Im weiteren Verlauf entwickeln sich eine Hyperplasie und Hypersekretion der Drüsen der Bronchialschleimhaut mit zunehmender **Verlegung der kleinen Bronchien** durch **zähen Schleim.** Die gestörte mukoziliäre Clearance begünstigt das Auftreten pulmonaler Infektionen. Es kommt zu rezidivierenden Bronchitiden und Pneumonien. Sekundär entwickeln sich Bronchiektasen und Lungenabszesse. Durch **rezidivierende Infektionen** kommt es zu einer weiteren Mehrsekretion von hochviskösem Schleim mit zunehmender Obstruktion der Luftwege und einer Infektion des Sekrets mit Bakterien, anfangs mit Staphylokokken, Streptokokken und *Haemophilus influenzae*, später zunehmend mit Problemkeimen wie Pseudomonas und Klebsiellen. Infolge rezidivierender Infektionen und der Keimbesiedelung des Schleims wandern Entzündungszellen, vornehmlich Leukozyten, in die Bronchialwand und das Bronchiallumen ein. Dadurch werden die Bronchialwand und das peribronchiale Bindegewebe zerstört und es entwickeln sich **Atelektasen, Zysten** und **emphysematöse Lungenabschnitte.** Damit ist das Risiko für das Auftreten eines Pneumothorax oder Pneumomediastinums und von Pleuraadhäsionen deutlich erhöht. Typischerweise treten Hämoptysen auf. Mit zunehmender Lungenveränderung kommt es zu Veränderungen in der Lungengefäßstrombahn und es entwickelt sich eine **pulmonale Hypertonie** mit Rechtsherzhypertrophie und Rechtsherzinsuffizienz.

Gastrointestinaltrakt

Bei Neugeborenen kommt es aufgrund des eingedickten Mekoniums häufig zu einem **Mekoniumileus.** Im Bereich der Bauchspeicheldrüse führt das eingedickte Sekret zu einer Obstruktion der kleinen Pankreasausfüh-

Tab. 13.2 Übersicht der Organbeteiligungen bei zystischer Fibrose.

Lunge	Magen-Darm-Trakt	Leber, Galle
• chronische Bronchitis • rezidivierende Pneumonien • Bronchiektasen • Spontanpneumothorax	• Mekoniumileus • Rektumprolaps • Ileus • Invagination • Volvulus • Eiweißverlustsyndrom	• Icterus prolongatus • biliäre Leberzirrhose • portale Hypertension • Cholestase • Cholelithiasis • Cholezystitis
Pankreas	**Genitaltrakt**	**HNO**
• schwere Maldigestion • rezidivierende Pankreatitis • Pankreaszysten • Diabetes mellitus	• Sterilität der Männer • Fertilitätsminderung bei Frauen • Amenorrhö, Dysmenorrhö	• chronische Sinusitis • rezidivierende Otitiden

rungsgänge mit präobstruktiver Dilatation. Es entwickeln sich Zysten und eine Atrophie des exokrinen Pankreasgewebes, das durch fibrotisches Material ersetzt wird. Durch die **Zerstörung exokriner Pankreaszellen** kommt es zu einer verminderten Sekretion von Bikarbonat, Chymotrypsin, Trypsin, Lipase und Amylase. Dadurch werden Proenzyme inadäquat aktiviert, was eine Autodigestion des Pankreas mit Auftreten **rezidivierender Pankreatitiden** zur Folge hat. Die endokrinen Pankreaszellen (Langerhans'sche Inseln) sind nicht direkt betroffen, werden jedoch aufgrund zunehmender Fibrosierung verdrängt. Hierdurch kann es (meist erst im Adoleszenten- oder Erwachsenenalter) zu einer verminderten Insulinproduktion kommen, die gemeinsam mit einer zusätzlich bestehenden peripheren Insulinresistenz zu einer Mischform aus **Diabetes mellitus** Typ I und II führt. Die eingedickte Galleflüssigkeit begünstigt die Entstehung von Konkrementen in der Gallenblase und in den Gallengängen („Biliary-Sludge-Phänomen"), rezidivierende **Cholezystitiden** und Cholangitiden sind die Folge. Außerdem entwickelt sich durch die zunehmende Cholestase eine **biliäre Zirrhose.** Auch im Bereich submandibulärer Drüsen kommt es infolge der Obstruktion der Drüsenausführungsgänge durch eingedicktes Sekret zu einer Funktionsbeeinträchtigung.

Genitaltrakt
Bei männlichen Patienten kommt es aufgrund eingedickter Sekrete, einer Atrophie der Vasa deferentes, Nebenhoden und Samenbläschen mit folgender Aspermie zu einer verzögerten Pubertätsentwicklung und **Infertilität.** Bei weiblichen Patientinnen treten **Amenorrhöen und Dysmenorrhöen** gehäuft auf.

Klinik

Respirationstrakt
Der Beginn der Symptomatik erfolgt in der Regel in den ersten zwölf Lebensmonaten. Das Erstsymptom ist oft lockerer **Husten,** der sich als therapieresistent erweist. Nicht selten entwickelt sich eine **obstruktive Symptomatik.** Im weiteren Verlauf kommt es zu chronischem produktivem Husten mit gelblich-grünlichem, häufig blutig tingiertem Sputum. Tachydyspnoe, ein verlängertes Exspirium, Giemen, Brummen sowie grobblasige Rasselgeräusche werden häufig und mit zunehmendem Alter nahezu regelhaft beobachtet. Es besteht eine chronische pulmonale **Überblähung.** Rezidivierende schwere pulmonale Infektionen führen im Lauf der Jahre zur Entwicklung von **Bronchiektasen.** Der Beginn der

chronischen Infektion mit *Pseudomonas aeruginosa* stellt für die Patienten einen klinischen Wendepunkt dar, da die Lebenserwartung dann deutlich eingeschränkt ist.

Merke!
Der Beginn der **chronischen Infektion mit *Pseudomonas aeruginosa*** stellt für Patienten mit zystischer Fibrose einen klinischen Wendepunkt dar, da die Lebenserwartung dann deutlich eingeschränkt ist.

Eine weitere charakteristische Lungenmanifestation bei etwa 10 % der Patienten mit CF ist die **allergische bronchopulmonale Aspergillose** (ABPA). Die chronische Kolonisation (nicht Infektion!) mit Aspergillus fumigatus führt zu einer Sensibilisierung mit überschießender IgG- und IgE-Antikörperbildung. Eine plötzliche Lungenfunktionsverschlechterung, asthmatische Beschwerden, neue Infiltrate im Röntgenbild bei Eosinophilie und Anstieg des IgE im Serum sind verdächtig auf ABPA. Der Nachweis spezifischer IgE- und präzipitierender Antikörper gegen Aspergillus sichert die Diagnose.

Merke!
Eine plötzliche Lungenfunktionsverschlechterung, asthmatische Beschwerden, neue Infiltrate im Röntgenbild bei Eosinophilie und Anstieg des IgE im Serum bei Patienten mit zystischer Fibrose sind verdächtig auf eine allergische bronchopulmonale Aspergillose.

Gastrointestinaltrakt
Erstsymptom ist oft ein **Mekoniumileus.** Später kommt es infolge einer chronischen Pankreasinsuffizienz bei 80–85 % der Patienten klassischerweise zu einem **Maldigestionssyndrom,** das zu einer erheblichen **Gedeihstörung** führt. Die Stühle sind voluminös, fettglänzend und übel riechend. Ein Rektumprolaps (zähe Stuhlmassen) kommt im Kindesalter fast nur bei der CF vor (☞ Abb. 13.7). Das Abdomen ist gebläht und ausladend. Die mangelnde Alkalisierung des Nahrungsbreis infolge verminderter Sekretion von Bikarbonat aus dem Pankreas führt zu einer Hyperazidität des Magens. Darüber hinaus treten **rezidivierende Pankreatitiden** auf. Die zunehmende Lebererkrankung geht mit einer Hypoproteinämie einher, die eine Neigung zu Ödembildung mit sich bringt.

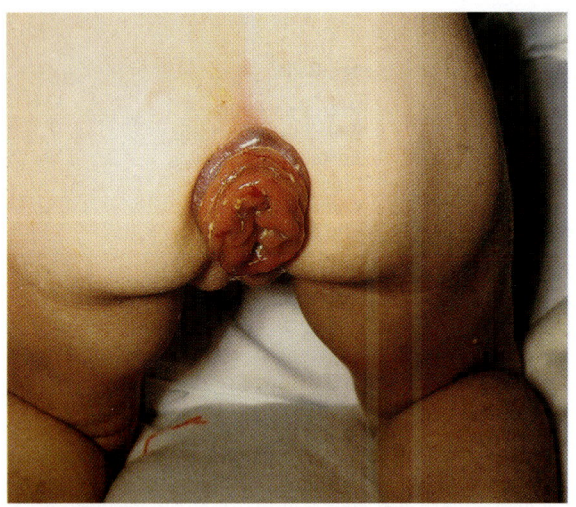

Abb. 13.7: Rektumprolaps bei 19 Monate altem Jungen mit CF.

Hepatobiliäres System

Postnatal kann eine prolongierte **Hyperbilirubinämie** mit einem zu hohen Anteil an konjugiertem Bilirubin auftreten. Später geht die **fortschreitende Cholestase** mit acholischen Stühlen und bierbraunem Urin einher. Es besteht eine **Hepatomegalie,** anfangs ohne Splenomegalie, die durch eine fettige Degeneration bedingt ist. Später kommt es zu einem fibrotischen Umbau mit Übergang in eine **biliäre Zirrhose.** Eine portale Hypertension und eine Splenomegalie sind die Folgen. Häufig besteht eine Cholezystolithiasis, die mit rezidivierenden Cholezystitiden assoziiert sein kann.

Genitaltrakt

Bei 98 % der betroffenen Männer besteht eine Atrophie der Vasa deferentes, der Nebenhoden und der Samenbläschen. Geringes Samenvolumen und Azoospermie führen zu **Infertilität.** Die Inzidenz von Inguinalhernien, Kryptorchismus und Hydrozelen ist erhöht. Auch bei Frauen besteht durch eine erhöhte Viskosität des Vaginalschleims eine verminderte Fertilität.

Hals-Nasen-Ohren-Bereich

Rezidivierende Mittelohrentzündungen führen zu einer sekundären Hörminderung, die durch wiederholte Aminoglykosidgaben verstärkt werden kann. Es bestehen ein Ödem und eine Hyperplasie der Nasenschleimhäute, und die Patienten zeigen oft eine **chronische Sinusitis.**

Skelettsystem

Trommelschlegelfinger sind Ausdruck der chronischen Hypoxie. Im Rahmen der chronischen Lungenerkrankung verändert sich der knöcherne Thorax (Zunahme des Sagittaldurchmessers, **Fassthorax)** (☞ Abb. 13.8) eine **Skoliose** und Kyphose sind bei erwachsenen Patienten häufig.

Merke!

Die Kombination aus rezidivierenden pulmonalen Infektionen und Gedeihstörung im Kindesalter muss unbedingt an das mögliche Vorliegen einer zystischen Fibrose denken lassen! In diesen Fällen sollte unbedingt ein Schweißtest veranlasst werden.

Diagnostik

- **Schweißtest:** Der Schweiß wird mittels Pilokarpinilontophorese gewonnen, und der Schweißtest ist weiterhin die zuverlässigste Methode zur Erkennung der zystischen Fibrose. Ein Chlorid- oder Natriumgehalt > 60 mmol/l Schweiß gilt als beweisend. Bei positiven Testergebnissen sollte die Untersuchung in jedem Fall wiederholt werden, bei negativen Testergebnissen sollte sie wiederholt werden, wenn weiterhin der klinische Verdacht auf Vorliegen einer CF besteht. Falsch positive Ergebnisse sind möglich bei jungen Säuglingen, Erwachsenen, Nebenniereninsuffizienz, Hypothyreose und Mangelernährung.
- **Untersuchung der Pankreasfunktion:** Steatokrit im Stuhl ist erhöht, Trypsin, Chymotrypsin und Pankreaselastase im Stuhl sind erniedrigt. Trypsin, Amylase und Lipase im Serum sind erniedrigt.
- **Röntgen-Thorax:** Schon im Frühstadium der Erkrankung zeigen sich eine Lungenüberblähung, Verdickung und Obstruktion von Bronchien, streifige Infiltrate und atelektatische Lungenbezirke. Komplikationen der fortgeschrittenen Erkrankungen sind Pneumothorax, Emphysem, Pleuraergüsse, Bronchiektasen. Bei eingetretener pulmonaler Hypertonie zeigt sich ein Kalibersprung der A. pulmonalis.
- **Röntgen-NNH:** Die Nasennebenhöhlenschleimhaut ist verdickt. Es zeigt sich ein Erguss mit Spiegelbildung oder eine vollständige Verschattung der NNH.
- **Lungenfunktion:** Zeichen einer obstruktiven Lungenerkrankung.
- **Bakteriologische Untersuchungen:** regelmäßige Sputumuntersuchungen mit Antibiogramm.
- **Neugeborenenscreening:** Der früher durchgeführte Albumintest (BM-Test Mekonium) wurde wegen unzureichender Zuverlässigkeit verlassen. Ein generelles Neugeborenenscreening für CF mit der kombinierten Analyse von Trypsinogen im Blut und bei positivem Befund konsekutiver Mutationsanalyse wird in einigen Ländern bereits durchgeführt, in Deutschland noch nicht. Eine baldige Einführung wird diskutiert.

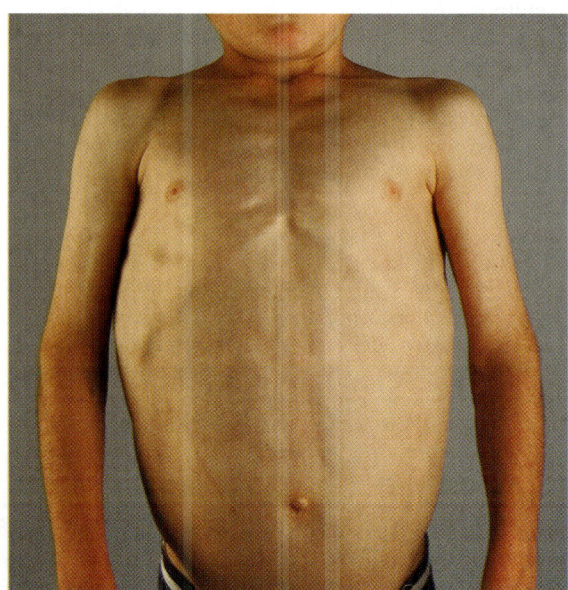

Abb. 13.8: Überblähter Thorax bei CF.

- **Mutationsanalyse des *CFTR*-Gens.**
- **Pränatale Diagnostik:** Ist die Mutation beim Indexpatienten bekannt, kann bei erneuter Schwangerschaft eine Mutationsanalyse aus Chorionzotten erfolgen.

Merke!
Bei positivem Testergebnis sollte der Schweißtest zur Bestätigung in jedem Fall wiederholt werden, bei negativem Testergebnis sollte er wiederholt werden, wenn weiterhin der klinische Verdacht auf Vorliegen einer CF besteht.

Therapie

Die Therapie der CF erfordert einen umfassenden Betreuungsansatz. Mit der Behandlung sollte frühzeitig, möglichst vor der Ausbildung klinischer Krankheitszeichen, begonnen werden.

Therapie der respiratorischen Symptome: Ziele der Behandlung sind eine ausreichende Sekretmobilisation und Verbesserung der Lungenfunktion.

Physiotherapie: Die krankengymnastische und atemtherapeutische Betreuung ist von essenzieller Bedeutung. Sie führt zu Sekretmobilisation und -lyse und zu einer Verbesserung des Atemzugvolumens. Die Techniken sind Abklopfen, Absaugen, Auspressen und autogene Drainage. Eine sportliche Betätigung (Ausdauersportarten) wirkt sich günstig aus, einige Patienten sind Leistungssportler!

Inhalationstherapie: Intermittierende Inhalationen mit **Kochsalzlösung** (0,9–3 %) führen zu Sekretolyse. Darüber hinaus kommen **Bronchodilatatoren** (z. B. Salbutamol) zum Einsatz, die die Obstruktion verbessern, wodurch die Sekretmobilisation erleichtert wird. Die Inhalation von **Antibiotika** (Tobramycin, Colistin oder Amikacin) führt zu einer lokalen Infektionsbekämpfung in der Lunge. Die Inhalation mit **DNAse** reduziert die hohe Viskosität des Bronchialsekrets, das eine hohe DNA-Konzentration aufweist.

Antiinflammatorische Therapie: Ibuprofen kann die respiratorische Situation verbessern.

Antibiotische Therapie: Hierfür ist die aktuelle Kenntnis des Erregers und des Antibiogramms unbedingt erforderlich. Sie wird **intermittierend** (bei jeder Verschlechterung des Allgemeinbefindens, anhaltendem Fieber, pathologischen Sputumbefunden, Dauer drei Wochen), **kontinuierlich** (bei fortgeschrittenem Krankheitsstadium) oder **prophylaktisch** durchgeführt. Bei Nachweis von *S. aureus* kommen z. B. Cephalexin, Erythromycin oder Flucloxacillin zum Einsatz. Bei Erstinfektion mit *Pseudomonas* wird zunächst mit Colistin oder Tobramycin per inhalationem und Ciprofloxacin p.o. behandelt. Bei akuter Exazerbation einer Pseudomonasinfektion muss intravenös mit z. B. Ceftazidim oder Meropenem, meist in Kombination mit Tobramycin, behandelt werden. Die Gefahr der antibiotischen Therapie besteht in der Selektionierung multiresistenter Keime.

Merke!
Die Gefahr der antibiotischen Therapie bei CF besteht in der Selektionierung multiresistenter Keime.

Therapie der ABPA: Prednisolon in einer Dosierung von 1 mg/kg KG/d über zwei Wochen, dann ausschlei-

chend über mehrere Monate, ist das Medikament der Wahl. Zusätzlich kann antimykotisch behandelt werden (Itraconazol 100–200 mg/d).

Therapie der gastrointestinalen Symptome: Ziele der Behandlung sind ein ausreichendes Gedeihen sowie ein gutes Wachstum.

Eine **hyperkalorische Ernährung** (150–170 % des Normalbedarfs), eine erhöhte Zufuhr mittelkettiger Triglyzeride und die Substitution fettlöslicher Vitamine können den Ernährungszustand und damit den Allgemeinzustand der Patienten erheblich verbessern. Bei akuter Verschlechterung erfolgt eine Nahrungssondierung und/oder eine parenterale Ernährung.

Substitution von Pankreasenzymen: Sie erfolgt in einer Dosierung, bei der die Kinder bei zwei bis drei Stuhlentleerungen täglich eine ausreichende Gewichtszunahme zeigen.

Therapie bei Mekoniumileus: Hierzu gehören Darmspülungen und Gastrografineinläufe. Bei Therapieresistenz erfolgt die Anlage eines Anus praeter. Gelegentlich müssen einzelne Darmabschnitte reseziert werden.

Ileus (distale intestinale Obstruktion): Die therapeutischen Maßnahmen beinhalten eine Erhöhung der Zufuhr von Pankreasfermenten, die Verabreichung von Laxantien und N-Azetylzystein oral sowie die Verabreichung von salinischen Klysmen und die Durchführung von Gastrografineinläufen.

Rektumprolaps: Der Prolaps wird manuell reponiert. Bei rezidivierenden Formen ist eine chirurgische Intervention (Rektumraffung) erforderlich.

Biliäre Zirrhose: Bei Cholestase wird **Ursodesoxycholsäure** verabreicht, um die Cholerese zu verbessern. Bei portalem Hypertonus werden Betablocker eingesetzt. Bei Ösophagusvarizenblutung sind eine lokale Blutstillung und ggf. Sklerosierung der Varizen erforderlich, als **Ultima ratio** wird ein portokavaler Shunt angelegt.

Lungentransplantation: Sie ist das therapeutische Mittel der letzten Wahl. Häufig wird bei eingetretenem Cor pulmonale eine kombinierte Herz-Lungen-Transplantation durchgeführt. Die derzeitige 1-Jahres-Überlebensrate beträgt 80–90 %, die 5-Jahres-Überlebensrate 50–60 %. Die schwerste Spätkomplikation ist die bei 40 % der Patienten auftretende Bronchiolitis obliterans.

Gentherapie: Dieser kausale Therapieansatz befindet sich derzeit in der tierexperimentellen Erprobung. Erste Therapieversuche an erwachsenen Patienten werden ebenso unternommen.

Prognose

Der Verlauf der zystischen Fibrose wird ganz entscheidend vom Ausmaß der **Lungenbeteiligung** und vom **Ernährungszustand** bestimmt (☞ Abb. 13.9 a und b). Der Verlauf ist heterogen und wird von der zugrunde liegenden Mutation und von Umwelteinflüssen beeinflusst. Die mittlere Überlebensdauer hat sich in den letzten Jahrzehnten dramatisch verbessert und liegt jetzt bei deutlich über 30 Jahren. Ein heute geborener Patient mit CF kann damit rechnen, das fünfte Lebensjahrzehnt zu erreichen.

Merke!
Entscheidend für die Verbesserung der Prognose von Patienten mit zystischer Fibrose sind eine ausreichende Energiezufuhr, die konsequente Physiotherapie und der rechtzeitige Einsatz von Antibiotika.

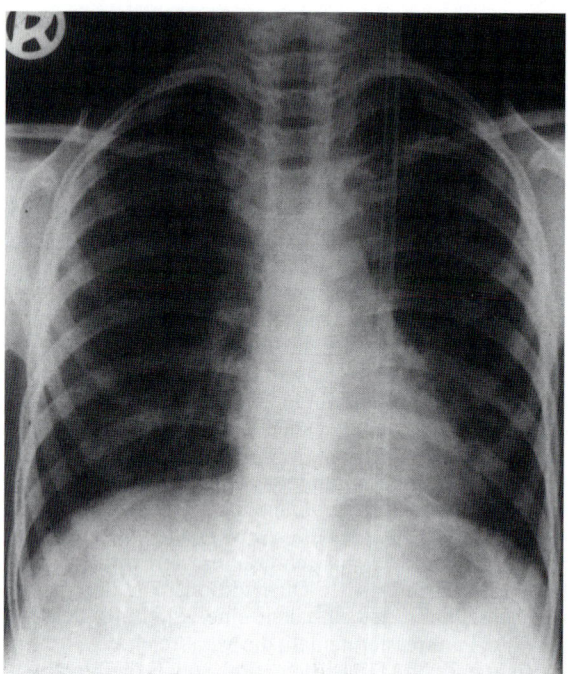

a

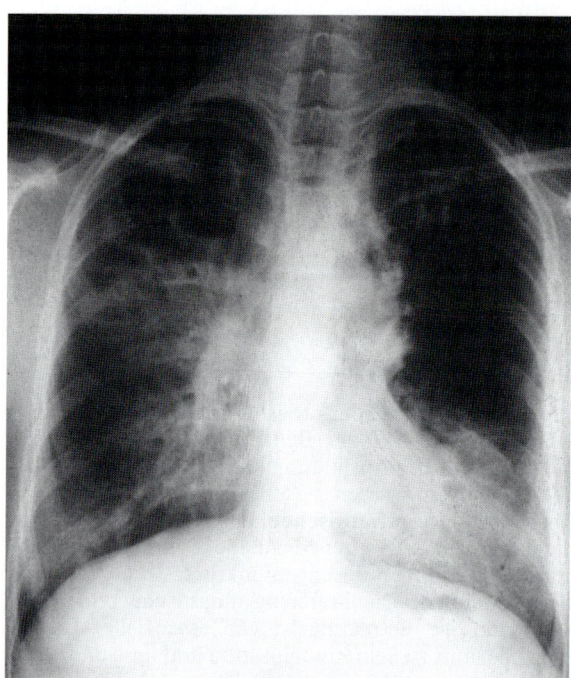

b

Abb. 13.9a und b: a) Röntgen Thorax bei CF (Alter 7 Jahre). In beiden Unterfeldern grobfleckig konfluierende, bis in die Peripherie reichende Zeichnungsvermehrung mit Ringschatten beidseits basal.
b) Röntgen Thorax bei CF im Verlauf (gleiche Patientin, Alter 22 Jahre). Zerstörter, geschrumpfter und mit Abszesshöhlen durchsetzter rechter Oberlappen. Ausgeprägte zystische und narbige Veränderungen mit Schrumpfung auch im linken Oberlappen.

Merke!
Ein heute geborener Patient mit CF kann damit rechnen, das fünfte Lebensjahrzehnt zu erreichen. Weitere Hoffnungen stützen sich auf die Entwicklung neuer Therapiestrategien.

Kasuistik
A: Tim, ein zehn Monate alter Säugling, wird zur Abklärung einer Gedeihstörung in die Ambulanz der Kinderklinik überwiesen. Seit dem sechsten Lebensmonat nimmt er kaum noch zu und das Gewicht ist von der 75. auf die 25. Perzentile abgerutscht. Die Mutter berichtet, dass die Stühle voluminös, fettglänzend und übel riechend seien. Im Alter von acht Monaten habe Tim einen hartnäckigen Infekt der oberen Luftwege mit pfeifendem Atemgeräusch durchgemacht. Die Frage, ob ihr ein merkwürdig salziger Geschmack aufgefallen sei, wenn sie Tim einen Kuss gebe, bejaht die Mutter. Sie habe dem aber keine Bedeutung zugemessen.
K: Bei der Untersuchung zeigt sich eine deutliche Dystrophie. Die Lunge ist auskultatorisch frei, der sonstige körperliche Befund ist unauffällig.
D: Ein zweimal im Abstand von 14 Tagen durchgeführter Schweißtest ergibt deutlich erhöhte Chloridkonzentrationen (91 und 115 mmol/l) bei ebenfalls erhöhten Natriumkonzentrationen.
Diag: Die Diagnose einer zystischen Fibrose (Mukoviszidose) ist damit gesichert.

Th: Tim erhält eine hochkalorische Ernährung mit Substitution wasser- und fettlöslicher Vitamine sowie eine Pankreasenzymsubstitutionstherapie. Außerdem werden regelmäßige Inhalationen und Atemtherapiemaßnahmen durchgeführt. Bei Nachweis von *Staphylococcus aureus* im Nasen- und Rachenabstrich erhält Tim eine intravenöse antibiotische Therapie über 14 Tage.
V: Tim wird regelmäßig in der Spezialambulanz der Kinderklinik untersucht. Seit der Diagnosestellung geht es ihm viel besser und er nimmt seit Beginn der Therapie gut zu. Etwa zweimal im Jahr wird er zur Durchführung einer intravenösen Antibiotikatherapie stationär aufgenommen. Seine Eltern haben sehr gut gelernt, alle notwendigen Therapiemaßnahmen mit ihrem Sohn durchzuführen.

13.4 Erkrankungen der Lunge

13.4.1 Pneumonie

Definition
Akute oder chronische Entzündung des Lungenparenchyms durch infektiöse, allergische, physikalische oder chemische Reize.

Epidemiologie
Pneumonien treten besonders häufig im ersten Lebensjahr, dann zunehmend seltener auf. Im Vorschulalter beträgt die Inzidenz 40:1000, im Alter von neun bis vierzehn Jahren 9:1000.

Tab. 13.3 Häufigste Erreger kindlicher Pneumonien in Abhängigkeit vom Alter.

Alter	Bakterien	Viren	Andere Erreger
1. und 2. Woche	• B-Streptokokken • E. coli	• RS-Viren	• Chlamydien • Ureaplasmen
1.–3. Monat		• RS-Viren • Adenoviren	• Chlamydien
3 Monate bis 1 Jahr	• H. influenzae • S. pneumoniae	• RS-Viren	• Mykobakterien
5–14 Jahre	• S. pneumoniae • S. aureus		• Mykoplasmen

Ätiologie

Pneumonien sind vorwiegend infektiös bedingt. Die altersabhängigen Erregerspektren sind in Tabelle 13.3 zusammengefasst. Allergische Prozesse, chemische und physikalische Noxen sowie Autoimmunprozesse können ebenfalls Pneumonien auslösen.

Pathogenese

Die Übertragung erfolgt meistens durch Tröpfcheninfektion. Nach initialer Infektion der oberen Luftwege kommt es zur Deszension der Erreger in das Bronchialsystem und in die Alveolen. Eine hämatogene Streuung ist seltener.

Klinik

Neugeborene und Säuglinge: Unspezifische Symptome wie Trinkschwäche, Husten und Temperaturinstabilitäten stehen im Vordergrund. Der Auskultationsbefund ist häufig normal.
Ältere Kinder: Husten, Fieber, Tachykardie, Blässe bei ausgeprägtem Krankheitsgefühl sind die klinischen Symptome. Bei schweren Formen kommt es zu Tachydyspnoe, Nasenflügeln, Einziehungen und Zyanose. Das Atemgeräusch ist abgeschwächt, es finden sich fein- bis mittelblasige feuchte Rasselgeräusche. Bei atypischen (Mykoplasmen) oder zentralen Pneumonien kann der Auskultationsbefund normal sein. Bei basalen Pneumonien können Bauchschmerzen das einzige Symptom sein!

Merke!
Bauchschmerzen können auf eine basale Pneumonie hinweisen!

Komplikationen

Pleuritis, Empyeme und Lungenabszesse sind die wichtigsten Komplikationen kindlicher Pneumonien.

Diagnostik

• Leukozytose mit Linksverschiebung und erhöhtes C-reaktives Protein sprechen für eine bakterielle Genese
• Messung der Sauerstoffsättigung mittels Pulsoximetrie
• **Röntgen-Thorax:** Nachweis unterschiedlicher Verschattungsmuster bei Bronchopneumonien (☞ Abb. 13.9), Segment- oder Lappenpneumonien (☞ Abb. 13.10). Bei Mykoplasmenpneumonien finden sich typischerweise interstitielle Pneumonien mit retikulä-

rem perihilärem Verschattungsmuster und flächigen Infiltraten
• **Erregernachweis:** Er ist bei klassischen bakteriellen Pneumonien in der Regel nicht möglich. Die Mykoplasmenserologie oder verschiedene Virusserologien können bei entsprechendem klinischem Verdacht hilfreich sein.

Therapie

Pneumonien im Säuglingsalter oder solche mit schwerer klinischer Symptomatik sollten stationär behandelt werden.
Symptomatische Maßnahmen: Bei Hypoxämie wird Sauerstoff zugeführt. Die Sekretolyse kann durch eine hohe Flüssigkeitszufuhr bzw. medikamentös (Azetylzystein) unterstützt werden.
Antibiotische Therapie: Sie sollte bereits bei Verdacht auf eine Pneumonie erfolgen. Häufig wird sie zumindest initial intravenös durchgeführt. Je nach erwartetem Erreger ergeben sich für verschiedene Altersgruppen unterschiedliche Antibiotika der ersten Wahl (☞ Tab. 13.4).

Merke!
Bei Pneumonien bei älteren Kindern handelt es sich häufig um atypische, durch Mykoplasmen oder Viren ausgelöste Pneumonien! Dies ist für die Therapieentscheidung wichtig.

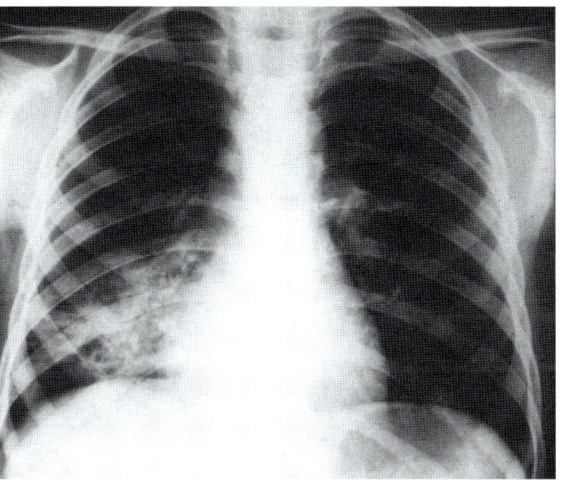

Abb. 13.10: Röntgen-Thorax: Lobärpneumonie. Flächiges Infiltrat rechts basal.

Tab. 13.4 Antibiotikaauswahl bei Pneumonie in unterschiedlichen Altersklassen.

Altersgruppe	Antibiotikum
Säuglinge und Kleinkinder bis drei Jahre	• Cephalosporine i.v.
Kinder, drei bis sechs Jahre	• Cephalosporine i.v. oder p.o • Amoxicillin i.v. oder p.o
Schulkinder und Jugendliche	• Makrolide p.o

Prognose

Sie ist vom Alter des Patienten und von eventuell bestehenden Grunderkrankungen abhängig. Je jünger der Patient und je gravierender seine Grunderkrankung ist, desto langwieriger und gefährlicher ist der Verlauf.

Kasuistik

A: Bruno, ein zwölf Jahre alter Junge, erkrankt mit Fieber, Kopf- und Halsschmerzen und trockenem Husten. Nachdem die Symptome länger als fünf Tage bestehen, verschreibt der Kinderarzt unter der Annahme einer bakteriellen Superinfektion bei einem primären Virusinfekt ein Cephalosporin, das Bruno regelmäßig einnimmt. Da die erwartete Besserung ausbleibt, wird der Junge in der Ambulanz der Kinderklinik vorgestellt.
K: Brunos Allgemeinzustand ist mäßig reduziert. Er hüstelt. Die Temperatur liegt bei 38,9 °C. Bei der Auskultation der Lunge finden sich keine Auffälligkeiten. Auch der sonstige Untersuchungsbefund ist unauffällig.
D: Die Laboruntersuchung zeigt eine Leukozytose (22 000/μl, 70 % Granulozyten) und eine leichte Erhöhung des C-reaktiven Proteins (4,4 mg/dl) sowie eine deutliche Beschleunigung der Blutkörperchensenkungsgeschwindigkeit (72/105 mm). Auf Grund der auffälligen Laborwerte wird trotz unauffälligen Auskultationsbefunds ein Röntgen-Thorax angefertigt. Hier zeigt sich eine ausgeprägte interstitielle Zeichnungsvermehrung mit einem retikulären Verschattungsmuster.
Diag: Die Verdachtsdiagnose einer Mykoplasmenpneumonie wird durch den Nachweis von spezifischen IgM-Antikörpern im Serum bestätigt.
Th: Die antibiotische Therapie wird auf Azithromycin (Makrolidantibiotikum) umgestellt. Bruno freut sich, dass er dieses Präparat nur einmal täglich über fünf Tage einnehmen muss.
V: Innerhalb von zwei Tagen kommt es zur stabilen Entfieberung und zu einer deutlichen Besserung des Allgemeinzustands. Nach einer Woche ist Bruno vollständig wiederhergestellt.

13.4.2 Lungenabszess

Definition

Umschriebener Einschmelzungsprozess im Lungengewebe, der von einer Membran umgeben ist.

Epidemiologie

Aufgrund der heute üblichen gezielten Antibiotikatherapie bei Pneumonien treten Lungenabszesse eher selten auf.

Lokalisation

Folgende Lokalisationen treten in abnehmender Reihenfolge auf: rechter Oberlappen, linker Oberlappen, apikale Segmente beider Unterlappen.

Ätiologie

• Staphylokokkenpneumonien des Säuglings und Kleinkinds
• Unzureichend behandelte Pneumonie bei Immunsuppression
• Bronchogen bei Aspiration von Fremdkörpern oder infektiösem Material.

Klinik

Fieber, Unwohlsein, Übelkeit, Erbrechen, Husten, purulentes Sputum sind die weitgehend unspezifischen Symptome der Erkrankung.

Diagnostik

• **Röntgen-Thorax** in aufrechter Position: abgekapselter Hohlraum mit Spiegelbildung
• **CT-Thorax:** differenzierte Darstellung von Lokalisation und Ausmaß
• **Diagnostische Punktion** (Bakteriologie), wenn gut zugänglich.

Therapie

Eine Antibiotikatherapie sollte möglichst gezielt nach Antibiogramm und immer intravenös mit einem staphylokokkenwirksamen Antibiotikum erfolgen. Bronchoskopisch kann der Versuch einer endobronchialen Drainage unternommen werden. Bei fehlendem Erfolg muss die chirurgische Segmentresektion oder Lobektomie erfolgen.

13.4.3 Lungenatelektase

Definition

Periphere Lungenbezirke mit minder- oder unbelüfteten Alveolen bei sonst normaler Parenchymstruktur.

Ätiologie

• Erhöhte Oberflächenspannung der Alveolen (Surfactantmangel)
• Bronchusobstruktion durch Kompression von außen
• Intrabronchiale Obstruktion
• Verminderte Atemtätigkeit, oberflächliche Atmung, z. B. bei Schmerzen
• Skelettdeformitäten
• Zwerchfellparese
• **Sonderform Mittellappensyndrom:** Atelektase des rechten Mittellappens, bei der es auf Grund des gestreckt verlaufenden, relativ engen und nahezu rechtwinklig vom Zwischenbronchus abgehenden rechten Mittellappenbronchus im Rahmen von Entzündungen häufig zu Obstruktionen kommt.

Klinik

Die Symptome sind vom zugrunde liegenden Prozess und von der Atelektasenausdehnung abhängig. Kleine Atelektasen sind meist symptomlos. Bei ausgedehnten Atelektasen finden sich die klassischen Zeichen der **Klopfschalldämpfung** mit abgeschwächtem oder **aufgehobenem Atemgeräusch.** Die Thoraxexkursionen können über den betroffenen Abschnitten vermindert sein. Tachypnoe und Zyanose kommen vor. Sind bei Verlegung kleiner Bronchien die größeren Atemwege noch luftdurchströmt, kommt es zu **Bronchialatmen.**

Bei akut auftretenden Atelektasen größerer Lungenabschnitte kommt es zu einer dramatischen respiratorischen Dekompensation mit akuter Atemnot und Zyanose.

Differentialdiagnose

- Pneumonische Infiltrate
- Pleuraerguss
- Intrathorakale Tumoren
- Gefäßmalformationen
- Thymusbedingte Verschattung
- Lungenagenesie beim Neugeborenen.

Diagnostik

- **Röntgen-Thorax in zwei Ebenen:** homogene, scharf begrenzte Verschattung, die dem Verlauf eines Segments oder eines Lungenlappens folgt; bei größerer Atelektase kommt es zur Mediastinalverlagerung zur kranken Seite und zum Zwerchfellhochstand auf der kranken Seite
- **Sonographie:** wichtig zur Abgrenzung gegenüber Pleuraergüssen
- **Bronchoskopie:** ist bei allen größeren Atelektasen erforderlich (Fremdkörper, Schleimpfropf, Bronchuskompression von außen?)
- **Computertomographie, Kernspintomographie:** Sie ist bei allen intrathorakalen Raumforderungen zum Ausschluss von Tumoren oder Gefäßanomalien indiziert.

Therapie

Die Indikation zur **antibiotischen Therapie** sollte in allen Fällen großzügig gestellt werden, da die Gefahr einer sekundären Pneumonie hoch ist. Die **physiotherapeutische Behandlung** ist von besonderer Bedeutung (Abklopf- und Drainagetechniken, Sekretolyse)! Bei Fremdkörperaspiration erfolgt die bronchoskopische Entfernung des Fremdkörpers. Bei zähem Sekret sind eine intensive Sekretolyse und unter Umständen eine gezielte bronchoskopische Absaugung und Bronchiallavage notwendig.

13.4.4 Exogen allergische Alveolitis (EAA)

Definition

Generalisierte Entzündung des Lungeninterstitiums und der Alveolen durch chronische Inhalation feinster Partikel meist organischer Herkunft.

Ätiologie

Häufige Allergene im Kindesalter sind Vogelantigene **(Vogelhalterlunge)**, Bakterien und Schimmelpilze **(Far-**

merlunge), Klimaanlagen **(Befeuchterlunge)** oder feuchtes Mauerwerk.

Pathogenese

Interleukinaktivierte T-Lymphozyten erklären überwiegend die **verzögert auftretende allergische Reaktion (Typ IV).** Bereits nach wenigen Wochen kann eine zunehmende Fibrosierung festgestellt werden. Im Serum finden sich präzipitierende IgG- und IgM-Antikörper gegen das Allergen. Sie korrelieren aber nicht streng mit der Krankheitsaktivität.

Klinik

Im Kindesalter dominiert die **chronische Verlaufsform** mit Räusperhusten, leichter Ermüdbarkeit, Gewichtsabnahme und weinerlich-depressiver Grundstimmung, die zunächst an eine psychosomatische Erkrankung denken lässt.

Im weiteren Verlauf tritt eine **Belastungsdyspnoe** in den Vordergrund. Auskultatorisch finden sich weniger fein blasige Rasselgeräusche als bei der akuten Form. In 50 % der Fälle bestehen bei Diagnosestellung bereits Trommelschlegelfinger.

Die **akute Verlaufsform** ähnelt einer akuten Pneumonie durch Viren oder Mykoplasmen. Reizhusten, Tachydyspnoe, Zyanose und Fieber sprechen nicht auf eine antibiotische Therapie an.

Komplikation

Die überaus ernst zu nehmende Komplikation der EAA ist die **Lungenfibrose,** die limitierend sein kann.

Diagnostik

- Leukozytose mit Eosinophilie nur in der Frühphase
- BKS-Beschleunigung
- Rheumafaktor erhöht, ACE erhöht (Akutphase)
- Gammaglobulinerhöhung stets nachweisbar
- **Röntgen-Thorax:** fein retikuläre, fein fleckige Zeichnung, milchglasartige Trübungen
- **Hochauflösendes CT-Thorax:** Veränderungen lassen sich früher nachweisen.
- **Lungenfunktionsprüfung:** Restriktive Ventilationsstörung, Reduktion der Vitalkapazität
- **Nachweis spezifischer IgG-Antikörper** gegen die entsprechenden Allergene im Serum: 30 % falsch positive, 10 % falsch negative Befunde
- **Bronchoalveoläre Lavage:** Nachweis der lymphozytären Alveolitis und Nachweis einer erniedrigten CD_4/CD_8-Ratio

> **Merke!**
> Die exogen allergische Alveolitis führt typischerweise zu einer restriktiven Lungenfunktionsstörung.

Therapie

Eine strengste **Allergenkarenz** (z. B. vorübergehende Hospitalisierung) ist erforderlich. Bis zur klinischen Normalisierung wird **Prednison** in einer Dosierung von 2 mg/kg KG/d verabreicht. Bis zur Lungenfunktionsnormalisierung wird die Prednisontherapie niedriger dosiert über einen Zeitraum von drei bis sechs Wochen weitergeführt. Später kann auf eine inhalative Steroidtherapie umgestellt werden.

Prognose

Bei frühzeitiger Therapie kann eine Restitutio ad integrum erreicht werden. Häufig wird die Diagnose jedoch verzögert gestellt und es ist bereits eine Lungenfibrose eingetreten. Dann verläuft die Erkrankung trotz immunsuppressiver Therapie nicht selten letal.

Merke!

Die gefürchtete Komplikation der exogen allergischen Alveolitis ist die **Lungenfibrose,** die limitierend sein kann.

13.4.5 Lungenemphysem

Definition

Abnorme permanente Erweiterung der Lufträume distal der terminalen Bronchioli ohne signifikante Fibrose, die klinisch zu einer Überblähung (Thoraxform, erhöhte Transparenz im Röntgenbild, erhöhtes Residualvolumen in der Lungenfunktionsprüfung) führt.

Ätiologie

- **Akutes Emphysem:** entsteht durch Obstruktionsmechanismus, z.B. kongenitales lobäres Emphysem, Fremdkörper oder Schleim, Asthma bronchiale, Bronchiolitis
- **Primär chronisches Emphysem:** homozygoter α_1-Antitrypsin-Mangel
- **Sekundär chronisches Emphysem:** Asthma bronchiale, zystische Fibrose.

Klinik

Die Symptome sind stark von der Grunderkrankung abhängig.
Bei einem **akuten Emphysem** treten Tachypnoe, Dyspnoe und Zyanose auf.
Bei einem **chronischen Emphysem** kommt es zu einer Belastungsdyspnoe und Zyanose. Trommelschlegelfinger und ein Fassthorax sind Zeichen der langfristigen Hypoxie und chronischen Überblähung.
Bei der Auskultation ist das **Atemgeräusch** über dem betroffenen Lungenareal typischerweise bei hypersonorem Klopfschall **vermindert.**

Diagnose

Röntgen-Thorax: vermehrte Strahlentransparenz und verminderte Lungenzeichnung, tief stehendes Zwerchfell, Erweiterung der Interkostalräume.

Therapie

Die Behandlung erfolgt in Abhängigkeit von der Grundkrankheit. Physikalische Maßnahmen und eine konsequente Infektionsprophylaxe stehen im Vordergrund.

13.5 Erkrankungen der Pleura

13.5.1 Pleuritis und Pleuraempyem

Definition

Entzündung und Adhäsion der Pleurablätter ohne wesentliche Flüssigkeitsansammlung mit charakteristischem Auskultationsbefund (Pleuritis) oder entzündlicher Pleuraerguss mit eitrigem Exsudat (Pleuraempyem).

Ätiologie

Bei Entzündungen der Pleura handelt es sich meist um eine Mitreaktion bei Erkrankungen anderer Organe (bakterielle Pneumonie, akute Virusinfektion, Mykoplasmeninfektion, Tuberkulose, rheumatisches Fieber). Unter den bakteriellen Erregern sind *Staphylococcus aureus, Haemophilus influenzae* und *Streptococcus pneumoniae* am häufigsten. Die Erkrankung verläuft stadienhaft: Zunächst exsudativ (Pleuritis), dann purulent (Empyem), bevor es zur Organisation kommt.

Klinik

Atemabhängige **Thoraxschmerzen,** verstärkt bei Husten und bei Inspiration sowie die Ausstrahlung der Schmerzen in den Rücken und in die Schulterregion sind die charakteristischen klinischen Symptome. Mit Zunahme des Exsudats nehmen die Schmerzen ab. Bei ausgedehntem Erguss kommt es zu einer **Dyspnoe.** Bei der Untersuchung findet sich eine schmerzbedingte Schonhaltung mit Skoliose. Auskultatorisch bestehen im Frühstadium Pleurareiben und Pleuraknarren, später Klopfschalldämpfung und vermindertes Atemgeräusch.

Merke!

Schlechter Allgemeinzustand und Fieberpersistenz trotz Antibiotikatherapie sollten bei bestehender Pneumonie die Entwicklung eines Empyems vermuten lassen!

Komplikationen

Pyopneumothorax, Perikarditis, Lungenabszess, Rippenosteomyelitis, Peritonitis und Sepsis sind mögliche Komplikationen eines Pleuraempyems, die jedoch bei frühzeitiger Therapie nur selten vorkommen.

Diagnostik

- **Röntgen-Thorax:** Ergussnachweis
- **Sonographie:** Unterscheidung zwischen freier Flüssigkeit und Schwielen
- **Computertomographie des Thorax:** bei großen Verschattungen zur Mitbeurteilung parenchymatöser Organe indiziert
- **Pleurapunktion:** Materialgewinnung zur Klärung der Ätiologie (laborchemische und kulturelle Untersuchung).

Therapie

Antibiotische Therapie: intravenöse Verabreichung eines staphylokokkenwirksamen Antibiotikums, meist als Kombinationstherapie. Bei Keimnachweis erfolgt die Behandlung nach Antibiogramm.

Punktion und Drainage: Bei großen und/oder eitrigen Ergüssen sollte eine geschlossene Drainage angelegt werden.

Chirurgische Intervention: Bei fehlender klinischer Besserung nach mehrtägiger konservativer Therapie (s. o.) sollte operativ eingegriffen werden.

13.5.2 Hydrothorax

Definition

Nichtentzündliche Flüssigkeitsansammlung in der Pleurahöhle.

Ätiologie

- Kardiogen bei Rechtsherzinsuffizienz
- Nephrogen
- Hypoproteinämie (Malabsorptionssyndrom)
- Fehlinfusion (Infusothorax)
- **Chylothorax:** Stauung oder Verletzung des Ductus thoracicus oder des Ductus lymphaticus dexter.

Klinik

Oft ist ein Hydrothorax asymptomatisch. Bei großen Flüssigkeitsmengen kann es zu Tachydyspnoe, Einziehungen und Zyanose kommen. Bei der Untersuchung findet man ein abgeschwächtes Atemgeräusch und eine Klopfschalldämpfung.

Diagnose

- **Röntgen-Thorax:** wie bei Pleuraerguss
- **Pleurapunktion:** Transsudat mit niedrigem spezifischem Gewicht, wenig Zellen, niedriger Proteingehalt.

Therapie

Bei klinischer Symptomatik muss eine Entlastungspunktion erfolgen.

13.5.3 Pneumothorax und Pneumomediastinum

Definition

Der Pneumothorax ist durch Luft zwischen beiden Pleurablättern, die die beiden gleitend verbundenen Pleurablätter voneinander trennt und die Lunge in Richtung Hilus zusammenfallen lässt, gekennzeichnet.

Ätiologie

Neugeborene: Insbesondere bei Frühgeborenen tritt relativ häufig ein Pneumothorax auf. Durch die ungleichmäßige Entfaltung der Lunge kommt es zur Überdehnung einzelner Lungenabschnitte.

Ältere Kinder: heftiger Husten bei Bronchitis, Pneumonie oder Asthma bei abszedierender Pneumonie (Staphylokokken!) können einen Pneumothorax verursachen.

Schulkinder und Erwachsene: Ein idiopathischer Spontanpneumothorax durch Einriss subpleural gelegener bullöser Erweiterungen von Alveolen tritt nur in dieser Altersgruppe auf.

Iatrogen: Tracheotomie, Intubation, hohe Beatmungsdrucke oder Venenpunktionen können einen Pneumothorax verursachen.

Pathogenese

Jede Erhöhung der transmuralen Druckdifferenz von den Atemwegen bis zur Pleura belastet die der Luft zugewandte Oberfläche der Lunge. Durch einen Einriss von Alveolen oder kleinen Bronchien kommt es dann zu einer Verbindung zwischen Luftwegen und Pleuraspalt, die infolge der Retraktionskraft der elastischen Lunge zu einem Lungenkollaps führt. Ein Mediastinalemphysem entsteht dadurch, dass Luft aus perforierten Alveolen über das interstitielle Gewebe der Lunge in das Mediastinum dringt. Durch einen Ventilmechanismus kann sowohl im Pleuraraum als auch im Mediastinalraum ein erheblicher Überdruck entstehen, der zu Blutgefäßkompression und Mediastinalverlagerung führt. Es kommt zum gefürchteten **Spannungspneumothorax.**

Klinik

Schmerzen und Dyspnoe sind die Leitsymptome. Es findet sich ein abgeschwächtes Atemgeräusch bei hypersonorem Klopfschall. Bei Spannungspneumothorax besteht Schockgefahr!

Therapie

Bei kleinen Spontanpneumothoraces ist die Spontanresorptionsrate hoch. In anderen Fällen wird eine Pleuradrainage gelegt. Bei Spannungspneumothorax ist eine sofortige Entlastungspunktion erforderlich!

14 Gastroenterologie

Die folgenden Checklisten geben einen Überblick über die Differentialdiagnosen der wichtigsten gastroenterologischen Symptome im Kindesalter.

Symptome von Erkrankungen des Gastrointestinaltrakts

Checkliste: Differentialdiagnose Erbrechen.

Allgemeine Ursachen	Pharynx- und Ösophaguserkrankungen	Magenerkrankungen
Überfütterung Diätfehler zu rasche Fütterung zu große Mahlzeiten anfallsartiger Husten psychogenes Erbrechen	Achalasie tracheoösophageale Fistel Stenosen, Atresien gastroösophagealer Reflux Stenosen und Strikturen Hiatushernie Tumoren	hypertrophe Pylorusstenose Gastritis Magenulkus Mikrogastrie postentzündliche Strikturen
Darmobstruktion	**Darminfektion**	**Entzündliche Darmerkrankungen**
Duodenalatresie, -stenose Pancreas anulare Malrotation Volvulus Invagination Mekoniumileus M. Hirschsprung Analatresie Tumoren Strikturen und Stenosen paralytischer Ileus mechanischer Ileus	Gastroenteritis Sepsis parasitäre Erkrankung	Appendizitis nekrotisierende Enterokolitis Peritonitis
Immunologische Darmerkrankungen	**Enzymdefekte**	**Lebererkrankungen**
Kuhmilchproteinintoleranz Nahrungsmittelallergien Zöliakie	Laktoseintoleranz Disaccharidasemangel Enterokinasemangel	Hepatitis Cholezystitis Abszess Reye-Syndrom
Metabolische Störungen	**Endokrine Erkrankungen**	**ZNS-Erkrankungen**
Urämie Galaktosämie hereditäre Fruktoseintoleranz Harnstoffzyklusstörungen organische Azidurien	adrenogenitales Syndrom Hyperparathyreoidismus	Meningitis, Enzephalitis Hirntumoren Hirndruck Hirnblutung Hydrozephalus Migräne

Checkliste: Differentialdiagnose Diarrhö.

Virale Gastroenteritis	Bakterielle Gastroenteritis	Parasitäre Gastroenteritis
Rotavirus Adenovirus	Salmonellen Shigellen Campylobacter jejuni Escherichia coli Yersinia enterocolitica Vibrio cholerae	Giardia lamblia Entamoeba histolytica Kryptosporidien
Entzündliche Darmerkrankungen	**Malabsorptionssyndrome**	**Enzymdefekte**
Morbus Crohn Colitis ulcerosa anaphylaktoide Purpura hämolytisch-urämisches Syndrom pseudomembranöse Enterokolitis eosinophile Gastroenteritis	Kurzdarmsyndrom Abetalipoproteinämie Acrodermatitis enteropathica Glukose-Galaktose-Malabsorption Chlorid-Natrium-Malabsorption Hartnup-Erkrankung	Disaccharidasemangel Enterokinasemangel Laktoseintoleranz
Anatomische Ursachen	**Immunologische Erkrankungen**	**Pankreas, Leber**
Darmduplikatur Malrotation Fisteln intestinale Lymphangiektasie	Zöliakie Kuhmilchproteinintoleranz IgA-Mangel Agammaglobulinämie kombinierter Immundefekt	Pankreatitis, akut, chronisch Hepatitis Gallensäurenmangel Leberzirrhose
Endokrine Ursachen	**Andere Ursachen**	
Hyperthyreose Hyperparathyreoidismus	Laxantienabusus Nahrungsmittelvergiftung	

Checkliste: Differentialdiagnose Obstipation.

Erkrankungen des Gastrointestinaltrakts	Neuromuskuläre Erkrankungen
chronisch habituelle Obstipation Morbus Hirschsprung juveniler Dickdarmpolyp Analstenose, Analstriktur Pseudoobstruktion rektaler Abszess, Fissur, Fistel	Aplasie der abdominellen Muskulatur myotone Dystrophie Zerebralparese Myasthenia gravis multiple Sklerose
Metabolische Störungen	**Medikamente**
Dehydratation Hypothyreose Hypokaliämie renal-tubuläre Azidose	Narkotika Antidepressiva Chlorpromazin

Checkliste: Differentialdiagnose gastrointestinale Blutung.

Oberer Gastrointestinaltrakt	Darm	Unterer Gastrointestinaltrakt
Ösophagitis Ösophagusvarizen Gastritis peptisches Ulkus Fremdkörper Verätzung	Koagulopathie Hämangiome Invagination Volvulus Meckel'sches Divertikel Tumoren	Kuhmilchproteinintoleranz Gastroenteritis Purpura Schönlein-Henoch juvenile Polypen Colitis ulcerosa M. Crohn pseudomembranöse Enterokolitis hämolytisch-urämisches Syndrom

14.1 Erkrankungen des Ösophagus

14.1.1 Ösophagusatresie

Definition

Häufige Fehlbildung der Speiseröhre mit blind endendem Ösophagus, bei der durch die häufige Kombination mit einer Trachealfistel Aspirationsgefahr besteht.

Epidemiologie

Die Häufigkeit beträgt 1:2000 bis 1:4000. Jungen und Mädchen sind gleich häufig betroffen. In 85 % der Fälle besteht eine Fistelbildung zwischen Ösophagus und Trachea.

Ätiologie

Es handelt sich um eine Störung der Differenzierung des primären Vorderdarms in Ösophagus, Trachea und Lunge. Die Hälfte der Kinder weist zusätzliche Fehlbildungen auf. Bei der sog. Vacterl-Assoziation bestehen gleichzeitig Fehlbildungen der Wirbelsäule, des Anorektalbereichs, des Herzens, der Nieren und des Radius.

Einteilung

Die Ösophagusatresien werden nach Vogt eingeteilt (☞ Abb. 14.1).

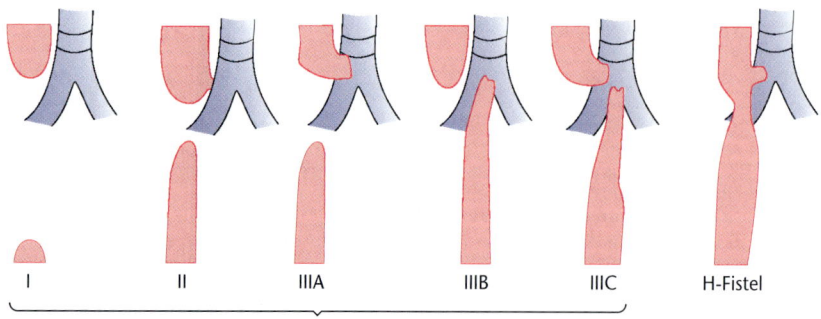

Abb. 14.1: Formen der Ösophagusatresie:
Typ I: kurzes oberes und unteres Ösophagussegment, die blind enden
Typ II: oberer und unterer Ösophagusblindsack ohne ösophagotracheale Fistel
Typ III A: oberer und unterer Ösophagusblindsack mit isolierter oberer ösophagotrachealer Fistel
Typ III B: häufigste Form (90 %); ösophagotracheale Fistel des unteren Ösophagusblindsacks
Typ III C: obere und untere ösophagotracheale Fistel
H-Fistel: durchgängiger Ösophagus, ösophagotracheale Fistel.

Klinik

Pränatal besteht häufig ein **Polyhydramnion** (Fruchtwasservermehrung durch fehlendes Schlucken des Fetus, übermäßiger Bauchumfang der Mutter), das mit dem Risiko einer Frühgeburt assoziiert ist.

Die Kinder werden unmittelbar **postnatal** mit vermehrter Schaumbildung vor dem Mund auffällig! Bei ersten Trinkversuchen kommt es zu Husten, Zyanose und Aspiration. Eine Magensonde lässt sich nicht vorschieben.

Diagnostik

- Magensondierung postnatal
- **Röntgen-Thorax und Abdomen** („Babygramm") nach Platzierung einer dünnen Magensonde, so weit es geht. Aus der Lage des Sondenendes und der Luftverteilung im Gastrointestinaltrakt kann auf die Art der Fehlbildung geschlossen werden. Unter Intubationsbereitschaft kann vorsichtig isotonisches wasserlösliches Kontrastmittel über die Sonde gegeben werden, um Fistelgänge darzustellen.

Therapie

Wegen der Aspirationsgefahr sollte möglichst früh eine operative Versorgung mit Fistelverschluss erfolgen.

Prognose

Die Prognose ist vom Geburtsgewicht und dem Ausmaß begleitender Fehlbildungen abhängig. Bei Kindern mit einem Geburtsgewicht über 1500 g ohne Herzfehler beträgt die Überlebensrate mindestens 90 %.

Merke!
Bei einer Ösophagusatresie sollte wegen des hohen Aspirationsrisikos eine möglichst frühzeitige Operation erfolgen.

14.1.2 Gastroösophagealer Reflux (GÖR)

Definition

Reflux von Mageninhalt in den unteren Ösophagus über den nicht vollständig schließbaren unteren Ösophagussphinkter.

Epidemiologie

40 % aller reifen Neugeborenen und ein noch höherer Prozentsatz Frühgeborener haben in den ersten Lebenswochen eine noch nicht vollständig schließende Kardia. Der Übergang zwischen physiologischem und krankhaftem Reflux ist daher fließend. Ein erhöhtes Risiko für das Auftreten eines GÖR haben Kinder mit zystischer Fibrose, Asthma bronchiale, angeborener oder erworbener Hiatushernie, Motilitätsstörungen der Speiseröhre (z. B. bei Z. n. Operation einer Ösophagusatresie, Myopathie, Sklerodermie) und neurologischen Erkrankungen (z. B. Zerebralparese).

Merke!
Ein gastroösophagealer Reflux ist im frühen Säuglingsalter extrem häufig und nur selten behandlungsbedürftig.

Ätiologie

- Erhöhter intraabdomineller Druck
- Verminderter Sphinktertonus
- Klaffende Kardia.

Pathogenese

Transiente oder inadäquate Sphinkterrelaxationen führen zu Refluxepisoden. Durch den Reflux von saurem Mageninhalt in den Ösophagus entsteht eine **Ösophagitis.** Ihr Schweregrad reicht von einer alleinigen Gefäßinjektion mit Rötung bis zu tiefen Ulzerationen, die zu narbigen Strikturen, einem Brachyösophagus durch Schrumpfung oder zu einer intestinalen Metaplasie **(Barrett-Ösophagus)** führen.

Klinik

Der GÖR verursacht zunächst keine klinischen Symptome. Beschwerden treten erst auf, wenn sich der Reflux häufig wiederholt, lange anhält, in den oberen Ösophagus reicht und saure Magensekrete zu einer Ösophagitis führen.

Im **Säuglingsalter** bestehen eine vermehrte **Unruhe**, häufiges Schreien, rezidivierendes **Erbrechen**, insbesondere in liegender Position, gelegentlich wird eine Hämatinbeimengung beobachtet. Eine Refluxkrankheit kann sich bei Säuglingen in einzelnen Fällen auch durch eine rein respiratorische Symptomatik mit rezidivierenden Aspirationspneumonien, Stridor, Heiserkeit oder Apnoen manifestieren.

Ältere Kinder geben **Sodbrennen** und **epigastrische Schmerzen** an.

Komplikationen

- Rezidivierende Aspirationspneumonien und obstruktive Bronchitiden
- Hämorrhagische Ösophagitis
- Eisenmangelanämie bei chronischer Blutung
- Narbige Strikturen durch rezidivierende Entzündungen (Dysphagie).

Diagnostik

Wegen der hohen Selbstheilungsrate im ersten Lebensjahr verhält man sich beim sonst gesunden Säugling bezüglich invasiver diagnostischer Verfahren eher abwartend.

- **Sonographie:** wenig belastende Methode zur Darstellung des Refluxes. Eine Refluxkrankheit kann jedoch weder ausgeschlossen noch bewiesen werden.
- **Langzeit-pH-Metrie:** sensitivste Methode zum Nachweis pathologischer, saurer Refluxphasen. Nichtsaure Reflux, die ebenfalls bei Aspiration pulmonale Probleme verursachen können, werden nicht erkannt.
- **Ösophagoskopie mit Schleimhautbiopsie:** indiziert, wenn klinisch eine Ösophagitis vermutet wird.
- **Obere Magen-Darm-Passage:** Röntgenkontrastdarstellung von Ösophagus und Magen zum Nachweis von Hiatushernien oder Magenentleerungsstörungen.
- **Gastroösophageale Szintigraphie** mit ^{99m}Tc: geringe Invasivität, geringe Strahlenbelastung, gibt jedoch nur über eine recht kurze Zeitspanne im Liegen Auskunft. Durch Spätaufnahmen können Mikroaspirationen nachgewiesen werden.

Merke!
Wegen der hohen Selbstheilungsrate im ersten Lebensjahr verhält man sich beim sonst gesunden Säugling mit gastroösophagealem Reflux bezüglich invasiver diagnostischer Verfahren eher abwartend.

Therapie

Allgemeinmaßnahmen sind eine Lagerung auf schräger Ebene (20–35°) im Bett und das Andicken der Nahrung, z.B. mit Johannisbrotkernmehl (0,5–1 %).
Prokinetika: Da Cisaprid nicht mehr verfügbar ist, werden zur Beschleunigung der Magenentleerung Makrolidantibiotika in niedriger Dosierung (z.B. Erythromycin, 4 mg/kg KG/d) eingesetzt.
Säuresupprimierende Medikamente: Diese Medikamente sollten nicht ohne den endoskopischen Nachweis einer Ösophagitis eingesetzt werden. Es kommen H_2-Rezeptorantagonisten (Ranitidin, 6–12 mg/kg KG/d) oder Protonenpumpenhemmer (Omeprazol, 1 mg/kg Kg/d) infrage.
Operation: Eine Fundoplicatio nach Nissen oder eine Hiatusplastik mit Gastropexie sind selten erforderlich.

14.1.3 Hiatushernie

Definition

Durchtritt von Magenteilen aus dem Bauch in die Brusthöhle durch den Ösophagusspalt des Zwerchfells, der zum klinischen Leitsymptom einer Refluxösophagitis führt.

Einteilung

Gleithernie: Dies ist die häufigste Form. Nach Lockerung des Ligamentapparats und des Hiatus gleiten Kardia und Magenfundus in den Thoraxraum.
Paraösophageale Hernie: Die Kardia bleibt fest an ihrem Platz. Ein Teil des Magenfundus schiebt sich mit einem peritonealen Bruchsack an der Kardia und am distalen Ösophagus vorbei in den Thoraxraum.

Pathogenese

Der Übertritt von Magenschleimhaut durch den Hiatusschlitz über das Zwerchfell in den Thorax führt zu einer Kardiainsuffizienz, gastroösophagealem Reflux, Schleimhautulzerationen, Blutungen und narbigem Umbau.

Klinik

Symptome des gastroösophagealen Refluxes (s.o.)

Diagnostik

- **Obere Magen-Darm-Passage:** Röntgenkontrastdarstellung von Ösophagus und Magen
- **Ösophagoskopie** mit Schleimhautbiopsie zum Nachweis einer Ösophagitis.

Therapie

Die Versorgung erfolgt operativ mit Durchführung einer retroösophagealen Hiatusplastik mit Gastropexie.

14.1.4 Ösophagusachalasie

Definition

Funktionelle Stenose des unteren Ösophagussphinkters mit erhöhtem Sphinktertonus, fehlender Entspannung des Sphinkters und abnormer Peristaltik.

Ätiologie

Es handelt sich um eine Störung der neuronalen Innervation im Plexus myentericus des Ösophagus.

Klinik

Das Leitsymptom ist eine **progrediente Dysphagie mit Regurgitationen** und **Erbrechen** von unverdauter Nahrung. Gewichtsverlust und Gedeihstörung sind häufig. Weitere Symptome sind retrosternale Schmerzen und nächtliche Hustenattacken.

Diagnostik

- **Röntgen-Thorax:** Mediastinalverbreiterung, Megaösophagus mit Flüssigkeitsspiegel
- **Ösophagogastroskopie:** Ösophagusdilatation, Enge am unteren Ösophagussphinkter
- **Manometrie:** erhöhter Tonus des unteren Ösophagussphinkters; fehlende oder herabgesetzte Relaxation des unteren Ösophagussphinkters
- **Ösophagusbreischluck:** Kalibersprung.

Therapie

Medikamentös wird Nifedipin verabreicht.
Interventionell: Zunächst erfolgt der Versuch der **Ballondilatation,** bei Erfolglosigkeit wird eine **Ösophagosphinkteromyotomie** nach Heller durchgeführt.

Komplikationen

- Rezidivierende Aspirationspneumonien
- Bronchiektasen
- Stenosierende Narben.

Prognose

Die Langzeitprognose wird durch eine hohe Rezidivrate, die postoperative Ausbildung eines gastroösophagealen Refluxes und ein erhöhtes Ösophaguskarzinomrisiko beeinträchtigt.

14.1.5 Ösophagitis

Definition

Entzündliche Schleimhautveränderungen meist des unteren Ösophagusdrittels.

Ätiologie

- Gastroösophagealer Reflux
- Säure- oder Laugenverätzung
- Retroösophagealer Abszess
- Kandida-Ösophagitis bei Immunsuppression.

Klinik

Dysphagie, retrosternale Schmerzen und Hämatinerbrechen treten in Abhängigkeit von der zugrunde liegenden Ursache auf.

Diagnostik

Ösophagoskopie mit Schleimhautbiopsie zum histologischen Nachweis der Ösophagitis.

Therapie

Die Behandlung erfordert die Therapie der Grunderkrankung (siehe auch Therapie des gastroösophagealen Refluxes in Kap. 14.1.2).

14.1.6 Ösophagusverätzungen

Definition

Schwerste entzündliche Veränderungen des Ösophagus durch Ätzstoffe, vor allem durch Säuren und Laugen, die zu bedrohlichen Früh- und Spätkomplikationen führen können.

Ätiologie

Ösophagusverätzungen entstehen durch die akzidentelle Ingestion von Säuren oder Laugen. Meist sind Kleinkinder zwischen dem ersten und vierten Lebensjahr betroffen. Laugenverätzungen sind gefährlicher als Säureverätzungen.

> **Merke!**
> Laugenverätzungen sind gefährlicher als Säureverätzungen!

Pathogenese

- **Laugenverätzung:** Das Eindringen von Lauge in die Ösophaguswand führt zu einer perforationsgefährdeten **Kolliquationsnekrose.** Sekundär kann eine bakterielle Infektion hinzukommen. Besonders gefährlich sind Granulate, da es hierbei zu einer langen Einwirkzeit auf den Schleimhäuten kommt.
- **Säureverätzung:** Die Ingestion von Säuren führt typischerweise zu einer **Koagulationsnekrose.**

Klinik

Im Bereich der Mundschleimhaut kann man häufig bereits glasige **schmerzhafte Schleimhautschwellungen** erkennen. Dennoch können die Mundschleimhautsymptome wegen des reflektorischen Schluckakts bei der Ingestion gering ausgeprägt sein! Die schmerzhafte Dysphagie führt zu vermehrtem **Speichelfluss.** Häufig bestehen heftige **retrosternale Schmerzen** und Erbrechen (cave: erneute Verätzung!). Bei Aspiration kommt es zu rezidivierenden **Hustenanfällen,** Larynx- und Trachealödem sowie Stridor. Es besteht die Gefahr des Kreislaufschocks.

> **Merke!**
> Rückschlüsse vom Ausmaß der Mundschleimhautveränderungen auf das Ausmaß der Ösophagusverätzung sind nicht möglich, da die Mundschleimhautläsionen wegen des reflektorischen Schluckakts bei der Ingestion gering ausgeprägt sein können!

Therapie

Erbrechen sollte unbedingt vermieden und auf keinen Fall induziert werden, da die Gefahr einer erneuten Verätzung und der Aspiration besteht. Zunächst erfolgt die unverzügliche Intubation. Der Magen wird über eine großlumige Magensonde vollständig entleert und mit kaltem Wasser gespült. Postinterventionell wird die Magensonde belassen, um ein Zuschwellen des Ösophagus zu verhindern. Versuche, die Lauge mit Säuren zu neutralisieren, sollten wegen der damit einhergehenden Hitzeentwicklung unbedingt unterlassen werden. Die Verabreichung von Prednison in einer Dosierung von 2 mg/kg KG i.v. dient zur Stenoseprophylaxe. Supportive Maßnahmen sind Analgesie, Flüssigkeitssubstitution und antibiotische Therapie.

> **Merke!**
> Bei Ösophagusverätzungen durch Säuren und Laugen darf auf keinen Fall Erbrechen ausgelöst werden, da die Gefahr einer erneuten Verätzung besteht!

Komplikationen

- **Frühkomplikationen:** Aspirationspneumonie, Perforation mit Mediastinitis, Sepsis
- **Spätkomplikationen:** tracheoösophageale Fistel, Strikturen und Stenosen, Karzinom.

Prognose

Die Mortalität beträgt 5–14 %. Das Risiko für das Auftreten eines Ösophaguskarzinoms ist tausendfach erhöht!

> **Merke!**
> Nach Ösophagusverätzungen ist das Risiko für das Auftreten eines Ösophaguskarzinoms tausendfach erhöht!

14.1.7 Ösophagusfremdkörper

Definition

Ingestion unterschiedlichster Gegenstände, die in der Regel ungehindert den Magen-Darm-Kanal passieren, in einigen Fällen jedoch endoskopisch entfernt werden müssen.

Ätiologie

Akzidentelles Verschlucken verschiedener Gegenstände: Münzen, Knöpfe, Murmeln, Nadeln, Nägel usw. (es gibt fast nichts, was Kinder nicht verschlucken können!). Meistens sind Kinder im Alter zwischen sechs Monaten und vier Jahren betroffen.

Lokalisation

Der Fremdkörper verfängt sich in den meisten Fällen an einer der drei physiologischen Engen: unterhalb des M. cricopharyngeus, an der Querung des Aortenbogens oder knapp unter dem Zwerchfell.

Merke!
Bevorzugte Lokalisation von Ösophagusfremdkörpern:
- unterhalb des M. cricopharyngeus
- an der Querung des Aortenbogens
- knapp unterhalb des Zwerchfells.

Klinik

Häufig bestehen keinerlei klinische Symptome. Eine Schluckstörung, Essensverweigerung oder retrosternale Schmerzen können vorkommen.

Diagnostik

- **Röntgen-Thorax** seitlich inklusive Pharynx
- **Röntgen-Abdomen** Leeraufnahme a.p.

Therapie

Säurehaltige Mikrobatterien, blei- und quecksilberhaltige Fremdkörper und spitze Gegenstände sowie alle Ösophagusfremdkörper müssen endoskopisch entfernt werden. Magenfremdkörper werden nach drei bis vier Tagen endoskopisch entfernt, falls sie nicht weitertransportiert wurden (Röntgenkontrollaufnahme). Es empfiehlt sich eine regelmäßige Stuhlinspektion zur Überwachung der Fremdkörperpassage!

Prognose

90 % der Fremdkörper passieren den Magen-Darm-Kanal problemlos.

Merke!
Säurehaltige Mikrobatterien, blei- und quecksilberhaltige Fremdkörper und spitze Gegenstände sowie alle Ösophagusfremdkörper müssen endoskopisch entfernt werden!

14.2 Erkrankungen des Magens

14.2.1 Gastritis

Definition

Entzündliche Zellinfiltration der Magenschleimhaut, wobei sich bei der **akuten Gastritis** vorwiegend Granulozyten und bei der **chronischen Gastritis** vorwiegend Lymphozyten finden. Im Kindesalter hat die Gastritis durch **Helicobacter pylori** die größte Bedeutung.

Merke!
Im Kindesalter ist eine Infektion mit Helicobacter pylori die häufigste Ursache einer Gastritis!

Epidemiologie

Etwa 6 % aller deutschen und 45 % aller türkischen Kinder in Deutschland sind bei der Einschulung mit Helicobacter pylori infiziert.

Ätiologie

Die Infektion mit Helicobacter pylori wird wahrscheinlich innerhalb von Familien weitergegeben. Der genaue Übertragungsweg ist noch ungeklärt. Der Keim unterliegt einer starken Mutationsrate, daher existieren unzählige verschiedene Stämme, die mit verschiedenen Enzymsystemen und Toxizitätsfaktoren ausgestattet sind. Allen gemeinsam sind unipolare Geißeln zur Fortbewegung und das Enzym Urease.

Pathogenese

Das Bakterium haftet sich an die Oberfläche der Magenschleimhautzellen. Zunächst infiltrieren Granulozyten, dann Lymphozyten und Makrophagen die Mukosa. Die Freisetzung von Zytokinen unterhält den Entzündungsprozess. Makroskopisch zeigt sich bei infizierten Kindern eine charakteristische noduläre Antrumschleimhaut.

Klinik

Die akute Infektion verursacht Oberbauchbeschwerden und Übelkeit, vorübergehend kommt es zu einer Anazidität des Magens. Die chronische Infektion ist meist asymptomatisch.

Diagnostik

- **^{13}C-Harnstoff-Atemtest:** Nach Ingestion von ^{13}C-Harnstoff wird dieser bei Vorhandensein von Helicobacter pylori im Magen durch die Urease des Keims zu Ammoniak und $^{13}CO_2$, das in der Ausatemluft nachgewiesen werden kann, gespalten. Bei Kindern unter sechs Jahren ist die Rate falsch positiver Testergebnisse recht hoch. Der Test eignet sich auch zur Verlaufskontrolle nach einer Eradikationstherapie.
- **Serologie:** Der Nachweis von IgA- und IgG-Antikörpern gegen Helicobacter pylori erlaubt keine Unterscheidung zwischen einer noch bestehenden und einer ausgeheilten Infektion.
- **Gastroduodenoskopie mit Schleimhautbiopsien:** Vor Beginn einer Eradikationstherapie muss die Diagnose auf diesem Weg mit **kultureller Anzüchtung** des Keims aus der Biopsie gesichert werden.

Therapie

Ziel der Behandlung ist eine Eradikation des Keims. Hierzu werden ein **Protonenpumpenhemmer** (Omeprazol, 1 mg/kg KG/d) sowie **zwei Antibiotika** (Amoxicillin, 50 mg/kg KG/d und Clarithromycin, 20 mg/kg KG/d) über eine Woche verabreicht. Die Eradikation gelingt in 90 % der Fälle.

Merke!
Eine Eradikation von Helicobacter pylori gelingt mit einer Dreifachtherapie in 90 % der Fälle!

Prognose

Bei persistierender Infektion beträgt das Risiko, ein Ulkus zu entwickeln, 10–15 %. Bei erfolgreicher Eradikationstherapie ist die Ulkusrezidivrate minimal. Das Risiko eines Magenkarzinoms ist bei Bestehen einer Helicobacter-pylori-Infektion drei- bis sechsfach erhöht. Ob die Eradikationstherapie dieses Risiko senkt, ist noch nicht geklärt.

14.2.2 Hypertrophe Pylorusstenose

Definition

Postnatal entstehende Hypertrophie der zirkulären Muskulatur des Pylorus, die zu funktioneller Obstruktion, schwallartigem Erbrechen und Gedeihstörung führt.

Epidemiologie

Die Häufigkeit beträgt etwa 1:500, Jungen sind vier Mal so häufig betroffen wie Mädchen.

Ätiologie

Die genaue Ätiologie ist unklar. Zwillingsuntersuchungen lassen eine genetische Disposition wahrscheinlich erscheinen. Wie bei der Achalasie zeigt sich eine Verminderung inhibitorischer Nervenzellen. Wahrscheinlich kommt es hierdurch zu einer sekundären muskulären Hypertrophie des Pylorus.

Klinik

Die Symptomatik beginnt typischerweise in der zweiten bis sechsten Lebenswoche. Das Leitsymptom ist **schwallartiges Erbrechen** („im Bogen"). Die Kinder wirken hungrig, trinken gierig, bekommen Schmerzen und erbrechen. Die Magenperistaltik kann als Ausdruck des Versuchs der Pyloruspassage sichtbar sein (☞ Abb. 14.2). Gelegentlich kann der Pylorus rechts epigastrisch als „Olive" tastbar sein. Die Kinder entwickeln eine schwere **Gedeihstörung** und eine **Dehydratation** mit hypochlorämischer Alkalose.

Merke!
Eine wichtige Differentialdiagnose zur hypertrophischen Pylorusstenose ist das adrenogenitale Syndrom mit Salzverlust. Hier besteht jedoch eine **hyperkaliämische Azidose!**

Diagnostik

- Metabolische, hypochlorämische Alkalose!
- Hypokaliämie
- **Sonographie:** Nachweis der typischen Pyloruskokarde, der Zunahme des Querdurchmessers und der Verlängerung des Pyloruskanals. Der Magen ist durch Luft und/oder Nahrung deutlich dilatiert (☞ Abb. 14.3).
- **Röntgen-Abdomen:** meist nicht erforderlich. Es zeigt sich eine verzögerte oder fehlende Pyloruspassage des applizierten Kontrastmittels.

Differentialdiagnose

- Gastrointestinaler Infekt
- Hiatushernie
- Duodenal- oder hohe Jejunalstenose
- Adrenogenitales Syndrom mit Salzverlust (hier **Hyper**kaliämie und metabolische Azidose!)
- Organische Azidurie.

Therapie

Die **Pyloromyotomie nach Weber-Ramstedt** (Längsspaltung der Pylorusmuskulatur bis auf die Schleimhaut) ist die Behandlungsmethode der Wahl. Präoperativ sind eine Rehydrierung und ein Elektrolytausgleich erforderlich.

Prognose

Bei erfolgreicher Therapie ist die Prognose ausgezeichnet, postoperativ sind die Kinder normal ernährbar und gedeihen gut.

Merke!
Leitsymptome der hypertrophen Pylorusstenose sind schwallartiges Erbrechen, Gedeihstörung und hypochlorämische Alkalose.

Kasuistik
A: Tom, ein fünf Wochen alter, voll gestillter Säugling, wird wegen seit zwei Wochen bestehenden Erbrechens vorgestellt. Die Mutter ist besorgt, da das Gewicht des Kindes bei einem Geburtgewicht von 3610 g nun nur 3700 g beträgt. Das Erbrechen tritt etwa zehn Minuten nach der Mahlzeit „in hohem Bogen" auf.
K: Bei der Untersuchung zeigen sich eine deutliche Dystrophie sowie stehende Hautfalten.

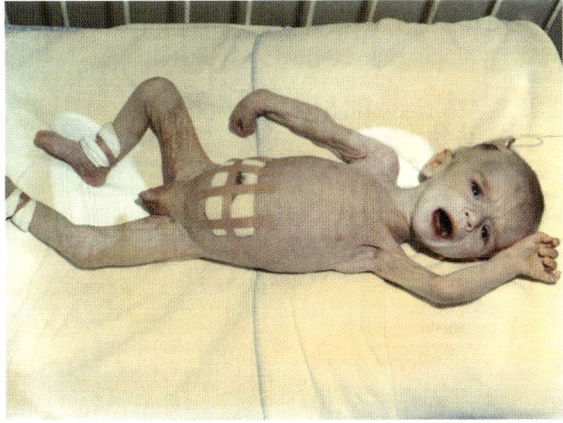
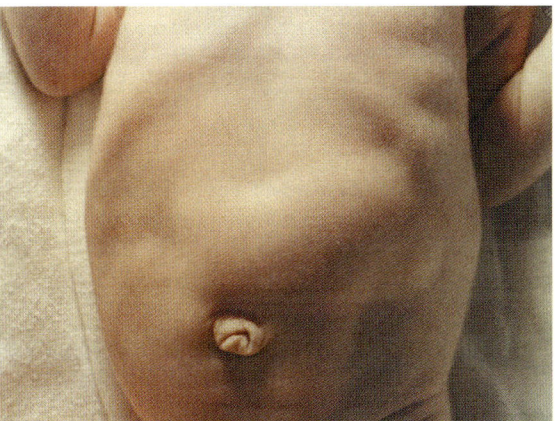

a
b

Abb. 14.2: Hypertrophe Pylorusstenose: a) schwere Dystrophie bei einem sieben Wochen alten Säugling; b) sichtbare Magenperistaltik.

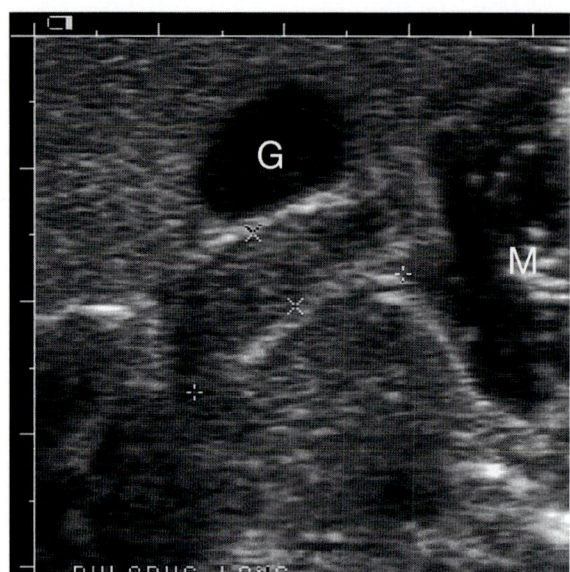

a

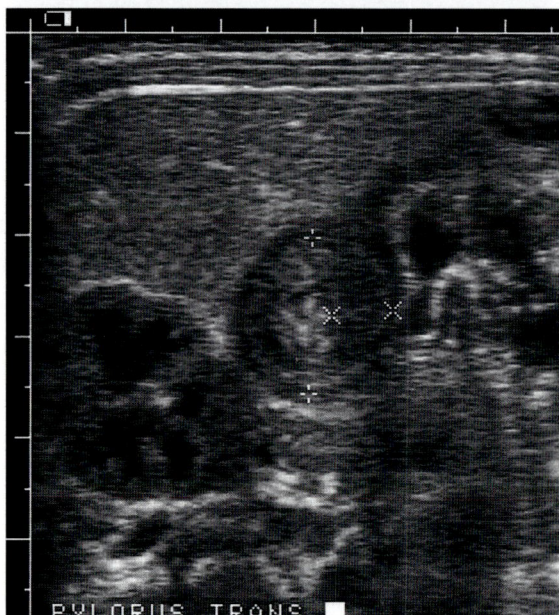

b

Abb. 14.3: Hypertrophe Pylorusstenose: a) sonographischer Längsschnitt durch den Pylorusmuskel: 19 mm Länge (+) des Gesamtkanals (normal: 15 mm), Muskeldicke (x) 6 mm (normal: 3 mm und weniger); M: Magen, G: Gallenblase; b) sonographischer Querschnitt: Gesamtdurchmesser (+): 15 mm, Muskeldicke (x) 6 mm [9].

D: Die Laboruntersuchung ergibt folgende Werte: Na^+ 129 mmol/l, K^+ 3,1 mmol/l, $Chlorid^-$ 85 mmol/l, Ph 7,55; pCO_2 52; BE 9; HCO_3 29. Die Sonographie des Abdomens zeigt eine Verdickung der Pylorusmuskulatur sowie eine Verlängerung des Pyloruskanals.
Diag: Hypertrophe Pylorusstenose.
T: Nach einer Stabilisierungsphase mit Korrektur des Flüssigkeits- und Elektrolythaushalts wird eine Pyloromyotomie durchgeführt. Eine Woche später kann Tom in gutem Allgemeinzustand und mit einem Gewicht von 4010 g nach Hause entlassen werden.

14.3 Erkrankungen des Darms

14.3.1 Duodenalatresie und Duodenalstenose

Definition

Fehlende oder geringe Lumenausbildung des Duodenums mit den Kardinalsymptomen des galligen Erbrechens und der fehlenden Stuhlentleerung postnatal.

Epidemiologie

Fehlbildungen des Duodenums sind mit einer Häufigkeit von 1:5000 nicht selten. Etwa ein Drittel der Patienten hat ein Down-Syndrom.

> **Merke!**
> Bei einem Drittel der Patienten mit Duodenalatresie liegt ein Down-Syndrom vor!

Klinik

Bei der Hälfte der Schwangerschaften besteht durch die Unterbrechung der Fruchtwasserzirkulation ein **Polyhydramnion.** Postnatal entwickelt sich bei vollständiger Duodenalatresie in den ersten 24 Stunden das klinische Bild eines **hohen Ileus** mit schwallartigem **Erbrechen** bei **fehlendem Mekoniumabgang.** Das Erbrechen ist gallig, wenn der Verschluss distal der Papilla vateri liegt. Das Epigastrium ist vorgewölbt, die Peristaltik häufig sichtbar. Duodenalstenosen mit nur partieller Lumenobstruktion können später klinisch manifest werden.

Diagnostik

- Die Diagnose kann bereits sonographisch in utero gestellt werden.
- **Röntgen-Abdomenleeraufnahme im Hängen:** Nachweis des charakteristischen „Double-Bubble"-Phänomens mit prästenotischer Luft in der Magenblase und im distendierten Duodenum bei sonst luftleerem Abdomen.

> **Merke!**
> Das **„Double-Bubble"-Phänomen** ist das charakteristische radiologische Zeichen einer Duodenalatresie.

Therapie

Die operative Duodenoduodenostomie sollte so früh wie möglich durchgeführt werden.

14.3.2 Atresien und Stenosen von Jejunum und Ileum

Definition

Fehlende oder geringe Lumenausbildung von Jejunum und Ileum, die zu Symptomen des mittelhohen Ileus führt.

Epidemiologie

Die Häufigkeit beträgt etwa 1:1500.

Klinik

Bei 25 % der Schwangerschaften besteht durch die Unterbrechung der Fruchtwasserzirkulation ein **Polyhy-**

dramnion. Postnatal entwickelt sich in den ersten 36 Stunden das klinische Bild eines **mittelhohen Ileus** mit **galligem Erbrechen** bei **fehlendem Mekoniumabgang.** Dazu kommen ein geblähtes Abdomen und eine Dyspnoe infolge Zwerchfellhochstand. Wenig später entwickelt sich eine schwere Dehydratation mit Gewichtsabnahme und Hypochlorämie.

Diagnostik

- Die Diagnose kann bereits sonographisch in utero mit Nachweis dilatierter Darmschlingen gestellt werden.
- **Röntgen-Abdomenleeraufnahme im Hängen:** Nachweis eines Luft-Flüssigkeit-Spiegels in Abhängigkeit von der Lokalisation der Stenose.

Therapie

Die Operation besteht in der Resektion von atretischen oder stenotischen Darmanteilen und in der Durchführung einer End-zu-End-Anastomose.

14.3.3 Anal- und Rektumatresie

Definition

Angeborener Verschluss des Enddarms durch ausbleibende Trennung des Enddarms vom ventral gelegenen Urogenitalsystem während der Embryonalentwicklung, die häufig mit einer Inkontinenz als Langzeitfolge assoziiert ist.

Epidemiologie

Die Häufigkeit beträgt 1:1500. Begleitfehlbildungen (Ösophagusatresie, Urogenitalfehlbildungen, Fehlbildungen der lumbalen und sakralen Wirbelsäule) sind häufig.

Formen

- **Hohe Atresie:** Blindsack oberhalb des M. levator ani (40 % der Fälle)
- **Tiefe Atresie:** Blindsack unterhalb des M. levator ani (60 % der Fälle) .

Klinik

Postnatal fallen der fehlende Anus und die verstrichene Analfalte auf (☞ Abb. 14.4). Bei Nichterkennen und Nichtbehandlung kommt es zum Ileus. Wegen häufig vorhandener Fisteln erfolgt die Stuhlentleerung aus Vagina oder Urethra, schwere Harnwegsinfektionen sind die Folge.

Diagnostik

Röntgen-Abdomenleeraufnahme im seitlichen Strahlengang in Bauchhängelage (Columbia-Technik): Darstellung des Rektumstumpfs im Luftkontrast, Suche nach Fisteln.

Therapie

Bei **tiefen Atresien** (bis 1,5 cm vom Analgrübchen entfernt) ist die operative transanale Anoproktoplastik sofort nach Diagnosestellung möglich.
Bei **hohen Atresien** erfolgt zunächst eine Anus-praeter-Anlage. Die Korrekturoperation wird im Alter von etwa drei bis fünf Monaten durchgeführt.

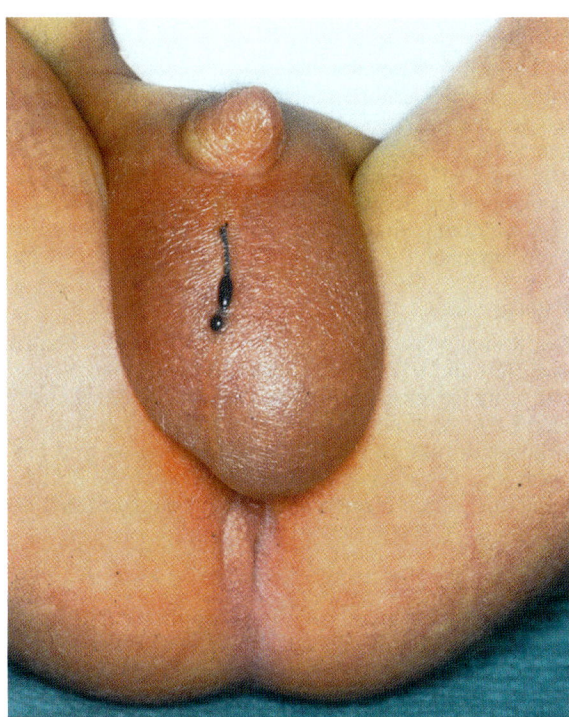

Abb. 14.4: Analatresie mit skrotaler Fistel.

Prognose

Bei tiefen Atresien werden in der Regel befriedigende bis gute Kontinenzergebnisse erzielt. Bei hohen Atresien kommt es durch die hypo- bis aplastische Beckenbodenmuskulatur und durch eine gestörte Innervation häufig zu einer schlechten Kontinenz.

> **Merke!**
> Häufige Begleitfehlbildungen bei Anal- und Rektumatresie:
> - Ösophagusatresie
> - Harnwegsfehlbildungen
> - Fehlbildungen der lumbalen und sakralen Wirbelsäule.

14.3.4 Morbus Hirschsprung

Definition

Kongenitale Entwicklungsstörung der parasympathischen Innervation der Darmwand mit daraus folgender Darmtransportstörung. Synonym: Megacolon congenitum.

Epidemiologie

Die Häufigkeit beträgt etwa 1:5000. Jungen sind viermal so häufig betroffen wie Mädchen. Eine familiäre Belastung ist häufig, die Vererbung erfolgt teilweise autosomal-dominant, teilweise autosomal-rezessiv. Sporadisch auftretende Fälle kommen vor. Die Erkrankung tritt bei Trisomie 21 gehäuft auf.

Ätiologie

Es handelt sich um eine heterogene genetische Erkrankung mit einer gestörten Migration und Reifung der Zellen des enteritischen Nervensystems, die zu einem völligen Fehlen von Ganglienzellen im Plexus submucosus Meißner und im Plexus myentericus Auerbach führt. Die aganglionären Segmente reichen unterschiedlich weit vom autonom innervierten M. sphincter ani internus nach proximal.

Pathogenese

Der aganglionäre Darmanteil verliert durch das Fehlen von NO- und VIP-enthaltenden inhibitorischen Neuronen seine Fähigkeit zur Relaxation, d.h., die Muskulatur bleibt tonisch kontrahiert. Dies führt zu einer funktionellen Obstruktion mit proximaler Dilatation und Hypertrophie des innervierten Darms, wodurch die Erkrankung auch ihren Namen **„Megacolon congenitum"** erhielt.

Klinik

Klinisches Leitsymptom ist eine **chronische Obstipationssymptomatik.** Bei 90 % der Patienten erfolgt postnatal ein verspäteter Mekoniumabgang (> 24 Stunden). Die meisten Kinder entwickeln in der Neonatalperiode einen Stuhlverhalt, z.T. im Wechsel mit **explosionsartigen fötiden Stuhlentleerungen** sowie ein aufgetriebenes Abdomen oder Zeichen eines Subileus oder Ileus mit galligem Erbrechen. Kinder mit nur kurzstreckigem aganglionärem Segment werden gelegentlich erst bei der Umstellung von Muttermilchernährung auf Kuhmilchnahrung oder bei der Einführung von Beikost auffällig. Manchmal bestehen jahrelange fehlinterpretierte Obstipationsbeschwerden. Bei verzögerter Diagnosestellung entwickeln die Kinder eine **Gedeihstörung.** Bei der rektalen Palpation findet sich ein erhöhter Sphinktertonus. Bei rektaler Untersuchung oder beim Fiebermessen kommt es zu explosionsartigen Stuhl- und Luftentleerungen. Ein weiteres anamnestisches Charakteristikum ist die Entleerung sog. **„Bleistiftstühle".**

Merke!
Klinisches Leitsymptom des M. Hirschsprung ist eine **chronische Obstipationssymptomatik.**

Komplikation

Eine gefürchtete und häufig fatale Komplikation des nicht erkannten M. Hirschsprung ist ein **toxisches Megakolon** mit septischem Verlauf und der Gefahr einer sekundären Meningitis oder einer Darmperforation.

Merke!
Eine gefürchtete und häufig fatale Komplikation des nicht erkannten M. Hirschsprung ist ein **toxisches Megakolon** mit septischem Verlauf und der Gefahr einer sekundären Meningitis oder einer Darmperforation!

Diagnostik

- **Anorektale Manometrie:** Nachweis einer **fehlenden Relaxation** des inneren Analsphinkters bei rektaler Ballondehnung.

- **Kolonkontrasteinlauf:** Er dient der präoperativen Abschätzung der Länge des aganglionären Segments (Nachweis des Lumensprungs).
- **Rektumbiopsie:** Für den sicheren Nachweis eines M. Hirschsprung ist die Biopsie obligat. Sie sollte 3 cm oberhalb der Linea dentata entnommen werden und submuköse Anteile enthalten. Die Ganglienzellen fehlen in den intramuralen Plexus. Die Acetylcholinesteraseaktivität ist erhöht.

Merke!
Für die Diagnosesicherung eines M. Hirschsprung ist die Biopsie obligat.

Differentialdiagnose

- Chronisch habituelle Obstipation
- Zystische Fibrose (verspäteter Mekoniumabgang)
- Hypothyreose (verspäteter Mekoniumabgang)
- Kongenitales Mikrokolon
- Megakolon durch Stenosen (symptomatisches Megakolon)
- Neuronale intestinale Dysplasie
- Andere Ileusursachen.

Therapie

Unmittelbar nach Diagnosestellung sollte die operative Entlastung durch Anlage eines **Anus praeter** erfolgen. Nach etwa sechs Monaten oder bei einem Gewicht von etwa fünf Kilogramm wird das aganglionäre Segment bis zum sicher normal innervierten Darmanteil (intraoperative Schnellschnittuntersuchungen) reseziert und mit dem Anorektum anastomosiert. Komplikationen sind eine iatrogene oder spontane Kolonperforation, eine nekrotisierende Enterokolitis oder eine Anastomoseninsuffizienz.

Prognose

Postoperativ kommt es in der Regel zu einer normalen Kontinenzentwicklung.

Merke!
Der M. Hirschsprung ist eine wichtige Differentialdiagnose bei chronischer Obstipation, insbesondere im Säuglingsalter.

14.3.5 Meckel-Divertikel

Definition

Persistierender Teil des Ductus omphaloentericus, der durch Ulkusbildung und Blutung zum klinischen Bild einer akuten Appendizitis führen kann.

Epidemiologie

Bei 1–2 % der Gesamtbevölkerung persistiert der Ductus omphaloentericus. Das männliche Geschlecht ist häufiger betroffen als das weibliche.

Pathologie

In der Regel enthält das Meckel-Divertikel Jejunumschleimhaut. In über 50 % der Fälle befindet sich ektope

Magenschleimhaut im Meckel-Divertikel. Hier kann ein Ulkus entstehen. In der Regel ist das Divertikel 50–75 cm proximal des ileozökalen Übergangs lokalisiert.

Klinik

Die meisten Meckel-Divertikel bleiben asymptomatisch. Bei Vorliegen eines Ulkus kann es zu einer gastrointestinalen Blutung und Peritonitis kommen. Die Inzidenz von Invaginationen ist erhöht, dann kommt es zu abdominellen Koliken.

Differentialdiagnose

Die wichtigste Differentialdiagnose ist die akute Appendizitis!

Therapie

Das Meckel-Divertikel wird reseziert.

Merke!

Die wichtigste Differentialdiagnose des Meckel-Divertikels ist die akute Appendizitis.

14.3.6 Invagination

Definition

Häufige Ursache der Darmobstruktion im Kleinkindesalter durch Einstülpung des proximalen in den distalen Darmanteil, die hauptsächlich im Bereich des ileozökalen Übergangs auftritt und zu einem bedrohlichen klinischen Krankheitsbild führen kann.

Epidemiologie

Neben den inkarzerierten Hernien ist die Invagination die häufigste Ursache einer Darmobstruktion im Kindesalter.
Kinder im Alter zwischen dem dritten Lebensmonat und dem zweiten Lebensjahr sind am häufigsten betroffen, 60 % der betroffenen Kinder sind jünger als ein Jahr. Jungen sind drei Mal häufiger betroffen als Mädchen.

Merke!

Neben den inkarzerierten Hernien ist die Invagination die häufigste Ursache einer Darmobstruktion im Kindesalter.

Lokalisation

Die Invagination ist meistens ileozökal oder ileokolisch lokalisiert.

Ätiologie

In 90 % der Fälle handelt es sich um idiopathische Formen. Eine Veränderung oder Verengung am proximalen Darmanteil begünstigt das Auftreten einer Invagination. Sie tritt bei Adeno- und Rotavirusinfektionen, bei Meckel-Divertikel, bei Polypen, bei Purpura Schoenlein-Henoch und bei zystischer Fibrose gehäuft auf.

Pathogenese

Die zunehmende Durchblutungsstörung im Bereich des Invaginats und die Behinderung des arteriellen Zuflus-

ses führen zu einer hypoxischen Darmwandschädigung mit Ödem, Schleimhautblutungen, Darminfarkten und Nekrosen bis zur Perforation.

Klinik

Das klinische Leitsymptom ist der charakteristische **Wechsel** von **schmerzhafter Erregung** und auffallender **Lethargie**. Anfallsartige abdominelle Schmerzen treten in 15- bis 20-minütigen Abständen auf. Der Stuhl ist zunächst normal, dann kommt es als deutlicher Hinweis auf eine Invagination zu einer **Blutbeimengung**. Gelegentlich ist ein walzenförmiger abdomineller Tumor tastbar. Bei protrahiertem Verlauf kommt es zum **Ileus** mit galligem Erbrechen, bei Perforation treten peritonitische Symptome auf.

Diagnostik

- **Rektale Untersuchung: blutiger Schleim** am untersuchenden Finger!
- **Sonographie des Abdomens:** Invaginatdarstellung als Kokarde (☞ Abb. 14.5)
- **Röntgen-Abdomenleeraufnahme:** inhomogene Luftverteilung im Dickdarm; im Bereich des Invaginats findet sich keine Luftansammlung
- **Kolon-Kontrasteinlauf** mit wasserlöslichem Kontrastmittel: Abbruch der Kontrastmittelsäule, zangenförmiges Umfließen des Invaginatkopfs („Krebsscherenphänomen").

Therapie

Primär wird die **hydrostatische Reposition** der Invagination mittels Röntgenkontrastfüllung des Kolons angestrebt. Das Repositionsergebnis ist zufrieden stellend, wenn das Kontrastmittel problemlos in den Dünndarm fließt. Bei erfolglosem Desinvaginationsversuch muss die Laparotomie zur manuellen Desinvagination und ggf. die Resektion nekrotischer Darmabschnitte erfolgen (☞ Abb. 14.6).

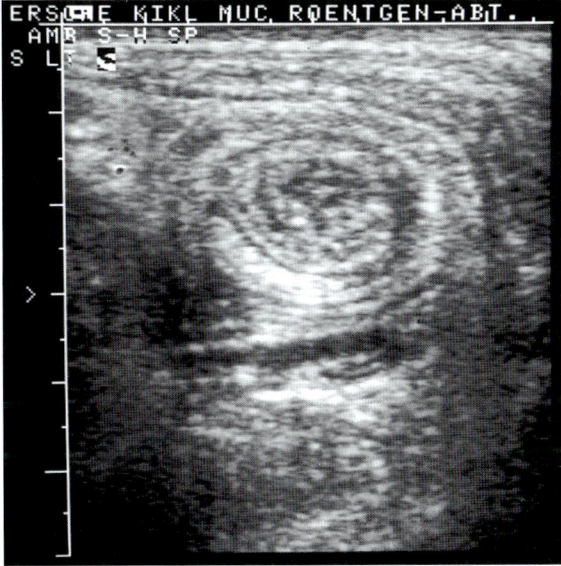

Abb. 14.5: Invagination: sonographische Darstellung der typischen Kokarde.

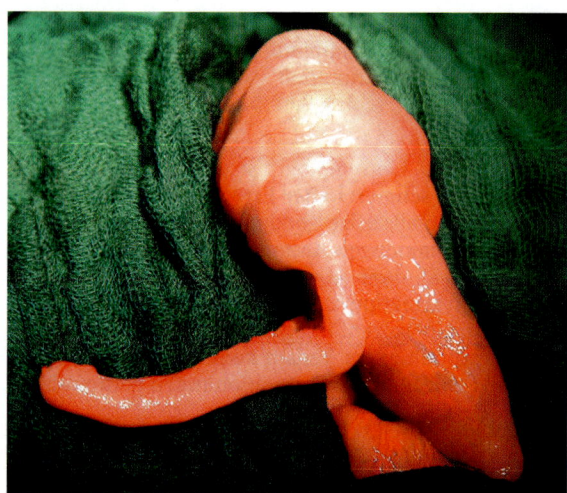

Abb. 14.6: Invagination: Operationssitus bei ileozökaler Invagination mit Einstülpung des Ileums in das Zökum.

Prognose

Die Prognose ist gut, aber es besteht eine hohe Rezidivhäufigkeit.

Kasuistik
A: Marcel, ein einjähriger Junge, wird wegen seit einem Tag bestehender Bauchschmerzen vorgestellt. Die Schmerzen treten anfallsartig mit beschwerdefreien Intervallen auf. Während einer Schmerzphase zieht Marcel die Beine an und erbricht. Beim letzten Stuhlgang fanden sich Auflagerungen frischen Bluts.
K: Bei der Palpation des Abdomens ist eine Resistenz im rechten Oberbauch zu tasten. Bei der rektalen Untersuchung ist die Ampulla recti leer, der Untersuchungsfingerling blutverschmiert.
D: Die Laboruntersuchung zeigt normale Elektrolytwerte, die Leukozytenzahl beträgt 13 000/µl. Die Blutgaswerte sind normal. Die abdominelle Sonographie zeigt eine Schießscheibenstruktur (Kokarde) im rechten Mittelbauch sowie etwas freie retrovesikale Flüssigkeit.
Diag: ileozoekale Invagination.
T: Unmittelbar im Anschluss an die Diagnosestellung erfolgt unter Durchleuchtungskontrolle ein Kolonkontrasteinlauf, durch den das in den Dickdarm invaginierte Ileum hydrostatisch reponiert wird. Dadurch kann glücklicherweise auf eine Laparotomie und manuelle Lösung der Invagination verzichtet werden.
Nach erfolgreichem Nahrungsaufbau kann Marcel drei Tage nach der stationären Aufnahme beschwerdefrei nach Hause entlassen werden.

14.4 Die akute infektiöse Gastroenteritis

Definition
Akute, durch Viren oder Bakterien hervorgerufene Erkrankung, die hauptsächlich Säuglinge und junge Kleinkinder betrifft, mit Erbrechen und Diarrhö einhergeht und zu lebensbedrohlicher Dehydratation führen kann.

Epidemiologie
Die Häufigkeit akuter Durchfallerkrankungen ist in den ersten drei Lebensjahren sehr hoch und liegt bei durchschnittlich drei Episoden pro Jahr.

Ätiologie
50–80 % aller Gastroenteritiden im Säuglings- und Kleinkindalter sind viral (v.a. Rotaviren) bedingt. Die vorrangigen enteropathogenen Bakterien sind Salmonellen, Campylobacter jejuni, E. coli und Shigellen. Die Übertragung erfolgt fäkal-oral.

> **Merke!**
> Häufigste Ursache einer akuten Gastroenteritis ist eine virale Infektion mit Rotaviren oder Adenoviren.

Pathogenese
Die Diarrhö führt zu Wasser- und Elektrolytverlust und damit zur Dehydratation. Meist besteht zusätzlich Erbrechen, wodurch die Dehydratation weiter verstärkt wird. Flüssigkeit wandert zur Aufrechterhaltung des zirkulierenden Blutvolumens vom Interstitium in die Gefäße, hierdurch wird die Exsikkose ebenfalls verschlimmert. In Abhängigkeit von der Serumnatriumkonzentration unterscheidet man isotone, hypotone und hypertone Verlaufsformen. ☞ Kapitel Wasser- und Elektrolythaushalt.

Klinik
Fieber, **Erbrechen** und **Diarrhö** sind die Symptome der akutem Erkrankung. Bei protrahiertem Verlauf kommt es zu den klinischen Zeichen der **Dehydratation** mit Gewichtsabnahme, halonierte Augen, vermindertem Hautturgor und Oligo- oder Anurie (☞ Abb. 14.7).

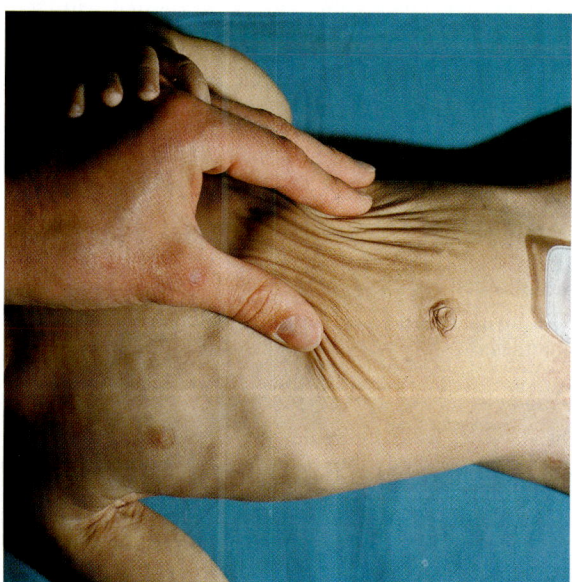

Abb. 14.7: Exsikkose im Verlauf einer Gastroenteritis bei einem 9 Monate alten Säugling.

Diagnostik

- Elektrolyte, Hämatokrit, Eiweiß im Blut zur Bestimmung des Dehydratationsausmaßes
- **Blutgasanalyse:** häufig besteht eine metabolische Azidose
- **Antigenbestimmung** im Stuhl: Nachweis viraler Infektionen
- **Stuhlkulturen:** Nachweis bakterieller Infektionen.

Therapie

In den meisten Fällen ist die infektiöse Enteritis eine innerhalb weniger Tage selbst limitierende Erkrankung.
Orale Rehydratation: Bei einer **milden Dehydratation** von weniger als **5 %** des Körpergewichts kann oral rehydriert werden. Hierzu eignen sich **Glukose-Elektrolyt-Rehydratationslösungen,** die einen Natriumgehalt von 60 mmol/l und einen Glucosegehalt von 75–110 mmol/l enthalten. Lösungen, die polymere Kohlenhydrate enthalten, sind wegen der geringeren osmotischen Wirkung besonders vorteilhaft (z. B. Reisschleim). Cola oder Apfelsaft sind wegen der zu hohen Osmolarität (Verstärkung der Diarrhö), Wasser oder Tee wegen der zu niedrigen Osmolarität (Gefahr der Hyponatriämie) nicht geeignet. Wenn die Kinder nicht trinken mögen, können diese Lösungen auch über eine Magensonde appliziert werden. Die Zielmenge beträgt etwa 150–200 ml/kg KG in 24 Stunden. Laufende Verluste (Stuhl, Erbrechen) sind zusätzlich zu ersetzen. Die kontinuierliche Verabreichung kleinster Mengen ist günstig, da große Volumina in der Regel nicht vertragen werden.

> **Merke!**
> Cola oder Apfelsaft sind wegen der zu hohen Osmolarität (Verstärkung der Diarrhö), Wasser oder Tee wegen der zu niedrigen Osmolarität (Gefahr der Hyponatriämie) zur Rehydratation nicht geeignet.

Intravenöse Rehydratation: Bei einer **schweren Dehydratation** von mehr als **10 %** des Körpergewichts ist die intravenöse Rehydratation erforderlich. Die Wahl der Infusionslösung ist von den Elektrolytkonzentrationen im Serum und von der Blutgasanalyse abhängig. Bei der hypertonen Dehydratation muss auf einen **langsamen Ausgleich** der Elektrolytentgleisung geachtet werden, da ein rascher Ausgleich ein Hirnödem mit zerebralen Krampfanfällen zur Folge haben kann.
Realimentation: Eine längerfristige Nahrungskarenz ist zu vermeiden, da ein Mangel an Nährstoffen die Regeneration der durch die Entzündung geschädigten Darmepithelzellen erschwert und zur weiteren atrophischen Schädigung der Enterozyten führen kann (siehe postenteritisches Syndrom). Gestillte Säuglinge können während der Rehydratation weiter gestillt werden. Eiweiß, Fett und Kohlenhydrate werden schrittweise wieder eingeführt. Bei Kindern, die industriell hergestellte Säuglingsmilch erhalten, kann diese mit der verwendeten oralen Rehydratationslösung gemischt werden, wobei der Milchanteil langsam gesteigert wird. In der Regel kann das Kind nach zwei bis vier Tagen wieder seine gewohnte Nahrung erhalten.

Prognose

Im Gegensatz zur Situation in Ländern der Dritten Welt ist die Prognose der akuten Gastroenteritis mit Dehydratation in industrialisierten Länder ausgezeichnet.

14.5 Idiopathische chronisch entzündliche Darmerkrankungen

14.5.1 Morbus Crohn

Definition

Chronisch-entzündliche Darmerkrankung, die den gesamten Magen-Darm-Trakt befallen kann, typischerweise segmental auftritt, die gesamte Darmwand betrifft, zu Fisteln führen kann und durch zahlreiche extraintestinale Manifestationen gekennzeichnet ist.

Epidemiologie

Die Inzidenz des M. Crohn liegt derzeit bei etwa 5 : 100 000. Jungen und Mädchen sind gleich häufig betroffen. Bei 25 % aller Patienten manifestiert sich die Erkrankung im Kindes- oder Jugendalter. Die Inzidenz des M. Crohn steigt, die Ursache hierfür ist unklar.

Ätiologie

Eine familiäre Häufung spricht für eine **genetische Prädisposition,** die Konkordanz eineiiger Zwillinge beträgt 85 %. Hinweise auf das Vorliegen einer **gestörten Immunregulation** ergeben sich z. B. aus der Assoziation mit einem selektiven IgA-Mangel. Umwelteinflüsse (Bakterien, Viren, Raffinadeprodukte, weniger gehärtete Margarine) können als Realisationsfaktoren wirksam werden.

Pathogenese

Eine Hypothese ist eine Störung der Immuntoleranz auf genetischer Basis, z. B. gegenüber der eigenen Darmflora. Es besteht ein Ungleichgewicht zwischen proentzündlichen (IL-1, IL-6, TNF-α) und kontraentzündlichen Mediatoren (IL-1ra, IL-10, IL-4). Eine Resistenz gegen IL-4 (Herabregulation von Entzündung) könnte zur Chronifizierung der Entzündung beitragen. Am Endothel kleiner Gefäße in der Muscularis mucosae und in der Submukosa kommt es zu IgG-Ablagerungen und Komplementaktivierung, d. h., das Gefäßendothel ist der primäre Angriffspunkt der Entzündungskaskade.

Pathologie

Der **gesamte Gastrointestinaltrakt** kann betroffen sein. Prädilektionsstellen sind das **terminale Ileum** und das angrenzende Kolon. Ein **segmentales** Entzündungsmuster mit einem Wechsel von gesunden und kranken Abschnitten („skip lesions") ist charakteristisch. Die Entzündung erfasst **alle Darmwandschichten.** Zunächst kommt es zu lymphozytären Schleimhautinfiltrationen, dann zu typischen aphthösen Ulzerationen. **Epitheloidzellige Granulome** sind besonders charakteristisch für den M. Crohn, aber nicht obligat für die Diagnose. Es besteht eine ausgeprägte Tendenz zur Stenosierung, Fistel- und Abszessbildung.

Merke!
Bei einem M. Crohn kann der gesamte Gastrointestinaltrakt befallen sein. Prädilektionsstellen sind das terminale Ileum und das angrenzende Kolon.

Klinik

Bauchschmerzen, **Gewichtsverlust** und **chronische
Durchfälle** mit blutigen, schleimigen, übel riechenden
Stühlen sind die klinischen Leitsymptome. Anorexie,
Aktivitätsverlust, Aphthen im Mund und Augenentzün-
dungen kommen ebenfalls häufig vor (☞ Abb. 14.8). Begleitsymptome sind rezidivierende Fieberschübe, unspezifische Arthritiden und Hautveränderungen wie das
Erythema nodosum und das Pyoderma gangraenosum
(☞ Abb. 14.9). **Analveränderungen** wie Fissuren, perianale Abszesse und Mariesken sind für den M. Crohn
charakteristisch. Bei der Untersuchung kann man gelegentlich ein walzenförmiges, druckschmerzhaftes Ileum
im rechten Unterbauch tasten. Bei Diagnosestellung
sind 80 % der Patienten **untergewichtig,** in 40 % der
Fälle besteht eine **Wachstumsverzögerung.** Eine sekundär verzögerte Pubertätsentwicklung ist häufig.

Komplikationen

- Hohe Rezidivneigung
- Darmstenosen
- Enteroenterale, enterovesikale, enterovaginale sowie
  perianale Fisteln
- Abszesse
- Toxisches Megakolon
- Arthritis
- Erythema nodosum, Pyoderma gangraenosum
- Das Karzinomrisiko ist erhöht.

Diagnostik

- Leukozytose mit Linksverschiebung und absoluter
  Lymphopenie
- Beschleunigte BKS, erhöhtes C-reaktives Protein
- Hypochrome Anämie bei erniedrigtem Serumeisen
  und erniedrigtem Ferritin
- Hypalbuminämie, Hypoproteinämie bei hohem IgG
- Die Konzentrationen für Magnesium, Zink, Folsäure
  und fettlösliche Vitamine sind erniedrigt
- **Anti-Saccharomyces-cerevisiae-Antikörper (ASCA)
  im Serum** erhöht

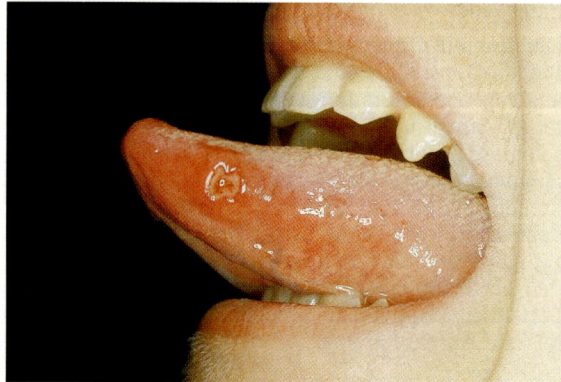

Abb. 14.8: Aphthe an der Zunge bei M. Crohn.

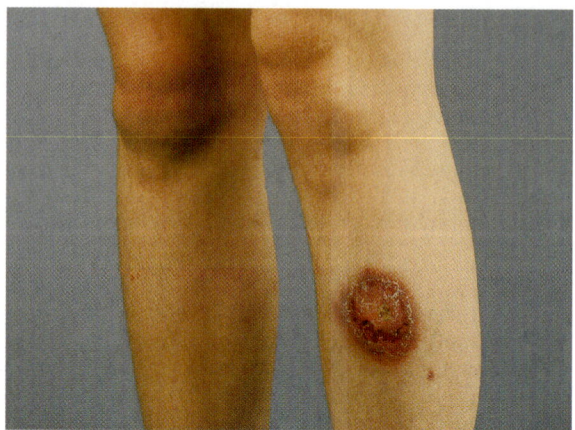

Abb. 14.9: Pyoderma gangraenosum bei einem 13-jährigen
Mädchen mit M. Crohn.

- **Sonographie des Abdomens:** Darmwandverdickung,
  Nachweis intraabdomineller Abszesse
- **Endoskopie und Biopsie:** Schleimhautexsudat und
  Erythem, Pseudopolypen, Ulzerationen und Aphthen
  der Mukosa, Strikturen, Engstellung ganzer Darmab-
  schnitte; histologisch Nachweis epitheloidzelliger
  Granulome
- **Dünndarmdoppelkontrastdarstellung:** verdickte
  Darmwände, Stenosen, Fisteln, Befall des terminalen
  Ileums, segmentaler Befall
- **Augenärztliche Untersuchung:** Iridozyklitis? Kata-
  rakt? Glaukom?

Differentialdiagnose

- Colitis ulcerosa (☞ Tab. 14.1)
- Akute Appendizitis (häufig Schmerz im rechten Un-
  terbauch)
- Gastrointestinale Infektionen
- Bakterielle Dünndarmüberwucherung
- Allergische Erkrankungen
- Immundefekte
- Vaskulitiden.

Therapie

Ernährung: Eine hochkalorische, eiweißreiche Ernährung (150–180 % des Energiebedarfs), die mit Vitaminen, Mineralstoffen und Spurenelementen angereichert ist, ist ein wichtiges Element der Behandlung. Eine
„Crohn-Diät" gibt es nicht und ist auch nicht erforderlich. In manchen Situationen ist eine faserarme Kost
(„Astronautenkost") oder eine laktosearme Kost (Lakto-
semaldigestion) hilfreich. Häufig ist eine zusätzliche
Nahrungssondierung erforderlich, die nachts über eine
Pumpe erfolgen kann.

Merke!
Die Ernährung bei M. Crohn ist ein wichtiges therapeutisches Instrument, insbesondere bei Patienten mit
Wachstumsstörungen und ausgeprägter Malnutrition.
Eine Remission kann durch alleinige Ernährungsbe-
handlung mit einer Semielementardiät über vier bis
sechs Wochen erzielt werden!

Die **adjuvante Therapie** beinhaltet die Substitution von Eisen, Folsäure, Vitamin B_{12} und weiteren Vitaminen.

Medikamentöse Therapie: Bei Dünndarmbefall oder bei hoher Aktivität wird Prednison (1–2 mg/kg KG/d) über zwei bis vier Wochen verabreicht, dann erfolgt eine Reduktion und Langzeittherapie mit 0,2 mg/kg KG/d. Topische Glukokortikoide können bei Proktitis oder linksseitigem Kolonbefall eingesetzt werden und haben weniger systemische Nebenwirkungen. Bei Kolonbeteiligung wird Sulfasalazin (30 mg/kg KG/d) verabreicht. Azathioprin ist ebenfalls wirksam. Mikroverkapselte 5-Aminosalicylsäure kann bei Dünndarmbefall von Vorteil sein. Metronidazol ist bei hoher Aktivität mit Fieber, Fisteln und perianalen Entzündungen indiziert.

Merke!

Wegen der wachstumshemmenden Wirkung sollte der Einsatz von Glukokortikoiden sorgfältig abgewogen werden. Wenn möglich, sollten alternative Therapieformen eingesetzt werden.

Chirurgische Therapie: Perforationen, intraabdominelle und perianale Abszesse und ausgeprägte intestinale Obstruktionen müssen operativ versorgt werden. Bei Kindern mit einem lokalisierten Befall und schwerer Wachstumsretardierung kann eine Darmresektion erwogen werden.

Prognose

Der Krankheitsverlauf erstreckt sich in der Regel über Jahre bis Jahrzehnte. Der Verlauf ist schwer vorhersagbar. Die meisten Patienten erreichen jedoch ein normales Berufs- und Familienleben, die Lebenserwartung ist nicht verkürzt. Rezidive und ein chronischer Verlauf treten auch nach einer Resektion auf. Operationen sind bei Patienten mit M. Crohn häufig erforderlich.

14.5.2 Colitis ulcerosa

Definition

Chronisch-entzündliche Erkrankung von Rektum und Kolon, bei der nur die Mukosa kontinuierlich befallen wird und deren Verlauf von genetischen, infektiösen und psychosomatischen Faktoren beeinflusst wird.

Epidemiologie

Die Inzidenz der Colitis ulcerosa ist mit etwa 5 : 100 000 stabil. Etwa 30 % aller Kolitisfälle treten vor dem 20. Geburtstag auf.

Ätiologie

Eine familiäre Häufung spricht für eine **genetische Prädisposition,** die Konkordanz eineiiger Zwillinge beträgt 45 %. Hinweise auf das Vorliegen einer **gestörten Immunregulation** ergeben sich z.B. aus der Beobachtung von Immunkomplexablagerungen an der Basalmembran. **Umwelteinflüsse** (Milcheiweiße, Emulsionsstabilisatoren, Carragenine) können als Realisationsfaktoren wirksam werden.

Pathogenese

Wie bei M. Crohn besteht eine Störung der Immuntoleranz auf genetischer Basis, z.B. gegenüber der eigenen Darmflora. Es besteht ein Ungleichgewicht zwischen proentzündlichen (IL-1, IL-6, TNF-α) und kontraentzündlichen Mediatoren (IL-1ra, IL-10, IL-4). Eine Resistenz gegen IL-4 (Herabregulation von Entzündung) könnte zur Chronifizierung der Entzündung beitragen. Komplementaktivierende IgG binden an Kolonepithelzellen.

Pathologie

Der **distal betonte,** nach proximal abnehmende **kontinuierliche** Entzündungsprozess von Rektum und Kolon ist typisch. Das Kolon ist hochrot, granuliert, kann diffus bluten und massiv schleimig-eitriges Sekret aufweisen. Bei protrahiertem Verlauf ist das Kolon erheblich verkürzt, es fehlen die Haustren, es entsteht ein „starres Rohr". Histologisch ist die Entzündung auf die Mukosa beschränkt, **Kryptenabszesse** sind charakteristisch.

Klinik

Blutige Durchfälle mit schmerzhaften **Tenesmen** stehen im Vordergrund.

Extraintestinale Manifestationen (Arthritis, chronisch-aggressive Hepatitis, sklerosierende Cholangitis, Iridozyklitis) können der chronisch-entzündlichen Darmerkrankung um Jahre vorausgehen.

Komplikationen

- Pankolitis in 50 % der Fälle
- Toxisches Megakolon (ist seltener geworden, dabei plötzlich auftretende Kolonerweiterung mit begleitender Schocksymptomatik)
- Rezidivneigung
- Strikturen
- Erhöhtes Karzinomrisiko: 5 % nach 10 Jahren, 50 % nach 20 Jahren!

Merke!

Das Kolonkarzinomrisiko ist bei Colitis ulcerosa massiv erhöht. Nach zehn Jahren tritt ein Kolonkarzinom bei 5 %, nach 20 Jahren bei 50 % der Patienten auf. Regelmäßige Kontrollkoloskopien sind daher unerlässlich!

Diagnostik

- Die Blutungsanämie ist am häufigsten
- Leukozytose mit Linksverschiebung und absoluter Lymphopenie
- Beschleunigte BKS, erhöhtes C-reaktives Protein
- Immunglobuline im Normbereich
- Hypalbuminämie und Hypoproteinämie
- Die Konzentrationen für Magnesium, Zink, Folsäure und fettlösliche Vitamine sind erniedrigt
- **Antineutrophilenzytoplasma-Antikörper (ANCA) im Serum** erhöht
- **Sonographie des Abdomens:** Darmwandverdickung, Nachweis intraabdomineller Abszesse
- **Endoskopie und Biopsie:** Ödem, Erythem und leichte Verletzbarkeit der Mukosa, ulzeröse Destruktion der Mukosa; in schweren Fällen sichtbare Residuen intakter Schleimhaut („Pseudopolypen"), Kryptenabszesse, Proktitis; die Schleimhautveränderungen nehmen von distal nach proximal ab

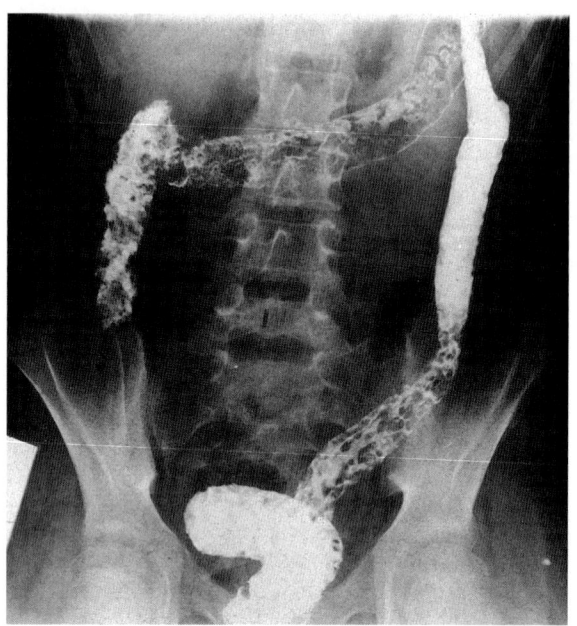

Abb. 14.10: Kolonkontrasteinlauf bei Colitis ulcerosa.

- **Kolonkontrasteinlauf** (obsolet bei akuter florider Colitis wegen der Perforationsgefahr): kontinuierlicher Befall, Verlust der Haustrierung, Pseudopolypen, Strikturen, Spasmen (☞ Abb. 14.10)
- **Augenärztliche Untersuchung:** Iridozyklitis? Katarakt? Glaukom?

Therapie

Ernährung: Eine hochkalorische Ernährung (150–180 % des Energiebedarfs) unter Einsatz mittelkettiger Triglyzeride ist ein wichtiges Element der Behandlung. Gelegentlich ist bis zur Linderung der Beschwerden und Rückbildung der Entzündung eine Nahrungssondierung erforderlich.

Die **adjuvante Therapie** beinhaltet die Substitution von Eisen, Folsäure, Vitamin B_{12} und weiteren Vitaminen.

Medikamentöse Therapie: Sulfasalazin (Suppositorien, Einläufe, oral) ist bei Colitis ulcerosa das Mittel der Wahl. Bei Therapieresistenz werden Prednison oder Azathioprin eingesetzt.

Chirurgische Therapie: Perforationen, nicht beherrschbare Kolonblutungen, das toxische Megakolon und der Verdacht auf ein Kolonkarzinom sind Operationsindikationen. Bei Versagen der medikamentösen Therapie kann eine Kolektomie mit ileoanaler Anastomose (J-Pouch) erwogen werden. Im Gegensatz zum M. Crohn ist die Colitis ulcerosa chirurgisch in der Regel heilbar und das Risiko eines Kolonkarzinoms ist damit ebenfalls behoben.

Merke!

Ein erheblicher Anteil der Patienten mit chronisch entzündlichen Darmerkrankungen entwickelt besonders in der Pubertät und in Phasen der aktiven Erkrankung psychische Auffälligkeiten, die teilweise einer professionellen Intervention bedürfen.

Tab. 14.1 Differentialdiagnose Morbus Crohn, Colitis ulcerosa.

	Morbus Crohn	Colitis ulcerosa
Beteiligung des oberen Gastrointestinaltrakts	20 %	0 %
Ileum allein	19 %	0 %
Ileum und Kolon	75 %	< 5 %
Kolon	9 %	90 %
Rektum	50 %	100 %
Perianale Auffälligkeiten	häufig	ungewöhnlich
Strikturen, Fisteln	häufig	ungewöhnlich
Blutige Durchfälle	gelegentlich	häufig
Tastbare Resistenzen	häufig	nein
ANCA positiv	selten	häufig
Kolonkarzinomrisiko	leicht erhöht	stark erhöht
Radiologie	segmentaler Befall Wandverdickung, Stenosen abnormes Ileum	kontinuierlicher Befall Verlust der Haustrierung normales Ileum
Endoskopie	fleckiger Befall fokale Aphthen lineare Ulzera	hämorrhagische Mukosa diffuse Entzündung Pseudopolypen
Histologie	transmurale Entzündung epitheloidzellige Granulome lymphozytäre Infiltrate	Mukosa, Submukosa befallen Kryptitis, Kryptenabszesse Zerstörung des Schleimhautreliefs

Prognose

Die meisten Patienten erreichen ein normales Berufs- und Familienleben. Es wird jedoch durch das stark **erhöhte Kolonkarzinomrisiko** überschattet. Daraus ergibt sich die Notwendigkeit einer lebenslangen Überwachung mit regelmäßigen Koloskopien und einer prophylaktischen Kolektomie bei Nachweis von Dysplasien.

Merke!
Die Colitis ulcerosa ist eine rezidivierende entzündliche Erkrankung der Rektum- und Kolonschleimhaut.

14.6 Malabsorptionssyndrome

Malabsorptionssyndrome kommen in der Pädiatrie häufig vor und sind mit einer Reihe wichtiger Erkrankungen assoziiert.

Checkliste: Übersicht einiger wichtiger Malabsorptionsursachen im Kindesalter.

Malabsorption einzelner Nahrungsbestandteile	Generalisierte Malabsorption
Glukose-Galaktose-Malabsorption	Zöliakie
Laktasemangel	postenteritisches Syndrom
Saccharase-Isomaltase-Malabsorption	Kuhmilchproteinintoleranz
inkomplette Fruktoseabsorption	Kurzdarmsyndrom
Vitamin-B$_{12}$-Malabsorption	Lambliasis
	Acrodermatitis enteropathica

14.6.1 Glukose-Galaktose-Malabsorption

☞ Kapitel Stoffwechselerkrankungen 6.6.6.

14.6.2 Laktoseintoleranz

Definition
Autosomal-rezessiv vererbte Disaccharidmalabsorption durch fehlende oder ungenügende Spaltung von Laktose mit der Folge einer osmotischen Diarrhö.

Formen
Kongenitaler Laktasemangel: extrem seltener genetisch determinierter kompletter Defekt der Laktase-Phlorizin-Hydrolase in der Mukosa
Adulter Laktasemangel: Bei 30–50 % der Weltbevölkerung wird nach dem dritten Lebensjahr wie bei allen Säugetieren die Aktivität der Laktase heruntergeregelt. Populationen, die traditionell eine Milchwirtschaft entwickelt haben, weisen eine erhaltene Laktaseaktivität („Laktase-Persisters") auf und stellen eine genetische Variante dar (z.B. Skandinavier). In Deutschland beträgt die Prävalenz 15 %.
Sekundärer Laktasemangel: relativ häufig auftretende Verminderung der Laktaseaktivität im Bürstensaum der Epithelzellen der Zottenspitze infolge Läsion der Dünn-

darmmukosa z.B. bei Zöliakie, Gastroenteritis, Kuhmilchproteinintoleranz, Kurzdarmsyndrom oder IgA-Mangel.

Pathogenese

Bei verminderter Laktaseaktivität wird Laktose nicht resorbiert und persistiert im Lumen des Dünndarms. Gärungsprozesse führen zur Produktion von organischen Säuren und zur Gasbildung. Die im Darmlumen verbleibende Laktose entfaltet eine osmotische Wirkung, die eine Wassersekretion in das Darmlumen zur Folge hat. Über die Stimulation der Darmmotilität kommt es zu einer verkürzten Dünndarmpassage, die sekundär zu einer verminderten Protein- und Fettresorption führt.

Klinik

Primärer kongenitaler Laktasemangel: Die klinischen Symptome beginnen mit der ersten Milchfütterung und beinhalten profuse, wässrige Durchfälle und Meteorismus. Es besteht die Gefahr der schweren Dehydratation und Gedeihstörung.
Adulter Laktasemangel: Eine geringe Enzymrestaktivität erlaubt den Verzehr kleinerer Laktosemengen. Nach Aufnahme größerer Milchmengen kommt es zu wässrigen Durchfällen, Blähungen und Bauchkrämpfen. Betroffene meiden ohne Krankheitsbewusstsein Milchprodukte.
Sekundärer Laktasemangel: Laktosehaltige Nahrung führt zu wässrigen Durchfällen und Blähungen.

Diagnostik

- Sorgfältige Ernährungsanamnese!
- **H$_2$-Atemtest:** orale Belastung mit Laktose und anschließende Messung der Wasserstoffkonzentration in der Ausatemluft. Bei Gärungsprozessen infolge eines Enzymdefekts ist die H$_2$-Konzentration erhöht.
- **Enzymaktivitätsbestimmung** in Dünndarmschleimhautbiopsie.

Therapie

Die diätetische Reduktion der Laktosezufuhr ist hilfreich. Jogurt und Käse werden besser vertragen als Vollmilch. Laktosefreie Milch und Milchprodukte sind erhältlich. Verkapselte Laktase steht als Therapeutikum zur Verfügung.

Merke!
Bei 30–50 % der Weltbevölkerung wird nach dem dritten Lebensjahr wie bei allen Säugetieren die Aktivität der Laktase heruntergeregelt.

14.6.3 Saccharoseintoleranz

Definition
Autosomal-rezessiv vererbte Disaccharidmalabsorption durch kongenitale Aktivitätsminderung der Saccharase-Isomaltase, die durch ungenügende Spaltung von Rohrzucker und Stärke bereits im Säuglingsalter zu profusen Durchfällen führt.

Epidemiologie

Die Häufigkeit ist regional sehr unterschiedlich und beträgt etwa 1:10 000.

Ätiologie

Mutationen im Saccharase-Isomaltase-(SI)-Gen führen zu einer Störung der Proteinfaltung, wodurch Saccharose schlecht und Isomaltose gar nicht hydrolisiert werden kann.

Klinik

Die Ingestion von Saccharose (Rohrzucker) oder Isomaltose (Stärke) z. B. in Form von Früchten oder süßen Lebensmitteln führt **unmittelbar nach Verzehr zu wässrigen Diarrhöen** mit **Bauchkrämpfen.** Die Symptome können also auch nach der ersten Fütterung von nicht- oder teiladaptierter Milch auftreten.

> **Merke!**
> Die Symptome einer Saccharoseintoleranz können bereits unmittelbar nach der ersten Fütterung von nicht- oder teiladaptierter Milch auftreten!

Diagnostik

- **Reduktionsprobe** im wässrigen Stuhl positiv
- **H$_2$-Atemtest:** orale Belastung mit Saccharose oder Stärke und anschließende Messung der Wasserstoffkonzentration in der Ausatemluft. Bei Gärungsprozessen infolge eines Enzymdefekts ist die H$_2$-Konzentration erhöht.
- **Enzymaktivitätsbestimmung** in Dünndarmschleimhautbiopsie
- **Mutationsanalyse.**

Therapie

Die Elimination von Rohrzucker, Glukosepolymeren und Stärke aus der Nahrung führt zu einem sofortigen Sistieren der Durchfälle.

14.6.4 Fruktosemalabsorption

Definition

Relativ häufig vorkommende autosomal-rezessiv vererbte partielle Fruktosemalabsorption, die nach Fruktosegenuss zu Bauchschmerzen, Meteorismus und Diarrhö führt, sich diätetisch ausgezeichnet behandeln lässt und nicht mit der hereditären Fruktoseintoleranz durch Fruktaldolasemangel in der Leber verwechselt werden sollte!

Ätiologie

Die Resorption von Fruktose erfolgt durch erleichterten Transport mithilfe des Glukosetransporters 5 (GLUT$_5$), der in der apikalen Membran der Enterozyten liegt. Mutationen im **GLUT$_5$-Gen** konnten bei Patienten mit inkompletter Fruktoseabsorption jedoch nicht nachgewiesen werden.

Pathogenese

Fruchtzucker kann nicht vollständig absorbiert werden, verbleibt im Darm und wird im Kolon durch Bakterien vergoren. Die Fruktoseresorptionskapazität wird typischerweise bei alleiniger Fruktosegabe schneller überschritten als bei kombinierter Gabe von Fruktose mit Glukose oder Stärke (Kotransport).

Klinik

Nach erster Exposition mit Fruchtzucker (Apfelsaft!) treten **Blähungen und Durchfälle** mit stechend riechenden, schaumigen Stühlen auf. Bei protrahierter Exposition kann eine Gedeihstörung auftreten.

Diagnostik

- Sorgfältige Ernährungsanamnese!
- **H$_2$-Atemtest:** orale Belastung mit Fruktose und anschließende Messung der Wasserstoffkonzentration in der Ausatemluft. Bei Gärungsprozessen infolge eines Enzymdefekts ist die H$_2$-Konzentration erhöht.

> **Merke!**
> Der Fruktose-H$_2$-Atemtest ist bei 50 % der Bevölkerung positiv. Nur die Kombination aus klinischer Symptomatik und pathologischem Atemtest erlaubt die Diagnose einer Fruktosemalabsorption.

Therapie

Eine **Reduktion** der alimentären **Fruktosezufuhr** ist hilfreich. Sie muss längst nicht so streng eingehalten werden wie bei der hereditären Fruktoseintoleranz. Insbesondere Nahrungsmittel mit einem Überschuss von Fruktose im Vergleich zu Glukose (Apfelsaft, Birnensaft, Trauben, Pflaumen) sollten gemieden werden. Durch gleichzeitige Gabe von Stärke (Brot, Kekse) kann die Fruktoseresorption gesteigert werden.

> **Merke!**
> Bei der Fruktosemalabsorption sollten insbesondere Nahrungsmittel mit einem Überschuss von Fruktose im Vergleich zu Glukose (Apfelsaft, Birnensaft, Trauben, Pflaumen) gemieden werden. Durch gleichzeitige Gabe von Stärke (Brot, Kekse) kann die Fruktoseresorption gesteigert werden.

14.6.5 Zöliakie

Definition

Chronische immunologische Erkrankung, die als Folge der toxischen Wirkung von Gluten, dem Eiweißbestandteil von Weizen, Roggen, Hafer und Gerste, zu einem schweren Malabsorptionssyndrom führt.

Epidemiologie

Die Zöliakie ist mit einer Prävalenz von etwa 1:200 in Deutschland die häufigste Ursache einer chronischen Malabsorption im Kindesalter. Mädchen sind zwei bis drei Mal so häufig betroffen wie Jungen. Neue Untersuchungen mit Verwendung sensitiver serologischer Methoden zeigen, dass die Zahl der unerkannten Zöliakiefälle die der erkannten bei weitem übersteigt (4:1).

Merke!
Die Zöliakie ist die häufigste Ursache einer chronischen Malabsorption im Kindesalter

Ätiologie

Genetische Faktoren sind an der Entstehung der Erkrankung beteiligt. HLA-DR, HLA-DP und HLA-DQ korrelieren zu 95 % mit der Erkrankung, insbesondere besteht eine Assoziation mit dem HLA-DQ-Dimer $DQA_{1\ 0501}/DQB_{1\ 0210}$. **Umweltfaktoren** haben ebenfalls einen hohen Stellenwert, so können langes Stillen und eine späte Einführung glutenhaltiger Nahrungsmittel dazu führen, dass Zöliakiepatienten nur milde oder gar keine Symptome entwickeln. Eine Gastroenteritis im frühen Säuglingsalter kann für die Zöliakie prädisponierend wirken.

Pathogenese

Gliadin, die alkohollösliche Komponente von Gluten, ist das schädigende Agens. Bei intrazellulärer Aufnahme von Gliadinmolekülen im Enterozyten kommt es zu einer Mehrsynthese von HLA-DR-Molekülen, wodurch eine zytotoxische Reaktion ausgelöst wird, an der aktivierte Lamina-propria-T-Zellen und Zytokine beteiligt sind. Die Folge ist eine Zottenatrophie mit einer erheblichen Einschränkung der resorptiven Oberfläche, wodurch es zu einer schweren Malabsorption von Nahrungs- und Mineralstoffen kommt.

Klinik

Wochen bis Monate nach der Einführung **getreidehaltiger Beikost** (8.–24. Lebensmonat) kommt es allmählich zu **chronischen Durchfällen** mit voluminösen, übel riechenden, fettglänzenden Stühlen. Die Kinder sind auffallend **missmutig** und weinerlich. Es kommt zu Ge-

wichtsstillstand oder Gewichtsverlust, und es entsteht eine Gedeihstörung mit Kreuzen der Perzentilen nach unten, meist unter die 3. Perzentile. In der weiteren Folge kommt es zu einer schweren **Dystrophie** mit vollständigem Fehlen von subkutanem Fettgewebe (Tabaksbeutelgesäß) und einem massiv vorgewölbten Abdomen bei dünnen Extremitäten (☞ Abb. 14.11). Bei fortgeschrittener Malabsorption können Eiweißmangelödeme, Vitamin-K-Mangel-Blutungen und eine Vitamin-D-Mangel-Rachitis auftreten. Die Kinder sind aufgrund einer ausgeprägten **Eisenmangelanämie** blass. Sie zeigen eine muskuläre Hypotonie und sind infektanfällig.

Neben der schweren Form der Zöliakie kommen auch milde oder asymptomatische Verlaufsformen (**silente oder latente Zöliakie**) vor, die zwar mit einer histologisch nachweisbaren Schädigung der Darmschleimhaut einhergehen, wegen fehlender oder atypischer Klinik jedoch spät oder nicht diagnostiziert werden.

Die Zöliakie ist mit einer Reihe von Autoimmunerkrankungen assoziiert, die in einer Checkliste zusammengefasst sind. Bei Vorliegen einer dieser Erkrankungen sollte eine Zöliakie stets gezielt ausgeschlossen werden.

Checkliste: Erkrankungen, die mit der Zöliakie assoziiert sind.	
Immunologische Erkrankungen	**Andere Erkrankungen**
• selektiver IgA-Mangel • Diabetes mellitus Typ I • Autoimmunthyreoiditis Hashimoto • chronische Autoimmunhepatitis • IgA-Nephropathie • primär sklerosierende Cholangitis • Dermatitis herpetiformis During	• Epilepsie mit zerebellärer Verkalkung • Down-Syndrom • Ullrich-Turner-Syndrom

Merke!
Die oft monosymptomatischen oder atypischen Verläufe der Zöliakie bei älteren Kindern, Jugendlichen und Erwachsenen erhalten eine zunehmende Bedeutung.

Diagnostik

- **Routinelabor:** Anämie, Serumeisen erniedrigt, Ferritin erniedrigt, Hypoproteinämie, Hypalbuminämie, Gerinnungsstörung, Hypokalzämie durch verminderte Vitamin-D- und Kalziumresorption, alkalische Phosphatase erhöht
- **Antikörper: Anti-Gliadin-Antikörper** (IgG und IgA) und **Anti-Endomysium-IgA-Antikörper** sind mit relativ hoher Sensitivität und Spezifität erhöht. Die Bestimmung von **Anti-Gewebstransglutaminase-Antikörpern** (ELISA) weist eine sehr hohe Sensitivität auf und ist daher eine ausgezeichnete Methode für die Durchführung von Screeninguntersuchungen
- **Dünndarmbiopsie:** Vor Diätbeginn muss die Diagnose histologisch gesichert werden! Subtotaler oder totaler Zottenverlust (☞ Abb. 14.12 a und b), Kryptenhyperplasie und die lymphoplasmazelluläre Infiltration der Lamina propria sind die typischen Veränderungen.

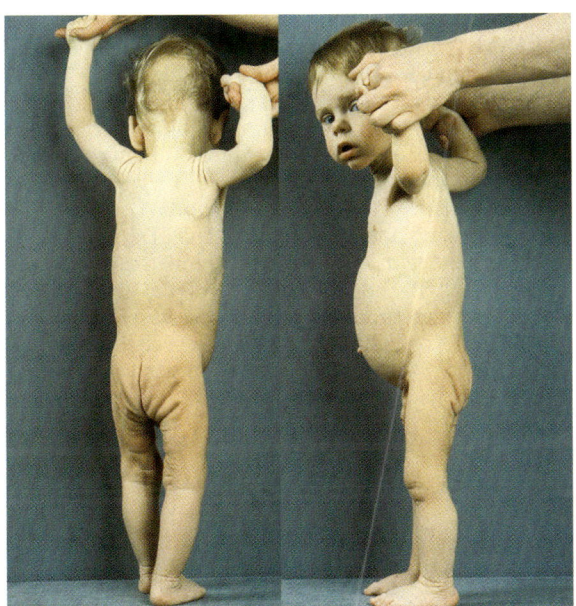

Abb. 14.11: Zöliakie. Dystrophie, prominentes Abdomen, schmale Extremitäten, Tabaksbeutelgesäß.

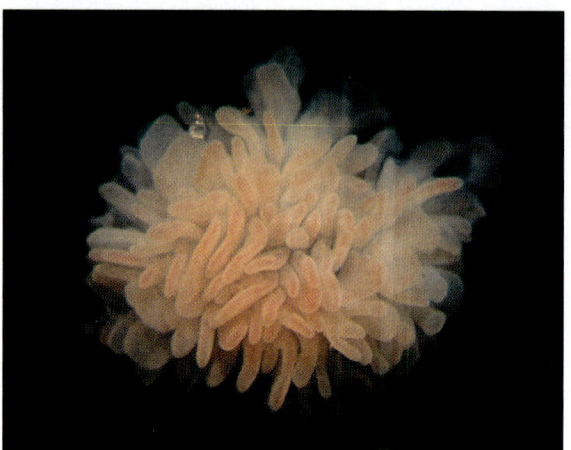
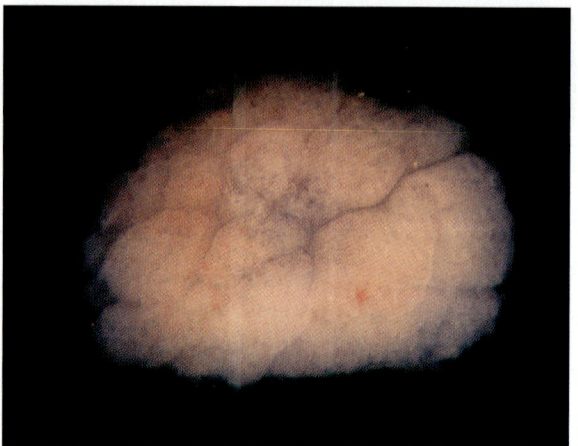

a
b

Abb. 14.12 a und b: Zöliakie. Lichtmikroskopie eines Dünndarmbiopsats: a) Normalbefund mit normalen Dünndarmzotten; b) totale Zottenatrophie.

Merke!
Die Bestimmung von Anti-Gewebstransglutaminase-Antikörpern weist eine sehr hohe Sensitivität auf und ist daher eine ausgezeichnete Methode für die Durchführung von Screeninguntersuchungen!

Komplikationen
- Sekundäre Laktoseintoleranz
- Osteoporose
- Zöliakiekrise mit therapierefraktärer Diarrhö
- Ohne Diät erhöhtes Risiko für maligne Darmlymphome
- Schwere psychische Symptome.

Differentialdiagnose
- Zystische Fibrose
- Kuhmilchproteinintoleranz
- Angeborene intestinale Enzymdefekte (z. B. Disaccharidasemangel)
- Acrodermatitis enteropathica.

Merke!
Ein begleitender selektiver IgA-Mangel kann bei der serologischen Zöliakiediagnostik zu falsch negativen Ergebnissen führen!

Therapie
Die Therapie der Zöliakie besteht in der Einhaltung einer lebenslangen, streng **glutenfreien Ernährung.** Das bedeutet, dass auf Weizen, Roggen, Hafer, Gerste und Dinkel verzichtet werden muss. Alternative Kohlenhydrate sind Mais, Reis und reine Weizenstärke. Bei Mangel an Mikronährstoffen bei Diagnosestellung sollte eine gezielte Substitutionstherapie durchgeführt werden.
Unter der Diät kommt es innerhalb von Wochen bis Monaten zu einer Rückbildung der Symptome, die Schleimhaut normalisiert sich innerhalb von sechs bis zwölf Monaten.

Merke!
Die Therapie der Zöliakie besteht in einer lebenslangen streng glutenfreien Ernährung ohne Weizen, Roggen, Hafer, Gerste und Dinkel. Alternativen sind Mais, Reis und reine Weizenstärke.

Kasuistik
A: Barbara ist elf Monate alt. Sie wurde fünf Monate lang voll gestillt, seitdem erhält sie zusätzlich Obst-, Gemüse- und Breimahlzeiten. Seit dem siebten Monat nimmt sie nicht mehr an Gewicht zu, die Stühle sind weich und voluminös. Ihr Wesen hat sich völlig verändert. Aus dem strahlenden Säugling ist eine missmutige kleine Nervensäge geworden.
K: Bei der Untersuchung ist Barbara sehr blass und dystroph. Das Gewicht liegt mit 6,9 kg unter der 3. Perzentile, die Körperlänge liegt auf der 25. Perzentile. Das Abdomen ist ausladend, die Extremitäten dünn, das Gesäß faltig.
D: Die Laboruntersuchung zeigt eine deutliche Eisenmangelanämie. Die Gliadin-, Endomysium- und Transglutaminase-Antikörper sind erhöht. Bei der daraufhin veranlassten Dünndarmsaugbiopsie ergibt die mikroskopische Untersuchung des Präparats eine subtotale Zottenatrophie.
Diag: Zöliakie.
T: Barbara erhält eine glutenfreie Diät. Darunter bessern sich die klinischen Symptome innerhalb von wenigen Wochen. Die Stuhlfrequenz nimmt ab, Barbara nimmt wieder zu und ihre Laune bessert sich sichtlich. Eine Kontrolluntersuchung nach drei Monaten zeigt eine vollständige Regeneration der Dünndarmzotten. Barbara wird lebenslang eine glutenfreie Diät einhalten.

14.6.6 Postenteritisches Syndrom

Definition
Malabsorption durch sekundären Mangel an Disaccharidasen und Peptidasen infolge Dünndarmschädigung durch eine akute infektiöse Gastroenteritis.

Ätiologie

Infektiöse Noxen schädigen die Schleimhaut und es kommt ähnlich wie bei der Zöliakie zu einer Abflachung der Dünndarmmukosa. Bei fehlender Wiederherstellung der Schleimhaut oder persistierender Infektion entsteht ein Malabsorptionssyndrom. Das Rotavirus, der häufigste Erreger der akuten Gastroenteritis, spielt hier eine untergeordnete Rolle. Enteropathogene Escherichia-coli-Stämme führen am häufigsten zu einem postenteritischen Syndrom.

Klinik

Die Persistenz (> 14 Tage) oder das Wiederauftreten von Durchfällen im Anschluss an eine Gastroenteritis weisen auf ein postenteritisches Syndrom hin. Fieber oder Erbrechen bestehen typischerweise nicht.

Differentialdiagnose der Enteropathien mit sekundärer Laktosemaldigestion

- Postenteritisches Syndrom
- Lambliasis
- Zöliakie
- Allergische oder eosinophile Gastroenteropathie
- M. Crohn
- Kurzdarmsyndrom
- Bakterielle Fehlbesiedelung
- Darmschädigung durch Bestrahlung oder Chemotherapie.

Therapie

Eine ausreichende Ernährung nach der Rehydratation ist eine wichtige Maßnahme zur Verhinderung des postenteritischen Syndroms, da ein Mangel an Nährstoffen die Regeneration der durch die Entzündung geschädigten Darmepithelzellen erschwert und zur weiteren atrophischen Schädigung der Enterozyten führen kann. Die Laktosezufuhr sollte reduziert werden, da ein sekundärer Laktasemangel besteht. Joghurt wird besser vertragen als Milch. Osmotisch wirksame Disaccharide sollten durch komplexe Kohlenhydrate mit protrahierter Resorption und Spaltung (z.B. Reis) ersetzt werden. Die therapeutische Wirkung von probiotischen Keimen (Laktobakterien, Hefen) ist für die akute Gastroenteritis nachgewiesen, für das postenteritische Syndrom noch nicht.

14.6.7 Kuhmilchallergie und Kuhmilchproteinintoleranz

Definition

Nahrungsmittelallergie gegen Kuhmilchprotein, für die Reproduzierbarkeit und Nachweis eines immunologischen Reaktionsmechanismus gefordert wird. IgE-vermittelte Reaktionen nennt man **Kuhmilchallergie** (KMA), nicht IgE-vermittelte Reaktionen **Kuhmilchproteinintoleranz** (KMPI). Typischerweise sind diese Krankheitsbilder der frühen Kindheit transienter Natur.

Epidemiologie

Die Häufigkeit beträgt etwa 2–3 : 100. Genetische Faktoren sind das Hauptrisiko für IgE-vermittelte Reaktionen (Verwandte ersten Grades mit Atopie bzw. allergischen Manifestationen). Risiken für nicht-IgE-vermittelte Reaktionen sind fehlendes Stillen und vorausgehende gastrointestinale Infektionen. In der Regel sind junge Säuglinge betroffen, eine Manifestation nach dem zwölften Lebensmonat ist selten.

Ätiologie

Kuhmilch ist in der Regel das erste Fremdeiweiß, mit dem ein Säugling in Berührung kommt. Die über 25 Proteinfraktionen der Kuhmilch (β-Lactoglobulin an erster Stelle) sind die häufigsten Allergene.

Pathogenese

Bei IgE-vermittelten Reaktionen kommt es genetisch fixiert nach dem Priming durch Fremdantigene zur Interaktion von Effektor-T-Zellen mit Mastzellen und Eosinophilen und zu einer Mediatorfreisetzung und Aktivierung anderer Entzündungszellen (Typ I). Immunkomplexvermittelte Reaktionen mit Komplementaktivierung kommen auch vor (Typ III). IgG-Antikörper gegen Kuhmilch bedeuten dabei nicht notwendigerweise eine Sensibilisierung, sondern sind Ausdruck einer gastrointestinalen Antigenexposition. Der Dünndarmmukosaschaden entsteht durch eine Typ-IV-Reaktion und die vermehrte Produktion von Interferon-γ und anderen Zytokinen.

Klinik

Bei der KMA oder der KMPI treten meistens mindestens zwei Symptome gemeinsam auf. Man unterscheidet **Sofortsymptome** (Minuten), **Intermediärsymptome** (Tage) und **Spätsymptome** (Wochen). Sie sind in Tabelle 14.2 zusammengestellt. Bei gestillten Kindern stehen die atopische Dermatitis und blutig-schleimige Stühle bei gutem Allgemeinzustand und gutem Gedeihen im Vordergrund. Nicht gestillte Kinder entwickeln neben der atopischen Dermatitis und schwerwiegenderen blutigen Durchfällen häufig eine Gedeihstörung.

Diagnostik (☞ Tab. 14.2)

- Die **detaillierte Ernährungsanamnese** ist entscheidend!
- Bei anaphylaktischen Reaktionen genügt die Anamnese, die Provokation verbietet sich.
- Bei nicht gestilltem Kind mit Gedeihstörung sollte eine Belastung mit Kuhmilch erst nach dem ersten Geburtstag erfolgen.
- Bei blutig-schleimigen Stühlen des voll gestillten Säuglings ist die entscheidende Frage, ob die Mutter etwas zu sich nimmt, das sonst nicht Bestandteil ihrer Ernährung ist (nicht nur Kuhmilch).
- Leukozytose und Eosinophilie sind häufig.
- IgE im Serum kann erhöht sein.
- RAST-, PRICK- und Patch-Tests sind oft nicht hilfreich.
- Die früher übliche Bestimmung von IgG-Antikörpern gegen Kuhmilch ist obsolet.
- Bei milderen Formen kann unter klinischer Überwachung ein **Provokationsversuch** nach Auslassversuch unternommen werden. Das Wiederauftreten der Symptome sichert die Diagnose.

Tab. 14.2 Klinische Symptomatik und Diagnostik bei KMA und KMPI.

Manifestation	Häufigkeit [%]	Symptome	Diagnostik	Therapie
Anaphylaxie	7	Minuten nach Ingestion Lippen-schwellung, Laryngospasmus, Urtikaria, Erbrechen, Durchfall, Asthma, Schock	Anamnese (keine Provokation!)	Allergenelimination
Atemwege	25	Stunden nach Ingestion Giemen, Husten, Dyspnoe	Anamnese IgE-RAST PRICK-Test	Allergenelimination Hydrolysatnahrung
Haut	60	Tage, Wochen nach Ingestion Ekzem, Urtikaria	Anamnese IgE-RAST PRICK-Test Patch-Test	Allergenelimination Lokaltherapie
Darm	55	Tage, Wochen nach Ingestion Durchfall, Erbrechen	Anamnese ungestillte Säuglinge fokale Zottenatrophie	Allergenelimination Elementarnahrung
		Tage, Wochen nach Ingestion blutig-schleimige Stühle	Anamnese	Allergenelimination Diät der Mutter Hydrolysatnahrung
		selten: Ödeme, Durchfälle, intestinaler Eiweißverlust	Anamnese α-1-AT im Stuhl Endoskopie: eosinophile Infiltrate	Allergenelimination Hydrolysatnahrung Steroide

Therapie

Bei KMA/KMPI sollte die kuhmilchhaltige Säuglingsnahrung durch **kuhmilchfreie** Hydrolysat- oder Elementarnahrungen ersetzt werden. Teilhydrolysate („HA"-
Nahrungen) und Sojamilchnahrungen sind nicht indiziert! Kuhmilch wird im ersten Lebensjahr vollständig
aus der Ernährung entfernt. Gegen Ende des ersten
Halbjahrs wird mit Zufütterung von Beikost (Kartoffel,
Karotte, Reis usw.) begonnen. Im zweiten Lebensjahr
kann (in schweren Fällen unter klinischer Überwachung) ein Expositionsversuch unternommen werden.

Merke!

Teilhydrolysate („HA"-Nahrungen) und Sojamilchnahrungen sind bei der Kuhmilchallergie und der intestinalen Kuhmilchproteinintoleranz nicht indiziert!

Prognose

Die Kuhmilchelimination führt innerhalb weniger Tage
zum Sistieren der Symptome. Eine Spontanremission ist
bei 50 % der Kinder mit einem Jahr, bei 75 % mit zwei
Jahren und bei 90 % mit drei Jahren zu beobachten. Bei
Atopikern mit hohem IgE kommen in 50 % der Fälle zusätzliche Reaktionen auf weitere Nahrungsmittel und
später auch auf Inhalationsallergene vor. Die Wiederein-
führung von Kuhmilch sollte in schweren Fällen wegen
der Gefahr des Schocks und der Dehydratation unter
stationären Bedingungen erfolgen.

Merke!

Bei der Kuhmilchallergie oder der intestinalen Kuhmilchproteinintoleranz lässt die pathologische Reaktion nach dem 12.–18. Lebensmonat nach, sodass Kuhmilch dann in der Regel gut vertragen wird. Die Wie-
dereinführung von Kuhmilch sollte in schweren Fällen

wegen der Gefahr des Schocks und der Dehydratation
unter stationären Bedingungen erfolgen!

14.6.8 Kurzdarmsyndrom

Definition

Malabsorption infolge primärer oder sekundärer Verkürzung des Dünndarms, die zu Diarrhö und Dystrophie
führt.

Ätiologie

Ein Kurzdarmsyndrom kann auf einer kongenitalen Verkürzung des Dünndarms beruhen oder sekundär nach
einer Dünndarmresektion auftreten.

Pathogenese

Die klinische Symptomatik ist davon abhängig, welche
Darmanteile fehlen. Das Jejunum besitzt die größte re-
sorptive Kapazität. Kohlenhydrate, Eisen, Folsäure und
Vitamine werden v.a. im proximalen Jejunum, Fette und
Aminosäuren eher in den mittleren Darmabschnitten,
Gallensäuren und Vitamin B_{12} ausschließlich im proximalen Ileum resorbiert. Aufgrund der hohen Reserveka-
pazität des Darms kann eine Reduktion des Restdarms
auf 15–20 % der normalen Länge (60–90 cm) ohne wesentliche klinische Probleme toleriert werden.

Klinik

Symptome treten in Abhängigkeit vom jeweils resezier-
ten Darmabschnitt auf. Bei Ileumresektion besteht die
Gefahr des Vitamin-B_{12}-Mangels. Es kann zu einer **Malabsorption** von Glukose, Aminosäuren und Fetten kommen. Infolge der schnelleren Nahrungspassage kommt
es häufig zu wässrigen **Durchfällen.** Bei hochgradigem
Kurzdarmsyndrom kann eine erhebliche **Dystrophie** mit

14

Wachstumsverzögerung und sekundärer Entwicklungsverzögerung entstehen.

Therapie

In schweren Fällen muss wegen der Gefahr o.g. Symptome eine **parenterale Ernährung** durchgeführt werden. Wegen der Bedeutung intraluminaler Nährstoffe sollten zusätzlich kleine Mengen oraler Nahrung gegeben werden. Proteinhydrolysate, komplexe Kohlenhydrate, mittelkettige Triglyzeride und spezielle Präparate, die Vitamine, Mineralstoffe und Spurenelemente enthalten, kommen zum Einsatz. Eine schrittweise Steigerung der oralen Nahrungszufuhr sollte stets versucht werden. Bei bakterieller Überwucherung des Darms wird eine antibiotische Therapie mit **Metronidazol** durchgeführt.

Merke!
Schwere Symptome eines Kurzdarmsyndroms treten erst ab einem Verlust von mehr als 80 % des Dünndarms auf.

14.7 Chronisch-habituelle Obstipation

Definition

Stuhlretention infolge unvollständiger Stuhlentleerung und/oder Defäkationsbeschwerden bei hartem Stuhl, die länger als drei Monate persistieren.

Epidemiologie

Es handelt sich um ein häufiges Symptom in der Pädiatrie. Die Häufigkeit wird auf 16 % bei zweijährigen Kindern geschätzt. Eine sekundäre Enkopresis besteht bei 1 % aller Kinder im Einschulungsalter. Jungen sind davon dreimal häufiger betroffen als Mädchen.

Ätiologie

Die chronische Obstipation entwickelt sich meist als Folge einer inadäquat behandelten Verstopfungsepisode, die in der Regel durch exogene Störfaktoren (Änderung von Tagesrhythmus oder Umgebung, anale Läsionen mit Defäkationsschmerz, alimentär, primär psychisch, medikamentös) ausgelöst wurde. Schwere Allgemeinerkrankungen des Kolons sind als Ursache selten.

Pathogenese

Die Obstipation beginnt meistens mit einer schmerzvollen Defäkation. Diese wird durch Rückhaltemanöver vermieden, wodurch es zum weiteren Einhärten z.T. großvolumiger Stuhlballen kommt, die bei Abgang zu schmerzhaften Schleimhauteinrissen führen. Damit entsteht ein **Circulus vitiosus.** Mit zunehmender Stuhlfüllung von Rektum und Sigma verliert sich der Defäkationsdrang und es kommt zu einer sekundären Dilatation des Enddarms. In schweren Fällen kommt es zu einer Überlaufenkopresis.

Merke!
Die chronisch-habituelle Obstipation beginnt meistens mit einer schmerzvollen Defäkation, die in einen **Circulus vitiosus** mündet.

Klinik

Rezidivierende **Bauchschmerzen,** Blähungen, **Inappetenz** und **Defäkationsschmerzen** sind die Symptome der chronisch-habituellen Obstipation. Blutauflagerungen auf dem Stuhl weisen auf Schleimhauteinrisse hin. Die Abstände zwischen einzelnen Stuhlentleerungen betragen häufig bis zu zehn Tagen! Bei lang andauernder Stuhlretention besteht Stuhlschmieren. Eine Enuresis findet sich bei einem Drittel der chronisch obstipierten Kinder nach dem vierten Lebensjahr.

Diagnostik

Bei genauer Anamnese und körperlicher, inkl. rektaler Untersuchung sind invasive diagnostische Maßnahmen zunächst nicht erforderlich.

Therapie

Ziel der Behandlung ist ein normales Stuhlverhalten mit möglichst täglichem Absetzen eines weichen Stuhls ohne Defäkationsschmerz und ohne Kotschmieren bei völliger Beschwerdefreiheit.
Allgemeinmaßnahmen sind die Ernährungsumstellung auf ballaststoffreiche Kost bei ausreichender Flüssigkeitszufuhr sowie ein regelmäßiges Toilettentraining.
Bei bestehender Stuhlimpaktion sollte der Darm zunächst mit **Sorbitklysmen** gesäubert werden. Dies muss über mehrere Tage geschehen. Eine Durchführung in Sedierung ist bei erheblicher Abwehr des Kindes zur Verhinderung einer weiteren Traumatisierung zu erwägen. Fissuren und Rhagaden werden mit Salben behandelt.
Im Anschluss daran werden Substanzen verabreicht, die den Stuhl weich halten, z.B. **Paraffinum subliquidum** 1–2 ml/kg KG/d oder **Polyethylenglykol** (PEG). Die Dosis muss individuell angepasst werden.

Prognose

Je früher mit der Therapie begonnen wird, desto günstiger ist die Prognose.

14.8 Maldigestion im Rahmen der Mukoviszidose

☞ Kapitel Respirationstrakt.

14.9 Erkrankungen der Leber und des biliären Systems

Erkrankungen der Leber und des Gallensystems kommen in der Pädiatrie häufig vor und sind entweder angeboren oder erworben. Im klinischen Alltag ist es daher wichtig, die klinischen Leitsymptome von Lebererkrankungen und die wichtigsten diagnostischen Maßnahmen zur Abklärung dieser Erkrankungen zu kennen.

Wichtige Symptome bei Lebererkrankungen

- Hepatomegalie
- Splenomegalie
- Ikterus
- Hämorrhagische Diathese
- Portale Hypertension, Umgehungskreisläufe (periumbilikal)
- Enzephalopathie

- Palmarerythem
- Teleangiektasien im Gesicht
- Xanthome
- Hepatorenales Syndrom
- Endokrinologische Störungen.

Wichtige diagnostische Maßnahmen bei Lebererkrankungen

- **Leberzellintegrität:** Aktivitäten der SGOT, SGPT, GLDH im Serum
- **Lebersyntheseleistung:** Albumin, Cholinesterase, Gerinnungsfaktoren, Transferrin, Coeruloplasmin, Haptoglobin im Serum
- **Biliäre Exkretion:** Aktivitäten der Alkalischen Phosphatase, Gamma-GT, LAP, 5-Nukleotidase im Serum; Bilirubin, Cholesterin, Triglyzeride, Lipoprotein X, Gallensäuren im Serum
- **Immunologie:** Immunglobuline, HLA-B8, ANA, AMA, SMA
- **Serologie:** Hepatitis A, B, C, D, HSV, CMV, EBV, Toxoplasmose, Coxsackie, Listeriose
- **Andere Laboruntersuchungen:** Kupferausscheidung im Urin, Alpha-1-Antitrypsin, Alpha-1-Fetoprotein und Aminosäuren im Serum, Schweißtest
- **Bildgebende Verfahren:** Sonographie, Röntgen-Abdomen, Computertomographie, Kernspintomographie, Radionuklidszintigraphie, Cholangiographie, Angiographie
- **Leberbiopsie:** Histologie, Immunhistochemie, Elektronenmikroskopie, Enzymologie.

14.9.1 Unkonjugierte Hyperbilirubinämien

Checkliste: Differentialdiagnose der unkonjugierten Hyperbilirubinämie im Kindesalter.	
Vermehrte Produktion	physiologischer Neugeborenenikterus hämolytische Erkrankungen Medikamente
Transportstörung zur Leberzelle	Hypalbuminämie Medikamente
Gestörte Aufnahme in die Leberzelle	physiologischer Neugeborenenikterus Morbus Gilbert-Meulengracht
Transportstörung in die Leberzelle	physiologischer Neugeborenenikterus Medikamente
Konjugationsstörung	physiologischer Neugeborenenikterus Muttermilchikterus Morbus Gilbert-Meulengracht Crigler-Najjar-Syndrom I und II Medikamente
Vermehrte enterale Rückresorption	physiologischer Neugeborenenikterus verzögerte Darmpassage untere intestinale Obstruktion

Crigler-Najjar-Syndrom Typ I

Definition

Autosomal-rezessiv vererbter Defekt der Bilirubin-Uridin-Diphosphat-Glukuronyl-Transferase in Hepatozyten, der zu schwerster, therapeutisch schwer beeinflussbarer indirekter Hyperbilirubinämie mit der frühzeitigen Komplikation des Kernikterus führt.

Ätiologie

Das vollständige Fehlen der Bilirubin-Uridin-Diphosphat-Glukuronyl-Transferase in Hepatozyten führt zu einer Konjugationsstörung. Das Bilirubin kann nicht renal ausgeschieden werden, da es nicht konjugiert wird.

Klinik

Ein **Ikterus** mit einem raschen Anstieg des unkonjugierten Bilirubins auf 20–50 mg/dl tritt innerhalb der ersten Lebensstunden auf. Die Gallenflüssigkeit ist farblos, der Stuhl braun (Übertritt von unkonjugiertem Bilirubin über die Darmmukosa). Der Urin ist hell und es lässt sich kein Bilirubin nachweisen. Ohne Therapie kommt es frühzeitig zu einem **Kernikterus.**

Diagnostik

- **Leberfunktionstests** unauffällig
- **Leberhistologie** unauffällig
- UDPG-Transferase-Aktivität in Lebergewebe fehlend.

Therapie

Initial stehen eine intensive **Phototherapie** sowie **Austauschtransfusionen** im Mittelpunkt. Später wird eine intermittierende Phototherapie mit einer Cholestyramintherapie kombiniert. Phenobarbital ist bei Typ I unwirksam. Die einzige Heilungschance besteht in der Durchführung einer **Lebertransplantation.**

Prognose

Die Mortalität im ersten Lebensjahr ist hoch, die Morbiditätsrate durch das frühe Auftreten eines Kernikterus ebenfalls.

Crigler-Najjar-Syndrom Typ II

Definition

Autosomal-dominant vererbter partieller Defekt der UDPG-Transferase in Hepatozyten, der zu einer weniger ausgeprägten indirekten Hyperbilirubinämie führt und durch Phenobarbital gut beeinflussbar ist.

Ätiologie

Partieller Defekt der UDPG-Transferase in Hepatozyten.

Klinik

Der **Ikterus** mit indirekter Hyperbilirubinämie ist weniger ausgeprägt als bei Typ I. Die Galleflüssigkeit und der Urin sind gefärbt, konjugiertes Bilirubin ist nachweisbar.

Diagnostik

- **Leberfunktionstests** unauffällig
- **Leberhistologie** unauffällig
- UDPG-Transferase-Aktivität in Lebergewebe vermindert.

Therapie

Bei Typ II ist eine Enzyminduktion mit Phenobarbital erfolgreich.

Gilbert-Meulengracht-Syndrom

Definition

Gutartige, autosomal-dominant vererbte unkonjugierte Hyperbilirubinämie, die durch intermittierende Ikterusschübe gekennzeichnet ist.

Epidemiologie

3 % der Bevölkerung sind vom Gilbert-Meulengracht-Syndrom betroffen.

Ätiologie

Bei den Patienten ist die Aktivität der UDPG-Transferase auf 10–30 % der Norm reduziert. Daraus resultiert ein Defekt der Bilirubinaufnahme und des Bilirubintransports auf hepatozellulärer Ebene.

Klinik

Häufig fehlt ein sichtbarer Ikterus. Die Auslösung ikterischer Schübe erfolgt durch Infekte, physische und psychische Belastungen und Fasten. Begleitend kommt es zu Anorexie, Müdigkeit, Krankheitsgefühl, Bauchschmerzen und Diarrhö. Der Stuhl ist gefärbt, der Urin hell.

Diagnostik

- **Unkonjugiertes Bilirubin** im Serum um 5 mg/dl
- **Leberfunktionstests** unauffällig
- **Leberhistologie** normal
- Verstärkung des Ikterus durch **Niacinsäure.**

Therapie

Bei ausgeprägten Schüben ist eine Enzyminduktion mit Phenobarbital hilfreich.

> **Merke!**
> Beim Gilbert-Meulengracht-Syndrom liegt eine Verminderung der UDPG-Transferase-Aktivität auf 10–30 % der Norm vor, die in besonderen Belastungssituationen zu rezidivierenden ikterischen Schüben führt.

14.9.2 Konjugierte Hyperbilirubinämien

Dubin-Johnson-Syndrom

Definition

Autosomal-rezessiv vererbte direkte Hyperbilirubinämie mit guter Prognose durch Störung der Sekretion konjugierten Bilirubins in die Galle.

Ätiologie

Es handelt sich um eine hepatozelluläre Störung der Sekretion konjugierten Bilirubins in die Galle.

Checkliste: Differentialdiagnose der konjugierten Hyperbilirubinämien im Kindesalter.

Familiäre konjugierte Hyperbilirubinämien	Dubin-Johnson-Syndrom Rotor-Syndrom
Hepatozelluläre Schädigung	Infektion, z.B. neonatale Hepatitis toxische Faktoren metabolische Erkrankungen
Obstruktion der Gallenwege	Erkrankungen der extrahepatischen Gallenwege Erkrankungen der intrahepatischen Gallenwege Cholestasesyndrome

Klinik

Der Erkrankungsbeginn ist in jedem Alter möglich. Die Diagnosestellung erfolgt in der Regel um das zehnte Lebensjahr. Es besteht eine fluktuierende Hyperbilirubinämie um 2–8 mg/dl, wobei der konjugierte Anteil 30–80 % beträgt. Die subjektiven Beschwerden sind im Intervall häufig uncharakteristisch. Im akuten Schub treten Fieber, Übelkeit, Erbrechen, Bauchschmerzen, dunkler Urin, Stuhlentfärbung und eine Hepatomegalie auf.

Diagnostik

- Direkte Hyperbilirubinämie
- Ausscheidung **gallegängiger Farbstoffe** (Bromsulphalein) pathologisch
- **Cholezystographie** negativ
- **Leberhistologie:** lysosomale Anhäufung braunen bis schwarzen Pigments.

Therapie

Bis auf symptomatische Maßnahmen in der akuten Krise wird keine Therapie durchgeführt. Die Prognose ist gut.

Rotor-Syndrom

Definition

Autosomal-rezessiv vererbte direkte Hyperbilirubinämie durch Störung der Exkretion konjugierten Bilirubins in die Galle, die durch fehlende Bauchschmerzen, positive Cholezystographie und fehlende lysosomale Pigmentablagerung vom Dubin-Johnson-Syndrom abgrenzbar ist.

Ätiologie

Störung der Exkretion konjugierten Bilirubins in die Galle. Der Defekt ist nicht mit dem bei Dubin-Johnson-Syndrom identisch.

Klinik

Die klinischen Symptome entsprechen bis auf das Fehlen von Bauchschmerzen denen bei Dubin-Johnson-Syndrom.

Diagnostik

- Ausscheidung **gallegängiger Farbstoffe** (Bromsulphalein) pathologisch
- **Cholezystographie** positiv

Checkliste: Differentialdiagnose wichtiger cholestatischer Erkrankungen im Kindesalter.	
Intrahepatische Cholestasen	**Extrahepatische Cholestasen**
Klassische Erkrankung mit intrahepatischer Cholestase	Klassische Erkrankung mit extrahepatischer Cholestase
neonatale Hepatitis	extrahepatische Gallengangsatresie
Stoffwechselerkrankungen	Andere Erkrankungen
Galaktosämie hereditäre Fruktoseintoleranz Tyrosinämie Typ I Alpha-1-Antitrypsinmangel zystische Fibrose Morbus Niemann-Pick Typ C Zellweger-Syndrom	Gallengangsruptur Choledochusstenose Duplikaturen Pankreatikobiliäre Ganganomalien Kompression von außen Biliary-Sludge-Syndrom Choleochuszyste Cholelithiasis
Intrahepatische Gallengangshypoplasie	
syndromatische Form: Alagille-Syndrom nichtsyndromatische Form	
Toxisch	
parenterale Ernährung Medikamente Asphyxie und Schock	

- **Leberhistologie:** keine lysosomale Pigmentablagerung in den Leberzellen.

Therapie

Bis auf symptomatische Maßnahmen in der akuten Krise wird keine Therapie durchgeführt. Die Prognose ist gut.

14.9.3 Cholestase

Neonatale Hepatitis (Riesenzellhepatitis)

Definition

Cholestatische Lebererkrankung, die in den ersten drei Lebensmonaten auftritt, durch infektiöse und nichtinfektiöse Prozesse verursacht werden kann, sich durch ein charakteristisches histologisches Bild auszeichnet und ohne Lebertransplantation mit einer schlechten Prognose assoziiert ist.

Epidemiologie

Die Häufigkeit beträgt 1:10 000 Lebendgeburten (wie bei der extrahepatischen Gallengangsatresie).

Ätiologie

Es handelt sich nicht um ein einheitliches Krankheitsbild. Die deskriptive Beschreibung einer **Riesenzellhepatitis** muss eher auf die Reaktionsweise des Hepatozyten in dieser Altersgruppe als auf eine einheitliche Ursache bezogen werden.
In 50 % der Fälle bleibt die Ursache ungeklärt **(idiopathische Form).** Die **infektiöse Form** kann durch Viren (z. B. HBV, HCV, CMV, Röteln, HSV, EBV, Parvo B_{19}), durch Bakterien (z. B. E. coli, B-Streptokokken, S. aureus, Listerien, Lues) oder Protozoen (Toxoplasmose) ausgelöst werden. Die Übertragung erfolgt diaplazentar, sub partu oder postnatal. Die **nichtinfektiöse Form** wird durch Stoffwechselerkrankungen oder toxische Faktoren verursacht.

Klinik

Kardinalsymptom ist die **neonatale Cholestase** mit Ikterus, Stuhlentfärbung, dunklem Urin und Hepatosplenomegalie. Bei protrahierter Cholestase kommt es zu Pruritus, Gedeihstörung, hepatischer Osteopathie und Vitaminmangelzuständen.

Diagnostik

- Konjugierte Hyperbilirubinämie
- Variable Erhöhung der Aktivitäten der Aminotransferasen im Serum
- Cholestaseenzyme (alkalische Phosphatase, Gamma-GT, LAP) im Serum erhöht
- Cholesterin und Gallensäuren im Serum erhöht
- Blutgerinnungsstörung
- **Mikrobiologie:** Erregernachweis, Antikörpernachweis
- **Histologie:** intrahepatische Gallengangshypoplasie, gestörte Läppchenarchitektur, Leberzellnekrosen, Riesenzellen, hepatozelluläre und kanalikuläre Cholestase, portale entzündliche Infiltration, geringe portale Fibrose.

Verlauf

Die meisten Patienten zeigen eine charakteristische intrahepatische Gallengangshypoplasie mit einem rasch progredienten Verlauf zur biliären Zirrhose.

Therapie

Eine gezielte Therapie ist nur bei bakterieller Infektion möglich. Phenobarbital und Ursodesoxycholsäure werden zur Verbesserung der Cholestase eingesetzt. Cholestyramin verhindert die Gallensäurenrückresorption im Darm. Wegen der gestörten Fettverdauung ist die Verabreichung mittelkettiger Triglyzeride (MCT) indiziert. Eine Vitamin-, Elektrolyt- und Spurenelementsubstitution ist wichtig. Bei progressivem Verlauf sollte eine Lebertransplantation angestrebt werden.

Merke!
Bei der neonatalen Hepatitis handelt es sich nicht um eine einheitliche Erkrankung. Die deskriptive Beschreibung einer **Riesenzellhepatitis** muss eher auf die Reaktionsweise des Hepatozyten in dieser Altersgruppe als auf eine einheitliche Ursache bezogen werden.

Alpha-1-Antitrypsin-Mangel

Definition

Häufigste Ursache genetisch bedingter Lebererkrankungen im Kindesalter durch Defekt des Proteaseinhibitors α_1-Antitrypsin, wodurch es zu einer cholestatischen Lebererkrankung sowie zu einem Lungenemphysem kommen kann. Synonym: Proteaseinhibitor-(Pi-)Krankheit.

Epidemiologie

Träger des homozygoten PiZZ-Phänotyps kommen mit einer Häufigkeit von etwa $1:1500$ vor. Wesentlich häufiger sind heterozygote Phänotypen wie PiMS und PiMZ.

Merke!
Der Alpha-1-Antitrypsin-Mangel ist die häufigste genetisch bedingte Lebererkrankung im Kindesalter.

Einteilung

Die verschiedenen Allelprodukte (Proteaseinhibitorphänotypen) werden nach ihren elektrophoretischen Wanderungseigenschaften bezeichnet.
PiMM-Phänotyp: häufigster Typ, normale α_1-AT-Konzentration (150–350 mg/dl)
PiZZ-Phänotyp: niedrigste α_1-AT-Konzentration (< 80 mg/dl)
PiSS-, PiPP-, PiSZ-, PiMS-Phänotyp: mittlere α_1-AT-Konzentration (100–200 mg/dl).

Ätiologie

Die Erkrankung entsteht durch die Vererbung zweier abnormer Pi-Allele des α_1-AT-Moleküls. Die klinisch wichtigste Mutation ist der Proteaseinhibitorphänotyp PiZZ, der mit der Lungen-(Emphysem-) und Lebererkrankung (Zirrhose, Hepatom) assoziiert ist.

Pathogenese

α_1-AT ist ein Inhibitor verschiedener Proteasen. Bei Defekt von α_1-AT entsteht die Lungenerkrankung durch eine weitgehend ungehinderte **proteolytische Wirkung** der neutrophilen Elastase auf das epitheliale Gewebe der Lunge. Zigarettenkonsum und Luftverschmutzung verursachen bereits in der dritten Lebensdekade eine chronisch-obstruktive Lungenerkrankung. Die Pathogenese der Leberzellschädigung ist weiterhin unklar. Vermutlich kann das strukturveränderte Protein nicht aus den Hepatozyten ausgeschleust werden.

Klinik

Bereits im Neugeborenenalter kann ein **cholestatisches Krankheitsbild** mit Ikterus, acholischen Stühlen, Hepatosplenomegalie und Juckreiz auftreten. In 10 % der Fälle kommt es sehr früh zu einer schweren Lebererkrankung mit beeinträchtigter Syntheseleistung, Aszites, Blutungen und Dystrophie. Bei der Mehrheit der Patienten verläuft die Lebererkrankung jedoch gutartig und 80 % der Kinder zeigen im Adoleszentenalter nur noch geringe leberbezogene Auffälligkeiten.
Die **Lungenerkrankung** steht im Kindes- und Jugendalter im Hintergrund. Insbesondere, wenn nicht geraucht wird, ist eine ernste pulmonale Erkrankung bei PiZZ-Patienten in den ersten zwei Lebensdekaden unwahrscheinlich.

Diagnostik

- **Serumeiweißelektrophorese:** Abflachung der α-Zacke
- α_1-**AT-quantitativ** im Serum erniedrigt
- **Pi-Phänotypisierung** im Serum mittels isoelektrischer Fokussierung
- **Histologie** der Leber: PAS-positive Ablagerungen im endoplasmatischen Retikulum der Leberzellen.

Therapie

Eine frühzeitige Sensibilisierung der Risikopatienten bezüglich der destruktiven Wirkung von Zigarettenrauch ist von hohem präventivem Nutzen.
Bei erwachsenen Patienten mit chronischer Lungenerkrankung wird eine intravenöse oder bronchiale Substitution mit rekombinant hergestelltem α_1-**AT** durchgeführt. Eine spezifische Behandlung der Lebererkrankung ist nicht bekannt. In fulminanten Fällen muss eine **Lebertransplantation** durchgeführt werden.

Merke!
Der Alpha-1-Antitrypsin-Mangel führt zu neonataler Cholestase und in der dritten Lebensdekade zu einem chronisch-obstruktiven Lungenemphysem.

Intrahepatische Gallengangshypoplasie

Definition

Im Fall der syndromatischen Form handelt es sich um eine autosomal-dominant vererbte Erkrankung, die mit einer Hypoplasie der interlobulären portalen Gallengänge sowie mit Gesichtsdysmorphie, Skelettfehlbildungen, Augenfehlbildungen und Herzfehlern einhergeht **(Alagille-Syndrom).**

Epidemiologie

Die Häufigkeit der intrahepatischen Gallengangshypoplasie beträgt $1:20\,000$.

Einteilung

- **Syndromatische Form** mit assoziierten Fehlbildungen **(Alagille-Syndrom)**
- **Nichtsyndromatische Form** ohne assoziierte Fehlbildungen.

Ätiologie

Beim Alagille-Syndrom handelt sich um einen Differenzierungsstörung durch Defekt des „Jagged-1-Proteins" aus der Familie der NOTCH-Proteine.

Klinik

Postnatal kommt es zu einer **chronischen Cholestase**. Der Ikterus bessert sich meistens in den ersten Lebensmonaten. Ab dem dritten bis vierten Lebensmonat beginnt ein quälender **Juckreiz.** Bei ausgeprägter Gallengangshypoplasie resultiert eine schwere **Hypercholesterinämie**, die ab dem zweiten bis dritten Lebensjahr zu Xanthomen führen kann. Die chronische **Malabsorption** erklärt u.a. den Vitamin-K-Mangel, überraschend häufig (14 %) treten **intrakranielle Blutungen** auf. Die Cholestase bessert sich bei den meisten Patienten nach der Pubertät.

Extrahepatische Manifestationen sind eine Gesichtsdysmorphie, Skelettanomalien (Schmetterlingswirbel), das Embryotoxon (Anomalie der vorderen Augenkammer), Herzvitien (am häufigsten periphere Pulmonalstenosen) sowie ein Minderwuchs bei normaler Wachstumshormonsekretion.

Diagnostik

- Charakteristische Kombination von verschiedenen Organmanifestationen
- Hypercholesterinämie, Lipoprotein X erhöht
- Gallensäurenkonzentrationen im Serum erhöht
- **Leberhistologie:** intrahepatische Gallengangshypoplasie.

Therapie

Die symptomatische Therapie der chronischen Cholestase steht im Vordergrund. Die Indikation zur Lebertransplantation ist schwierig zu stellen. Bei unstillbarem Juckreiz, schwerer Hypercholesterinämie und ausgedehnten Xanthomen kann sie auch bei noch guter Leberfunktion erwogen werden.

Prognose

Die Prognose ist bezüglich der Lebererkrankung weitaus günstiger als bezüglich der kardiologischen Situation. Es versterben deutlich mehr Kinder an der pulmonalen Hypertonie durch die peripheren Pulmonalstenosen als durch die Lebererkrankung.

Extrahepatische Gallengangsatresie

Definition

Häufigste Ursache einer neonatalen Cholestase durch progrediente fibröse Obliteration der extrahepatischen Gallengänge mit partieller oder kompletter Atresie des extrahepatischen Gallengangssystems.

Epidemiologie

Die extrahepatische Gallengangsatresie ist die häufigste Ursache einer neonatalen Cholestase. Die Häufigkeit beträgt 1:10 000, Mädchen sind etwas häufiger betroffen als Jungen. In 10 % der Fälle bestehen zusätzliche Fehlbildungen (Polysplenie, Malrotation, bilobäre rechte Lunge).

Merke!

Die extrahepatische Gallengangsatresie ist die häufigste Ursache einer neonatalen Cholestase.

Ätiologie

Genetische Faktoren, immunologische Prozesse und Infektionen des Gallengangssystems werden diskutiert.

Pathologie

Es handelt sich um eine partielle, segmentale oder komplette (80 %) Gallengangsatresie. Die extrahepatischen Gallengänge fehlen oder sind bindegewebig ersetzt. Der Ductus cysticus oder die Gallenblase können ebenfalls betroffen sein, eine Assoziation mit einer intrahepatischen Gallengangshypoplasie kommt vor.

Klinik

Kinder mit Gallengangsatresie werden meistens zum Termin geboren und haben ein normales Geburtsgewicht. In der zweiten bis dritten Lebenswoche entwickeln die Patienten einen zunehmenden **Ikterus** mit einer **direkten Hyperbilirubinämie,** bierbraunem Urin und wechselnd gefärbten und entfärbten Stühlen (☞ Abb. 14.13). Die Leber ist vergrößert und von derber Konsistenz, später kommt eine Splenomegalie hinzu. Der chronische Juckreiz tritt nach dem vierten Lebensmonat auf. Zu diesem Zeitpunkt manifestieren sich auch die ersten Anzeichen eines chronischen **Leberversagens**. Die Patienten weisen in der Regel eine schwere **Gedeihstörung** auf. Unbehandelt kommt es regelmäßig zur Entstehung einer **biliären Zirrhose.** Die Patienten versterben vor dem Ende des zweiten Lebensjahrs an terminalem Leberversagen.

Diagnostik

- Progrediente konjugierte Hyperbilirubinämie
- Cholestase: alkalische Phosphatase, Gamma-GT, LAP erhöht
- Gallensäurenkonzentrationen im Serum stark erhöht
- Hypercholesterinämie, Lipoprotein X erhöht
- Aktivitäten der Aminotransferasen im Serum zunächst nur wenig erhöht

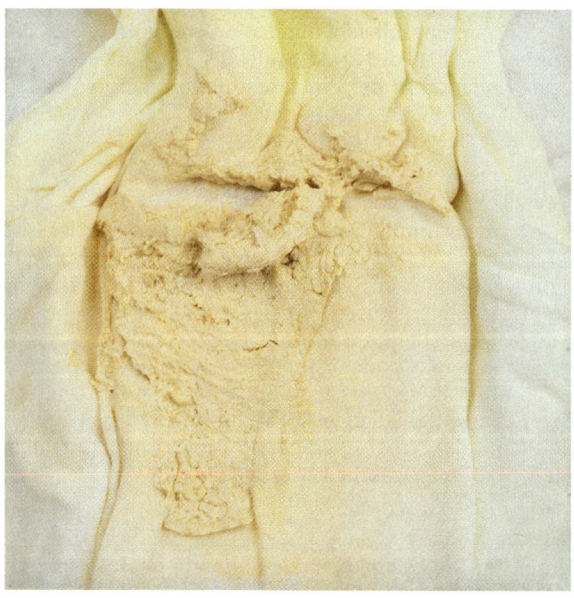

Abb. 14.13: Stuhlentfärbung bei Gallengangsatresie.

- Konzentrationen fettlöslicher Vitamine im Serum erniedrigt
- **Sonographie:** Gallenblase vorhanden?
- **Szintigraphie mit Tc^{99}:** Radionuklid wird gut in die Leber aufgenommen, dann aber nicht über das Gallenwegsystem in das Duodenum ausgeschieden und nur langsam renal eliminiert
- **Offene Leberbiopsie und Versuch der direkten Cholangiographie:** Gallengangsproliferationen, Gallethromben, Galleseen in den Portalfeldern.

Merke!
Bei der Kombination aus signifikanter konjugierter Hyperbilirubinämie, erhöhter Gamma-GT und Nachweis von Lipoprotein X im Säuglingsalter handelt es sich bis zum Beweis des Gegenteils um eine Gallengangsatresie!

Therapie

Operation nach Kasai (Hepatoportoenterostomie): Dabei erfolgt die Resektion des atretischen Abschnitts und die Anastomosierung einer y-förmig ausgestalteten Jejunumschlinge mit der eröffneten Leberpforte. Sie ist nur indiziert, falls noch keine Zirrhose vorliegt und nur in den ersten beiden Lebensmonaten erfolgreich.
Die Alternative zur o.g. Operation ist die Durchführung einer **Lebertransplantation.**

Prognose

Ohne operative Korrektur ist die Prognose infaust. Bei operativer Korrektur vor dem zweiten Lebensmonat beträgt die Langzeitüberlebensrate 45 %, bei Korrektur nach dem zweiten Lebensmonat nur 24 %. Bei rechtzeitiger Lebertransplantation liegen die Überlebensraten bei 80–90 %.

Merke!
Die Therapie der extrahepatischen Gallengangsatresie beinhaltet entweder eine Hepatoportoenterostomie nach Kasai oder die Lebertransplantation. Beide Eingriffe müssen frühzeitig durchgeführt werden.

Kasuistik
A: Oskar, ein vier Wochen alter Säugling, wird beim Kinderarzt vorgestellt, weil er immer noch eine deutliche Gelbfärbung der Haut und nun auch eine zunehmende Gelbfärbung der Skleren aufweist. Die Stühle werden unter Muttermilchernährung zunehmend heller. Oskar trinkt sehr gut, nimmt jedoch nur sehr langsam an Gewicht zu. Der Kinderarzt überweist ihn zur weiteren Abklärung in die Kinderklinik.
K: Neben dem deutlichen Haut- und Sklerenikterus und einer palpatorisch leicht vergrößerten Leber finden sich bei der Untersuchung keine besonderen Auffälligkeiten.
D: Die Laboruntersuchung zeigt normale Blutbild- und Elektrolytwerte. Die Gesamtbilirubinkonzentration im Serum beträgt 8 mg/dl, die direkte Bilirubinkonzentration 6 mg/dl. Bei der abdominellen Sonographie kann die Gallenblase auch beim nüchternen

Patienten nicht dargestellt werden. Die daraufhin durchgeführte nuklearmedizinische Untersuchung des Gallenwegsystems (Hepatobidatest) zeigt nach der Aufnahme des radioaktiven Tracers in die Leber auch nach Stunden keinen Nachweis der Substanz im Darm. Zur weiteren Diagnostik erfolgt die Biopsie der Leber. Bei der Laparotomie zeigt sich, dass die Gallenblase vorhanden, jedoch hypoplastisch ist. Darüber hinaus ist der Ductus choledochus bei der Kontrastmitteldarstellung nicht zum Duodenum hin durchgängig. Histologisch zeigt sich eine beginnende Fibrose des Leberparenchyms, die Gallengänge sind entzündlich verändert.
Diag: extrahepatische Gallengangsatresie.
T: Zur Ermöglichung des Galleabflusses in den Darm wird die Hepatoportojejunostomie nach Kasai durchgeführt. Die Operation verläuft komplikationslos. Drei Wochen nach der Operation kann Oskar nach Hause entlassen werden. Seinen Eltern wird erklärt, dass die zu diesem frühen Zeitpunkt durchgeführte Operation mit einer recht guten Prognose assoziiert ist.
Sollte dennoch eine fortschreitende Leberfibrose mit erneuter Cholestase als Hinweis auf eine doch zunehmende intrahepatische Komponente der Erkrankung auftreten, bleibt als weitere therapeutische Möglichkeit die Lebertransplantation.

Cholelithiasis

Definition
Nachweis von Konkrementen in der Gallenblase oder in den abführenden Gallengängen.

Epidemiologie
Die Häufigkeit beträgt 1 : 4000 bis 1 : 10 000.

Ätiologie
In Abhängigkeit von der zugrunde liegenden Erkrankung können unterschiedliche Gallensteine vorkommen.
Bilirubinsteine treten bei hämolytischen Erkrankungen oder bei Infektionen mit Hämolyse (schwere Sepsis, Schock) auf. **Gemischte Cholesterin-Bilirubin-Steine** kommen bei rezidivierenden Cholezystitiden, neonatalem Sludge in der Gallenblase, Hyperkalzämien, zystischer Fibrose, Choledochuszyste oder angeborenen Gallengangsstenosen vor. **Cholesterinsteine** werden vorwiegend bei Mädchen, Adipositas, Einnahme oraler Kontrazeptiva, Hypercholesterinämie und Leberzirrhose beobachtet.

Klinik
Vorwiegend sind Mädchen im Schul- und Adoleszentenalter betroffen. Sie leiden unter **kolikartigen Oberbauchschmerzen** mit Ausstrahlung in den rechten Unterbauch oder in den Rücken. Hinzu kommen Übelkeit, Erbrechen und Fettintoleranz. Bei Choledochussteinen tritt ein Ikterus auf. Rezidivierende Cholangitiden, eine Cholezystitis oder eine Gallengangsobstruktion mit Cholestase sind die möglichen Komplikationen.

Diagnostik

- Leukozytose
- Aktivitäten der Gamma-GT und LAP im Serum erhöht
- **Sonographie:** sicherer Steinnachweis
- **Röntgen-Abdomenleeraufnahme** zum Nachweis röntgendichter Konkremente.

Therapie

Bei Cholesterinsteinen kann ein medikamentöser Lyseversuch mit Ursodesoxycholsäure unternommen werden. Die extrakorporale Stoßwellenlithotrypsie (ESWL) ist eine weitere konservative Therapiemöglichkeit. Bei der Operation wird heute zunehmend die laparoskopische Cholezystektomie durchgeführt. Im Rahmen einer therapeutischen ERCP können Choledochussteine retrograd entfernt werden.

Prognose

Die Prognose ist gut, die Rezidivgefahr hoch. Ein gewisser Schutz kann durch eine prophylaktische Ursodesoxycholsäuretherapie gewährleistet werden.

14.9.4 Virushepatitiden

Hepatitis A

Definition

Akute Entzündung der Leber infolge Zerstörung von Hepatozyten durch das Hepatitis-A-Virus, die subklinisch bis fulminant verlaufen kann und typischerweise weder zu einer chronischen Infektion noch zu einem Trägerstatus führt.

Ätiologie

RNA-Virus HAV.

Epidemiologie

Die Durchseuchungsrate beträgt 5 % bei unter zehn Jahre alten Kindern und 8 % bei älteren Kindern. Es gibt **keine chronische Infektion, kein Trägertum.** Die Übertragung der Viren erfolgt auf fäkal-oralem Weg, die Übertragung durch Wasser und Nahrungsmittel ist möglich. Ein infizierter Patient ist zwei Wochen vor bis zwei Wochen nach Ausbruch der Erkrankung infektiös. Es erfolgt wohl keine transplazentare Übertragung. Die Inkubationszeit beträgt 14–48, durchschnittlich 28 Tage.

Pathologie

Leberzellschädigung oder Leberzelluntergang, entzündliche Infiltration von Leberparenchym und Portalfeldern.

Klinik

Bei Kindern überwiegen asymptomatische und leichte Verlaufsformen. Eine fulminante Hepatitis entwickelt sich in 0,1 % der Fälle.
In der präikterischen Phase kommt es zu Übelkeit, Erbrechen, Diarrhö, Fieber, abdominellen Schmerzen, Gewichtsverlust und Hepatosplenomegalie.
In der ikterischen Phase verschwinden o.g. Symptome bei Säuglingen, bei älteren Kindern und Erwachsenen werden sie verstärkt. Dazu kommen Cholestase, Pruritus, dunkelbrauner Urin und acholische Stühle.

Komplikationen

- Fulminantes Leberversagen
- Myokarditis
- Enzephalopathie
- Kryoglobulinämie
- Knochenmarkshypoplasie
- Milzruptur
- Pankreatitis
- Guillain-Barré-Syndrom.

Diagnostik

- Die Aktivitäten der Aminotransferasen im Serum sind bereits in der präikterischen Phase erhöht
- Hyperbilirubinämie
- Leichte Erhöhung der alkalischen Phosphatase
- Anti-HAV-IgM im Serum bereits kurz nach dem Ausbruch der Erkrankung nachweisbar, insgesamt etwa drei Monate lang
- Anti-HAV-IgG persistiert jahre- bis lebenslang und ist Ausdruck der Immunität.

Therapie

Eine spezifische Therapie ist nicht verfügbar. Die einzig sinnvolle supportive Maßnahme ist Bettruhe. Leberschonkost, Leberschutzcocktails und Kortikosteroide sind obsolet.

> **Merke!**
> Leberschonkost, Leberschutzcocktails und Kortikosteroide sind bei der Therapie der Hepatitis obsolet

Prognose

Die Prognose ist gut. Vereinzelt kommt es zu einem protrahierten Verlauf mit erhöhten Aktivitäten der Aminotransferasen bis zu einem Jahr. Die Letalität der selten vorkommenden fulminanten Hepatitis A beträgt jedoch 40 %.

Prävention

Hygienische Maßnahmen stehen im Vordergrund. Eine passive Immunprophylaxe mit Immunglobulin dient heute vor allem zur **postexpositionellen Prophylaxe.** Vor Auslandsreisen in Endemiegebiete ist sie nur noch für Kinder unter zwei Jahren anzuraten. Ältere Kinder sollten besser rechtzeitig aktiv immunisiert werden. Die aktive Hepatitis-A-Impfung ist allen gefährdeten Personen zu empfehlen. Für Kinder ist sie ab 12 bzw. 24 Monaten zugelassen. Ein Kombinationsimpfstoff gegen Hepatitis A und B ist verfügbar.

> **Merke!**
> Eine Hepatitis-A-Infektion führt typischerweise weder zu einer chronischen Infektion noch zu einem Trägerstatus.

Hepatitis B

Definition

Infektion der Leber mit dem Hepatitis-B-Virus, die im Kindesalter häufig subklinisch verläuft, jedoch in einem signifikanten Teil der Fälle entweder in eine chronische Infektion oder in einen infektiösen Trägerstatus übergeht, sodass inzwischen die aktive Impfung aller Säuglinge empfohlen wird.

Ätiologie

Das DNA-Virus HBV besteht aus drei Antigenen: HBsAg, HbcAg und HbeAg. Gegen jedes Antigen werden Antikörper gebildet. Mindestens neun serologische Subtypen des HbsAg können unterschieden werden. Unabhängig von den HbsAg-Subtypen können die Hepatitis-B-Viren in sechs Genotypen (A–F) unterteilt werden.

Epidemiologie

0,3–0,5 % der deutschen Bevölkerung sind HBsAg-Träger. Die Durchseuchungsrate in Deutschland beträgt 6 %. Die Infektion erfolgt über infizierte Körperflüssigkeiten: Blut und Blutprodukte, Samenflüssigkeit, Speichel sowie extrem selten Muttermilch. Außerdem ist eine transplazentare Übertragung (vertikale Infektion) möglich. Trägerstatus und chronische Formen sind häufig! Die Inkubationszeit beträgt 45–180, durchschnittlich 90 Tage.

Pathologie

Charakteristisch ist die Ballondegeneration und Nekrose einzelner Parenchymzellgruppen (**Mottenfraßnekrosen**). Es kommt zu einer Infiltration des Parenchyms mit Lymphozyten, Makrophagen, Plasmazellen und neutrophilen Granulozyten. Bei der chronisch aggressiven Form bilden sich Regeneratknoten. Die Periportalfelder sind verbreitert und zeigen eine Gallengangsproliferation und Unterbrechung des Galleflusses.

Klinik

Im Säuglings- und Kleinkindalter kommt es in über 50 % der Fälle zu subklinischen Verläufen. Das Prodromalstadium dauert zwei bis drei Wochen mit Fieber, Erbrechen und Diarrhö. In der Folge treten die Symptome der akuten Lebererkrankung auf: **Hepatosplenomegalie, Ikterus,** Juckreiz, acholische Stühle und dunkler Urin. Eine fulminante Hepatitis kommt bei 1 % der Patienten mit einer klinisch manifesten Hepatitis B vor.
Extrahepatische Manifestationen sind nicht selten, z.B. papulöse Akrodermatitis (Gianotti-Crosti-Syndrom), Arthralgien, Myalgien, Vaskulitis, Kryoglobulinämie, Glomerulonephritis, Myo- und Perikarditis.

Diagnostik

- Die Aktivitäten der Aminotransferasen im Serum sind erhöht, dabei kann die GOT als Marker für die Schwere der Leberzellschädigung herangezogen werden
- Indirekte und direkte **Hyperbilirubinämie**
- Nachweis von **Urobilinogen** im Urin
- Erhöhung der Aktivitäten der **alkalischen Phosphatase, Gamma-GT und 5'-Nukleotidase**
- Sekundäre Zeichen der Leberzellschädigung infolge der entstehenden Leberfunktionsstörung sind eine erniedrigte Aktivität der Cholinesterase, eine Hypoproteinämie und Hypalbuminämie sowie Gerinnungsstörungen.

Übersicht der serologischen Hepatitis-B-Marker (inklusive Hepatitis D, ☞ Abb. 14.14)

- **HBs-Antigen:** akute oder chronische Hepatitis
- **IgM-Anti-HBc:**
  - hohe Titer → akute Hepatitis
  - niedrige Titer → chronische Infektion
- **IgG-Anti-HBc:**
  - Anti-HBs negativ → überstandene Infektion
  - Anti-HBs positiv → chronische Infektion
- **Anti-HBs:** Immunität → postinfektiös, nach Immunisierung
- **HBe-Antigen:**
  - floride Infektion (hoch infektiös)
  - chronische Infektion (infektiös)
- **Anti-HBe:** weniger infektiöses Stadium als bei HBs-Antigen-positiven Patienten
- **HBV-DNA:** sensitiver Indikator für Virusreplikation
- **HDV-RNA:** sensitiver Indikator für Virusreplikation
- **Anti-HDV:** Zeichen einer überstandenen Infektion
- **HDAg:** akute oder chronische Infektion mit Hepatitis D
- **Anti-HDV-IgM:** chronische Infektion mit Hepatitis D.

Komplikationen

- **Akute fulminante Hepatitis B:** Sie ist mit Blutungen, Ödemen und Aszites assoziiert. Es kommt zu Kloni und Hyperreflexie, später zu einer Areflexie. Ein pathologisches EEG, Enzephalopathie, Stupor und Koma sind die Symptome der gefürchteten hepatischen Enzephalopathie. In der Regel besteht eine schwere Cholestase mit Bilirubinkonzentrationen über 20 mg/dl. Die Aktivität der Aminotransferasen ist massiv erhöht, es kommt zur Hyperammonämie. Die Mortalität beträgt 70–90 %.
- **Chronisch-persistierende Hepatitis B:** erhöhte Aktivitäten der Aminotransferasen können monatelang bestehen. Die histologischen Veränderungen sind gering. Ein Übergang in eine chronisch-aggressive Hepatitis B ist möglich.
- **Chronisch-aggressive Hepatitis B:** Sie führt zu Hepatosplenomegalie, persistierendem Fieber und persistierend erhöhten Aktivitäten der Aminotransferasen. Histologisch finden sich Leberzellnekrosen. In 50 % der Fälle erfolgt ein Übergang in eine Leberzirrhose.

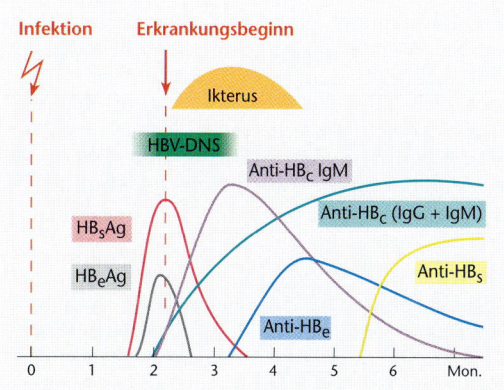

Abb. 14.14: Verlauf der serologischen Hepatitis-B-Marker.

Die damit einhergehenden Symptome sind Spidernaevi, Palmarerythem und Gedeihstörung.
- **Leberzirrhose**
- **Leberzellkarzinom.**

Therapie

Eine effektive kausale Therapie ist nicht verfügbar. Ein Therapieversuch mit α-Interferon über sechs Monate ist bei HbeAg-positiven Kindern mit einer chronischen Hepatitis B oder mit einem Trägerstatus indiziert, sofern keine Kontraindikationen vorliegen. Bei erfolgreicher Therapie steigen die Aminotransferasen vorübergehend an. Danach folgt die Serokonversion von HbeAg zu Anti-HBe mit und ohne Verlust von HBsAg.
Kontraindikationen für eine Therapie mit α-Interferon: Autoimmunerkrankungen, dekompensierte Leberzirrhose, Thrombo- oder Leukozytopenie, Epilepsie.
Nebenwirkungen einer Therapie mit α-Interferon: grippeähnliche Symptome, Neutropenie, Krämpfe, Epistaxis (bei Absetzen reversibel).

Prognose

Die **Chronifizierungsrate** ist altersabhängig. Sie beträgt bei Neugeborenen bis zu 95 %, bei ein- bis fünfjährigen Kindern 25–40 % und bei Schulkindern und Erwachsenen etwa 5 %.
Die Prognose der chronischen Hepatitis B wird vom Zeitpunkt der Serokonversion von HbeAg zu Anti-HBe bestimmt. Die spontane jährliche Serokonversion beträgt bei Kindern 8 %. Eine spontane Serokonversion zu Anti-HBs und damit eine Heilung der chronischen Hepatitis wird bei weniger als 0,5 % der Patienten beobachtet. Eine Interferontherapie führt bei chronisch aggressiver Hepatitis B in 40–55 % der Fälle zum Erfolg. Bei HBsAg-Trägern besteht das Risiko eines hepatozellulären Karzinoms sowie einer Superinfektion mit HDV. Die Letalität der fulminante Hepatitis beträgt 80 %.

Prävention

Eine wichtige Präventionsmaßnahme besteht in der restriktiven Verwendung sorgfältig getesteter Blutprodukte. Eine **passive Immunprophylaxe** ist mit Hepatits-B-Hyperimmunglobulin möglich. Sie sollte postexpositionell innerhalb von zwölf Stunden durchgeführt werden.
Die **aktive Immunprophylaxe** wird wegen der hohen Chronifizierungsrate für alle Säuglinge empfohlen. Ein Kombinationsimpfstoff gegen Hepatitis A und B ist verfügbar. Bei Neugeborenen HbsAg-positiver Mütter wird eine **Simultanimpfung** (passiv und aktiv auf der kontralateralen Seite) unmittelbar nach der Geburt (möglichst noch im Kreißsaal) durchgeführt. Nach vier Wochen und nach sechs Monaten erfolgen die Auffrischimpfungen. Darüber hinaus sollte bei jedem Neugeborenen einer HbsAg-positiven Mutter HbsAg und HbeAg bestimmt werden, um eine intrauterine Infektion auszuschließen.

Merke!
Die Chronifizierungsrate einer Hepatitis B ist extrem hoch und altersabhängig. Sie beträgt bei Neugeborenen 95 % und bei Kleinkindern 25–40 %. Daher wird empfohlen, bei allen Säuglingen eine aktive Immunprophylaxe durchzuführen.

Hepatitis C

Definition
Infektion mit dem Hepatitis-C-Virus, das vorwiegend durch infizierte Blutprodukte übertragen wird, häufig klinisch inapparent verläuft, jedoch oft in eine chronische Form der Erkrankung übergeht, die wegen der schlechten Therapiemöglichkeiten mit einer schlechten Prognose verknüpft ist.

Ätiologie
RNA-Virus HCV. Es existieren mindestens sechs Genotypen und 90 Subtypen.

Epidemiologie
In Deutschland leiden 10–15 % der Hepatitispatienten an einer Hepatitis C. Knapp 1 % der Bevölkerung ist Anti-HCV-positiv. Das Hepatitis-C-Virus ist weniger infektiös als das Hepatitis-B-Virus. Die Übertragung erfolgt vor allem durch intravenösen Drogenabusus und Sexualkontakte, kaum noch durch Blut und Blutprodukte oder, wie in der Vergangenheit, durch Immunglobulinpräparate. Eine vertikale Übertragung kommt bei etwa 5 % der Kinder HCV-RNA-positiver Mütter vor. Die Inkubationszeit beträgt 2–26, durchschnittlich acht Wochen.

Klinik
Die Infektion bleibt meist asymptomatisch oder äußert sich mit unspezifischen Symptomen. Die akute Hepatitis C unterscheidet sich nicht wesentlich von einer akuten Hepatitis A oder B. Eine fulminante Hepatitis ist selten und dann wohl häufig mit einer HBV- oder HIV-Infektion kombiniert. Eine chronische Hepatitis ist sehr häufig und auch nach asymptomatischem Verlauf möglich. Wie bei Hepatitis B treten extrahepatische Manifestationen (Glomerulonephritis, Kryoglobulinämie, Arthritis) auf.

Diagnostik
- Die Aktivitäten der Aminotransferasen im Serum sind zunächst nur leicht erhöht (fluktuierend)
- Anstieg der Aminotransferasen in der siebten bis achten Woche post infectionem
- Nachweis der Hepatitis-C-RNA ein bis zwei Wochen post infectionem
- Nach überstandener Infektion persistiert Anti-HCV über Monate, HCV-RNA ist nicht mehr nachweisbar.

Komplikationen
- **Chronische Hepatitis C:** bei 60–80 % der Patienten
- **Leberzirrhose:** bei 10–20 % der Patienten mit einer chronisch-aggressiven Hepatitis C
- **Leberzellkarzinom:** erhebliche Rate bei chronisch aggressiver Hepatitis C.

Therapie
Eine effektive kausale Therapie ist nicht verfügbar. Ein Therapieversuch mit α-Interferon kann unternommen werden, sofern keine Kontraindikationen (s.o.) vorliegen.

Prognose

Die **Chronifizierungsrate** ist mit 60–80 % sehr hoch. Die HCV-Infektion ist heute die häufigste Ursache einer chronischen Hepatitis in den westlichen Ländern. Bei etwa 20 % der Patienten mit einer chronischen Hepatitis C entsteht innerhalb von 10–20 Jahren eine Leberzirrhose, von denen bis zu 35 % innerhalb von fünf Jahren ein hepatozelluläres Karzinom entwickeln.

Prävention

Durch die jetzt mögliche Austestung aller Blutprodukte kam es zu einer deutlichen Abnahme der Inzidenz. Bisher ist kein Impfstoff verfügbar.

Merke!

Die Chronifizierungsrate der Hepatitis C beträgt 60–80 %. Die HCV-Infektion ist heute die häufigste Ursache einer chronischen Hepatitis in den westlichen Ländern. Häufig entwickelt sich eine Leberzirrhose oder ein Leberzellkarzinom.

Hepatitis D

Definition

Infektion mit einem defekten RNA-Virus, das eine Hülle aus HBsAg und einen HDAg-haltigen Kern besitzt und dessen Replikation an die Anwesenheit von Hepatitis-B-Virus gebunden ist.

Ätiologie

Das inkomplette RNA-Virus HDV wird vom HBsAg umhüllt und ist zur Replikation auf das HBV angewiesen. Eine Hepatitis D entsteht durch Koinfektion mit HBV oder durch Superinfektion eines HBV-Trägers.

Epidemiologie

Die Hepatitis D ist endemisch in Italien, Ost- und Südosteuropa, im Nahen Osten, in Afrika und Südamerika. Etwa 2 % der HBsAg-positiven Patienten in Deutschland sind von einer HDV-Infektion betroffen. Die Übertragung erfolgt ähnlich wie bei Hepatitis-B-Virus, kann aber auch horizontal durch engen Kontakt, z.B. in der Familie (bei Kindern überwiegend), übertragen werden. Die Inkubationszeit beträgt bei Koinfektion vier bis acht Wochen, bei Superinfektion 50–180, durchschnittlich 90 Tage.

Klinik

Schwere akute und chronisch aktive Hepatitisformen sind nicht selten, auch eine fulminante Form kommt vor. Die Koinfektion verläuft gewöhnlich biphasisch. Durch eine Superinfektion kann sich aus einem asymptomatischen HbsAg-Trägerstatus schnell eine chronisch-aktive Hepatitis und eine Leberzirrhose entwickeln.

Therapie

Eine kausale Therapie ist nicht möglich. Bei Patienten mit gleichzeitigem Nachweis von HbeAg und HBV-DNA sollte wegen der schlechten Prognose eine Behandlung mit α-Interferon versucht werden. Die Rezidivrate ist jedoch nach Absetzen hoch.

Prävention

Die Impfung gegen Hepatitis B schützt vor einer Koinfektion mit HDV.

Hepatitis E

Definition

Infektion mit Hepatitis-E-Virus, die hauptsächlich in Entwicklungsländern vorkommt und bezüglich ihres klinischen Verlaufs der Hepatitis-A-Infektion ähnelt.

Ätiologie

RNA-Virus HEV.

Epidemiologie

Die Übertragung erfolgt fäkal-oral, v.a. durch kontaminiertes Wasser. Das Virus wird bis zu zwei Wochen nach Erkrankungsbeginn mit dem Stuhl ausgeschieden. Die Hepatitis E ist möglicherweise eine Zoonose. Das würde auch erklären, warum eine HEV-Übertragung von Mensch zu Mensch relativ selten vorkommt. Epidemien sind in Indien, Südostasien, Mittelamerika und Zentralafrika bekannt geworden. Die Inkubationszeit beträgt 14–63, durchschnittlich 45 Tage.

Klinik

Das klinische Bild ähnelt dem der Hepatitis A. Chronische Formen sind nicht bekannt.

Diagnostik

Nachweis von HEV-Ag, Anti-HEV, HEV-RNA.

Therapie

Eine kausale Therapie ist nicht verfügbar.

Prävention

Hygienische Maßnahmen sind besonders wichtig. Eine spezifische Immunprophylaxe ist nicht verfügbar.

14.9.5 Autoimmunhepatitis

Definition

Autoimmunologisch bedingte entzündliche Lebererkrankung mit fortschreitender Zerstörung des Leberparenchyms und Nachweis zirkulierender Autoantikörper, die häufig zu einer Leberzirrhose führt.

Ätiologie

Die Ätiologie ist bisher nicht geklärt. Vermutlich handelt es sich um einen genetisch determinierten Defekt der Immunregulation. In Abhängigkeit von den nachgewiesenen Autoantikörpern werden diverse Formen der Erkrankung unterschieden (☞ Tab. 14.3).

Pathologie

Das morphologische Bild entspricht dem einer chronisch-aktiven Hepatitis.

Klinik

Die Erkrankung betrifft v.a. Mädchen jenseits des zehnten Lebensjahrs. Sie tritt akut oder mit schleichendem

Tab. 14.3 Klassifikation der Autoimmunhepatitis (Manns 1993).

Typ	ANA	LKM-1	SLA	SMA	Anti-HCV/ HCV-RNA
1	+	–	–	+	–
2a	–	+	–	–	–
2b	–	+	–	–	+
3	–	–	+	+/–	–
4	–	–	–	+	–

ANA = antinukleäre Antikörper; LKM-1 = Antikörper gegen mikrosomales Antigen aus Leber und Niere; SLA = Antikörper gegen lösliches Leberantigen; SMA = Antikörper gegen glatte Muskulatur.

Beginn auf, 15 % der Patienten sind asymptomatisch. Eine fulminante Hepatitis kann vorkommen. Die unspezifischen Symptome sind Krankheitsgefühl, Leistungsschwäche, Anorexie, Bauchschmerzen, Juckreiz, Fieber und Arthralgien. Bei der Untersuchung zeigt sich eine konsistenzvermehrte Hepatosplenomegalie. Es besteht ein Ikterus, der Urin ist dunkel. Aszites und Leberhautzeichen können vorkommen. Häufig besteht eine Amenorrhö. Das Bild eines akuten Leberversagens ist möglich. Fakultative Begleitsymptome sind Kolitis, Thyreoiditis, Diabetes mellitus, hämolytische Anämie, Vitiligo und Arthritis. Der Übergang in eine chronische Erkrankung ist möglich.

Diagnostik

- BKS stark beschleunigt
- Relative Lymphozytose
- Aktivitäten der Aminotransferasen und der GLDH im Serum erhöht
- Hyperbilirubinämie
- Aktivitäten der alkalischen Phosphatase und Gamma-GT im Serum kaum erhöht
- Hypergammaglobulinämie mit extremer IgG-Erhöhung bis 5 g/dl charakteristisch
- C3 und C4 erniedrigt
- Antikörpernachweis: ANA, LKM-1, SLA, SMA
- In 80–90 % der Fälle Assoziation mit $HLA-B_8$ und $HLA-DR_3$ oder DR_4
- Leberbiopsie
- **ERCP** zum Ausschluss einer primär sklerosierenden Cholangitis.

Therapie

Eine **immunsuppressive Therapie** ist wirksam. Es wird entweder eine Monotherapie mit Prednison oder eine Kombinationstherapie mit Prednison und Azathioprin durchgeführt. Über 80 % der pädiatrischen Patienten reagieren zufrieden stellend.

Prognose

Unbehandelt entwickelt sich rasch eine Zirrhose. Unter immunsuppressiver Therapie ist die Prognose zunächst gut. Dennoch tritt trotz konsequenter Behandlung in 60–80 % der Fälle eine Leberzirrhose auf. In diesen Fällen ist in der Regel eine Lebertransplantation erforderlich.

Merke!
Therapie der Autoimmunhepatitis:
immunsuppressive Therapie mit Prednison und/oder Azathioprin.

14.9.6 Nichtvirale Infektionen der Leber
Leberabszess

Definition

Eitrige Einschmelzung von Lebergewebe durch hämatogene oder biliäre Invasion von Bakterien.

Ätiologie

- Septische Granulomatose
- Immundefekte
- Sepsis
- Infektionen in der Bauchhöhle
- Aszendierende Cholangitis
- Penetrierende Verletzungen
- Postoperativ.

Erreger

Streptokokken, Staphylokokken, Enterobakter, E. coli, Klebsiellen, Pseudomonas und Proteus können einen Leberabszess verursachen.

Klinik

Die Symptome sind uncharakteristisch mit Unwohlsein, Übelkeit, Erbrechen, Gewichtsverlust, Fieber, Schmerzen im rechten Oberbauch und druckschmerzhafter Hepatomegalie. Gelegentlich besteht begleitend ein leichter Ikterus.

Diagnostik

- Beschleunigte BKS, Leukozytose und Linksverschiebung
- Leberbezogene Laborparameter variabel
- Versuch des Erregernachweises in Blutkulturen
- Sonographie, Computertomographie, Kernspintomographie.

Therapie

Die Behandlung beinhaltet die chirurgische Drainage und systemische antibiotische Therapie.

Echinokokkusinfektion

Definition

Infektion mit Eiern des Hunde- oder Fischbandwurms, die zu solitärer oder multipler Zystenbildung in der Leber und in anderen Organen führt.

Ätiologie

- *Echinococcus granulosus* (Hundebandwurm) → zystische Echinokokkose
- *Echinococcus multilocularis* (Fuchsbandwurm) → alveoläre Echinokokkose.

Pathogenese

Bei Kindern tritt praktisch nur die zystische Echinokokkose auf. Die Infektion erfolgt durch Kontakt mit den

Exkrementen von infizierten Schafen, Hunden, Schweinen und Kamelen. Die Eier der Erreger gelangen über die Nahrung in den Darm und penetrieren die Darmwand, wandern über den Portalkreislauf in die Leber oder in die Lunge und bilden dort zystische Strukturen, in denen eine erneute Vermehrung erfolgt.

Klinik

Die Inkubationszeit beträgt wenige Monate bis viele Jahre. Die Infektion kann lange **asymptomatisch** bleiben. Häufig handelt es sich um Zufallsdiagnosen bei bildgebender Diagnostik. Am häufigsten sind die **Leber** und die **Lunge** betroffen, Zysten können jedoch auch in allen anderen Organen auftreten.

Es besteht kaum Krankheitsgefühl. Symptome aufgrund einer Größenzunahme und Kompression des umgebenden Gewebes entstehen oft erst relativ spät und sind uncharakteristisch (abdominelle oder thorakale Schmerzen, Husten, Dyspnoe). Bei Gallengangsverschluss entsteht ein Ikterus. Koliken und rezidivierende Cholangitiden sind möglich. Eine spontane oder traumatische **Zystenruptur** kann eine **akute allergische Reaktion** mit Urtikaria bis zum anaphylaktischen Schock auslösen und durch die Aussaat von Tochterzysten zu einer Sekundärechinokokkose führen. Bei Infektion mit *Echinococcus granulosus* sind die Zysten in der Regel im rechten Leberlappen lokalisiert. Im Verlauf kommt es zu einer Verkalkung der Zysten.

Diagnostik

- Eosinophilie im peripheren Blut
- Nachweis spezifischer Antikörper (80 %)
- Hochspezifischer Bestätigungstest: E.-granulosus-Immunoblot
- Parasitologischer Echinokokkusnachweis aus Operationsmaterial
- **Sonographie des Abdomens:** Darstellung von Leberzysten
- **Röntgen-Thorax:** Darstellung von Lungenzysten
- **Computertomographie/Kernspintomographie:** exakte anatomische Darstellung.

Therapie

Die **radikale operative Entfernung** der Zysten ist häufig die Therapie der Wahl. Intraoperativ muss eine unkontrollierte Zystenruptur unbedingt vermieden werden. Der Zysteninhalt wird abpunktiert und die Zyste vor der operativen Entfernung mit 95 %igem Äthanol oder mit einer 20 %igen NaCl-Lösung desinfiziert.

Ein neues minimalinvasives Verfahren ist die **PAIR-** (Punktion-Aspiration-Injektion-Reaspiration-)Methode. Dabei werden Zysten unter sonographischer Kontrolle so weit wie möglich abpunktiert und durch Instillation mit 95 %igem Äthanol über 20 Minuten und anschließende Reaspiration desinfiziert.

Eine **antiparasitäre Therapie** mit Mebendazol oder Albendazol wird bei inoperablen Patienten und heute zunehmend auch prä- und perioperativ durchgeführt.

Prognose

Bei solitären Zysten ist die Prognose sehr gut. Bei multiplen Zysten in mehreren Organen führt die Chemotherapie in 30 % der Fälle zu einer vollständigen Regression der Zysten und bei 30–50 % zu einer Degeneration und Größenreduktion.

> **Merke!**
> Kommt es im Rahmen einer Echinokokkusinfektion zur Entleerung einer Zyste in das Peritoneum, so kann dies zu Urtikaria und anaphylaktischem Schock führen. Diagnostische Punktionen sind daher streng kontraindiziert!

14.9.7 Fulminantes Leberversagen (FLV)

Definition

Ein fulminantes Leberversagen liegt vor, wenn eine akute Lebererkrankung bei einem vorher lebergesunden Kind innerhalb von sechs Monaten zu einer Einschränkung der Lebersyntheseleistung (Quick $< 40\,\%$, CHE < 2500 U/l) mit oder ohne hepatische Enzephalopathie führt.

Pathogenese

Das auslösende Agens schädigt primär die Hepatozyten und es kommt zur Leberzellnekrose. Überwiegen nach Elimination des auslösenden Agens regenerative Faktoren, kommt es zu einer Restitutio ad integrum, überwiegen die inhibitorischen Faktoren, kommt es zu einem kompletten Leberausfall.

Ätiologie

Die häufigsten Ursachen des FLV sind Infektionen und Intoxikationen. In Tabelle 14.4 sind häufige Ursachen in Abhängigkeit vom Alter zusammengefasst.

Tab. 14.4 Ursachen des fulminanten Leberversagens in Abhängigkeit vom Alter (modifiziert nach Mowat 1994).

Neugeborene	4 Wochen bis 3 Jahre	> 3 Jahre
Infektion Herpes, Echo-, Adeno-, CMV, EBV, HBV	**Infektion** HAV, HBV, HCV, Herpes, Sepsis	**Infektion** HAV, HBV, HCV, Herpes, Sepsis
Stoffwechselerkrankungen Galaktosämie, Tyrosinämie, neonatale Hämochromatose, M. Niemann-Pick Typ C, Mitochondriopathie	**Intoxikation** Paracetamol, Amanitatoxin, Valproat, Isoniazid, Halothan	**Intoxikation** Paracetamol, Amanitatoxin, Valproat, Isoniazid, Halothan
Ischämie angeborene Herzvitien, Herzchirurgie, Myokarditis, Asphyxie	**Stoffwechselerkrankungen** hereditäre Fruktoseintoleranz, α-1-AT-Mangel, Galaktosämie	**Stoffwechselerkrankungen** hereditäre Fruktoseintoleranz, α-1-AT-Mangel, M. Wilson

Pathologie

Leber: ausgedehnte Leberzellnekrosen mit teilweise völligem Fehlen von Hepatozyten ohne Hinweis auf Regeneration. Die Gallengänge sind zum Teil durch Untergang des umgebenden Gewebes sichtbar, zum Teil durch Regeneration vermehrt. Begleitend zeigt sich eine entzündliche Infiltration der Portalfelder und des Parenchyms.
ZNS: In 40 % der Fälle besteht ein Hirnödem.

Klinik

Progredienter Ikterus, Hepatomegalie, Anorexie, Erbrechen, Blutungen, Foetor hepaticus und Aszites sind die Symptome des FLV. Eine abnehmende Lebergröße ist ein Hinweis auf ausgedehnte Lebernekrosen. Die Zeichen der **hepatischen Enzephalopathie** sind Ruhelosigkeit, irrationale Hyperaktivität, Verwirrtheitszustände, Lethargie, zunehmende Eintrübung, Apathie, Stupor und Koma.
Hepatorenales Syndrom: Niereninsuffizienz, die sich Im Rahmen eines FLV entwickelt. Die Pathogenese ist unklar.

Merke!
Gradeinteilung des hepatischen Komas:
I: leichte neuropsychiatrische Auffälligkeiten
II: Somnolenz
III: Stupor
IV: Koma
V: schweres, tiefes Koma.

Diagnostik

- Hyperbilirubinämie
- Erhöhte Aktivitäten der Aminotransferasen und der GLDH im Serum, im Verlauf Abfall (prognostisch ungünstig)
- Schlechte Syntheseleistung: Hypalbuminämie, Aktivität der CHE im Serum niedrig
- Gerinnungsstörung, kein Ansprechen auf Vitamin K
- Hyperammonämie
- Hypoglykämie.

Komplikationen

- Aszites
- Lebensbedrohliche Blutungen
- Hypoglykämisches Koma
- Nierenversagen, Elektrolytentgleisungen
- Hypoxie, kardiale Dekompensation, Schock
- Hirnödem.

Therapie

Der Leberzellschaden ist nicht reversibel! Eine kausale Therapie steht daher in der Regel nicht zur Verfügung.
Supportive Maßnahmen sind Reduktion der Proteinzufuhr, Darmdekontamination mit Neomycin und Laktulose zur Reduktion der Ammoniakproduktion, Elektrolyt- und Flüssigkeitssubstitution, Zufuhr hoher Mengen Glukose zur Vermeidung von Hypoglykämien, Azidoseausgleich, maschinelle Beatmung, Verabreichung von Vitamin K, FFP-Faktorenkonzentraten und Thrombozytenkonzentraten. Sedativa sollten möglichst vermieden werden, um das Ausmaß der Enzephalopathie beurteilen zu können. Eine antibiotische Therapie erfolgt großzügig zum Schutz vor Sekundärinfektionen. Bei Nierenversagen muss frühzeitig mit einer Hämodialyse begonnen werden.
Bei zunehmendem Koma ist die Durchführung einer **Lebertransplantation** indiziert! Die Festlegung des geeigneten Transplantationszeitpunkts ist schwierig (zu früh: Patient hätte vielleicht auch ohne Transplantation überlebt, zu spät: Patient ist nicht mehr transplantierbar). Bei Hirnödem ist keine sinnvolle Therapie mehr möglich.

Prognose

Die Prognose ist sehr ernst. Ohne Transplantation beträgt die Mortalität 85 %, die 4-Jahres-Überlebenswahrscheinlichkeit nach FLV und Lebertransplantation beträgt 60–80 %.

14.9.8 Leberzirrhose und portale Hypertension

Definitionen

Leberzirrhose: knotiger Umbau des Lebergewebes mit Regeneratknoten ohne Zentralvene, die von Bindegewebe eingeschlossenen sind, gestörter Läppchenarchitektur, Bindegewebsvermehrung und Narbenbildung (☞ Tab. 14.5).
Portale Hypertension: dauerhafte Steigerung des Blutdrucks in der Pfortader über 7 mmHg.

Ätiologie

Eine **postnekrotische** Zirrhose tritt z.B. bei α-1-AT-Mangel, akuter viraler Hepatitis, chronisch-aggressiver Hepatitis, Intoxikationen, konstriktiver Perikarditis, Ebstein-Anomalie, Budd-Chiari-Syndrom und ulzerativer Kolitis auf.
Eine **biliäre Zirrhose** ist z.B. die Folge einer intrahepatischen oder extrahepatischen Gallengangsatresie, der zystischen Fibrose oder der primär sklerosierenden Cholangitis.

Tab. 14.5 Klassifikation der Leberzirrhosen.

Nach pathologischen Kriterien	Nach klinischen Kriterien	Nach ätiologischen Kriterien
mikronodulär	kompensiert inaktiv	postnekrotische Zirrhose
makronodulär	kompensiert aktiv	biliäre Zirrhose
inkomplette septale Zirrhose	dekompensiert inaktiv	
biliäre Zirrhose	dekompensiert aktiv	

Tab. 14.6 Ursachen der portalen Hypertension.

Prähepatisch	Intrahepatisch	Posthepatisch
• Pfortaderthrombose • Nabelvenenkatheter • Sepsis • Cholangitis • Pankreatitis	• akute und chronische Hepatitis • fokale biliäre Fibrose bei CF • maligne Infiltration • Fettleber • Hämangiome	• Thrombose der V. Cava inferior • Budd-Chiari-Syndrom • chronische Rechtsherzinsuffizienz • konstriktive Perikarditis

Genetische Erkrankungen, die typischerweise zu einer Leberzirrhose führen können, sind die klassische Galaktosämie, die hereditäre Fruktoseintoleranz, die Tyrosinämie Typ I, der Morbus Wilson und das Zellweger-Syndrom.

Die **portale Hypertension** hat **prä-, intra- und posthepatische Ursachen,** die in Tabelle 14.6 zusammengestellt sind.

Pathogenese

Eine Erhöhung des Pfortaderdrucks kann durch eine Fluss- sowie durch eine Widerstandszunahme bedingt sein. Eine Leberzirrhose führt zu einer hyperdynamen Zirkulation und damit zu einem vermehrten Blutfluss durch die Pfortader. Bei fortgeschrittener Erkrankung steht die Widerstandserhöhung im Vordergrund.

Klinik

Kompensierte Erkrankung: In diesem Stadium stehen die Symptome der Grunderkrankung im Vordergrund. Häufig bestehen eine Gedeihstörung und ein Vitaminmangel, insbesondere ein Mangel fettlöslicher Vitamine.

Abdominelle Symptome sind ein aufgetriebenes Abdomen durch die Hepatosplenomegalie, Aszites und eine paraumbilikale Venenzeichnung („Caput medusae").

Hämodynamische Symptome sind eine portale Hypertension, die Ausbildung von Kollateralkreisläufen, Spidernävi und das Palmarerythem.

Pulmonale Komplikationen sind eine Hypoxämie durch intrapulmonale Shunts und die Ausbildung portopulmonaler Kollateralen.

Dekompensation: Es treten periphere Ödeme, vermehrt Aszites, eine hepatische Enzephalopathie, ein Foetor hepaticus, eine Verstärkung eines schon bestehenden Ikterus, Blutungen und eine Thrombozytopenie und Granulozytopenie durch Hypersplenismus auf.

Komplikationen

- Aszites
- Umgehungskreisläufe: Ösophagusvarizen!
- Malabsorption
- Blutungen
- Enzephalopathie
- Sekundäre endokrinologische Störungen
- Vermehrte Infektionsneigung
- Cholelithiasis
- Nierenversagen.

Diagnostik

- Hyperbilirubinämie
- Erhöhte Aktivitäten der Aminotransferasen im Serum, GLDH erhöht

- Schlechte Syntheseleistung: Hypalbuminämie, CHE-Aktivität niedrig, Gerinnungsstörung
- **Sonographie des Abdomens:** Beurteilung von Leber-, Milzgröße und Leberparenchymstruktur, Nachweis von Aszites
- **Dopplersonographie der abdominellen Gefäße:** Untersuchung der Flüsse in Pfortader, Milzvene, Lebervenen
- **Leberbiopsie:** Histologische Untersuchung zur Klärung der Grunderkrankung und zur Beurteilung des Ausmaßes des zirrhotischen Umbaus
- **Ösophagogastroskopie:** Ösophagusvarizen?

Therapie

Die Behandlung umfasst die Therapie der Grunderkrankung und die Behandlung von Komplikationen. Bei primären Lebererkrankungen ist bei Progredienz die **Lebertransplantation** die einzig Erfolg versprechende Option. Bei **akuter Varizenblutung** können Somatostatin oder Octreotid als Dauerinfusion zur Senkung des Pfortaderdrucks eingesetzt werden, die Varizen können endoskopisch sklerosiert oder ligiert werden. Die Verabreichung von Betablockern kann prophylaktisch hilfreich sein.

Die Behandlung des **Aszites** erfolgt durch Salz- und Flüssigkeitsrestriktion und die Gabe von Spironolacton (1–5 mg/kg KG/d). Intermittierend können Albumininfusionen mit anschließender Ödemausschwemmung mit Furosemid durchgeführt werden.

Prognose

Die Langzeitprognose ist von der Grunderkrankung abhängig. Bei Leberzirrhose zeigen Komplikationen der portalen Hypertension die Notwendigkeit einer Lebertransplantation an. Bei einer kongenitalen Leberfibrose oder zystischen Fibrose kann nach erfolgreicher Behandlung von Ösophagusvarizenblutungen auch noch über Jahre eine gute Leberfunktion bestehen.

14.9.9 Reye-Syndrom

Definition

Akute, nichtentzündliche Enzephalopathie unklarer Ursache mit Hirnödem, diffuser fein tropfiger Leberverfettung im Verlauf eines viralen Infekts oder von Varizellen.

Epidemiologie

Etwa 2:100 000 Kinder unter 18 Jahren (Altersgipfel sechs Monate bis 15 Jahre) sind betroffen.

Ätiologie

Die Ursache ist bisher nicht endgültig geklärt. Prädisponierende Faktoren für das Auftreten eines Reye-Syndroms sind:

- vorausgehender Virusinfekt: Varizellen, Influenza A oder B
- Einnahme von Azetylsalizylsäure
- Toxine: Herbizide, Insektizide, Aflatoxine
- genetische Prädisposition
- mitochondriale Fehlfunktion mit verminderter Aktivität mitochondrialer Enzyme.

Pathologie

Leber: Pathognomonisch ist die ausgeprägte fein tropfige Leberverfettung („weiße Leber") bei Verminderung des Glykogengehalts. Nekrosen und Entzündungszeichen fehlen. Elektronenmikroskopisch finden sich charakteristische morphologische Veränderungen der Mitochondrien.
ZNS: Ödem und neurale Läsionen ohne Hinweis auf entzündlichen oder infektiösen Prozess.

Klinik

Wenige Tage nach dem Höhepunkt eines banalen Infekts kommt es zu unstillbarem **Erbrechen** und **Bewusstseinsverlust.** Abhängig vom Ausmaß des Hirnödems werden fünf Schweregrade unterschieden (☞ Tab. 14.7). In schweren Fällen kann es innerhalb weniger Stunden zu Einklemmung und Exitus letalis kommen.

Diagnostik

- Aktivitäten von Aminotransferasen, GLDH, CK und LDH im Serum erhöht
- Hyperammonämie
- Hypoglykämie
- Gerinnungsstörung, die nicht auf Gabe von Vitamin K anspricht
- Freie Fettsäuren, Laktat und Pyruvat im Plasma erhöht
- Liquoruntersuchung unauffällig
- Leberbiopsie: klassische Histologie (s.o.).

Therapie

Die Behandlung sollte stets auf einer Intensivstation erfolgen! Es ist keine spezifische Therapie möglich. Wichtigstes Ziel ist die Prophylaxe oder Beseitigung des Hirnödems durch Flüssigkeitsrestriktion, Hyperventilation, Dexamethason oder Mannitol. Zur Vermeidung von Hypoglykämie, Proteinabbau und Lipolyse wird Glukose infundiert.
Weitere supportive Maßnahmen sind Intubation und Beatmung, der Ausgleich metabolischer Störungen, eine antikonvulsive Therapie mit Diazepam und Phenytoin sowie Sedierung, Relaxierung und Analgesierung. Bei drohender Kreislaufdekompensation werden Katechol-

amine verabreicht. Eine Darmdekontamination erfolgt mit Laktulose und Neomycin.

Prognose

Im Stadium I ist die Prognose gut. Hyperammonämie und PTT-Verlängerung sind prognostisch ungünstig. In den Stadien II und III ist eine Heilung möglich, jedoch kommt es häufig zu bleibenden neurologischen und psychischen Schäden. In den Stadien IV und V beträgt die Mortalität über 72 %.

14.9.10 Morbus Wilson

Definition

Autosomal-rezessiv vererbte Störung des Kupferstoffwechsels durch hepatozellulären lysosomalen Transportdefekt mit verminderter biliärer Kupfersekretion, die zu toxischen Kupferablagerungen in Leber, Gehirn, Nieren und Kornea führt. Synonym: hepatozerebrale Degeneration.

Epidemiologie

Die Häufigkeit der Erkrankung beträgt etwa 1:30 000. Bei Kindern überwiegt der hepatische Verlauf. 83 % aller Kinder unter zehn Jahren und 52 % aller Jugendlichen zwischen zehn und achtzehn Jahren weisen ausschließlich hepatische Symptome auf. Bei Erwachsenen stehen neuropsychiatrische Symptome im Vordergrund.

Ätiologie

Es handelt sich um einen autosomal-rezessiv vererbten Defekt des hepatozellulären lysosomalen Kupfertransporters ATP7B durch Mutationen im **ATP7B-Gen**.

Pathogenese

Der Defekt des hepatozellulären lysosomalen Kupfertransporters ATP7B führt zu einer verminderten biliären Kupfersekretion und damit zu einer toxischen Kupferakkumulation in den Leberzellen. Zusätzlich ist die Übertragung von Kupfer auf Coeruloplasmin gestört und die Sekretion von Coeruloplasmin in das Blut ist vermindert. Nach Überschreitung der hepatischen Speicherkapazität (frühestens im sechsten Lebensjahr) wird Kupfer aus nekrotischen Leberzellen freigesetzt und in Gehirn, Nieren, Kornea und Knochen abgelagert.

Pathologie

Leber: Hepatomegalie und fettige Degeneration der Hepatozyten. Der Kupfergehalt der Leberzellen ist drei- bis dreißigfach erhöht. Übergang in multinoduläre Zirrhose mit portaler Hypertension.

Tab. 14.7 Einteilung der klinischen Schweregrade bei Reye-Syndrom.	
Grad I	Lethargie, Schläfrigkeit, Erbrechen, Zeichen der Leberdysfunktion
Grad II	tiefe Lethargie, Verwirrung, Delirium, Hyperventilation, Hyperreflexie
Grad III	Koma, Krampfanfälle, Dekortikationsstarre, normale Pupillenreaktion
Grad IV	zerebrale Anfälle, tiefes Koma, Dezerebrationsstarre, starre Pupillen
Grad V	Koma, Verlust der Sehnenreflexe, Atemstillstand, schlaffe Lähmung im Wechsel mit Dezerebrationsstarre, Null-Linien-EEG

ZNS: Kupfereinlagerungen v.a. im Nucleus caudatus und lentiformis
Auge: Einlagerung von Kupfer in die Kornea: Kayser-Fleischer-Kornealring.

Klinik

Die Erkrankung manifestiert sich selten vor dem sechsten Lebensjahr.
Hepatische Symptome: Die Symptome sind zunächst unspezifisch mit Hepatosplenomegalie, Bauchschmerzen, Erbrechen, Müdigkeit und Leistungsabfall. Ein flüchtiger Ikterus kommt vor. Im weiteren Verlauf entwickeln sich ein Aszites und eine Blutungsneigung. Es kommt zur Leberzirrhose. Selten manifestiert sich die Erkrankung als Hämolyse mit fulminantem Leberversagen.
Neurologische Symptome: Sie treten selten vor dem zwölften Lebensjahr auf. Charakteristisch sind eine verwaschene Sprache (Dysarthrie), Schriftverschlechterung (Dysgraphie), Hypersalivation, Tremor, Choreoathetose und Schluckstörung (Dysphagie).

Diagnostik

- Totale Kupferkonzentration im Serum erniedrigt
- Freie Kupferkonzentration im Serum erhöht
- Coeruloplasmin im Serum erniedrigt
- Kupferausscheidung im Urin erniedrigt
- Kupferkonzentration im Lebergewebe erhöht
- Spaltlampenuntersuchung: Kayser-Fleischer-Kornealring.

Therapie

Zur Behandlung des M. Wilson stehen mehrere Medikamente zur Verfügung.
D-Penicillamin: Es bindet als Chelatbildner Kupfer und fördert die renale Kupferausscheidung. Die Dosierung beträgt 900–1200 mg/d. In 30 % der Fälle treten Nebenwirkungen (Exanthem, Fieber, Lymphknotenschwellung, nephrotisches Syndrom, Lupus erythematodes, aplastische Anämie, Goodpasture-Syndrom) auf.
Trientine: Die Wirkungsweise entspricht der von D-Penicillamin; Nebenwirkungen treten jedoch wohl seltener auf.
Zink: Es hemmt die Kupferabsorption und fördert die Bildung von Metallothioneinkomplexen. In der Regel ist eine alleinige Behandlung mit Zinksalzen für eine schnelle Entkupferung nicht effektiv genug.
Lebertransplantation: Sie ist nur bei progressivem und fulminantem Leberversagen indiziert.

Prognose

Unbehandelt ist die Prognose der Erkrankung sehr schlecht. Bei rechtzeitigem Therapiebeginn ist sie ausgezeichnet und die Lebenserwartung nicht eingeschränkt. Selbst Dekompensationszeichen der Leberzirrhose wie Aszites und Gerinnungsstörung können unter Therapie nach etwa einem Jahr verschwinden.

14.10 Erkrankungen des Pankreas

14.10.1 Akute Pankreatitis

Definition

Akute, in der Regel seröse Entzündung der Bauchspeicheldrüse, die häufig zu Komplikationen führt und mit einer hohen Mortalitätsrate behaftet ist.

Klassifikation

- **Nach klinischen Aspekten:** milde Pankreatitis und schwere Pankreatitis
- **Nach morphologischen Aspekten:** interstitiell-ödematöse (90 %) oder hämorrhagisch-nekrotisierende (10 %) Pankreatitis

Ätiologie

- Idiopathisch in 10–20 % der Fälle
- Trauma
- Medikamente
- Mumpsinfektion
- Entzündliche und obstruktive Gallenwegserkrankungen
- Zystische Fibrose
- Im Rahmen von Systemerkrankungen: Lupus erythematodes, Hyperparathyreoidismus, Hyperlipidämie, organische Azidurie.

Klinik

Klinisches Leitsymptom sind die plötzlich beginnenden, **gürtelförmigen Oberbauchschmerzen** mit Übelkeit und Erbrechen. Die Schmerzen verstärken sich bei Nahrungsaufnahme und strahlen in den Rücken aus.

Komplikationen

- Schock
- Infektion, Sepsis
- Hypokalzämie, Hyperglykämie
- Verbrauchskoagulopathie
- Abszesse, Pseudozysten, Fisteln
- Übergang in hämorrhagisch-nekrotisierende Pankreatitis
- Übergang in chronische Pankreatitis.

Diagnostik

- Erhöhte Aktivitäten der Amylase und Lipase im Serum; es besteht keine Korrelation zwischen der Höhe der Werte und der Schwere der Pankreatitis
- C-reaktives Protein bei interstitiell-ödematöser Form nur wenig, bei hämorrhagisch-nekrotisierender Form exzessiv erhöht
- **Sonographie:** ödematöse Pankreasschwellung, Pseudozysten
- **Computertomographie**
- **Kernspintomographie und MRCP:** Nachweis von Ganganomalien
- **ERCP:** endoskopisch retrograde Cholangiopankreatographie.

Therapie

Die Behandlung ist rein symptomatisch und beinhaltet eine intensivmedizinische Überwachung, Nahrungs- und Flüssigkeitskarenz, parenterale Ernährung und Analgesie. Morphinderivate sind wegen der Kontraktion des Sphincter Oddi kontraindiziert!

Prognose

Die interstitiell-ödematöse Pankreatitis verläuft in der Regel mild und selbstlimitierend, die Letalität liegt unter 10 %. Die hämorrhagisch-nekrotisierende Form ist meistens mit einem schweren Verlauf und einer Letalität von 25 % assoziiert.

14.10.2 Chronische Pankreatitis

Definition

Chronisch fortdauernder, irreversibler Entzündungsprozess, der mit rezidivierenden oder persistierenden Bauchschmerzen einhergeht und durch die unaufhaltsame Progredienz der Organzerstörung bis zur Entstehung einer exokrinen und endokrinen Pankreasinsuffizienz gekennzeichnet ist.

Formen

- Primär chronische hereditäre Pankreatitis
- Sekundär chronische Pankreatitis (häufiger).

Ätiologie

Bei der **hereditären Pankreatitis** handelt es sich um eine autosomal-dominant vererbte Erkrankung durch einen Gendefekt auf Chromosom 7.
Die **sekundär chronischen Pankreatitiden** sind häufiger und können durch Hyperkalzämie, Hyperlipidämie, zystische Fibrose, Trauma, angeborene anatomische Fehlbildungen von Pankreas- und Gallenwegssystem, Dysfunktion des Sphinkter Oddi, Nierenerkrankungen, sklerosierende Cholangitis und auf dem Boden eines Autoimmungeschehens entstehen.

Pathologie

Zunächst entstehen im Gangsystem Eiweißpräzipitate, die zu einer mechanischen Reizung der Epithelien, Atrophie und Auflösung der Epithelien führen. In der Folge entwickeln sich Strikturen und Stenosen. Die perikanalikuläre Bindegewebsvermehrung führt zu einer Parenchymschrumpfung. Es bilden sich Zysten, Narben und Verkalkungen. Die Organzerstörung schreitet bis zur totalen exokrinen und endokrinen Pankreasinsuffizienz fort.

Klinik

Die Symptomatik beginnt schleichend. Gedeihstörung, Meteorismus, Übelkeit, Erbrechen, Völlegefühl sind unspezifische Krankheitszeichen. Gelegentlich kommt es zu Oberbauchschmerzepisoden. Es besteht eine Fettintoleranz. Voluminöse, fettglänzende Stühle treten erst bei 80 %iger Organzerstörung auf. Ein Diabetes mellitus gilt als Spätmanifestation.

Diagnostik

- Chymotrypsin im Stuhl erniedrigt
- Steatokrit erhöht
- Secretin-Pancreozymin-Test
- Sonographie, Computertomographie, ERCP.

Therapie

Eine kurative Therapie ist nicht verfügbar. Die Behandlung umfasst die Pankreasenzymsubstitution sowie die Substitution fettlöslicher Vitamine, ggf. eine Diabetesbehandlung und Analgesie.

14.10.3 Generalisierte exokrine Pankreasinsuffizienz

Definition

Autosomal-rezessiv vererbte Multiorganerkrankung mit zyklischer Neutropenie, Minderwuchs und Skelettdeformitäten, die neben der zystischen Fibrose die häufigste Ursache einer angeborenen exokrinen Pankreasinsuffizienz ist. Synonym: Shwachman-Diamond-Syndrom.

Epidemiologie

Die Häufigkeit beträgt 1 : 20 000 bis 1 : 100 000.

Ätiologie

Vermutet wird ein Defekt mikrotubulärer Zellelemente und Mikrofilamente als Ursache der Entwicklungsstörung multipler Organe. Es kommt zur progredienten Degeneration und lipomatösen Umwandlung des Pankreas.

Klinik

Die Kinder fallen bereits durch ein **niedriges Geburtsgewicht** auf. Es bestehen Fütterungsschwierigkeiten sowie eine **muskuläre Hypotonie.** Bereits in der Neonatalperiode kommt es zu **Gedeihstörung und Diarrhö.** Im zweiten Lebensjahr besteht ein deutlicher **Minderwuchs.** Eine vermehrte Infektanfälligkeit ist durch eine ausgeprägte **Neutropenie** bedingt. Eine begleitende Thrombozytopenie besteht in 70 %, eine Anämie in 50 % der Fälle. Das Knochenmark ist hypoplastisch mit Fetteinlagerung. Es besteht eine verzögerte Knochenreifung und die typischen **Skelettanomalien** sind kurze, verbreiterte Rippen und metaphysäre Ossifikationsdefekte v.a. am Femur. Eine **psychomotorische Entwicklungsverzögerung** besteht in 85 % der Fälle.

Diagnostik

- Neutropenie oder Panzytopenie
- Chymotrypsin im Stuhl erniedrigt
- Fehlen pankreatischer Enzyme
- Normaler Schweißtest.

Therapie

Die Behandlung besteht in einer Pankreasenzymsubstitution. Bei gravierender Neutropenie können Wachstumsfaktoren (G-CSF) eingesetzt werden.

Prognose

Die Prognose ist hauptsächlich von der Häufigkeit und Schwere der Infektionen abhängig.

15 Nephrologie und Urologie

15.1 Nierenerkrankungen mit Leitsymptom Hämaturie

Checkliste: Differentialdiagnose der Erkrankungen mit Hämaturie im Kindesalter.

Glomeruläre Erkrankungen	Hämatologische Erkrankungen
IgA-Glomerulonephritis	Koagulopathien
idiopathische benigne familiäre	Thrombozytopenien
Hämaturie	Sichelzellanämie
Alport-Syndrom	
akute Poststreptokokkenglome-	
rulonephritis	
membranöse Glomerulonephritis	
systemischer Lupus erythemato-	
des	
membranoproliferative Glomeru-	
lonephritis	
rapid progressive Glomerulo-	
nephritis	
Goodpasture-Syndrom	
anaphylaktoide Purpura Schoen-	
lein-Henoch	
hämolytisch-urämisches Syndrom	

Checkliste: Differentialdiagnose der Erkrankungen mit Hämaturie im Kindesalter (Fortsetzung).

Angeboren	Erworben
zystische Nierenveränderungen	Nierensteine
Anomalien	Nierenvenenthrombose
Gefäßfehlbildungen	Trauma
Wilms-Tumor	Fremdkörper
Medikamente	**Harnwegsinfektionen**
Gold	bakteriell
D-Penicillamin	viral

Checkliste: Nephritisches/nephrotisches Syndrom.

Nephritisches Syndrom	Nephrotisches Syndrom
Hämaturie	große Proteinurie
leichte bis mittelgradige Proteinurie	Hypalbuminämie
arterieller Hypertonus	Ödeme
Einschränkung der glomerulären	Hyperlipidämie
Filtration	
Oligurie	

15.1.1 IgA-Glomerulonephritis

Definition

Eigenständige Form einer Glomerulonephritis, deren Merkmal eine massive Ablagerung von Immunglobulin A im Mesangium der Glomeruli ist.

Epidemiologie

Die IgA-Glomerulonephritis ist eine der häufigsten glomerulären Erkrankungen. Jungen sind deutlich häufiger betroffen als Mädchen.

Pathogenese

Es liegt eine **Überproduktion von IgA** durch Steigerung der IgA_1-Synthese im Knochenmark vor. Das überschüssige IgA wird aufgrund seiner veränderten physikochemischen Eigenschaften intraglomerulär abgelagert. Ursache für die Steigerung der IgA_1-Synthese könnte z. B. die Induktion einer vermehrten IgA-Produktion durch **exogene Antigene** (Nahrung, Viren, Bakterien) sein, die aufgrund einer gestörten lokalen IgA-Immunantwort die Schleimhautbarriere passieren. Alternativ könnte eine **primäre Dysregulation** des Immunsystems vorliegen, die mit einer inadäquaten Umschaltung zwischen IgA- und IgG-Produktion einhergeht.

Pathologie

Es finden sich eine mesangiale Proliferation, Kapseladhäsionen und epitheliale Halbmondbildungen. Voraussetzung für die Diagnose ist der immunhistologische Nachweis von IgA-Ablagerungen im Mesangium der Glomeruli.

Klinik

Die Erkrankung beginnt meist im späten Schulalter. Das klinische Leitsymptom ist das Auftreten **rezidivierender Makrohämaturieschübe,** häufig in Assoziation mit Infekten, Impfungen oder körperlicher Belastung. Im Intervall besteht eine Mikrohämaturie.

Diagnostik

- Mikro- und Makrohämaturie; geringgradige oder fehlende Proteinurie
- IgA im Serum in 15 % der Fälle erhöht
- **Nierenbiopsie:** Histologie und Immunhistologie.

Therapie

Eine kausale Behandlung ist nicht möglich. Kommt es zur Niereninsuffizienz, muss eine Nierenersatztherapie (Hämodialyse, Nierentransplantation) durchgeführt werden.

Prognose

25 % aller erwachsenen Patienten werden innerhalb von 20 Jahren dialysepflichtig. Auch im Kindesalter ist die Prognose nicht so günstig, wie früher angenommen. Vier Jahre nach Nierenbiopsie sind 15 % der Kinder niereninsuffizient.

Merke!
Die IgA-Glomerulonephritis ist eine der häufigsten glomerulären Erkrankungen im Kindesalter, sie tritt häufig nach banalen Infekten des Respirationstrakts oder des Gastrointestinaltrakts auf und führt relativ häufig zu einer Niereninsuffizienz.

15.1.2 Benigne familiäre Hämaturie

Definition

Autosomal-dominant vererbte, isolierte, meist persistierende Mikrohämaturie, die keine histologischen Nierenveränderungen verursacht und mit einer guten Prognose verknüpft ist.

Klinik

Es besteht eine **isolierte Mikrohämaturie.** Schwerhörigkeit oder Augenveränderungen fehlen. Dennoch ist die Abgrenzung zu leichten Fällen eines Alport-Syndroms nicht immer einfach.

Pathologie

Außer einer elektronenmikroskopisch nachweisbaren Verdünnung der glomerulären Basalmembran **(Thin Basement Membrane Nephropathy)** finden sich keine Auffälligkeiten.

Diagnostik

- Isolierte Mikrohämaturie
- Nierenbiopsie: keine histologischen Veränderungen.

Therapie

Eine Behandlung ist nicht erforderlich.

Prognose

Die Prognose ist ausgezeichnet.

15.1.3 Alport-Syndrom (AS)

Definition

Hereditäre Erkrankung der glomerulären Basalmembran, welche eine progrediente Nephropathie mit Hämaturie, mit oder ohne Proteinurie, Schwerhörigkeit und Augenveränderungen zur Folge hat.

Vererbung

In etwa 80 % der Fälle wird die Erkrankung X-chromosomal-dominant (Mutationen im **COL4A5-Gen**), in 15 % der Fälle autosomal-rezessiv (Mutationen im COL4A3-Gen) vererbt. Selten liegt ein autosomal-dominanter Erbgang vor.

Epidemiologie

Es handelt sich mit einer Prävalenz von 1:7000 um die häufigste hereditäre progrediente Nierenerkrankung.

Pathologie

Mesangiale Glomerulusproliferation und Kapillarwandverdickung, die zu progressiver Glomerulosklerose führt.

Klinik

Zunächst besteht eine asymptomatische **Mikrohämaturie,** gelegentlich mit intermittierenden Episoden einer Makrohämaturie. Beim Jungen entwickelt sich fast immer eine **Proteinurie,** die in fast 50 % der Fälle den nephrotischen Bereich erreicht. Fast alle männlichen Patienten werden **niereninsuffizient.** Eine bilaterale progrediente **Schwerhörigkeit** findet man bei 75 % der männlichen und 20 % der weiblichen Patienten. 25 % der Patienten weisen verschiedene **Augenveränderungen** (Lenticonus, Myopie) auf.

Therapie

Eine spezifische Therapie ist nicht verfügbar. ACE-Hemmer und Cyclosporin A können die Proteinurie günstig beeinflussen. Bei terminaler Niereninsuffizienz müssen die Hämodialyse oder eine Nierentransplantation erfolgen.

Prognose

Der wichtigste prognostische Faktor ist der Grad der Proteinurie. Bei den meisten männlichen Patienten kommt es in der zweiten Lebensdekade zu einer terminalen Niereninsuffizienz. Der Hörverlust erfolgt parallel dazu und kann zu vollständiger Taubheit führen.

Merke!
Beim Alport-Syndrom handelt es sich um die häufigste hereditäre progrediente Nierenerkrankung, die durch eine progrediente Nephropathie, Schwerhörigkeit und Augenveränderungen gekennzeichnet ist.

15.1.4 Akute postinfektiöse Glomerulonephritis (AGN)

Definition
Endokapilläre akute allergisch-hyperergische Entzündung der Nierenglomeruli im Anschluss an akute Infektionen, die typischerweise zu einem nephritischen Syndrom führt, aber auch ein nephrotisches Syndrom verursachen kann.

Epidemiologie
Es handelt sich um die häufigste Ursache eines akuten nephritischen Syndroms. Im Kindesalter tritt eine AGN bei 10–20 % aller Streptokokkenerkrankungen auf. Sie wird selten vor dem dritten Lebensjahr beobachtet und betrifft hauptsächlich Kinder zwischen vier und zwölf Jahren. Jungen sind doppelt so häufig betroffen wie Mädchen.

Ätiologie
Eine Vielzahl von Bakterien, Viren, Pilzen und Parasiten können eine AGN verursachen. Die β-hämolysierenden Streptokokken der Gruppe A sind jedoch mit Abstand die häufigste Ursache (Poststreptokokkenglomerulonephritis).

Merke!
Die akute postinfektiöse Glomerulonephritis wird in den meisten Fällen durch eine Infektion mit β-hämolysierenden Streptokokken der Gruppe A ausgelöst (Poststreptokokkenglomerulonephritis).

Pathogenese

Sechs bis zehn Tage vor Beginn der Nierenerkrankung tritt in der Regel eine Infektion, z. B. mit β-hämolysierenden Streptokokken der Gruppe A (Angina oder Hautinfektion), auf. Streptokokkenantigene und korrespondierende Antikörper bilden unter Komplementverbrauch Immunkomplexe, die zur Entzündung führen. Die Entzündung führt zu einer Einschränkung der glomerulären Funktion.

Pathologie

Es zeigt sich eine diffuse mesangialproliferative Glomerulonephritis. Antigene, Antikörper und Komplementfaktoren lagern sich in den Kapillarschlingen der Glomeruli („humps") an. Es handelt sich um Anhäufungen subepithelialer Immunaggregate, die für eine AGN charakteristisch sind.

Klinik

In 20 % der Fälle verläuft die Erkrankung asymptomatisch. Symptome treten ein bis vier Wochen nach einer Streptokokkeninfektion (Pharyngitis, Angina, Otitis, Impetigo, Scharlach) oder einer anderen Infektion auf. Es zeigt sich ein **akutes nephritisches Syndrom** mit mindestens zwei der folgenden Symptome: Makrohämaturie, leichte Proteinurie, arterielle Hypertonie und Einschränkung der glomerulären Filtration mit Oligurie. Zusätzlich können Ödeme der Augenlider und des Skrotums auftreten. Unspezifische Allgemeinsymptome sind Blässe, Appetitlosigkeit, Erbrechen und Kopfschmerzen. Als **Komplikationen** können eine Anurie (5–10 % der Fälle), kardiovaskuläre Symptome (Folge von Wasser- und Salzretention) und zerebrale Symptome (Kopfschmerzen, Erbrechen, Bewusstseinsstörungen, Krampfanfälle durch hypertensive Krisen) auftreten. Die Dauer der klinischen Symptome beträgt in der Regel ein bis zwei Wochen. Die Proteinurie und die Hämaturie können bis zu 18 Monaten persistieren!

Merke!
Die Symptome des akuten nephritischen Syndroms sind Makrohämaturie, leichte Proteinurie, arterielle Hypertonie und Einschränkung der glomerulären Filtration mit Oligurie.

Diagnostik

- Mikrohämaturie obligat, Makrohämaturie häufig
- Nachweis von Erythrozytenzylindern im Urin (glomerulärer Ursprung, ☞ Abb. 15.1)
- Mäßiggradige Proteinurie (meist < 0,5 g/d)
- **Rachenabstrich:** Versuch des Streptokokkennachweises
- Antistreptolysintiter, Antihyaluronidase und Antideoxyribonuclease B erhöht
- Komplementaktivität, v.a. C_3, vermindert
- Kreatinin und Harnstoff im Serum häufig erhöht
- **Nierenbiopsie:** Bei akuter Erkrankung ist eine Nierenbiopsie nicht indiziert, bei chronischem Verlauf ist sie erforderlich.

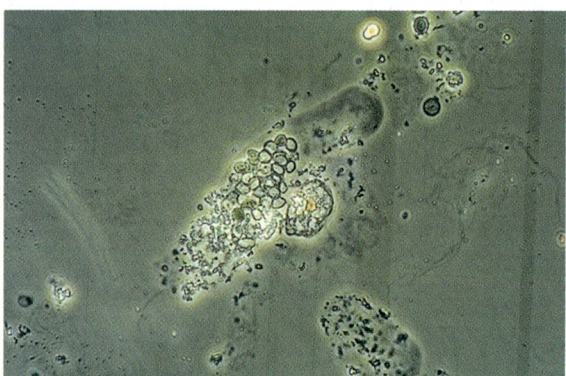

Abb. 15.1: Erythrozytenzylinder mit hyalinen Zylinderanteilen im Phasenkontrastmikroskop, Vergrößerung 400fach [21].

Therapie

Obwohl häufig keine Streptokokken nachweisbar sind, wird mit Penicillin V in einer Dosierung von 100 000 IE/kg KG/d über zehn Tage p.o. behandelt. Bettruhe sollte bei kardiovaskulären oder zerebralen Symptomen und bei Ödemen, Hypertonie und Makrohämaturie eingehalten werden. Bei ausgeprägter Hypertonie wird im Bedarfsfall Nifedipin (1 mg/kg sublingual) verabreicht.

Prognose

Meistens bilden sich Makrohämaturie, Ödeme und Hypertonie in ein bis zwei Wochen zurück und die glomeruläre Filtrationsrate normalisiert sich innerhalb von Wochen bis Monaten, was auf eine günstige Prognose hinweist. In über 95 % der Fälle kommt es innerhalb von zwei Monaten zu einer **Restitutio ad integrum.**

Merke!
Bei jedem Verdacht auf eine AGN ist die sofortige Einleitung einer Therapie mit Penicillin V erforderlich, obwohl der weitere Krankheitsverlauf in vielen Fällen dadurch wahrscheinlich nicht wesentlich beeinflusst wird.

15.1.5 Membranöse Glomerulonephritis

Definition

Form der Glomerulonephritis mit charakteristischen histologischen und immunologischen Befunden, die bei Erwachsenen die häufigste Ursache des nephrotischen Syndroms darstellt, bei Kindern hingegen eher selten ist.

Pathogenese

Wahrscheinlich handelt es sich um eine Immunkomplexerkrankung. Sie tritt als sekundäre Glomerulonephritis bei Lupus erythematodes, chronischer Hepatitis, Gold- und Penicillamintherapie und bei Tumoren auf.

Pathologie

Es zeigen sich charakteristische morphologische und immunologische Befunde. Die glomeruläre Basalmembran ist diffus verdickt und es sind Einschlüsse aus Immunkomplexen (IgG und C_3) in perlschnurartiger Anordnung nachweisbar.

Klinik

Die Erkrankung manifestiert sich meistens in der zweiten Lebensdekade als **nephrotisches Syndrom.** Fast immer besteht eine Mikrohämaturie, selten eine Makrohämaturie. Es besteht ein erhöhtes Risiko für das Auftreten einer Nierenvenenthrombose.

Diagnostik
- Mikrohämaturie
- Proteinurie und Hypalbuminämie häufig
- **Nierenbiopsie:** Histologie und Immunhistologie.

Therapie

Das nephrotische Syndrom wird mit Salzrestriktion und Diuretika, eventuell mit Immunsuppressiva behandelt. Falls möglich, sollte die Therapie der Grunderkrankung erfolgen.

Prognose

Im Kindesalter kommt es meistens zur spontanen Ausheilung. Gelegentlich kann die Proteinurie persistieren.

15.1.6 Systemischer Lupus erythematodes (SLE)

Definition

Chronisch-entzündliche Autoimmunerkrankung, die durch eine B-Zell-Hyperaktivität, die Produktion von Autoantikörpern gegen Zellkernbestandteile und Ablagerungen von Immunkomplexen gekennzeichnet ist und zu den Symptomen Gewichtsverlust, Fieber, Panzytopenie und Arthritis mit Beteiligung von Herz, Lunge, ZNS, Haut und Nieren führt.

Epidemiologie

Der SLE kommt mit einer Häufigkeit von etwa 7 : 100 000 Kindern und Jugendlichen vor. Mädchen sind viermal häufiger betroffen als Jungen.

Ätiologie

Familiäre Häufungen belegen eine genetische Prädisposition. Es besteht eine Assoziation zu HLA-DR$_2$, -DR$_3$ und DQ$_{W1}$. Die derzeitige Hypothese zur Ätiologie ist, dass eine virale Infektion aufgrund einer Störung der Immunantwort zu einer polyklonalen B-Zell-Aktivierung führt.

Pathogenese

Die klinischen Organmanifestationen entstehen durch Immunkomplexbildung mit den entsprechenden Antigenen, die eine Vaskulitis v.a. der kleinen Gefäße auslöst.

Pathologie

Die Immunkomplexvaskulitis in verschiedenen Organen ist das immunhistologische Kennzeichen des SLE.

Klinik

Nahezu jedes Organ kann beim SLE betroffen sein. Meistens erkranken Mädchen im Alter zwischen neun und 15 Jahren. Die Erkrankung beginnt schleichend oder akut mit Krankheitsgefühl, Fieber und Gewichtsverlust. Charakteristisch ist ein **schmetterlingförmiges**

Erythem über Wangen und Nasenrücken mit erhöhter Lichtempfindlichkeit der Haut. Eine **Nephritis** (Hämaturie, meist kleine Proteinurie, nephrotisches Syndrom möglich, Nierenfunktion meist normal) tritt in über 80 % der Fälle auf. Ein weiteres sehr häufiges Symptom (> 70 %) ist die symmetrische **Arthritis** ohne Gelenkdestruktion. Häufig (40 %) besteht eine **Perikarditis.** Eine **Panzytopenie** ist ein weiteres wichtiges Merkmal, wobei die Leukozytopenie in der Regel im Vordergrund steht. Eine pulmonale Beteiligung kommt in 20–50 % der Fälle vor. Eine der am meisten gefürchteten Komplikationen ist der **ZNS-Befall** (Kopfschmerzen, zerebrale Krampfanfälle, Wesensveränderung, Psychosen, Störung der Denk- und Merkfähigkeit), der in 30 % der Fälle vorkommt.

Diagnostik

- Hämaturie, Leukozyturie, Proteinurie
- Anämie, Leukozytopenie, Thrombozytopenie
- BKS beschleunigt
- Alpha-2-Globulin und Gammaglobuline erhöht
- C_3 und C_4 erniedrigt
- Nachweis von ANA, SMA und Anti-Doppelstrang-DNA-Antikörpern im Serum
- **Nierenbiopsie:** wird bei allen Patienten empfohlen.

Therapie

Die Behandlung eines SLE erfordert einen umfassenden Betreuungsansatz.
Das Haupttherapieprinzip besteht in der Durchführung einer **immunsuppressiven Therapie,** z. B. mit Prednison 0,5 mg/kg KG/d. Hydroxychloroquin (5 mg/kg KG/d) zeigt einen günstigen Effekt auf kutane Symptome und bewirkt u.U. eine Reduktion der Rezidivneigung. Nicht steroidale Antirheumatika können die muskuloskeletalen Symptome und das Fieber günstig beeinflussen. Bei Nierenbeteiligung sind weitere Immunsuppressiva wie Azathioprin, Methotrexat, Cyclophosphamid oder Cyclosporin A erforderlich.

Merke!
Die immunsuppressive Therapie des SLE ist zwar sehr wirksam, geht aber mit erheblichen Nebenwirkungen einher. Klassische Nebenwirkungen einer Steroidtherapie sind Cushing-Syndrom, arterielle Hypertonie, Diabetes mellitus, Glaukom und Wachstumsretardierung. Azathioprin und Methotrexat haben unerwünschte Nebenwirkungen auf den Gastrointestinaltrakt, die Leber und die Hämatopoese.

Prognose

Die Prognose des SLE hat sich durch die Durchführung einer aggressiven immunsuppressiven Therapie erheblich verbessert. Die 5-Jahres-Überlebensrate liegt zur Zeit deutlich über 80 %. Schwere, opportunistische Infektionen sind die häufigste Todesursache.

15.1.7 Membranoproliferative Glomerulonephritis

Definition

Häufigste Ursache der chronischen Glomerulonephritis im späten Kindes- oder frühen Erwachsenenalter mit charakteristischen histologischen Veränderungen der Niere, Komplementerniedrigung und schlechter Prognose aufgrund der häufigen Progression zum terminalen Nierenversagen.

Epidemiologie

Es handelt sich um die häufigste Ursache der chronischen Glomerulonephritis im späten Kindes- und frühen Erwachsenenalter.

Pathogenese

Die oft nachweisbare Erniedrigung des C_3-Komplements spricht für die Beteiligung des Komplementsystems bei der Krankheitsentstehung. Häufig besteht eine Aktivierung des Komplementsystems durch den sog. „C_3-Nephritis-Faktor".

Pathologie

Die charakteristischen histologischen Veränderungen sind Doppelkonturen der Basalmembranen durch mesangiale Interposition, eine Zunahme der mesangialen Matrix, eine Vergrößerung der Glomeruli mit Läppchenstruktur und extrakapillärer Proliferation sowie der Nachweis von C_3 in veränderten Nierenbezirken.

Klinik

Die Erkrankung manifestiert sich bevorzugt in der zweiten Lebensdekade mit **Makro- oder Mikrohämaturie** sowie einer **Proteinurie.** Sie kann sich sowohl als nephritisches als auch als nephrotisches Syndrom präsentieren. Der Verlauf ist chronisch progredient oder häufig rezidivierend. Im Allgemeinen kommt es nach fünf bis zehn Jahren zum **terminalen Nierenversagen.**

Diagnostik

- Makro- oder Mikrohämaturie, Proteinurie
- C_3 im Serum oft erniedrigt
- **Nierenbiopsie:** Histologie und Immunhistologie.

Therapie

Die Behandlung gilt als schwierig. Die Effektivität von Kortikosteroiden ist nicht gesichert. Die symptomatische Therapie muss daher oft im Vordergrund stehen. Bei terminalem Nierenversagen muss eine Nierenersatztherapie (Hämodialyse, Nierentransplantation) durchgeführt werden.

Prognose

Die Langzeitprognose ist aufgrund der raschen Progression zum terminalen Nierenversagen als ungünstig einzustufen.

15.1.8 Rapid progressive Glomerulonephritis (RPGN)

Definition

Glomerulonephritis mit speziellen histologischen Veränderungen, die durch verschiedene Glomerulopathien hervorgerufen werden kann, ihren Namen durch den klinischen Verlauf erhalten hat, frühzeitig zur Niereninsuffizienz führt und daher mit einer sehr schlechten Prognose verknüpft ist.

Pathogenese

Die Bezeichnung „rapid progressiv" steht für den klinischen Verlauf verschiedener Glomerulonephritiden, deren gemeinsames Merkmal eine **extrakapilläre Proliferation** bei der Mehrzahl (> 80 %) der Glomeruli ist. In Kombination mit einer hämorrhagischen Alveolitis der Lunge ist die RPGN als Goodpasture-Syndrom bekannt.

Ätiologie

Verschiedene Gruppen von Nierenerkrankungen können der RPGN zugrunde liegen: **Immunkomplexerkrankungen** (z. B. Purpura Schönlein-Henoch, akute postinfektiöse Glomerulonephritis) sind im Kindesalter die häufigste Ursache einer RPGN. **Vaskulitiden** (Wegener-Granulomatose, Nachweis von zytoplasmatischen Antikörpern gegen neutrophile Leukozyten, ANCA und Polyarteriitis, Nachweis von pANCA) sind die zweithäufigste Ursache. Außerdem kommt sie bei **Autoantikörpererkrankungen** (systemischer Lupus Erythematodes, Nachweis von ANA; Goodpasture-Erkrankung, Nachweis von Anti-GBM-Antikörpern) und als **idiopathische** Form vor.

Pathologie

Die histologischen Veränderungen sind das Hauptkriterium der RPGN. Die charakteristischen **Halbmondbildungen** entstehen durch extrakapilläre Zellproliferation an der Innenseite der Bowman-Kapsel und bestehen aus Fibrin, basalmembranähnlichem Material und Makrophagen. In der Immunfluoreszenz zeigen sich **lineare** Ablagerungen von Immunglobulinen oder **granuläre** Ablagerungen von Immunglobulinen und/oder Komplementfaktoren.

Klinik

Initialsymptome sind **Makrohämaturie, Ödeme, Hypertonie** und **Oligurie.** Manche Kinder weisen ein nephritisches, andere ein nephrotisches Syndrom auf. Häufig kommt es in Wochen bis Monaten zu einer raschen Progression zur terminalen Niereninsuffizienz.

Diagnostik

- Makrohämaturie, Erythrozytenzylinder, Proteinurie
- Normochrome, normozytäre Anämie
- Harnstoff, Kreatinin, Harnsäure im Serum erhöht
- Nachweis von ANCA oder Anti-GBM-Antikörpern im Serum
- **Nierenbiopsie:** Histologie und Immunhistologie.

Therapie

Aufgrund des bedrohlichen Charakters der Erkrankung wird meistens eine aggressive **Kombinationstherapie** mit Kortikosteroiden, Cyclophosphamid, und Azetylsalizylsäure durchgeführt. In Fällen mit linearen Immunglobulinablagerungen aufgrund von Anti-GBM-Antikörpern kann eine Plasmapherese sinnvoll sein.

Prognose

Die Prognose ist sehr ernst. Die Nierenfunktion nimmt in Abhängigkeit der Zahl der betroffenen Glomeruli in wenigen Wochen bis Monaten ab.

Merke!
Die rapid progressive Glomerulonephritis kann durch eine Vielzahl von Erkrankungen ausgelöst werden und führt frühzeitig zu einer terminalen Niereninsuffizienz.

15.1.9 Goodpasture-Erkrankung

Definition

Im Kindesalter sehr seltene Erkrankung, die durch eine Kombination aus pulmonaler Blutung und Glomerulonephritis durch Antikörperbildung gegen die Lunge und gegen die glomeruläre Basalmembran gekennzeichnet ist.

Pathogenese

Es erfolgt eine Antikörperbildung sowohl gegen pulmonale Alveolen als auch gegen die glomeruläre Basalmembran.

Pathologie

Lichtmikroskopisch und immunhistologisch zeigt sich das Bild der rapid progressiven Glomerulonephritis (s. o.).

Klinik

Hämoptysen sind das charakteristische Initialsymptom. **Hämaturie, Proteinurie** und progressive **Niereninsuffizienz** sind die Symptome der Nierenerkrankung.

Diagnostik

- Nachweis von Anti-GBM-Antikörpern im Serum
- Nierenbiopsie.

Therapie

Bisher ist keine gezielte Therapie verfügbar. Meistens wird ein Therapieversuch mit Immunsuppressiva sowie eine Plasmapherese durchgeführt.

Prognose

Die Prognose ist aufgrund der raschen Progressionstendenz schlecht! Eine akute Lungenblutung ist eine häufige Todesursache.

Merke!
Die Goodpasture-Erkrankung führt zu dem charakteristischen Symptomenkomplex aus pulmonaler Blutung und Glomerulonephritis.

15.1.10 Anaphylaktoide Purpura Schoenlein-Henoch (PSH)

Definition

Leukozytoklastische Vaskulitis mit nichtthrombozytopenischer Purpura an den abhängigen Körperpartien, Arthritis, abdominellen Schmerzen und Glomerulonephritis mit nephritischem oder nephrotischem Syndrom.

Epidemiologie

Die PSH ist die häufigste systemische Vaskulitis im Kindesalter. Jungen sind häufiger betroffen als Mädchen.

Pathogenese

Nach Kontakt mit einem Fremdantigen (wahrscheinlich Bakterien) kommt es zu einer allergischen Vaskulitis mit Ablagerung IgA-haltiger Immunkomplexe in kleinen Blutgefäßen und Kapillaren. Eine Komplementaktivierung führt zur Infiltration durch polymorphkernige Leukozyten und Monozyten, die proteolytisch das Endothel schädigen.

Pathologie

Es finden sich zwei Arten von Läsionen: eine Proliferation von Mesangialzellen und epitheliale Adhäsionen bzw. zelluläre und fibrinöse Halbmondbildungen an der Bowman-Kapsel mit Sklerosen und Nekrosen. Immunhistologisch lassen sich regelmäßig IgA-Ablagerungen, meist kombiniert mit IgG und C_3, nachweisen.

Klinik

Die Erkrankung manifestiert sich meistens bei Kindern im Schulalter. Häufig beginnt die Symptomatik ein bis zwei Wochen nach einem Infekt der oberen Luftwege. Die charakteristischen Hautläsionen sind **petechiale Blutungen jeweils auf der Spitze einer Papel,** die bevorzugt an den Streckseiten der unteren Extremitäten und am Gesäß auftreten (☞ Abb. 15.2 a und b). Arthralgien sowie eine **symmetrische Arthritis** sind häufig. Im Bereich des Darms kann es zu Ödemen und Blutungen kommen, die kolikartige abdominelle Bauchschmerzen, **blutige Stühle** und nicht selten Invaginationen verursachen können.

Bei etwa 50 % der Patienten besteht eine **Vaskulitis der Nieren,** die mit einer Hämaturie, Proteinurie und Ödemen einhergeht. Eine progrediente Niereninsuffizienz kann vorkommen.

Diagnostik

- Normale Thrombozytenzahl trotz Petechien
- Gerinnungsstatus unauffällig
- Bei Nierenbeteiligung Hämaturie und/oder Proteinurie
- IgA im Serum in 50 % der Fälle erhöht
- Hämoccult oft positiv
- C_3 im Serum normal, ANA nicht nachweisbar
- Eine Nierenbiopsie ist in der Regel nicht erforderlich.

Therapie

Bei schweren intestinalen Symptomen wie Koliken, Darmblutung, Invagination oder Perforation erhalten die Patienten Prednison in einer Dosierung von 1 mg/kg KG/d. Die Arthritis spricht auf eine Behandlung mit Azetylsalizylsäure gut an.

> **Merke!**
> Schwerwiegende abdominelle Komplikationen (Darmblutung) sind bei der Purpura Schönlein-Henoch die einzige Indikation zur Durchführung einer Steroidtherapie.

Prognose

Die Prognose ist bei der überwiegenden Mehrzahl der Patienten gut. Die Hautveränderungen bilden sich in der Regel innerhalb weniger Tage spontan zurück. Das Auftreten mehrerer Schübe innerhalb von sechs bis acht Monaten ist jedoch nicht selten. Gelegentlich persistiert die Mikrohämaturie länger als ein Jahr. Bei Auftreten einer rapid progressiven Glomerulonephritis ist die Prognose sehr schlecht.

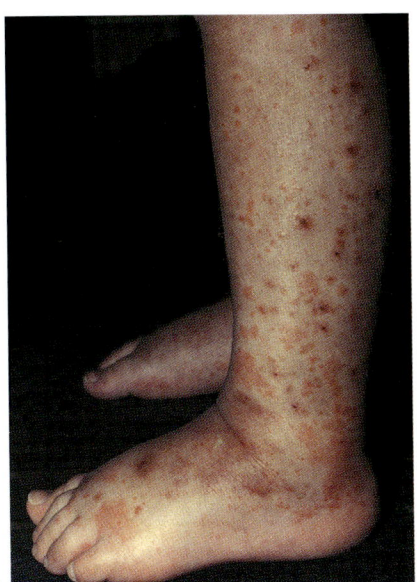
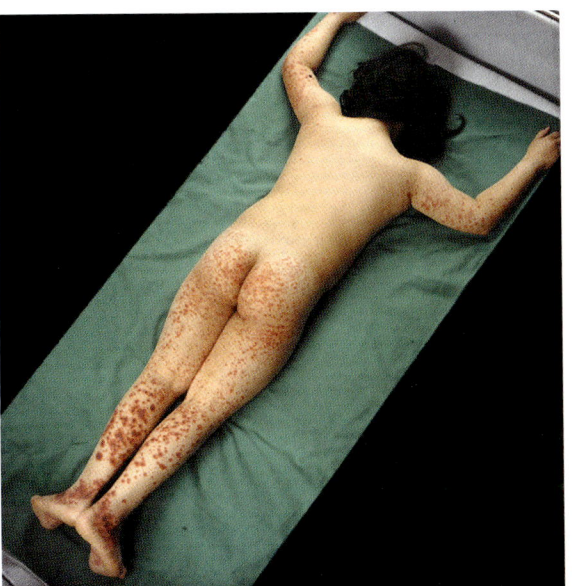

Abb. 15.2 a und b: Purpura Schoenlein-Henoch. Blutungen auf der Spitze von Papeln, bevorzugt an den Streckseiten der unteren Extremitäten.

Merke!

Die anaphylaktoide Purpura Schönlein-Henoch ist die häufigste systemische Vaskulitis im Kindesalter. Petechiale Blutungen auf der Spitze einer Papel an den Streckseiten der unteren Extremitäten und am Gesäß sind das charakteristische klinische Merkmal.

15.1.11 Hämolytisch-urämisches Syndrom (HUS)

Definition

Häufigste Ursache des akuten Nierenversagens im Kindesalter mit den Leitsymptomen akute Niereninsuffizienz, hämolytische Anämie und Thrombozytopenie.

Epidemiologie

Das HUS ist die häufigste Ursache eines akuten Nierenversagens im Kindesalter. Die Inzidenz beträgt etwa 2 : 100 000 pro Jahr. Die Erkrankung wird überwiegend bei Kindern im Alter zwischen einem und vier Jahren beobachtet.

Ätiologie

Etwa 90 % der HUS-Erkrankungen im Kindesalter sind auf eine gastrointestinale Infektion mit enterohämorrhagischem E. coli **(EHEC),** insbesondere der Serogruppe O157, zurückzuführen. Die Übertragung erfolgt durch rohes Fleisch oder unpasteurisierte Milch. Wenn die Erkrankung mit einer Diarrhö assoziiert ist, spricht man von D+HUS. In seltenen Fällen kann ein HUS auch durch andere Erreger (Pneumokokken, Viren), durch Systemerkrankungen (Tumoren, Glomerulonephritiden, Transplantatabstoßung), durch Medikamente (Cyclosporin A, Tacrolimus, Mitomycin), durch Bestrahlung oder hereditär bedingt sein.

Merke!

Das hämolytisch-urämische Syndrom ist die häufigste Ursache eines akuten Nierenversagens im Kindesalter und wird in 90 % der Fälle durch eine gastrointestinale Infektion mit enterohämorrhagischem E. coli **(EHEC)** verursacht. Die Gefahren des Verzehrs von rohem Fleisch oder unpasteurisierter Milch sollten nicht unterschätzt werden!

Pathogenese

Nach Ingestion kommt es zur Schleimhautadhäsion des Erregers im Darm. Das bakterielle Endotoxin gelangt in die Blutzirkulation und bindet an GB_3-Rezeptoren des Endothels. IL_{-6} und $TNF\alpha$ werden sekundär aktiviert, wodurch die Endothelzellschicht in den Organen, die GB_3-Rezeptoren exprimieren, geschädigt werden. Insbesondere an der Niere, aber auch in anderen Organen und im ZNS, kommt es zur thrombotischen Mikroangiopathie. Die Thrombozytopenie entsteht durch Adhäsion und Schädigung der Thrombozyten in der Niere, die Anämie durch Schädigung der Erythrozyten in den alterierten Gefäßbezirken.

Klinik

Das infektionsassoziierte HUS tritt durchschnittlich vier Tage nach Infektion auf. In der **Prodromalphase** (fünf bis zehn Tage vor Beginn der akuten Erkrankung) treten wässrige oder blutige Durchfälle, Erbrechen und Fieber auf. In der **akuten Phase** kommt es zu einer ausgeprägten Blässe **(hämolytische Anämie),** Petechien **(Thrombozytopenie),** Oligurie, Dehydratation und Ödemen **(Niereninsuffizienz)** sowie **arterieller Hypertonie.** Die **zerebralen Symptome** reichen von Somnolenz über zerebrale Krampfanfälle bis zum Koma.

Diagnostik

- Anämie (Hämoglobin 5–9 g/dl), Thrombozytopenie, Leukozytose (> 20 000/μl)
- Hämoglobinurie
- LDH > 2000 U/l
- Kreatinin > 2,5 mg/dl
- Nachweis der **charakteristischen Fragmentozyten** im Blutausstrich („Helmzellen", ☞ Abb. 15.3)
- **Sonographie der Nieren:** Nephromegalie, Erhöhung der Echogenität im Bereich der Rinde, Verminderung der Echogenität im Bereich des Marks (☞ Abb. 15.4 a und b).

Therapie

Eine spezifische Therapie des HUS ist nicht verfügbar. Die **symptomatische Therapie** beinhaltet eine bilanzierte Elektrolyt- und Flüssigkeitssubstitution und diuretische Therapie mit Furosemid sowie Bluttransfusionen bei behandlungsbedürftiger Anämie und Thrombozytenkonzentrate bei klinischer Blutung. Eine **Nierenersatztherapie** (Peritonealdialyse oder Hämodialyse) wird bei akuter Niereninsuffizienz (in 70 % der Fälle erforderlich) durchgeführt. Bei Überwässerung sind extrarenale Komplikationen wie Hypertonie, zerebrale Affektion und pulmonale Symptome häufig und bedrohlich.

Prognose

Bei aggressiver Therapie überleben 95 % der Patienten die akute Phase. Eine terminale Niereninsuffizienz mit der Notwendigkeit einer dauerhaften Nierenersatztherapie tritt in etwa 5 % der Fälle auf. In diesem Fall wird

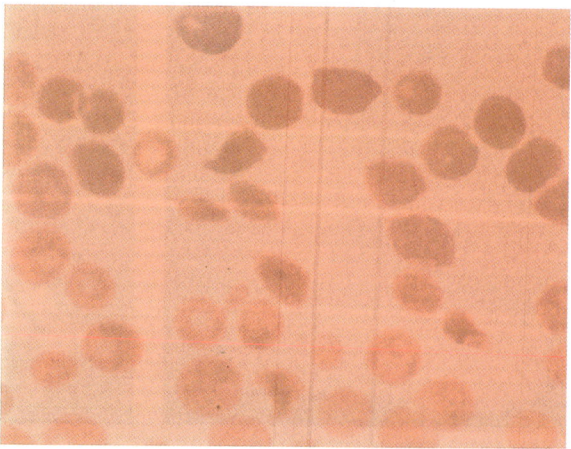

Abb. 15.3: HUS. Blutausstrich mit Fragmentozyten [15].

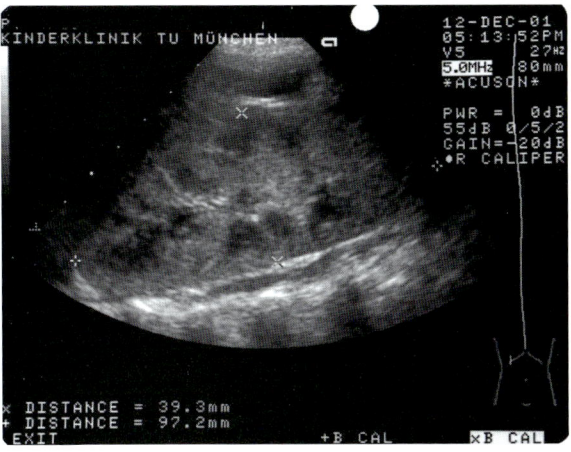
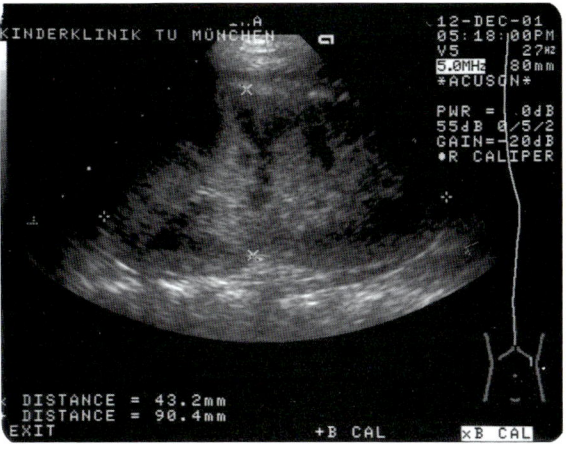

Abb. 15.4 a und b: Nieren mit den typischen Veränderungen bei HUS: erhöhte Echogenität im Bereich der Nierenrinde sowie Verminderung der Echogenität im Bereich des Nierenmarks; Darmwandstrukturen unspezifisch verdickt [15].

eine Nierentransplantation angestrebt. Eine partielle Einschränkung der Nierenfunktion ist zehn Jahre nach dem akuten Ereignis bei 30–60 % der Patienten nachweisbar.

Merke!
Das hämolytisch-urämische Syndrom ist eine überaus ernste Erkrankung! 70 % der Patienten benötigen eine vorübergehende Nierenersatztherapie. 10 % der Patienten erleiden schwerste Komplikationen (Exitus letalis oder terminale Niereninsuffizienz). Eine partielle Einschränkung der Nierenfunktion ist in etwa der Hälfte aller Fälle die Folge der Erkrankung.

Kasuistik
A: Benedikt, ein bislang gesunder zweijähriger Junge, erkrankt an einer Gastroenteritis mit wässrigen Durchfällen. Die Stühle sind teilweise blutig tingiert. Da er gut trinkt, muss er nicht ins Krankenhaus. Sieben Tage später wird Benedikt wegen einer Rotfärbung des Urins erneut dem Kinderarzt vorgestellt. Die Mutter berichtet, dass Benedikt weniger Urin ausscheide.
K: Bei der Untersuchung ist Benedikt auffallend blass. Außerdem zeigen sich Petechien an den abhängigen Körperpartien und ein über die Norm erhöhter Blutdruck. In der Kinderarztpraxis tritt plötzlich ein generalisierter Krampfanfall auf, der auf die Gabe von 10 mg Diazepam rectal sistiert. Benedikt wird mit dem Rettungswagen auf die Intensivstation der nächstgelegenen Kinderklinik transportiert.
D: Im Aufnahmelabor fallen eine Anämie (Hb 5,9 g/dl), eine Thrombozytopenie (24 000/µl), eine Leukozytose (22 000/µl), erhöhte Retentionsparameter (Kreatinin 2,7 mg/dl; Harnstoff 70 mg/dl) und erhöhte Hämolyseparameter (LDH 3150 U/l) auf. Im Blutausstrich sind Fragmentozyten nachweisbar. Im Stuhl werden der *Escherichia-coli*-Stamm O157 sowie Verotoxin nachgewiesen.
Dg: Aufgrund der Klinik und des laborchemischen Befunds wird die Diagnose eines hämolytisch-urämi-

schen Syndroms (HUS) gestellt, welches in Zusammenschau mit der vorangegangenen Diarrhö als D+-HUS bezeichnet wird.
T: Aufgrund der Überwässerung bei akuter Niereninsuffizienz wird unter sorgfältiger Bilanzierung eine Therapie mit Furosemid begonnen. Zusätzlich wird der Blutdruck medikamentös gesenkt und die Anämie durch Bluttransfusionen kompensiert. Unter dieser Therapie bleibt Benedikt für zwei Tage auf niedrigem Niveau oligurisch, am dritten Tag nimmt die Urinproduktion wieder zu, sodass eine Dialysetherapie erfreulicherweise nicht notwendig ist.
V: Benedikts Zustand bessert sich unter der supportiven Therapie zunehmend. Nur der arterielle Hypertonus persistiert. Weitere Krampfanfälle treten nicht auf. Nach drei Wochen kann Benedikt mit einer antihypertensiven Therapie (ACE-Inhibitor) nach Hause entlassen werden. In der Folge treten keine Rezidive mehr auf.

15.1.12 Nierenvenenthrombose

Definition
Akute thrombotische Verlegung einer oder beider Nierenvenen, die hauptsächlich bei jungen Säuglingen und bei Vorliegen typischer Prädispositionsfaktoren vorkommt und bei Säuglingen meist zur Atrophie des betroffenen Organs führt.

Ätiologie
Bei **Neugeborenen und Säuglingen** sind die häufigsten Ursachen eine perinatale Asphyxie, eine Dehydratation (Diabetes insipidus), Schock, Sepsis oder ein mütterlicher Diabetes mellitus. Bei **älteren Kindern** sind zyanotische Herzfehler, ein nephrotisches Syndrom oder die Anwendung von Kontrastmitteln wichtige Ursachen. Ein prädisponierender Faktor, der sich in allen Altersklassen bemerkbar machen kann, ist eine **Thrombophilie** (z. B. Antithrombin-III-, Protein-C-, Protein-S-Mangel oder eine Resistenz gegenüber aktiviertem Protein C).

Pathogenese

Hypoxie, Endotoxine, Kontrastmittel o.Ä. führen zu einer Endothelschädigung. Wenn zusätzlich ein Zustand der Hyperkoagulabilität (z.B. nephrotisches Syndrom) oder des verminderten Blutflusses (z.B. Schock, Sepsis, Dehydratation, Herzfehler) besteht, kommt es zur Thrombosierung der Nierenvene(n).

Klinik

In **75%** der Fälle manifestiert sich eine Nierenvenenthrombose im **ersten Lebensmonat.** Die Leitsymptome sind eine **Hämaturie, Nierenvergrößerung** und **Thrombozytopenie** bei progredienter Nierenfunktionsverschlechterung und rückläufiger Diurese. Bei älteren Kindern besteht ein Flankenschmerz. Die Veränderungen treten häufiger unilateral als bilateral auf. Bei beidseitiger Nierenvenenthrombose kommt es zu einem akuten Nierenversagen.

Merke!

Klassische Trias bei Nierenvenenthrombose:
Hämaturie, Nierenvergrößerung, Thrombozytopenie.

Diagnostik

- Hämaturie
- Thrombozytopenie und hämolytische Anämie
- **Sonographie und Dopplersonographie:** erhebliche Nierenvergrößerung, dopplersonographisch fehlender Fluss in der Nierenvene
- **Szintigraphie:** fehlende Nierenfunktion.

Therapie

Häufig ist ein konservatives Vorgehen empfehlenswert. Eine **fibrinolytische Therapie** mit Urokinase (4400 IE/kg KG/h) ist häufig erfolgreich. Bei größeren Kindern wird eine **Heparinisierung** durchgeführt. Eine Nephrektomie bei atrophiertem Organ wird so spät wie möglich und nur bei arterieller Hypertension oder bei rezidivierenden Infektionen durchgeführt.

Prognose

Bei Säuglingen kommt es häufig zur progressiven Nierenatrophie, bei älteren Kindern kann es zur Restitution der Nierenfunktion kommen. Die Folge einer bilateralen Nierenvenenthrombose ist häufig eine chronische Niereninsuffizienz.

15.2 Nierenerkrankungen mit Leitsymptom Proteinurie

Definitionen

Unter Proteinurie versteht man eine erhöhte Eiweißausscheidung im Urin. Wird fast ausschließlich Albumin ausgeschieden, spricht man von einer **selektiven Proteinurie** (z.B. steroidsensibles nephrotisches Syndrom). Ist außerdem ein erheblicher Anteil hochmolekularer Proteine im Urin nachzuweisen, besteht eine **unselektive Proteinurie** (z.B. steroidresistentes nephrotisches Syndrom).
Bezüglich der ausgeschiedenen Eiweißmenge spricht man bei einer Ausscheidung von $< 100\,mg/m^2$ KOF/d von **physiologischer Proteinurie,** bei einer Ausscheidung von $> 100\,mg/m^2$ KOF/d von **pathologischer Proteinurie** und bei einer Ausscheidung von $> 1000\,mg/m^2$ KOF/d von einer **großen Proteinurie.**

15.2.1 Nephrotisches Syndrom (NS)

Definition

Klinisches Syndrom mit den Leitsymptomen Proteinurie und Hypalbuminämie, meist verbunden mit Ödemen und Hyperlipidämie.

Epidemiologie

Die Häufigkeit beträgt etwa 3:100 000 Kinder unter 16 Jahren. Bezüglich des steroidsensiblen NS sind Jungen doppelt so häufig betroffen wie Mädchen. Bei steroidresistentem NS ist das Geschlechterverhältnis ausgewogen.

Ätiologie

Über 90% der Fälle sind idiopathisch. 10% der Fälle sind symptomatisch, treten also im Rahmen anderer Erkrankungen auf. Folgende Erkrankungsgruppen können mit einem nephrotischen Syndrom assoziiert sein: **immunologisch bedingte Systemerkrankungen** (z.B. systemischer Lupus erythematodes, Purpura Schönlein-Henoch, Goodpasture-Erkrankung, rheumatisches Fieber), **metabolische und andere Erkrankungen** (z.B. Diabetes mellitus, Amyloidose, Alport-Syndrom, hämolytisch-urämisches Syndrom), **Infektionen** (z.B. kongenitale Toxoplasmose oder Zytomegalie, EBV, Masern, Varizellen) und **Allergien.** Darüber hinaus können **Impfungen** und **Medikamente** (nichtsteroidale Antiphlogistika, D-Penicillamin) ein nephrotisches Syndrom auslösen.
Dieses Kapitel befasst sich ausschließlich mit dem idiopathischen nephrotischen Syndrom.

Checkliste: Differentialdiagnose der Erkrankungen mit Proteinurie im Kindesalter.		
Angeborene tubuläre Erkrankungen	**Erworbene tubuläre Erkrankungen**	**Glomeruläre Erkrankungen**
Fanconi-Syndrom	Medikamente	nephrotisches Syndrom
Zystinose	Vitamin-D-Intoxikation	IgA-Glomerulonephritis
M. Wilson	interstitielle Nephritis	Alport-Syndrom
proximal renale tubuläre Azidose	Sarkoidose	alle Glomerulonephritiden
Galaktosämie	Schwermetallvergiftung	Goodpasture-Erkrankung
	neonatale Asphyxie	hämolytisch-urämisches Syndrom
	hypovolämischer Schock	systemischer Lupus erythematodes
	obstruktive Uropathien	

Pathophysiologie

Die **Proteinurie** entsteht durch eine erhöhte Permeabilität der glomerulären Basalmembran. Die Permeabilitätserhöhung beruht wahrscheinlich auf einer Verminderung der Anionendichte der Basalmembran, wodurch sie für negative Makromoleküle wie Albumin vermehrt permeabel wird. Der Proteinverlust beträgt meist mehr als $1\,g/m^2$ KOF/d **(große Proteinurie)** und betrifft hauptsächlich Albumin **(selektive Proteinurie).** In der Folge kommt es zu einer **Hypalbuminämie.** Durch den sinkenden onkotischen Druck wird intravasale Flüssigkeit in das Interstitium verlagert. Es entstehen **Ödeme.** Zu einer vermehrten **Infektanfälligkeit** kommt es durch den Verlust von Immunglobulinen. Eine **Thromboseneigung** entsteht durch das verminderte intravasale Flüssigkeitsvolumen, die damit einhergehende Hypozirkulation, einen ATIII-Verlust und eine begleitende Thrombozytose. Die **Hyperlipoproteinämie** ist entweder Folge einer Stimulation der Lipoproteinsynthese in der Leber durch Hypoproteinämie oder einer verminderten Aktivität der Lipoproteinlipase im Plasma, z.B. durch Verlust über den Urin.

Pathologie

„Minimal-Change"-Glomerulonephritis (MCGN, 85 %): Die Glomeruli sind morphologisch weitgehend unverändert. Immunfluoreszenz und histologischer Befund sind in der Regel unauffällig. Elektronenmikroskopisch ist eine Fußfortsatzverschmelzung zu erkennen. In > 95 % der Fälle besteht Kortikosteroidsensibilität.
Fokal-segmentale Glomerulosklerose (10 %): Die meisten Glomeruli sind morphologisch unauffällig, ein Teil zeigt eine segmentale Narbenbildung. Häufig kommt es zu einem progressiven Verlauf mit Beteiligung aller Glomeruli. In 30 % der Fälle besteht Kortikosteroidsensibilität.
Mesangial-proliferative Glomerulonephritis (5 %): Diffuse Vermehrung der mesangialen Zellen und der Matrix. In 55 % der Fälle besteht Kortikosteroidsensibilität.

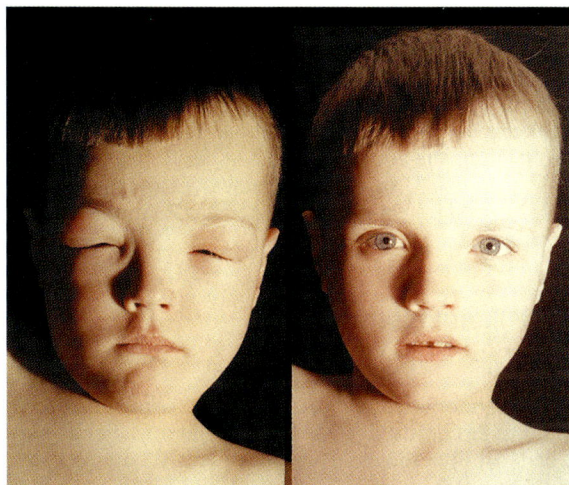

Abb. 15.5: Idiopathisches nephrotisches Syndrom. Massive Lidödeme vor Therapie (links). Normalisierung nach Therapie (rechts).

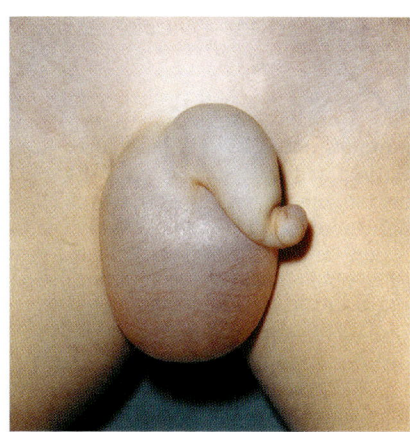

Abb. 15.6: Idiopathisches nephrotisches Syndrom. Skrotalödeme.

Klinik

Die Erkrankung manifestiert sich bevorzugt im Kleinkindalter mit einem Altersgipfel zwischen einem und fünf Jahren. Bei **MCGN** sind Jungen doppelt so häufig betroffen wie Mädchen. Häufig ist ein Infekt der oberen Luftwege vorausgegangen. Das klinische Erstsymptom sind meistens morgendliche **Lidödeme**(☞ Abb. 15.5). Später treten auch tibiale und beim Jungen skrotale Ödeme auf (☞ Abb. 15.6). **Gewichtszunahme, Durst** und **verminderte Urinproduktion** sind Folge der Abnahme des intravasalen Flüssigkeitsvolumens durch Einlagerung interstitieller Flüssigkeit. **Aszites** und **Pleuraergüsse** bestehen häufig. Die Kinder sind müde und zeigen häufig einen beeinträchtigten Allgemeinzustand. Nephritische Zeichen sind eher selten, z.B. besteht nur in 30 % der Fälle eine Mikrohämaturie und der Blutdruck ist meistens normal.

Komplikationen

- Nephrogener Schock
- Allgemeine Infektionen
- Pneumokokkenperitonitis und -sepsis wegen erhöhter Empfindlichkeit gegenüber Bakterien, v.a. gegenüber Pneumokokken
- Thrombose.

Diagnostik

- Proteinurie > $1\,g/m^2$ KOF/d (fast ausschließlich Albumin, tägliche Kontrolle mit Albustix, einem Urinstix zum Nachweis einer Albuminurie)
- Gelegentlich Mikrohämaturie, wenn Makrohämaturie, eher keine MCGN!
- Proteinelektrophorese: Albumin niedrig, Gammaglobuline niedrig, relative Erhöhung der α_2-Globuline
- Hypalbuminämie
- Hypokalzämie (Erniedrigung des proteingebundenen Anteils)
- Cholesterin und Triglyzeride im Serum erhöht
- Gammaglobuline im Serum erniedrigt
- C_3 im Serum normal (nicht bei Poststreptokokken-GN)
- Kreatinin und Harnstoff im Serum in der Regel normal

- Nierenbiopsie: zunächst nicht erforderlich, da meistens MCGN.

Therapie

Die symptomatische Therapie beinhaltet eine Flüssigkeitsrestriktion und eine natriumarme Kost. Diuretika (Furosemid) sollten wegen der Gefahr von Thromboembolien oder einer akuten Niereninsuffizienz nur bei ausgeprägten peripheren Ödemen und Aszites in niedriger Dosierung verabreicht werden. Albumininfusionen können in schweren Fällen notwendig werden, ihr Effekt ist jedoch vorübergehender Natur.

Standardisierte Prednisontherapie: Sie ist die kausale Behandlung bei NS, da dadurch die pathologische Proteindurchlässigkeit der glomerulären Basalmembran beeinflusst wird.

Induktionstherapie (bei Erstmanifestation): $60\,mg/m^2$ KOF/d in drei Einzeldosen über sechs Wochen, anschließend Reduktion der Dosis auf $40\,mg/m^2$ jeden zweiten Tag morgens als Einzeldosis („alternierende Therapie") für weitere sechs Wochen. Bei über 90 % der Patienten besteht im Anschluss an diese Therapie keine Proteinurie mehr (steroidsensibles NS).

Bleibt die Proteinurie bestehen und sind weiter Ödeme vorhanden, handelt es sich um ein steroidresistentes NS. Nun muss zur Klärung der Ätiologie eine Nierenbiopsie durchgeführt werden. Kommt es kurz nach Absetzen von Prednison zu einem Rezidiv, wird die Rezidivtherapie durchgeführt.

Rezidivtherapie: $60\,mg/m^2$ KOF/d in drei Einzeldosen, bis der Urin vier Tage lang eiweißfrei ist. Dann Reduktion der Dosis auf $40\,mg/m^2$ KOF/d jeden zweiten Tag morgens als Einzeldosis für sechs Wochen (wie Ersterkrankung).

Ansprechen auf die Therapie

Responder: 95 % aller Patienten mit MCGN
Non-Responder: selten bei MCGN.

- **„Frequent Relapsing Nephrotic Syndrome":** zwei Rezidive in sechs Monaten oder vier Rezidive in 12 Monaten, Therapie mit Prednison, Cyclophosphamid oder Cyclosporin A
- **„Steroid dependent nephrotic syndrome":** Auftreten eines Rezidives bereits unter alternierender Therapie oder Auftreten eines Rezidives innerhalb von 14 Tagen nach Absetzen von Prednison. Dann Steroide weiter und Therapie wie oben.
- **„Steroid resistant nephrotic syndrome":** anhaltende große Proteinurie nach vollständiger Induktionstherapie. Indikation zur Nierenbiopsie zur ätiologischen Klärung.

Zur Therapieüberwachung und Früherkennung von Rezidiven wird eine tägliche Albustix-Kontrolle des Morgenurins bis mindestens zwei Jahre nach dem letzten Rezidiv empfohlen.

Merke!

Bei nephrotischem Syndrom sollten die Ödeme wegen der Gefahr von Thromboembolien oder einer akuten Niereninsuffizienz nur sehr vorsichtig ausgeschwemmt werden!

Prognose

Bei steroidsensiblem NS ist ein Drittel der Patienten nach einer Episode dauerhaft symptomfrei, ein Drittel hat seltene Rezidive und ein Drittel hat häufige Rezidive. Weitere Komplikationen ergeben sich aus der langfristigen immunsuppressiven Therapie, die viele Patienten benötigen. Gegen Ende der zweiten Lebensdekade kommt es meistens zur Spontanremission. Persistierende Nierenfunktionsstörungen treten in der Regel nicht auf.

Kasuistik

A: Der bisher gesunde 4-jährige Moritz wird dem Kinderarzt vorgestellt, da seit einigen Tagen Schwellungen der Augenlider bestehen. Diese sind morgens am stärksten ausgeprägt. Zusätzlich schwellen nun auch tagsüber die Beine an. Er hat vermehrt Durst, geht aber weniger häufig zur Toilette, sodass es zu einer Gewichtszunahme von 1,5 kg gekommen ist. Moritz ist außerdem blass und weniger aktiv als gewöhnlich.

K: Bei der Untersuchung zeigen sich neben Lidödemen ausgeprägte prätibiale Ödeme mit starken Einschnürungen durch die Strümpfe.

D: Auf Grund des schäumenden Urins und der positiven Urinstäbchenprobe wird eine Urinsammlung über 24 Stunden durchgeführt, die eine selektive Proteinurie von $65\,mg/m^2$ KOF/d ergibt. Bei der Laboruntersuchung finden sich außerdem eine Hypalbuminämie (2,9 g/dl), ein erhöhter Hämatokritwert, eine Hyponatriämie und eine Hypercholesterinämie.

Diag: Durch die selektive Proteinurie in Verbindung mit der bestehenden Hypalbuminämie ist die Diagnose eines nephrotischen Syndroms gesichert.

Th: Moritz erhält zunächst nach dem Standardschema zur Initialbehandlung Prednison in einer Dosierung von $60\,mg/m^2$ KOF/d. Nach 10 Tagen ist der Urin eiweißfrei, die Ödeme verschwinden, die Albuminkonzentration im Serum steigt an. Begleitend wird zu Beginn eine mäßige Einschränkung der Natriumzufuhr (< 2 mmol/kg KG/d) empfohlen, eine diuretische Therapie ist nicht erforderlich.

V: Die Therapie mit Prednison wird in einer Dosierung von $60\,mg/m^2$ KOF/d für sechs Wochen und anschließend in einer Dosierung von $40\,mg/m^2$ KOF jeden zweiten Tag für weitere sechs Wochen durchgeführt. Darunter entwickelt Moritz einen cushingoiden Habitus, der sich nach Abschluss der Therapie sukzessive zurückbildet. Eine vermehrte Eiweißausscheidung, die auch über die Zeit der Behandlung hinaus mittels Urinstäbchen gemessen und in einem Heft protokolliert wird, ist zu keinem Zeitpunkt mehr nachweisbar.

15.3 Tubulopathien

Definition

Erbliche oder erworbene Störungen eines oder mehrerer Tubulusabschnitte der Nieren. Tabelle 15.1 liefert eine Übersicht über mögliche Ursachen von Tubulopathie.

Tab. 15.1 Mögliche Ursachen von Tubulopathien.

Hereditäre primäre Tubulopathien: proximale Tubulusabschnitte	
Störungen der Phosphatrückresorption:	Phosphatdiabetes Pseudohypoparathyreoidismus
Störungen der Glukoserückresorption:	renale Glukosurie
Störungen der Aminosäurenrückresorption:	Zystinurie Hartnup-Syndrom
Störungen der Bikarbonatrückresorption:	proximal tubuläre Azidose
Kombinierte proximale Tubulusfunktionsstörung:	DeToni-Debré-Fanconi-Syndrom
Hereditäre primäre Tubulopathien: distale Tubulusabschnitte	
Störung der Säuresekretion:	distale tubuläre Azidose
Störung der Wasserrückresorption:	Diabetes insipidus renalis
Sekundäre Tubulopathien	
Angeborene Stoffwechselerkrankungen:	Galaktosämie hereditäre Fruktoseintoleranz Tyrosinämie Typ I M. Wilson Zystinose Fanconi-Bickel-Syndrom
Erworbene Erkrankungen:	Kupfervergiftung chronische Niereninsuffizienz Rachitis erworbener Diabetes insipidus
Andere	idiopathische Hyperkalziurie hyperkaliämische Azidose Bartter-Syndrom Nierenmissbildungen

15.3.1 Renale Glukosurie

Definition
Angeborene, autosomal-rezessiv vererbte selektive Störungen der renalen Glukosereabsorption.

Ätiologie und Pathogenese
Glukose wird zu 99 % im proximalen Tubulus rückresorbiert. Bei einem Anstieg der Glukosekonzentration im Plasma auf > 10 mmol/l ist die Nierenschwelle für Glukose überschritten und es kommt zur Glukosurie.

Die renale Glukosurie Typ A wird durch einen angeborenen Defekt des Glukosekotransporters $SGLT_2$ des frühen proximalen Tubulus verursacht. Sowohl die minimale Schwellenkonzentration als auch das tubuläre Resorptionsmaximum für Glukose sind vermindert.

Die renale Glukosurie Typ B wird durch einen angeborenen Defekt des Glukosekotransporters $SGLT_1$ des späten proximalen Tubulus verursacht. Die minimale Schwellenkonzentration ist vermindert, während das tubuläre Resorptionsmaximum erst bei zu hohen Glukosekonzentrationen erreicht wird. Zusätzlich besteht eine Glukose-Galaktose-Malabsorption.

Klinik
Die renale Glukosurie verursacht keine klinischen Symptome.

Diagnostik
- Konstante Glukosurie bis 50 g/d bei normalem Blutzucker
- Diagnosesicherung durch Bestimmung des renalen Glukoseresorptionsmaximums
- Mutationsanalyse.

Therapie
Eine Therapie ist nicht erforderlich, da der Glukoseverlust von täglich 50 g gut kompensiert werden kann.

Prognose
Sie ist ausgezeichnet.

15.3.2 Renal tubuläre Azidose (RTA)

Definition
Störungen der renalen Säureproduktion, die entweder durch verminderte Bikarbonatrückresorption im proximalen Tubulus oder durch ungenügende Wasserstoffionensekretion im distalen Tubulus entstehen.

Ätiologie
RTA können primär als hereditäre Störungen oder sekundär als Folge von angeborenen Stoffwechselerkrankungen, Autoimmunerkrankungen, Nephrokalzinose, Intoxikationen oder Mangelzuständen auftreten.

Einteilung

Man unterscheidet drei Formen der RTA:
- **proximale RTA** (Typ II, selten)
  - als eigenständige Erkrankung: hereditär (autosomal-dominant), sporadisch, passager oder persistierend
  - sekundär: Zystinose, klassische Galaktosämie, hereditäre Fruktoseintoleranz, Tyrosinämie Typ I, M. Wilson oder als Teil eines generalisierten proximal tubulären Transportdefekts (De-Toni-Debré-Fanconi-Syndrom)
- **distale RTA** (Typ I, häufiger)
  - als eigenständige Erkrankung: hereditär (autosomal-dominant oder -rezessiv), sporadisch
  - sekundäre Formen: bei vielfachen Erkrankungen und Intoxikationen
- **hyperkaliämische RTA** (Typ IV)
  - als eigenständige Erkrankung: hereditärer Hypoaldosteronismus (autosomal-rezessiv) oder hereditärer Pseudohypoaldosteronismus (autosomal-dominant oder -rezessiv)
  - sekundäre Formen: obstruktive Uropathie als häufigste Ursache, Nebennierenerkrankungen, Reninmangelzustände.

Hier werden nur die primären, isolierten Formen der RTA besprochen.

Pathophysiologie

Proximale RTA (Typ II): Durch reduzierte Bikarbonatrückresorption im proximalen Tubulus geht Bikarbonat im Urin verloren. Die Bikarbonatkonzentration im Plasma sinkt auf 12–15 mmol/l (normal 24 mmol/l) ab und es entsteht eine hyperchlorämische Azidose mit normaler Anionenlücke.

Distale RTA (Typ I): Hier besteht eine Störung der Wasserstoffionensekretion im distalen Tubulus, wodurch der Urin-pH auf 6,5–7,5 erhöht ist und auch bei erheblicher Azidose nicht unter 5,5 abfällt.

Hyperkaliämische RTA (Typ IV): Es handelt sich um einen Aldosteronmangel oder eine Aldosteronresistenz. Infolge der verminderten Mineralokortikoidwirkung wird in den distalen Tubuli zu wenig Natrium rückresorbiert und zu wenig Kalium ausgeschieden. Es kommt zur hyperkaliämischen Azidose.

Klinik

Die isolierte **proximale RTA** ist selten. Die Symptomatik ähnelt sehr der bei distaler RTA, doch bessert sie sich meistens spontan im Kleinkindalter.

Die Symptome der viel häufigeren **distalen RTA** sind Erbrechen, mangelndes Gedeihen, Polyurie, Dehydratation, Rachitis, Osteoporose und Nephrokalzinose bzw. Nephrolithiasis. Fast immer besteht ein Minderwuchs.

Die **hyperkaliämische RTA** ist meistens geprägt von den Zeichen des Mineralokortikoidmangels, d.h. des renalen Salzverlusts und des Volumenmangels.

Diagnostik

- Metabolische Azidose:
  (pH $< 7,3$; $HCO_3^- < 18$ mmol/l)
- Anionenlücke normal:
  $(Na^+ + K^+) - (Cl^- + HCO_3^-) = 8–13$ mmol/l

- Anionenüberschuss im Urin [Cl > (Na + K)] bedeutet, dass die Azidose durch HCO_3^--Verlust bedingt ist (proximale RTA)
- Kationenüberschuss im Urin [Cl < (Na + K)] spricht für eine distale RTA
- **Säurebelastung:** Gabe von 0,1 mg/kg Ammoniumchlorid: Fällt der Urin-pH innerhalb von 8 Stunden auf unter 5,5, handelt es sich um eine **proximale RTA.** Bleibt der Urin-pH stets bei $> 5,5$, handelt es sich um eine **distale RTA.**

> **Merke!**
>
> Eine erhöhte Anionenlücke weist auf eine endogene Säureüberproduktion (z.B. organische Säuren), eine Intoxikation (z.B. Salizylate) oder eine verminderte Säureausscheidung infolge von Niereninsuffizienz hin.

Therapie

Ziele sind die Anhebung der Bikarbonatkonzentration im Blut auf > 20 mmol/l, die Normalisierung der Kaliumkonzentration im Blut und der Kalziumausscheidung im Urin sowie die Rückbildung eventueller Skelettveränderungen.

Proximale RTA: Hier sind sehr hohe Alkalimengen (Natriumbikarbonat oder Kaliumbikarbonat oder -zitrat, 5–15 mmol/kg KG/d) erforderlich. Wegen der Tendenz zur Spontanheilung kann die Therapie u.U. nach den ersten Lebensjahren ausgeschlichen werden.

Distale RTA: Hier ist eine Alkalimenge von etwa 6 mmol/kg KG/d ausreichend. Die Rachitis wird initial mit hohen Dosen Vitamin D_3 (3000 IE/d für einen Monat), dann mit 500 IE/d behandelt.

Hyperkaliämische RTA: Hier steht die Korrektur des Salzverlusts und des Mineralokortikoidmangels im Vordergrund.

15.3.3 De-Toni-Debré-Fanconi-Syndrom

Definition

Generalisierte Funktionsstörung des proximalen und distalen Tubulus ohne primäre Veränderung der Glomerulusfunktion mit den Leitsymptomen Hyperaminoazidurie, renale Glukosurie, Phosphaturie und Hypophosphatämie.

Ätiologie

Ein De-Toni-Debré-Fanconi-Syndrom kann entweder **idiopathisch** (autosomal-rezessiv oder -dominant, selten X-chromosomal-rezessiv oder sporadisch) oder sekundär im Rahmen angeborener **Stoffwechselerkrankungen** (z.B. klassische Galaktosämie, hereditäre Fruktoseintoleranz, Tyrosinämie Typ I, M. Wilson, Zystinose) oder im Rahmen von **Intoxikationen** (z.B. Schwermetalle, Gentamycin, Cisplatin, Ifosfamid) auftreten.

Pathogenese

Durch eine Störung des transmembranalen Transports im Nierentubulus kommt es zu einem renalen Bikarbonatverlust, der zu einer renal tubulären Azidose führt. Durch exzessiven Bikarbonat- und Glukoseverlust kommt es zu einer Hypokaliämie. Die erheblichen Anionenverluste führen im Gegenzug zu Natriumverlusten.

Die Rachitis entsteht durch die Kombination aus metabolischer Azidose, Hypophosphatämie und Vitamin-D-Resistenz. Die Vitamin-D-Resistenz entsteht infolge einer Störung der Konversion von Vitamin D_3 zum biologisch aktiven 1,25-Dihydroxy-Vitamin-D_3 durch die metabolische Azidose.

Klinik

Das De-Toni-Debré-Fanconi-Syndrom manifestiert sich in der Regel in den ersten sechs Lebensmonaten. Klinisch ist es charakterisiert durch renale Verluste von Wasser, Elektrolyten und organischen Substanzen, die zu **Erbrechen**, **Polydipsie**, **Dehydratation**, Azidose, Salzhunger, Knochenschmerzen, **Rachitis,** Osteoporose, Muskelatrophie und **Minderwuchs** führen. Bei sekundären Formen bestehen darüber hinaus die Symptome der Grunderkrankung. Im weiteren Verlauf kann sich eine Niereninsuffizienz entwickeln.

Diagnostik

- Polyurie, Glukosurie, Hyperaminoazidurie und Hyperphosphaturie
- Hyperchlorämische metabolische Azidose
- Hypokaliämie, Hypophosphatämie
- Alkalische Phosphatase im Serum erhöht, wenn eine Rachitis vorliegt.

Merke!
Leitsymptome des Fanconi-Syndroms:
- Glukosurie
- Hyperaminoazidurie
- Hyperphosphaturie
- Tubuläre Azidose.

Therapie

Die Therapie ist **symptomatisch.** Die Flüssigkeits- und Elektrolytverluste müssen, möglichst gleichmäßig über den Tag und die Nacht verteilt, ausgeglichen werden. Dazu sind meistens ein bis drei Liter zusätzlich zur altersentsprechenden Flüssigkeitszufuhr erforderlich. Die Patienten erhalten Natrium- und Kaliumbikarbonat oder -zitrat sowie eine Phosphatsubstitution. Zur Verbesserung der Knochenmineralisation werden Vitamin D_3 oder 1,25-Dihydroxy-Vitamin-D_3 verabreicht.

15.3.4 Diabetes insipidus renalis

Definition

Störung der Rückresorption von Wasser im distalen Tubulus und in den Sammelrohren durch fehlendes Ansprechen der Niere auf das antidiuretische Hormon ADH.

Ätiologie

Die **primäre Form** des Diabetes insipidus renalis wird meistens X-chromosomal-rezessiv vererbt und durch Mutationen im **Vasopressin-V2-Rezeptor-Gen** (AVPR2) verursacht. Bei der seltenen autosomal-rezessiv vererbten Form liegen Mutationen im Gen für den Wassertransportkanal Aquaporin 2 (AQP2) zugrunde. **Sekundäre Formen** entstehen durch Erkrankungen, die zu einer Verminderung des Konzentrationsgradienten

im Nierenmark führen (akute oder chronische Niereninsuffizienz, obstruktive Uropathie, vesikoureteraler Reflux, interstitielle Nephritis) oder durch Zustände, die die Wirkung von ADH am distalen Tubulus vermindern (Hypokaliämie, Hyperkalzämie, Lithiumtherapie).

Pathogenese

Das fehlende Ansprechen des Nierentubulus auf endogenes oder exogenes ADH führt zu einer verminderten Wasserrückresorption im distalen Tubulus und in den Sammelrohren. Es kommt zu Polyurie und Polydipsie.

Klinik

Polyurie und Polydipsie infolge einer renalen Konzentrationsschwäche mit **Ausscheidung hypotonen Urins** sind die wichtigsten Symptome der Erkrankung. Das Urinvolumen beträgt häufig mehrere Liter täglich. Sekundärsymptome sind Erbrechen, Exsikkose, Fieber, Gedeihstörung, Obstipation und Gewichtsschwankungen.

Diagnostik

- Hypernatriämie und hohe Serumosmolarität (> 310 mosmol/kg)
- Niedrige Urinosmolarität (< 150 mosmol/kg)
- Die Urinosmolarität übersteigt nie die Serumosmolarität!
- **ADH-Test:** Nach Gabe von ADH kommt es weder zu einem Anstieg der Urinosmolarität noch zu einem Abfall der Serumosmolarität. Patienten mit zentralem Diabetes insipidus sprechen hingegen auf exogene ADH-Gabe an!
- Mutationsanalyse.

Merke!
Beweisend für die Diagnose eines Diabetes insipidus renalis ist der ADH-Test, bei dem die Urinmenge und die Urinkonzentration unter exogener Zufuhr von ADH gemessen werden.

Therapie

Ziel ist es, eine Dehydratation und Hypernatriämie zu verhindern. Durch **kochsalzarme** und eiweißreduzierte Kost wird die osmotische Last der Nahrung reduziert. Bei Säuglingen ist Muttermilch ideal, da deren Osmolarität geringer als die industriell hergestellter Säuglingsnahrungen ist.
Thiaziddiuretika (Hydrochlorothiazid, 1 mg/kg KG/d) können die Urinausscheidung bis auf 30–50 % reduzieren **(paradoxe antidiuretische Wirkung),** da sie das extrazelluläre Flüssigkeitsvolumen reduzieren und dadurch zu einer Reduktion des glomerulären Filtrats und zu einer erhöhten Natriumrückresorption kommt.
Prostaglandinsynthesehemmer (Indometacin, 2 mg/kg KG/d) können ebenfalls den Urinfluss senken.

Prognose

Der primäre Diabetes insipidus renalis verläuft als lebensbegleitende Erkrankung. Bei Verhinderung hypernatriämischer Dehydratationen hat er eine gute Prognose. Gefahr besteht bei Infektionen, Diarrhö und Hitze.

Merke!

Bei einem Diabetes insipidus renalis kann es zu einer akuten Dehydratation mit Hypernatriämie kommen. Der Ersatz des Wasserverlusts muss mit natriumarmen Infusionslösungen erfolgen. Die Verabreichung von unverdünnter physiologischer Kochsalzlösung (0,9%) kann zu Koma und Tod durch Hirnödem führen!

15.3.5 Bartter-Syndrom

Definition

Seltene angeborene renale Tubulopathie durch Defekt eines renalen Chloridkanals mit den Leitsymptomen Hypokaliämie und metabolische Alkalose.

Ätiologie

Es handelt sich um einen Defekt des renalen Chloridkanals CLC-Kb.

Pathogenese

Durch den Defekt der Chloridrückresorption im aufsteigenden Schenkel der Henle'schen Schleife kommt im distalen Tubulus mehr Natriumchlorid an. Hier wird Natrium im Austausch gegen Kalium rückresorbiert. Durch eine vermehrte Kaliumausscheidung kommt es zur Hypokaliämie. Die Hypokaliämie stimuliert die Prostaglandinsynthese, wodurch das Renin-Angiotensin-Aldosteron-System stimuliert wird. Hierdurch wird die Hypokaliämie zusätzlich potenziert.

Klinik

Die Symptome der Erkrankung sind **Polyurie, Polydipsie, Dehydratation,** Wachstumsrückstand, Gedeihstörung, Muskelschwäche und Obstipation. Typischerweise tritt kein arterieller Hypertonus auf **(normotoner Hyperreninismus).**

Diagnostik

- Metabolische Alkalose mit chronischer Hypokaliämie
- Plasmareninaktivität erhöht, Aldosteronaktivität erhöht
- Kalium und Chlorid im Urin erhöht
- Mutationsanalyse.

Therapie

Ziel der Behandlung ist die **Korrektur der Hypokaliämie.** Die Patienten erhalten eine Kalium- und Kochsalzsubstitution. Kalium sparende Diuretika (Spironolacton, 2 mg/kg Kg/d oder Triamteren, 2–5 mg/kg Kg/d) wirken der Hypokaliämie ebenfalls entgegen. Bei Nachweis einer erhöhten Prostaglandinausscheidung im Urin kann Indometacin eingesetzt werden.

Prognose

Unter adäquater Therapie beobachtet man rasch eine Besserung des Allgemeinzustands und der meisten Laborparameter. Die Polyurie geht zurück und das Wachstum wird beschleunigt. Bei konsequenter Therapie werden nur selten eine fortschreitende Nephrokalzinose oder eine Niereninsuffizienz beobachtet.

15.4 Tubulointerstitielle Nephritis (TIN)

Definition

Akute und chronische Nierenerkrankungen, die sich durch eine Entzündung oder sonstige Schädigung der tubulointerstitiellen Strukturen der Niere ohne wesentliche Beteiligung des glomerulären oder vaskulären Apparats auszeichnen.

Ätiologie

Neben der idiopathischen Form (mit und ohne Uveitis) kann man eine Vielzahl sekundärer tubulointerstitieller Nephritiden unterscheiden. Die wichtigsten Ursachen sind in Tabelle 15.2 zusammengefasst.

Pathologie

Bei der **akuten TIN** beobachtet man entzündliche Infiltrate und Epithelzellschäden im tubulointerstitiellen Raum.
Bei der **chronischen TIN** kommen Tubulusatrophien und eine interstitielle Fibrose hinzu.

Klinik

Unspezifische Symptome zu Beginn der Erkrankung sind Müdigkeit, Anorexie, Bauchschmerzen, Erbrechen, Fieber, makulopapulöses Exanthem und Arthralgien. In einem Drittel der Fälle besteht gleichzeitig eine Uveitis. Leitsymptome der renalen Erkrankung sind **Polyurie und Polydipsie** als Zeichen der Konzentrationsschwäche der Niere.

Tab. 15.2 Ursachen der tubulointerstitiellen Nephritis.

Medikamente	Infektionen	Immunologisch	Hereditäre Erkrankungen	Andere Erkrankungen
• Analgetika • Antiphlogistika • Antibiotika • Virostatika • Antimykotika • Antikonvulsiva • Diuretika	• Streptokokken • Pneumokokken • CMV • EBV • Hepatitis B • HSV • HIV • Röteln • Mykoplasmen • Toxoplasmen • Askariden	• Glomerulonephritiden • Lupus erythematodes • Abstoßungsreaktion	• Alport-Syndrom • Zystennieren • M. Fabry • Hyperkalzämie • Hyperoxalurie • M. Lesch-Nyhan	• Harnwegsobstruktion • Lymphome • Sarkoidose • Strahlennephritis

Diagnostik

- Mikrohämaturie, sterile Leukozyturie und Zylindrurie
- Glukosurie, Proteinurie ($< 1\,g/d$)
- Hyperaminoazidurie (Tubulusschaden)
- Anämie, Leukozytose und häufig Eosinophilie
- Erhöhung der BKS
- Kreatinin im Serum in Abhängigkeit vom Ausmaß der Nierenfunktionsstörung erhöht
- **Nierensonographie:** Nachweis vergrößerter Nieren
- **Nierenbiopsie:** nur, wenn diagnostische Unklarheiten.

Therapie

Bei der **akuten TIN** sollten zunächst ätiologisch in Frage kommende Medikamente abgesetzt und Infektionen behandelt werden. Da häufig die Polyurie im Vordergrund steht, ist die Flüssigkeits- und Elektrolytbilanzierung besonders wichtig.

Eine Steroidbehandlung bei der **chronischen TIN** wird kontrovers diskutiert, kann aber zu einer Besserung der Nierenfunktion und Ausheilung führen.

Prognose

Bei einer Minderzahl der Patienten kann sich eine progrediente und terminale Niereninsuffizienz einstellen.

15.5 Arterielle Hypertonie

Definition

Erhöhung des systolischen und/oder diastolischen arteriellen Blutdrucks bei wiederholten Messungen auf Werte, die über der altersentsprechenden 95. Perzentile liegen.

Ätiologie

Mindestens in 85 % der Fälle handelt es sich im Kindesalter um eine sekundär renale Hypertonie, also um eine arterielle Hypertonie durch eine Erkrankung der Nierengefäße oder des Nierenparenchyms. Die wichtigsten Ursachen einer sekundären (nicht primären, essenziellen) chronischen arteriellen Hypertonie im Kindesalter sind in Tabelle 15.3 zusammengefasst.

> **Merke!**
> Die arterielle Hypertonie im Kindesalter ist in mindestens 85 % der Fälle sekundär renal bedingt!

Pathogenese

- **Renoparenchymatöse Hypertonie:** Hämodynamische Störung infolge gestörter Ausscheidung von Natrium
- **Renovaskuläre Hypertonie:** Minderdurchblutung der Niere durch Nierenarterienstenose, meist in Folge einer fibromuskulären Dysplasie. Die Minderperfusion führt zu einer Stimulation des Renin-Angiotensin-Aldosteron-Systems, wodurch es durch Erhöhung des peripheren Widerstands und des Intravasalvolumens zu einer Blutdrucksteigerung kommt.
- **Kardiovaskuläre Hypertonie:** strukturelle Flusshindernisse führen zur Blutdruckerhöhung
- **Endokrine Hypertonie:** Kortisolwirkung, Thyroxinwirkung, Katecholaminwirkung
- **Essenzielle Hypertonie:** multifaktorielle Genese, familiäres Vorkommen, Einteilung in Abhängigkeit von der Plasmareninkonzentration.

Klinik

Die arterielle Hypertonie ist meistens asymptomatisch. Erst bei gravierenden Blutdruckerhöhungen können Kopfschmerzen, Schwindel und Sehstörungen auftreten. Bei der klinischen Untersuchung wird ggf. eine Retinopathie festgestellt.

Diagnostik

- **Wiederholte Blutdruckmessungen** an allen Extremitäten sind die Basis der Diagnostik bei arterieller Hypertonie
- 24-Stunden-Blutdruckmessung zur Erfassung tageszeitlicher Schwankungen
- Urinuntersuchung
- Elektrolyte, Kreatinin, Harnstoff im Serum
- Bestimmung der Kreatininclearance
- Schilddrüsenhormone, Kortisol, Plasmareninaktivität, Aldosteron im Serum
- Nierensonographie und Dopplersonographie: Nierengröße, Parenchymstruktur, Flüsse in den Nierenarterien
- I.v. Urographie in Abhängigkeit von den erhobenen Befunden
- Digitale Subtraktionsangiographie bei V.a. Nierenarterienstenose
- Röntgen-Thorax, EKG, Echokardiographie.

> **Merke!**
> Bei Blutdruckmessungen im Kindesalter sollte auf die Auswahl einer altersentsprechenden Manschettengröße geachtet werden!

Tab. 15.3 Wichtige Ursachen der sekundären arteriellen Hypertonie im Kindesalter.

Renal	Vaskulär	Endokrin	Zentralnervös
• Pyelonephritis	• Nierenarterienstenose	• Phäochromozytom	• Hirntumor
• Glomerulonephritis	• Aortenisthmusstenose	• Hyperthyreose	• Hirnblutung
• Hydronephrose	• valvuläre Aortenstenose	• Hyperparathyreoidismus	• Trauma
• multizystische Nierendegeneration	• persistierender Ductus arteriosus	• Cushing-Syndrom	
• vesikoureteraler Reflux	• Nierenvenenthrombose	• Hyperaldosteronismus	
• Harnleiterobstruktion	• Vaskulitis	• adrenogenitales Syndrom	
• Nierentrauma			
• Wilms-Tumor			
• Lupus erythematodes			
• Abstoßungsreaktion			

Therapie

Supportive Maßnahmen sind Gewichtsnormalisierung, Natriumrestriktion und regelmäßige körperliche Betätigung.

Die kausale Behandlung richtet sich nach der vorliegenden Grunderkrankung. Bei einer Aortenisthmus- oder Nierenarterienstenose steht die Korrektur des Defekts (Angioplastie oder Stenteinlage) im Vordergrund. Bei Nachweis einer pyelonephritischen Schrumpfniere erfolgt die Nephrektomie, bei Phäochromozytom die operative Tumorentfernung.

Eine **medikamentöse Therapie** ist bei regelmäßiger Überschreitung der Grenzwerte indiziert (☞ Tab. 15.4). Zunächst kommen **Basistherapeutika** (β-Rezeptorenblocker, ACE-Hemmer, Kalziumantagonisten, Diure-

tika) zum Einsatz. Nach pathophysiologischen Gesichtspunkten sind β-Rezeptorenblocker oder ACE-Hemmer besonders günstig.

Bei ausbleibender Blutdrucknormalisierung wird eine **Kombinationstherapie** durchgeführt (β-Rezeptorenblocker + Kalziumantagonist oder β-Rezeptorenblocker + Diuretikum oder ACE-Hemmer + Diuretikum).

Sollte eine Zweierkombination nicht ausreichen, wird eine Dreierkombination ausgewählt (β-Rezeptorenblocker + Diuretikum + Vasodilatator oder Kalziumantagonist + ACE-Hemmer + Vasodilatator oder Vasodilatator + Diuretikum + zentralwirksames Antihypertensivum, z.B. Clonidin).

Tab. 15.4 Übersicht der im Kindesalter am häufigsten angewendeten Antihypertensiva.

Medikament	Wirkungsweise	Wichtigste Nebenwirkung
Diuretika		
Hydrochlorothiazid	Diurese	Hypokaliämie
Furosemid	Diurese	Hypokaliämie
Spironolacton	Diurese	Hyperkaliämie, Gynäkomastie
Antiadrenergika		
Propranolol	Beta-Blockade	• Bradykardie • Bronchusobstruktion • Hypoglykämie
Phentolamin	Alpha-Blockade	Reflextachykardie
Prazosin	Alpha-Blockade	orthostatische Hypotonie
Kalziumantagonisten		
Nifedipin	Kalziumantagonist	• Flush • Tachykardie • Ödem
Sympathikolytika		
Alpha-Methyldopa	Sympathikolyse	• Sedierung • Leberfunktionsstörung
Clonidin	Alpha-Agonist im ZNS	• Sedierung • Obstipation
ACE-Hemmer		
Captopril	Converting-Enzyme-Inhibition	• Proteinurie • Neutropenie • Exanthem • Hyperkaliämie
Enalapril	Converting-Enzyme-Inhibition	transitorische Hypotonie
Vasodilatatoren		
Dihydralazin	Relaxation der Arteriolenmuskulatur	• Tachykardie • Übelkeit
Diazoxid	Relaxation der glatten Muskulatur	• Tachykardie • Hypotonie • Hyperglykämie • Hirsutismus
Natriumnitroprussid	Arteriolen- und Venolendilatation	Thiozyanatproduktion
Minoxidil	Arteriolendilatation	• Ödem • Hypertrichose

Merke!
Folgende Kombinationstherapien sind für die Behandlung der arteriellen Hypertonie im Kindesalter geeignet:
- β-Rezeptorenblocker + Kalziumantagonist
- β-Rezeptorenblocker + Diuretikum
- ACE-Hemmer + Diuretikum
- β-Rezeptorenblocker + Diuretikum + Vasodilatator
- Kalziumantagonist + ACE-Hemmer + Vasodilatator
- Vasodilatator + Diuretikum + zentralwirksames Antihypertensivum, z. B. Clonidin.

Prognose

Die erfolgreiche Blutdruckeinstellung ist für alle akuten und chronischen Nierenerkrankungen, insbesondere auch bei Patienten nach Nierentransplantation, essenziell. Eine regelmäßige Überwachung ist erforderlich. Wenn eine Blutdrucknormalisierung gelingt, ist die Langzeitprognose gut.

15.6 Niereninsuffizienz

15.6.1 Akute Niereninsuffizienz (ANI)

Definitionen

Plötzlicher Ausfall der Nierenfunktion unterschiedlicher Ursache, der zu einer Erhöhung der Retentionsparameter (Kreatinin, Harnstoff) führt, die in der Regel mit einer Reduktion der Urinproduktion einhergeht.
Oligurie: Urinproduktion < 300 ml/m^2/d, bei Neugeborenen < 1 ml/kg KG/d
Anurie: Urinproduktion < 100 ml/m^2/d
Polyurie: Urinproduktion > 1200 ml/m^2/d.

Epidemiologie

Die akute Niereninsuffizienz tritt im Kindesalter mit einer geschätzten Inzidenz von $2:100\,000$ auf.

Ätiologie

Prärenale, renale und postrenale Ursachen können zu einer akuten Niereninsuffizienz führen. Wichtige Ursachen sind in der folgenden Checkliste zusammengefasst.

Merke!
Die **prärenale ANI** ist definiert als eine vorübergehende Störung der Nierenfunktion als Folge einer renalen Minderdurchblutung ohne primäre Nierenerkrankung. Die **renale ANI** ist durch eine Nierenparenchymschädigung mit vorwiegend vaskulärer, glomerulärer oder tubulärer Komponente gekennzeichnet. Der **postrenalen ANI** liegt eine akute Harnabflussstörung zugrunde.

Klinik

Das klinische Leitsymptom des akuten Nierenversagens ist die Verminderung der Diurese mit **Oligurie oder Anurie.** Begleitend kommt es zu einem **Anstieg harnpflichtiger Substanzen** im Serum und zu einer metabolischen **Azidose.** Häufig bestehen Ödeme und ein Aszites. Arterielle Hypertonie, Herzinsuffizienz, Lungenödem, Hirnödem und zerebrale Krampfanfälle sind weitere klinische Symptome. Hierdurch kommt es zu Übelkeit, Erbrechen und Kopfschmerzen. Im Finalstadium kann ein **urämisches Koma** auftreten. Die Störung des Elektrolythaushalts birgt die Gefahr der Hyperkaliämie.

Komplikationen

- Herzversagen durch Volumenüberladung
- Lungenödem
- Arrhythmie
- Gastrointestinale Blutung durch Stressulkus
- Krampfanfälle
- Urämisches Koma.

Diagnostik

- Kreatinin, Harnstoff und Harnsäure im Serum erhöht
- Glomeruläre Filtrationsrate vermindert
- Metabolische Azidose
- Hyperkaliämie, Hyperphosphatämie, Hyponatriämie (Überwässerung)
- Anämie
- Blutausstrich: Fragmentozyten (HUS)?
- C_3, Antistreptokokkenantikörper (Poststreptokokken-GN)
- Anti-GBM-Antikörper (Goodpasture-Erkrankung)
- Hämaturie, Proteinurie, Osmolarität?
- **Röntgen-Thorax:** Herzvergrößerung und Lungenödem durch Überwässerung

Checkliste:	Differentialdiagnose der akuten Niereninsuffizienz im Kindesalter.	
Prärenal (70 %)	**Renal (25 %)**	**Postrenal (5 %)**
Hypovolämie	akute Glomerulonephritis	obstruktive Uropathie
akute Blutung	Nierenvenenthrombose	vesikoureteraler Reflux
gastrointestinale Verluste	akute interstitielle Nephritis	Steine
Hypoproteinämie	hämolytisch-urämisches Syndrom	Thrombose
Verbrennungen	Pyelonephritis	Tumoren
renaler Salz- und Wasserverlust	Tumoren	Trauma
arterielle Hypotonie		
Sepsis		
Verbrauchskoagulopathie		
Herzinsuffizienz		
Hypoxie		
Pneumonie		
Schocklunge		

- **Sonographie der Nieren:** Morphologie, Hydronephrose?
- **Nierenbiopsie.**

Therapie

Die Indikation zur **Dialyse** ist bei einer Überwässerung mit Lungenödem und/oder einer Hyperkaliämie (> 7 mmol/l) gegeben. Bei einer postrenalen Ursache ist die Beseitigung der Obstruktion erforderlich. Bei prärenalen Ursachen muss die Grunderkrankung effektiv behandelt werden. Bei allen Formen ist die **Flüssigkeits- und Elektrolytbilanzierung** von essenzieller Bedeutung, um weitere Komplikationen zu vermeiden. Die Gabe eines Diuretikums (Furosemid) ist nur dann sinnvoll, wenn eine glomeruläre Restfunktion vorhanden ist. Die Hyperkaliämie kann bis zum Beginn der Dialyse mit Ionenaustauscherharzen (Resonium) sowie durch intravenöse Glukoseinfusion mit Altinsulin (0,1 IE/kg KG/h) behandelt werden.

Merke!
Wegen der Gefahr eines Herzstillstands ist die Behandlung der Hyperkaliämie eine Notfalltherapie!

Prognose

Die Dauer des akuten Nierenversagens bestimmt die Prognose. Bei einer akuten Niereninsuffizienz im Rahmen einer akuten Sepsis beträgt die Letalität immer noch 40 %. Eher günstig ist die Prognose bei prärenaler Niereninsuffizienz, hämolytisch-urämischem Syndrom, akuter interstitieller Nephritis und Harnsäurenephropathie. Bei rapid progressiver Glomerulonephritis und bilateraler Nierenvenenthrombose ist sie sehr ungünstig.

15.6.2 Chronische Niereninsuffizienz (CNI)

Definitionen

Von einer chronischen Niereninsuffizienz spricht man, wenn die glomeruläre Filtrationsrate (GFR) auf unter 80 % der Altersnorm absinkt.
Präterminale Niereninsuffizienz:
GFR 10–60 ml/min × 1,73 m².
Terminale Niereninsuffizienz:
GFR 3–10 ml/min × 1,73 m².

Epidemiologie

In Deutschland erreichen jährlich 5 : 1 000 000 Kinder unter 15 Jahren das Stadium der CNI.

Ätiologie

Je nach Alter können unterschiedliche Erkrankungen zu einer CNI führen. Tabelle 15.5 fasst einige wichtige Ursachen zusammen.

Pathogenese

Im Rahmen des auslösenden Prozesses kommt es zu einer glomerulären Schädigung. Zunächst nicht betroffene Glomeruli werden durch die Übernahme der Filtrationsleistung untergegangener Glomeruli sekundär geschädigt. Der erhöhte hydrostatische Druck führt zu einer zunehmenden Sklerose und Vernarbung der Glomeruli.

Tab. 15.5 Ätiologie der chronischen Niereninsuffizienz.

Kinder < 5 Jahre	Kinder > 5 Jahre
• anatomische Anomalien • Nierenhypoplasie • Nierendysplasie • obstruktive Uropathie • Fehlbildungen	• erworbene Glomerulopathien • Glomerulonephritis • hämolytisch-urämisches Syndrom • hereditäre Störungen • Alport-Syndrom • zystische Nierenerkrankungen

Die Urämie manifestiert sich spätestens ab einer GFR unter 20 % mit einem Anstieg harnpflichtiger Substanzen im Serum. Die Folgen sind:
- **Azidose** durch Bikarbonatverlust und gestörte Säureausscheidung
- **Störung der Urinkonzentrierungsfähigkeit** durch Verlust funktionsfähiger Nephrone
- **Hyperkaliämie** durch abnehmende GFR, dadurch Aldosteronanstieg
- **renale Osteodystrophie** durch verminderte intestinale Kalziumresorption, verminderte Bildung von 1,25-Dihydroxy-Vitamin-D_3, Hyperphosphatämie und sekundären Hyperparathyreoidismus
- **Wachstumsretardierung** durch Azidose, Anämie, renale Osteodystrophie
- **Anämie** durch Verminderung der Erythropoetinsynthese, Hämolyse, Blutung und verkürzte Erythrozytenlebenszeit
- **Blutungsneigung** durch Thrombozytopenie und gestörte Thrombozytenfunktion
- **Infektionsneigung** durch Granulozytenfunktionsstörung und Störungen der zellulären Immunität
- **neurologische Symptome** durch Toxizität urämischer Substanzen
- **gastrointestinale Ulzerationen** durch Salzsäureüberproduktion
- **arterielle Hypertonie** durch Wasser- und Natriumüberladung und exzessive Reninproduktion
- **Hypertriglyzeridämie** durch Verminderung der Lipoproteinlipaseaktivität
- **gestörte Glukosetoleranz** durch Insulinresistenz der Gewebe.

Merke!
Wenn die GFR auf etwa die Hälfte des Normwerts abgesunken ist, bedeutet das, dass nur noch ein Viertel aller Nephrone ausreichend funktioniert. Die weitere Progression der CNI ist zu diesem Zeitpunkt irreversibel, doch die Geschwindigkeit der Progression ist variabel.

Klinik

Die klinische Symptomatik ist sehr variabel und vom Ausmaß der GFR-Einschränkung, vom Alter des Kindes und von der bestehenden Grunderkrankung abhängig. Unspezifische Symptome sind schlechtes Gedeihen, Erbrechen, Anorexie, Müdigkeit und häufige Infektionen. Klinische Symptome der fortgeschrittenen Urämie sind Fötor, Juckreiz, hämorrhagische Diathese, zerebrale Krampfanfälle und Koma. Polyurie, Anämie, Osteopathie und Kleinwuchs sprechen für das Vorliegen einer CNI.

Diagnostik

Die diagnostischen Maßnahmen entsprechen denen bei ANI.

Therapie

Ziele der Therapie sind, die Nierenfunktion so lange wie möglich zu erhalten und die Komplikationen der Niereninsuffizienz zu vermeiden oder zu minimieren. Ein umfassendes Betreuungskonzept ist erforderlich. Ein wichtiger Bestandteil der Behandlung ist die Vorbereitung auf eine Nierenersatztherapie.

Diät: Die Ernährung sollte möglichst iso- bis hochkalorisch sein und eine altersentsprechende Eiweißzufuhr beinhalten, da eine Proteinreduktion im Säuglings- und Kindesalter mehr Nachteile als Vorteile mit sich bringt. Eine diätetische Phosphatreduktion ist oft erforderlich, hierzu stehen insbesondere für das Säuglingsalter Spezialnahrungen zur Verfügung. Eine Substitution von essenziellen Aminosäuren, wasserlöslichen Vitaminen, Zink und Eisen ist häufig hilfreich. Gelegentlich erlaubt nur eine Ernährung über eine Sonde (Gastrostomie) eine optimale Nährstoffzufuhr.

Wasser- und Elektrolytbilanzierung: Zunächst ist meist keine Wasserrestriktion notwendig. Bei arterieller Hypertonie, Ödemen und Herzinsuffizienz kommen Diuretika zum Einsatz. Die Hyperkaliämie wird mittels Kaliumrestriktion und u.U. durch die orale oder rektale Verabreichung von Ionenaustauschern (Resonium A) behandelt.

Azidosebehandlung: Natrium- oder Kaliumbikarbonat oder -zitrat werden bei konstanter Erniedrigung des Serumbikarbonats auf unter 20 mmol/l gegeben.

Renale Osteodystrophie: Die Hyperphosphatämie wird durch die Gabe von Kalziumkarbonat behandelt. 1,25-Dihydroxy-Vitamin-D_3 wird verabreicht, bis die Serumkalziumkonzentration, die Aktivität der alkalischen Phosphatase im Serum und die röntgenologischen Knochenveränderungen sich normalisiert haben.

Anämie: Bluttransfusionen sind möglichst zu vermeiden, da dadurch eine weitere Suppression der Erythropoetinsynthese erfolgt. Die bessere Alternative besteht in der Verabreichung von Erythropoetin.

Terminale Niereninsuffizienz: In diesem Stadium muss eine Nierenersatztherapie (Hämodialyse oder Nierentransplantation) durchgeführt werden.

> **Merke!**
> Das Ziel einer erfolgreichen Nierenersatztherapie ist eine schnellstmögliche Nierentransplantation. Die Vorbereitungen sollten bereits vor Eintritt der Terminalphase eingeleitet werden!

15.7 Kongenitale Nierenfehlbildungen

Definition

Relativ häufige angeborene Organfehlbildungen in Form von Hypoplasie, Dysplasie oder Zystenbildung der Niere, die oft asymptomatisch sind, jedoch auch mit einer erhöhten Neigung zu Pyurien und sekundärer Schrumpfnierenbildung einhergehen können.

15.7.1 Nierenagenesie

Definition

Fehlen der Nieren- und Ureteranlage.

Epidemiologie

Die bilaterale Nierenagenesie tritt mit einer Häufigkeit von 1:4000 auf und ist nicht mit dem extrauterinen Leben vereinbar. Die unilaterale Nierenagenesie kommt bei einem von 1000 Lebendgeborenen vor.

Ätiologie

Es handelt sich um eine Fehlentwicklung des primitiven Harnleiters und des metanephrogenen Blastems.

Klinik

Bilaterale Nierenagenesie: Intrauterin bestehen eine Oligo- oder Anhydramnie. Die Folge ist eine komplette Missbildung, die durch weiten Augenabstand, Epikanthus, tief sitzende Ohren, breite Nase, Hypognathie, schmale Hände und hypoplastische Lungen **(Potter-Sequenz)** gekennzeichnet ist. Die Kinder sterben meistens unmittelbar postnatal an einer unbehandelbaren Lungenentfaltungsstörung und einer Ateminsuffizienz. Die Potter-Sequenz kann auch bei anderen schweren bilateralen Nierenfehlbildungen auftreten, die mit einer verminderten Urinproduktion einhergehen. Die Diagnose kann pränatal gestellt werden und stellt eine Indikation zum Schwangerschaftsabbruch dar.

Unilaterale Nierenagenesie: Jungen sind häufiger betroffen als Mädchen. Meistens fehlt die linke Niere. Oft handelt es sich um eine Zufallsdiagnose. Die kontralaterale Niere ist kompensatorisch hypertrophiert. Assoziierte Fehlbildungen betreffen den Urogenitaltrakt (40%), das Skelett (30%), das Herz (15%), den Gastrointestinaltrakt (15%), das ZNS (10%) und die Lunge (10%). Es bestehen in der Regel keine klinischen Symptome. Die Diagnose kann pränatal gestellt werden.

Diagnostik

- **Bilaterale Nierenagenesie:** Pränataler Ultraschall: Oligohydramnion, fehlende Blase, fehlende Nieren.
- **Unilaterale Nierenagenesie:** Sonographie der Nieren, i.v. Urographie, Miktionszystourethrogramm (Ausschluss begleitender Ureterfehlbildungen).

> **Merke!**
> Eine bilaterale Nierenagenesie ist nicht mit dem extrauterinen Leben vereinbar.

15.7.2 Nierenhypoplasie

Definition

Verminderung der Nierenmasse einer Niere unter 50% der Norm oder der Gesamtmasse beider Nieren um 30% der Norm.

Pathologie

Einfache Form: Es handelt sich um eine ein- oder doppelseitige Verminderung der Anzahl normal angelegter Nephrone, die häufig in Kombination mit anderen Missbildungen auftritt. Klinisch verläuft sie meist asymptomatisch. Die Häufigkeit beträgt 1:1000 bis 1:6000.

Oligomeganephronie: zahlenmäßige Verminderung der Nephrone, die jedoch durch Hyperplasie bzw. Hypertrophie vergrößert sind. Die Nieren sind klein und zeigen eine unregelmäßige Oberfläche. Klinisch führt die Oligomeganephronie in der Regel zu einer zunehmenden Niereninsuffizienz.

Segmentäre Hypoplasie: Beschränkung der Hypoplasie auf einzelne Nierensegmente. Eine arterielle Hypertonie ist ein typisches Symptom bei dieser Form der Nierenhypoplasie.

15.7.3 Lage- und Fusionsanomalien der Niere

Definition

Störung der physiologischen Rotation und Migration der Nierenanlage in der Fetalzeit.

Doppelniere

Pathologie

Hier liegt eine vollständige Duplikatur des Nieren- und Uretersystems vor. Der am oberen Hohlsystem entspringende Ureter mündet unterhalb des am unteren Hohlsystem entspringenden Ureters. Das Hohlsystem ist mit partieller Ureterdoppelbildung (Ureter fissus) doppelt angelegt.

Klinik

Meist verursacht eine Doppelniere keine klinischen Symptome. In seltenen Fällen kann es zu rezidivierenden Harnwegsinfektionen oder Inkontinenz kommen.

Diagnostik

- Urinuntersuchung
- Sonographie der Nieren und der ableitenden Harnwege
- i.v. Pyelogramm
- Miktionszystourethrogramm
- Präoperativ Nierenszintigraphie.

Therapie

Bei asymptomatischem Verlauf ist keine Behandlung erforderlich. Bei rezidivierenden Harnwegsinfektionen sind eine antibiotische Therapie und Prophylaxe erforderlich. Bei vesikoureteralem Reflux und distaler Ureterstenose erfolgt eine Resektion oder „En-bloc"-Neueinpflanzung.

Hufeisenniere

Pathologie

Verschmelzung der beiden unteren Nierenpole vor der Aorta abdominalis.

Klinik

Eine Hufeisenniere führt in der Regel nicht zu klinischen Symptomen. In seltenen Fällen können rezidivierende Harnwegsinfektionen, ein vesikoureteraler Reflux, eine Nierenbeckenabgangsstenose, Steinbildung oder unklare Mittel- und Unterbauchbeschwerden durch Gefäßkompression auftreten.

Diagnostik

- Urinuntersuchung
- Sonographie der Nieren und der ableitenden Harnwege
- i.v. Pyelogramm
- Miktionszystourethrogramm
- Präoperativ Nierenszintigraphie.

Therapie

Bei asymptomatischem Verlauf ist keine Behandlung erforderlich. Bei rezidivierenden Harnwegsinfektionen sollte eine antibiotische Therapie und Prophylaxe durchgeführt werden. Bei Hydronephrose durch Reflux, bei Nierenbeckenabgangsstenose oder bei Gefäßkompression ist eine operative Therapie erforderlich.

Beckenniere

Epidemiologie

Die Beckenniere tritt mit einer Häufigkeit von 1:600 auf.

Pathogenese

Es handelt sich um ein Ausbleiben der Nierenwanderung aus der Becken- in die Lumbalregion.

Pathologie

Lage der Niere im kleinen Becken, meist neben der A. iliaca communis.

Klinik

Eine Beckenniere führt in der Regel nicht zu klinischen Symptomen. Gelegentlich kann es zu rezidivierenden Harnwegsinfektionen oder einem vesikoureteralen Reflux kommen. Bei Frauen im gebärfähigen Alter kann eine Beckenniere ein Geburtshindernis darstellen!

Diagnostik

- Urinuntersuchung
- Sonographie der Nieren und der ableitenden Harnwege
- i.v. Pyelogramm
- Miktionszystourethrogramm
- Präoperativ Nierenszintigraphie.

Therapie

Meist ist keine Behandlung erforderlich. Bei rezidivierenden Harnwegsinfektionen sollte eine antibiotische Therapie und Prophylaxe durchgeführt werden. Funktionslose Nieren werden operativ entfernt.

15.7.4 Zystische Nierenerkrankungen

Zystennieren

Ätiologie

Man unterscheidet unter Berücksichtigung genetischer Gesichtspunkte zwei Formen von Zystennieren, die autosomal-rezessiv vererbte polyzystische Nierenerkrankung (ARPKD, früher Potter I) und die autosomal-dominant vererbte polyzystische Nierenerkrankung (ADPKD, früher Potter III).

Epidemiologie

Die Häufigkeit der ARPKD beträgt etwa 1:20 000. Die ADPKD ist mit einer Häufigkeit von 1:1000 die häufigste hereditäre monogene Nephropathie.

Pathologie

Beide Formen der Zystennieren treten bevorzugt bilateral auf und die Nieren sind stark vergrößert.
Bei der **ARPKD** sind praktisch nur die **Sammelrohre** erweitert. Bei der perinatalen Manifestation der ARPKD sind etwa 60 %, bei der juvenilen Manifestationsform 10 % der Sammelrohre dilatiert. Darüber hinaus besteht bei der ARPKD eine Proliferation und Dilatation der intrahepatischen und später auch der extrahepatischen Gallengänge.
Bei der **ADPKD** sind **alle Nephronabschnitte** von Zysten durchsetzt. In zwei Drittel der Fälle bestehen begleitend Leberzysten.

Klinik

In schweren Fällen einer **ARPKD** kommt es intrauterin zu einem Oligohydramnion mit Lungenhypoplasie und einer Potter-Sequenz (siehe Nierenagenesie). Die Diagnose wird in den meisten Fällen bereits bei Geburt ($> 80 \%$) oder im ersten Lebensjahr gestellt. Bei 50 % der Fälle findet sich ein palpabler, schmerzhafter **Bauchtumor.** Häufig besteht ein arterieller **Hypertonus**, rezidivierende Harnwegsinfektionen kommen ebenfalls vor. Frühzeitig beobachtet man Polyurie und Polydipsie, Azidose oder renalen Salzverlust. Die Hypertonie ist meistens das klinische Hauptproblem. Im Spätstadium kommt es zur **Niereninsuffizienz** mit Anämie und Kleinwuchs. Bei 50 % der Fälle kommt es bereits im ersten Lebensjahr zu den klinischen Zeichen einer **Leberfibrose** (Hepatomegalie, Ösophagusvarizen, Splenomegalie).
Nur 2 % der Patienten mit **ADPKD** werden bereits im Kindesalter klinisch manifest (früher „adulter" Typ polyzystischer Nieren). Es zeigen sich die Symptome der ARPKD in abgeschwächter Form.

Diagnostik

- **Sonographie der Nieren: ARPKD:** diffus verstärkte Echogenität der Nieren mit verwaschener Markrindengrenze, maximaler Zystendurchmesser 2 mm, Abnahme der Nierengröße mit zunehmendem Alter. **ADPKD:** Zysten größer und im Kindesalter weitere Zunahme der Nierengröße.
- **Urographie: ARPKD:** verzögerte Kontrastmittelausscheidung der vergrößerten Niere mit einer streifigen radiären Struktur in Nierenrinde und -mark, die den erweiterten Sammelrohren entspricht. **ADPKD:** Nachweis erweiterter „hirschgeweihartiger" Nierenbecken.

Therapie

Eine kausale Therapie ist nicht verfügbar. Die Behandlung ist **symptomatisch** und konzentriert sich neben der Therapie des arteriellen Hypertonus auf die extrarenalen Komplikationen, z.B. auf die respiratorische Insuffizienz beim Neugeborenen und auf die Leberfibrose beim älteren Kind.

Prognose

Durch frühzeitige Diagnosestellung und Therapie wird die Progression der Niereninsuffizienz gemildert. Die Überlebensrate von Kindern mit ARPKD beträgt nach drei Jahren 94 % bei Jungen und 82 % bei Mädchen. 10 % der Patienten haben bis zum Alter von 19 Jahren das Stadium der terminalen Niereninsuffizienz erreicht.

> **Merke!**
> Die häufigste Form der Zystennieren ist die autosomal-dominant vererbte polyzystische Nierenerkrankung (ADPKD).

Multizystische Nierendysplasie

Definition

Frühembryonale, meist nicht hereditäre Entwicklungsstörung, die gewöhnlich bereits pränatal von polyzystischen Formen zu unterscheiden ist. Im Gegensatz zu den Zystennieren ist in der Regel nur eine Niere betroffen.

Epidemiologie

Die unilaterale multizystische Nierendysplasie gehört mit einer Häufigkeit von 1:4500 zu den häufigsten angeborenen Nierenfehlbildungen. Jungen sind etwas häufiger betroffen als Mädchen. Häufig besteht eine Assoziation zu Fehlbildungen anderer Organe (z.B. kongenitale Herzvitien).

Pathologie

Im Bereich der betroffenen Niere ist die normale Nierenstruktur weitgehend durch undifferenziertes, zystisch verändertes Gewebe ersetzt. Durch Involution entsteht in den ersten Lebensjahren aus der unilateralen multizystischen Nierendysplasie die „angeborene" Solitärniere des Erwachsenen.

Klinik

In 70 % der Fälle wird die multizystische Nierendysplasie pränatal sonographisch erkannt. Es kommt zu einer kompensatorischen Hypertrophie der kontralateralen Niere. Postnatal können ein Bauchtumor, Flankenschmerzen, Erbrechen, eine Hämaturie oder bereits ein arterieller Hypertonus bestehen. Rezidivierende Harnwegsinfektionen können auftreten.

Therapie

Eine arterielle Hypertonie wird medikamentös behandelt. Eine Obstruktion, die zu rezidivierenden Harnwegsinfektionen führt, wird operativ beseitigt. Eine Nephrektomie der funktionslosen dysplastischen Niere ist heute nicht mehr zu vertreten, da eine maligne Entartung äußerst selten ist (1:24 Mio.). Sie wird nur im Rahmen operativer Eingriffe an der zweiten Niere, bei Schmerzen oder bei fehlender Involution durchgeführt.

Prognose

Durch die kompensatorische Hypertrophie der kontralateralen Niere bleibt die globale Nierenfunktion in den meisten Fällen erhalten. Regelmäßige sonographische

Kontrolluntersuchungen sind erforderlich, um die Involution der dysplastischen Niere zu verfolgen und evtl. auftretende Komplikationen an der kontralateralen Niere rechtzeitig erkennen und behandeln zu können.

15.8 Harnwegsinfektionen (HWI)

Definitionen

Besiedelung des Harntrakts mit Mikroorganismen mit den Leitsymptomen Bakteriurie und Leukozyturie, die aufgrund der hohen Rezidivhäufigkeit zu narbigen Veränderungen mit renalen Funktionsstörungen führen können. Bei einer **Zystitis** sind Infektion und Entzündungsreaktion auf die Blase begrenzt, bei einer **Pyelonephritis** ist das Nierenparenchym betroffen. Außerdem unterscheidet man eine **asymptomatische** Bakteriurie und eine **symptomatische** Harnwegsinfektion sowie **unkomplizierte** und **komplizierte** Harnwegsinfektionen.

Epidemiologie

Bei etwa 3 % aller Mädchen und 1 % aller Jungen kommt es in der Kindheit zu mindestens einer Harnwegsinfektion. Die erste symptomatische Harnwegsinfektion tritt bei mehr als der Hälfte der Kinder bereits in den ersten drei Lebensjahren auf. Im ersten Lebenshalbjahr sind mehr Jungen als Mädchen betroffen, später erkranken Mädchen zehn- bis zwanzigfach häufiger als Jungen.

Ätiologie

Gramnegative Erreger aus dem Darmtrakt sind die häufigsten Erreger von Harnwegsinfektionen. In mehr als 80 % der Fälle wird die erste symptomatische Harnwegsinfektion durch *Escherichia coli,* seltener durch Klebsiellen, Proteus, Enterokokken oder Staphylokokken verursacht. Bei anatomischen oder funktionellen Harntransportstörungen werden E.-coli-Infektionen seltener gefunden. In diesen Fällen ist *Pseudomonas aeruginosa* häufig der auslösende Erreger.
Prädisponierende Faktoren für eine Harnwegsinfektion sind Restharn, eine infravesikale Obstruktion, hohe intravesikale Druckanstiege, Phimosen, eine Störung der vaginalen Flora (antibiotische Therapie) und ein Mangel an sekretorischem IgA im Urin.

Pathogenese

In den meisten Fällen handelt es sich um eine **aszendierende Infektion,** der eine erhöhte periurethrale Besiedelung mit dem uropathogenen Keim vorangeht. Hämatogene Pyelonephritiden oder hämatogen verursachte Nierenabszesse werden in erster Linie von *Staphylococcus aureus* verursacht, z.B. ausgehend von einer lokalen Infektion der Haut. Eine **Pyelonephritis** entsteht dann, wenn uropathogene Keime das Nierenparenchym erreichen und eine Entzündungsreaktion auslösen.

Klinik

Je jünger der Patient, desto unspezifischer sind die Symptome!
Beim Neugeborenen können Trinkschwäche, grau-blasses Hautkolorit und Berührungsempfindlichkeit Symptome einer beginnenden Urosepsis sein. Fieberschübe sind ungewöhnlich.

Säuglinge mit Harnwegsinfekt fallen oft lediglich durch hohes Fieber auf. Bei Säuglingen mit „unklarem Fieber" werden in 4–7 % der Fälle Harnwegsinfektionen als Ursache gefunden. Durchfälle, Erbrechen oder meningitische Zeichen sind nicht selten. Bei Säuglingen verläuft eine Harnwegsinfektion wesentlich häufiger als Urosepsis, in etwa 20 % der Fälle sind die Blutkulturen positiv. Es kann zu Elektrolytentgleisungen und Schock kommen.
Bei **Kleinkindern** mit Zystitis treten zunehmend Lokalsymptome in den Vordergrund. Sie klagen über Schmerzen beim Wasserlassen (Dysurie). Fieber und Bauchschmerzen sind häufig. Nach bereits erreichter Harnkontinenz kann wieder ein Einnässen tagsüber einsetzen (sekundäre Enuresis).
Ältere Kinder mit Zystitis leiden insbesondere unter Pollakisurie und imperativem Harndrang. Bei einer Pyelonephritis bestehen Fieber und ein- oder beidseitige Flankenschmerzen.

Merke!
Je jünger der Patient, desto unspezifischer sind die Symptome der Harnwegsinfektion! Bei jedem Säugling mit Fieber muss eine Urinuntersuchung zum Ausschluss einer Harnwegsinfektion erfolgen!

Diagnostik

- **Urinsediment:** Leukozyturie, eventuell Hämaturie
- Nitritnachweis im Urin, geringgradige Proteinurie
- **Urinkultur:** signifikante Bakteriurie (> 100 000/ml)
- Leukozytose, CrP-Erhöhung im Serum
- **Sonographie** der Nieren und ableitenden Harnwege: Verdickung der Blasenwand, Ausschluss struktureller Fehlbildungen (Hydronephrose)
- **Sonographische Refluxprüfung:** vesikoureteraler Reflux?
- **Röntgen-Miktionszystourethrogramm:** vesikoureteraler Reflux?
- **Ausscheidungsurographie:** morphologische Beurteilung des oberen Harntrakts und Erfassung pyelonephritischer Kelch- und Parenchymveränderungen
- ^{99m}**Technetium-DMSA-Scan:** hohe Spezifität und Sensitivität für Parenchymdefekte.

Merke!
Bei etwa 30 % der Kinder mit Harnwegsinfektionen findet sich ein vesikoureteraler Reflux, bei 2 % der Mädchen und bei 5–10 % der Jungen eine Harnwegsobstruktion.

Therapie

Eine symptomatische Harnwegsinfektion erfordert eine **antibiotische Therapie.** Für die Behandlung des unkomplizierten Harnwegsinfekts jenseits des frühen Säuglingsalters gelten Cotrimoxazol oder Cephalosporine (z.B. Cephalexin) als Mittel der ersten Wahl. Die Medikamente können oral verabreicht werden. Nach Erhalt der Bakterienkultur kann die antibiotische Therapie u.U. nach Antibiogramm umgestellt werden. Säuglinge mit fieberhaften Harnwegsinfektionen, die jünger als sechs Monate alt sind, bedürfen einer sofortigen parenteralen antibiotischen Therapie, z.B. mit einem Cephalosporin (Cefotaxim), Ampicillin und einem Aminoglykosid (Tobramycin).

Prophylaxe

Bei rezidivierenden Harnwegsinfektionen und/oder Reflux sollte eine **antibiotische Dauerprophylaxe** erfolgen, um weitere Harnwegsinfektionen und das damit verbundene Risiko von pyelonephritischen Schäden zu verhindern. Nitrofurantoin und Trimethoprim (jeweils 1 mg/kg KG als Einmaldosis abends) gelten als Mittel der ersten Wahl. Alternativ kann auch ein Oralcephalosporin (z.B. Cephalexin 10 mg/kg KG als Einmaldosis abends) verwendet werden. Die Dauerprophylaxe wird über einen Zeitraum von mindestens sechs Monaten oder bis zum Nachweis, dass kein vesikoureteraler Reflux mehr besteht, durchgeführt.

Regelmäßige Urinuntersuchungen, v.a. bei Fieber, sind besonders wichtig, um erneute Harnwegsinfektionen frühzeitig zu erkennen und zu behandeln.

Merke!

Die empfohlenen prophylaktischen Maßnahmen sind unbedingt erforderlich, da rezidivierende Harnwegsinfektionen zu pyelonephritischer Schrumpfniere führen können!

15.9 Hydronephrose

Definition

Dilatation des Nierenbeckenkelchsystems mit Verschmälerung und Zerstörung des Nierenparenchyms.

Ätiologie

- Ureterabgangsstenose
- Uretermündungsstenose
- Vesikoureteraler Reflux
- „Hoher" Ureterabgang am Pyelon
- Aberrantes Gefäß
- Stein.

Klinik

Rezidivierende Harnwegsinfektionen mit Fieber, Bauchschmerzen, Hämaturie und Pyurie sind die häufigste Folge einer Hydronephrose. In einigen Fällen kann ein Bauchtumor tastbar sein. Polydypsie, Hypertonie, Infektsteine des harnableitenden Systems und eine Niereninsuffizienz sind weitere mögliche Komplikationen.

Diagnostik

- **Sonographie** der Nieren und ableitenden Harnwege: Erweiterung des Nierenbeckenkelchsystems, schmaler Parenchymsaum
- **Ausscheidungsurographie:** Erweiterung des Nierenbeckenkelchsystems, schmaler Parenchymsaum
- **Funktionsszintigraphie:** Aussagemöglichkeit über die Funktionsleistung einer Niere im Verhältnis zur anderen.

Therapie

Bei Vorliegen einer Hydronephrose muss die zugrunde liegende anatomische Ursache behoben werden. Eine antibiotische Dauerprophylaxe ist bei Auftreten rezidivierender Harnwegsinfektionen unbedingt erforderlich.

Prognose

Sie ist von Ursache, Dauer und Ausmaß der Hydronephrose abhängig.

Ureterabgangsstenose

Definition

Enge der Harnabflussbahn am pyelourateralen Übergang.

Ätiologie

- **Trophische Störung:** Fibrosierung im Bereich des pyelourateralen Übergangs durch lokale Ernährungsstörung der Ureterwand
- **Atypisch verlaufendes Blutgefäß:** Ureterkompression
- **Ureterkinking:** gewundener Verlauf des Ureters mit Behinderung des Harnabflusses
- **Hoher Abgang** des Ureters aus dem Pyelon
- **Gestörte Ureterperistaltik**
- **Tumor**
- **Harnstein.**

Klinik

Es bestehen die klinischen Zeichen der Hydronephrose. Das Risiko für rezidivierende Harnwegsinfektionen ist erhöht.

Diagnostik

- **Sonographie:** Dilatation des Nierenbeckenkelchsystems, Verschmälerung des Parenchymsaums, die Niere stellt sich meistens plump und vergrößert dar.
- **Ausscheidungsurogramm:** Dilatation des Nierenbeckenkelchsystems, Verschmälerung des Parenchymsaums. Durch Röntgenaufnahmen im zeitlichen Verlauf sind Aussagen über die Nierenfunktion bzw. die Konzentrierfähigkeit möglich. Darüber hinaus kann die Ureterperistaltik beurteilt werden. Steine kommen zur Darstellung.
- **Funktionsszintigraphie:** Aussagemöglichkeit über die Funktionsleistung einer Niere im Verhältnis zur anderen in Prozent.

Therapie

Bei akuter oder massiver Hydronephrose wird eine **perkutane Nephrostomie** durchgeführt, um das Nierenbeckenkelchsystem zu entlasten.

Die **Operation** besteht in einer Resektion des stenotischen pyelourateralen Übergangs.

Prognose

Unbehandelt kommt es zur Zerstörung und völligen Funktionslosigkeit der betroffenen Niere. Postoperativ bestehen gute Aussichten auf Erhaltung, z.T. auch Verbesserung der vorhandenen Nierenfunktion.

Uretermündungsstenose

Definition

Enge der Harnabflussbahn am ureterovesikalen Übergang.

Ätiologie

- **Meist angeboren:** Fibrose der Ureterwand
- **Funktionell:** Harnstein, Entzündung.

Klinik

Es bestehen die Zeichen der Hydronephrose, eine Enuresis kann vorkommen. Das Risiko für rezidivierende Harnwegsinfektionen ist erhöht.

Diagnostik

- **Sonographie:** Hydronephrose, Ureterdilatation (auch bei leerer Blase!)
- **Ausscheidungsurogramm:** Hydronephrose, Ureterdilatation; es erfolgt kein Abfluss des applizierten Kontrastmittels vom stenosierten Ureter in die Blase.

Therapie

Bei akuter oder massiver Hydronephrose wird eine **perkutane Nephrostomie** durchgeführt, um das Nierenbeckenkelchsystem zu entlasten. Die **Operation** besteht in einer Resektion des distalen, stenotischen Ureteranteils und der Neueinpflanzung des Ureters in die Blasenwand.

Prognose

Unbehandelt kommt es zur Zerstörung und völligen Funktionslosigkeit der betroffenen Niere. Postoperativ bestehen gute Aussichten auf Erhaltung, z.T. auch Verbesserung der vorhandenen Nierenfunktion.

Vesikoureteraler Reflux (VUR)

Definition

Rückfluss des Urins von der Blase in den Ureter und evtl. in das Pyelon.

Ätiologie

- **Klaffendes Ureterostium:** fehlender bzw. fehlentwickelter Ureterklappenmechanismus, hypoplastische Trigonummuskulatur
- **Blasendruckerhöhung:** Urethralklappen, Meatusstenose, Urethrastriktur, neurogene Blase
- **Infektion:** sekundäre Sklerosierung des Klappenostiums.

Klinik

Rezidivierende Harnwegsinfekte, Bauch- oder Rückenschmerzen und eine Enuresis treten bei Vorliegen eines vesikoureteralen Refluxes häufig auf.

Diagnostik

- **Sonographie:** Dilatation des Ureters bei voller Blase, eventuell Dilatation des gleichseitigen Pyelons mit Zeichen der Hydronephrose

- **Ausscheidungsurogramm:** eventuell kein pathologischer Befund! Bei massivem Reflux Zeichen der Hydronephrose
- **Miktionszystourethrogramm (MCU):** Nach Füllen der Blase mit wasserlöslichem Kontrastmittel bei Miktion oder schon zuvor kommt es zu einem Rückfluss des Kontrastmittels von der Blase in den refluxiven Ureter, der u.U. bis in das Nierenbecken reichen kann
- **Zystoskopie:** direkte Beurteilungsmöglichkeit der Ureterostien (klaffend?)
- **Zystomanometrie:** atypischer Druckkurvenverlauf in Blase und Harnröhre bei Blasenfüllung und Miktion, wenn eine neurogene Blasenfunktionsstörung vorliegt.

Gradeinteilung des vesikoureteralen Refluxes nach dem MCU (☞ Abb. 15.7):

Grad I: VUR nur in den Ureter
Grad II: VUR in den Ureter und in das Pyelon
Grad III: VUR in den Ureter und in das Pyelon mit Pyelondilatation
Grad IV: VUR in den Ureter und in das Pyelon mit Pyelondilatation und Druckatrophie des Parenchyms
Grad V: massiver VUR mit weitgehender Zerstörung des Nierenparenchyms.

Therapie

Bei rezidivierenden Harnwegsinfektionen ist eine antibiotische Therapie und Dauerprophylaxe erforderlich.
Operation: Ab einem Reflux Grad III und bei therapieresistentem Reflux Grad II wird eine Ureterneueinpflanzung (Uretermündungsplastik) durchgeführt. Das Prinzip besteht darin, einen künstlichen Ventilmechanismus zur Refluxverhinderung zu schaffen. Dies wird durch Unterspritzen der Blasenwand im Bereich der Ureterostien mit Teflon oder Fibrin erreicht.

Prognose

Unbehandelt kommt es durch rezidivierende Infektionen und Druckentstehung im Rahmen der Hydronephrose zur Zerstörung der betroffenen Niere. Postoperativ besteht bei funktionierender Uretermündungsplastik und konsequenter Langzeitantibiotikatherapie eine gute Prognose.

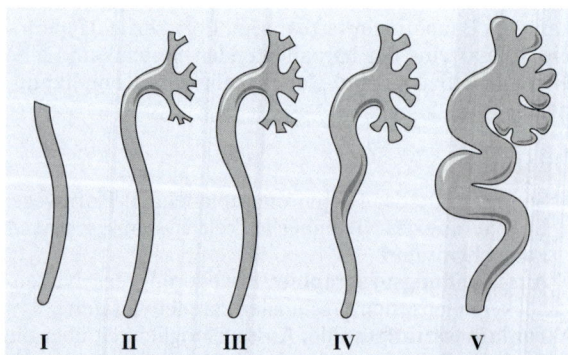

Abb. 15.7: Vesikouretraler Reflux. Graduierung nach Heikel und Parkulaienen [21].

16 Wasser und Elektrolyte

16.1 Wasser und Natrium

Physiologie

Bei Geburt bestehen 78 % des Körpergewichts aus Wasser. Im Alter von einem Jahr ist der Anteil des Wassers am Körpergewicht auf den des Erwachsenenalters, nämlich auf 60 %, gefallen.

Wasserumsatz: Beim Erwachsenen werden täglich 15 % des extrazellulären Volumens, beim Säugling täglich 50 % des extrazellulären Volumens ausgetauscht. Daher kommt es zu einer besonders hohen Störanfälligkeit der Homöostase von Wasser und Elektrolyten bei Säuglingen!

Der **Wasserbedarf** ist abhängig von der Perspiratio insensibilis, den renalen und enteralen Verlusten sowie vom Alter (s. Kapitel Säuglingsernährung).

Flüssigkeitskompartimente sind der Intrazellulärraum und der Extrazellulärraum, zu dem als gesondertes Kompartiment der Intravasalraum gehört. Beim Fetus ist der Extrazellulärraum größer als der Intrazellulärraum. Eine Umkehr dieses Verhältnisses auf die beim gesunden Erwachsenen gültigen Bedingungen erfolgt bis zum neunten Lebensmonat.

Merke!

Bei Säuglingen ist die Homöostase von Wasser und Elektrolyten besonders störanfällig!

16.1.1 Dehydratation

Definition

Zustand des Wassermangels, der durch einen übermäßigen Wasserverlust und/oder eine ungenügende Wasserzufuhr entsteht. Je nach Serumnatrium unterscheidet man eine isotone, hypotone oder hypertone Dehydratation (☞ Tab. 16.1).

Tab. 16.1 Klinische Aspekte bei der Beurteilung des Schweregrads der Dehydratation.

Zeichen	Leichte Dehydratation	Mittelschwere Dehydratation	Schwere Dehydratation
Gewichtsverlust	< 5 %	5–10 %	> 10 %
Allgemeinzustand	wach, durstig oder unruhig	sehr unruhig oder schwach	somnolent bis komatös, peripher kalt
Puls	normal, kräftig	schnell, schwach	tachykard
Atmung	normal	vertieft, beschleunigt	Tachydyspnoe
Fontanelle	im Niveau	leicht eingesunken	tief eingesunken
Blutdruck	normal	normal bis erniedrigt	reduziert
Hautturgor	Hautfalten verstreichen rasch	Hautfalten verstreichen langsam	stehende Hautfalten
Augen	normal	eingesunken	deutlich eingesunken
Tränen	vorhanden	keine	keine
Schleimhäute	feucht	trocken	sehr trocken
Urinproduktion	normal	Oligurie	Oligo- bis Anurie
Flüssigkeitsdefizit (ml/kg KG)	40–50	60–90	100–110

Klinik

In Abhängigkeit von der Schwere der Dehydratation können die Patienten wenig beeinträchtigt bis schwer krank sein. Charakteristische **klinische Exsikkosezeichen** sind ein verminderter Hautturgor mit stehenden Hautfalten, halonierte Augen, trockene Schleimhäute sowie bei Säuglingen eine eingesunkene Fontanelle. Die Atmung ist, insbesondere bei einer gleichzeitig bestehenden metabolischen Azidose, häufig beschleunigt. Im Verlauf kann es zu gravierenden zentralnervösen Symptomen (Unruhe, Apathie, Krampfanfälle und Koma) kommen.

Diagnostik

- Hämoglobin, Hämatokrit und Plasmaproteine sind erhöht (Eindickung)
- Serumelektrolyte: in Abhängigkeit von der vorliegenden Dehydratationsform verändert
- Plasmavolumen und zentraler Venendruck: erniedrigt.

Therapie

Je nach Schwere der Dehydratation ist eine **orale Rehydratation** ausreichend oder es muss **parenteral** rehydriert werden. Die Details der Rehydratationstherapie werden im Kapitel Gastroenterologie (akute infektiöse Gastroenteritis) besprochen.

Isotone Dehydratation

Ätiologie

Verlust von Wasser und Salzen zu gleichen Teilen durch:
- Diarrhö
- Erbrechen
- akuten Volumenmangelschock.

Diagnostik

- **Serumnatrium 135–145 mmol/l**
- Serumosmolalität 275–295 mosm/kg
- MCV und MCHC normal
- Bei Verminderung der glomerulären Filtrationsrate Anstieg von Harnstoff und Kreatinin im Serum.

Therapie

Orale Rehydratation: Sie ist bei milder Dehydratation ausreichend.
Parenterale Rehydratation: Zunächst müssen das Wasserdefizit und die laufenden Verluste ermittelt und die stattgefundenen und laufenden Natriumverluste abgeschätzt werden. Anschließend wird der Erhaltungsbedarf zuzüglich des Defizits in 24 Stunden verabreicht. Hierzu kann z.B. eine drittelisotone Kochsalzlösung (50 mmol/l Na) mit Glukose 5 % verwendet werden. Darüber hinaus sollte eine vorsichtige Kaliumsubstitution (z.B. 1–2 mmol/kg KG/d) erfolgen, um eine Hypokaliämie durch die hohe Flüssigkeitszufuhr zu vermeiden! Ein medikamentöser Azidoseausgleich ist wegen der raschen Selbstkorrektur meist nicht erforderlich. Eine Gewichtszunahme zeigt, dass die Rehydratation erfolgreich war, sie ist meistens nach 24 Stunden abgeschlossen. Ab diesem Zeitpunkt kann die parenterale Flüssigkeitszufuhr auf den Erhaltungsbedarf reduziert und langsam mit der Umstellung auf eine orale Zufuhr begonnen werden.

Merke!
Ursachen der isotonen Dehydratation sind Diarrhö, Erbrechen und akuter Volumenmangelschock.

Hypotone Dehydratation

Ätiologie

Verlust von relativ mehr Elektrolyten als Wasser durch:
- Diffusion von Wasser in den Intrazellulärraum
- Diarrhö
- adrenogenitales Syndrom
- renales Salzverlustsyndrom.

Klinik

Bei dieser Form der Dehydratation treten durch die begleitende Hyponatriämie besonders häufig Krampfanfälle, Somnolenz und Koma auf.

Diagnostik

- **Serumnatrium < 135 mmol/l**
- Serumosmolalität < 275 mosm/kg
- MCV erhöht und MCHC erniedrigt (Wassereinstrom in die Zelle)
- Gesamteiweiß, Kreatinin, Harnstoff im Serum erhöht.

Therapie

Im Prinzip erfolgt die Rehydratation wie bei der isotonen Dehydratation. Bei der hypotonen Dehydratation müssen jedoch die zusätzlichen Natriumverluste berücksichtigt werden, da mehr Natrium als Wasser verloren wurde. Die Berechnung des Natriumbedarfs geschieht folgendermaßen:
$(135 - \text{gemessenes Serum-Na}^+) \times 0{,}6 \times \text{kg KG} = \text{mmol}$ zuzuführende Natriummenge.

Merke!
Berechnung des Natriumbedarfs: $(135 - \text{gemessenes Serum-Na}^+) \times 0{,}6 \times \text{kg KG} = \text{mmol}$ zu verabreichendes Natrium.

Die Natriumkonzentration im Serum soll langsam angehoben werden und darf unter keinen Umständen schneller als um 1 mmol/Stunde steigen! Bei zu raschem Anstieg besteht die Gefahr der zentralen pontinen Myelinolyse.

Merke!
Bei der hypertonen Dehydratation muss auf einen **langsamen Ausgleich** der Elektrolytentgleisung geachtet werden, da ein rascher Ausgleich eine zentrale pontine Myelinolyse zur Folge haben kann!

Hypertone Dehydaration

Ätiologie

Verlust von relativ mehr Wasser als Salz durch:
- hyperpyretische Toxikose
- Diabetes insipidus
- Anorexie
- Hyperthermiesyndrom

Klinik

Hyperpyretische Toxikose: Die Ätiologie ist unklar. Sie tritt meist bei älteren, gut gediehenen Säuglingen auf. Es kommt zur „Enzephaloenteritis" mit schwerer Schocksymptomatik, hohem Fieber > 40°C und rasch zunehmender Somnolenz. Dehydratationszeichen stehen klinisch nicht im Vordergrund, eher ein gedunsenes Aussehen mit teigiger Hautkonsistenz. Die Extremitäten sind bläulich marmoriert und kalt. Dazu kommen Hyperreflexie, Meningismus und eine erhöhte Krampfbereitschaft. In zwei Drittel der Fälle besteht initial eine Diarrhö.

Diagnostik

- **Serumnatrium > 145 mmol/l**
- Serumosmolalität > 295 mosm/kg
- MCHC erhöht und MCV erniedrigt (Wasserausstrom aus der Zelle)
- Bei hyperpyretischer Toxikose: metabolische Azidose, Hyperglykämie, Hyperphosphatämie, häufig Hypokalzämie.

Therapie

Bei der hypertonen Dehydratation ist die Therapie besonders schwierig, da sie ein behutsames Vorgehen erfordert! Die Kreislaufexpansion muss sehr vorsichtig erfolgen! Zunächst Beginn mit isotonen Lösungen, dann vorsichtige Reduktion des Natriumgehalts der Infusionslösungen. Bei rascher Infusion kommt es zu einem raschen Wassereinstrom in die Zellen und damit zur Gefahr des **Hirnödems** mit Krampfanfällen! Die Natriumkonzentration im Serum soll langsam gesenkt werden und darf unter keinen Umständen schneller als um 0,5 mmol/h abfallen! Für die Rehydratation sind mindestens 48 statt 24 Stunden anzusetzen! Auf eine adäquate Kalium- und Kalziumzufuhr ist zu achten.

Merke!
Bei hypertoner Dehydratation erfolgt die langsame Infusion von zunächst isotonen, dann hypotonen Lösungen, da die Gefahr eines Hirnödems mit Krampfanfällen besteht!

16.1.2 Hyperhydratation

Definition

Zustand des Wasserüberschusses, der seltener als die Dehydratation ist und den man in Abhängigkeit vom Serumnatrium in eine isotone, hypotone oder hypertone Hyperhydratation einteilt.

Klinik

Die klassischen Zeichen einer Hyperhydratation sind Gewichtszunahme und Ödeme.

Diagnostik

- Hämoglobin, Hämatokrit und Plasmaproteine erniedrigt (Verdünnung)
- Serumelektrolyte: in Abhängigkeit von der vorliegenden Dehydratationsform verändert
- Plasmavolumen und zentraler Venendruck: erhöht.

Isotone Hyperhydratation

Ätiologie

Volumenexpansion des Extrazellulärraums durch gleichmäßige Vermehrung von Wasser und Salz bei:
- übermäßiger Infusion isotoner Lösungen
- nephrotischem Syndrom
- akuter Glomerulonephritis und terminaler Niereninsuffizienz
- Herzinsuffizienz.

Diagnostik

- **Serumnatrium 135–145 mmol/l**
- Serumosmolalität 275–295 mosm/kg.

Therapie

Eine Entwässerung erfolgt durch Flüssigkeitsrestriktion und Diuretika. Bei niedrigem onkotischem Druck intravasal ist die Gabe von Humanalbumin bei anschließender Verabreichung von Furosemid wirksam.

Merke!
Die häufigste Ursache der isotonen Hyperhydratation ist die übermäßige Infusion isotoner Lösungen! Weitere Ursachen sind ein nephrotisches Syndrom, eine akute Glomerulonephritis, die terminale Niereninsuffizienz und die Herzinsuffizienz.

Hypotone Hyperhydratation

Ätiologie

Volumenexpansion des Extrazellulärraums durch Vermehrung von mehr Wasser als Salz bei:
- Wasserintoxikation
- Oligurie oder Anurie
- inadäquate Infusion hypotoner Lösungen
- Syndrom der inadäquaten ADH-Sekretion.

Klinik

Es kommt zu einer Zunahme des extra- und intrazellulären Volumens mit der Gefahr des Hirnödems. Erbrechen, Kopfschmerzen, Krampfanfälle und Bewusstseinsstörungen sind die begleitenden klinischen Symptome.

Diagnostik

- **Serumnatrium < 135 mmol/l**
- Serumosmolalität < 275 mosm/kg.

Therapie

Eventuelle Grunderkrankungen müssen behandelt werden. Die Flüssigkeitszufuhr muss eingeschränkt, Natrium substituiert werden. Achtung, bei zu raschem Anstieg des Serumnatriums besteht die Gefahr der zentralen pontinen Myelinolyse!

Hypertone Hyperhydratation

Ätiologie

Der expandierte Extrazellulärraum erhält noch mehr Salze. Kompensatorisch kommt es zu einem Wasserfluss vom Intra- in den Extrazellulärraum, um die Isotonie

wiederherzustellen. Diese Form der Hyperhydratation kommt vor bei:
- kochsalzreicher Ernährung von Säuglingen
- Infusion hypertoner Lösungen.

Klinik

Durch den Wasserfluss aus dem Intra- in den Extrazellulärraum kann es zu zerebralen Symptomen wie bei der hypertonen Dehydratation kommen.

Diagnostik

- **Natrium im Serum** > 145 mmol/l
- Serumosmolalität > 295 mosm/kg.

Therapie

Flüssigkeitsrestriktion und Natriumrestriktion sind die bei hypertoner Hyperhydratation erforderlichen Maßnahmen.

16.2 Elektrolyte

16.2.1 Hypokaliämie

Definition

Kaliumkonzentration im Serum $< 3,5$ mmol/l.

Ätiologie

- **Unzureichende Zufuhr,** z.B. bei parenteraler Ernährung
- **Vermehrte renale Ausscheidung,** z.B. bei chronischer Nephritis, Tubulopathie, Hyperaldosteronismus, Cushing-Syndrom
- **Vermehrte enterale Verluste,** z.B. bei hypertropher Pylorusstenose, rezidivierendem Erbrechen, profuser Diarrhö
- **Medikamentöse Therapie,** z.B. mit Diuretika, Steroiden, Insulin.

Klinik

Je schneller und ausgeprägter eine Hypokaliämie auftritt, desto auffälliger sind die klinischen Symptome. Die **Muskelschwäche** steht im Vordergrund: muskuläre Hypotonie bis hin zu schlaffen Lähmungen, Hyporeflexie, Adynamie, paralytischer Ileus. Bei Abnahme der renalen Konzentrationsleistung kommt es zu einer Polyurie. Außerdem bestehen eine Tachykardie, Rhythmusstörungen und charakteristische EKG-Veränderungen.

Diagnostik

- **Kalium im Serum** $< 3,5$ mmol/l
- **EKG:** ST-Senkung, T-Abflachung, T-Inversion, QT-Verlängerung.

Therapie

Ein Ausgleich der Hypokaliämie kann häufig oral erfolgen, da die orale Gabe weniger risikoreich ist als die intravenöse. Je ausgeprägter die Kaliumdepletion ist, desto gefährlicher ist der schnelle Ausgleich.

Merke!
Eine intravenöse Verabreichung von Kalium setzt eine intakte Nierenfunktion voraus, da sonst die Gefahr der Hyperkaliämie besteht!

16.2.2 Hyperkaliämie

Definition

Kaliumkonzentration im Serum $> 5,5$ mmol/l.

Ätiologie

- Unkontrollierte intravenöse Zufuhr
- Transfusion größerer Mengen von Erythrozytenkonzentraten
- Ausstrom in den Extrazellulärraum (Azidose)
- Störung der renalen Ausscheidung: Niereninsuffizienz, Hypoaldosteronismus, adrenogenitales Syndrom mit Salzverlust, M. Addison
- Akute Hämolyse
- Periodische hyperkaliämische Lähmungen
- Freisetzung bei Zelluntergang: Verbrennungen, Zytostatikatherapie bei Leukämien.

Klinik

Je schneller der Anstieg der Kaliumkonzentration im Serum erfolgt, desto eher treten kardiale **Rhythmusstörungen** auf, die lebensbedrohlich sein können (Bradykardie, Kammerflimmern). Klinisch finden sich Störungen der neuromuskulären Erregbarkeit, die sich nicht nur am Herzen, sondern auch an der Skelettmuskulatur manifestieren können (Muskelschwäche, Parästhesien, Paresen).

Diagnostik

- Kalium im Serum $> 5,5$ mmol/l
- **EKG:** verkürzte QT-Zeit, QRS-Verbreiterung, hohe T-Zacken, verlängertes P-R-Intervall mit Verlust der P-Welle, Herzrhythmusstörungen; Kammerflimmern und Herzstillstand bei Kalium > 9 mmol/l.

Therapie

Die Therapie der Hyperkaliämie ist eine **Notfalltherapie!** Eine Verdünnung des Extrazellulärraums, z.B. durch Infusion von **NaCl 0,9%,** ist insbesondere bei Vorliegen einer Hyponatriämie effektiv. Eine Azidose wird mit Natriumbikarbonat ausgeglichen. Eine Verabreichung von **Kalziumglukonat 10%** i.v. hemmt die kardiotoxische Wirkung von Kalium. Sie wirkt sofort, die EKG-Verbesserung ist jedoch nur vorübergehender Natur. Durch die Infusion von **20%iger Glukose** bei gleichzeitiger Verabreichung von **Insulin i.v.** (auf 3 g Glukose 1 IE Insulin) wird ein Einstrom von Kalium in die Zelle bewirkt. Die orale oder rektale Gabe eines **Kationenaustauschers** (Resonium A) entzieht dem Organismus Kalium. Bei Niereninsuffizienz können nur eine Hämofiltration oder **Hämodialyse** die Hyperkaliämie beseitigen.

Merke!
Die Therapie der Hyperkaliämie ist eine Notfalltherapie!
- Azidoseausgleich mit Natriumbikarbonat
- Kalzium i.v.
- Glukoseinfusion mit Insulin
- Kaliumbindendes Resonium A rektal
- Hämofiltration oder Hämodialyse.

16.2.3 Hypokalzämie

Definition
Gesamtkalziumkonzentration im Serum < 2,0 mmol/l.

Ätiologie
- Hypoparathyreoidismus
- Pseudohypoparathyreoidismus
- Vitamin-D-Mangel-Rachitis und Frühphase der Therapie einer Vitamin-D-Mangel-Rachitis
- Hyperphosphatämie
- Neugeborenenhypokalzämie (s. Neonatologie)
- Di-George-Syndrom.

Checkliste:	Differentialdiagnose Hypokalzämie.
Verminderte Parathormonsekretion oder -wirkung	• Hypoparathyreoidismus • Pseudohypoparathyreoidismus • Hypomagnesiämie
Verminderte Verfügbarkeit oder Wirkung von Vitamin D	• Vitamin D-Mangel-Rachitis • Vitamin D-abhängige Rachitis I und II • Phosphatdiabetes
Hyperphosphatämie	• Niereninsuffizienz • Zytostatikatherapie • Exzessive Phosphatzufuhr
Malabsorptionssyndrome	

Klinik
Die Symptome einer Hypokalzämie sind Apnoen des Neugeborenen, Tetanie, Krampfanfälle, Muskelkrämpfe, Pfötchenstellung und Laryngospasmus. Haar und Nagelwuchsstörungen treten bei protrahierter Hypokalzämie auf. Weitere Symptome sind Katarakte, Stammganglienverkalkungen und eine depressive Verstimmung.
Trousseau-Zeichen: Aufblasen einer Blutdruckmanschette mit arteriellem Mitteldruck über drei Minuten führt zu Pfötchenstellung.
Chvostek-Zeichen: Beim Beklopfen des N. facialis im Bereich der Wange kommt es zu einem Zucken der Mundwinkel.

Diagnostik
- Gesamtkalzium im Serum < 2,0 mmol/l
- **EKG:** QT-Verlängerung.

Therapie
Eine asymptomatische Hypokalzämie wird langsam unter Zufuhr einer erhöhten Tagesmenge ausgeglichen. Bei neurologischer oder kardialer Symptomatik ist eine rasche Behandlung erforderlich. Hierzu wird **Kalziumglu-**

konat 10 % langsam i.v. verabreicht. Cave: Bradykardie, Asystolie bei zu schneller Injektion!

Merke!
Cave bei i.v. Injektion von Kalziumglukonat! Bei zu rascher Injektion kann eine Bradykardie oder Asystolie auftreten!

16.2.4 Hyperkalzämie

Definition
Gesamtkalziumkonzentration im Serum > 2,6 mmol/l.

Ätiologie
- Hyperparathyreoidismus
- Thyreotoxikose
- Addison-Krise
- Immobilisation
- Hypophosphatämie
- Vitamin-D-Intoxikation
- Vitamin-A-Intoxikation
- Tumoren: paraneoplastisch, Metastasen
- Thiazidtherapie
- Sarkoidose
- Benigne familiäre Hyperkalzämie
- Idiopathische Hyperkalzämie.

Checkliste:	Differentialdiagnose Hyperkalzämie.
Vermehrte Parathormonsekretion	• primärer Hyperparathyreoidismus
Vermehrte intestinale oder renale Kalziumresorption	• Vitamin-D-Intoxikation • Milch-Alkali-Syndrom • Therapie mit Thiaziden • Sarkoidose • Phosphatmangel
Erhöhte Kalziumfreisetzung aus dem Knochen	• Hyperthyreose • Immobilisation • Maligne Tumoren • paraneoplastische Parathormonbildung • Knochenmetastasen

Klinik
Häufig bestehen Symptome in Assoziation mit der Grunderkrankung. Die Symptome einer Hyperkalzämie können vielfältig sein. Charakteristisch sind **Polyurie** und **Polydipsie.** Außerdem bestehen **gastrointestinale** (Appetitlosigkeit, Übelkeit, Erbrechen, Obstipation), **kardiovaskuläre** (arterielle Hypertonie, Tachykardie, EKG-Veränderungen) und **neurologische** Symptome (Muskelschwäche, Somnolenz, Verwirrtheit, Halluzinationen, Koma). Weichteilverkalkungen und eine Nephrokalzinose treten bei langfristig bestehender Hyperkalzämie auf.

Therapie
Wichtig ist, die Zufuhr von **Kalzium** und **Vitamin D** sofort zu **beenden!** Anschließend erfolgt eine Rehydratation und forcierte Diurese mit **NaCl 0,9 %** und **Furosemid,** sofern eine intakte Nierenfunktion besteht. Die osteoklastische Aktivität kann mit Kalzitonin oder Glukokortikoiden gehemmt werden. Bei Niereninsuffizienz muss eine Hämodialyse erfolgen.

17 Dermatologie

17.1 Harmlose Hautveränderungen des Neugeborenen

17.1.1 Erythema neonatorum

Epidemiologie

Das Erythema neonatorum ist eine der häufigsten benignen Erkrankungen des Neugeborenen. 50 % aller Termingeborenen sind in den ersten Lebenstagen betroffen. Bei Frühgeborenen tritt es seltener auf.

Ätiologie

Die Ursache ist unbekannt. Man nimmt an, dass es Ausdruck der Umstellung der Haut auf die Bedingungen des extrauterinen Lebens ist.

Klinik

Es finden sich meist flächenhafte, konfluierende Erytheme mit zentraler gelblich weißer Papel oder Pustel an Brust, Rücken und Extremitäten. Das Gesicht ist selten, Handflächen und Fußsohlen sind nicht betroffen.

Diagnostik

Diagnostische Maßnahmen sind nicht erforderlich. Bei Anfertigung eines Ausstrichs eröffneter Pusteln findet man eine eosinophile Zellinfiltration.

Therapie

Eine Behandlung ist nicht notwendig.

Prognose

Die Prognose ist ausgezeichnet, die Hautveränderungen heilen innerhalb weniger Tage spontan ab.

17.1.2 Milien

Definition

Milia neonatorum sind spontan reversible epidermale Retentionszysten beim Neugeborenen. Sie kommen bei fast allen Neugeborenen vor.

Klinik

Es handelt sich um stecknadelkopfgroße, mit Hornmaterial gefüllte epidermale weißgelbe Zysten. Nicht selten entstehen sie explosionsartig im Gesicht des Neugeborenen, auch auf dem Zahnfleisch kommen sie vor. Bei Vorkommen in der Mittellinie an der Grenze zwischen weichem und hartem Gaumen spricht man von Epstein-Perlen.

Therapie

Eine Behandlung ist nicht erforderlich.

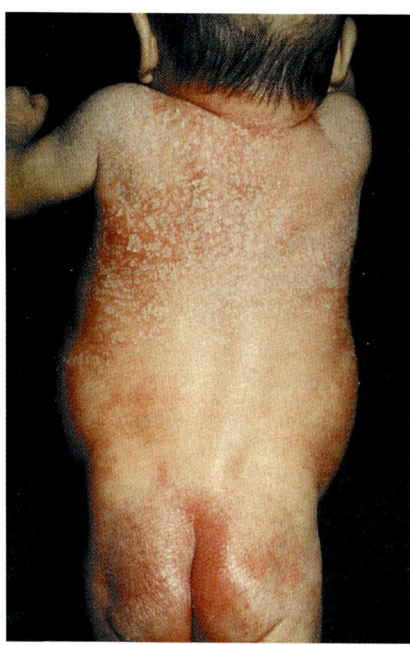

a

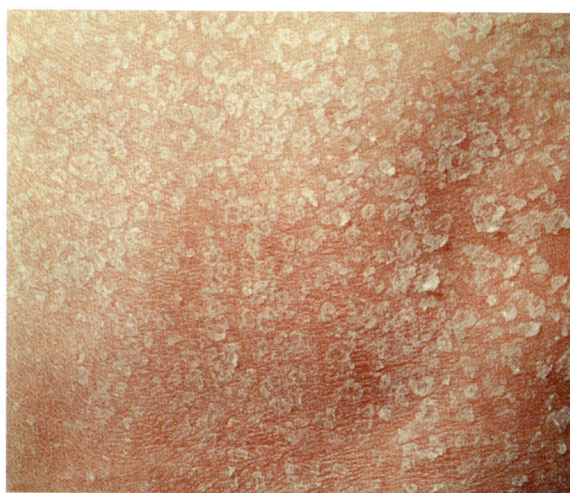

b

Abb. 17.1a und b: Seborrhoische Säuglingsdermatitis.

Prognose

Die Prognose ist ausgezeichnet, die Hautveränderungen heilen innerhalb weniger Tage spontan ab.

17.1.3 Seborrhoische Säuglingsdermatitis

Häufigkeit

Häufige erythematöse Hauterkrankung mit Schuppung bei jungen Säuglingen.

Ätiologie

Es handelt sich um eine Sonderform des seborrhoischen Ekzems. Die Ursache ist unklar, ein allergisches Streuphänomen auf Candida wird diskutiert.

Klinik

Betroffen sind hauptsächlich Säuglinge in den ersten drei Lebensmonaten. Bevorzugt befallen sind der be-

haarte Kopf, das Gesicht, der Hals und der Stamm. In behaarten Arealen findet sich eine fettig gelbliche Schuppung, an nicht behaarter Haut treten flächig konfluierende Erytheme mit gelblicher Schuppung auf (☞ Abb. 17.1a und b).

Therapie

Die Anwendung von Salizylöl (0,5–1 %) beschleunigt die Lösung der Schuppen.

Prognose

In der Regel bilden sich die Hautveränderungen spontan und ohne Rezidiv innerhalb weniger Wochen zurück.

17.1.4 Mongolenfleck

Epidemiologie

Ein Mongolenfleck tritt bei über 80 % dunkelhäutiger Säuglinge und bei weniger als 10 % hellhäutiger Säuglinge auf.

Ätiologie

Es handelt sich um eine dermale Ablagerung melaninhaltiger Melanozyten, die bei der Wanderung vom Neuralrohr zur Epidermis liegen geblieben sind.

Klinik

Meist präsakral finden sich blaugraue, in der Regel scharf begrenzte Makulae im Hautniveau.

Therapie

Eine Therapie ist nicht indiziert.

Prognose

Die Prognose ist ausgezeichnet. Mongolenflecke blassen in der Regel innerhalb der ersten Lebensjahre ab.

17.2 Bakterielle Hauterkrankungen

17.2.1 Impetigo contagiosa

Definition

Hochkontagiöse, durch Staphylokokken oder Streptokokken verursachte superfizielle Pyodermie mit pustulösen Primäreffloreszenzen, die vorwiegend im Kleinkind- und Schulalter auftritt.

Ätiologie

Staphylococcus aureus und β-hämolysierende Streptokokken der Gruppe A sind die Erreger. Die Infektion wird als **Schmierinfektion** durch direkten Kontakt oder über Gegenstände übertragen.

Klinik

Man unterscheidet einen **kleinblasigen Typ,** bestehend aus kleinen, rasch platzenden Bläschen, die in der Regel durch Streptokokken verursacht werden und einen durch Staphylokokken hervorgerufenen Typ mit Ausbildung **größerer, schlaffer Blasen** und typischer honiggelber Krustenbildung (☞ Abb. 7.3). **Prädilektionsstellen** sind Gesicht und Hände.

Komplikation

Die gefürchtete, meist durch Streptokokken verursachte Impetigonephritis wird heute nur noch selten gesehen.

Therapie

Fett-feuchte Umschläge mit antiseptischen Lösungen haben sich zur Ablösung der Krusten bewährt. Darüber hinaus kommen antibiotische Salben zum Einsatz. Bei ausgedehntem Befall ist eine systemische Antibiotikatherapie, z.B. mit penicillinasefesten Penicillinen oder einem oralen Cephalosporin, notwendig.

Merke!
Nach einer Impetigo contagiosa sollten bis zu drei Wochen lang Urinuntersuchungen durchgeführt werden, um eine Impetigonephritis rechtzeitig zu erkennen!

17.2.2 Staphylococcal Scaled Skin Syndrome (SSSS)

Definition

Durch exfoliative Staphylokokkentoxine verursachtes Krankheitsbild, das bevorzugt beim jungen Säugling eine ausgedehnte Blasenbildung der Haut mit anschließender Epidermolyse verursacht. Nicht mehr gebräuchliche Synonyme sind Impetigo bullosa und Morbus Ritter von Rittershain. Die Begriffe Lyell-Syndrom oder toxische Epidermolyse werden heute für eine durch andere Ursachen ausgelöste Epidermolyse verwendet.

Ätiologie

Das SSSS wird durch die zwei biochemisch und immunologisch unterscheidbaren Exfoliatine A und B (ETA und ETB) verursacht.

Pathogenese

ETA und ETB wirken ausschließlich extrazellulär und zerstören den Zell-Zell-Kontakt zwischen Stratum granulosum und Stratum spinosum, wodurch es zur Epidermolyse kommt. In den Hautveränderungen lassen sich keine Staphylokokken nachweisen.

Klinik

Kinder in den ersten Lebensmonaten sind am häufigsten betroffen. Zuvor besteht häufig eine Staphylokokkeninfektion im Nasen-Rachen-Raum. Ein generalisiertes makulöses Exanthem geht innerhalb von ein bis drei Tagen in eine **Epidermolyse** mit großflächiger Ablösung der oberflächlichen Epidermisschichten über (☞ Abb. 17.2). Das Nikolski-Zeichen ist positiv. Das klinische Bild kann einer Verbrennung zweiten Grades ähneln. **Prädilektionsstellen** sind die Rumpfvorderseite, das Gesicht und die Extremitäten. Charakteristischerweise bleiben die Schleimhäute ausgespart und der Allgemeinzustand der Kinder ist bei Ausbleiben sekundärer Komplikationen nicht stark beeinträchtigt. Innerhalb von zwei Wochen kommt es zur Abheilung.

Diagnostik

- **Histologie:** hohe intraepidermale Blasenbildung **ohne** Nekrose
- **Bakteriologie:** negativ.

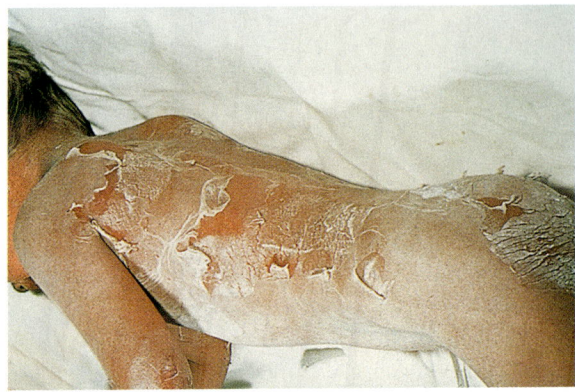
Abb. 17.2: Staphylococcal Scaled Skin Syndrome (SSSS) [4].

Differentialdiagnose

- Medikamentöses Lyell-Syndrom
- Stevens-Johnson-Syndrom
- Pemphigus syphiliticus
- Epidermolysis bullosa hereditaria.

Therapie

Die Behandlung erfordert die systemische Verabreichung eines staphylokokkenwirksamen Antibiotikums (z.B. Cefuroxim). Zusätzlich erfolgt eine Lokaltherapie mit antibiotischen Salben. Große Blasen werden eröffnet, Krusten mit feuchten Umschlägen abgelöst.

Prognose

Bei frühzeitiger Therapie ist die Prognose günstig. Die Erkrankung hinterlässt eine weitgehende Immunität.

Merke!
SSSS ist eine hochkontagiöse Staphylokokkeninfektion, die v.a. bei Neugeborenen und jungen Säuglingen auftritt und mit ausgeprägter Blasenbildung einhergeht.

17.2.3 Erysipel

Definition

Akute, durch β-hämolysierende Streptokokken der Gruppe A verursachte fieberhafte Infektion der Kutis mit Beteiligung der kutanen Lymphgefäße.

Ätiologie

β-hämolysierende Streptokokken der Gruppe A verursachen das Erysipel.

Pathogenese

Der Erregereintritt erfolgt über Bagatellverletzungen (Rhagaden, Erosionen, Schnittverletzungen, Operationswunden). Im Anschluss daran entsteht eine Lymphangitis mit einer diffusen kutanen Entzündung.

Klinik

Die zunächst unauffällige Läsion breitet sich innerhalb von Stunden aus. Eine flammende **Rötung**, **Schwellung**, **Druckschmerzhaftigkeit** und **Überwärmung** sind die klassischen Lokalsymptome des Erysipels. Begleitend können hohes Fieber, Schüttelfrost und ein schweres Krankheitsgefühl bestehen.

Komplikationen

- Vulvabefall: Labiennekrose
- Penisbefall: Penisgangrän
- Schleimhautbefall: Larynxstenose
- Lidbefall: Nekrose, Sinusvenenthrombose
- Chronisch-rezidivierendes Erysipel
- Lymphstauung: Elephanthiasis.

Therapie

Bettruhe ist indiziert. Die systemische antibiotische Therapie mit Penicillin V p.o. oder Penicillin G i.v. steht im Mittelpunkt der Therapie. Cephalosporine oder Makrolide können ebenfalls eingesetzt werden. Lokal können feuchte Umschläge mit antiseptischen Lösungen hilfreich sein. Zur Rezidivprophylaxe sollte die Eintrittspforte beseitigt werden.

Merke!

Klinische Symptome des Erysipels sind Rötung, Schwellung, Überwärmung und Druckschmerzhaftigkeit sowie ein schweres Krankheitsgefühl mit Fieber und Schüttelfrost.

17.2.4 Panaritium

Definition

Staphylokokkeninfektion des Nagelfalzes.

Ätiologie

Der Erreger ist in der Regel *Staphylococcus aureus*. Der Erregereintritt erfolgt meistens im Bereich von Nagelfalzverletzungen (Nagelpflege!).

Klinik

Die Lokalsymptome sind Rötung, Schwellung, klopfendes Gefühl und Schmerzen. In ausgeprägten Fällen kommt es zu einer Abszedierung. Die chronische Form nennt sich Paronychie.

Therapie

Bei tiefen Formen ist ein chirurgisches Eingreifen erforderlich. Darüber hinaus kommen desinfizierende Fußbäder zur Anwendung. Eine lokale Antibiotikatherapie ist stets, eine systemische Antibiotikatherapie nur bei ausgedehnter Entzündung erforderlich.

17.3 Virusbedingte Hauterkrankungen

17.3.1 Molluscum contagiosum

Definition

Benigne warzenähnliche infektiöse Epitheliose, die durch das streng epidermotrope *Molluscum-contagiosum-Virus* hervorgerufen wird. Synonyma: Dellwarzen, Epithelioma contagiosum.

Ätiologie

Das *Molluscum-contagiosum-Virus*, ein streng epidermotropes quaderförmiges DNA-Virus der Poxvirusgruppe, verursacht die Dellwarzen. Die Übertragung erfolgt von Mensch zu Mensch über kleine Epitheldefekte und durch Schmierinfektion. Die Inkubationszeit beträgt Tage bis Wochen.

Klinik

Mollusca contagiosa treten häufig bei Kindern mit atopischer Diathese oder primärer oder sekundärer Immundefizienz auf. Es handelt sich um stecknadelkopf- bis erbsgroße, auf normaler Haut breitbasig aufsitzende Papeln von weißlicher, gelber bis blassrosa Farbe, die eine zentrale Eindellung aufweisen. Meistens treten sie in hoher Anzahl auf. **Prädilektionsstellen** sind Gesicht, Hals, Stamm und die Extremitäten. Aus dem zentralen Porus lässt sich eine krümelige Masse ausdrücken. Bei Patienten mit atopischem Ekzem können Mollusken durch Autoinokulation in großer Zahl auftreten („Eczema molluscatum").

Diagnostik

Mikroskopische Untersuchung des Molluscuminhalts: Nachweis von typischen „Molluscum-Körperchen" (alterierte, ballonartig aufgetriebene, runde bis ovale virushaltige Epithelzellen).

Differentialdiagnose

- Milien
- Hydrozystome
- Verrucae vulgares.

Therapie

Nicht selten kommt es innerhalb von Wochen bis Monaten zur spontanen Abheilung der Läsionen. Die Dellwarzen werden unter Lokalanästhesie (z.B. EMLA-Salbe) durch Ausdrücken mit einer gebogenen Pinzette oder, nach Anritzen mit einem Skalpell oder einer Injektionsnadel, durch **Excochleation** mit einem scharfen Löffel entfernt und mit 70%igem Alkohol lokal desinfiziert. Die **Kryotherapie** ist eine effektive alternative Therapieform.

17.3.2 Viruspapillome

Definition

Durch humane Papillomaviren (HPV) hervorgerufene gutartige infektiöse Epitheliome bzw. infektiöse Akanthome der Haut, die sich klinisch im Bereich der Haut als Warzen, an der Mundschleimhaut, im Bereich des Larynx sowie im Konjunktivalsack als Papillome und auf den Halbschleimhäuten des Genitals als Kondylome manifestieren.

Epidemiologie

Kutane Warzen sind im Kindesalter sehr häufig, 50% der Schulkinder sind Warzenträger. Larynxpapillome sind selten, 80% der Patienten sind unter sieben Jahre alt, 5–30% der Patienten erkranken bis zum sechsten Lebensmonat. Genitale Infektionen mit HPV stellen eine der häufigsten sexuell übertragenen Erkrankungen dar und betreffen vorwiegend junge Erwachsene. Bei Kindern im präpubertären Alter sollte sexueller Missbrauch als Übertragungsweg erwogen werden.

Ätiologie

Das Human Papilloma Virus (HPV) ruft gutartige Tumoren und Papillome hervor. Über 100 Genotypen sind bekannt.

Klinik

Verrucae vulgares et plantares werden durch HPV 1, 2, 4 und 7s verursacht. Einzelne Papeln mit irregulärer schuppiger Oberfläche sind an allen Hautstellen, besonders aber in bradytrophen Arealen zu finden. Eine Sonderform sind die schmerzhaften plantaren Warzen oder Dornwarzen, z. B. der Fußsohle.

Filiforme Warzen stellen dünne Anhängsel mit einem Stiel und Basis dar. Bei Kindern sind sie häufig an den Lippen, Augenlidern und an der Nase zu finden.

Verrucae planae juveniles werden durch HPV 3, 10 und 29 verursacht. Es handelt sich um meist multiple, flache, breite und hautfarbene Papeln. Prädilektionsstellen sind Extremitäten und Gesicht.

Die **Epidermodysplasia verruciformis** ist eine seltene, oft familiäre Erkrankung mit ausgedehntem kutanem Befall durch plane Warzen bei T-Zell-Defekt. Aus den Läsionen können ein M. Bowen, ein Plattenepithel- oder Basalzellkarzinom entstehen.

Orale Papillome werden durch HPV 1 und 13 verursacht und sind oft multiple, die Mundschleimhaut betreffende, erhabene, papulöse Areale, die meist asymptomatisch sind.

Larynxpapillome werden durch HPV 6 und 11 verursacht und betreffen vorwiegend Kinder zwischen dem ersten und fünften Lebensjahr. Sie sind gutartig, wachsen schnell und sind wegen einer ausgeprägten Rezidivneigung schwer zu behandeln. Die klinischen Symptome sind eine raue, belegte Stimme, Heiserkeit, rezidivierender kruppöser Husten und Stridor. Eine lebensbedrohliche Atemwegsobstruktion kann sich entwickeln. Nicht selten bestehen bei den Müttern Condylomata lata im Bereich der Geburtswege, sodass die Infektion wahrscheinlich sub partu übertragen wird.

Genitale Infektionen durch HPV manifestieren sich als Condylomata acuminata, Condylomata plana und als pigmentierte papulöse Effloreszenzen der genital-analen Hautregion. Eine besondere Bedeutung haben Infektionen mit „onkogenen" Papillomviren (HPV 16, 18, 31, 33) als möglicher Kofaktor bei der Entstehung von Zervix-, Vulva-, Penis- und Analkarzinomen.

Diagnostik

- **Analyse der viralen DNA** aus der Läsion mittels Southern Blot, In-situ-Hybridisierung und PCR sind die Methoden der Wahl
- **Laryngoskopie** und histologische Untersuchung bei Larynxpapillomen.

Therapie

Warzen werden **kryochirurgisch** entfernt. Alternativ kommt eine Behandlung mit 20 %iger **Salizylsäure** zwei- bis dreimal täglich über zwei bis vier Wochen in Betracht. Bei periungualen Warzen wird **Cantharidin** auf den Nagelfalz aufgetragen. Bei Epidermodysplasia verruciformis wird ein Therapieversuch mit Retinoid RO-10-9359 (ROCHE) p.o. über Wochen bis Monate unternommen. Larynxpapillome erfordern eine chirurgische Behandlung **(Laserexzision),** die wegen der hohen Rezidivneigung alle zwei bis drei Wochen wiederholt werden muss. **Interferon α, β** wird eingesetzt, um die Papillomzahl zu verringern, die Wachstumsrate zu reduzieren und die Intervalle zwischen den Eingriffen zu verlängern. Genitale Infektionen werden zytotoxisch, chirurgisch, immuntherapeutisch und antiviral behandelt.

Prognose

Warzen und Papillome zeigen häufig eine spontane Regression. Das humane Papillomavirus persistiert jedoch lokal in Abhängigkeit von lokalen (Durchblutung, Koinfektion) und humoralen (Immunitätslage) Faktoren. Rezidive sind häufig. Ein Wiederauftreten oder eine Progression bei Immunsuppression (iatrogen, HIV-Infektion) und Schwangerschaft ist bekannt.

> **Merke!**
> Bei Auftreten von Kondylomen bei Kindern sollte an die Möglichkeit eines sexuellen Missbrauchs gedacht werden!

17.4 Blasenbildende Erkrankungen

17.4.1 Hereditäre Epidermolysen

Definition

Heterogene Gruppe erblicher Erkrankungen, die mit lokalisierter oder generalisierter Blasenbildung der Haut bei mechanischer Beanspruchung einhergehen.

Klassifikation

Mindestens 15 verschiedene Epidermolysen sind bekannt. Auf der Grundlage der klinischen, genetischen, ultrastrukturellen und immunhistologischen Befunde werden die hereditären Epidermolysen in drei Gruppen eingeteilt.

Intraepidermale Epidermolysen weisen eine Spaltbildung oberhalb der Basalmembran auf. Sechs Varianten sind bekannt, davon werden fünf autosomal-dominant und eine X-chromosomal-rezessiv vererbt. Mutationen in den Genen für Keratin 1 und 10 liegen zugrunde. Am häufigsten und mildesten ist die Epidermolysis bullosa simplex.

Junktionale Epidermolysen weisen eine Spaltbildung in der Basalmembran auf Ebene der Lamina lucida auf. Fünf autosomal-rezessiv vererbte Formen sind bekannt. Mutationen in den Genen für Lamininketten, β_4-Kettensäure, α_6/β_4-Integrine und Kollagen XVII liegen zugrunde. Die Epidermolysis bullosa junctionalis ist die schwerste Form der hereditären Epidermolysen.

Dermolytische dystrophische Epidermolysen weisen eine Spaltbildung unterhalb der Basalmembran in der papillären Dermis auf. Vier Varianten sind bekannt, davon werden zwei autosomal-dominant und zwei autosomal-rezessiv vererbt. Mutationen im *Kollagen VII*-Gen liegen zugrunde.

Klinik

Die **Epidermolysis bullosa simplex** ist die **mildeste** Verlaufsform. Die Blasen sind bereits bei der Geburt vorhanden oder entstehen in der Säuglingszeit. Im Anschluss an mechanische Traumen entstehen an exponierten Stellen nach einigen Stunden runde bis ovale prall gefüllte Blasen. Einblutungen sind möglich, die Blasen reißen leicht ein. Die Schleimhäute sind in der Regel nicht betroffen. Die Blasen heilen innerhalb einiger Tage narbenlos ab. Wärme führt zu stärkerer Blasenbildung. Der Verlauf wird mit zunehmendem Alter leichter. Zur Blasenbildung kommt es dann nur noch nach stärkeren mechanischen Belastungen.

Die **Epidermolysis bullosa dystrophica** ist eine **schwere** Verlaufsform. Es kommt zur Blasenbildung an allen Hautpartien, die mechanischer Belastung ausgesetzt sind, z.B. an Fingern, Zehen, Handtellern, Fußsohlen, Knien, Ellenbogen, Wangen, Nase und Gesäß (☞ Abb. 17.3). Die Schleimhäute sind beteiligt. Nach Einreißen der Blasendecken kommt es zu schlecht heilenden Ulzerationen, Verhärtungen, Narben, Atrophien, Pigmentverschiebungen, Keloiden, Kontrakturen und Milien sowie zu Synechien und Nageldystrophien. Ein bleibender Ausfall von Finger- und Zehennägeln, eine Rarefizierung der Endphalangen, eine Alopezie und Hyperhidrose sowie Zahndeformierungen, -verfärbungen und -ausfall können auftreten.

Die **Epidermolysis bullosa polydysplastica** ist eine **sehr schwere** Verlaufsform. Großflächige Epidermolysen, Erosionen, Mutilationen und Sekundärinfektionen sind charakteristisch. Die Mundschleimhaut und der Gastrointestinaltrakt sind befallen. Zahnanomalien und eine Skeletthypoplasie bestehen ebenso. Die Erkrankung verläuft in der Regel nach wenigen Monaten oder Jahren tödlich.

Die **Epidermolysis bullosa letalis** ist die **schwerste** Verlaufsform mit ausgedehntem Haut- und Schleimhautbefall. Ösophagus, Dünndarm und Gallenblase sind betroffen. Der Tod tritt meistens innerhalb weniger Wochen nach der Geburt ein.

Diagnostik

- Histologische Untersuchung betroffener Hautareale
- Molekulargenetische Untersuchungen stehen heute im Mittelpunkt der diagnostischen Bemühungen.

Therapie

Eine kausale Therapie ist nicht möglich. **Symptomatische Maßnahmen** sind eine konsequente Hautpflege, die Verhinderung bakterieller Superinfektionen und die Vermeidung von Traumen. Die Berufsberatung und eine psychologische Begleitung betroffener Familien haben bei diesen Erkrankungen einen besonderen Stellenwert. Gentherapeutische Methoden wie z.B. die Transplantation autologer transfizierter Keratinozyten befinden sich in der Entwicklung.

17.4.2 Erythema exsudativum multiforme

Definition

Akut auftretende, zeitlich begrenzte Dermatose mit makulösen, papulösen, hämorrhagischen, bullösen und kokardenförmigen Effloreszenzen mit unterschiedlicher Lokalisation und Ausprägung sowie späteren Allgemeinerscheinungen.

Ätiologie

Neben der **idiopathischen** Form kommen **symptomatische** Formen durch Einnahme von Medikamenten (Antibiotika, Barbiturate, Antikonvulsiva, Analgetika), Infektionen (Streptokokken, Mykoplasmen, Herpes-simplex-Virus) und bei malignen Tumoren vor.

Pathogenese

Es handelt sich um eine allergisch-hyperergische Reaktion auf oben genannte Antigene.

Klinik

Das **Erythema exsudativum multiforme minus** ist die leichtere klinische Verlaufsform. Die Erkrankung beginnt plötzlich. Gesicht und Streckseiten der Extremitäten sind besonders befallen, während die Schleimhäute nicht betroffen sind. Es entwickeln sich kokardenförmige Effloreszenzen aus münzgroßen hellroten Scheiben mit dunklem Zentrum. Ein Übergang in Blasen ist möglich. Begleitende Arthralgien kommen vor. Eine Abheilung erfolgt innerhalb von zwei bis drei Wochen mit Pigmentverschiebungen und starker Rezidivneigung.

Das **Erythema exsudativum multiforme major** ist die schwere Verlaufsform. Synonyma sind Stevens-Johnson-Syndrom oder toxische epidermale Nekrolyse (Lyell-Syndrom). Es kommt zu einer ausgedehnten Schleimhautbeteiligung mit hämorrhagischen, bullösen, erosiven, entzündlichen Veränderungen in Mund, Rachen, Nasenschleimhäuten, Konjunktiven, Korneae und Genitalschleimhaut (☞ Abb. 17.4 a und b). Der Allgemeinzustand ist erheblich beeinträchtigt und es besteht häufig hohes Fieber. Mögliche Organmanifestationen sind Bronchitis, Pneumonie, Endokarditis, Nephritis, Gastroenteritis und Arthritis.

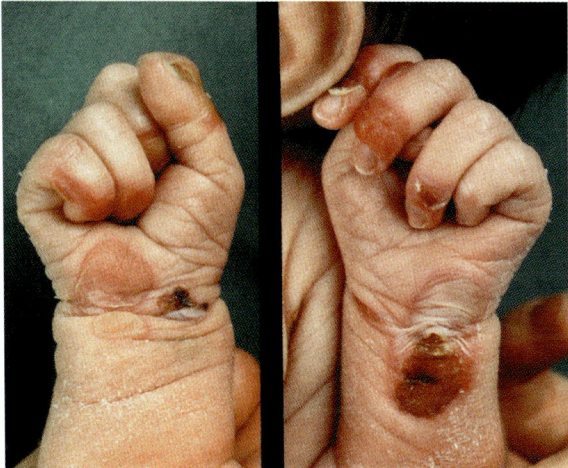

Abb. 17.3: Epidermolysis bullosa dystrophica. Blasen, Ulzerationen und Narben an Fingern und Handgelenken.

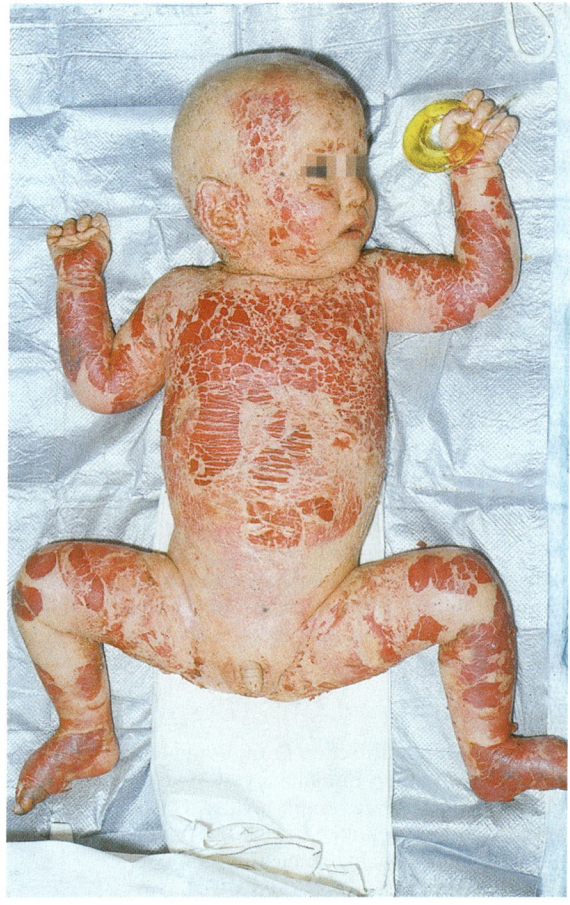
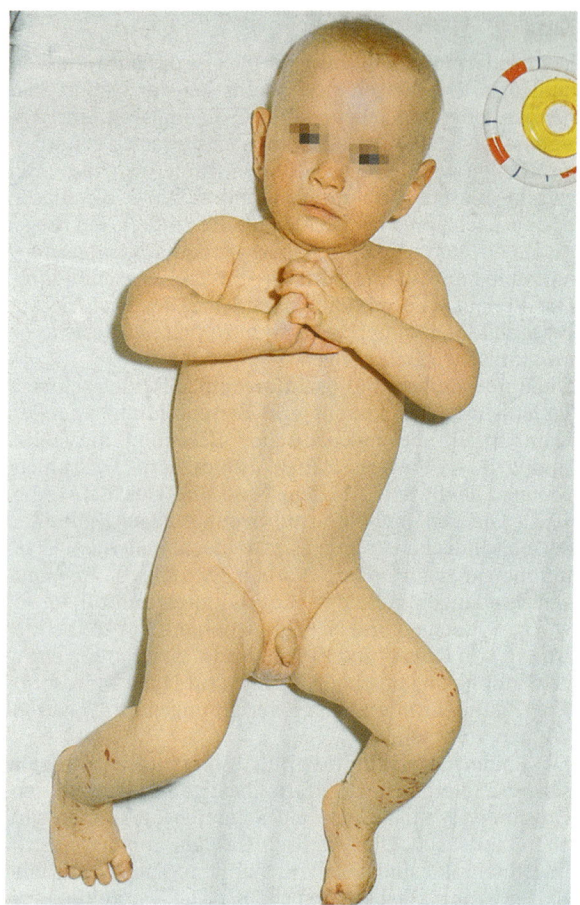

a

b

Abb. 17.4 a und b: Erythema exsudativum multiforme major (Stevens-Johnsons-Syndrom): a) im akutem Stadium, b) nach überstandener Erkrankung: Resitutio ad integrum.

Therapie

Die Beseitigung des auslösenden Agens ist entscheidend. Bei leichten Formen erfolgt eine austrocknende Lokalbehandlung mit Vioformlotio 1 %. Bei schweren Formen sind eine stationäre Überwachung, Salizylate, und Kortikosteroide erforderlich.

Merke!

Klinik des Erythema exsudativum multiforme:
- **Erythema exsudativum multiforme minus:** leichterer Verlauf ohne Befall der Schleimhäute, Abheilung nach etwa zwei bis drei Wochen, Rezidivneigung
- **Erythema exsudativum multiforme major:** schwerer Verlauf mit Schleimhautbefall und einer zum Teil bedrohlichen Organmanifestation.

17.4.3 Acrodermatitis enteropathica

Definition

Seltene autosomal-rezessiv vererbte Erkrankung mit enteraler Zinkmalabsorption.

Klinik

Die ersten klinischen Symptome erscheinen meist im Rahmen der Umstellung von Muttermilch auf Kuhmilch. Es bilden sich **bullöse Hautablösungen** mit nachfolgen-

der Erythrodermie, die gewöhnlich um den Mund, an Händen und Füßen sowie im Genital- und Analbereich beginnen und sich dann auf andere Hautareale ausweiten (☞ Abb. 17.5). Es besteht eine Neigung zu bakteriel-

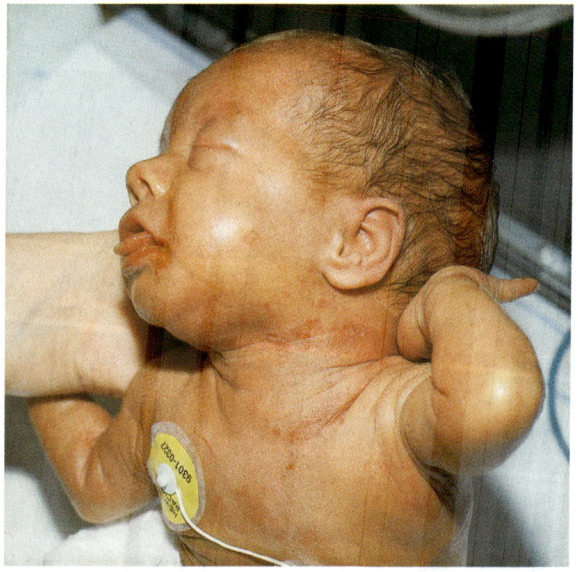

Abb. 17.5: Acrodermatitis enteropathica.

len Superinfektionen, insbesondere mit *Candida albicans*. Die Hautveränderungen gehen mit einer charakteristischen **Alopezie**, Paronychien, schweren **Diarrhöen** und einer **Schleimhautbeteiligung** (Stomatitis, Glossitis) einher. **Okuläre Symptome** (Photophobie, Konjunktivitis, Blepharitis, Korneadystrophie) sind häufig. Die Kinder sind lethargisch und anorektisch.

Diagnostik

- Zink im Plasma stark erniedrigt
- Zink im Urin erniedrigt
- Aktivität der alkalischen Phosphatase im Serum (zinkabhängig) erniedrigt.

Therapie

Die Behandlung besteht in einer hoch dosierten oralen Gabe von Zinkaspartat (2 mg/kg KG/d). Während der Zinktherapie sollte die Kupferkonzentration im Plasma überwacht werden, da die Zinkresorption die von Kupfer beeinträchtigt.

Prognose

Unter Zinksubstitution kommt es zu einer raschen Besserung der klinischen Symptome.

> **Merke!**
>
> Die Acrodermatitis enteropathica ist eine autosomal-rezessiv vererbte Erkrankung, die zu einem schweren Zinkmangel führt, der sich klinisch mit Haut-, Schleimhaut-, Haar- und Nagelveränderungen sowie gravierenden Allgemeinsymptomen manifestiert.

17.5 Kongenitale Ichthyosen

Definition

Heterogene Gruppe generalisierter diffuser Keratosen, die durch eine Störung der epidermalen Differenzierung mit übermäßiger Hornproduktion charakterisiert sind. Von Bedeutung sind vor allem die Gruppe der Ichthyosis vulgaris und die Gruppe der Ichthyosis congenita.

Klassifikation

Tabelle 17.1 fasst die klinisch wichtigsten Formen der kongenitalen Ichthyosen zusammen.

Ätiologie

Bei einigen Formen der Erkrankung ist der zugrunde liegende Gendefekt bekannt. So werden z.B die X-chromosomal-rezessive Ichthyosis vulgaris durch Mutationen im *Steroidsulfatase*-Gen, die Ichthyosis lamellosa durch Mutationen im *Transglutaminase-I*-Gen und die Ichthyosis bullosa durch Mutationen im *Keratin-1*- und *Keratin-2*-Gen verursacht.

Klinik

Nur die wesentlichen klinischen Symptome der drei wichtigsten Ichthyosen werden besprochen.

Autosomal-dominant vererbte Ichthyosis vulgaris: Sie ist die häufigste Form (1:300 bis 1:1000). In der Neonatalperiode bestehen keine Auffälligkeiten, erste Hautveränderungen zeigen sich in der frühen Kindheit. Die Haut wird sehr trocken und bildet weiße bis schmutzig-graue, haftende Schuppen (☞ Abb. 17.6). Prädilektionsstellen sind die Streckseiten der Extremitäten, wobei die Beugen häufig ausgespart sind. Die Handinnenflächen weisen typische verstärkte Furchungen auf, die in der Regel diagnostisch wegweisend sind.

X-chromosomal-rezessiv vererbte Ichthyosis vulgaris: Erste Auffälligkeiten treten bei betroffenen Jungen im Säuglingsalter auf. Das klinische Bild ähnelt dem der Ichthyosis vulgaris, die Schuppung ist jedoch ausgeprägter und dicker. Handinnenflächen und Fußsohlen bleiben stets frei (wichtiges Unterscheidungsmerkmal zur autosomal-dominant vererbten Form).

Autosomal-rezessiv vererbte lamelläre Ichthyose: Die Hautveränderungen bestehen bereits bei Geburt, nicht selten unter dem Bild eines sog. „Kollodium-Babys". Auf erythrodermatischem Hintergrund bildet sich eine braune, grob lamelläre Schuppung. Insbesondere im Gesicht kommt es zu Narbenzügen mit Ausbildung eines Ektropiums. Es bestehen eine Neigung zur Hyperpyrexie und zu Nageldystrophien. Die schwerste Verlaufsform ist die Ichthyosis congenita gravis, die intrauterin zum Fruchttod („Harlekinfetus") führt.

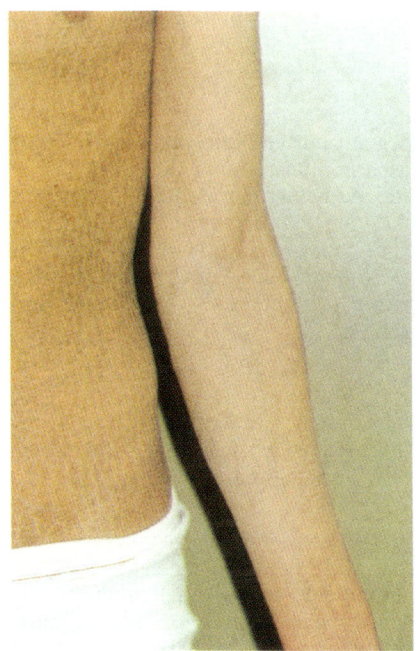

Abb. 17.6: Ichthyosis vulgaris mit trockener, schuppiger Haut am gesamten Integument, bevorzugt an den Extremitäten [11].

Tab. 17.1 Wichtige Formen der kongenitalen Ichthyosen.

Ichthyosis vulgaris	Ichthyosis congenita
autosomal-dominante Ichthyosis vulgaris	nichtbullöse lamelläre Ichthyosis
X-chromosomal-rezessive Ichthyosis vulgaris	lamelläre Ichthyosen
	bullöse Ichthyosen
	Syndrome mit Ichthyosis, z.B. Sjögren-Larsson-Syndrom

Diagnostik

- Histologische Untersuchung betroffener Hautareale
- Mutationsanalyse.

Therapie

Bei allen Formen stehen pflegenden Maßnahmen im Vordergrund. Zur lokalen Keratolyse werden einweichende Bäder (Seife, Kochsalz) sowie harnstoffhaltige und rückfettende Präparate (Salizylvaseline) bevorzugt verwendet. Bei ausgeprägten Veränderungen im Gesicht hat sich eine Applikation 10 %iger Fruchtsäure in einer Cremegrundlage bewährt. Zur systemischen Keratinolyse können Retinoide eingesetzt werden. Außerdem wird der antiphlogistische Effekt von Kortikosteroiden genutzt. Bei all diesen Therapieformen sollte sorgfältig auf das Nutzen-Risiko-Verhältnis geachtet werden.

17.6 Dermatitiden (Ekzeme)

17.6.1 Windeldermatitis

Definition

Sehr häufige erythematöse bis erosiv-mazerative Hautentzündung der intertriginösen Räume durch *Candida albicans* bei Säuglingen.

Epidemiologie

Die Candidose der Haut ist eine typische Infektionskrankheit des frühen Säuglingsalters und tritt hier sehr häufig auf.

Pathogenese und Ätiologie

Zunächst erfolgt eine Darmbesiedelung mit *Candida albicans*. Die warme, feuchte Haut und der luftdichte Verschluss durch die Windel bilden ein ideales Milieu für das Wachstum von Candida. Eine seborrhoische, atopische oder Reizungsdermatitis stellt die Eintrittspforte für den Hefepilz dar.

Klinik

Die Dermatose beginnt mit **vesikulo-pustulösen Effloreszenzen,** die rasch konfluieren und sich über die gesamte Windelregion ausdehnen. Im Vollbild ist die Haut intensiv **gerötet,** an den Rändern zeigt sich ein feiner **Schuppensaum,** und zur gesunden Haut hin bestehen münzgroße Satellitenherde, die eine colleretteartige Schuppung aufweisen (☞ Abb. 17.7). Es besteht eine hohe Rezidivneigung.

Diagnostik

In klinisch eindeutigen Fällen ist kein Erregernachweis erforderlich. In unklaren Fällen kann ein mikroskopischer und kultureller Pilznachweis erfolgen.

Therapie

Nystatinpaste ist das Mittel der Wahl zur Behandlung einer Windeldermatitis. Neben der Lokalbehandlung sollten Säuglinge dreimal täglich über zehn Tage Nystatin als Suspension erhalten, um die Darmbesiedelung zu behandeln. Häufiges Trockenlegen und Föhnen unterstützen den Heilungsprozess.

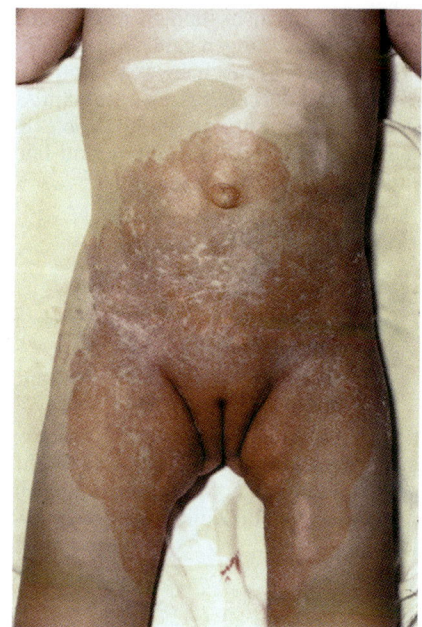

Abb. 17.7: Windeldermatitis.

Prophylaxe

Häufiger Windelwechsel, die Meidung exzessiver Waschprozeduren, viel Luftzufuhr, Meidung entfettender Präparate und eine Abdeckung der Haut mit Zinkpaste sind nützliche prophylaktische Maßnahmen.

> **Merke!**
> Die Therapie der Windeldermatitis beinhaltet neben der Lokalbehandlung die Verabreichung von Nystatin als Suspension, um die Darmbesiedelung, die die Hautveränderungen verursacht, zu behandeln.

17.6.2 Atopische Dermatitis

Definition

T-Zell-vermittelte entzündliche Hauterkrankung, die als die Haut betreffende Manifestation von Atopie angesehen wird und später in ein Ekzem übergeht. Synonym: Neurodermitis.

> **Merke!**
> Unter Atopie versteht man eine genetisch determinierte Diathese mit unspezifisch auslösbarer Reizbarkeit der Haut und/oder der Oberflächenschleimhäute, die sich einzeln oder kombiniert als Rhinitis allergica, Asthma bronchiale oder Dermatitis atopica manifestiert.

Epidemiologie

Die atopische Dermatitis ist mit einer Prävalenz von 13 % unter siebenjährigen Kindern eine der häufigsten chronischen Erkrankungen des Kindesalters. Die Häufigkeit der Erkrankung nimmt zu.

Merke!
Die atopische Dermatitis ist eine der häufigsten chronischen Erkrankungen des Kindesalters.

Ätiologie

Es besteht eine **genetische Prädisposition.** Nicht die atopische Erkrankung, sondern die Atopiedisposition wird polygen vererbt. Inzwischen sind einige Kandidatengene identifiziert worden. Ein weiterer ätiologischer Faktor ist die **vermehrte Exposition gegenüber Innenraumallergenen** (z. B. Hausstaubmilben). Außerdem spielt die **abnehmende Exposition des Immunsystems gegenüber bestimmten Infektionserregern** (z. B. Masern, Tuberkulose, Hepatitis A) eine Rolle.

Merke!
Ist ein Elternteil Atopiker, liegt die Wahrscheinlichkeit einer Atopiemanifestation beim Kind bei 30–50 %, sind beide Eltern Atopiker, beträgt das Risiko 50–80 %.

Pathogenese

Vier Hauptfaktoren spielen eine Rolle:
- die Störung der Barrierefunktion, die zu Hauttrockenheit **(Sebostase)** führt
- die Störung der Immunregulation, die zur **chronischen Entzündung** (Ekzem) führt
- die vermehrte Freisetzung von **Mediatoren,** die zu Juckreiz führt
- die Reizbarkeit der Haut, d. h. die Reaktion auf äußere **Triggerfaktoren** (Allergene, Infektionen, psychische Belastung, Wolle, Waschmittel).

Den atopischen Erkrankungen liegt ein gemeinsamer immunologischer Pathomechanismus mit überschießender Th2-Immunantwort zugrunde (siehe Kapitel Asthma bronchiale).

Klinik

Das atopische Ekzem neigt dazu, sich in den verschiedenen Lebensabschnitten unterschiedlich zu manifestieren.
Das **atopische Säuglingsekzem** tritt ab dem dritten Lebensmonat auf und stellt in der Regel die erste atopische Krankheit dar. Es handelt sich um eine sehr akute, exsudative Form des Ekzems, das neben Stamm und Beugen besonders das Gesicht und den behaarten Kopf befällt (☞ Abb. 17.8). Es bilden sich umschrieben oder disseminiert schuppende, nässende oder verkrustete Erytheme. Es besteht ein erheblicher Juckreiz, und die Krusten neigen zu Superinfektion mit *Staphylococcus aureus.* Zwischen dem zweiten und dritten Lebensjahr bessert sich das atopische Ekzem in der Regel deutlich, bei der Mehrheit der Kinder heilt es aus.
Das **atopische Ekzem des Schulalters und der Pubertät** manifestiert sich unter dem Bild eines lichenifizierten Ekzems, das besonders die großen Beugen befällt. Es zeigen sich zerkratzte, verkrustete, erythemo-squamöse Herde, Rötung und Verdickung der Haut, Schuppung, flache Papeln, die zu großen Plaques konfluieren. Als Lichenifikation wird eine vergröberte Felderung der Haut mit vertieften Furchen bezeichnet. Auch hier besteht ein

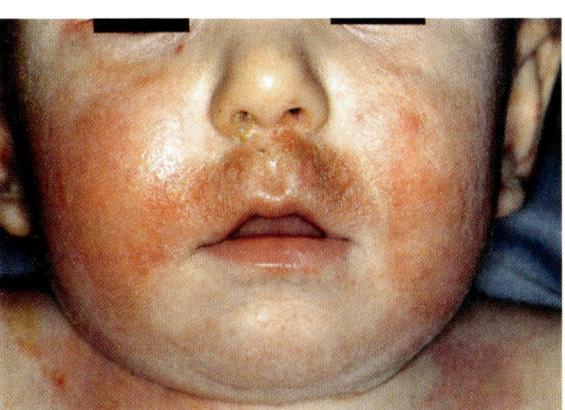

Abb. 17.8: Atopische Dermatitis [11].

starker Juckreiz. Die Haut ist sehr trocken und besonders empfindlich, auf leichte toxische Reize ein Ekzem zu entwickeln. Bei Remission entwickeln sich oft Melanoderme oder Leukoderme. Auch diese Form des Ekzems heilt in der Regel aus, nur selten bestehen persistierende, generalisierte Ekzeme über Jahrzehnte.

Merke!
Im ersten Lebensjahr manifestiert sich die atopische Dermatitis überwiegend im Gesicht und am behaarten Kopf.
Nach dem ersten Lebensjahr sind Gesicht und behaarter Kopf meist frei, die Gelenkbeugen hingegen stets befallen.

Komplikationen

- Übergang in *Erythrodermia atopica Hill*
- Bakterielle Superinfektion
- Superinfektion durch *Candida albicans*
- Ausbreitung von Virusinfektionen in befallenen Hautarealen (Eccema herpeticatum bei Infektionen mit Herpes simplex)
- Verschlechterung einer anderen Manifestation der Atopie bei Ausheilung der Hauterscheinungen
- Neurodermitischer Katarakt
- Haarausfall bei Kopfherden.

Diagnostik

- IgE-Gesamtkonzentration im Serum häufig erhöht
- Nachweis von allergenspezifischem IgE gegen Nahrungsmittelallergene und Allergene der Umwelt (RAST)
- Prick-Test, Patch-Test
- Orale Provokationstests.

Therapie

Die drei Hauptsäulen der Therapie sind:
- eine **Linderung des Juckreizes** durch Mediatorfreisetzung über geeignete externe oder systemische Therapie, Suche nach Auslösern
- die **antibiotische** bzw. antiseptische **Behandlung** der Superinfektion
- die Modulation und **Suppression** der gesteigerten **Entzündungsaktivität.**

Merke!
Häufige Fehler in der Behandlung des atopischen Ekzems sind die Wahl einer falschen Externagrundlage („eine Salbe für alle Fälle"), eine mangelnde antiinfektiöse Therapie, eine „Kortikophobie" (bei Eltern und Arzt) oder der falsche Umgang mit externen Steroiden.

Adaptierte Hautpflege: Die Hautpflege muss an das Stadium des Ekzems, an das Alter des Kindes und an die Lokalisation angepasst werden.

In der **akuten Ekzemphase** werden feuchte kühlende Umschläge angewendet. Anschließend wird auf eine Öl-in-Wasser-Zubereitung (Lotio oder Creme) übergegangen. In der Regel ist eine antiinflammatorische (externe Steroide) und eine antibakterielle Behandlung (lokal und oft auch systemisch) indiziert.

In der **subakuten Phase** werden stärker rückfettende Externa (Cremes oder Lipolotionen) angewandt. Topische Steroide werden ausgeschlichen und u.U. durch andere antiinflammatorische Substanzen ersetzt.

In der **chronischen Phase**, in der Lichenifikation und Sebostase im Vordergrund stehen, muss eine intensive rückfettende Hautpflege erfolgen.

Antipruriginöse Therapie: Potenzielle Auslöser sollten identifiziert und eliminiert werden (dies ist häufig schwierig). Das effektivste externe antipruriginöse Wirkprinzip ist Kühlung (Pflegecremes im Kühlschrank aufbewahren!). Ein Wärmestau begünstigt den Juckreiz (leichte Kleidung). Feuchte Umschläge können hilfreich sein. Topische Antihistaminika sind umstritten. Wenn lokale Maßnahmen nicht ausreichen, müssen systemische Antihistaminika eingesetzt werden. Antihistaminika der zweiten Generation (z.B. Cetrizin, Tritoqualin, Loratadin) weisen im Gegensatz zu Präparaten der ersten Generation kaum oder keine sedierenden Nebeneffekte auf.

Antimikrobielle Therapie: Die Kolonisationsrate mit *S. aureus* beträgt 90–100 %. Staphylokokkenwirksame Antibiotika (z.B. Cephalosporine, Amoxicillin, Clindamycin) werden topisch oder, bei ausgedehntem Befall oder bei Befall des Gesichts, systemisch angewandt.

Antiinflammatorische Therapie: Die Bekämpfung der kutanen Entzündungsreaktion ist neben der rückfettenden Hautpflege die Grundlage der Therapie des atopischen Ekzems. Topische Steroide helfen im akuten Ekzemschub rasch. Ihr Einsatz ist durch die assoziierten Nebenwirkungen (z.B. Hautatrophie, Teleangiektasien, Pyodermien, Mykosen; systemische Nebenwirkungen sind selten) limitiert. Die Anwendungsdauer topischer Steroide sollte ein bis zwei Wochen täglicher Anwendung nicht überschreiten und die Steroide sollten über einen längeren Zeitraum ausgeschlichen werden, um einen „Reboundeffekt" zu vermeiden. Weitere, milde antiinflammatorische Substanzen sind Teerverbindungen, Bituminosulfonate und Bufexamac. Sie sind deutlich schwächer wirksam als topische Steroide und sind daher nur bei leichten Ekzemschüben und in der Nachbehandlungsphase sinnvoll.

Immunsuppressive Makrolide (Cyclosporin A, Tacrolimus (FK506), Ascomycin und Rapamycin) hemmen in aktivierten T-Zellen durch Bindung an Calmodulin die intrazelluläre Signaltransduktion und damit die Bildung proentzündlicher Interleukine. Diese Substanzen sind bei schwersten Formen des atopischen Ekzems wirksam, Langzeitbeobachtungen im Kindesalter liegen jedoch noch nicht vor.

Eine diätetische Therapie wird bei nachgewiesener Nahrungsmittelsensibilisierung durchgeführt. Im Säuglingsalter kommen kuhmilchfreie Hydrolysatnahrungen und Elementarnahrungen zum Einsatz.

Begleitende Therapiemaßnahmen: Schulungskurse für Eltern und Patienten, Rehabilitationsmaßnahmen, Diätberatung bei nachgewiesener Nahrungsmittelsensibilisierung sowie eine psychologische Begleitung sind bei dieser chronischen Erkrankung, die zu einem erheblichen Verlust an Lebensqualität für die gesamte Familie führen kann, von besonderer Bedeutung.

Merke!
Ab einer Anwendungsfläche von 20 % ist beim Einsatz topischer Steroide mit dem Auftreten systemischer Nebenwirkungen zu rechnen. Die Anwendungsdauer topischer Steroide sollte ein bis zwei Wochen täglicher Anwendung nicht überschreiten. Der häufigste Fehler besteht in einem abrupten Absetzen des topischen Steroids, sobald sich eine leichte Besserung abzeichnet. Es kommt zu einem „Reboundeffekt".

17.6.3 Allergische Kontaktdermatitis

Definition

Klinische Manifestation der Typ-IV-Sensibilisierung, bei der ein oder mehrere Allergene als Auslöser in Betracht kommen können.

Epidemiologie

Eine allergische Kontaktdermatitis ist bei Säuglingen und Kleinkindern selten. Die Häufigkeit nimmt mit steigendem Lebensalter, Ausreifung des Immunsystems und zunehmender Expositionsdauer gegenüber Allergenen zu.

Ätiologie
- Äußerlich angewandte Medikamente
- Farbstoffe
- Duftstoffe
- Metalle, z.B. Nickel!
- Körperpflegemittel.

Pathogenese

Beim ersten Eindringen des Antigens durch die Epidermis wird es von Antigen präsentierenden Zellen aufgenommen, prozessiert und in den regionalen Lymphknoten den antigenspezifischen naiven T-Zellen vorgestellt. Diese Sensibilisierungsphase dauert zehn bis vierzehn Tage und ist klinisch stumm. Bei Wiedereindringen des Antigens in die Haut wird es erneut von Antigen präsentierenden Zellen erfasst und den jetzt bereits sensibilisierten antigenspezifischen T-Zellen vorgestellt. Dieser zweite Kontakt führt dann zu einer epidermalen Entzündungsreaktion, die sich dort manifestiert, wo der Antigenkontakt stattgefunden hat. Die häufigsten Kontaktallergene im Kindesalter sind Nickelsulfat, Konservierungs- und Duftstoffe.

Klinik

Am Ort des Kontaktgeschehens entwickeln sich auf einer massiven ödematösen Reaktion kleine, stark **juckende Bläschen,** die später in Krusten übergehen.

Diagnostik

Die Epikutantestung ist das diagnostische Instrument der Wahl.

Therapie

Die Meidung der auslösenden Noxe steht im Vordergrund. In der akuten Phase werden glukokortikoidhaltige Präparate angewandt.

17.7 Urtikarielle Erkrankungen

17.7.1 Urtikaria

Definition

Flüchtiges Exanthem mit Quaddelbildung infolge Mastzelldegranulation durch allergische, physikalische oder toxische Noxen (Sofortreaktion vom Typ I).

Pathogenese

Die Freisetzung von Histamin und anderen Mediatoren aus Mastzellen und Basophilen führt zu einer Vasodilatation und Gefäßpermeabilitätserhöhung, die mit einem Serumaustritt in das Gewebe einhergeht. Bei einer Beteiligung dermaler Venolen kommt es zur **Quaddelbildung.** Bei Beteiligung größerer subkutaner Gefäße kommt es zur Ausbildung eines **Quincke-Ödems.**

Ätiologie

Man unterscheidet eine **allergische (akute) Urtikaria,** die durch Medikamente, Impfstoffe, Nahrungsmittel, Konservierungs- und Farbstoffe, Insektengifte, Inhalationsallergene oder Mikroorganismen (Candida, Bakterien, Parasiten) ausgelöst wird und eine **nichtallergische (chronische) Urtikaria,** die auf einer Mastzelldegranulation durch direkte Einwirkung von chemischen Kontaktnoxen oder physikalischen Reizen (Brennnessel, Quallengifte, Kälte, Wärme, Druck, Licht) beruht.

Klinik

Bei beiden Formen der Urtikaria zeigen sich flächenhafte, scharf begrenzte Erytheme mit mäßiger Schwellung, die oft einen hellen Randsaum aufweisen und innerhalb von Minuten auftreten. Die Herde bleiben selten länger als zwei bis sechs Stunden bestehen. Es besteht ein starker Juckreiz. Nach Abheilung kann am gleichen Ort erst nach Tagen wieder eine Quaddel entstehen (Refraktärphase durch Erschöpfung der Mastzelldepots). Ein Hautstrich auf unveränderter Haut mit einem Holzspatel bewirkt zunächst einen erythematösen Streifen und dann eine urtikarielle Quaddelbildung mit Juckreiz (urtikarieller Dermographismus). Bei Larynxbeteiligung mit Glottisödem und Ausweitung zum anaphylaktischen Schock besteht Lebensgefahr.

Der **anaphylaktische Schock** ist die schwerste und bedrohlichste Reaktion vom Soforttyp. Im Kindesalter tritt sie bei hochgradiger Sensibilisierung gegen Tiere, Nahrungsmittel, Medikamente, Latex oder Insektengift auf.

Die klinischen Zeichen sind neben einer Urtikaria und einem Angioödem gastrointestinale und respiratorische Symptome sowie insbesondere eine innerhalb von Minuten auftretende kardiovaskuläre Symptomatik mit arterieller Hypotonie und Bewusstseinseinschränkung bis zum Koma.

Diagnostik

- Anamnese!
- Meist kurze Latenz zwischen Allergenzufuhr und Symptomatik
- Karenztest
- Expositionstest
- Hauttestungen.

> **Merke!**
> Die Suche nach der Ursache einer Urtikaria bleibt in 80 % der Fälle erfolglos!

Therapie

Allergische Urtikaria: Die Meidung identifizierter Allergene wäre eine kausale Therapieform, sie gelingt jedoch selten. Im Rahmen der symptomatischen Therapie kommen Antihistaminika, Sedativa und Kortikosteroide zum Einsatz. In schweren Fällen kann eine Hyposensibilisierungstherapie erwogen werden.

Nichtallergische Urtikaria: Kortikosteroide sollten außer bei Druckurtikaria nicht verwendet werden, da die Patienten in der Regel auf Antihistaminika besser ansprechen. Bei Lichturtikaria sind Lichtschutzmittel und Antimalariamittel hilfreich.

Anaphylaktischer Schock: Die wesentliche therapeutische Maßnahme neben der Zufuhr von Volumen ist die subkutane oder intravenöse Verabreichung von Adrenalin. Zusätzlich können Kortikosteroide und Antihistaminika gegeben werden.

Definition

Rezidivierende, anfallsartige Ödeme durch einen seltenen, autosomal-dominant vererbten Defekt des Komplementsystems. Synonym: hereditäres Quincke-Ödem.

Pathogenese

Ein Mangel an C1-Esterase-Inhibitor führt zu einer Aktivierung der Komplementkaskade, wodurch Kinine freigesetzt werden, die die Gefäßpermeabilität erhöhen und Ödeme entstehen lassen.

Klinik

Rezidivierend kommt es zum Auftreten massiver **Ödeme** der Haut und der Schleimhäute. Typischerweise besteht **kein Juckreiz.** Nach einigen Tagen klingen die Ödeme spontan ab. Ödeme im Larynx- und Tracheobronchialbereich sind lebensbedrohlich. Mögliche Auslöser sind Traumen, Infektionen, körperliche Anstrengung und „Stress".

Diagnostik

Bestimmung der C1-Esterase-Inhibitor-Aktivität im Serum.

Therapie

Bei lebensbedrohlichen Schüben erfolgt eine Substitutionstherapie durch Gabe von Fresh Frozen Plasma oder die Verabreichung von C1-Inaktivator-Konzentraten.

Prophylaxe

Vor Operationen sollte betroffenen Kindern C1-Inaktivator verabreicht werden.

Prognose

Unbehandelt sterben 30 % der Kinder an einer akuten Atemwegsobstruktion. In der Pubertät kommt es meistens zu einer spontanen Besserung der Symptomatik.

17.7.2 Strophulus infantum

Definition

Hauterkrankung mit derben, stark juckenden Quaddeln, Papeln oder Seropapeln durch Bisse von Arthropoden (z.B. Hunde- und Katzenflöhe, Vogelmilben, Kriebelmücken).

Klinik

Die Hautveränderungen treten fast ausschließlich in den Sommer- und Herbstmonaten und bevorzugt in ländlichen Gegenden auf. Es bilden sich akut zahlreiche, disseminiert oder gruppiert stehende intensiv **juckende** linsengroße **urtikarielle Papeln.** Im Zentrum der Papel können sich winzige Bläschen entwickeln (Seropapel). Das Aufkratzen der Effloreszenzen führt zu hämorrhagischen Krusten, es kommt häufig zu einer Impetiginisation. Prädilektionsstellen sind die Extremitätenstreckseiten und der Stamm.

Differentialdiagnose

Varizellen sind die wichtigste Differentialdiagnose! Bei Strophulus sind behaarter Kopf und Mundschleimhaut jedoch frei.

Therapie

Ein Versuch der Beseitigung von Erregerkontakten sollte unternommen werden (Raumdesinfektion, Behandlung erkrankter Haustiere). Im Rahmen der symptomatischen Therapie werden Antihistaminika und Juckreiz stillende Lotionen angewandt.

Merke!
Die wichtigste Differentialdiagnose von Strophulus infantum sind Varizellen!

17.8 Arznei- und infektallergische Exantheme

17.8.1 Arzneimittelexantheme

Definition

Exantheme durch Arzneimittelunverträglichkeit infolge allergischer oder toxischer Mechanismen.

Ätiologie

Jedes Medikament kann Exantheme verursachen!

Pathogenese

- Allergische Sofortreaktion vom anaphylaktischen Typ I
- Allergische Reaktion vom zytotoxischen Typ II
- Allergische Reaktion vom Typ III
- Allergische Spätreaktion
- Toxische Reaktion.

Klinik

Das Exanthem ist aufgrund der hämatogenen Ausbreitung meist symmetrisch und generalisiert. Häufig bestehen eine Schleimhautbeteiligung sowie Juckreiz, Fieber und Krankheitsgefühl. Eine Organbeteiligung (Leber, Niere, Herz) ist möglich. Die Effloreszenzen können erythematös, makulös, vesikulös-bullös, hämorrhagisch, urtikariell oder papulös-nodös sein. Kombinationen verschiedener Effloreszenzen sind ebenso möglich. Ein Übergang in eine Erythrodermie kann stets erfolgen. **Prädilektionsstellen** sind abhängige Körperpartien wie Unterschenkel und die Streckseiten der Extremitäten sowie Hautareale mit funktioneller Durchblutungsstörung.

Merke!
Arzneimittelexantheme können sich morphologisch äußerst vielgestaltig präsentieren!

Diagnostik

- Anamnese
- Hauttestungen
- Expositionsteste: Cave anaphylaktische Reaktionen!
- RAST u.a. In-vitro-Testungen.

Therapie

Die Meidung identifizierter Allergene steht im Vordergrund. Im akuten Schub werden Antihistaminika und Kortikosteroide systemisch eingesetzt. Lokal kann Lotio alba appliziert werden.

17.8.2 Erythema nodosum

Definition

Im Kindesalter häufig auftretende arznei- und infektallergische Reaktion, die durch schmerzhafte subkutane Knotenbildung mit Hautrötung und -überwärmung gekennzeichnet ist.

Ätiologie

- Streptokokkeninfektionen
- andere bakterielle Infektionen
- Tuberkulose
- M. Crohn
- Sarkoidose (Löfgren-Syndrom)
- Virusinfektionen
- Medikamente.

Pathogenese

Vermutlich liegt ein allergischer Reaktionsmechanismus zugrunde.

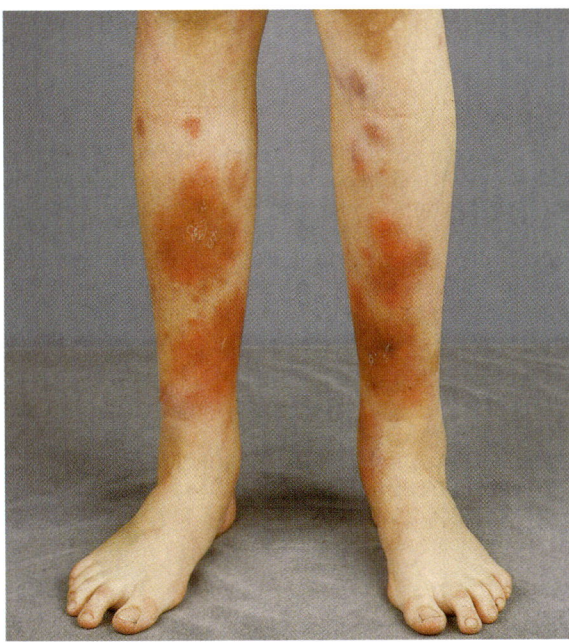

Abb. 17.9: Erythema nodosum.

Klinik

Es entstehen kutan-subkutane, **druckschmerzhafte,** teigige, kaum erhabene rötliche **Knoten,** die walnussgroß werden können (☞ Abb. 17.9). Die Haut ist in diesem Bereich überwärmt. Im Verlauf kommt es durch abgebautes Hämoglobin zu einer grünlich-gelblich-bräunlichen Verfärbung. Schubweise können weitere Knoten auftreten. **Prädilektionsstellen** sind die Unterschenkelstreckseiten, die Oberschenkel und seltener die Arme. Begleitend finden sich oft Fieber, Gelenkschmerzen und ein reduzierter Allgemeinzustand. Innerhalb von drei bis fünf Wochen kommt es zur narbenlosen Abheilung.

Diagnostik

Die Diagnose wird klinisch gestellt, mögliche Grunderkrankungen müssen ausgeschlossen werden.
- Die **Tuberkulinprobe** kann hyperergisch ausfallen (hohe Verdünnung wählen!)
- **Röntgen-Thorax:** Sarkoidoseausschluss (Hiluslymphknotenschwellung)
- Suche nach Streptokokkeninfektion
- Medikamenteneinnahme?
- BKS-Beschleunigung
- Erhöhung von Alpha$_2$-Globulin.

Therapie

Bettruhe ist empfehlenswert, wenn der Allgemeinzustand beeinträchtigt ist. Die Lokaltherapie beinhaltet feuchte Umschläge und ggf. die Applikation topischer Steroide. Auslösende Allergene sollten, sofern sie identifiziert werden können, gemieden werden.

17.9 Epizoonosen

Definition

Hauterkrankungen, die durch Ektoparasiten hervorgerufen werden.

17.9.1 Skabies

Definition

Im Kindesalter sehr häufig auftretende Epizoonose mit der Krätzemilbe *Acarus siro var. hominis*, die zu heftig juckenden Hautveränderungen führt.

Ätiologie und Pathogenese

Die Milbe *Acarus siro var. hominis* ist 0,3 mm groß, die Gestalt halbkugelig. Das Weibchen gräbt tunnelartige Gänge in die Hornschicht und legt hier Eier ab. Aus den Larven entwickeln sich nach drei Wochen geschlechtsreife Milben. Die Übertragung erfolgt von Mensch zu Mensch durch direkten Körperkontakt. Die Inkubationszeit beträgt acht Tage bis drei Wochen.

Klinik

Es finden sich bis zwei Zentimeter lange, fein gekörnte, leicht aufgeworfene feine **Gänge** in der Hornschicht, an deren Ende die Milbe als graues Pünktchen mit bloßem Auge gerade noch erkennbar ist. Die Folge sind **entzündliche Papeln** und eitrige **Krusten.** Kratzeffekte entstehen bei starkem Juckreiz, der in der Bettwärme zunimmt. **Prädilektionsstellen** sind die Hände, vor allem palmar und interdigital, die Füße, das Genitale, der Nabel und die Brustwarzen. In der Regel bleibt der Kopf frei, nicht jedoch bei Säuglingen.

Diagnostik

Der Milbennachweis erfolgt durch Entfernung der Milbe mit einer Nadel aus dem Gang und Betrachtung unter dem Mikroskop.

Therapie

Bei **Kindern** über einem Jahr und unter zehn Jahren wird nach einem Bad an drei aufeinander folgenden Abenden der gesamte Körper mit Ausnahme des Kopfs (außer: Kopfbefall bei Säuglingen) vom Kragenrand bis zu den Zehen mit **Benzylbenzoat** 10 % und bei älteren Kindern mit Benzylbenzoat 25 % oder einer Lösung aus 0,3 % Lindan und 2,5 % Benzylbenzoat eingerieben und am folgenden Morgen abgebadet.
Bei **Säuglingen** kann zur Einschränkung der Resorptionsfläche folgendes Vorgehen gewählt werden: Am ersten Tag wird nur die untere Körperhälfte mit Benzylbenzoat 10 % eingerieben, nach drei Stunden abgebadet, am zweiten Tag die obere Körperhälfte mit Benzylbenzoat 10 % eingerieben und nach drei Stunden abgebadet. Der Zyklus wird einmal wiederholt.
Weitere wichtige Maßnahmen während der Behandlung sind der tägliche Wechsel von Bett- und Körperwäsche (auskochen), vor Therapie ein Vollbad mit Detergentien (geringere Resorption der fettlöslichen Medikamente) und eine Nachbehandlung der meist gereizten Haut mit Pflegesalben oder Ölbädern.
Umgebungsuntersuchungen bei Kontaktpersonen sind immer indiziert.

> **Merke!**
> Die Behandlung einer Skabies im Säuglings- oder Kleinkindalter sollte möglichst stationär erfolgen!

17.9.2 Pediculosis capitis

Definition

Im Kindesalter sehr häufig auftretender Läusebefall mit der Kopflaus (*Pediculus capitis*).

Ätiologie und Pathogenese

Kopfläuse (*Pediculi capitis*) sind 2–3,5 mm lang. Die Eier („Nissen") werden basisnah an die Haare gekittet, die Larven schlüpfen nach acht Tagen und sind nach zwei bis drei Wochen geschlechtsreif. Läuse saugen in Abständen von einigen Stunden Blut. Die Übertragung erfolgt von Mensch zu Mensch.

Klinik

Das klinische Leitsymptom ist ein erheblicher **Juckreiz.** Es bestehen **Pusteln** und hochrote urtikarielle **Papeln,** die zerkratzt werden. Eitrige Krustenauflagerungen entstehen durch eine bakterielle Superinfektion. Es kommt zur Verfilzung der Haare. Eine schmerzhafte Lymphknotenschwellung, insbesondere okzipital und im Halsbereich, kann auftreten.

Diagnostik

- Die Läuse sind mit bloßem Auge erkennbar, die Nissen sind nicht abstreifbar.
- Betrachtung abgeschnittener Haare unter dem Mikroskop.

Therapie

Die Läuse und ihre Nissen müssen abgetötet werden. **Permethrin** ist hochwirksam und als 0,5 %ige Lösung verfügbar. Es wird in das feuchte Haar nur einmalig appliziert und nach 30–45 Minuten Einwirkzeit mit einem engzahnigen Kamm ausgekämmt und ausgewaschen. Die Haare sollten dann drei Tage nicht gewaschen werden. Permethrin darf im Säuglingsalter nicht verwendet werden.

> **Merke!**
> Permethrin muss zur Behandlung bei Pediculosis capitis nur einmalig angewandt werden!

17.9.3 Pediculosis pubis

Definition

Befall mit der Filzlaus (*Pediculus pubis*).

Ätiologie und Pathogenese

Die Filzlaus (*Pediculus pubis*) ist 2 mm lang und hat eine breite, schildartige Gestalt. Die Übertragung erfolgt durch Geschlechtsverkehr, Kleider und Bettwäsche. Nissen kitten sich an die Haare.

Klinik

Es besteht ein mäßiger Juckreiz, Kratzeffekte finden sich kaum. Ältere Bissstellen sind blau **(Tâches bleues).** Nissen finden sich in den Haaren, z.B. an der Basis der Wimpern. **Prädilektionsstellen** sind bei Kindern die Augenbrauen und Wimpern, bei Erwachsenen die Achsel- und Schambehaarung.

Diagnostik

S.o.

Therapie

Es erfolgt die gleichartige Anwendung von Antiparasitika wie bei Kopfläusen. Schwieriger ist die Behandlung im Bereich von Augenbrauen und Wimpern von Kleinkindern, da die toxische Wirkung der Präparate vermieden werden muss. Hier sollten die Läuse und Nissen mechanisch mittels einer Pinzette nach täglich mehrfacher Anwendung von Öl oder weißer Vaseline entfernt werden. Eine Mitbehandlung von Kontaktpersonen ist erforderlich.

> **Merke!**
> Die häufigsten Epizoonosen im Kindesalter sind:
> - Pediculosis capitis (Kopfläuse)
> - Skabies (Krätze)
> - Pediculosis pubis (Filzlaus).

17.10 Störungen der Pigmentierung

17.10.1 Hyperpigmentierungen

Café-au-lait-Flecken

Histologie

Vermehrung von Melanozyten und Melanin in der Epidermis.

Klinik

Gleichmäßig gefärbter, scharf begrenzter, unregelmäßig geformter milchkaffeefarbener Fleck von Linsen- bis Handtellergröße (☞ Abb. 17.10). Meist runde Ränder,

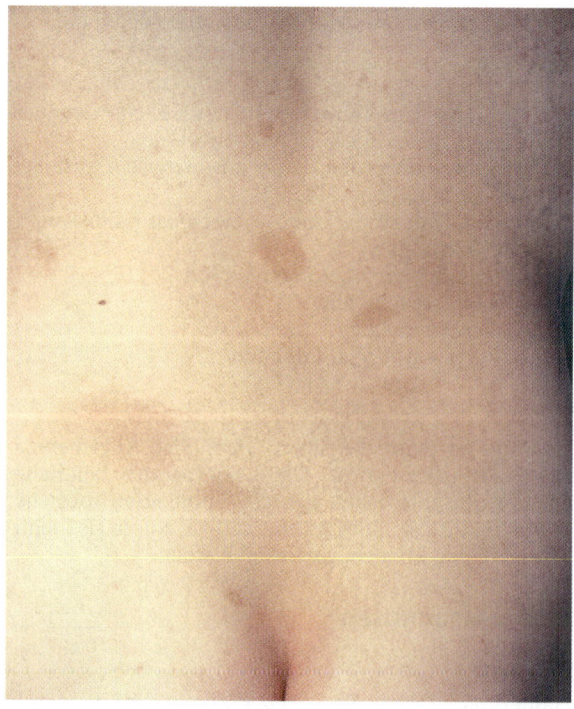

Abb. 17.10: Café-au-lait-Flecken.

zackige Ränder kommen aber, insbesondere beim McCune-Albright-Syndrom, vor. Meistens sind sie bereits bei Geburt vorhanden oder sie entstehen im Kindesalter. Bis zu drei Café-au-lait-Flecken sind normal. Bei mehr als fünf Café-au-lait-Flecken sollte nach einer Recklinghausen-Neurofibromatose gesucht werden!

Merke!
Bei mehr als fünf Café-au-lait-Flecken sollte nach einer Recklinghausen-Neurofibromatose gesucht werden!

Incontinentia pigmenti (Bloch-Sulzberger)

Definition
X-chromosomal-dominant vererbte Genodermatose.

Klinik
Seltene erbliche Multisystemerkrankung, die bei Jungen letal verläuft. Bei Geburt oder kurz danach bilden sich **erythematöse Streifen und Bläschen** bevorzugt an den Extremitäten. Dann folgen ein **warzenartiges Intermediärstadium** und die Entwicklung von fleck- oder streifenförmigen **Hyperpigmentierungen** im Bereich der früheren Läsionen. Häufige Begleitsymptome sind eine Alopezie, Zahnanomalien, eine Entwicklungsretardierung, Krampfanfälle und okuläre Auffälligkeiten.

Therapie
Im Entzündungsstadium ist eine Lokaltherapie angezeigt, um Superinfektionen zu vermeiden. Bei ausgeprägtem Befund ist eine systemische Kortikosteroidtherapie erforderlich.

Postinflammatorische Hyperpigmentierungen

Ätiologie
- Impetigo
- Ekzem
- Neurodermitis.

Klinik
Umschriebene Dunkelfärbung der Haut im Bereich früherer entzündlicher Veränderungen, die häufig nur temporär besteht.

17.10.2 Hypopigmentierungen

Albinismus

Definition
Autosomal-rezessiv **(generalisierter Albinismus)** oder autosomal-dominant **(partieller Albinismus)** vererbte Störungen der Melaninbildung der Haut, der Haare und der Augen trotz normaler Melanozytenzahl und -struktur, die durch eine verstärkte Lichtempfindlichkeit, ein erhöhtes Risiko für Sonnenbrände und Hauttumoren sowie okuläre Symptome gekennzeichnet sind.

Epidemiologie
Die Häufigkeit beträgt etwa 1:20 000.

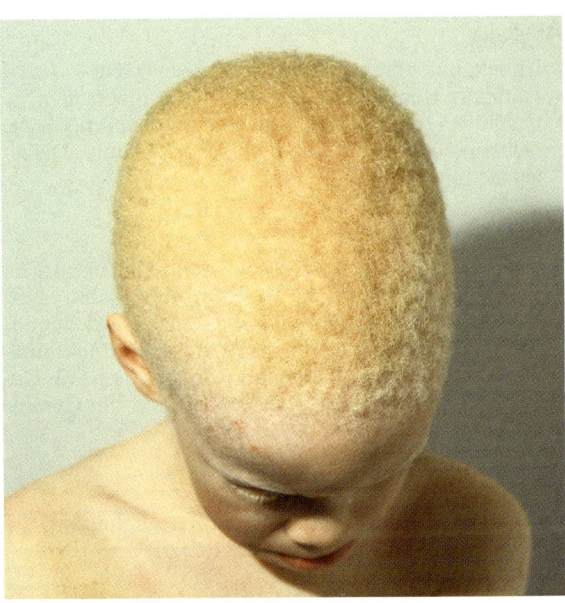

Abb. 17.11: Albinismus. Junge aus Schwarzafrika mit heller Haut und hellen Haaren.

Klassifikation
- **Okulokutaner Albinismus**
  - OCA_1 (Tyrosinase-negativer Albinismus)
  - OCA_2 (Tyrosinase-positiver Albinismus)
- **Okulärer Albinismus**
- **Partieller Albinismus** (autosomal-dominant).

Klinik
OCA_1: In schweren Fällen führt eine vollständige Depigmentierung von Haut und Haaren zu weißen Haaren, weißer Haut, Photophobie, Nystagmus und Fehlsichtigkeit. Die Iris ist durchscheinend.
OCA_2: Es handelt sich um die häufigste Form eines generalisierten Albinismus, sie kommt häufig in Schwarzafrika vor. Die klinische Symptomatik reicht von geringen Auffälligkeiten bis hin zu schweren Formen, die dem OCA_1 ähneln. Bei Geburt sind die Patienten häufig völlig depigmentiert, im Lauf des Lebens nimmt die Pigmentierung jedoch zu (☞ Abb. 17.11).
Okulärer Albinismus: Es finden sich die albinismustypischen okulären Symptome bei normal pigmentierter Haut und normal pigmentierten Haaren.
Partieller Albinismus: lokalisierte Hypopigmentierung von Haut und/oder Haaren.

Therapie
Prophylaktische Maßnahmen bezüglich des erhöhten Risikos für aktinische Keratosen und lichtinduzierte Karzinome bestehen hauptsächlich in einem effektiven UV-Schutz (Kleidung, Brille, Pflegeprodukte mit hohem Lichtschutzfaktor).

Vitiligo

Definition
Relativ häufige erworbene Depigmentierung der Haut.

Ätiologie

- Unbekannt; Traumen können auslösend sein
- Familiäre Häufung; Frauen sind häufiger betroffen
- Gehäuftes Auftreten bei Patienten mit Hyperthyreose, Nebenniereninsuffizienz, perniziöser Anämie, Diabetes mellitus.

Klinik

Die Vitiligo tritt meistens zwischen dem zehnten und 30. Lebensjahr auf. Es kommt zu scharf begrenzten, meist bizarr geformten pigmentfreien Flecken, wobei die angrenzende Haut oft hyperpigmentiert ist. **Prädilektionsstellen** sind stärker pigmentierte Körperpartien wie Gesicht, Hals, Hände, Axillen, Mamillen und die Genitoanalregion.

Verlauf

Die Veränderungen treten meist im Jugendalter auf, die Flecken können wachsen und konfluieren. Extreme Ausdehnungen kommen vor, eine Rückbildung ist möglich.

Therapie

Eine zufrieden stellende Therapie ist bisher nicht verfügbar.

Hypomelanosis Ito (Incontinentia pigmenti achromians)

Epidemiologie

Die Erkrankung kommt bei beiden Geschlechtern vor; es gibt bisher keinen Hinweis auf eine genetische Übertragung.

Klinik

Die charakteristischen Hautveränderungen sind bizarr geformte fleckförmige Hypopigmentierungen. Sie sind in Windungen, Streifen und Flecken mit scharfer Begrenzung angeordnet. Palmae, Plantae und Schleimhäute sind ausgespart. Mögliche Begleitsymptome sind Entwicklungsretardierung (70%), Krampfanfälle (40%), kongenitale Herzvitien (10%), Skoliose, Längenunterschied der Extremitäten und Augenerkrankungen.

17.11 Mastozytosen

Definition

Umschriebene oder disseminierte Vermehrung von Mastzellen in der Haut.

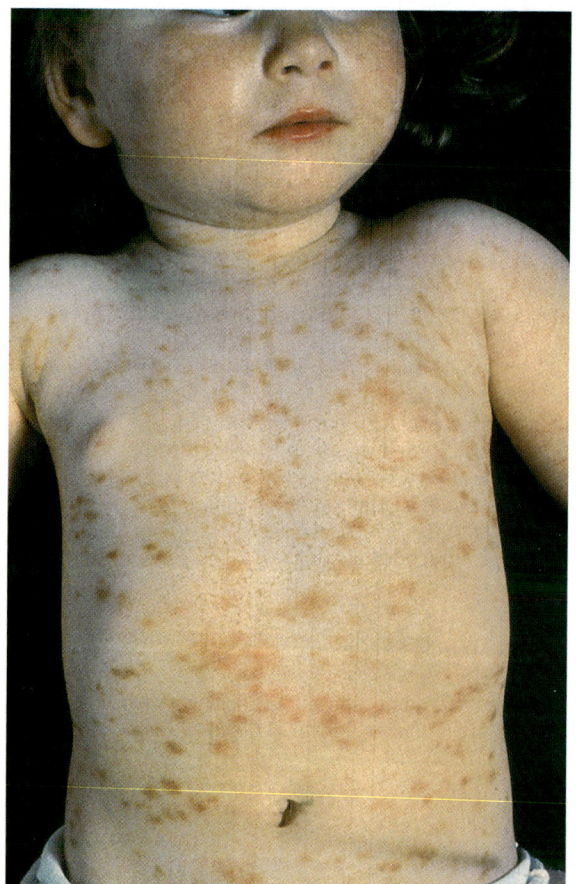
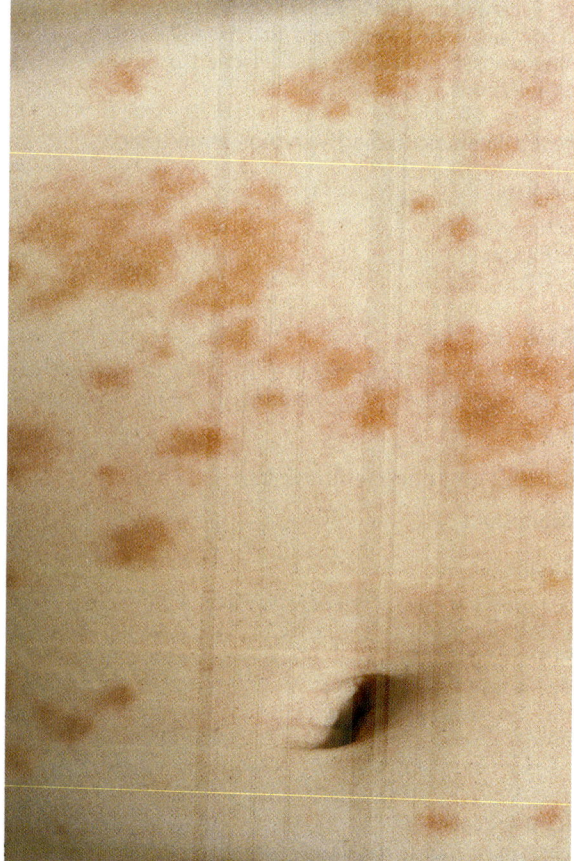

Abb. 17.12 a und b: Urticaria pigmentosa: linsengroße Makulae oder leicht infiltrierte gelb-bräunliche Knötchen, vor allem an Rumpf und Extremitäten.

17.11.1 Mastozytom

Epidemiologie

Das isolierte Mastozytom ist relativ selten, es kommt vor allem bei Kleinkindern vor.

Histologie

Lichtmikroskopisch ist eine massive Mastzellvermehrung im Korium nachweisbar.

Klinik

Es finden sich solitäre oder wenige einzeln stehende Knoten bis Pflaumengröße mit bräunlich-violetter Färbung, die derb und nicht ganz scharf begrenzt sind. Nach Reiben sind sie hochrot, juckend, urtikariell, eventuell blasig (Darier-Zeichen).

Therapie

Isolierte Mastozytome bedürfen oft keiner Therapie, da sie sich in der Regel nach einigen Monaten spontan zurückbilden.

17.11.2 Urticaria pigmentosa und diffuse Mastozytose

Definition

In der Regel gutartige umschriebene Ansammlung von Mastzellen im dermalen Gewebe. Bei der diffusen Mastozytose kommt es zu einer massiven Mastzellvermehrung in der Haut und u.U. in inneren Organen.

Klinik

Urticaria pigmentosa: Disseminierte, meist etwa linsengroße Makulae oder leicht infiltrierte gelb-bräunliche Knötchen, die am ganzen Körper vorkommen, vor allem an Rumpf und Extremitäten (☞ Abb. 17.12). Durch Reiben kommt es zu Rotfärbung und Schwellung, eventuell Juckreiz. Eine Organbeteiligung ist selten. Intensive Kälte- oder Wärmeexposition kann zu massiver Histaminausschüttung führen. In der Regel erfolgt eine spontane Rückbildung bis zur Pubertät.

Diffuse Mastozytose: Sie manifestiert sich großflächig, eine Erythrodermie ist möglich. Bei Organbeteiligung können Lymphknotenschwellungen, eine Tachykardie, eine Hypertonie, eine Hepatosplenomegalie, gastrointestinale Symptome oder eine Gerinnungsstörung auftreten.

Diagnostik

- Histologie: Mastzellansammlungen im oberen Korium
- N-Methylhistamin im 24-Stunden Urin erhöht.

Therapie

Bei Juckreiz werden **Antihistaminika** verabreicht. Bei generalisierten Formen mit erheblichen subjektiven Beschwerden kann eine UV-Therapie (UVA$_1$) zur Besserung führen.

Prognose

Bei der diffusen Mastozytose ist die Prognose quoad sanationem ungünstig.

18 Neuromuskuläre Erkrankungen

18.1 Erkrankungen des Motoneurons

18.1.1 Spinale Muskelatrophie (SMA)

Definition

Gruppe genetisch bedingter Erkrankungen, die durch den progredienten Verlust von α-Motoneuronen im Vorderhorn des Rückenmarks gekennzeichnet sind und mit einer Muskelatrophie einhergehen.

Epidemiologie

Die Gruppe proximaler spinaler Muskelatrophien mit Beginn im Kindesalter kommt mit einer kumulativen Häufigkeit von 1:6000 vor.

Ätiologie

Über 95 % der Patienten mit SMA Typ I, über 90 % der Patienten mit SMA Typ II und über 80 % der Patienten mit SMA Typ III weisen eine Deletion im **Survival-Motor-Neuron-(SMN-)Gen** auf. Darüber hinaus finden sich bei 40–90 % der Patienten mit SMA Typ I, bei 10–40 %

der Patienten mit SMA Typ II und bei 20 % der Patienten mit SMA Typ III zusätzlich Deletionen im **neuronalen Apoptoseinhibitor-(NAIP-)Gen**. Das **SMN**-Gen ist also nicht allein krankheitsverursachend und Deletionen im **NAIP**-Gen sind mit der Schwere der Erkrankung korreliert.

Dieses Kapitel beschäftigt sich nur mit den häufigeren proximalen SMA. Zunächst werden die klinischen Symptome der einzelnen Formen besprochen. Diagnostik und Therapie werden für alle Formen gemeinsam abgehandelt.

Diagnostik

- CK im Serum leicht erhöht
- **Sonographie der Muskulatur:** bei Typ I pathognomonische Veränderungen: Fettgewebsschicht am M. quadriceps femoris im Verhältnis zur Muskelschicht ≥ 1
- **EMG:** verbreiterte, in der Anzahl verminderte und vermehrt polyphasische Potenziale, Einzeloszillationen, Fibrillationen (typisches Bild der neurogenen Atrophie); in den ersten Lebensmonaten Nachweis einer

Tab. 18.1 Klassifikation der spinalen Muskelatrophie im Kindesalter.

Typ		Manifestationsalter, Verlauf	Vererbung
I	proximale SMA		
	• Typ I (Werdnig-Hoffmann)	1. Lebensjahr, rasch progredient	AR
	• Typ II (intermediäre SMA)	1. Lebensjahr, chronischer Verlauf	AR
	• Typ III (Kugelberg-Welander)	Kindesalter, chronischer Verlauf	AR
II	distale SMA der oberen Extremität	2. Dekade, langsam progredient	AD
III	SMA mit diaphragmaler Schwäche	Neugeborene, rasch progredient	AR
IV	SMA mit Arthrogrypose u. Knochenfrakturen	in utero, Frakturen bei Geburt	AR
V	SMA mit olivopontozerebellärer Atrophie	1. Lebensjahr, rasch progredient	AR
VI	infantile SMA mit Kontrakturen	Neugeborene, rasch progredient	XR

AR = autosomal-rezessiv; AD = autosomal-dominant; XR = X-chromosomal-rezessiv

charakteristischen, regelmäßigen Spontanaktivität von 5–15 Hz im entspannten Muskel
- **Nervenleitgeschwindigkeit:** unauffällig
- **EKG:** unauffällig; Registrierung eines Oberflächenzitterns der Muskulatur
- **Muskelbiopsie:** Sie wird wegen der Fortschritte auf molekulargenetischem Gebiet zunehmend entbehrlich. Die felderförmige Atrophie von Gruppen nicht innervierter Fasern ist charakteristisch. Sie kann in den ersten Lebensmonaten mit nur wenigen Einzelfaseratrophien oder bei Typ III mit einem „myopathischen" Bild auch sehr unspezifisch ausfallen
- **Mutationsanalyse:** Nachweis von Deletionen im SMN-Gen.

Therapie

Die Behandlung ist symptomatisch. Die sich bei Typ I regelmäßig und bei Typ II häufig einstellende Hypoventilation kann durch eine nächtliche Maskenbeatmung mit einem BIPAP-(„Bilevel Intermittent Positive Airway Pressure")-Beatmungsgerät ab dem ersten Lebensjahr wirksam behandelt werden. Intubation oder Tracheotomie und Beatmung sollten bei schwer betroffenen Typ-I-Patienten nicht erfolgen, da eine anschließende Entwöhnung vom Beatmungsgerät nicht mehr gelingt. Eine Gedeihstörung bei Schluckschwäche kann bei Patienten mit Typ I oder II durch Anlage einer PEG und Nahrungssondierung behoben werden. Orthopädische Maßnahmen sowie eine intensive physiotherapeutische Behandlung sind von besonderer Bedeutung.

Spinale Muskelatrophie Werdnig-Hoffmann (SMA Typ I)

Pathologie

Der ausgeprägte Verlust von Vorderhornzellen mit Atrophie von Vorderwurzeln führt zu einer felderförmigen Atrophie von Gruppen nicht innervierter Fasern oder Faszikel.

> **Merke!**
> Bei den spinalen Muskelatrophien kommt es zu einem progredienten Untergang motorischer Vorderhornzellen und zu konsekutiver Muskelatrophie.

Klinik

Die Erkrankung beginnt bereits in utero oder in den ersten drei Lebensmonaten. Anamnestisch finden sich häufig pränatal **schwache Kindsbewegungen.** Ein zuvor gesund erscheinender Säugling verliert oft innerhalb weniger Tage die Fähigkeit, die Beine zu bewegen oder zu strampeln. Sehr rasch bildet sich ein charakteristisches Lähmungsmuster heraus, wobei die **Schwäche der Beine** ausgeprägter als die des Rumpfs, der Arme und des Gesichts ist (☞ Abb. 18.1). Das Vollbild der Erkrankung geht mit einer ausgeprägten Muskelhypotonie („Floppy Infant") und einer **Froschhaltung** einher. Es besteht kaum Spontanmotorik, die **Muskeleigenreflexe** sind **erloschen.** Der N. phrenicus bleibt relativ ausgespart, sodass sich eine paradoxe Atmung mit Einziehung des Thorax bei Inspiration ausbildet. **Polymyoklonien** der Finger und Zehen sowie ein feines **Fibrillieren der Zunge,** vor allem beim Schreien, sind charakteristisch

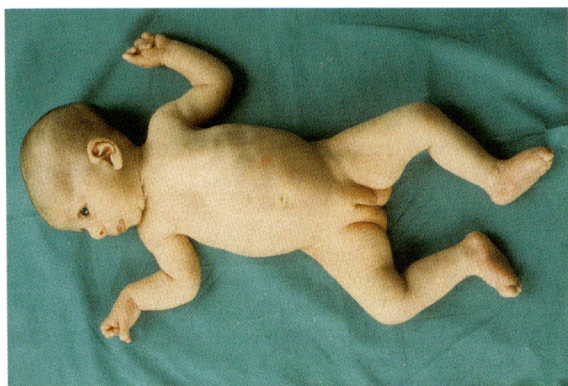

Abb. 18.1: Akute spinale Muskelatrophie Werdnig-Hoffmann (SMA Typ I). Vier Wochen alter Säugling mit SMA I. Ausgeprägte Muskelhypotonie und Froschhaltung.

und helfen bei der Blickdiagnose. Das Schreien ist schwach, eine **bulbäre Beteiligung** macht sich als Trinkschwäche und Aspirationsneigung bemerkbar. Die **Intelligenz** ist **normal** und die Kinder wirken häufig besonders aufmerksam und klug, da die Anstrengungen, die sie nicht auf ihre motorische Entwicklung richten können, ihrer geistigen Entwicklung zugute kommt. Es kommt zu frühzeitiger **Skoliose** und **Gelenkkontrakturen.** Der Tod tritt meistens in den ersten zwei Lebensjahren durch Infektion oder Ateminsuffizienz ein.

Differentialdiagnose „Floppy Infant"

- ZNS-Erkrankungen
- Glykogenspeichererkrankungen
- Chromosomenanomalien
- Myotone Dystrophie
- Defekte der mitochondrialen Atmungskette
- Rückenmarksverletzungen
- Spinale Muskelatrophie
- Myositis
- Kongenitale Muskeldystrophie
- Myasthenische Syndrome
- Kongenitale Myopathie.

> **Merke!**
> **Polymyoklonien** der Finger und Zehen sowie ein feines **Fibrillieren der Zunge,** vor allem beim Schreien, sind charakteristisch für die spinale Muskelatrophie Typ I Werdnig-Hoffmann und helfen bei der Blickdiagnose.

Intermediäre spinale Muskelatrophie (SMA Typ II)

Klinik

Die Kinder entwickeln sich zunächst normal und lernen zu sitzen. Schluck- und Trinkschwierigkeiten bestehen nicht. Im weiteren Verlauf können die Patienten jedoch ihr Körpergewicht nicht tragen. Die Kraft in den Armen und der Rückenmuskulatur ist vermindert. Es kommt zu einer stark **verzögerten statomotorischen Entwicklung** mit **proximal betonter Muskelschwäche,** fehlenden Muskeleigenreflexen und normaler Intelligenz. **Faszikulationen** der Zunge und ein **Tremor** der Hände sind charakteristisch. Häufig kommt es in der ersten Dekade zu

365

einer **Skoliose** und zu einer **Hypoventilation.** Die pulmonale Kapazität ist für die Langzeitprognose entscheidend. 75 % der Patienten erreichen das Erwachsenenalter.

Spinale Muskelatrophie Kugelberg-Welander (SMA Typ III)

Klinik

Sie ist die mildeste Form der spinalen Muskelatrophie mit normaler statomotorischer Entwicklung in den ersten Lebensjahren. Die klinische Symptomatik beginnt im zweiten bis dritten Lebensjahr mit einer **langsam progredienten proximal betonten Muskelschwäche.** Ein **Tremor** der Hände ist charakteristisch. Die **Schultergürtelmuskulatur** ist besonders betroffen, die Gehfähigkeit bleibt meistens erhalten.

18.1.2 Myasthenia gravis

Definition

Erkrankung mit dem Leitsymptom der abnormen Ermüdbarkeit der Muskulatur bei wiederholter oder anhaltender Aktivität durch zirkulierende Autoantikörper gegen Acetylcholinrezeptoren.

Epidemiologie

Die Myasthenia gravis tritt mit einer Häufigkeit von 5–10:100 000 auf, das weibliche Geschlecht ist zwei- bis viermal häufiger betroffen als das männliche. In 10 % der Fälle beginnt die Erkrankung im Kindesalter.

Pathogenese

Es handelt sich um eine Störung der muskulären Erregungsübertragung mit Blockade der postsynaptischen Acetylcholinrezeptoren durch Autoantikörper gegen Bestandteile dieser Rezeptoren. Eine lymphofollikuläre Hyperplasie des Thymus wird häufig beobachtet. Bei Erwachsenen liegt oft ein Thymom vor.

Klinik

Die Erkrankung kann in jedem Lebensalter plötzlich auftreten oder sich schleichend entwickeln. Okuläre Symptome mit **Ptosis** durch eine extraokuläre Muskelschwäche und eine **Ophthalmoplegie** sind häufig. Eine Konvergenzschwäche führt zu **Doppelbildern,** die Pupillenreaktionen auf Licht sind erhalten. Eine **vertikale Blicklähmung,** eine Schwäche der Kau- und Zungenmuskulatur **(verwaschene Sprache)** sowie Schluckstörungen sind weitere wichtige Symptome. Faszikulationen werden nicht beobachtet. Die proximale Skelett- und Atemmuskulatur kann betroffen sein. Die **Muskelschwäche** ist häufig **asymmetrisch.** Die Muskeleigenreflexe sind abgeschwächt, aber nie erloschen. Charakteristisch ist eine **Symptomverschlechterung im Tagesverlauf** und nach Belastung. Ohne Therapie ist der Verlauf progredient. Bei Beteiligung der Atemmuskulatur besteht Lebensgefahr.

Merke!
Die Ermüdbarkeit und Zunahme der Symptomatik im Tagesverlauf ist ein wichtiges Differenzierungsmerkmal der Myasthenia gravis gegenüber anderen neuromuskulären Erkrankungen!

Neonatale Myasthenie

Es handelt sich um ein transitorisches myasthenisches Syndrom durch transplazentare Übertragung von Antiacetylcholinrezeptorantikörpern bei Erkrankung der Mutter. In den ersten Lebensstunden kommt es beim Neugeborenen zu einer generalisierten **Muskelhypotonie, Trinkschwäche** und **Ateminsuffizienz.** Okuläre Symptome treten nur in 15 % der Fälle auf. Die Dauer der Symptomatik beträgt einige Tage.

Kongenitale Myasthenie

Es handelt sich um eine Gruppe genetisch bedingter Erkrankungen durch Mutationen in Genen, die für unterschiedliche Untereinheiten des Acetylcholinrezeptors kodieren. Klinisch reicht das Spektrum der Symptomatik von schwerer generalisierter Muskelschwäche in der Neonatalperiode bis zu distal oder proximal betonter Muskelschwäche und verstärkter Ermüdbarkeit im Jugend- oder Erwachsenenalter.

Diagnostik

- CK im Serum normal
- **EMG:** Nachweis einer raschen Amplitudenabnahme der Muskelpotenziale bei repetitiver Stimulation (spezifischer als die Muskelbiopsie!)
- **Nachweis von Antiacetylcholinrezeptorantikörpern** im Serum
- **EKG:** normal
- **Röntgen-Thorax:** häufig Thymusvergrößerung
- **Tensilontest:** Die Gabe von Tensilon (Cholinesteraseinhibitor) führt innerhalb weniger Sekunden zu einem Rückgang der Muskelschwäche
- Mutationsanalyse bei kongenitaler Myasthenie

Therapie

Cholinesteraseinhibitoren, Immunsuppression und Thymektomie sind wirksame Verfahren der Behandlung. Häufig werden sie kombiniert eingesetzt.
Cholinesteraseinhibitoren (Pyridostigmin-Bromid 1 mg/kg alle vier bis sechs Stunden oder Neostigmin-Bromid 0,3 mg/kg alle drei bis vier Stunden) wirken symptomatisch. Die Dosis und die tageszeitliche Verteilung müssen individuell angepasst werden. Therapieziel ist mehr eine gute Funktion als das vollständige Verschwinden der Symptomatik.
Die meisten Patienten benötigen zeitweise eine **immunsuppressive Therapie** mit Steroiden, Azathioprin oder Cyclosporin A. Alternativ können auch Immunglobuline hoch dosiert i.v. verabreicht werden.
In Akutphasen kann auch eine **Plasmapherese** erforderlich sein.
Die **Thymektomie** ist die wirksamste Therapie. Sie kann bereits bei Kleinkindern durchgeführt werden und führt zu einer partiellen oder vollständigen Rückbildung der Symptomatik.
Bei der **neonatalen Myasthenie** wird vorübergehend mit Cholinesteraseinhibitoren behandelt. Gelegentlich sind eine kurzfristige Beatmung und Sondenernährung erforderlich.
Die **kongenitale Myasthenie** wird mit Cholinesteraseinhibitoren behandelt, nicht alle Formen sprechen jedoch darauf an. In einigen Fällen ist 3,4-Diaminopyridin, ein Kaliumkanalblocker, wirksam.

Merke!

Zur Therapie der Myasthenia gravis stehen Cholinesteraseinhibitoren, Immunsuppressiva und die Thymektomie zur Verfügung.

Prognose

Die Langzeitprognose der Myasthenia gravis im Kindes- und Jugendalter ist gut, wenn auch eine medikamentöse Therapie häufig über viele Jahre erforderlich ist.

Merke!

Eine Überdosierung von Cholinesteraseinhibitoren sollte unbedingt vermieden werden. Die Symptome sind Übelkeit, Diarrhö, profuses Schwitzen und Muskelschwäche. Bei einer cholinergen Krise ist Atropin das Antidot.

18.1.3 Botulismus

☞ Kapitel Infektiologie.

18.2 Myopathien

18.2.1 Muskeldystrophien

Definition

Muskeldystrophien sind genetisch determinierte Krankheiten, die primär, aber nicht ausschließlich die Skelettmuskulatur betreffen und zu einer fortschreitenden Schwäche und Lähmung der betroffenen Muskeln führen (☞ Tab. 18.2). Heute sind mehr als zwanzig verschiedene Formen bekannt.

Dieses Kapitel beschränkt sich auf die Besprechung der klassischen, für die Pädiatrie wichtigen Formen der Muskeldystrophien.

Tab. 18.2 Bewertung der Muskelschwäche.	
0	keine Muskelkontraktion
1	Spur von Muskelkontraktion
2	Bewegung ohne Schwerkraft
3	Bewegung gegen Schwerkraft
4	Bewegung gegen Schwerkraft und Widerstand
5	normale Kraft

Epidemiologie

Die Inzidenz der X-chromosomal-rezessiven Duchenne-Muskeldystrophie (DMD) beträgt 1:3500 männliche Geburten, die der Becker-Muskeldystrophie (BMD) 1:17 000, die der Gliedergürtelmuskeldystrophie (LGMD) 1:30 000.

Ätiologie

Die DMD und BMD werden durch Mutationen im **Dystrophin-Gen** auf dem kurzen Arm des X-Chromosoms (X_{p21}) verursacht. Das Genprodukt, Dystrophin, ist an der zytoplasmatischen Seite der Plasmamembran des Skelettmuskels lokalisiert. Ein vollständiger Funktionsausfall des Proteins verursacht den schweren Phänotyp DMD. Mutationen, die die Synthese eines partiell funktionstüchtigen Proteins gestatten, führen zum milderen Phänotyp BMD. Diese Erkrankungen werden als **Dystrophinopathien** bezeichnet.

Die Ätiologie der LGMD ist uneinheitlich. Defekte im Caveolin-, Dysferlin-, Sarkoglykankomplex und in der Protease Calpain-3 können diese Erkrankung verursachen (☞ Abb. 18.2 zur Anordnung von Proteinen im Sarkolemm der Skelettmuskulatur).

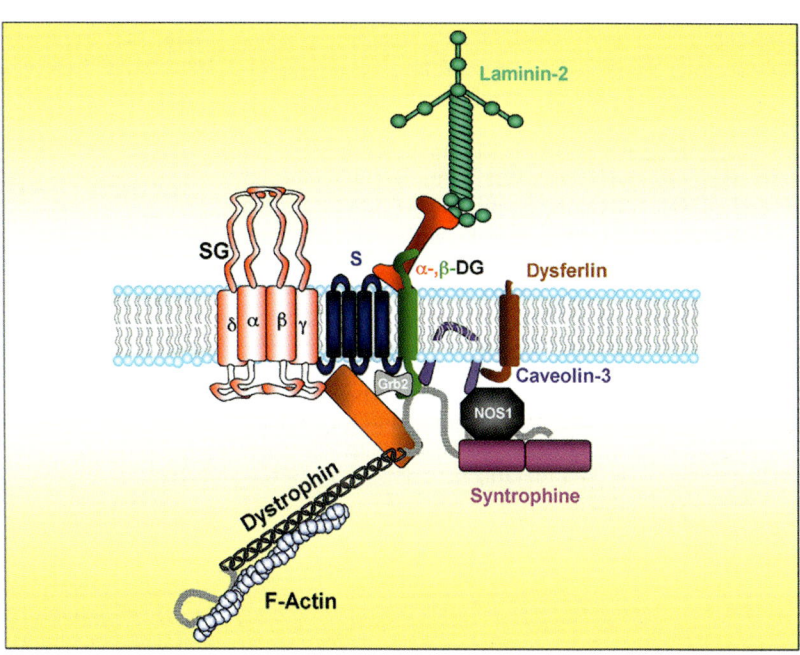

Abb. 18.2: Proteine des Sarkolemms der Skelettmuskulatur. Genetisch bedingte Veränderungen dieser Proteine führen zu unterschiedlichen Formen der Muskeldystrophie. SG = Sarkoglykane; DG = Dystroglykane; S = Sarcospan [16].

Pathogenese

Die meisten Dystrophieformen lassen sich als primäre Defekte des muskulären Sarkolemms erklären, das aus Plasmamembran und Basalmembran besteht. Für die Dystrophinopathien konnte gezeigt werden, dass fokale Einrisse der Plasmamembran zu unkontrolliertem Einstrom von Kalzium in die Faser und damit zu einer Kalziumüberladung führen. Hierdurch werden endogene Proteasen aktiviert und die Mitochondrienfunktion wird beeinträchtigt.

Pathologie

In Frühstadien zeigt der Muskel Fasernekrosen in Nachbarschaft zu regenerierenden Muskelfasern, also ein Nebeneinander von atrophischen und hypertrophischen Fasern. Im Verlauf kommt es zu einem zunehmenden binde- und fettgewebigem Umbau der Muskulatur. Immunhistologisch können die einzelnen Dystrophinopathien und die LGMD klassifiziert werden.

Diagnostik

- **Enzyme**
  - Die Aktivität der CK im Serum ist bei allen Formen stark erhöht. Bei DMD liegen die Werte in den ersten Lebensjahren bei 2000–10 000 IU/l. Mit abnehmender Muskelmasse sinken die CK-Werte ab.
  - Die Aktivitäten von GOT, GPT, LDH und Aldolase sind ebenfalls erhöht
  - Die Gamma-GT ist normal (DD Hepatopathie).
- **Apparative Diagnostik**
  - Sonographie der Muskulatur: Echoverdichtung, später fehlende Abgrenzung der Muskelsepten und Verlust des Knochenechos unter der Muskulatur
  - EMG: „myopathisches" Bild mit niedrigamplitudigen, verkürzten und vermehrt polyphasischen Einzelpotentialen.
- **Molekulare Diagnostik**
  - Immunhistologie
  - Mutationsanalyse.

Therapie

Eine kausale Therapie ist nicht verfügbar. Die Behandlung ist symptomatisch und bemüht sich um eine Verbesserung der Lebensqualität.
Die **Physiotherapie** ist für die Kontrakturprophylaxe besonders wichtig. In Spätstadien ist eine Atemtherapie erforderlich. **Operative orthopädische Verfahren** werden zur Lösung von Kontrakturen und zur Stabilisierung der Wirbelsäule eingesetzt. Eine **nächtliche Maskenbeatmung** durch ein BIPAP-(„Bilevel Intermittent Positive Airway Pressure")-Beatmungsgerät kann die Symptomatik bei nächtlichen Hypoventilationen deutlich verbessern. Bei DMD kann durch eine Langzeitbehandlung mit **Prednison** in einer Dosierung von 0,75 mg/kg KG/d eine Verlängerung der Gehfähigkeit um durchschnittlich ein Jahr erzielt werden. Die Nebenwirkungen sind jedoch erheblich. Die Gentherapie befindet sich im tierexperimentellen Stadium.

> **Merke!**
> Bei Patienten mit Muskeldystrophie besteht bei Narkosen mit volatilen Anästhetika und Muskelrelaxantien die Gefahr der malignen Hyperthermie. Die Patienten müssen über diese Gefahr aufgeklärt werden, sodass bei notwendigen operativen Eingriffen entsprechende Vorsichtsmaßnahmen getroffen werden können.

In der Folge werden die klinischen Besonderheiten einiger wichtiger Muskeldystrophien besprochen.

Muskeldystrophie Duchenne (DMD)

Klinik

Bei Geburt sind die Kinder klinisch unauffällig und können häufig noch altersgemäß laufen lernen. 50 % der Patienten lernen nach dem 18. Lebensmonat laufen. Die Symptomatik beginnt im zweiten bis dritten Lebensjahr mit **proximal betonter Muskelschwäche** und **watschelndem Gang** als Zeichen der Schwäche des M. Glutaeus medius. Treppensteigen ist mühsam. Durch Einlagerung von Binde- und Fettgewebe kommt es zu einer Pseudohypertrophie der Wadenmuskulatur (**Gnomenwaden**). Zur Kompensation der Beckenmuskelschwäche entsteht eine **Hyperlordose der Lendenwirbelsäule.** Beim Aufstehen aus der Hocke sieht man das **Gower-Manöver,** d. h. ein Abstützen der Hände auf den Knien und „Hochklettern an sich selbst" (☞ Abb. 18.3a). Es kommt zu einer zunehmenden Abschwächung der Patellarsehnenreflexe bei länger erhaltenen Achillessehnenreflexen. **Scapulae alatae** entstehen durch den Befall der Schultergürtelmuskulatur (☞ Abb. 18.3b). Zwischen dem 9. und 13. Lebensjahr geht die **Gehfähigkeit verloren.** Im Rollstuhl nehmen die **Kontrakturen** in den Hüft-, Knie- und Sprunggelenken rasch zu, es entwickelt sich eine **Skoliose.** Nächtliche **Hypoventilationen** mit unruhigem Schlaf, morgendlicher Abgeschlagenheit und Schwindel treten häufig zwischen dem 15. und 20. Lebensjahr auf. Eine **Kardiomyopathie** wird regelmäßig beobachtet. Meist besteht eine leichte **Intelligenzminderung.** Die Lebenserwartung beträgt 16–25 Jahre. Die häufigsten Todesursachen sind Herzinsuffizienz und Ateminsuffizienz, meist im Rahmen einer Pneumonie.

> **Merke!**
> Leitsymptome der Muskeldystrophie Duchenne sind:
> - proximal betonte Muskelschwäche
> - watschelnder Gang
> - Gnomenwaden
> - Hyperlordose der LWS
> - Gower-Zeichen
> - Scapulae alatae.

Muskeldystrophie Becker (BMD)

Klinik

Die BMD zeigt, verzögert und langsamer progredient, die gleichen Symptome wie die DMD. Definitionsgemäß erfolgt der Gehverlust erst nach dem 16. Lebensjahr. **Muskelhypertrophie**, **Achillessehnenkontrakturen** und **Herzbeteiligung** sind die Regel. Intrafamiliär ist der Verlauf heterogener als bei der DMD.

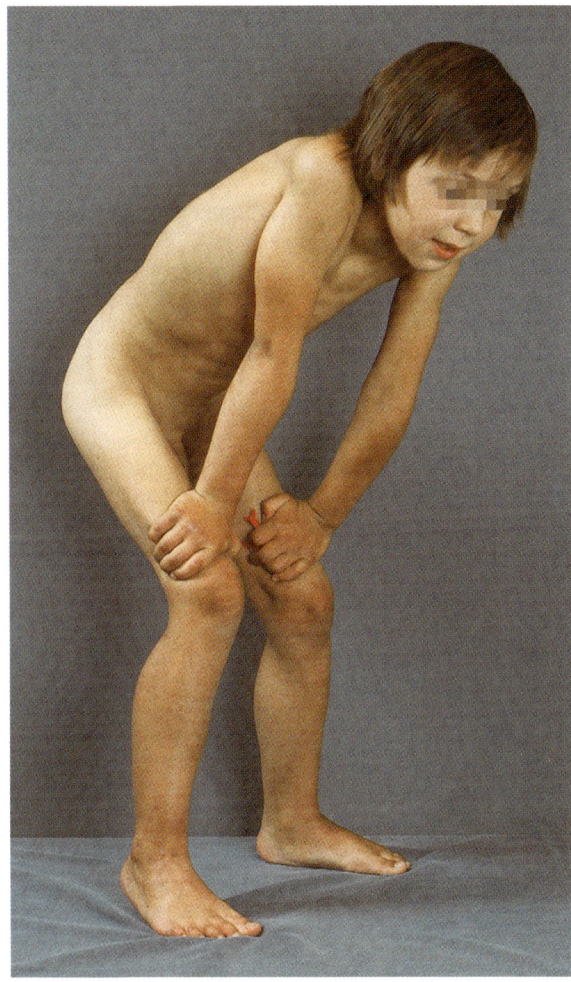

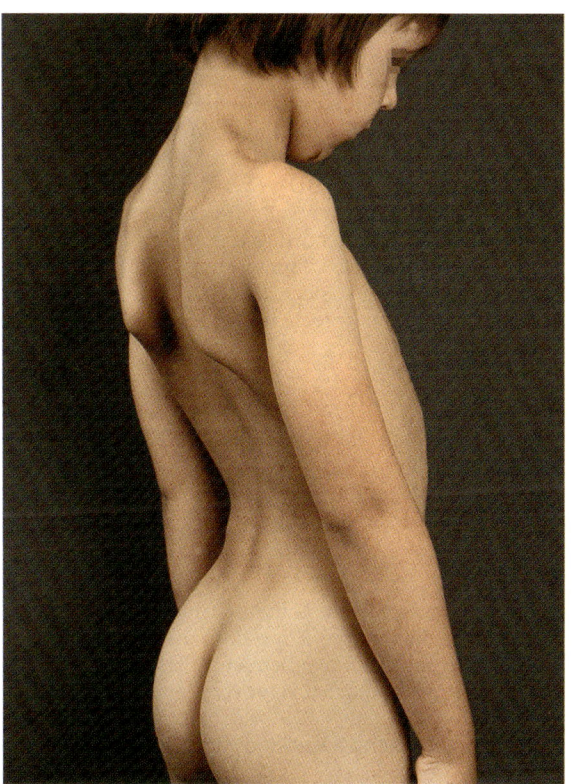

Abb. 18.3: Muskeldystrophie Duchenne. a) Knapp 8-jähriger Junge mit Muskeldystrophie Duchenne beim Gower-Manöver. Deutlich erkennbar auch die Gnomenwaden. b) Scapulae alatae und Hyperlordose der Lendenwirbelsäule.

Gliedergürtelmuskeldystrophie (LGMD)

Klinik

Klinisch ist die LGMD nicht sicher von den Dystrophinopathien zu unterscheiden. Patienten mit LGMD sind in der Regel normal intelligent. Die Symptomatik beginnt selten vor dem mittleren oder späten Kindesalter, gelegentlich erst im jungen Erwachsenenalter mit **Rückenschmerzen.** Es kommt immer zu einer **Schwäche der Nackenmuskulatur,** eine **Lendenhyperlordose** durch Schwäche der Glutäalmuskulatur ist häufig nachweisbar. Gesichts- und Zungenmuskulatur sind selten betroffen. Eine Herzbeteiligung fehlt. Die Patienten sind meistens nicht vor dem 30. Lebensjahr rollstuhlpflichtig.

Kongenitale Muskeldystrophie (CMD)

Definition

Heterogene Krankheitsgruppe autosomal-rezessiv vererbter Muskeldystrophien. Fünf Formen (Merosinopathie, CMD 2 mit sekundärer Merosindefizienz, Fukuyama-CMD, CMD mit „Rigid Spine" und die Muscle-Eye-Brain-Erkrankung) sind molekular definiert. Mehrere Formen der Erkrankung gehen mit schweren ZNS- und Augenveränderungen einher.

Pathologie

Morphologisch zeigt die Skelettmuskulatur dystrophische Veränderungen. Zelluläre Infiltrate und Fasernekrosen kennzeichnen die Frühphase, ein binde- und fettgewebiger Ersatz von Muskelfaszikeln die Spätphase der Erkrankung.

Bei der Fukuyama-CMD, beim Walker-Warburg-Syndrom und bei der Muscle-Eye-Brain-Erkrankung finden sich Strukturveränderungen des Gehirns im Sinn einer Pachygyrie bis zur vollständigen Lissenzephalie. Häufig besteht auch eine Augenbeteiligung.

Klinik

Merosinopathie: Sie ist die häufigste Form der CMD (50 % der Fälle). Bei Geburt bestehen eine muskuläre Hypotonie und eine Arthrogryposis multiplex. Schluckstörungen machen häufig eine Sondenernährung erforderlich. Viele Kinder versterben im ersten Lebensjahr an Ateminsuffizienz. Wenige der Überlebenden können sich aufsetzen oder mit Hilfe stehen. 30 % der Patienten entwickeln eine schwer therapierbare Epilepsie. In der Kernspintomographie zeigt sich eine periventrikuläre Dysmyelinisierung. Die Intelligenz ist meistens normal. **Fukuyama-CMD:** Diese Form ist in Japan endemisch. Postnatal fallen die Kinder durch eine schwere muskuläre Hypotonie auf, lernen häufig zu sitzen, aber nicht zu stehen oder zu laufen. Die Muskelschwäche ist progredient und führt vor dem 20. Lebensjahr zum Tod. Alle Patienten sind mental retardiert und zeigen okuläre Auffälligkeiten (Nystagmus, Optikusatrophie).

Walker-Warburg-Syndrom (WWS) und Muscle-Eye-Brain-Erkrankung (MEBD): Das klinische Bild ist das eines „Floppy Infant" mit schwerer zerebraler Störung. Es bestehen Gyrierungsstörungen und häufig ein Hydrozephalus. Die Patienten lernen gelegentlich zu sitzen. Sie sind blind oder schwer sehbehindert. Nur wenige können Einzelworte sprechen. Die Lebenserwartung ist stark verkürzt.

Diagnostik

- Aktivität der CK im Serum: leicht bis mäßig erhöht, später normal
- Kernspintomographie des Schädels!
- Muskelbiopsie: immunhistologische Untersuchung.

Therapie

Die Behandlung ist symptomatisch und umfasst orthopädische Maßnahmen (Kontrakturlösung, Wirbelsäulenstabilisierung), eine antiepileptische Therapie und eine BIPAP-Beatmung bei Hypoventilation.

Fazioskapulohumerale Muskeldystrophie

Definition

Autosomal-dominant vererbte Muskeldystrophie mit Beteiligung der Gesichts- und Schultergürtelmuskulatur.

Klinik

Die Erkrankung kann sehr milde verlaufen. Diskrete Symptome sind ein **unvollständiger Lidschluss** im Schlaf und eine Schwäche beim Spitzen der Lippen oder beim Heben der Arme. Schwere Verläufe, die bereits im Kindesalter zu einer Hyperlordosierung der Wirbelsäule und zu einer Gehunfähigkeit im zweiten Lebensjahrzehnt führen, kommen ebenso vor. Typische klinische Symptome sind eine **Schwäche der mimischen Muskulatur,** ausgeprägte **Scapulae alatae** und eine **lumbale Hyperlordose** und **Skoliose.** Es besteht eine Tendenz zur Asymmetrie. Nicht selten besteht eine cochleäre **Hörstörung** mit Hochtonverlust.

Diagnostik

- Aktivität der CK im Serum: leicht bis mäßig erhöht (200–1000 IU/l)
- Molekulargenetische Untersuchung: Nachweis der Deletion 4q35-ter
- Muskelbiopsie: häufig unspezifische Befunde.

Therapie

Die Behandlung ist symptomatisch und umfasst hauptsächlich orthopädische Maßnahmen. Bei Hochtonverlust ist die Anpassung eines Hörgeräts erforderlich.

18.2.2 Entzündliche Myopathien

Einige Krankheiten der Muskulatur werden wegen des im Vordergrund stehenden entzündlichen Charakters als entzündliche Myopathien zusammengefasst. In Einzel-

fällen werden infektiöse Erreger (Viren, Bakterien, Parasiten, Protozoen) als Ursache oder Auslöser nachgewiesen. Bei der ganz überwiegenden Mehrzahl der Patienten stehen jedoch Autoimmunmechanismen bei der Auslösung und der Unterhaltung der Erkrankung im Vordergrund.

Juvenile Dermatomyositis (DM) und Polymyositis (PM)

Definition

Autoimmun vermittelte Schädigung von Kapillaren in Muskulatur und Dermis (DM) oder T-Zell-vermittelte direkt zytotoxische Muskelfaserschädigung (PM).

Ätiologie

Der Autoimmunprozess ist durch eine Interaktion von Triggerfaktoren (Infektionen, z.B. Toxoplasmen oder Coxsackie-Viren, Impfungen oder Medikamente, z.B. D-Penicillamin oder Zidovudin) mit der genetischen Ausstattung des Individuums und durch seine spezifische humorale und zelluläre Immunreaktion gekennzeichnet. Eine genetische Prädisposition findet sich bei Personen, die die HLA-Antigene B_8 und DR_3 tragen. Spezifische Autoantikörper lassen sich bei 20–80 % der Patienten mit DM/PM nachweisen. Bei DM finden sich in den Läsionen Komplementablagerungen, B-Zell-Infiltrate sowie aktivierte T-Helferzellen. Bei PM überwiegen zytotoxische T-Zell-Infiltrate.

Klinik

Eine DM oder PM kann in jedem Lebensalter auftreten. Die Trias **Muskelschwäche, Hautsymptome** (nicht bei PM) und **schweres Krankheitsgefühl** ist charakteristisch. **Muskelschmerzen,** Schwellungen und Ödeme kommen ebenfalls vor. Erytheme im Gesicht, oft mit Violettfärbung der Lider, sowie Erytheme über den Streckseiten von Ellenbogen, Knien, Finger- und Zehengelenken sind die typischen Hautveränderungen bei DM (☞ Abb. 18.4 a und b). Organmanifestationen können am Gastrointestinaltrakt (Blutungen), am Herzen (Arrhythmien, Myokarditis, Perikarditis) und als Kalzinosis mit subkutanen Verkalkungen gelenknaher Sehnen auftreten.

Komplikationen

- Befall von Schluck- und Atemmuskulatur
- Ulzerationen der Haut und des Gastrointestinaltrakts
- 30 % Kalzinose: dermale und subdermale Kalkeinlagerungen.

Diagnostik

- Aktivität der CK im Serum: in 75 % der Fälle erhöht (bis > 1000 IU/l)
- BKS und Rheumafaktor in der Regel normal
- Nachweis von Autoantikörpern: ANA, Anti-Mi-2, Antisynthetase-AK
- **Muskelbiopsie:** zelluläre Infiltration, Fasernekrosen, perifaszikuläre Atrophie
- **Elektronenmikroskopie:** Nachweis tubuloretikulärer Aggregate
- Nachweis von HLA_1 auf den Muskelfasern (der gesunde Muskel exprimiert keine HLA Antigene)
- **EMG:** myopathisches Muster.

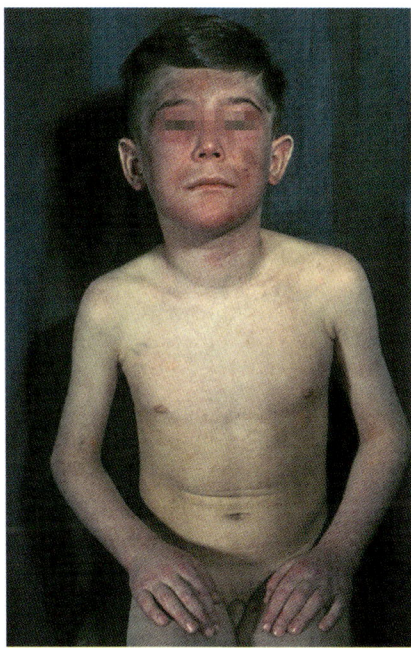
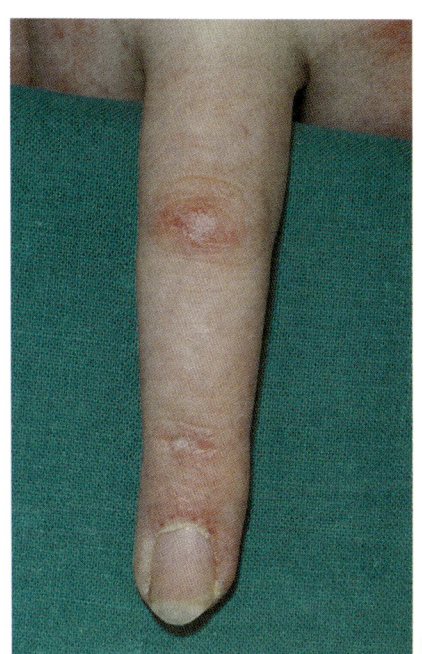

Abb. 18.4 a und b: Dermatomyositis. a) Gesichtserythem mit typischer Violettfärbung und Betonung der Lider. b) Hautveränderung mit Rötung und Schuppung über der Streckseite der Fingergelenke. a ... b

Therapie

Die DM/PM ist gut behandelbar. 30–70 % der Fälle sprechen auf eine **Steroidtherapie** an (Beginn mit 1 mg/kg KG/d, Reduktion über vier bis acht Monate). Cyclosporin A, Azathioprin, Methotrexat und Cyclophosphamid sind ebenfalls wirksam. Bei Therapieresistenz können hoch dosiert Immunglobuline verabreicht werden.
Eine adjuvante **Physiotherapie** ist zur Vermeidung von Inaktivitätsatrophien und Kontrakturen unbedingt erforderlich.

Prognose

Bei adäquater und rechtzeitiger Therapie ist die Prognose gut. Der Verlauf kann sich jedoch über Jahre erstrecken. Ohne Therapie beträgt die Mortalität 40 %.

18.2.3 Myotone Dystrophie Curshmann-Steinert

Definition

Es handelt sich um eine autosomal-dominant vererbte Kombination einer Muskeldystrophie mit Myotonie und systemischen Veränderungen (z.B. Katarakt, Innenohrschwerhörigkeit, Gonadenatrophie).
Die **Myotonie** bezeichnet die temporär verzögerte Erschlaffung der Muskulatur, die durch eine gestörte Muskelrelaxation nach einer Willkürbewegung oder nach mechanischer oder elektrischer Innervation bedingt ist.

Klassifikation

Man unterscheidet eine adulte, kongenitale und infantile Form.

Epidemiologie

Die Häufigkeit der kindlich-adulten Form beträgt 1:8000, die der kongenitalen Form 1:3500.

Ätiologie

Die Erkrankung wird durch eine abnorme Vermehrung einer Trinukleotidsequenz (CTG) im **Myotonin-Proteinkinase-Gen** verursacht. Gesunde haben CTG-Frequenzen von 5–27, Patienten von 50–2000. Von Generation zu Generation nimmt die Frequenz des CTG-Trinukleotids zu, wodurch die von Generation zu Generation früher auftretende Manifestation (Antizipation) erklärt wird. Die Frequenz der Trinukleotidsequenz nimmt nur bei mütterlicher Vererbung zu, die Weitergabe größerer CTG-Komplexe durch kranke Väter an ihre Kinder wird gehemmt. Die Myotonie ist auf eine Überexpression eines Kaliumkanals und/oder eine erhöhte Natriumleitfähigkeit zurückzuführen.

Klinik

Die Kinder weisen eine **charakteristische Fazies** mit umgekehrter V-Form der Oberlippe, dünnen Wangen und einer eingefallenen Temporalismuskulatur auf. Es kommt zu einer fortschreitenden, **distal betonten Muskelschwäche,** wobei die distale Betonung ein wichtiges Unterscheidungsmerkmal zu anderen proximal betonten Muskeldystrophien ist! Die **Handmuskulatur** ist **stark betroffen** und zeigt eine Abflachung von Thenar und Hypothenar sowie eine Atrophie der Mm. interossei. Die Unterarm- und Wadenmuskulatur ist ebenfalls betroffen. Häufig besteht eine **Zungenatrophie.** Die Atrophie des M. Sternocleidomastoideus führt zu einem langen, schmalen Hals. Das Treppensteigen bereitet Schwierigkeiten, das Gower-Zeichen ist positiv. Der Verlauf ist langsam progredient, selten kommt es zu einem Verlust der Gehfähigkeit. Sprech- und Schluckstörungen bestehen häufig. Die **Myotonie** wird selten vor dem fünften Lebensjahr evident.
Weitere Symptome sind eine Schwäche der glatten Muskulatur des Gastrointestinaltrakts, Katarakt, Herzrhythmusstörungen, seltener Kardiomyopathien und häufig endokrinologische Veränderungen. Intellektuelle Einbußen werden in 50 % der Fälle nachgewiesen.

Neonatale Form: Es handelt sich um Kinder von Müttern mit einer myotonen Dystrophie Curshmann. Steinert. Häufig besteht ein Polyhydramnion (fetale Schluckstörung). Bei Geburt sind die Kinder „small for Gestational Age" (SGA). Beim Kind zeigt sich zunächst eine völlig andere Klinik als bei der Mutter mit dem Leitsymptom der muskulären Hypotonie („Floppy Infant") und einer Schwäche der Gesichtsmuskulatur. Es kommt zu einer Ateminsuffizienz, die lebensbedrohlich sein kann. Die Überlebenden entwickeln eine mentale Retardierung. Die typische Myotonie tritt niemals vor dem dritten oder vierten Lebensjahr auf.

Diagnostik
- Aktivität der CK im Serum nur leicht erhöht
- IgG im Serum oft niedrig
- **Muskelbiopsie:** Wenig degenerierte Fasern, keine Fibrose; histologisch bei jungen Kindern oft wenig Veränderungen
- **Molekulargenetische Untersuchung:** Bestimmung der CTG-Repeatlänge im **Myotonin-Proteinkinase-Gen.**

Therapie
Eine spezifische Therapie ist nicht verfügbar. Physiotherapeutische Maßnahmen stehen im Vordergrund. Medikamente, die durch eine Interaktion mit den Natriumkanälen zu einer Verminderung der Exzitabilität der Membran führen (z.B. Mexiletin), sind wirksam. Potenzielle Nebenwirkungen sind Herzrhythmusstörungen, Lungenfibrose oder Leukopenie. Phenytoin oder Carbamazepin haben eine deutlich geringere therapeutische Wirkung.

Merke!
Bei Patienten mit myotoner Dystrophie kann die Gabe von Succinylcholin eine potenzierte Myotoniereaktion mit der Gefahr einer persistierenden Ateminsuffizienz auslösen! Die Substanz sollte daher im Rahmen von Narkosen gemieden werden.

Prognose
Die Mortalität der neonatalen Form ist hoch. Bei späterer Manifestation ist die Lebenserwartung wahrscheinlich nur geringgradig verkürzt.

18.2.4 Nichtdystrophe Myotonie

Definition
Ionenkanalkrankheiten mit nichtdystrophen Myotonien, bei denen nur die Muskulatur betroffen ist. Sie können zu einer Muskelhypertrophie, nicht aber zu einer Dystrophie führen.

Myotonia congenita

Definition
Autosomal-dominant (Typ Thomsen) oder autosomalrezessiv (Typ Becker) vererbte Myotonien durch eine Störung der Chloridleitfähigkeit des Sarkolemms.

Epidemiologie
Die Häufigkeit der Chloridkanalmyotonien beträgt etwa 1 : 50 000.

Ätiologie und Pathogenese
Die Chloridleitfähigkeit des Sarkolemms wird in erster Linie durch den Skelettmuskelchloridkanal (CLC-1) gesteuert, der entscheidend zur elektrischen Stabilität der Muskelfaser beiträgt. Mutationen des **CLCN1-Gens** verursachen sowohl den autosomal-dominant vererbten Typ Thomsen als auch den autosomal-rezessiv vererbten Typ Becker.

Klinik
Der dominante **Typ Thomsen** stellt in 90 % der Fälle eine milde Verlaufsform dar. Weitere 10 % der Patienten sind asymptomatisch. Typische Symptome sind eine Verspannung der Kiefer-, Nacken-, Schulter-, Arm-, Hand- oder Beinmuskulatur, eine Verzögerung der initialen Willkürmotorik beim Aufstehen oder bei Handöffnung nach Faustschluss, eine Perkussionsmyotonie, eine Muskelhypertrophie und eine milde Muskelschwäche. Neugeborene können nach dem Schreien nicht die Augen öffnen. Später bleibt bei Blickwendung nach unten die Sklera sichtbar, da das Oberlid nur verzögert mitgeht („Lid Lag", Graefe-Zeichen). Wiederholte Kontraktionsbewegungen beim Hand- oder Lidschluss führen zu einer Lösung der Muskelsteifheit („Warm-up"-Phänomen).
Der rezessive **Typ Becker** („generalisierte Myotonie") ist mit 80 % der Fälle die häufigste Form der Myotonia congenita. Die klinische Manifestation erfolgt zwischen dem dritten und 30. Lebensjahr. In der Regel beginnt die myotone Muskelversteifung in den Beinen und breitet sich in den folgenden Lebensjahren auf die Arme, den Nacken und die Gesichtsmuskulatur aus. Viele Patienten entwickeln eine Hypertrophie der Gluteal-, Oberschenkel und Wadenmuskulatur.

Diagnostik
- **EMG:** Zeichen der Myotonie
- **Muskelbiopsie:** kaum Veränderungen
- **Mutationsanalyse.**

Therapie
Eine Behandlung ist in der Regel nicht erforderlich. Bei schwerem Verlauf sind Medikamente wirksam, die durch eine Interaktion mit den Natriumkanälen zu einer Verminderung der Exzitabilität der Membran führen (z.B. Mexiletin). Potenzielle Nebenwirkungen sind Herzrhythmusstörungen, Lungenfibrose oder Leukopenie. Phenytoin oder Carbamazepin haben eine deutlich geringere therapeutische Wirkung.

Prognose
Die Chloridkanalmyotonien zeigen nach Erreichen des klinischen Vollbilds keine Progressionstendenz und haben daher eine gute Langzeitprognose.

Hypokaliämische und hyperkaliämische periodische Paralyse

Ätiologie und Pathogenese

Die hypokaliämische Paralyse beruht auf Mutationen des $CACNL_1A_3$-Gens für die α1-Untereinheit des dihydropyridinsensitiven L-Typ-Kalziumkanals. Die hyperkaliämische Paralyse wird durch Mutationen des SCN4A-Gens für die α-Untereinheit des Skelettmuskel-Natriumkanals verursacht.

Pathologie

Es besteht eine ausgeprägte „Vakuolenmyopathie".

Klinik

Das anfallsartige Auftreten von Myotonie oder Muskelschwäche, abgelöst von Phasen der normalen Muskelfunktion, ist beiden Formen gemeinsam.

Die hypokaliämische periodische Paralyse manifestiert sich in 60 % der Fälle vor dem 16. Lebensjahr. In schweren Fällen kommt es täglich zu Lähmungsanfällen. Sie treten typischerweise in der zweiten Nachthälfte und beim Aufstehen auf. Über den Tag nimmt die Muskelkraft zu. Anfallauslöser sind Kohlenhydrat- oder Natriumzufuhr, Injektionen von Antiphlogistika oder Lokalanästhetika. Während der Schwächeattacken sinkt die Kaliumkonzentration im Serum ab.

Die hyperkaliämische periodische Paralyse manifestiert sich mit einem mehr heterogenen Krankheitsbild. Die Anfälle treten innerhalb der ersten zehn Lebensjahre auf, nehmen in ihrer Frequenz deutlich zu und in der zweiten Lebenshälfte wieder ab. Die vor dem Frühstück auftretenden Schwächeanfälle sind häufiger, kürzer und milder als bei der hypokaliämischen Form. Kaliumzufuhr, Kälte, emotionaler Stress und Glukokortikoide können das klinische Bild verschlechtern. Jede Anästhesie kann einen Anfall provozieren. Während der Schwachattacken steigt die Kaliumkonzentration im Serum auf 5–6 mmol/l.

Diagnostik

- Bestimmung der Kaliumkonzentration im Serum während der Attacke
- EMG: Zeichen der Myotonie fehlen meistens
- Mutationsanalyse.

Therapie

Bei der hypokaliämischen periodischen Paralyse können Anfälle einer generalisierten Paralyse durch die perorale Gabe von 2–10 g ungesüßten Kaliumchlorids in Lösung abgemildert werden. Intravenöse Gaben sind wegen der Gefahr der lebensbedrohlichen Hyperkaliämie nicht indiziert. Kohlenhydratreiche Mahlzeiten sowie starke körperliche Belastungen sind zu vermeiden. Als Dauermedikation kommen Acetazolamid, Diazoxid, Spironolacton, Triamteren, Propranolol oder Verapamil und Lithium infrage.

Bei der hyperkaliämischen periodischen Paralyse wirken kohlenhydratreiche, kaliumarme Mahlzeiten präventiv. Bariumhaltige Kontrastmittel, Fasten, Kälte und starke körperliche Belastungen sollten vermieden werden. Anfälle von Myotonie oder Schwäche können durch die Gabe von 2g/kg KG Traubenzucker abgefan-

gen werden. Als Dauermedikation kommen Thiaziddiuretika, Acetazolamid, Kalziumglukonat oder Salbutamolinhalationen infrage.

Prognose

Sie ist in den meisten Fällen recht günstig. Bei 30 % der Patienten mit einer hypokaliämischen periodischen Paralyse tritt jedoch eine progrediente Myopathie auf.

18.2.5 Maligne Hyperthermie (MH)

Definition

Lebensbedrohliche Narkosekomplikation mit Temperaturanstieg, Tachykardie, Tachypnoe, metabolischer Azidose und Muskelnekrose.

Epidemiologie

Die MH tritt im Kindesalter mit einer Häufigkeit von 1:15 000 Narkosen auf.

Ätiologie

Autosomal-dominant vererbte Mutationen in Genen, die verschiedene Ionenkanäle (z.B. Natriumkanal, Kalziumkanal) oder Rezeptoren der Muskulatur (z.B. Ryanodinrezeptor, Dihydropyridinrezeptor) kodieren, liegen der MH zugrunde. Triggersubstanzen sind depolarisierende Relaxantien (Succinylcholin) oder volatile Anästhetika (z.B. Halothan).

Klinik

Im Rahmen einer Narkose kommt es zu einem dramatischen und häufig tödlich endenden Ereignis durch eine generalisierte Steigerung des aeroben und anaeroben Muskelstoffwechsels. Die Temperatur steigt rasch und anhaltend bis 43 °C (1 °C/5 min). Es kommt zu einer Rigidität der Muskulatur und Rhabdomyolyse. Begleitend bestehen Tachykardie, Tachypnoe und Zyanose. Der O_2-Verbrauch und die CO_2-Produktion sind massiv gesteigert. Die Herzbeteiligung manifestiert sich zunächst als Rhythmusstörung, später durch ein Absinken des Herzminutenvolumens.

> **Merke!**
> Bei betroffenen Individuen kann es auch ohne Provokation durch Anästhetika zu Phasen der spontanen Rhabdomyolyse kommen. Ein MH-Patient muss nicht auf jede Narkose mit einer MH-Episode reagieren.

Diagnostik

- Familienanamnese!
- In der Krise CK-Aktivität im Serum bis 40 000 IU/l
- Im Intervall CK-Aktivität im Serum häufig ebenfalls erhöht
- In der Krise Myoglobinurie (Gefahr des Nierenversagens)
- In der Krise schwere metabolische und respiratorische Azidose
- In der Krise schwere Hyperkaliämie und Hyperkalzämie
- Muskelbiopsie: unspezifische Histologie: Mottenfraßnekrosen

- In-vitro-Testung der Muskulatur auf Substanzen wie Halothan, Succinylcholin, Caffein (Sensitivität 90 %)
- Mutationsanalyse.

Therapie

Die Behandlung besteht in einer **Vermeidung depolarisierender Relaxantien** und MH-provozierender **volatiler Anästhetika. Dantrolene** setzt die Kalziumfreisetzung aus dem sarkoplasmatischen Retikulum herab und kann eine Episode von MH verhüten oder unterbrechen. Hyperkaliämie, akute Nieren- und Herzinsuffizienz müssen symptomatisch behandelt werden.

Prophylaxe

Bei Risikopatienten kann Dantrolen präoperativ verabreicht werden.

18.3 Erkrankungen peripherer Nerven

18.3.1 Guillain-Barré-Syndrom (GBS)

Definition

Postinfektiöse aufsteigende symmetrische Polyradikuloneuritis mit Demyelinisierung hauptsächlich motorischer, aber auch sensibler Nerven, die mit einem charakteristischen Liquorbefund einhergeht.

Epidemiologie

Das GBS tritt bei Kindern mit einer Häufigkeit von 1:100 000 und einem Altersgipfel von drei bis neun Jahren nur halb so häufig auf wie im Erwachsenenalter.

Ätiologie

In 80 % der Fälle geht eine akute Infektion des Respirations- oder Gastrointestinaltrakts um ein bis vier Wochen voraus. Die häufigsten Erreger sind CMV, EBV und Mykoplasmen. Die Assoziation des GBS mit bestimmten Grippe- und Tollwutimpfstoffen ist bewiesen.

Pathogenese

Wahrscheinlich handelt es sich um eine Autoimmunreaktion gegen peripheres Nervengewebe.

Klinik

Die akute neurologische Erkrankung beginnt häufig mit **Rücken-** und **Beinschmerzen,** denen eine **symmetrische Muskelschwäche der unteren Extremitäten** folgt. Die **Muskeleigenreflexe** sind **erloschen.** Die Paresen steigen zunehmend zur Muskulatur der oberen Extremitäten und des Rumpfs auf. **Hirnnervenlähmungen** (z. B. Fazialisparese) sind in 50 % der Fälle nachweisbar. Nach vier Wochen ist der Höhepunkt der Erkrankung erreicht. Zu diesem Zeitpunkt sind 75 % der Patienten nicht mehr gehfähig. 15–20 % der Kinder müssen wegen einer neurogenen **Ateminsuffizienz** beatmet werden. Bei **Dysphagie** besteht Aspirationsgefahr. Eine **Beteiligung des autonomen Nervensystems** äußert sich mit Blutdruckschwankungen, Herzfrequenzschwankungen und schweren Bradykardien bis hin zu Asystolien. Eine temporäre Schrittmacherimplantation ist in Einzelfällen nötig! Nach einem Plateau von ein bis vier Wochen setzt die Remissionsphase ein, die drei Wochen bis 24 Monate dauern kann.

Eine Sonderform ist das Miller-Fisher-Syndrom, das sich mit einer akuten äußeren Augenmuskellähmung, einer Ataxie und Areflexie manifestiert.

Diagnostik

- **Liquor:** „Dissociation Cytoalbuminique": normale Zellzahl, ausgeprägte Erhöhung der Albuminkonzentration, normale Glukosekonzentration
- Aktivität der CK im Serum: gering oder nicht erhöht
- **Nervenleitgeschwindigkeit:** verringert
- **EMG:** Zeichen der Denervation.

Merke!
Die „Dissociation Cytoalbuminique" (normale Zellzahl, ausgeprägte Erhöhung der Albuminkonzentration) im Liquor ist das klassische biochemische Merkmal des GBS.

Therapie

Wegen drohender Ateminsuffizienz muss eine stationäre Überwachung erfolgen. Die intravenöse Verabreichung von **7S-Immunglobulinen** in hoher Dosierung (400 mg/kg KG/d über fünf Tage) wird mit Erfolg eingesetzt und ist der bei Erwachsenen sehr wirksamen Plasmapherese gleichzusetzen.

Prognose

Meist ist der Verlauf im Kindesalter gutartig. 96 % der Kinder erlangen nach 30–180 Tagen wieder ihre Gehfähigkeit. Bei den meisten Patienten kommt es zur Rückkehr der vollen Muskelkraft. In manchen Fällen bleibt eine Restschwäche bestehen. Die Rückbildung der Symptome erfolgt in umgekehrter Reihenfolge der Entstehung: von kranial nach distal. Die Muskeleigenreflexe erholen sich zuletzt. Tödliche Verläufe durch bulbäre und respiratorische Beteiligung bei ausbleibender Diagnosestellung und Therapie kommen vor. Rezidive treten in 7 % der Fälle auf.

18.3.2 Fazialisparese

Definition

Bei einer peripheren oder nukleären Läsion des N. facialis kommt es zu einer Parese der mimischen Muskulatur im Bereich aller drei Fazialisäste. Bei Läsion der kortikobulbären Bahn bleibt die Funktion des Stirnasts aufgrund der doppelseitigen kortikalen Repräsentation intakt.

Ätiologie

Die Fazialisparese ist im Kindesalter überwiegend entzündlich bedingt. Seltener wird sie durch Traumen, maligne Tumoren oder Metastasen verursacht.

Differentialdiagnose der Fazialisparese im Kindesalter

- Idiopathisch
- Lyme-Borreliose
- Bell'sche Parese: fokale Neuritis im Verlauf des Nervenkanals
- Otitis media
- Zoster oticus

- Guillain-Barré-Syndrom
- Geburtsverletzungen
- Felsenbeinfrakturen
- Tumoren des Hirnstamms und des Kleinhirnbrücken-winkels
- Neuroblastommetastasen.

Merke!
Die Lyme-Borreliose ist die häufigste verifizierbare Ursache der akuten Fazialisparese im Kindesalter.

Klinik

Periphere Fazialisparese: Alle drei Äste sind gleichermaßen betroffen. Es kommt zu einer Lähmung der Gesichtsmuskulatur im Stirn-, Augen- und Mundbereich. Stirnrunzeln und Augenschluss sind nicht möglich. Es besteht die Gefahr der Keratitis durch Austrocknen der Kornea (☞ Abb. 18.5 a). Auf der betroffenen Seite hängt der Mundwinkel herab (☞ Abb. 18.5 b). Geschmacks-störungen auf den vorderen zwei Dritteln der Zunge sind häufig.
Zentrale Fazialisparese: Der Stirnast ist ausgespart, d. h. die Stirn kann gerunzelt werden, das Auge kann geschlossen werden, es besteht keine Geschmacksstörung.

Therapie

Bei Vorliegen einer Neuroborreliose muss eine konsequente antibiotische Therapie erfolgen (siehe Kapitel Infektiologie). Eine wichtige symptomatische Maßnahme ist der Schutz der Kornea (Augensalbe nachts). Eine physiotherapeutische Behandlung mit Übungen der Gesichtsmuskulatur kann den Verlauf abkürzen.

Prognose

Bei idiopathischen Formen ist die Prognose ausgezeichnet. In 85 % der Fälle kommt es zu einer Spontanremis-sion ohne Residualsymptome. In 10 % der Fälle bleibt eine leichte Schwäche, in 5 % der Fälle eine bleibende schwere Muskelschwäche bestehen. Symptomatische Formen verlaufen in Abhängigkeit von der Grunder-krankung.

Kasuistik
A: Isabelle, einem acht Jahre alten Mädchen, läuft morgens beim Frühstück der Kakao aus dem Mundwinkel. Bei genauer Betrachtung bemerkt die Mutter, dass Isabelles Gesicht asymmetrisch wirkt, ein Auge größer als das andere ist und der rechte Mundwinkel leicht herabhängt. Sie erinnert sich an den Schlaganfall ihres Vaters und fährt sofort mit ihrer Tochter in die nächstgelegene Kinderklinik.
K: Bei der Untersuchung fällt auf, dass Isabelle die Stirn nicht runzeln und das rechte Lid nur unvollständig schließen kann. Der Versuch, zu pfeifen, scheitert und beim Aufblasen der Backen bleibt die rechte Seite flach. Der hinzugezogene HNO-Arzt stellt Auffälligkeiten des Geschmackssinnes fest. Die Anamnese bezüglich eines Zeckenbisses bzw. eines Erythema migrans ist negativ.
D: Die Lumbalpunktion ergibt eine Pleozytose mit 950 Zellen/μl, wovon 90 % Lymphozyten sind. IgM-Antikörper gegen *Borrelia burgdorferi* sind im Serum und im Liquor positiv.
Dg: periphere Fazialisparese als Manifestation einer Neuroborreliose.
T: Sie erhält eine intravenöse antibiotische Therapie mit Ceftriaxon über 14 Tage. Da das Medikament nur einmal täglich verabreicht werden muss, kann der Kinderarzt die Infusionen verabreichen und sie muss nicht in der Klinik bleiben. Ausserdem erhält Isabelle eine krankengymnastische Therapie, bei der sie lernt, die Gesichtsmuskulatur zu trainieren.
V: Die Fazialisparese bildet sich langsam zurück. Nach etwa zwei Monaten ist nichts mehr zu erkennen.

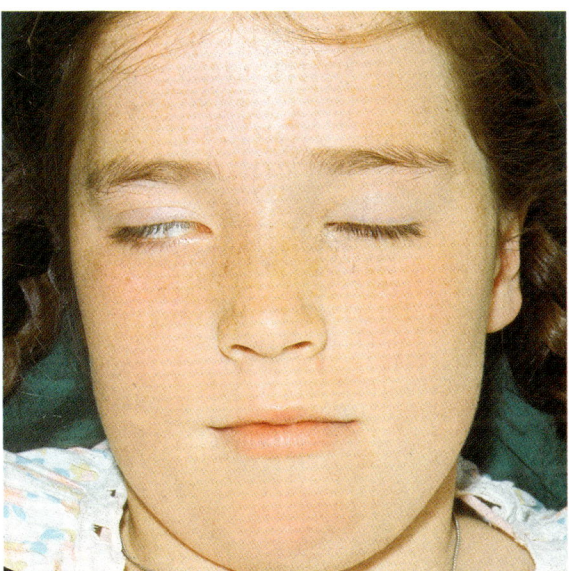
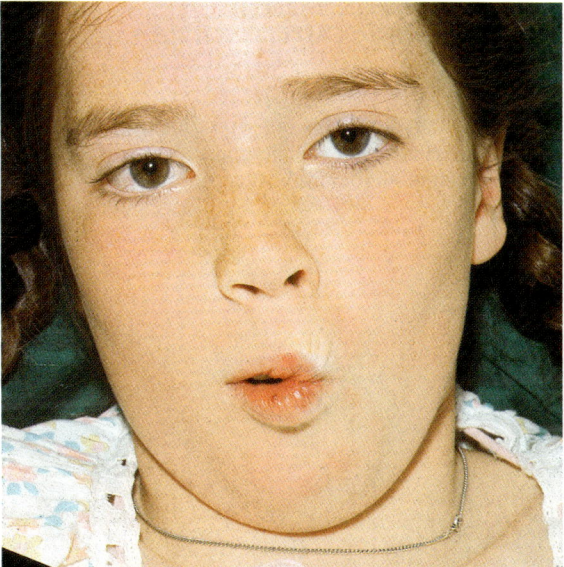

a ▸   ◂ b

Abb. 18.5 a und b: Periphere Fazialisparese rechts. a) Unvollständiger Lidschluss rechts.
b) Der Mund kann auf der rechten Seite nicht gespitzt werden.

18.3.3 Hereditäre sensomotorische Neuropathien (HMSN)

Definition

Gruppe progredienter hereditärer Polyneuropathien mit motorischer, sensorischer und autonomer Beteiligung.

Einteilung

- HMSN Typ I Charcot-Marie-Tooth (Prototyp der HMSN)
- HMSN Typ II
- HMSN Typ III Déjerine-Sottas.

Epidemiologie

Mit einer Häufigkeit von 1 : 10 000 zählen die HMSN zu den häufigsten monogenetisch vererbten Erkrankungen.

Vererbung

Autosomal-dominant oder -rezessiv.

Klinik

Die Symptomatik beginnt meistens im Schulalter mit symmetrischer **Schwäche** und **Atrophie der distalen Muskulatur der unteren Extremitäten.** Später kann es zu einer Beteiligung des sensorischen und autonomen Nervensystems kommen. Bei Typ I sind verdickte periphere Nervenstränge tastbar. Sekundäre **Skelettveränderungen** sind häufig (Hohlfuß). Die Intelligenz ist normal. Die Erkrankungen verlaufen meistens langsam progredient.

Diagnostik

- Die Aktivität der CK im Serum ist in der Regel nicht erhöht
- **Nervenleitgeschwindigkeit:** in unterschiedlichem Ausmaß verlangsamt
- **EMG:** typischerweise neurogenes Muster
- **Suralisbiopsie:** Die histologische Untersuchung ermöglicht die Abgrenzung der einzelnen Formen voneinander (hypertroph, neuronal)
- **Mutationsanalyse:** CMT1- bis CMT4-Gen.

Therapie

Bisher können die HMSN nur symptomatisch behandelt werden. Physiotherapeutische und orthopädische Maßnahmen stehen hierbei im Vordergrund.

18.3.4 Hereditäre sensorisch-autonome Neuropathien (HSAN)

Definition

Gruppe sehr seltener, autosomal-dominant oder -rezessiv vererbter Polyneuropathien, die klinisch in erster Linie durch **distal betonte sensible Funktionsstörungen** und gelegentlich auch autonome Symptome und nur durch geringe motorische Störungen gekennzeichnet ist.

Einteilung

- HSAN Typ I: Acropathie ulcéromutilante familiale
- HSAN Typ II: kongenitale sensible Neuropathie
- HSAN Typ III: familiäre Dysautonomie Riley-Day
- HSAN Typ IV: kongenitale sensible Neuropathie mit Anhidrose.

Klinik

Das klinische Leitsymptom sind die allen Formen gemeinsamen **Sensibilitätsstörungen.**

Die **autosomal-dominant** vererbte Form manifestiert sich frühestens im zweiten Lebensjahrzehnt und ist zunächst durch einen Ausfall des Schmerz- und Temperaturempfindens charakterisiert. Später kommt es zum Verlust sensibler Qualitäten und zu spontanen Schmerzen.

Die weiteren Formen sind **autosomal-rezessiv** vererbt und manifestieren sich bereits im Säuglingsalter. Schmerzlose Verletzungen, Akrodystrophie und Gelenkdegeneration sind eine große Gefahr. Bei Typ III steht die autonome Dysregulation im Vordergrund (Fieberschübe, Störung der Tränensekretion, orthostatische Hypotonie, Hyperhidrose, pathologische Pupillenreaktionen).

Diagnostik

- **Suralisbiopsie:** in Abhängigkeit von der vorliegenden Form Verminderung bevorzugt der bemarkten oder unbemarkten Nervenfasern
- **Elektrophysiologie:** Verlust der sensorischen Nervenaktionspotentiale.

19 Neurologie

19.1 Kongenitale Fehlbildungen des Nervensystems

19.1.1 Dysrhaphien (Neuralrohrdefekte)

Definition

Verschlussstörungen des Neuralrohrs sind die häufigsten Fehlbildungen des Nervensystems. Sie treten bevorzugt am rostralen oder kaudalen Ende auf und führen zu Anenzephalie, Meningomyelozele oder Spina bifida.

Epidemiologie

Mit einer Häufigkeit von 3–25:10 000 Neugeborenen handelt es sich um die häufigsten äußerlich sichtbaren Fehlbildungen des ZNS.

Embryologie

In der dritten bis vierten Schwangerschaftswoche bleibt der spontane Verschluss des Neuralrohrs aus.

Ätiologie

Genetische Faktoren führen zu einem zwanzigfach erhöhten Wiederholungsrisiko. Darüber hinaus können ein Folsäuremangel der Mutter, Medikamente (z. B. Valproinsäure), ionisierende Strahlen und Chemikalien zur Entstehung von Neuralrohrdefekten beitragen.

Klassifikation in Abhängigkeit von den beteiligten Strukturen
- Spina bifida occulta
- Meningozele
- Myelomeningozele
- Enzephalozele (☞ Abb. 19.1)
- Anenzephalie.

Lokalisation
- **50 % lumbosakral**
- 20 % lumbal
- 20 % thorakolumbal

377

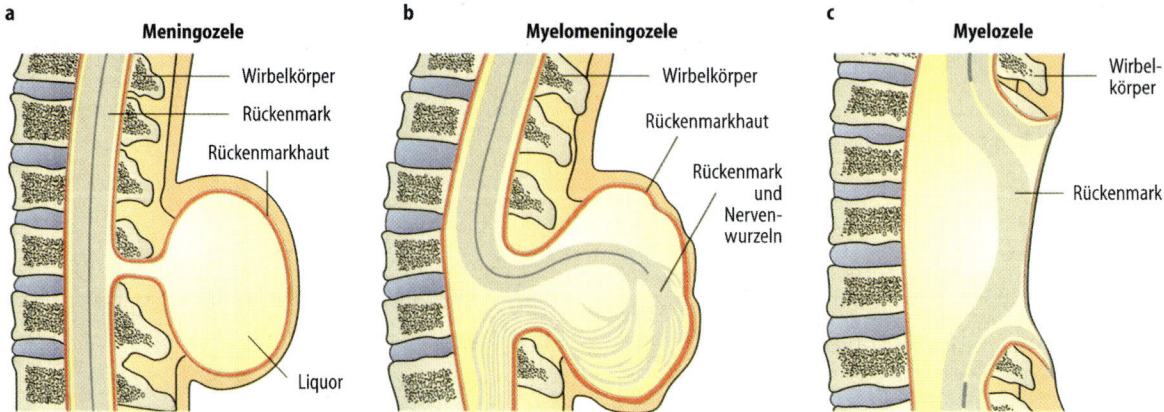

Abb. 19.1: Einteilung der spinalen Dysrhaphien: a) Meningozele; b) Myelomeningozele; c) Myelozele [18].

- 9 % sakrokokzygeal
- 1 % zervikothorakal
- Sehr selten besteht eine vordere Myelomeningozele: Ausbleiben des ventralen Wirbelkörperschlusses und Ausstülpung von Rückenmarksanteilen und -häuten in das kleine Becken.

Pränatale Diagnostik

- **Sonographie**
- **Alpha-Fetoprotein** im Fruchtwasser erhöht
- Acetylcholin im Fruchtwasser erhöht.

Spina bifida occulta

Pathologie

Häufigste Minimalvariante durch fehlenden Wirbelbogenschluss ohne Verlagerung von Rückenmarkshäuten, Rückenmark und Nervenwurzeln.

Klinik

Die Spina bifida occulta bleibt meistens asymptomatisch, insbesondere kommen keine neurologischen Ausfälle vor. Gelegentlich sind Haarbüschel, ein Lipom, eine Hautdepigmentierung oder ein Neuroporus in der Mittellinie des unteren Rückens als Zeichen einer darunter liegenden Spina bifida occulta sichtbar.

Diagnostik

Röntgen-Wirbelsäule: Wirbelbogenschlussdefekt.

Therapie

Eine Behandlung ist nicht erforderlich.

Meningozele

Pathologie

Die Wirbelbögen sind offen, es besteht eine sackartige, liquorgefüllte Ausstülpung der Rückenmarkshäute ohne Verlagerung von Rückenmark und Nervenwurzeln.

Klinik

Eine fluktuierende Mittellinienvorwölbung, meist mit guter Hautdeckung, ist im Bereich des unteren Rückens sichtbar. Neurologische Symptome sind selten.

Diagnostik

- Sorgfältige neurologische Untersuchung!
- Sonographie des Spinalkanals
- Sonographie des Schädels zum Ausschluss eines begleitenden Hydrozephalus
- Röntgen der Wirbelsäule
- Kernspintomographie des Spinalkanals zum Nachweis des Ausmaßes der Nervengewebsbeteiligung.

Therapie

Bei Liquorfistel oder Deckung nur durch eine dünne Hautschicht ist eine sofortige Operation zur Verhinderung einer Meningitis notwendig.
Bei fehlender Symptomatik und solider Hautdeckung ist zunächst keine Operation erforderlich.

Myelomeningozele

Pathologie

Die Wirbelbögen sind offen, hinzu kommt eine sackartige Ausstülpung der Rückenmarkshäute sowie pathologischer Rückenmarksanteile und Nervenwurzeln mit unvollständiger Überhäutung. Die Fehlbildung tritt in 75 % der Fälle lumbosakral auf.

Klinik

Lumbosakrale Myelomeningozele: Es kommt zu einer partiellen Beinlähmung mit distaler Betonung, die Hüftmuskeln und der M. quadrizeps sind meist nicht betroffen. Es bestehen sensible Ausfälle, Blasen- und Mastdarmstörungen. Sekundär kommt es zu Kontrakturen und Gelenkfehlstellungen. In 90 % der Fälle bestehen begleitend eine Arnold-Chiari-Malformation (Verschiebung der Kleinhirntonsillen durch das Foramen magnum in den Spinalkanal) oder eine Aquäduktstenose, die zu einem Hydrozephalus führt.
Sakrokokzygeale Myelomeningozele: Es bestehen kaum Beinlähmungen aber immer eine Blasen-, Mastdarm- und Beckenbodenlähmung sowie eine Reithosenanästhesie. Der Analreflex fehlt.
Zervikothorakale und thorakolumbale Myelomeningozele: In Abhängigkeit von der Höhe kommt es zu Tetra- oder Paraparesen mit Sensibilitätsstörungen im entsprechenden Bereich.

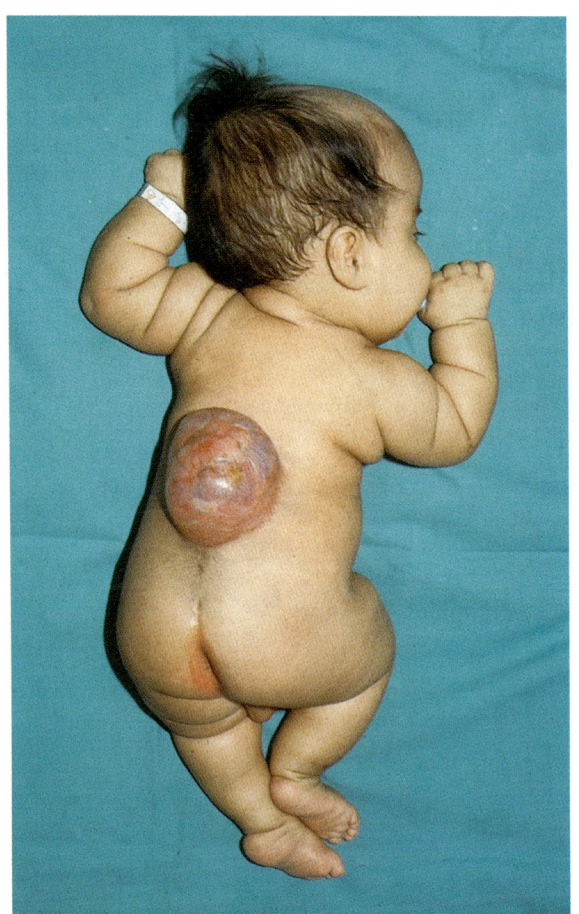

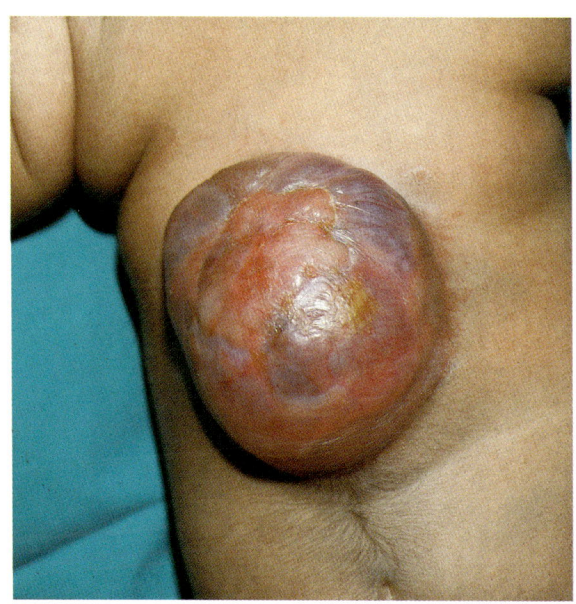

a

b

Abb. 19.2: Myelomeningozele.

Therapie

Die **offene Myelomeningozele** erfordert wegen des hohen Infektionsrisikos eine sofortige operative Therapie. Bei **geschlossener Myelomeningozele** erfolgt die Operation innerhalb der ersten 24 Stunden. Bei begleitendem Hydrozephalus wird in den ersten drei bis acht Lebenswochen ein ventrikuloperitonealer Shunt angelegt. Die Blasen-Mastdarm-Störung wird in Abhängigkeit von der klinischen Ausprägung behandelt. Die unterstützende intensive Physiotherapie hat einen besonderen Stellenwert.

Merke!

Die **offene Myelomeningozele** erfordert wegen des hohen Infektionsrisikos eine sofortige operative Therapie.

Prognose

Die Mortalität beträgt etwa 10 %, wobei die Kinder meistens in den ersten vier Lebensjahren versterben. Häufigste Todesursachen sind eine Meningitis, dekompensierter Hirndruck und Begleitinfektionen wie Pyelonephritis und Pneumonie. In mindestens 70 % der Fälle besteht eine normale Intelligenz, Lernbehinderungen und Epilepsien sind jedoch häufig.

Enzephalozele

Epidemiologie

Die Häufigkeit der Enzephalozele beträgt ein Zehntel der spinalen Dysrhaphien.

Pathologie

Cranium bifidum: Dysrhaphie des Schädels mit Protrusion von Hirngewebe durch einen knöchernen Mittelliniendefekt.
Kraniale Meningozele: liquorgefüllte Ausstülpung von Hirnhäuten.
Kraniale Enzephalozele: Ausstülpung von Hirnhäuten und Anteilen des zerebralen Kortex, des Kleinhirns oder des Hirnstamms.

Lokalisation

- Meistens okzipital
- Gelegentlich frontal oder nasofrontal.

Klinik

Die **kraniale Meningozele** verursacht in der Regel wenig Symptome.
Die **kraniale Enzephalozele** führt in Abhängigkeit von der Ausprägung zu Sehproblemen, Mikrozephalie, mentaler Retardierung und/oder Krampfanfällen.

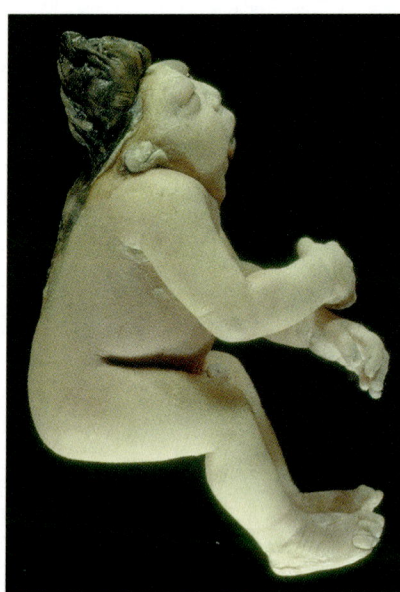

Abb. 19.3: Seitenansicht eines Fetus mit Anenzephalie. Anstelle des Hirns findet sich eine stark vaskularisierte Gewebsmasse. Fortsetzung der Spaltbildung in die hintere Schädelgrube und den Wirbelkanal (Spina bifida) [7].

Anenzephalie

Epidemiologie
Die Häufigkeit der schwersten Fehlbildung am rostralen Ende des Neuralrohrs beträgt 1:10 000.

Pathologie
Durch Ausbleiben des Schlusses des zerebralen Neuralrohranteils fehlen die Schädeldecke und die Großhirnhemisphären, wobei der Gesichtsschädel weitgehend normal ausgebildet ist. Begleitend besteht fast immer ein offenes Rückenmark im Zervikalbereich.

Klinik
Die Kinder zeigen ein charakteristisches Aussehen mit stark hervortretenden Augen. An Stelle des Gehirns findet man eine degenerierende Gewebsmasse, die an der Oberfläche bloßliegt. Der nicht ausgebildete Halsbereich, Gesicht und Brust bilden eine einheitliche Fläche (☞ Abb. 19.3).

Prognose
Die Kinder versterben fast immer in den ersten Lebenstagen.

> **Merke!**
> Der mütterliche Folsäuremangel ist eine wichtige Ursache von Neuralrohrdefekten. Durch eine prä- und perikonzeptionelle Folsäureprophylaxe kann die Inzidenz dieser Fehlbildungen signifikant gesenkt werden. Alle Frauen im gebärfähigen Alter mit Kinderwunsch sollten daher täglich 400 µg Folsäure erhalten!

19.1.2 Kraniosynostosen

Definition
Schädeldeformierung durch vorzeitigen Verschluss einer oder mehrerer Schädelnähte.

Epidemiologie
Die Häufigkeit der isolierten Kraniosynostosen beträgt etwa 1:2000.

Ätiologie
Prämature Synostosen einzelner Schädelnähte können durch Mutationen in Genen für Fibroblastenwachstumsfaktorrezeptoren (FGFR) entstehen. Sekundäre Nahtsynostosen entstehen durch ausbleibendes Gehirnwachstum mit konsekutiver Mikrozephalie. In 10–20 % der Fälle liegen genetische Syndrome (z.B. Akrozephalosyndaktylie Typ Apert) zugrunde.

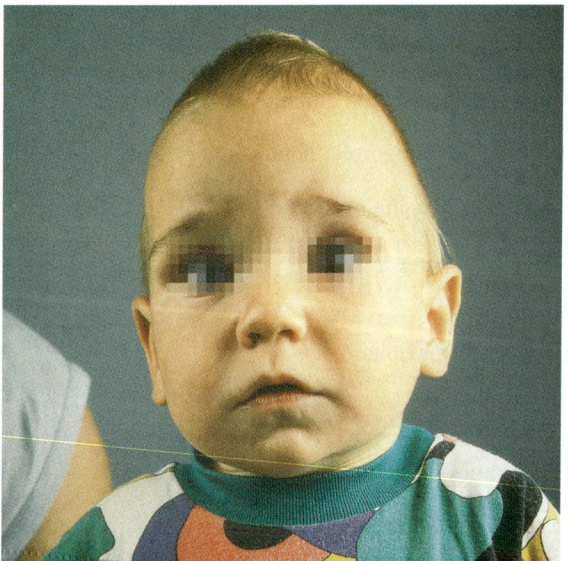
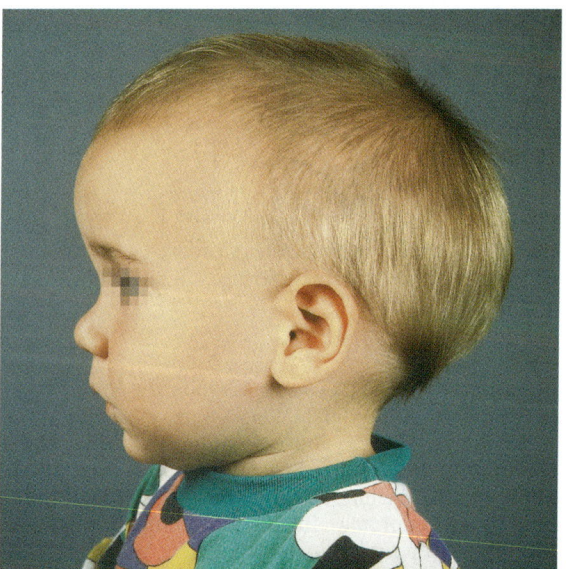

a
b

Abb. 19.4: Skaphozephalus: knapp 1-jähriger Junge mit vorzeitigem Schluss der Sagittalnaht: a) hoher, schmaler Schädel; b) prominenter Hinterkopf.

Klinik

Kraniosynostosen sind meist bei Geburt vorhanden, werden häufig aber erst später erkannt. In Abhängigkeit von der betroffenen Naht entwickelt sich eine charakteristische Schädeldeformierung durch übermäßiges Wachstum des Schädels in Richtung der vorzeitig verschlossenen Naht. Eine Knochenleiste ist hier tastbar (☞ Abb. 19.4).

Skaphozephalus: Der verfrühte Schluss der Sagittalnaht ist die häufigste Form. Er führt zu einem langen, schmalen Schädel, zu einem prominenten Hinterkopf und einer breiten Stirn. Die vordere Fontanelle ist klein oder fehlt.

Frontaler Plagiozephalus: Der verfrühte Schluss einer Koronar- und Sphenofrontalnaht ist die zweithäufigste Form. Er führt zu einseitiger Abflachung der Stirn, Erhöhung der ipsilateralen Orbita und der Augenbraue. Durch eine Operation können zufrieden stellende Ergebnisse erzielt werden.

Trigonozephalus: Der frühzeitiger Verschluss der Sutura metopica führt zu einer kielartigen Erhöhung der Stirn sowie zu einem Hypotelorismus. Das Risiko für Entwicklungsstörungen des Frontalhirns ist erhöht.

Brachyzephalus: Der vorzeitige Verschluss der Koronarnaht führt zu einem breiten, kurzen Schädel (☞ Abb. 19.5).

Begleitende klinische Symptome fehlen in der Regel. Bei Verschluss mehrerer Nähte **(Kraniostenose)** kommt es zu erhöhtem Hirndruck. Die dann auftretenden charakteristischen Hirndrucksymptome sind Erbrechen, Krampfanfälle und Somnolenz.

Diagnostik

Die Röntgenuntersuchung des Schädels erlaubt die Darstellung des Nahtverschlusses.

Therapie

Bei Kraniostenose ist eine neurochirurgische Nahtsprengung vital indiziert. Aus kosmetischen Gründen kann sie bei erheblicher Schädeldeformierung ebenfalls durchgeführt werden. Bei sekundären Nahtsynostosen aufgrund einer Mikrozephalie ist ein operatives Vorgehen kontraindiziert.

19.1.3 Mikrozephalie

Definition

Kopfumfang unterhalb der dritten Perzentile bei deutlichem Missverhältnis zwischen Gehirn- und Gesichtsschädel.

Epidemiologie

Eine Mikrozephalie ist, besonders bei mental retardierten Patienten, relativ häufig.

Ätiologie

Eine primäre genetische Mikrozephalie kann familiär (autosomal-rezessiv oder -dominant vererbt) oder im Rahmen genetischer Syndrome (z. B. Trisomie 21, Trisomie 18, Cri-du-chat-Syndrom, Cornelia-de-Lange-Syndrom) auftreten.

Eine sekundäre Mikrozephalie ist die Folge der Einwirkung von Noxen auf das Gehirn in den Phasen des schnellen Wachstums intrauterin oder in den zwei ersten Lebensjahren. Hierbei spielen eine perinatale Hypoxie, kongenitale Infektionen (Röteln, CMV, Toxoplasmose), Alkohol (Alkoholembryopathie), Medikamente (fetale Hydantoinembryopathie), mütterliche Stoffwechselerkrankungen (maternale Phenylketonurie) oder ionisierende Strahlen eine Rolle. Eine schwere Meningitis oder Enzephalitis, insbesondere im frühen Säuglingsalter, kann ebenfalls zu einer Mikrozephalie führen.

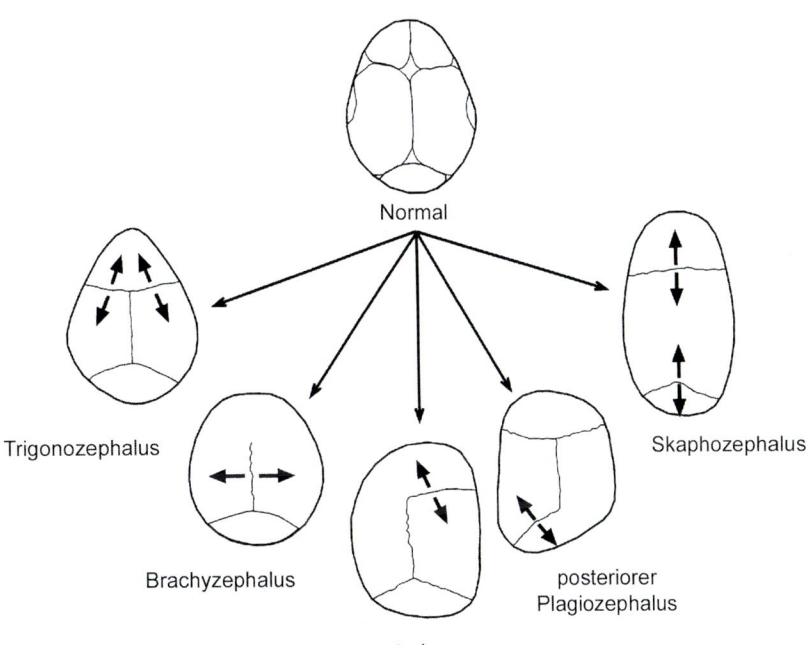

Abb. 19.5: Schematische Übersicht zur Entstehung der charakteristischen Schädeldeformierungen durch vorzeitigen Verschluss einzelner Schädelnähte.

Klinik

Der Kopfumfang liegt unter der dritten Perzentile, es besteht ein Missverhältnis zwischen Gehirn- und Gesichtsschädel. Die geistige und motorische Entwicklung ist häufig verzögert, Bewegungsstörungen und zerebrale Krampfanfälle kommen vor.

Diagnostik

- Wiederholte Messungen des Kopfumfangs im Verlauf!
- **Kopfumfangsmessung** aller Familienmitglieder!
- TORCH-Serologie: **Toxoplasmose, Röteln, CMV, HSV**
- Schädelsonographie
- Kernspintomographie des Schädels
- Bei klinischem Verdacht Durchführung einer Chromosomenanalyse
- Serumphenylalaninkonzentration der Mutter (maternale Phenylketonurie!)

19.1.4 Agenesien des ZNS

Definition

Heterogene Gruppe von Erkrankungen mit Hypoplasie oder Aplasie von Anteilen des ZNS, die asymptomatisch verlaufen, jedoch auch schwerste intellektuelle und neurologische Defizite verursachen können.

Pathologische Anatomie

Hydranenzephalie: Endhirn und Teile des Zwischenhirns sind durch Liquor ersetzt.
Porenzephalie: umschriebene Zystenbildung.
Holoprosenzephalie: Störung der Entwicklung der Großhirnhemisphären (☞ Abb. 19.6).
Arrhinenzephalie: Fehlen des Riechhirns.
Agenesie des Corpus callosum: Störungen der Entwicklung der Kommissurenplatte.
Moebius-Syndrom: Kernaplasien der Hirnnerven.
Partielle Aplasie der motorischen Vorderhornkerne: Arthrogryposis multiplex spinalis.

Klinik

Asymptomatische Verläufe sind möglich. Eine mentale Retardierung, Mikrozephalie, Hemiparesen, Diparesen und Krampfanfälle können jedoch je nach Schwere der Fehlbildung vorkommen.

Diagnostik

Kernspintomographie des Schädels.

Therapie

Eine kausale Therapie ist nicht möglich. Physiotherapeutische Maßnahmen und die Frühförderung betroffener Kinder stehen im Vordergrund.

19.2 Hydrozephalus

Definition

Gruppe von Erkrankungen mit Erweiterung der intrazerebralen Liquorräume als Folge einer gestörten Liquorzirkulation und -resorption oder selten einer erhöhten Liquorproduktion.

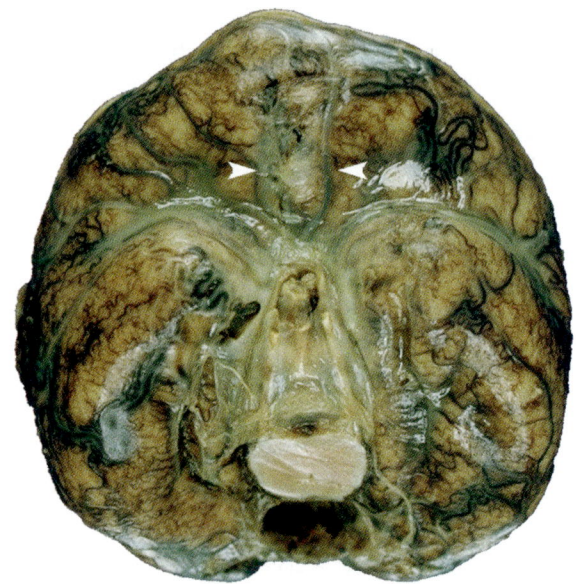

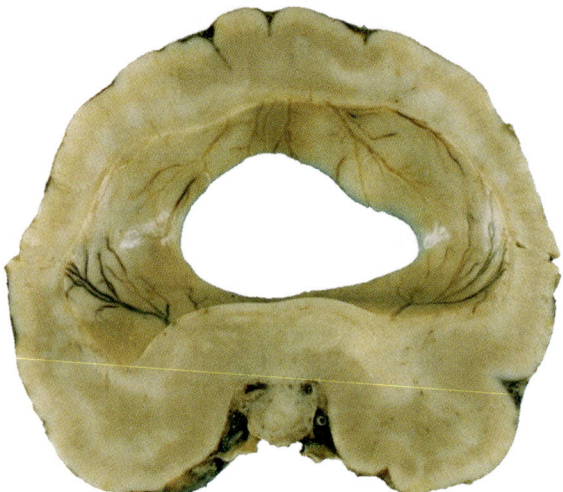

Abb. 19.6: Holoprosenzephaliekomplex mit fehlender Trennung der Großhirnhemisphären und gemeinsamen Ventrikeln. Aplasie der Nn. olfactorii (Pfeile) [7].

Epidemiologie

Ein Hydrozephalus tritt bei etwa 3:1000 Neugeborenen auf. In etwa 25 % der Fälle ist er angeboren oder mit einem Neuralrohrdefekt kombiniert.

Physiologie

Die **Liquorproduktion** erfolgt hauptsächlich durch den Plexus chorioideus in den Seitenventrikeln, im III. und IV. Ventrikel und zu 25 % durch extrachorioidale Produktion (Ultrafiltration und Sekretion). Beim gesunden Kind werden etwa 20 ml Liquor pro Stunde gebildet, die Gesamtliquormenge beträgt etwa 50 ml.

Anatomie

Verbindung der Seitenventrikel mit dem III. Ventrikel über die **Foramina interventricularia** (Foramina Monroi).

Verbindung des III. mit dem IV. Ventrikel über den **Aqueductus cerebri.**
Verbindung des IV. Ventrikels mit dem Subarachnoidalraum über zwei seitliche Aperturae laterales ventriculi quarti **(Foramina Luschkae)** und eine kaudale Apertura mediana ventriculi quarti **(Foramen Magendii).**
Liquorzirkulation: Seitenventrikel → III. Ventrikel → IV. Ventrikel → Subarachnoidalraum → Zirkulation um das Gehirn → Subarachnoidalraum des Rückenmarks.

Merke!

Hydrozephalusformen
- **Hydrocephalus internus:** Erweiterung der Ventrikel
- **Hydrocephalus externus:** Erweiterung der äußeren Liquorräume
- **Hydrocephalus communicans:** Erweiterung der inneren und äußeren Liquorräume bei erhaltener Verbindung zwischen inneren und äußeren Liquorräumen
- **Hydrocephalus e vacuo:** kompensatorische Erweiterung der Ventrikel durch Verminderung der Hirnsubstanz.

Ätiologie

Ein Hydrozephalus kann **angeboren** bei Aquäduktstenose, Atresie der Foramina Luschkae oder Magendii, kongenitalen intrazerebralen Raumforderungen, Arnold-Chiari-Malformation, Dandy-Walker-Malformation (Zyste des IV. Ventrikels), Cranium bifidum oder nach pränatalen Infektionen (z.B. Toxoplasmose, Zytomegalie) auftreten.
Ein **erworbener** Hydrozephalus entsteht z.B. nach Ventrikelblutungen, intrazerebralen Entzündungen mit Ependymitis granularis, bei Verwachsungen nach Meningitis oder bei Tumoren der hinteren Schädelgrube und Plexuspapillomen (Liquorüberproduktion).

Pathogenese

Ein Hydrozephalus entsteht durch ein Missverhältnis zwischen Liquorproduktion und Liquorresorption z.B. durch:
- Obstruktion der Liquorzirkulation (häufigste Ursache)
- Verminderung der Liquorresorption
- Erhöhung der Liquorproduktion.

Klinik

Bei **Säuglingen** kommt es bei noch offenen Schädelnähten zu einer auffälligen Größenzunahme des Kopfes, die Fontanellen sind groß und gespannt.
Symptome der Hirndrucksteigerung sind Trinkschwäche, Erbrechen, Berührungsempfindlichkeit, Reizbarkeit und schrilles Schreien. Charakteristisch ist das **Sonnenuntergangsphänomen** mit Sichtbarwerden der Sklera über der Iris durch Bulbusverdrängung nach unten (☞ Abb. 19.7a). Es ist Folge einer vertikalen Blickparese durch Kompression des Orbitadachs. Hinzu kommen eine Vorwölbung der Stirn, eine verstärkte Venenzeichnung sowie eine Verdünnung der Schädelknochen (☞ Abb. 19.7b). Eine Stauungspapille tritt im frühen Kindesalter selten auf, häufiger sind eine **Optikusatrophie** und ein **Strabismus** zu beobachten. Die statomotorische Entwicklung ist häufig verzögert.
Bei **älteren Kindern** und geschlossenen Schädelnähten stehen Zeichen der **Hirndrucksteigerung** schon zu Beginn im Vordergrund: Verhaltensänderung, Kopfschmerzen, Nüchternerbrechen und **Stauungspapille.** Es kommt zu einer Dehiszenz der Schädelnähte. Erfolgt nicht rechtzeitig eine Druckentlastung, besteht die Gefahr der Einklemmung im Bereich des Foramen magnum mit Auftreten von Streckkrämpfen und vegetativer Dysregulation.

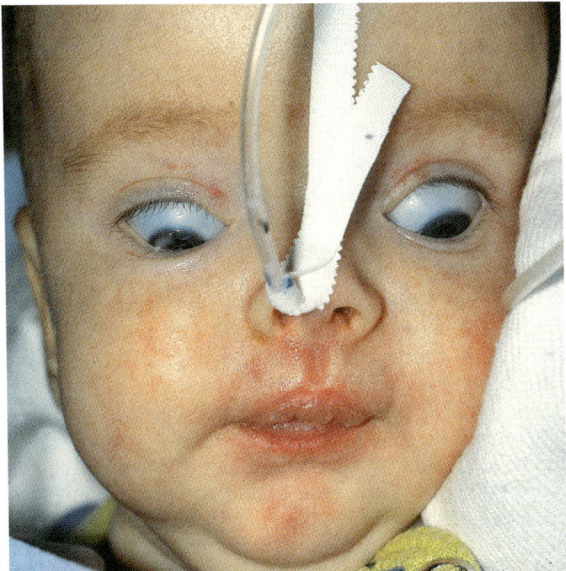
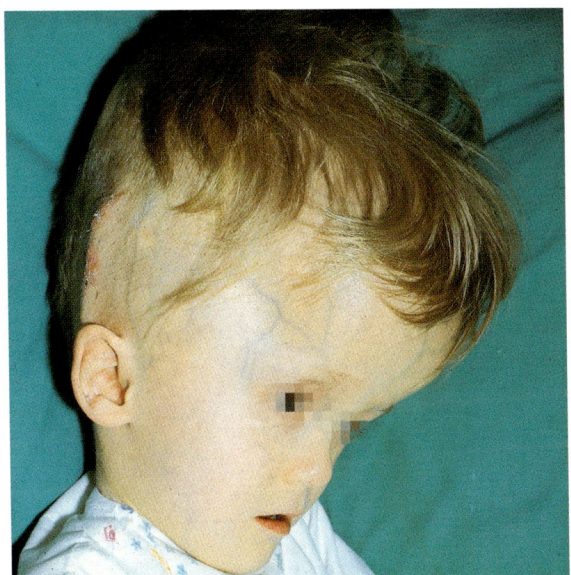

a   b

Abb. 19.7 a und b Hydrozephalus: a) Sonnenuntergangsphänomen bei 3½-wöchigem Mädchen, b) 3-jähriger Junge mit Hydrocephalus internus.

Merke!
Bei Kreuzen der Perzentilen der Kopfwachstumskurve nach oben muss stets ein Hydrozephalus ausgeschlossen werden!

Diagnostik

- **Regelmäßige Kopfumfangsmessungen** und Eintragung in die Perzentilenkurve!
- **Schädelsonographie:** Ventrikelerweiterung
- **Fundusspiegelung:** Stauungspapille, Fundusblutungen, Chorioretinitis bei intrauteriner Infektion
- **Kernspintomographie** des Schädels: Detaillierte Beurteilung der intrazerebralen morphologischen Situation.

Differentialdiagnose

- Familiäre Makrozephalie
- Chronisches Subduralhämatom
- Hydranenzephalie
- Megalenzephalie bei Speichererkrankungen.

Therapie

Meist besteht die Notwendigkeit einer extrakraniellen Liquorableitung durch die Anlage eines ventrikuloperitonealen oder ventrikuloatrialen Shunts (☞ Abb. 19.8). Komplikationen treten in etwa 30–50 % der Fälle auf.

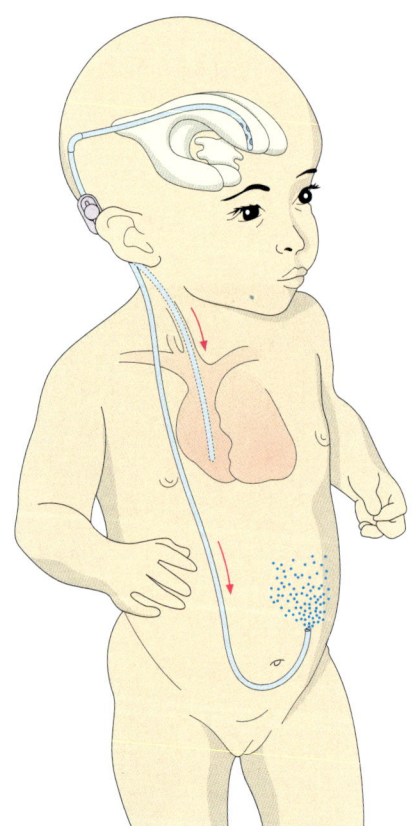

Abb. 19.8: Hydrozephalus: Darstellung einer ventrikuloperitonealen und einer ventrikuloatrialen (gestrichelt) Liquorableitung [19].

Häufige Komplikationen nach Shuntanlage

- Shuntobstruktion durch Fibrin oder Chorionzotten
- Diskonnektion des Systems
- Infektion
- Ventildysfunktion.

Prognose

Ein Hydrozephalus ist häufig mit einer Behinderung verbunden. Bei frühzeitiger chirurgischer Intervention ist die Prognose bei etwa 70 % der Patienten als günstig einzustufen. Es kann zu einer ungestörten geistigen Entwicklung kommen. Später treten jedoch nicht selten Teilleistungsstörungen und Verhaltensauffälligkeiten auf.

Merke!
Beim Säugling kommt es wegen der Nachgiebigkeit des knöchernen Schädels nur sehr selten zu Hirndruckkomplikationen. Beim älteren Kind kann es jedoch innerhalb weniger Stunden dazu kommen.

19.3 Epileptische Anfälle und Epilepsien

Definitionen

Epileptischer Anfall: plötzlich einsetzende, zeitlich begrenzte, totale oder partielle Störung der Hirnfunktion mit Bewusstseinstrübung, abnormer motorischer Aktivität, Verhaltensauffälligkeiten und/oder Störungen des sensorischen oder autonomen Nervensystems.
Epilepsie: chronisch rezidivierendes Auftreten epileptischer Anfälle ohne erkennbare äußere Ursache als Ausdruck einer abnormen elektrischen Entladung zerebraler Neuronenverbände.

Epidemiologie

Es handelt sich um eine sehr häufige chronische Erkrankung, von der etwa 1 % der Bevölkerung betroffen ist. Über 75 % der epileptischen Erkrankungen beginnen vor dem 18. Lebensjahr. 50 % der Patienten mit Epilepsie sind jünger als 16 Jahre.

Merke!
Der epileptische Anfall ist der häufigste neurologische Notfall und einer der häufigsten Gründe für eine akute Einweisung eines Kindes in die Klinik.

Pathogenese

GABA und **Glyzin** wirken bei neurochemischen Vorgängen **inhibitorisch, Acetylcholin** und **Glutamat** wirken **exzitatorisch.** Ein Ungleichgewicht zwischen inhibitorischen und exzitatorischen Vorgängen an den Synapsen im ZNS spielen bei der Epileptogenese eine entscheidende Rolle.
Ein epileptisches Neuron unterscheidet sich dadurch pathophysiologisch von einer gesunden Nervenzelle, dass die Depolarisation der Zellmembran nicht nur ein Aktionspotential, sondern eine hochfrequente Serie von Aktionspotentialen auslöst. Nach einer Phase der Unerregbarkeit (Hyperpolarisation) kommt es dann wieder zur Herstellung des ursprünglichen Ruhepotentials

(Repolarisation). Diese Folge von unterschiedlichen Polarisationsvorgängen mit lang anhaltender Depolarisation und Aussendung zahlreicher Aktionspotentiale bei der epileptischen Nervenzelle nennt man **paroxysmale Depolarisation.** Sie ist der wesentliche Mechanismus bei der Entladung eines epileptischen Neurons und mit einem massiven Kalziumeinstrom in die Zelle assoziiert. Wenn eine größere Zahl von Neuronen synchron zur paroxysmalen Depolarisation veranlasst werden, resultiert ein sichtbares epileptisches Geschehen. Erfolgt die Ausbreitung ungehemmt über das ganze Großhirn, entsteht ein **generalisierter Anfall.** Erfolgt im Umkreis der initial erregten Neurone eine Aktivierung inhibitorischer Mechanismen, bleibt die epileptische Erregung örtlich begrenzt und es kommt zum **fokalen Anfall.**

Ätiologie

Bei der häufigen **idiopathischen Epilepsie** ist keine Ursache zu eruieren.

Eine **symptomatische Epilepsie** tritt auf in der Folge einer akuten oder chronischen ZNS-Erkrankung oder einer organischen Hirnschädigung, z.B. nach perinatalen Hirnschädigungen, bei Hirntumoren, Hypoglykämien, zerebralen Gefäßmissbildungen, traumatischen Hirnschädigungen, Hirndrucksteigerung, Meningitiden und Enzephalitiden, Stoffwechselerkrankungen und neurokutanen Syndromen (z.B. tuberöse Hirnsklerose).

Genetische Aspekte

Bei den meisten Epilepsien wird ein genetischer Einfluss vermutet. Bei Kindern von Patienten mit idiopathischer Epilepsie beträgt das Erkrankungsrisiko 4 %, ist also auf das Vierfache erhöht. Auch bei symptomatischen Epilepsien ist das Auftreten epileptischer Anfälle Folge des Zusammenspiels von Hirnschädigung und genetischer Prädisposition. Unter den Nachkommen und Geschwistern von Patienten mit symptomatischer Epilepsie ist das Erkrankungsrisiko deutlich höher als in der Allgemeinbevölkerung. Bei Gelegenheitsanfällen besteht in 20 % der Fälle eine erbliche Belastung. Der Erbgang ist ungeklärt. Wahrscheinlich besteht eine additive Wirkung mehrerer Gene. Bei eineiigen Zwillingen beträgt die Konkordanz nur 60 %. Dies ist ein Hinweis auf den zusätzlichen Einfluss exogener Faktoren.

Einteilung der wichtigsten Epilepsien nach klinischen Gesichtspunkten

- **Generalisierte Epilepsien**
  - benigne familiäre Neugeborenenkrämpfe
  - benigne nichtfamiliäre Neugeborenenkrämpfe
  - Epilepsie mit tonisch-klonischen Anfällen
  - Absencen
  - Epilepsie mit myoklonisch-astatischen Anfällen
  - Impulsiv-Petit-mal
- **Fokale Epilepsien**
  - Epilepsie mit fokal-sensorischen Anfällen
  - Epilepsie mit fokal-motorischen Anfällen
  - benigne Epilepsie mit zentrotemporalen Spikes (Rolando-Epilepsie)
- **Epilepsiesyndrome**
  - Lennox-Gastaut-Syndrom
  - West-Syndrom (BNS-Anfälle)

- **Besondere Formen der Epilepsien**
  - posttraumatische Epilepsie
  - Reflexepilepsien
- **Gelegenheitsanfälle.**

19.3.1 Generalisierte Epilepsien

Definition

Generalisierte Epilepsien sind durch eine Beteiligung beider Hemisphären am Anfallsgeschehen gekennzeichnet. Die dabei auftretenden motorischen Anfallsphänomene (tonisch, atonisch, myoklonisch, klonisch, tonisch-klonisch) laufen bilateral ab, und in der Mehrzahl der Fälle kommt es zu einer Bewusstseinsstörung.

Pathogenese

Es handelt sich um Anfälle, bei welchen schon initial epileptische Aktivität in beiden Hemisphären generiert wird, meist in ausgedehnten homotopen Regionen (z.B. bei Absencen in beiden Frontallappen). Generalisierte Anfälle äußern sich entweder in motorischen Phänomenen oder in Absencen.

Benigne familiäre Neugeborenenkrämpfe

Definition

Seltene, dominant vererbte Epilepsieform mit klonischen, apnoischen oder tonischen Anfällen in den ersten Lebenstagen, die meistens spontan sistieren.

Klinik

Meistens treten am zweiten oder dritten Lebenstag klonische, apnoische oder tonische Anfälle auf. In der überwiegenden Mehrzahl der Fälle sistieren die Anfälle spontan innerhalb der ersten Lebenswochen.

Diagnostik

- Das EEG zeigt in der Regel unspezifische Veränderungen.
- Ausschluss eines **Vitamin-B$_6$-Mangels.**

Therapie

Bei rezidivierenden Anfällen sollte ein Therapieversuch mit Vitamin B$_6$ unternommen werden. Eine Dauerbehandlung ist meistens nicht erforderlich.

Prognose

Das Risiko für eine spätere Epilepsie beträgt etwa 15 %.

Benigne nichtfamiliäre Neugeborenenkrämpfe

Definition

Epilepsieform mit klonischen oder apnoischen Anfällen in den ersten Lebenstagen mit guter Prognose.

Klinik

Meistens treten um den fünften Lebenstag vorwiegend klonische oder apnoische Anfälle auf. Tonische Anfälle kommen praktisch nicht vor. In der überwiegenden Mehrzahl der Fälle zeigen die Anfälle eine spontane Rückbildungstendenz.

Diagnostik

- **EEG:** Häufig Nachweis bilateraler steiler Theta-Transienten
- Ausschluss eines **Vitamin-B$_6$-Mangels.**

Therapie

Bei rezidivierenden Anfällen sollte ein Therapieversuch mit Vitamin B$_6$ unternommen werden. Eine Dauerbehandlung ist meistens nicht erforderlich.

Prognose

Die Prognose ist gut, die psychomotorische Entwicklung verläuft ungestört.

Epilepsie mit tonisch-klonischen Anfällen

Definition

Häufigste Erscheinungsform epileptischer Krampfanfälle im Kindesalter mit unspezifischen Vorboten, Bewusstseinsverlust, symmetrischer Ausprägung, tonischer Verkrampfung der Muskulatur, klonischen Zuckungen, Terminalschlaf und retrograder Amnesie. Man spricht auch von Grand-mal-Anfällen.

Epidemiologie

Bei 70 % der Kinder mit isolierten oder rezidivierenden Krampfanfällen treten generalisierte tonisch-klonische Krampfanfälle auf. Sie sind die häufigste Erscheinungsform epileptischer Anfälle.

Ätiologie

- Häufig idiopathisch
- Genetische Prädisposition
- Ursachen von Gelegenheitskrämpfen (s.d.).

Klinik

Unspezifische Prodromi, die Stunden bis Tage anhalten, können dem Anfall vorausgehen: Reizbarkeit, Stimmungslabilität, motorische Unruhe, Schlaflosigkeit, Kopfschmerzen, Übelkeit. Diese Prodromi dürfen nicht mit einer Aura verwechselt werden, die das charakteristische Merkmal fokaler Krampfanfälle ist!

Die **Anfälle** beginnen häufig mit einem **initialen Schrei** und einer massiven **symmetrischen Tonuserhöhung** an allen vier Extremitäten, gefolgt von rhythmischen, symmetrischen **Kloni** an allen vier Extremitäten. Die Patienten verlieren bereits initial das Bewusstsein. Die Atmung sisitiert, häufig tritt eine Zyanose auf. Es kommt obligat zu einem **postiktalen Nachschlaf.** Die Reorientierung erfolgt allmählich, es besteht eine Amnesie für das Anfallsgeschehen.

Mögliche begleitende **vegetative Symptome** sind eine zentrale Apnoe, lichtstarre Pupillen, eine Tachykardie, ein Blutdruckanstieg, Sphinkterspasmen mit Einnässen und Einkoten. Eine Hypersalivation manifestiert sich mit Schaum vor dem Mund, der bei Zungenbiss blutig tingiert ist.

Nach zeitlichem Auftreten werden unterschiedliche Formen unterschieden:

- **Schlaf-Grand-mal** (Auftreten aus dem Nacht- oder Mittagsschlaf heraus)

- **Aufwach-Grand-mal** (Auftreten unmittelbar nach dem Erwachen)
- **Diffuses Grand-mal** (keine tageszeitliche Häufung).

Diagnostik

- **EEG:** Im Intervall treten kurze Gruppen von irregulären Spikes und Waves auf.
- **Provokation:** Schlafentzug, Alkohol, Medikamente, Stress, Fieber.

Komplikationen

- Verletzung!
- Herz- oder Atemstillstand und Aspiration sind extrem selten!

Therapie

Bei primär generalisierten Anfällen ist **Valproat** das Mittel der ersten Wahl. Bei Therapieresistenz können Brom oder Lamotrigin bzw. Phenobarbital oder Primidon hilfreich sein.

Prognose

Die Prognose ist überwiegend günstig. Bei Beginn im Kleinkindalter mit prolongierten Anfällen und der Gefahr sekundärer hypoxämischer Hirnschädigungen, bei Auftreten aus dem Schlaf heraus und bei zusätzlichem Auftreten anderer Anfälle (myoklonische oder myoklonisch-atonische Anfälle) ist sie ungünstiger. In diesen Fällen kann die anfänglich normale Entwicklung zunehmend verzögert oder sogar regredient ablaufen.

Absencen

Definition

Anfälle mit kurzzeitigem Bewusstseinsverlust, die vor allem bei Mädchen im Schulalter auftreten, sich in pyknoleptischer Häufung manifestieren können und bei adäquater Therapie mit einer guten Prognose vergesellschaftet sind.

Epidemiologie

Die Absencenepilepsie ist die häufigste generalisierte Epilepsie im Kindesalter. Der Erkrankungsgipfel liegt zwischen dem fünften und zehnten Lebensjahr; Mädchen sind häufiger betroffen als Jungen.

> **Merke!**
> Die Absencenepilepsie ist die häufigste generalisierte Epilepsie im Kindesalter.

Ätiologie

Diese Epilepsieform ist im Wesentlichen genetisch determiniert. Absencen können jedoch auch bei vielen anderen Epilepsiesyndromen auftreten und sind dann deutlich weniger gut zu therapieren. Bei atypischen Absencen handelt es sich in der überwiegenden Zahl der Fälle um sekundär generalisierte Anfälle.

Klinik

Meistens handelt es sich um lebhafte und aufgeweckte Kinder, die vorausgehende Entwicklung und Intelligenz sind normal. Die **Bewusstseinsstörung** mit starrem Blick und Erschlaffung der Gesichtsmuskulatur setzt abrupt ein und klingt rasch wieder ab. Es besteht kein Verlust der Haltungskontrolle, Gegenstände werden in der Hand behalten. Der **Handlungsablauf wird** jedoch **unterbrochen.** Auf Zuruf erfolgt keine Reaktion. Nach Wiederkehr des Bewusstseins wird die unterbrochene Tätigkeit wieder aufgenommen. Die durchschnittliche Dauer beträgt wenige Sekunden. Mögliche Begleitsymptome sind Muskeltonusänderung, motorische Entladungen, vegetative Symptome, Automatismen, Seitwärtsbewegung der Bulbi und des Kopfes sowie Myoklonien. In der Regel besteht eine Amnesie für den Anfall.

Von einer **Pyknolepsie** spricht man bei einer Häufung der Absencen mit bis zu über 100 Anfällen pro Tag.

Diagnostik

- **Provokation:** typischerweise durch Hyperventilation
- **EEG:** Im Anfall sind immer und im Intervall sind häufig typische 3/s-Spike-Wave-Komplexe bilateral synchron über allen Hirnregionen nachweisbar, die paroxysmal generalisiert beginnen und paroxysmal enden (☞ Abb. 19.9).

Therapie

Durch Ethosuximid, Valproat oder Lamotrigin lassen sich Absencen in 90 % der Fälle problemlos beherrschen.

Prognose

Ohne Therapie kommt es bei ⅓ der Fälle zu einer Spontanheilung in der Pubertät, bei ⅓ der Fälle persistieren die Absencen bis in das Erwachsenenalter, bei ⅓ der Fälle treten generalisierte Anfälle hinzu.

Bei adäquater Therapie kann in über 90 % der Fälle Anfallsfreiheit oft mit vollständiger Ausheilung erreicht werden.

Kasuistik

A: Clara ist ein lustiges, kluges neun Jahre altes Mädchen. Sie geht gerne in die Schule.

K: Seit einigen Wochen bemerkt der Lehrer bei Clara kurze Momente der Zerstreutheit, die so gar nicht zu ihr passen. Für wenige Sekunden erscheint sie nachdenklich oder abwesend. Der Lehrer sagt sich, auch Clara habe Anrecht auf gelegentliche Träumereien und denkt nicht weiter darüber nach. Dann kommt es jedoch zu einer nicht mehr zu übersehenden Häufung von Situationen, in denen Clara plötzlich einen starren Blick und einen völlig leeren Gesichtsausdruck zeigt. Sie sitzt dabei bewegungslos auf ihrem Stuhl und behält ihren Stift oder ihr Buch in der Hand. Sie reagiert nicht auf Ansprache. Nach einigen Sekunden setzt sie die unterbrochene Tätigkeit fort. Der Lehrer fragt sie, ob es ihr gut gehe oder ob sie etwas bemerkt habe, aber Clara lacht und sieht ihn verständnislos an.

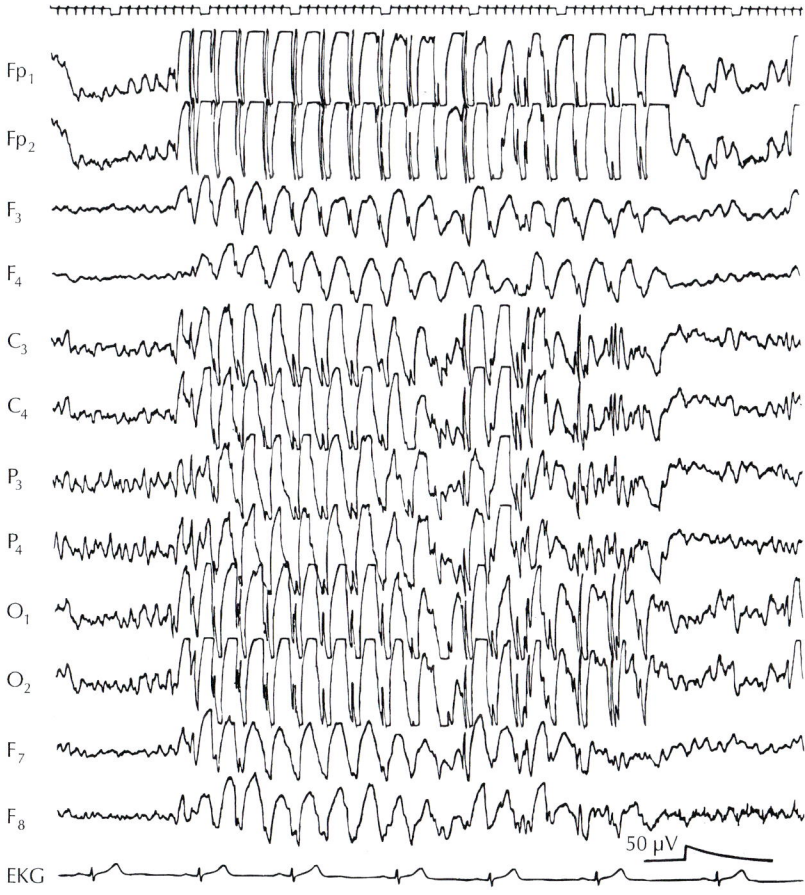

Abb. 19.9: Absence-Epilepsie. Das EEG zeigt 3/s-Spike-Wave-Komplexe, welche bilateral synchron über allen Hirnregionen auftreten [12].

D: Das in der Kinderklinik durchgeführt EEG zeigt 3/s-Spike-Wave-Komplexe bilateral synchron über allen Hirnregionen.

Diag: Absence-Epilepsie.

Th: Absence-Epilepsien sind mit Valproat gut behandelbar. Clara erhält nun zweimal täglich einen Saft, dessen Dosierung langsam gesteigert wird.

V: Bereits zwei Wochen nach Erreichen der Enddosis treten keine Absencen mehr auf. Clara weiß, die Chancen, dass sie in ein paar Jahren kein Medikament mehr benötigen wird, sind nicht schlecht.

Epilepsie mit myoklonisch-astatischen Anfällen

Definition

Epilepsie mit plötzlichem Beginn, astatischem und/oder myoklonischem Charakter der Anfälle und häufigem Übergang in ein Lennox-Gastaut-Syndrom.

Epidemiologie

Der Häufigkeitsgipfel liegt zwischen dem ersten und fünften Lebensjahr, Jungen sind doppelt so häufig betroffen wie Mädchen.

Ätiologie

Für diese Epilepsieform spielt eine genetische Disposition die entscheidende Rolle.

Klinik

Die Epilepsie beginnt in der Mehrzahl der Fälle im Kleinkindalter mit febrilen oder afebrilen tonisch-klonischen Anfällen, häufig in Kombination mit Absencen und Anfallsstaten („Beginn mit Paukenschlag"). Später kommt es zu den für diese Form der Epilepsie charakteristischen Anfällen mit einem plötzlichen **Verlust des Haltetonus** und blitzartigem **Sturz zu Boden,** wonach die Kinder sofort wieder aufstehen. Meistens treten die Anfälle in Kombination mit **Myoklonien** auf. Kaum wahrnehmbare, nur tastbare Zuckungen bis schleudernde Bewegungen der Arme sind möglich. Bei abortiven Anfällen ist nur eine leichte Nickbewegung des Kopfes oder ein kurzes Einknicken der Knie zu beobachten. Die Dauer der Anfälle beträgt nur wenige Sekunden, Bewusstseinspausen sind in der Regel nicht erkennbar.

Diagnostik

EEG: Nachweis irregulärer 2–3/s-Spike-Wave-Komplexe mit einer charakteristischen, ausgeprägten Thetarhythmisierung. Bei den meisten Kindern findet sich eine Photosensibilität.

Differentialdiagnose

- Lennox-Gastaut-Syndrom
- Pseudo-Lennox-Syndrom.

Die Anfallssymptomatik ist sehr ähnlich, die Abgrenzung aus therapeutischen und prognostischen Gründen aber sehr wichtig!

Therapie

Valproat ist das Medikament der ersten Wahl. Ethosuximid und Mesuximid sind Medikamente der weiteren Wahl. Lamotrigin kann ebenfalls wirksam sein.

Prognose

Die Prognose ist insgesamt unsicher. In etwa 50 % der Fälle kommt es zu einer altersgerechten Entwicklung. Gelingt es nicht, die Epilepsie therapeutisch zu kontrollieren, so ist der Übergang in ein Lennox-Gastaut-Syndrom möglich. Die mentale Entwicklung nimmt dann häufig einen ungünstigen Verlauf.

Impulsiv-Petit-mal

Definition

Anfälle des Pubertäts- und jungen Erwachsenenalters mit myoklonischen Schleuderbewegungen vor allem der oberen Extremitäten ohne wesentliche Bewusstseinseinschränkung und mit guter psychosozialer Prognose. Synonyma sind myoklonisches Petit mal des Jugendalters oder Janz-Syndrom.

Epidemiologie

Der Häufigkeitsgipfel liegt zwischen dem 14. und 20. Lebensjahr. Diese Epilepsieform tritt selten nach dem 25. Lebensjahr auf. Mädchen und Jungen sind gleich häufig betroffen.

Ätiologie

Die genetische Prädisposition ist der wichtigste ätiologische Faktor.

Klinik

Es kommt zu einzelnen oder salvenartigen myoklonischen Stößen, wobei hauptsächlich Arme und Schultergürtel betroffen sind. Die Myoklonien werden von den Patienten wie ein elektrischer Schlag empfunden. Die Dauer beträgt in der Regel etwa zwei bis drei Sekunden. Das Bewusstsein ist erhalten oder nur leicht getrübt. Die Anfälle manifestieren sich vor allem morgens kurz nach dem Aufwachen. Eine Kombination mit Absencen oder Aufwach-Grand-mal ist möglich.

Diagnostik

- **EEG:** irreguläre Polyspike-Wave-Abläufe
- **Provokation:** Schlafentzug, Hyperventilation, Photostimulation.

Therapie

Valproat ist das Mittel der ersten Wahl.

Prognose

Eine Persistenz der Anfälle bis in das hohe Alter ist möglich. Die psychische und soziale Prognose ist günstig.

19.3.2 Fokale Epilepsien

Definition

Fokale Epilepsien gehen mit Anfällen einher, die auf eine Funktionsstörung in einem umschriebenen Hirnareal zurückzuführen sind. In den meisten Fällen ist eine morphologisch fassbare Hirnveränderung nachweisbar. Das Bewusstsein ist meist erhalten oder nur wenig getrübt, bei sekundärer Generalisation tritt Bewusstlosigkeit auf. Das Auftreten einer Aura ist ein typisches Merkmal eines Krampfanfalls fokaler Genese. Da die Bewusstseinslage im Anfall im Kindesalter nur schwer beurteilbar ist, sollten die Begriffe einfach-fokale und komplex-fokale Anfälle nicht mehr verwendet werden. Man unterscheidet heute fokal-sensorische Anfälle und fokal-motorische Anfälle.

Epidemiologie

Fokale Epilepsien machen etwa 50 % aller Epilepsien aus. Sie sind prinzipiell altersunabhängig, treten im Kindesalter jedoch seltener als im Erwachsenenalter auf.

Klinik

Das Auftreten einer **Aura** ist für fokale Anfälle charakteristisch. Ältere Kinder können unter Zuhilfenahme eines sog. „Aurenkatalogs" gezielt nach dem Auftreten einer Aura befragt werden. Hier sind nur einige klassische Beispiele aufgeführt.
- **Optische Aura:** Farbensehen, bunte Kugeln, Blindheit
- **Akustische Aura:** Klingeln, Brausen, Rauschen
- **Olfaktorische Aura:** Geruchsempfindungen
- **Gustatorische Aura:** Geschmackssensationen
- **Epigastrische Aura:** Drücken im Oberbauch

Bei Säuglingen oder mental retardierten Kindern ist auf indirekte Zeichen für die Existenz von Auren zu achten:
- Suche nach Nähe vor einem motorischen Anfall
- furchtsamer Blick, Weinen, Panik, Erschrecken
- „Unwohlsein" bei abdominaler Aura
- Zeigen auf Extremitäten bei somato-sensibler Aura
- Verschließen der Ohren als Hinweis auf akustische Aura
- Verdecken oder Reiben der Augen als Hinweis auf visuelle Auren.

Merke!
Das Auftreten einer Aura ist für fokale Anfälle charakteristisch.

Diagnostik bei fokalen Epilepsien

- **EEG:** Typischerweise finden sich fokale, also auf bestimmte Hirnregionen beschränkte EEG-Veränderungen.
- **Kernspintomographie des Schädels:** Die Suche nach umschriebenen anatomischen Veränderungen hat bei dieser Epilepsieform einen besonders hohen Stellenwert.

Therapie fokaler Epilepsien

Die ätiologische Abklärung hat im Rahmen therapeutischer Überlegungen oberste Priorität. Erst wenn geklärt ist, dass eine kausale Therapie (neurochirurgische Intervention, Therapie entzündlicher Veränderungen usw.) nicht möglich ist, wird mit einer medikamentösen Therapie begonnen. **Carbamazepin** ist das Mittel der ersten Wahl bei symptomatischer, **Sultiam** bei idiopathischer fokaler Epilepsie.

Epilepsie mit fokal-sensorischen Anfällen

Definition

Auftreten fokaler Anfälle mit vorwiegend sensorischen Symptomen.

Klinik

Die Anfallssymptomatik äußert sich mit **Kribbeln, Klopfen, Parästhesien, Brennen, Schmerzen** oder **Temperaturmissempfindungen.**

Merke!
Somatosensible Anfälle können äußerst schmerzhaft sein. Diese Möglichkeit sollte insbesondere bei zerebral geschädigten Kindern mit unerklärlichen Schreiattacken in Betracht gezogen werden.

Somatosensible Anfälle aus dem **Gyrus postcentralis** haben eine strenge kontralaterale somatotope Symptomatik, z. B. Kribbeln an den Fingern, das dann aufsteigt. Somatosensible Anfälle aus dem dorso-frontal mesial gelegenen **supplementär-sensomotorischen Areal** (SSMA) oder aus der „Second Sensory Area", die am Fuß der Zentralregion in der Sylvius-Fissur liegt, folgen meist nicht der bekannten somatotopen Gliederung und können daher bilateral oder ipsilateral auftreten. Der Ausgang spezifischer sensorischer Anfälle ist von allen sensorischen Bereichen möglich: **visuelle, auditive, olfaktorische, gustatorische Anfälle.**

Merke!
Angaben von Kindern, dass es in beiden Händen oder Füßen kribbelt oder klopft, sich eine Seite ganz „komisch" anfühlt etc. sollte man glauben und an die Möglichkeit fokal-sensorischer Anfälle denken!

Kasuistik

A: Korbinian, ein bisher gesunder 7½-jähriger Junge, erleidet tagsüber einen ersten generalisierten tonisch-klonischen Anfall von weniger als zwei Minuten Dauer, welcher spontan sistiert. Die ausführliche Anamnese erbringt zusätzlich den Hinweis auf eine abdominelle Aura und eine sekundäre Enuresis nocturna seit etwa einem halben Jahr.

K: Es finden sich keine internistischen Auffälligkeiten. Neurologisch fällt lediglich eine geringe motorische Koordinationsstörung auf. Bei der testpsychologischen Beurteilung im Verlauf wird eine Legasthenie und eine expressive und rezeptive Sprachentwicklungsstörung diagnostiziert.

D: Im Wach-EEG zeigt sich ein gering aktiver Spike-Wave (SW)-Focus links parietal. In einem Schlaf-EEG und im Verlauf auch im Wachen wird zusätzlich ein deutlich aktiverer SW-Focus rechts temporal sichtbar. Im NMR erkennt man eine gliöse Narbe im Centrum semiovale links. Routinelabor, Liquordiagnostik, serologische Parameter und die Stoffwechseluntersuchungen ergeben unauffällige Befunde.

Diag: Aufgrund des ersten generalisierten Anfalls ohne Bindung an den Schlaf zusammen mit den kongruenten EEG- und MR-Befunden wurde die Verdachtsdiagnose einer symptomatischen Epilepsie mit sekundär generalisierten Anfällen gestellt.

Die rezidivierenden nächtlichen Anfälle mit sekundärer Enuresis nocturna zusammen mit einem typischen Rolando-Focus im EEG definieren eine „benigne Partialepilepsie".

Th: Bei Verdacht auf symptomische, fokale Epilepsie wird zunächst mit Carbamazepin 20 mg/kg/d behandelt. Bei Verdacht auf benigne Partialepilepsie wird ein halbes Jahr später stattdessen mit Sultiam zunächst mit 7–10, später mit 13 mg/kg/d behandelt.
V: Unter Carbamazepin ist Korbinian nicht anfallsfrei, unter Sultiam für ca. ein Jahr. Das EEG ist normal. Trotz Dauertherapie kommt es aber zu Anfallsrezidiven und zu einer Beeinträchtigung der Sprachentwicklung, die eine Intensivierung der Therapie erfordern.

Epilepsie mit fokal-motorischen Anfällen

Definition

Auftreten fokaler Anfälle mit vorwiegend motorischen Symptomen.

Klinik

Fokal-motorische Anfälle können sich mit verschiedenen Formen der motorischen Entladung (Tonuserhöhung, Kloni, Myoklonien) manifestieren.
Distale Kloni, z.B. Kloni einer Hand, eines Mundwinkels, einer Gesichtshälfte oder eines Fußes sind sichere Zeichen für einen Anfallsablauf im kontralateralen primär-motorischen Kortex (Gyrus praecentralis).
Erratische Myoklonien äußern sich durch unzählige rhythmische Zuckungen im Gesicht und an den Extremitäten beidseits und sind ein verlässlicher Hinweis darauf, dass beide Motorkortizes (und damit wahrscheinlich die Großhirnrinde insgesamt) epileptogen sind.
Bei einem epileptischen Nystagmus handelt es sich um einen Okuloklonus, dessen Ursprung in der parieto-okzipitalen oder frontalen Hirnhälfte kontralateral zur Richtung der schnellen Komponente des Nystagmus liegt.
Inhibitorische bzw. akinetische Anfälle sind durch eine plötzlich eintretende Unfähigkeit zur Ausführung bestimmter willkürlicher Bewegungen bei erhaltenem Bewusstsein charakterisiert.
Automatismen sind unwillkürliche, koordinierte fokale motorische Anfälle. Einseitige Automatismen können sich durch Treten, Stoßen, Schlagen usw. manifestieren und zeigen an, dass der Motorkortex kontralateral nicht von epileptischer Aktivität ergriffen ist, der Anfall läuft also eher in der Hemisphäre kontralateral zur ruhenden Körperseite ab. Distale Automatismen wie Nesteln, Zupfen usw. weisen auf einen temporalen Ursprung hin.
Jackson-Anfall: klassische Form des motorischen Herdanfalls mit Beginn der Zuckungen in einer eng begrenzten Körperregion und Ausbreitung des Krampfes auf benachbarte Körperbezirke: „March of Convulsion". Bei Ausbreitung der epileptischen Erregung über die gesamte Zentralregion einer Seite kommt es zu einem Halbseitenanfall. Das Bewusstsein bleibt erhalten, wenn kein Übergang in einen generalisierten Anfall erfolgt.

Benigne Epilepsie mit zentrotemporalen Spikes (Rolando-Epilepsie)

Definition

Sonderform und zugleich häufigste Form der fokalen Epilepsie im Kindesalter mit Symptomatik im Mund-Hals-Bereich und guter Prognose.

Epidemiologie

Es ist die häufigste fokale Epilepsie im Kindesalter. Bei etwa 25 % aller neu diagnostizierten Epilepsien handelt es sich um eine Rolando-Epilepsie. Der Häufigkeitsgipfel liegt zwischen dem zweiten und zwölften Lebensjahr. Jungen sind etwa doppelt so häufig betroffen wie Mädchen.

Ätiologie

Es handelt sich um eine genetisch bedingte Epilepsieform mit ungeklärtem Erbgang. Bei über 90 % der Genträger kommt es nie zu Anfällen, sie zeigen nur die charakteristischen EEG-Auffälligkeiten. In den Familien von Kindern mit Rolando-Epilepsie finden sich vermehrt zerebrale Anfälle und Epilepsien.

Merke!
Die Rolando-Epilepsie ist die häufigste fokale Epilepsie im Kindesalter und sie ist mit einer sehr guten Prognose assoziiert.

Klinik

Die Anfälle sind in 75 % der Fälle an den **Schlaf** gebunden und treten meistens aus dem leichten abendlichen oder Morgenschlaf auf. Es handelt sich um **hemifaziale Kloni oder Myoklonien,** denen nicht selten **somatosensorische Erscheinungen** (vorwiegend im Gesicht oder im Bereich der Mundschleimhaut) vorausgehen. Bei Einbeziehung des Pharyngealbereichs kommt es zu kehlig-gurgeligen Lauten. Eine **Hypersalivation** ist die Regel. Das Bewusstsein ist meistens erhalten, die oft vorhandene Unfähigkeit zu sprechen kann eine Bewusstseinsstörung vortäuschen! Die Sprachstörung überdauert meistens das übrige Anfallsgeschehen. Eine sekundäre Generalisierung zu Halbseitenkrämpfen oder Grand-mal-Anfällen ist möglich. Bei den betroffenen Kindern finden sich vermehrt **Teilleistungsschwächen**.

Diagnostik

EEG: Nachweis von biphasischen Spikes oder Sharp-Waves vorwiegend über der Zentrotemporalregion (☞ Abb. 19.10 a und b).

Therapie

Sultiam ist das Mittel der ersten Wahl. Clobazam und Carbamazepin sind Mittel der zweiten Wahl, wobei Carbamazepin auch zu einer Verschlechterung führen kann!

Prognose

Die Prognose der Rolando-Epilepsie ist sehr gut. Die Anfälle sistieren vor oder während der Pubertät.

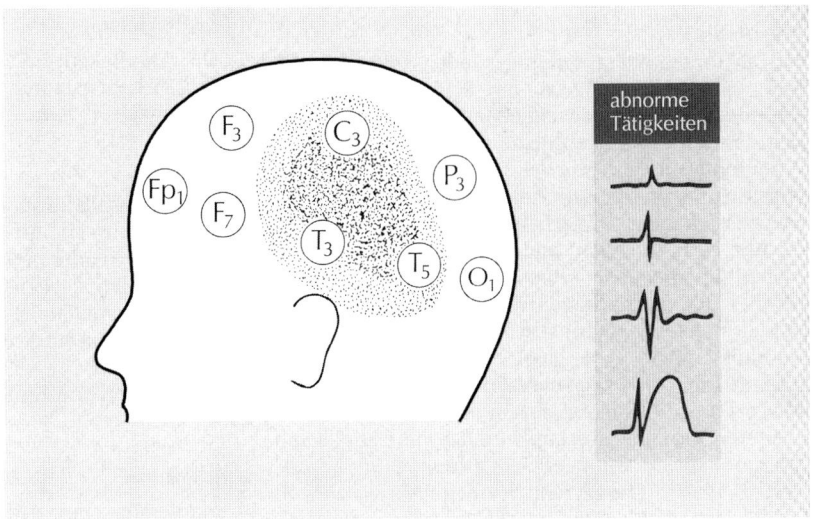

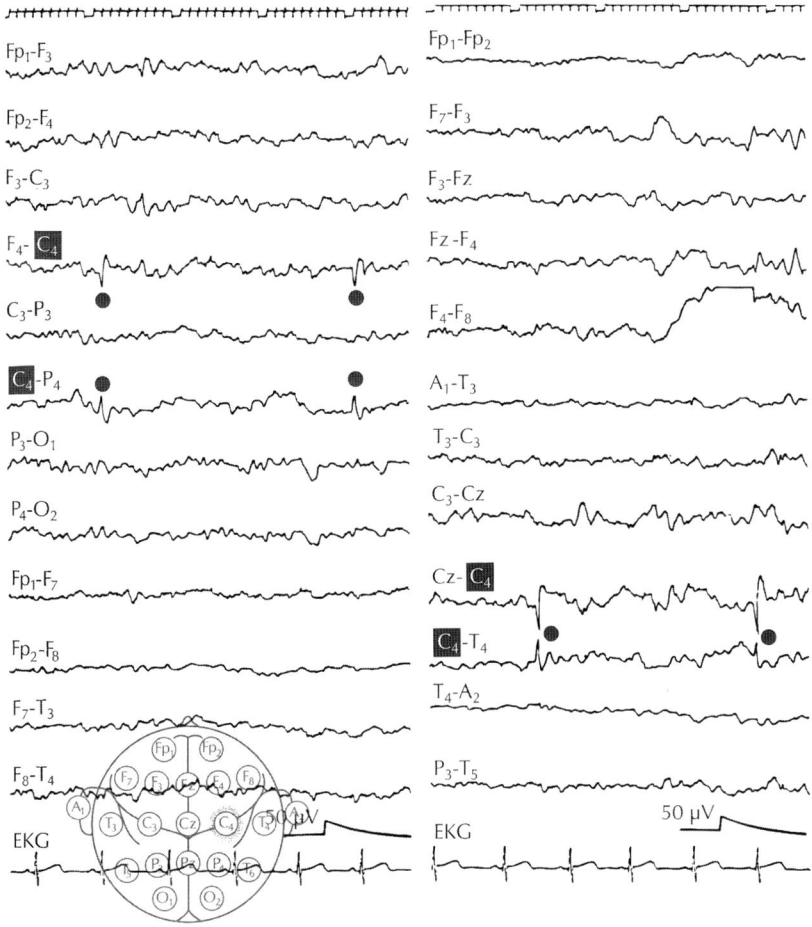

Abb. 19.10 a und b: a) Diese Epilepsieform bezeichnet man auch als benigne Epilepsie des Kindesalters mit zentroparietalen EEG-Herden oder rolandinischen Spitzen. b) EEG eines 8-jährigen Patienten. Seit dem 1. Lebensjahr hatte er 7-mal bei Fieberanstieg generalisierte Anfälle. Das EEG wurde im Einschlafstadium abgeleitet. Negative Spitzen, die einen Herd über der rechten Zentralregion (C_4) bilden, sind erkennbar. Durch die Phasenumkehr der Spitzen lässt sich der EEG-Herd lokalisieren [12].

Kasuistik

A: Bei Tobias, einem bisher gesunden 5-jährigen Jungen, fallen frühmorgens im Schlaf schmatzende Mundbewegungen, anschließende Bewusstlosigkeit und tonisch-klonische Zuckungen von mehr als zehn Minuten Dauer auf. Hinweise auf eine Aura oder weitere Symptome, die auf Anfälle hinweisen könnten, zeigen sich nicht. Innerhalb von wenigen Monaten kommt es zu insgesamt drei Anfallsrezidiven mit dem selben Ablauf und der selben tageszeitlichen Bindung.

K: Bei der ausführlichen klinischen Untersuchung finden sich keine internistischen oder neurologischen Auffälligkeiten.

D: Im Wach-EEG zeigt sich ein mäßig aktiver Spike-Wave-Focus links parietal nach dem ersten Anfall. Im weiteren Krankheitsverlauf wird der Fokus links temporal lokalisiert. Ein nach dem dritten Anfall abgeleitetes Schlaf-EEG zeigt eine deutliche Aktivierung der epileptischen Aktivität ausgehend von links. Das NMR und alle weiteren Untersuchungen im Serum, Liquor und Urin ergeben unauffällige Befunde.

Diag: Nach dem ersten Anfall wird zunächst die Verdachtsdiagnose einer fokalen Epilepsie mit sekundär generalisierenden Anfällen gestellt. Die Anfallsrezidive, immer frühmorgens, immer im Mund-Gesichts-Bereich beginnend, sekundär generalisierend zusammen mit dem typischen EEG-Befund eines Rolando-Fokus temporal, dessen Aktivität im Schlaf zunimmt, sind jedoch beweisend für eine Rolando-Epilepsie.

Th: Bei Verdacht auf einfach fokale Epilepsie wird zunächst mit Carbamazepin behandelt, darunter verändert sich das EEG nicht, es ereignen sich mehrere Anfallsrezidive, eine Dosis über 20 mg/kg/d führt zu verstärkter Müdigkeit. Die Medikation wird daher gegen Oxcarbazepin ausgetauscht. Diese Medikation wird besser vertragen, führt jedoch ebenso wenig zu Anfallsfreiheit und EEG-Sanierung. Gut ein Jahr nach Erkrankungsbeginn wird die Behandlung daher auf Sultiam-Monotherapie bis 8 mg/kg/d umgestellt. Darunter Anfallsfreiheit und Normalisierung des EEG-Befundes im Wachen und im Schlaf. Anfallsbereitschaft und Auffälligkeiten im EEG werden im Lauf der Pubertät verschwinden. Die weitere Entwicklung wird voraussichtlich unbeeinträchtigt bleiben.

19.3.3 Epilepsiesyndrome

Epilepsiesyndrome weisen wie die Epilepsien eine typische Symptomatik und einen charakteristischen Verlauf auf, deren Grundzüge bei jedem betroffenen Patienten erkennbar sind. Variationsbreite und Vielfalt sind jedoch größer als bei den Epilepsien. Typischerweise kann die Ätiologie sehr unterschiedlich sein. Klassische Beispiele sind das West-Syndrom und das Lennox-Gastatut-Syndrom.

West-Syndrom (Blitz-Nick-Salaam-(BNS-)Anfälle)

Definition

Epilepsieform, die mit Anfällen charakteristischer klinischer Ausprägung einhergeht, vorwiegend bei Säuglingen mit vorbestehender organischer Hirnschädigung auftritt, schwer therapierbar und mit einer ungünstigen Prognose verknüpft ist.

Epidemiologie

Der Häufigkeitsgipfel liegt zwischen dem dritten und achten Lebensmonat, Jungen sind häufiger betroffen als Mädchen.

Ätiologie

Beim West-Syndrom handelt es sich in den meisten Fällen um eine symptomatische Epilepsieform:
- 70 % prä- oder perinatale Hirnschädigungen, 10 % davon tuberöse Hirnsklerose
- 20 % postnatale Hirnschädigungen
- 10 % ohne strukturelle Hirnveränderung: idiopathische Form
- Eine familiäre Epilepsiebelastung besteht in 10 % der Fälle.

Klinik

Man unterscheidet drei verschiedene Anfallsbilder, die bei einem Patienten gleichzeitig vorkommen können.

Blitzkrampf: singuläre, generalisierte myoklonische Zuckung. Er äußerst sich in einer Kopf- und Rumpfbeugung mit Abduktion und Flexion der Arme und Flexion der Beine in Hüft- und Kniegelenk. Die Anfallsdauer beträgt Bruchteile von Sekunden. Beim liegenden Säugling können die Anfälle als Aufrichtversuch oder Erschrecken fehlgedeutet werden.

Nickkrampf: abgemilderte Form des Blitzkrampfes mit plötzlicher Beugung des Kopfes nach vorne ohne Beteiligung der Extremitäten. Diese Anfallsform kann sehr leicht übersehen werden.

Salaam-Krampf: kurze tonische Beugung von Kopf, Rumpf und Armen aus dem Sitzen mit Zusammenführen der Hände vor der Brust. Die Namensgebung erfolgte wegen der Ähnlichkeit mit einem orientalischen Gruß. Charakteristisch für BNS-Anfälle ist ihr **Auftreten in Serien.** Nach einer Myoklonie oder einem kurzen tonischen Anfall tritt eine jeweils drei bis zehn Sekunden dauernde Pause ein, während der der Patient teilnahmslos verharrt oder weint. Die Anfallsserien setzen sich durchschnittlich aus fünf bis zwanzig Einzelanfällen zusammen, deren Intensität gegen Ende der Serie nachlässt. Nach einer Serie sind die Kinder häufig sehr erschöpft.

Diagnostik

- **Anamnese:** eingehende Abklärung prä-, peri- und postnataler Störungen, die zu einer Hirnschädigung geführt haben könnten
- **EEG:** Interiktal findet sich eine **Hypsarrhythmie** als klassischer Befund: Es handelt sich um eine kontinuierliche Folge hoher, irregulärer, langsamer Wellen, in die multifokal oder generalisiert polymorphe hypersynchrone Potentiale eingeschoben sind
- **Kernspintomographie des Schädels:** Suche nach anatomisch-morphologischen intrazerebralen Veränderungen als Ursache der BNS-Anfälle (z.B. Dysplasien, narbige Strikturen, Zysten, vaskuläre Fehlbildungen)
- Ausschluss neurometabolischer und neurodegenerativer Erkrankungen.

Merke!
Die Hypsarrhythmie ist der klassische EEG-Befund bei BNS-Anfällen.

Therapie

Die Therapie von BNS-Anfällen bereitet erfahrungsgemäß große Schwierigkeiten und erfordert bei allen Beteiligten viel Geduld. Mittel der ersten Wahl sind Valproat, Vigabatrin und ACTH, wobei das Hormon am wirksamsten ist.

In 50–80 % der Fälle können Anfallsfreiheit und EEG-Sanierung erreicht werden. In 30–50 % der Fälle muss jedoch mit Rezidiven gerechnet werden.

Bei umschriebenen, kernspintomographisch nachgewiesenen Läsionen kann bei fehlendem Ansprechen auf eine medikamentöse Therapie eine chirurgische Intervention in Betracht gezogen werden.

Merke!
Bei Einsatz von Vigabatrin muss an die mögliche Nebenwirkung einer (eventuell bleibenden!) Gesichtsfeldeinschränkung gedacht werden!

Prognose

Die Prognose ist meist ungünstig. Die Entwicklung ist häufig schon bei Beginn der Epilepsie retardiert. Die Mortalität beträgt etwa 20 %. Die BNS-Anfälle sistieren stets im Kleinkindalter. Häufig erfolgt ein Übergang in ein Lennox-Gastaut-Syndrom oder in eine Epilepsie mit Grand-mal- oder fokalen Anfällen. Etwa ein Drittel der zunächst unauffälligen Kinder mit idiopathischen BNS-Anfällen entwickelt sich bei Durchführung einer ACTH-Therapie altersentsprechend. Bei symptomatischen BNS-Anfällen besteht meist ein schwerer Entwicklungsrückstand.

Kasuistik

A: Francisco fällt im Alter von 4 Monaten erstmals durch Zuckungen der Extremitäten nach dem Aufwachen auf. Im Alter von 6 Monaten werden Serien von Nickbewegungen des Kopfes und Ventralbewegungen der ausgestreckten Arme und Beine beobachtet, deren Häufigkeit ständig zunimmt. Die Mutter berichtet, Francisco reagiere nicht auf Gegenstände, die man ihm zum Spielen anbietet, oder auf Ansprache.

K: Im Alter von 6 Monaten kein Kontaktlächeln, kein gezieltes Greifen, normotone Muskulatur, Drehen von Rücken auf Seitlage möglich. Eingeschränkte Kopfkontrolle, Traktionsversuch nicht stabil, kein freies Sitzen, kein Hinweis auf Sprachentwicklung.

D: Das EEG zeigt ein typisches Hypsarrhythmiemuster während mehr als 50 % der Ableitungszeit im Wachen und im Schlaf. Zu Beginn der Symptomatik war ein erstes NMR unauffällig befundet worden, ebenso unauffällige Stoffwechseluntersuchungen.

Diag: Aufgrund der typischen klinischen Symptomatik mit Blick-Nick Salam-Krämpfen und des Hypsarrhythmiemusters im EEG wird die Diagnose einer BNS-Epilepsie gestellt. Der bereits zu Beginn der Er-

krankung deutliche Entwicklungsrückstand lenkt den Verdacht auf eine symptomatische BNS-Epilepsie.

Th: Die Gabe von Vitamin B6 bis 300 mg/kg/d zeigt keine Wirksamkeit. Topamax bis 100 mg/kg/d bleibt ebenfalls unwirksam. Erst unter der Kombinationstherapie mit Topiramat und Valproat kann 12 Wochen nach Erkrankungsbeginn Anfallsfreiheit erzielt werden.

V: Topiramat beeinträchtigt spürbar die kognitive Entwicklung. Eine kernspintomographische Kontrolluntersuchung im Alter von zwei Jahre zeigt ein Gangliogliom Grad I links temporal. Die vorsichtige Reduktion der Topiramattherapie führt im Alter von drei Jahren zu Anfallsrezidiven mit atypischen Absencen. Das typische Hypsarrhythmiemuster im EEG wird nun durch einen Spike-Wave-Focus links temporal abgelöst, welcher durch das Gangliogliom erklärt ist.

Lennox-Gastaut-Syndrom (LGS)

Definition

Epilepsieform, die bevorzugt bei Kindern mit einer vorbestehenden Hirnschädigung auftritt, durch unterschiedlichste Anfallsformen mit bevorzugtem Auftreten tonisch-astatischer Anfälle charakterisiert und mit einer insgesamt ungünstigen Prognose assoziiert ist.

Epidemiologie

Der Häufigkeitsgipfel liegt zwischen dem zweiten und sechsten Lebensjahr, Jungen sind häufiger betroffen als Mädchen.

Ätiologie

Ein LGS kann sich aus einer BNS-Epilepsie entwickeln. Häufig liegt eine primäre Hirnschädigung zugrunde. Bei Kindern, deren psychomotorische Entwicklung bis zum Krankheitsbeginn unauffällig verlief, bleibt die Ursache des LGS ungeklärt.

Klinik

Meist besteht eine schwere **Hirnschädigung** mit Entwicklungsverzögerung. In vielen Fällen geht ein West-Syndrom (BNS-Anfälle) voraus. Die **„bunte Palette"** **unterschiedlicher Anfallsformen** ist für das LGS charakteristisch. Astatische Anfälle (myoklonische, atonische und tonische) stehen im Vordergrund. Die Dauer der astatischen Anfälle ist in der Regel kurz, die Kinder erheben sich unmittelbar nach dem Sturz, auch wenn es dabei zu Verletzungen gekommen ist. Die **tonisch-astatischen Anfälle** kommen am häufigsten vor, bei myoklonisch-astatischer Epilepsie sind tonische Anfälle dagegen selten und finden sich nur bei ungünstigen Verläufen im Spätstadium. Außerdem kommen atypische Absencen, myoklonische Anfälle der Nacken-, Arm- oder Rumpfmuskulatur, Nickanfälle, Rufanfälle oder Blinzelanfälle vor. Alle Anfallsausprägungen können bei dem gleichen Patienten vorkommen und in Salven oder Serien auftreten.

Etwa die Hälfte der Patienten mit LGS entwickelt im Verlauf einen oder mehrere stunden-, tage-, wochenlang anhaltenden Status, dessen Hauptsymptom ein **Dämmerzustand** ist.

Diagnostik

EEG: Es finden sich multifokale Sharp Waves mit **sekundärer Generalisation** sowie Spike-Wave-Varianten im Gegensatz zu den irregulären Spikes and Waves bei den myoklonisch-astatischen Anfällen.

Therapie

Die medikamentöse Therapie des LGS ist schwierig. Auch bei optimaler Behandlung wird nur in einem Drittel der Fälle Anfallsfreiheit erreicht. Medikamente der ersten Wahl sind Valproat und Ethosuximid. Mittel der ferneren Wahl sind Mesuximid, Lamotrigin, Felbamat, ACTH und Glukokortikoide.

Prognose

Die Prognose steht in enger Beziehung zur Ätiologie und ist als eher ungünstig einzustufen. Nur etwa 20 % der Kinder zeigen eine altersgerechte Entwicklung.

19.3.4 Besondere Formen der Epilepsie

Posttraumatische Epilepsie

Definition

Epilepsie durch strukturelle Veränderungen der Hirnsubstanz im Anschluss an Schädel-Hirn-Traumen.

Epidemiologie

In 5–10 % aller Fälle mit Schädel-Hirn-Trauma entwickelt sich eine Epilepsie. 94 % aller traumatischen Epilepsien manifestieren sich in den ersten zwei Jahren nach dem akuten Ereignis. Vom zweiten bis zehnten Jahr beträgt die Wahrscheinlichkeit jeweils 1 %, nach zehn Jahren 0,1–0,3 %.

Risikofaktoren für eine posttraumatische Epilepsie

- Offenes Schädel-Hirn-Trauma
- Auftreten posttraumatischer Frühanfälle
- Intrakranielle Blutungen
- Bewusstseinsstörung > 24 Stunden
- Impressionsfraktur mit Duraeinriss
- Posttraumatische Amnesie > 24 Stunden
- Schädelbasisfraktur
- Fokale hypersynchrone EEG-Aktivität.

Pathologische Anatomie

- Progrediente Glianarbenbildung
- Eisenspeicherung interstitiell und intrazellulär im ZNS durch stattgefundene Blutung.

Einteilung und Klinik

Nach dem zeitlichen Bezug zum Unfallereignis unterscheidet man verschiedene Anfallsformen.
Frühanfälle: Sie treten in der ersten Krankheitswoche auf. Meistens handelt es sich um fokale Anfälle mit okulofaziobrachialer Betonung. Der Ausschluss von intrakraniellen Blutungen, Elektrolytstörungen, Schock, Meningitis, Abszess und Fettembolie ist unbedingt erforderlich, d. h. Frühanfälle sind stets Anlass zu weiteren diagnostischen und therapeutischen Überlegungen!

Posttraumatische Spätanfälle: Bei allen zerebralen Krampfanfällen, die nach der ersten Krankheitswoche auftreten, spricht man von einer Epilepsie mit posttraumatischen Spätanfällen. In 60 % der Fälle handelt es sich um fokale Anfälle und in 40 % der Fälle um generalisierte Anfälle.

Reflexepilepsien

Definition

Epilepsien, die durch sensorische oder sensible Reize ausgelöst werden und in ihrem Anfallscharakter fokalen oder seltenen Grand-mal-Anfällen entsprechen.

Formen

Photogene Epilepsie: Es handelt sich um die häufigste Form der Reflexepilepsie, die durch intermittierende Lichtreize (Fahren durch eine Baumallee, Betrachten eines Sees, Fernsehen) ausgelöst wird. Bei Kindern kommt es häufig zu einer Selbstinduktion der lustbetonten Anfälle. Bei Flackerlichtprovokation treten im EEG generalisierte hypersynchrone Potentiale auf. Nur jedes 40. Kind mit diesen EEG-Auffälligkeiten entwickelt auch klinisch epileptische Anfälle.
Audiogene Epilepsie: Auslösung von Anfällen durch akustische Reize, z. B. Musik. Meistens handelt es sich um Patienten mit Temporallappenepilepsie, die mit einem psychomotorischen Anfall auf audiogene Reize reagieren.
Startle-Epilepsie: Auslösung von Anfällen mit myoklonische Zuckungen oder tonischer Streckung durch Schreckreiz.

Diagnostik

EEG: keine spezifischen Veränderungen.

Therapie

Vermeidungsstrategien spielen bei der Prophylaxe von Reflexepilepsien die wichtigste Rolle.

19.3.5 Status epilepticus

Definitionen

Epileptische Serie: Anfallshäufung, bei der der Patient zwischen den einzelnen Anfällen das Bewusstsein wiedererlangt.
Epileptischer Status: Anfallshäufung, bei der der Patient zwischen den einzelnen Anfällen das Bewusstsein nicht wiedererlangt.

Epidemiologie

Bei 3–8 % aller Patienten mit Epilepsie tritt ein Status epilepticus auf.

Ätiologie

In zwei Drittel der Fälle liegt eine symptomatische Epilepsie, z. B. bei Hirntumoren, offenen Hirnverletzungen oder einer akuten Enzephalitis zugrunde.

Klinik

Es kommt zu einer Häufung epileptischer Anfälle ohne Rückkehr des Bewusstseins zwischen den Anfällen.

Merke!
Der Status epilepticus ist ein medizinischer Notfall!

Therapie

Allgemeinmaßnahmen: Glukose 20 % 2–4 ml/kg; Sauerstoffzufuhr
Antikonvulsiva: Midazolam 0,2 mg/kg i.v.; Diazepam 0,2–0,5 mg/kg i.v.; Clonazepam 0,05–0,1 mg/kg i.v.; Phenytoin 15–20 mg/kg i.v. (langsam!); Phenobarbital 15–20 mg/kg.

19.3.6 Gelegenheitsanfälle

Definition

Tonisch-klonische Anfälle, die am häufigsten bei Fieber, aber auch im Rahmen anderer Grunderkrankungen auftreten können und mit einer geringen Rezidivneigung assoziiert sind.

Ätiologie

- **Idiopathisch:** Fieberkrämpfe des Kleinkindes
- **Entzündlich:** Meningitis, Enzephalitis
- **Metabolisch:** Hypoglykämie, Hyponatriämie
- **Toxisch:** Azetylsalizylsäure, Alkohol
- **Traumatisch:** Kontusion, Blutung, Hirndruck.

Fieberkrämpfe

Definition

Epileptische Gelegenheitsanfälle ohne Hinweis auf eine intrakranielle Infektion oder eine andere definierte zerebrale Ursache, die im Säuglings- oder Kleinkindalter auftreten und mit Fieber (ab 38 °C) einhergehen.

Epidemiologie

Es handelt sich um die häufigste Form des epileptischen Anfalls im Kindesalter. Zwei bis fünf Prozent aller Kinder bis zum Alter von fünf Jahren erleiden mindestens einen Fieberkrampf. Der Häufigkeitsgipfel liegt im Alter von 14–18 Monaten. Fieberkrämpfe treten selten vor dem neunten Lebensmonat und nach dem fünften Lebensjahr auf.

Merke!
Der Fieberkrampf ist die häufigste Form des epileptischen Anfalls im Kindesalter.

Ätiologie

Fieber, Alter und genetische Prädisposition sind die wichtigsten ätiologischen Faktoren. Bei 30 % der Fälle besteht eine positive Familienanamnese bezüglich Fieberkrämpfen, bei etwa 10 % der Fälle findet sich ein Familienmitglied mit echter Epilepsie. Bei Geschwistern eines Kindes mit Fieberkrämpfen beträgt das Risiko 20 %.

Pathogenese

Die Pathogenese ist ungeklärt. Betroffene Kinder weisen eine erhöhte Anfallsbereitschaft auf. Eine Temperaturerhöhung führt zu einer Senkung der individuellen Krampfschwelle im ZNS, die genetisch determiniert und altersabhängig unterschiedlich ist. Für die Entstehung des Anfalls ist die Geschwindigkeit des Temperaturanstiegs bedeutender als die maximal erreichte Temperatur!

Merke!
Für die Entstehung des Fieberkrampfs ist die Geschwindigkeit des Temperaturanstiegs entscheidend!

Klinik

Bei 90 % der Fälle handelt es sich um einen **generalisierten, tonisch-klonischen Anfall.** Bei 10 % der Fälle treten fokale Anfälle auf. 70 % der Anfälle enden spontan nach weniger als fünf Minuten. Bei einer Dauer von über 15 Minuten muss eine organische Ursache vermutet werden.

Kriterien des sog. „komplizierten Fieberkrampfs"

- Symptome einer zerebralen Schädigung
- Auftreten vor dem neunten Lebensmonat oder nach dem fünften Lebensjahr
- Fokale Anfallsformen
- Fokale Zeichen nach Ende des Anfalls
- Anfallsdauer > 15 Minuten
- Mehr als zwei Anfälle in 24 Stunden
- Mehr als vier Rezidive
- Persistierende EEG-Veränderungen.

Differentialdiagnose

- Meningitis
- Enzephalitis
- Andere Ursachen von Gelegenheitskrämpfen (s. o.).

Diagnostik

- **Labor:** Blutglukose, Elektrolyte, Blutbild, Infektionsparameter, Blutkulturen
- **Lumbalpunktion** zum Ausschluss einer Meningitis bei Säuglingen und/oder bei Meningismus!
- **EEG:** sieben bis zehn Tage postiktal zum Ausschluss einer zugrunde liegenden Epilepsie mit Nachweis anfallsspezifischer EEG-Veränderungen im Intervall.

Therapie

Bei Vorstellung des Patienten in der Klinik ist der Krampfanfall meistens beendet. Bei noch bestehendem Krampfanfall wird versucht, diesen durch Verabreichung von Diazepam 1 mg/kg i.v. oder 5–10 mg als Rectiole zu unterbrechen. Fieber senkende Maßnahmen sind Wadenwickel, kühlende Umschläge und die Verabreichung von Antipyretika, z. B. Paracetamol.

Merke!
Fieberkrämpfe stellen keine Indikation für eine Dauerbehandlung dar. Sie erfolgt nur bei Beginn einer Epilepsie.

Prophylaxe

Eine umfassende Aufklärung der Eltern ist erforderlich. Die Rezeptierung von Diazepam-Rectiolen für den Fall des Auftretens eines erneuten Fieberkrampfs sowie die frühzeitige Einleitung Fieber senkender Maßnahmen ab einer Temperatur von 38°C sind wichtige Pfeiler der Prophylaxe. Die prophylaktische Gabe von Diazepam bei Infekten ist nicht indiziert.

Merke!
Die Einweisung der Eltern bezüglich der Verabreichung von Diazepam-Rectiolen ist besonders wichtig, damit sie im Fall eines erneuten Fieberkrampfs vorbereitet sind.

Prognose

Das Risiko, durch einen Fieberkrampf zu versterben oder dauernde neurologische oder mentale Schäden zu erleiden, ist sehr gering. In etwa 35 % der Fälle tritt mindestens ein Rezidiv auf. In etwa 10 % der Fälle treten drei oder mehr Fieberkrämpfe auf. Bei 96 % der Kinder treten jenseits des fünften Lebensjahres keine Anfälle mehr auf. Das Risiko der Entstehung einer chronischen Epilepsie liegt bei Kindern mit einfachen Fieberkrämpfen bei **1%.** Das Risiko der Entstehung einer chronischen Epilepsie bei Kindern mit komplizierten Fieberkrämpfen liegt bei etwa **10%.**

Merke!
Das Risiko der Entstehung einer chronischen Epilepsie liegt bei Kindern mit einfachen Fieberkrämpfen bei **1%.** Das Risiko der Entstehung einer chronischen Epilepsie bei Kindern mit komplizierten Fieberkrämpfen liegt bei etwa **10%.**

19.3.7 Grundzüge der Epilepsiebehandlung

Die Behandlung von Kindern mit einer Epilepsie erfordert ein umfassendes Betreuungskonzept. Ziel der Epilepsiebehandlung ist die klinische Anfallsfreiheit mit einem möglichst gut verträglichen Medikament und nicht die EEG-Kosmetik! Vor Beginn einer Behandlung sollte eine Abwägung der mit einer medikamentösen antiepileptischen Therapie einhergehenden Risiken erfolgen.

Allgemeine Aspekte der Epilepsiebehandlung

In der Regel wird bei Kindern und Jugendlichen mit seltenen Anfällen (ein bis zwei Anfälle pro Jahr) und mit geringem Wiederholungsrisiko noch nicht mit einer antiepileptischen Langzeitbehandlung begonnen. Die wichtigste Voraussetzung für die Einleitung therapeutischer Maßnahmen ist die eindeutige Klassifikation des Anfallstyps. Grundsätzlich erfolgt zunächst eine **Monotherapie.** Die Art des Aufdosierens (Einschleichen oder sofort volle Initialdosis) und die optimale Dosis richten sich nach der Dynamik der Epilepsie und nach den Eigenschaften der Substanz. Dosissteigerungen erfolgen bis zum Erreichen des Therapieziels (Anfallsfreiheit) oder bis zum Auftreten von Unverträglichkeitserscheinungen und nicht (mit Ausnahme von Phenytoin) in Abhängigkeit vom Serumspiegel! Wichtig ist die **regelmäßige Einnahme,** da ein Absinken des Medikamentenspiegels im Serum zu einer erhöhten Anfallsbereitschaft führt! Bei Versagen der Therapie 1. Wahl erfolgt der Übergang auf eine alternative Monotherapie, ehe mit einer Kombinationstherapie begonnen wird. Mehr als zwei Antiepileptika gleichzeitig sind in der Regel nicht notwendig, häufig im Hinblick auf Nebenwirkungen eher schädlich.

Wichtige Allgemeinmaßnahmen bei der Betreuung von Epilepsiepatienten sind eine geregelte Lebensführung, die Meidung körperlicher und geistiger Überanstrengungen, ausreichend Schlaf und die Reduktion des Fernsehens auf ein Minimum.

Medikamentöse Therapie: Die Therapiestrategien bei generalisierten und fokalen Anfällen in verschiedenen Altersklassen sind in den Tabellen 19.1 und 19.2 zusammengefasst.

Zur **Überwachung** der medikamentösen Therapie sind folgende Maßnahmen erforderlich:
- Anfallskalender
- Anfallsprotokoll (Anfallsbeschreibung)
- Medikamentenspiegel im Serum
- EEG.

Eine **Beendigung der antiepileptischen medikamentösen Therapie** kann in Abhängigkeit von der Schwere der

Tab. 19.1 Therapiestrategien bei Epilepsien mit generalisierten Anfällen.

Epilepsie	1. Schritt	2. Schritt	Weitere Schritte
Frühkindlich			
Grand Mal	VPA	Bromid	PB/PRM
Absencen	VPA	+ ESM	LTG
myoklonisch-astatische Anfälle	VPA	+ ESM	MSX, LTG, ATCH
Schul-, Jugendalter			
Grand Mal	VPA	LTG	PB/PRM, TPM
Pyknolepsie	VPA	+ ESM	LTG
juvenile Absencen	VPA	LTG	ESM
juvenile myoklonische Epilepsie	VPA	LTG	ESM, PRM, TPM

VPA = Valproat; PB = Phenobarbital; PRM = Primidon; LTG = Lamotrigin; TPM = Topiramat; ESM = Ethosuximid; MSX = Methosuximid.
Nach: G. Gross-Selbeck: Derzeitige Behandlungsstrategien bei Anfällen und Epilepsien im Kindesalter. Monatsschr. Kindheilkd., 2001, 149:1174-1179.

Tab. 19.2 Therapiestrategien bei Epilepsien mit fokalen Anfällen.

Epilepsie	1. Schritt	2. Schritt	Weitere Schritte
Symptomatische Epilepsie	CBZ	OCBZ + VPA	Chirurgie erwägen
Idiopathische Epilepsie	ST	CLB, VPA	Dexamethason
West-Syndrom (BNS)	VGB	VPA, ACTH	TPM
Lennox-Gastaut-Syndrom	VPA	TPM, FBM	LTG, MSX, Steroide

CBZ = Carbamazepin; OCBZ = Oxcarbazepin; VPA = Valproat; ST = Sultiam; LTG = Lamotrigin; TPM = Topiramat; MSX = Methosuximid; VGB = Vigabatrin; FBM = Felbamat.
Nach: Gross-Selbeck G.: Derzeitige Behandlungsstrategien bei Anfällen und Epilepsien im Kindesalter. Monatsschr Kindheilkd, 2001, 149:1174-1179

Epilepsie nach zwei bis fünf Jahren Anfallsfreiheit erwogen werden. Sie erfolgt stets ausschleichend über Monate bis Jahre!
Das Rezidivrisiko ist bei Behinderung, kernspintomographisch nachgewiesenen ZNS-Defekten und bei ausgeprägten Zeichen der Anfallsbereitschaft im EEG erhöht.

Neurochirurgische Therapie

Auf dem Gebiet der operativen Epilepsiebehandlung konnten in den letzten Jahren entscheidende Fortschritte erzielt werden. Grundsätzlich kommt für einen epilepsiechirurgischen Eingriff ein Patient infrage, dessen epileptische Anfälle von einem einzigen umschriebenen Herdgebiet ausgehen, das prinzipiell operativ zugänglich ist. Die Anfälle sollten sich als therapieresistent gegenüber medikamentösen Maßnahmen erwiesen haben. Eine Operation sollte nur dann durchgeführt werden, wenn von einer eindeutigen Verbesserung der Lebensqualität des Patienten ausgegangen werden kann. Man unterscheidet eine **kausale Epilepsiechirurgie** mit Entfernung von epileptogenem Hirngewebe und eine **palliative Epilepsiechirurgie**. Nicht selten finden sich funktionelle Herde in der Amygdalo-Hippocampus-Region des Temporallappens. Die selektive Amygdalohippokampektomie ist dann die Methode der Wahl.
Die Ergebnisse der chirurgischen Therapie bei Kindern mit epileptogenem Fokus, der ein Korrelat in der Kernspintomographie hat, sind sehr günstig.
Zur **präoperativen Lokalisationsdiagnostik** werden folgende Untersuchungsmethoden eingesetzt:
- EEG- und Videolangzeitaufzeichnungen
- Kernspintomographie des Schädels
- EEG-Ableitung unter Einsatz sphenoidaler, nasopharyngealer und subduraler EEG-Elektroden
- SPECT: Single Photon Emission Computed Tomography
- PET: Positron Emission Tomography.

Ketogene Diät

Bei therapieresistenten Epilepsieverläufen kann die 4:1-Diät (Fett zu Eiweiß/Kohlenhydrate im Verhältnis 4:1) zu einer Verbesserung der Anfallssituation, mitunter sogar zur Anfallsfreiheit führen. Diese extrem einseitige Ernährungsform ist jedoch mit einem erheblichen Nebenwirkungsrisiko behaftet und sollte daher nur von einem erfahrenen Team (Epileptologe und Diätassistentin) durchgeführt und überwacht werden.

Epileptische Anfälle und mentale Entwicklung

Dieses sensible Thema wird seit langem intensiv diskutiert. Für folgende Aussagen gibt es inzwischen recht gute Belege:
- Der einzelne kurz dauernde Anfall bewirkt keine Hirnschädigung.
- Einzelne motorische Anfälle von kurzer Dauer, auch Grand-mal-Anfälle, selbst solche, die mit einer tiefen Zyanose einhergehen, sind wahrscheinlich weniger schädlich als viele, eher subtil verlaufende Anfälle.
- Chronische Anfälle stellen für das unreife Gehirn eine wesentlich größere Gefahr dar als für das reifere Gehirn. Die ersten beiden Lebensjahre gelten als besonders kritisch.
- Häufige interiktale Spikes und Spike Waves über klinisch stummen Hirnarealen (vorwiegend Assoziationskortex) stellen wahrscheinlich eine größere Bedrohung für die mentale Entwicklung der Kinder dar als viele zunächst wesentlich bedrohlicher wirkende (senso-)motorische Anfälle.

19.3.8 Erkrankungen mit anfallsähnlichen Erscheinungen

Respiratorische Affektkrämpfe

Definition

Bewusstlosigkeit, Tonusverlust und selten Krampfanfälle durch Hypoxie infolge affektbedingter Auslöser. Man unterscheidet zyanotische und blasse Affektkrämpfe.

Epidemiologie

Bei 5 % der Kinder zwischen sechs Monaten und fünf Jahren treten respiratorische Affektkrämpfe auf.

Pathogenese

Zyanotischer Affektkrampf: Einleitung der Hypoxie durch den Atemstillstand. Durch den reflektorischen Stimmritzenverschluss kommt es zu einem erschwerten venösen Rückstrom und zu einer Reduktion des Herzminutenvolumens, wodurch sich der intrathorakale Druck erhöht.
Blasser Affektkrampf: zerebrale Hypoxie infolge Minderdurchblutung bei extremer Bradykardie.

Klinik

Immer kann ein auslösendes Moment (Schreck, Wut, Trotz, Schmerz) nachgewiesen werden.

Zyanotischer Affektkrampf (60 %): Zunächst erfolgt ein nicht zu überhörendes, pressendes **Schreien.** Daraufhin hält das Kind den Atem an, wird **zyanotisch,** anschließend **bewusstlos** und stürzt zu Boden. Das Kind liegt schlaff auf dem Boden, bei längerem Anhalten kann es zu Opisthotonus und Myoklonien kommen. Sehr selten erfolgt ein Übergang in einen tonisch-klonischen Anfall. In der Phase der Bewusstlosigkeit besteht eine **Sinusbradykardie.** Die Dauer beträgt selten länger als eine halbe Minute. Das Kind kommt wieder zu sich, ist müde und möchte schlafen.

Blasser Affektkrampf (25 %): Die Schreiphase ist nur sehr kurz oder fehlend. Er setzt mit einer plötzlichen, **ausgeprägten Bradykardie** oder Asystolie ein, die 10–20 s bestehen kann. Das Kind wird **blass, verliert das Bewusstsein, stürzt,** ist schlaff, versteift sich nach einigen Sekunden und kann am Ende der in der Regel weniger als 1 Minute dauernden **tonischen Phase** einige Kloni zeigen. Anschließend kommt das Kind wieder zu sich, ist müde und möchte schlafen.

Merke!
Blasse Affektkrämpfe sind aufgrund der wenig ausgeprägten Schreiphase sehr viel schwerer zu diagnostizieren als zyanotische Affektkrämpfe.

Therapie

Die Behandlung beinhaltet vor allem eine umfassende Aufklärung der Eltern über die prinzipielle Gutartigkeit dieser Anfälle. Erzieherische und psychologische Maßnahmen sind sinnvoller als Medikamente. Bei häufigen schweren blassen Affektkrämpfen wird Atropin empfohlen.

Prognose

In der Regel ist die Prognose gut. Folgeschäden nach Affektkrämpfen treten nur selten auf. Meistens sistieren die Anfälle im Schulalter spontan.

Pavor nocturnus

Definition

Nächtliches Aufschrecken mit Angstsymptomatik

Klinik

Die Kinder schrecken aus ruhigem Schlaf auf. Die Anfälle treten meistens vor Mitternacht auf. Das Kind sitzt im Bett, schreit, starrt ein imaginäres Objekt an, hat sichtlich Angst und ist motorisch unruhig. Dabei besteht eine noch schläfrige Bewusstseinslage, sodass man das Kind zunächst wecken muss, um den Angstzustand zu unterbrechen. Am nächsten Tag besteht für das Geschehene eine Amnesie.

19.4 Erkrankungen mit dem Leitsymptom Kopfschmerzen

Unter Kopfschmerzen versteht man eine durch Erregung von Schmerzrezeptoren ausgelöste komplexe Sinnesempfindung mit starker seelischer Komponente, bei der es häufig zu einer Beteiligung weiterer sensorischer Sinne kommt.

Primäre Kopfschmerzerkrankungen

Darunter werden Kopfschmerzen zusammengefasst, die keine pathologischen Befunde in den üblichen klinischen und apparativen Untersuchungsverfahren aufweisen, bei denen die Kopfschmerzen also eigenständige Erkrankungen sind (z.B. Migräne, Spannungskopfschmerz, Clusterkopfschmerz).

Sekundäre Kopfschmerzerkrankungen

Hierbei können mit den üblichen klinischen und apparativen Untersuchungsverfahren pathologische Befunde aufgedeckt werden, die mit den Kopfschmerzen in kausalen Zusammenhang gebracht werden können. Sekundäre Kopfschmerzen sind also Symptom einer stets fassbaren Störung (z.B. Kopfschmerz nach Schädeltrauma, bei Tumoren, Gefäßstörungen, Infektionen, Stoffwechselerkrankungen).

Checkliste: Differentialdiagnose von Manifestationen, die mit einem epileptischen Anfall verwechselt werden können.

Symptomatik	Ursache
Synkopen	**Vaskulär** • funktionelles Orthostasesyndrom • vasovagale Synkopen **Kardiogen** • Aortenstenose • Herzrhythmusstörungen
Symptome, die sich vorwiegend nachts bzw. schlafassoziiert manifestieren	• Pavor nocturnus • Schlafwandeln • Einschlafmyoklonien • Albträume • benigner Schlafmyoklonus des Neugeborenen
paroxysmale, motorische Phänomene	• benigner Myoklonus des Säuglingsalters • benigne paroxysmale Dystonie des Kleinkindesalters • paroxysmale Choreoathetosen • Narkolepsie • Tics • Gilles-de-la-Tourette-Syndrom
Bewusstseinsverlust nach affektivem Auslöser	respiratorische Affektkrämpfe
jede Symptomatik „vor Publikum"	psychogene Anfälle
Kopfschmerzen	Migräne
Schwindel und Angst	gutartiger paroxysmaler Schwindel des Kindesalters
Halbseitensymptomatik	alternierende Hemiplegie des Kindesalters

Epidemiologie

7 % aller Kinder haben häufige, nicht migräneartige Kopfschmerzen. Bei 4 % aller Kinder treten häufige Migräneanfälle auf.

Merke!

Kopfschmerzen gehören zu den häufigsten Gesundheitsproblemen bei Kindern und Jugendlichen und stellen – nicht nur wegen ihrer Häufigkeit und der stets vorhandenen Furcht vor Hirntumoren – ein gesundheitsökonomisch relevantes Problem dar.

19.4.1 Migräne

Definition

Erkrankung, die mit intermittierenden Kopfschmerzattacken in Kombination mit neurologischen und vegetativen Funktionsstörungen einhergeht.

Epidemiologie

Es handelt sich um die wichtigste und häufigste Ursache des pädiatrischen Kopfschmerzes. Bei Kindern unter sieben Jahren beträgt die Häufigkeit 2,5 %, Jungen sind häufiger betroffen als Mädchen. Postpubertär beträgt die Häufigkeit bei Jungen 5 %, bei Mädchen 10 %.

Ätiologie

In mindestens 70 % der Fälle findet sich eine familiäre Belastung. Derzeit wird die Migräne als konstitutionelle Störung der Neurotransmission angesehen. Es kommt auf dem Boden einer genetischen Disposition durch Änderung interner Zeitgeber, des Hormonspiegels oder des adrenergen Systems zu einer Modulation der inneren Reaktionsbereitschaft, sodass idiosynkratische Triggerreize eine Migräneattacke auslösen können.

Pathogenese

Sie ist nicht vollständig geklärt. Eine initiale Hemmung der kortikalen neuronalen Aktivität führt zur Aura. Es kommt zu einer Abnahme der Durchblutung, die okzipital beginnt und sich sehr langsam nach parietal und temporal ausbreitet. Eine Freisetzung von vasoaktiven Substanzen (Serotonin und Substanz P) sowie eine Aktivierung von Prostaglandinen führen zu einer Änderung des zerebralen Gefäßtonus und zu einer Induktion einer aseptischen Entzündungsreaktion im perivaskulären Gebiet von Duragefäßen. Diese führt über eine exzessive Aktivität trigeminaler Schmerzfasern zum typischen Kopfschmerz. Die Mitbeteiligung weiterer Hirnstammzentren (z. B. Area postrema) erklärt die vegetative Begleitsymptomatik.

Klinik

Migräne ohne Aura (70 %): wiederkehrende Kopfschmerzattacken, die 2–48 Stunden anhalten und mindestens zwei der folgenden Charakteristika aufweisen: einseitige Lokalisation, pulsierender Schmerzcharakter, Einschränkung der Leistungsfähigkeit (Kinder legen sich hin), Verstärkung durch körperliche Belastung. Die Kopfschmerzen müssen von Übelkeit und/oder Erbrechen bzw. Licht- oder Lärmempfindlichkeit begleitet

sein. Mögliche vegetative Begleitsymptome sind Tachykardie, Blässe, Schweißausbrüche, Kältegefühl und Zittern, Gesichtsrörung, Tränenfluss, Miktionsdrang oder Diarrhö. Häufig beenden Ruhe und Schlaf die Kopfschmerzen. Im freien Intervall sind die Patienten beschwerdefrei.

Migräne mit Aura (20 %): Kennzeichen dieser Migräneform ist ein biphasischer Verlauf. Initial entwickeln sich innerhalb von 5–20 Minuten allmählich fokale neurologische Zeichen (Aura), die nach spätestens 60 Minuten vollständig abklingen und denen unmittelbar darauf eine akute Kopfschmerzattacke folgt. Die Kopfschmerzen und vegetativen Begleitsymptome entsprechen denen der Migräne ohne Aura. Als Aurasymptome treten am häufigsten visuelle Phänomene (z. B. Flimmerskotome, Gesichtsfeldausfälle) auf. Weniger häufig sind periorale Parästhesien und Hemihypästhesien. Selten sind Sprachstörungen oder motorische Paresen.

Diese Form wurde früher **„Migraine accompagnée"** genannt.

Komplikationen

Bei der „komplizierten Migräne" halten die neurologischen Ausfälle nach einer Migräneattacke länger als sieben Tage an. Ischämische Insulte können vorkommen.

Diagnostik

- **Anamnese:** Eigenanamnese/Fremdanamnese, Familienanamnese, vegetative Anamnese, Medikamentenanamnese
- **Schmerzcharakterisierung:** Warnsymptome? Zeitlicher Ablauf? Frequenz? Intensität? Qualität? Lokalisation? Einfluss körperlicher Belastung? Begleitsymptome? Auslöser?
- **Körperliche Untersuchung**
- **Blutdruckmessung**
- **Augenärztliches und HNO-ärztliches Konsil**
- **EEG:** unspezifische fokale Verlangsamung
- Unter Umständen Kernspintomographie des Schädels.

Therapie der akuten Migräneattacke

- Ruhe, reizabschirmende Maßnahmen, Stirn kühlen
- Frühzeitiger Einsatz von Antiemetika (Dimenhydrinat, Domperidon)
- Analgetika (Paracetamol, Ibuprofen, Azetylsalizylsäure)
- Bei starker Migräne: Analgetikagabe wiederholen, Ergotamintartrat (ab 12 Jahre).

Dauerprophylaxe der Migräne

Sie ist selten erforderlich. Indikationen sind mehr als zwei Anfallsattacken pro Monat, eine Anfallsdauer von mehr als 48 Stunden, häufige Schulfehlzeiten und die komplizierte Migräne. Die Dauerprophylaxe beinhaltet folgende Maßnahmen:
- Vermeidung bekannter Triggerfaktoren, Entspannungstraining
- Verabreichung von β-Rezeptorenblockern als Medikament der ersten Wahl (Propranolol, 1 mg/kg KG/d)
- Verabreichung von Azetylsalizylsäure 2 mg/kg KG/d.

Nichtmedikamentöse Prophylaxe

Verhaltenstherapeutische Maßnahmen (Biofeedback) und Entspannungstechniken können erfolgreich eingesetzt werden.

Bei vermuteter Nahrungsmittelintoleranz kann temporär eine oligoantigene Diät durchgeführt und durch schrittweise Zugabe einzelner Nahrungsmittel ein etwaiger Nahrungsmitteltrigger identifiziert (und aus der Diät eliminiert) werden.

19.4.2 Symptomatische Kopfschmerzen

Ätiologie

- **Hirndrucksteigerung:** Hirntumoren, Hydrozephalus
- Sinusitis
- Meningitis, Enzephalitis
- Zerebraler Abszess
- Subdurales Hämatom
- Arteriovenöse Malformation
- Hypertensive Enzephalopathie
- Akute Subarachnoidalblutung.

Pathogenese

Die Kopfschmerzen entstehen durch Traktion an intrakraniellen Gefäßen und an der Dura.

Klinik

Zunächst treten die Schmerzen sporadisch auf. Sie beginnen typischerweise in den frühen Morgenstunden. Der Schmerz ist diffus und betont frontal und okzipital. Durch jede intrakranielle Drucksteigerung (Niesen, Husten, Pressen) kommt es zu einer Schmerzverstärkung. Im späteren Krankheitsverlauf kann es zu Lethargie und Irritabilität kommen. **Frühmorgendliches Nüchternerbrechen** ist ein charakteristisches Kennzeichen einer intrakraniellen Drucksteigerung.

Diagnostik

- Anamnese
- Körperliche und neurologische Untersuchung
- Fundusspiegelung
- Kernspintomographie oder Computertomographie des Schädels mit Kontrastmittel

Therapie

Die Behandlung besteht in der Beseitigung des Auslösers und erfolgt daher in Abhängigkeit der Grunderkrankung.

19.5 Pseudotumor cerebri

Definition

Klinisches Syndrom, das die Symptome eines Hirntumors imitiert und mit intrakranieller Druckerhöhung, jedoch normaler Liquorzellzahl, normaler Liquoreiweißkonzentration sowie normaler Konfiguration, Größe und Lage der Ventrikel einhergeht. Ein Pseudotumor cerebri tritt bevorzugt bei jungen, übergewichtigen Frauen auf, kommt jedoch auch im Kindesalter vor. Synonym: idiopathische intrazerebrale Hypertension (IIH).

Pathogenese

Die Pathogenese des Pseudotumor cerebri ist nicht vollständig geklärt. Es bestehen Hinweise auf zugrunde liegende Störungen der Liquorproduktion und -resorption, auf Störungen der intrakraniellen Vasomotorik oder auf eine venöse Obstruktion.

Ätiologie

Eine Vielzahl von Erkrankungen sowie verschiedene Medikamente können einen Pseudotumor cerebri auslösen. Hierzu gehören:

- **metabolische Erkrankungen**
  - Adipositas
  - Galaktosämie
  - Hypoparathyreoidismus
  - Hypophosphatasie
  - M. Addison
- **Infektionen**
  - Röteln
  - Chronische Otitis media und Mastoiditis
  - Guillain-Barré-Syndrom
- **Medikamente**
  - Vitamin-A-Intoxikation
  - Tetrazykline
  - Nitrofurantoin
  - Kortikosteroide
  - Orale Kontrazeptiva.
- **hämatologische Erkrankungen**
  - Polyzythämie
  - Hämolytische Anämie
  - Eisenmangelanämie
  - Wiskott-Aldrich-Syndrom
- **Obstruktion intrakranieller venöser Sinus**
  - Sinusvenenthrombose
  - Schädel-Hirn-Trauma
  - Obstruktion der V. cava superior
- **idiopathischer Pseudotumor cerebri.**

Klinik

Das klinische Leitsymptom sind **Kopfschmerzen**, die mit Erbrechen einhergehen können, das jedoch in der Regel weniger persistierend ist als bei einem Tumor der hinteren Schädelgrube. **Doppelbilder** als Folge einer Abduzensparese treten häufig auf. Typischerweise fehlen Bewusstseinsstörungen oder eine Einschränkung kognitiver Funktionen. Bei der Untersuchung des Säuglings können sich eine pulsierende Fontanelle oder ein schepperndes Geräusch bei Schädelperkussion durch Auseinanderweichen der Schädelnähte finden. Beim älteren Kind ist ein **Papillenödem** die wichtigste und häufigste Auffälligkeit bei der Untersuchung.

Komplikationen

- Optikusatrophie
- Erblindung.

> **Merke!**
> Neurologische Herdsymptome sprechen gegen die Diagnose Pseudotumor cerebri!

Diagnostik

- **Kernspintomographie** des Schädels zum Ausschluss einer intrazerebralen Raumforderung
- **Augenärztliche Untersuchung:** Papillenödem
- **Liquorpunktion:** Liquordruck im Liegen erhöht! Biochemisch normaler Liquorbefund.

Merke!

Diagnostische Kriterien des Pseudotumor cerebri
- Erhöhter intrakranieller Druck (LP, Druckmessung)
- Normale intrazerebrale Anatomie
- Normale Liquorzellzahl und -proteinkonzentration
- Klinische Zeichen der chronischen Hirndrucksteigerung (Papillenödem).

Therapie

Zunächst sollte man sich um die Diagnosestellung und Behandlung einer möglicherweise zugrunde liegenden Erkrankung bemühen.
In den meisten Fällen ist der Pseudotumor cerebri selbstlimitierend und die initiale Liquorpunktion führt bereits zu einer ausreichenden Druckentlastung. In hartnäckigen Fällen sind **wiederholte Lumbalpunktionen** zur Druckentlastung erforderlich. **Azetazolamid** kann in manchen Fällen den Hirndruck senken. Gelegentlich werden **Kortikosteroide** zur Hirndrucksenkung eingesetzt. Bei drohender Optikusatrophie ist in seltenen Fällen die Anlage eines **ventrikuloperitonealen Shunts** zur Druckentlastung erforderlich.

Prognose

In der Regel ist die Prognose gut. Optikusatrophie und Erblindung sind ernste Komplikationen, die bei fehlender Diagnosestellung und Therapie vorkommen.

19.6 Vaskuläre ZNS-Erkrankungen

19.6.1 Vaskuläre Malformationen

Nach neuropathologischen Gesichtspunkten werden vaskuläre Malformationen folgendermaßen klassifiziert:
- arteriovenöse Malformationen (Sonderform Vena-Galeni-Malformation)
- Kavernome
- venöse Angiome
- kapilläre Teleangiektasien.

Arteriovenöse Malformationen

Definition

Arteriovenöse Malformationen (AVM) oder AV-Angiome des Gehirns sind kongenitale Fehlbildungen des arteriokapillären Gefäßbetts, die in der vierten bis achten Schwangerschaftswoche aus direkten Verbindungen zwischen arteriellen und venösen Schenkeln eines primitiven vaskulären Plexus entstehen.

Epidemiologie

Die Häufigkeit von AV-Malformationen in der Bevölkerung beträgt etwa 0,5 %. AV-Angiome stellen bei Kindern unter 15 Jahren die häufigste Ursache einer spontanen intrakraniellen Blutung oder eines vaskulären Insults dar.

Pathogenese

AV-Angiome bestehen aus einem Gefäßkonvolut, das von einer oder mehreren zerebralen Arterien gespeist und von großen Venen drainiert wird. Da der normale Gefäßwiderstand des arteriokapillären Gefäßbetts fehlt, führt der verminderte Gesamtwiderstand zu einer erhöhten Durchblutungsrate der AVM (arteriovenöse Shunts), die mit einem erhöhten intravaskulären Druck einhergeht. Hierdurch kann es zu Gefäßrupturen kommen. In Abhängigkeit von der Lokalisation der AVM kommt es in der Folge zu Subarachnoidalblutungen, intraparenchymatösen Blutungen oder Ventrikelblutungen. Ein erhebliches Shuntvolumen kann zu einer verminderten Durchblutung des umliegenden Hirngewebes führen ("Steal-Effekt"). Die chronische Ischämie kann zu fluktuierenden oder langsam progredienten neurologischen Störungen führen. Epileptische Anfälle können Ausdruck einer hämorrhagischen oder ischämischen kortikalen Schädigung sein.

Klinik

Die häufigsten Initialsymptome sind **akute Hirnblutungen** (75 %), **zerebrale Krampfanfälle** (15 %), rezidivierende **Kopfschmerzen** und neurologische Ausfälle (5 %). Kleine AV-Malformationen führen häufiger zu einer Blutung als große. Die Wiederholungswahrscheinlichkeit einer Blutung beträgt 25 % innerhalb von fünf Jahren.

Therapie

Wegen des hohen Blutungsrisikos sollte stets eine Behandlung angestrebt werden! Behandlungsziel ist die vollständige Ausschaltung der AVM.
Mögliche Therapieoptionen sind die **operative Ausschaltung** der AVM oder die **Embolisation** zuführender Gefäße. Eine präoperative Embolisation verbessert die Operabilität.

Merke!

Die Therapie von arteriovenösen Malformationen sollte stets im Rahmen einer engen Zusammenarbeit zwischen interventionellen Neuroradiologen und Neurochirurgen erfolgen!

Prognose

Die 10-Jahres-Mortalitätsrate bei Kindern beträgt 23 %.

Merke!

Die erste Blutung bei arteriovenöser Malformation geht mit einer Mortalität von 10 % einher und hinterlässt bei 50 % der überlebenden Patienten bleibende neurologische Ausfallserscheinungen. Mortalitäts- und Morbiditätsrate steigen bei jeder weiteren Blutung an!

Sonderform der AVM: Vena-Galeni-Malformation

Es handelt sich um eine arteriovenöse Gefäßfehlbildung mit Persistenz des Vorläufers der V. magna Galeni, der V. prosencephalica. Wegen des hohen Shuntvolumens kommt es zu einer sackförmigen, aneurysmatischen Erweiterung der V. prosencephalica. Die eigentliche V. Galeni ist nicht angelegt.

Bei hohem Shuntvolumen stehen postnatal die Zeichen der **kardialen Volumenbelastung** im Vordergrund: erhöhtes Herzminutenvolumen, systolisches Herzgeräusch, Tachykardie, Kardiomegalie und Herzinsuffizienz. Über der Kalotte ist ein lautes **Strömungsgeräusch** zu auskultieren.

Bei geringem Shuntvolumen kann durch die venöse Abflussstörung des Shuntvolumens ein zunehmender **Hydrozephalus internus** entstehen.

Die **Diagnose** kann prä- und postnatal sonographisch gestellt werden: Nachweis einer großen, zentralen zystischen Malformation, die farbdopplersonographisch durchflossen ist. Eine Kernspintomographie mit MR-Angiographie zeigt Veränderungen des Parenchyms, der Liquorräume und der Gefäßarchitektur.

Die **Therapie** besteht in der Durchführung einer invasiven Angiographie mit Embolisationsbehandlung, die nur in spezialisierten Zentren durchgeführt werden kann. Hierdurch konnte die Überlebensrate in Abhängigkeit von der vorliegenden Form auf 50–100 % erhöht werden.

Kavernome

Definition

Kavernome oder kavernöse Hämangiome sind multiple, sinusoidale erweiterte vaskuläre Räume, die von einer einfachen Epithelzellschicht begrenzt werden. Das Fehlen von Hirngewebe zwischen den einzelnen vaskulären Räumen ist pathognomonisch.

Epidemiologie

Die Häufigkeit von Kavernomen in der Bevölkerung beträgt etwa 0,1–0,5 %. Nur etwa 5 % der Kavernome werden symptomatisch. Symptomatische Kavernome werden in etwa 30 % der Fälle vor dem 20. Lebensjahr manifest, in 3 % der Fälle sogar im ersten Lebensjahr.

Pathogenese

Kavernome sind „Slow-Flow-" und „Low-Pressure"-Läsionen. Sie besitzen weder zuführende, dilatierte Arterien noch dränierende Venen und sind daher angiographisch okkult! Rezidivierende Einblutungen durch intraluminale Druckschwankungen sind charakteristisch. Die Kavernome können an Größe zunehmen und einen raumfordernden Effekt ausüben.

Klinik

Initialsymptom im Kindesalter sind am häufigsten **fokale Krampfanfälle**. Die zunehmende Raumforderung kann zu zunehmenden neurologischen Ausfallserscheinungen führen. Unspezifische Kopfschmerzen und Schwindel kommen in 25 % der Fälle vor. Im Gegensatz zu den AVM sind bedrohliche Blutungen sehr selten!

Diagnostik

- **Kernspintomographie des Schädels:** Nachweis einer typischen Läsion mit gemischter Signalintensität und Verkalkungen (z.B. signalarme Hämosiderinablagerungen im umgebenden Hirngewebe und eine reaktive, signalintensive Gliose als Folge kleiner Sickerblutungen im T2-Bild).

- **MR**-Angiographie: Abbildung der langsam perfundierten Sinusoide und der thrombosierten Kavernomanteile.
- **Invasive Angiographie:** Nachweis eines avaskulären Areals.

Therapie

Die mikrochirurgische Kavernomentfernung ist die Therapie der Wahl. Bei asymptomatischen Kavernomen ist ein abwartendes Verhalten mit regelmäßigen Verlaufskontrollen wahrscheinlich vertretbar.

Prognose

Die Prognose ist von der Lokalisation der Läsion abhängig, sie ist bei oberflächlichen Kavernomen günstiger als bei tief liegenden. Die postoperative Morbidität beträgt 5 %. Mehr als 90 % der Patienten sind postoperativ anfallsfrei.

Aneurysmen

Definition

Umschriebene Gefäßerweiterungen, die in 90 % der Fälle durch eine kongenitale, anlagebedingte Schwäche der Tunica media bedingt sind.

Epidemiologie

Die Häufigkeit von Aneurysmen in der Bevölkerung beträgt etwa 4 %. Nur 0,5–3 % der Aneurysmen werden bis zum 20. Lebensjahr symptomatisch. Jungen sind doppelt so häufig betroffen wie Mädchen. Die überwiegende Mehrzahl der Aneurysmen ist im vorderen Anteil des Circulus Willisii gelegen. In 20 % der Fälle kommen Riesenaneurysmen (> 2,5 cm Durchmesser) vor.

Ätiologie

Im Kindesalter treten Aneurysmen gehäuft bei Kollagenerkrankungen (Ehlers-Danlos-Syndrom, Marfan-Syndrom) auf. Oft sind sie mit einer Aortenisthmusstenose, arteriovenösen Malformationen, polyzystischen Nieren, einer Neurofibromatose oder fibromuskulären Dysplasie assoziiert.

Pathogenese

Die Schwäche der Tunica media wirkt sich insbesondere an einer arteriellen Bifurkation mit bogigem Gefäßverlauf aus, wo Druck- und Scherkräfte zu einer sackförmigen Ausstülpung der Gefäßwand führen.

Klinik

Das häufigste Initialsymptom ist die akute Aneurysmaruptur mit **Subarachnoidalblutung** (80 %). Hierbei treten plötzlich stärkste Kopfschmerzen und Nackensteifigkeit auf. Hirnnervenlähmungen und Bewusstseinsstörungen (Koma) können hinzukommen. Konsekutive Liquorzirkulationsstörungen können zu einem Hydrozephalus internus führen. Zwischen dem dritten und zehnten Tag nach Blutung können Vasospasmen auftreten, die zu einem sekundären ischämischen Defizit führen können.

Diagnostik

- **Computertomographie des Schädels:** sofortige Durchführung bei Blutungsverdacht
- **MR-Angiographie:** Nachweis von Form, Lagebeziehung, Gefäßverdrängung des Aneurysmas, Sensitivität 96 % (Durchführung, wenn im CT keine Blutung)
- **Invasive Angiographie:** Darstellung aller vier hirnversorgenden Gefäße (Durchführung, wenn im CT eine Blutung nachgewiesen wurde).

Therapie

Die Behandlung des rupturierten Aneurysmas besteht, wenn möglich, in einer frühzeitigen mikrochirurgischen Clippung zur Vermeidung von Nachblutungen. Nichtrupturierte Riesenaneurysmen werden endovaskulär embolisiert oder operativ versorgt.

Prognose

Die Prognose ist bei Koma und nach einer operativen Versorgung nach mehr als 72 Stunden nach einer Blutung wegen der Gefahr des dann einsetzenden Vasospasmus deutlich schlechter. Die Prognose bei rupturierten, operativ nicht behandelbaren Aneurysmen ist sehr schlecht.

19.6.2 Ischämische und zerebrale Insulte

Definition

Regionale oder globale Minderdurchblutung des Gehirns durch einen embolischen oder thrombotischen Verschluss einer Hirnarterie oder durch einen hämodynamisch bedingten Abfall des zerebralen Perfusionsdrucks, wodurch es zu vorübergehenden oder dauerhaften neurologischen Ausfällen kommt.

Klassifikation

- **Nach zeitlichen Gesichtspunkten (Dauer neurologischer Ausfälle):**
  - Maximal 24 Stunden: transitorisch-ischämische Attacke (TIA)
  - Maximal 1 Woche: reversibles ischämisches neurologisches Defizit (RIND)
  - Persistierend: kompletter Infarkt
- **Nach Art und Schwere der dominierenden neurologischen Ausfälle, z.B.:**
  - Hemiparese
  - Hemianopsie
  - Aphasie
- **Nach Lokalisation der betroffenen Gefäßregion, z.B.:**
  - Mediastromgebiet
  - Anteriorstromgebiet
  - Posteriorstromgebiet
  - vertebrobasiläres Stromgebiet
- **Nach pathogenetischen Kriterien, z.B.:**
  - In-situ-Thrombose
  - arterioarterielle oder kardiogene Embolie
  - hämodynamisch bedingte Minderperfusion
- **Nach angiologischen Kriterien, z.B.:**
  - Makroangiopathie
  - Mikroangiopathie.

Merke!
Auch bei Kindern sollte der Infarkt vollständig klassifiziert werden, da dies von prognostischer Bedeutung ist!

Epidemiologie

Ischämische und hämorrhagische zerebrale Insulte kommen im Kindesalter mit einer Häufigkeit von 2,5:100 000 pro Jahr vor.

Ätiologie

Eine Vielzahl von Erkrankungen kann zu ischämischen zerebralen Insulten führen. Die häufigste Ursache (25 %) ist die **kardiogene Embolie** bei primären Herzerkrankungen (Vitium, Myokarditis, Endokarditis, Arrhythmien, künstliche Herzklappen u.a.). Außerdem können **Gefäßerkrankungen** (vaskuläre Dysplasien, Bindegewebserkrankungen, Vaskulitiden, Gefäßtraumen), **hämatologische Erkrankungen und Gerinnungsstörungen** (Sichelzellanämie, Thrombozytose, Antithrombin-III-Mangel, Protein-C-Mangel, APC-Resistenz, Verbrauchskoagulopathie, Antiphospholipidantikörpersyndrom), **angeborene Stoffwechselerkrankungen** (Dyslipoproteinämien, mitochondriale Enzephalomyopathie mit Laktatazidose und Stroke (MELAS), Homozystinurie, kongenitale Defekte der Glykosilierung (CDG-Syndrom) und **Infektionen** (bakterielle Meningitis, tuberkulöse Meningitis, Varizellen, Herpes zoster, HIV) ischämische zerebrale Insulte verursachen. In einem Drittel der Fälle bleibt die Ursache unklar.

Pathogenese

Störungen der neuronalen Funktion treten bei Unterschreiten der Durchblutung von 20 ml/min und 100 g Hirngewebe auf. Irreversible morphologische Schäden entstehen bei Werten unter 12 ml/min und 100 g Hirngewebe. Diese sind im Zentrum des Infarktgeschehens am stärksten ausgeprägt. In der Infarktperipherie hingegen ist der Strukturstoffwechsel zunächst noch erhalten und die Schädigung potenziell reversibel. Der komplette Verschluss eines Stammastes führt zu einem keilförmigen Territorialinfarkt im zugehörigen distalen Versorgungsgebiet mit Beteiligung von Hirnrinde und subkortikalem Marklager.

Klinik

In Abhängigkeit des betroffenen Gefäßterritoriums treten akut neurologische Defizite verschiedener Ausprägung auf:
Armbetonte Hemiparese und Aphasie (A. cerebri media), **beinbetonte Hemiparese** (A. cerebri anterior) oder **Hemianopsie, Ataxie, Schwindel, Nystagmus und Hirnnervenausfälle** (hinterer Hirnkreislauf). Bei Kleinkindern können initial Krampfanfälle oder Koma auftreten.

Diagnostik

- **Computertomographie des Schädels:** Ausschluss einer Hirnblutung
- **Kernspintomographie des Schädels:** Nachweis des Infarktgebiets

- **MR-Angiographie:** Beurteilung der basalen Hirngefäße
- **Kardiologische Diagnostik:** Suche nach kardialen Emboliequellen
- **Gerinnungsuntersuchungen:** Antithrombin III, Protein C, Protein S, APC-Resistenz, Antiphospholipidantikörper, Gesamthomozystein u. a.

Therapie

Allgemeine Maßnahmen sind die Hypoxievermeidung, eine Blutdruckstabilisierung, die Behandlung von Herzrhythmusstörungen und zerebralen Anfällen. Eine **primäre Antikoagulation** mit Heparin und anschließender oraler Antikoagulation mit Cumarinderivaten wird bei kardiogener Embolie oder bei Hyperkoagulabilität durchgeführt. In den übrigen Fällen ist nach Ausschluss einer Blutung eine Therapie mit **Azetylsalizylsäure** sowohl in der Akutphase als auch als Dauerprophylaxe indiziert. Eine systemische Fibrinolysebehandlung mit rTPA wird in spezialisierten Zentren inzwischen auch bei Kindern unter Beachtung von Ausschlusskriterien (Blutungsgefahr!) und unter strenger Überwachung durchgeführt.

19.6.3 Sinus- und Hirnvenenthrombose

Definition

Verschlüsse intrazerebraler venöser Gefäße, die seltener als arterielle Verschlüsse vorkommen, als blande oder septische Sinus- oder Hirnvenenthrombose auftreten können und meistens mit einer schleichend auftretenden fokalen neurologischen Symptomatik einhergehen.

Epidemiologie

Thrombosen zerebraler Venen kommen wesentlich seltener als arterielle Verschlüsse vor.

Ätiologie

Disponierende Faktoren für die häufigere **blande Sinus- oder Hirnvenenthrombose** sind eine akute Dehydratation, zyanotische Herzvitien, Herzinsuffizienz, nephrotisches Syndrom, Schädel-Hirn-Trauma, Leukämien, angeborene Gerinnungsstörungen (Antithrombin-III-Mangel, Protein-C-Mangel, Protein-S-Mangel) und zentrale Venenkatheter.
Disponierende Faktoren für die seltenere **septische Sinus- oder Hirnvenenthrombose** sind eine Otitis media, eine Mastoiditis, eine Sinusitis oder eine eitrige Hautinfektion im Mittelgesichtsbereich.

Pathogenese

Die partielle oder komplette Sinusvenenthrombose führt im vorgeschalteten Gefäßgebiet zu einer venösen Stase, zur Erhöhung des Kapillardrucks und zu fortschreitender Thrombosierung kortikaler Venen. In der Folge können eine hämorrhagische Infarzierung oder eine Blutung auftreten. Die venöse Abflussstauung führt schließlich zu einer Erhöhung des intrakraniellen Drucks.

Klinik

Die Symptome entwickeln sich häufig subakut oder schleichend. Eine hämorrhagische Infarzierung äußert

sich in **fokalen neurologischen Ausfällen** wie zentralen Paresen, Hemianopsie, Aphasie und fokalen Anfällen. **Hirndruckzeichen** manifestieren sich mit heftigen Kopfschmerzen, Bewusstseinsstörungen, Stauungspapille, Sehstörungen, Abduzensparese.
Die gefürchtete **septische Sinus-cavernosus-Thrombose** führt zu Chemosis, Exophthalmus, hohem Fieber und Hirnnervenläsionen II-VI. Sie tritt meistens im Rahmen einer Infektion der Orbita, der Nasennebenhöhlen oder der Haut im Mittelgesichtsbereich auf.

Diagnostik

- **Computertomographie des Schädels:** erhöhte Dichte des betroffenen Sinus. Nach Kontrastmittelgabe Nachweis des „Empty-Delta"-Zeichens mit Enhancement um den thrombosierten Sinus.
- **Kernspintomographie des Schädels:** Nachweis hämorrhagischer Infarzierungen und eines Hirnödems
- **MR-Angiographie:** Sinusdarstellung.

Therapie

Im Akutstadium erfolgt eine systemische Heparinisierung. Die endovaskuläre Fibrinolyse wird nur in schweren Fällen durchgeführt und ist mit erheblichen Risiken assoziiert.

19.7 Infantile Zerebralparesen (ZP)

Definitionen

Die Zerebralparesen stellen kein einheitliches Krankheitsbild dar, sondern bilden einen Symptomenkomplex von Enzephalopathien, die durch eine neurologisch klar definierbare Störung der motorischen Funktionen (Spastik, Dyskinesie, Ataxie) und durch häufig assoziierte zusätzliche Störungen (Lernbehinderung, geistige Retardierung, Sehstörungen, Epilepsie) gekennzeichnet sind. Sie entstehen durch eine nicht progrediente Erkrankung des unreifen, sich entwickelnden Gehirns.
Parese: Einschränkung der willkürlichen muskulären Kraftentfaltung
Plegie: komplette Lähmung.

> **Merke!**
> Bei der Beschreibung der Zerebralparesen sollte nur der Ausdruck „Parese" verwendet werden, da eine vollständige Lähmung, also eine „Plegie", bei den Zerebralparesen nicht vorkommt, auch nicht bei Kindern mit schwersten Formen der Zerbralparese!

Epidemiologie

Die Häufigkeit der ZP beträgt etwa 2:1000 Lebendgeburten. Sie steigt mit sinkender Tragzeit. Bei einem Geburtsgewicht unter 1500 g liegt die Häufigkeit durchschnittlich bei etwa 60:1000 Lebendgeburten.

Klassifikation

Spastische ZP
- Bilaterale spastische ZP (BS-ZP):
  - komplette Tetraparese, Arme $\geq$ Beine
  - beinbetonte Tetraparese (= Diparese), Beine > Arme
  - dyskinetisch-spastische ZP
- Spastische Hemiparese.

Checkliste:	Neurologische Kriterien für die Klassifikationszuordnung.
Spastik	abnorm erhöhter Muskeltonus, gesteigerte Muskeleigenreflexe, positive Pyramidenzeichen, abnorme Haltungs- und Bewegungsmuster (Spitzfußstellung, Innenrotation und Adduktion in der Hüfte, Pronation und Flexion des Unterarms), Ausbildung von Kontrakturen.
Dystonie	abnorme, anhaltende Muskelkontraktionen, die zu ausfahrenden Bewegungsabläufen und abnormen dystonen Stellungen führen (Flexion, Pronation im Handgelenk bei Strecken der Finger oder Torsion des Rumpfs)
Athetose	generalisierte, unkoordinierte, überschießende, unwillkürliche, hyperkinetische Bewegungsstörung bei normalem oder niedrigem Muskeltonus.
Ataxie	Dysmetrie oder Intentionstremor der oberen Extremität. Gang- und Standataxie im Bereich der unteren Extremitäten und des Rumpfs (breitbasig, schwankend).

Dyskinetische ZP
- Dystone Athetose
- Choreoathetose

Ataktische ZP
- Zerebelläre Ataxie.

Ätiologie

Bei spastischen und dyskinetischen ZP-Formen liegt meistens eine Läsion des Gehirns zu Grunde, die bei **bilateraler ZP** häufig hypoxisch-ischämisch entsteht. Eine beinbetonte spastische ZP (Diparese) entwickelt sich charakteristischerweise nach periventrikulärer Leukomalazie beim Frühgeborenen. **Spastische Hemiparesen bei Reifgeborenen** entstehen oft durch Infarkte im Bereich der A. cerebri media oder durch periventrikuläre Gliosen. **Spastische Hemiparesen bei Frühgeborenen** sind häufig auf porenzephale periventrikuläre Marklagerreduktionen nach intraventrikulären Blutungen zurückzuführen. Die **dyskinetische ZP** entsteht in der Mehrzahl der Fälle durch hypoxisch-ischämisch bedingte Läsionen im Thalamus und in den Basalganglien (Asphyxie, Schock). Dies betrifft vorwiegend Kinder mit einem Gestationsalter > 32 SSW. Bei der **ataktischen ZP** sind hypoxisch-ischämische Gehirnläsionen eine Seltenheit. Die Ursache bleibt meist unklar; in etwa 35 % der Fälle besteht eine Kleinhirnanlagestörung.

Klinik

Bilaterale spastische ZP: Hierzu gehören die beinbetonten Formen oder Diparesen (60 %) und die kompletten spastischen Tetraparesen (30 %). Ein gewisser dystoner Anteil ist bei allen schweren spastischen ZP-Formen zu sehen, der sich bei Beteiligung der Hände als Pronation, Beugung im Handgelenk und Streckung der Finger bei Aktion manifestiert. Die motorische Behinderung ist in zwei Drittel der Fälle schwer (kein freies Gehen mit fünf Jahren). Motorische Sekundärprobleme (Kontrakturen im Bereich der Hüfte mit Abduktions- und Streckdefizit und Hüftluxationen, Kniebeugekontrakturen, Spitzfußstellung) entwickeln sich besonders bei schwer betroffenen, nicht gehfähigen Kindern. Skoliosen können vorkommen. Eine **geistige Behinderung** tritt in 20–50 % der Fälle auf. Eine **zentrale Sehstörung** schwerer Art (blind oder fast blind) kommt in etwa 20 % der Fälle vor. Ein Strabismus convergens ist häufig assoziiert. Eine Epilepsie manifestiert sich bei etwa 50 % der Kinder, in 10 % der Fälle handelt es sich um ein West-Syndrom.

Spastische konnatale Hemiparesen: Jeweils die Hälfte sind arm- oder beinbetont, etwa 10 % sind gleich-förmig betroffen. Die motorische Behinderung ist selten schwer, ein Nicht-Erlernen des freien Gehens ist sehr selten. Über 50 % erreichen ein fast normales Gehen, 30 % hinken mäßig, 10 % schwer. Die Handfunktion ist in 50 % der Fälle gut, in 20 % schwer beeinträchtigt. **Motorische Sekundärprobleme** entwickeln sich im Verlauf als Hypotrophie der betroffenen Extremitäten und als Kontrakturen besonders des betroffenen Beins. Eine **geistige Behinderung** tritt deutlich seltener als bei anderen ZP-Formen auf. 80–90 % der Kinder zeigen keine wesentliche Beeinträchtigung der geistigen Entwicklung. Sehstörungen entwickeln sich in Form einer homonymen Hemianopsie. Eine **Epilepsie** manifestiert sich bei 30 % der Kinder mit konnataler Hemiparese.

Dyskinetische ZP: Eine spastische Komponente ist häufig. Die **Dystonie** der Hände manifestiert sich als Pronation, Beugung im Handgelenk und Streckung der Finger bei Aktion. Die **dyskinetische Bewegungsstörung** ist immer **generalisiert** ausgeprägt, betrifft also nicht nur Beine und Rumpf, sondern auch Arme, Schultergürtel und insbesondere das Gesicht. Aktivierung und Erregung äußern sich in massiven unwillkürlichen Bewegungen. Die Kinder sind meistens motorisch sehr **schwer behindert.** Die kognitive Funktion, die häufig vergleichsweise gut ist, ist oft schwer beurteilbar. Häufig ist auf Grund der begleitenden Dyskinesie der Speiseröhre eine gastroösophageale Refluxsymptomatik assoziiert.

Ataktische ZP: Das klinische Bild ist sehr variabel. Die **motorische Entwicklung** ist bei allen Kindern deutlich **retardiert.** Mehr als 10 % erlernen nicht das freie Gehen. Eine **geistige Behinderung** besteht in zwei Drittel der Fälle. **Sehstörungen** sind in 50 % der Fälle nachweisbar. Eine **Epilepsie** entwickelt sich in 25 % der Fälle.

Differentialdiagnose

- Ausschluss einer fortschreitenden neurologischen Erkrankung!
- Langsam wachsender Hirntumor
- Neurometabolische Erkrankungen
- Heredodegenerative Systemerkrankungen

Diagnostik

Die Diagnose einer ZP wird überwiegend klinisch gestellt. Zusätzliche diagnostische Maßnahmen werden zur Klärung der Ätiologie durchgeführt:
- **Sonographie des Schädels:** Nachweis einer periventrikulären Leukomalazie, einer multizystischen Enzephalopathie, einer hämorrhagischen Infarzierung oder von Blutungen

- **Kernspintomographie des Schädels:** Ab dem Alter von 12–18 Monaten ist diese Untersuchung besonders sensitiv
- **Gerinnungsdiagnostik:** Bei Hemiparesen mit nachgewiesenen Infarkten sollte eine Bestimmung von Protein C, Protein S und Homozystein sowie eine Prüfung auf APC-Resistenz erfolgen
- **EEG:** bei assoziierten Krampfanfällen und bei Kindern mit schweren hypoxischen Läsionen oder kortikalen Fehlbildungen (Gefahr eines West-Syndroms)
- **Chromosomenanalyse:** bei Lissenzephalie
- **Regelmäßige Entwicklungsdiagnostik und psychologische Testung**
- **Seh- und Hörprüfung.**

Merke!

Die Diagnose einer infantilen Zerebralparese wird frühestens mit drei Jahren definitiv gestellt, da die Läsion oder Störung bei unreifem Gehirn klinisch noch ein unspezifisches Erscheinungsbild hervorruft und sich erst bei Fortschreiten der Gehirnentwicklung das typische klinische Bild ausprägt!

Therapie

Die Behandlung der ZP erfordert ein umfassendes Betreuungskonzept mit interdisziplinärer Ausrichtung. Die Therapie beinhaltet die Bemühung zur Optimierung und Unterstützung vorhandener Möglichkeiten. Die wichtigsten Säulen sind regelmäßige **Physiotherapie, Logopädie** und **Ergotherapie.** Darüber hinaus spielen **Frühförderung, Heilpädagogik** und Elternarbeit eine zentrale Rolle bei der Versorgung der Patienten. Wichtige **Hilfsmittel** sind Orthesen, Gehhilfen, Sitzschalen und individuell angepasste Rollstühle. Bei Sekundärproblemen ist u.U. ein **operatives Eingreifen** erforderlich (z.B. Kontrakturlösung).

Eine **medikamentöse Therapie** kann zur Beeinflussung der Spastik (Botulinumtoxin als Injektion in betroffene Muskelgruppen) oder der Dystonie (Baclofen) eingesetzt werden. Eine assoziierte Epilepsie wird nach den allgemeinen Richtlinien der antikonvulsiven Behandlung (siehe dort) therapiert.

19.8 Koma

Definition

Zustand tiefster Bewusstlosigkeit unterschiedlicher Ätiologie, der durch verbale, sensorische und physikalische Reize nicht zu unterbrechen ist.

Pathogenese

Bewusstseinsalterationen entstehen bei Funktionseinbußen beider Großhirnhemisphären bzw. der Formatio reticularis des Hirnstamms. Die globale Enzephalopathie führt zum Verlust von Funktionen in typischer Reihenfolge von rostral nach kaudal:
- Einschränkung der Vigilanz
- Verlust gezielter Abwehrreaktionen
- Verlust ungezielter Abwehrreaktionen
- Verlust von Hirnstammreflexen
- Verlust der spontanen Atemtätigkeit.

Checkliste: Übersicht der wichtigsten Ursachen des kindlichen Komas.

Ursache	Leitsymptome
Schädel-Hirn-Trauma	• äußere Verletzungen • neurologische Herdzeichen
intrazerebrale Blutung oder Ischämie	• neurologische Herdzeichen
intrazerebrale Raumforderung	• Stauungspapille • neurologische Herdzeichen
Meningitis/Enzephalitis	• Fieber • Nackensteifigkeit • Krampfanfälle
akutes oder chronisches Leberversagen	• Ikterus • Blutungen
diabetische Ketoazidose	• Hyperventilation • Azetongeruch • Hyperglykämie
Salyzilatintoxikation	• Hyperventilation • Dehydratation • Krampfanfälle
Barbituratintoxikation	• Hypoventilation • Blutdruckerniedrigung • Stecknadelpupillen
Alkoholintoxikation	• Ateminsuffizienz • Krampfanfälle • Hypoglykämie
angeborene Stoffwechselerkrankungen	• Erbrechen • Muskeltonusveränderungen • Krampfanfälle • Hepatomegalie • Hyperammonämie • Azidose • Hypoglykämie
Hyperinsulinismus	• Blässe • Krampfanfälle • Hypoglykämie
Elektrolytentgleisungen	• Hypernatriämie • Hyponatriämie • Hypokalzämie • Hypokaliämie
hämolytisch-urämisches Syndrom	• Blässe • Thrombozytopenie • Oligurie
Epilepsie	• Anamnese • Mydriasis • schnelle Rückkehr des Bewusstseins
Reye-Syndrom	• Hyperventilation • Apnoe • Mydriasis • Krampfanfälle • Dezerebrationsstarre

Fokale oder generalisierte Krampfanfälle treten oft auf. Die intrakranielle Hypertonie ist ein häufiger Begleitbefund einer globalen Enzephalopathie. Sie entsteht durch Volumenzunahme einer oder mehrerer Komponenten (Gewebe, Liquor, Blut) des ZNS. Sekundär kommt es durch die intrakranielle Druckerhöhung zu einer Verminderung des intrazerebralen Perfusionsdrucks, wodurch die Enzephalopathie weiter verstärkt wird.

Ätiologie und Klinik

Die wichtigsten Ursachen des Komas im Kindesalters und die entsprechenden klinischen Symptome sind in folgender Checkliste zusammengefasst.

Das immer vorliegende klinische Leitsymptom ist die **schwere Bewusstseinsstörung.**

Merke!

Seitendifferente Pupillen oder eine einseitig lichtstarre Pupille sprechen für das Vorliegen von Hirndruck mit der Gefahr der Hirnstammeinklemmung. In diesem Fall sollte neben der Veranlassung einer bildgebenden Diagnostik sofort versucht werden, den Hirndruck zu senken. Darüber hinaus sollte sofort eine Kontaktaufnahme mit einem neurochirurgischen Team erfolgen. Bei Hirnstammkompression muss eine Entlastung innerhalb von vier Stunden erfolgen!

Diagnostik

- **Anamnese** (parallel zur Untersuchung)
  - Beginn oder Verlauf der Erkrankung
  - Trauma?
  - Vorerkrankungen, Epilepsie?
  - Medikamentenanamnese
  - Soziale Anamnese (Freunde, Umfeld, Drogen?)
- **Klinische Untersuchung**
  - Überprüfung der Vitalfunktionen: Atmung, Herz-Kreislauf
  - Quantifizierung des Bewusstseinszustands (Glasgow Coma Scale, s. u.)
  - Verletzungen?
  - Untersuchung der Motorik (Spontanmotorik, Paresen, Reflexe, Pyramidenbahnzeichen)
  - Untersuchung der Hirnnervenfunktionen
  - Allgemeinpädiatrische Untersuchung (Lunge, Herz, Abdomen)
  - Fundusspiegelung
  - Temperaturmessung
- **Laboruntersuchungen**
  - Blutgase
  - Glukose
  - Elektrolyte
  - Ammoniak, Laktat
  - Aminotransferasen
  - Kreatinin, Harnstoff, Harnsäure
  - Blutbild, C-reaktives Protein, Blutkulturen
  - Urinuntersuchung
  - Toxikologische Untersuchung von Blut, Urin, Magensaft
- **Apparative Untersuchungen**
  - Sonographie, Computertomographie, Kernspintomographie des Schädels
  - EEG.

Merke!

Es gibt kein neurologisches Problem, das vor den Maßnahmen zur Überprüfung und Erhaltung der Vitalfunktionen Vorrang hätte!

Im weiteren Verlauf sollte eine repetitive Quantifizierung des Bewusstseinszustands mittels Glasgow Coma Scale erfolgen. Tabelle 19.3 zeigt die Glasgow Coma Scale für Kinder unter drei Jahren, Tabelle 19.4 für Kinder über drei Jahren.

Tab. 19.3 Glasgow Coma Scale für Kinder < 3 Jahre.

Reaktionen		Punkte
Augen öffnen	spontan	4
	auf Anruf	3
	auf Schmerzreiz	2
	nicht	1
verbale Antwort	lautiert	5
	reizbar	4
	weint bei Schmerzreizen	3
	stöhnt bei Schmerzreizen	2
	keine	1
motorische Antwort	normale Spontanmotorik	6
	entzieht sich der Berührung	5
	entzieht sich bei Schmerz	4
	pathologische Beugung	3
	Strecksynergismen	2
	keine	1

Tab. 19.4 Glasgow Coma Scale für Kinder > 3 Jahre.

Reaktionen		Punkte
Augen öffnen	spontan	4
	auf Anruf	3
	auf Schmerzreiz	2
	nicht	1
verbale Antwort	orientiert	5
	verwirrt	4
	inadäquate Worte	3
	unspezifische Laute	2
	keine	1
motorische Antwort	befolgt Aufforderungen	6
	gezielte Abwehr	5
	normale Beugung	4
	pathologische Beugung	3
	Strecksynergismen	2
	keine	1

Merke!

Bei Glasgow Coma Scale ≤ 8 besteht eine zwingende Intubationsindikation!

Bei Glasgow Coma Scale ≤ 5 ist die Prognose sehr ernst.

Überwachung

Monitorüberwachung, regelmäßige neurologische Untersuchungen, Blutgasanalysen, Bestimmung der Sauerstoffsättigung im Blut, invasives Kreislaufmonitoring (arterieller Druck, zentralvenöser Druck), Ausscheidungsbilanzierung, Laborkontrollen, kontinuierliche Hirndruckmessung bei erhöhtem Hirndruck sind die wichtigsten Überwachungsmaßnahmen bei einem komatösen Patienten.

Therapie

Die Sicherung der Atmungsfunktion, die Kreislaufstabilisierung, ein Ausgleich des Säure-Basen-Status, die Blutzucker- und Elektrolytnormalisierung, die Behandlung von Krampfanfällen, die Hirndrucktherapie, sowie eine Temperaturnormalisierung gehören neben erkrankungsspezifischen Therapiemaßnahmen zu den wichtigsten Behandlungssäulen. Bei Langzeitkranken sollte an die Verhinderung von Druckulzera (Lagewechsel, Luftkissenbetten), an die regelmäßige Durchführung physiotherapeutischer Maßnahmen, an die Verabreichung von Antazida als Stressulkusprophylaxe, an die Durchführung einer ausgewogenen parenteralen oder enteralen Ernährung sowie ggf. an eine Thromboseprophylaxe gedacht werden.

19.9 Erkrankungen des extrapyramidalen Systems

Erkrankungen des extrapyramidalen Systems liegen genetisch, toxisch oder anatomisch bedingte Veränderungen in den Basalganglien oder den mit ihnen verbundenen subkortikalen und kortikalen Netzwerken zugrunde.

19.9.1 Primäre Torsionsdystonie (PTD)

Definition

Sporadisch auftretende oder hereditär bedingte Erkrankung mit progredienter generalisierter dystoner Symptomatik.

Epidemiologie

Die Häufigkeit wird auf etwa 4:100 000 geschätzt.

Klinik

Die Symptomatik beginn um das fünfte Lebensjahr mit einer dystonen Fehlhaltung einer distalen, meist unteren Extremität, die sich im Verlauf der Erkrankung auf die kontralateralen und proximalen Extremitätenabschnitte, den Rumpf und den Kopf ausdehnt. Im Endstadium der Erkrankung sind die Fehlhaltungen fixiert und führen zu einer Immobilität des Patienten. Die intellektuellen Funktionen sind völlig normal.

Diagnostik

Die Diagnose wird klinisch gestellt. Eine Dopa-sensitive Dystonie und ein M. Wilson sollten sicher ausgeschlossen werden, da diese Erkrankungen behandelbar sind.

Therapie

L-Dopa kann die Symptomatik vorübergehend bessern. Außerdem ist das Anticholinergikum Trihexyphenydil das Mittel der Wahl. Die lokale Injektion von Botulinumtoxin in dystone Muskelgruppen ist wirksam und kann als Kontrakturprophylaxe dienen.

Prognose

Die Zeitspanne vom Auftreten der ersten fokalen dystonen Symptomatik bis zum Vollbild der Erkrankung beträgt fünf bis zehn Jahre.

Checkliste:	Zusammenfassung der klinischen Merkmale extrapyramidaler Erkrankungen.
Dyskinesien oder Hyperkinesien	unwillkürliche Bewegungen
Bradykinesie	Verlangsamung willkürmotorischer Abläufe
Akinesie	Störung der Bewegungsinitiierung
Tremor	rhythmische, unwillkürliche Bewegung. Er kann in Ruhe (Ruhetremor), während einer Bewegung (kinetischer Tremor), beim Vorhalten einer Extremität (Haltetremor) oder beim Ansteuern eines Bewegungsziels (Intentionstremor) auftreten
Dystonie	abnorme, anhaltende Muskelkontraktionen, die zu ausfahrenden Bewegungsabläufen und abnormen dystonen Stellungen führen (Flexion, Pronation im Handgelenk bei Strecken der Finger oder Torsion des Rumpfs). Bei häufig drehenden und repetitiven Bewegungen spricht man von **Athetose**
Chorea	rasche, unregelmäßige, aber kontinuierlich auftretende ruckartige Bewegungen, die in zufälliger Sequenz verschiedene Körperteile involvieren
Hemiballismus	hochamplitudige, unregelmäßige Extremitätenbewegungen vorwiegend proximaler Abschnitte einer Körperhälfte
Myoklonus	rasche, „schockartige" Muskelkontraktionen, die intermittierend irregulär oder rhythmisch auftreten.
Tics	komplexe klinische Palette, die neben einfachen Hyperkinesien zusätzlich rein sensible, mentale oder kognitive unwillkürliche Vorgänge bis zu komplexen Verhaltensauffälligkeiten (Zwangshandlungen) umfasst.

19.9.2 Dopa-responsive Dystonie (DRD)

Definition

Autosomal-dominant vererbte Erkrankung mit niedriger Penetranz, die sich in einer variablen dystonen Symptomatik mit dem charakteristischen Merkmal der Zunahme im Tagesverlauf äußert.

Pathogenese

Durch Mutationen im **GTP-Cyclohydrolase-I-Gen** kommt es zu einer Neurotransmitterstörung mit verminderter Synthese von Dopamin. Das Gen kodiert für ein Enzym, welches die Bildung von Tetrahydrobiopterin katalysiert (Kofaktor u. a. der Tyrosinhydroxylase).

Klinik

Die Symptomatik kann bereits im ersten Lebensjahr beginnen. Häufig fallen die Kinder um das fünfte Lebensjahr mit einer dystonen Gangstörung auf. Die belastungsabhängige, tageszeitliche Schwankung mit Zunahme der dystonen Symptomatik zum Abend sowie das prompte klinische Ansprechen auf geringe Dosen von L-Dopa sind charakteristisch.

Diagnostik

- Anamnese und klinische Untersuchung
- **Kernspintomographie des Schädels:** Ausschluss intrazerebraler Veränderungen
- **Liquoruntersuchung:** Konzentrationen der Pterine und der biogenen Amine erniedrigt
- **Diagnosesicherung:** Besserung der Symptomatik auf Gabe von L-Dopa
- Mutationsanalyse.

Therapie

Die Verabreichung von L-Dopa (50–100 mg/d) in Verbindung mit einem Dekarboxylasehemmer (Carbidopa) führt zu einer raschen Besserung der Symptome.

19.9.3 Chorea Huntington

Definition

Autosomal-dominant vererbte Erkrankung, die durch choreatische Dyskinesien, zunehmende Rigidität, Bradykinesie und progredienten intellektuellen Abbau gekennzeichnet ist.

Epidemiologie

Die Häufigkeit beträgt etwa 8:100 000. Etwa 10 % der Fälle manifestieren sich im Kindesalter.

Pathogenese

Ein CAG-Repeat unterschiedlicher Länge im **Huntington-Gen** führt zu einer neuronalen Degeneration beginnend im Kopf des Nucleus caudatus, die im weiteren Verlauf in einer ausgeprägten kortikalen Degeneration mündet.

Klinik

Die Symptomatik im Kindesalter beginnt häufig mit einem intellektuellen Abbauprozess mit **Bradykinesie.**

Erst im späteren Verlauf kommen dann **choreatiforme Hyperkinesien**, **Myokloni** und **zerebrale Anfälle** hinzu. Der Verlauf ist progredient.

Diagnostik

- **Kernspintomographie des Schädels:** Verkleinerung der Basalganglien, im weiteren Verlauf zunehmende Hirnatrophie
- Molekulargenetische Untersuchung.

Therapie

Eine effektive Therapie ist nicht verfügbar.

19.9.4 Tics

Definition

Tics sind in unregelmäßigen Abständen wiederkehrende, unwillkürlich auftretende, umschriebene „Zuckungen" in einer oder mehreren Körperregionen, die sich bei emotionalen Belastungssituationen verstärken.

Epidemiologie

Ticsymptome treten bei etwa 10 % der Achtjährigen auf und betreffen Jungen dreimal so häufig wie Mädchen. Der Häufigkeitsgipfel liegt zwischen dem achten und zehnten Lebensjahr.

Pathogenese

Eine genetisch bedingte funktionelle Unreife des extrapyramidalen Systems wird als Ursache von Tics vermutet. Psychogenetische Ansätze sehen Tics als erlernte Reaktionen.

Klinik

Die umschriebenen Muskelzuckungen treten vorwiegend im Gesicht auf, am häufigsten als **Zwinker-Tics** (80 %). Ruckartige Kopfbewegungen, Schulter-Tics, Extremitätentics oder Räuspertics kommen ebenso vor. Häufig ist die Symptomatik nicht auf eine Körperregion beschränkt, sondern tritt in zwei oder drei Regionen auf. Begleitend finden sich häufig Schulschwierigkeiten und Sprachstörungen.

Sonderform Gilles-de-la-Tourette-Syndrom

Generalisierte Tic-Krankheit mit multiplen motorischen und Phonations-Tics (unartikulierte Laute und Schimpfworte).

Diagnose

Die Diagnose wird durch die Anamnese und die Beobachtung des Patienten gestellt.

Differentialdiagnose

- Verschiedene Formen des Tremors
- Choreatische Erkrankungen
- Myoklonien
- Torsionsdystonie
- Zerebrale Anfälle
- Motorische Zwangsphänomene.

Therapie

Die **medikamentöse Therapie** beinhaltet den Einsatz von Dopaminrezeptorenblockern wie Tiaprid, Pimozide oder Butyrophenonderivate (Haldol®). In 80 % der Fälle führen diese Medikamente zum Erfolg, Rezidive nach Absetzen der Therapie sind jedoch häufig.

Im Rahmen einer **Psychotherapie** werden verhaltenstherapeutische Maßnahmen mit einer medikamentösen Therapie kombiniert.

Die **Beratung der Eltern** hat zum Ziel, die meist ausgeprägte motorische und emotionale Einengung zu lockern und den oft sehr strengen und leistungsbetonten Erziehungsstil zu beeinflussen.

Prognose

Beim einfachen Tic ist die Prognose günstig. Bei Gilles-de-la-Tourette-Syndrom ist sie deutlich ungünstiger.

19.10 Rett-Syndrom

Definition

Genetische Erkrankung, die bevorzugt bei Mädchen zu einer Retardierung führt.

Epidemiologie

Das Rett-Syndrom ist nach dem Morbus Down die häufigste Form der mentalen Retardierung bei Mädchen (10 %).

Ätiologie

Die Erkrankung wird durch Mutationen im **MeCP2-Gen** auf dem X-Chromosom verursacht. Da die Mutation bei Jungen häufig letal ist, sind überwiegend Mädchen betroffen. **Neumutationen** sind deutlich häufiger als familiäre Formen. Das genetische Wiederholungsrisiko ist daher gering.

Klinik

Nach zunächst unauffälliger Entwicklung kommt es zu einer **muskulären Hypotonie,** einem **Verlust erworbener Funktionen,** besonders beim sinnvollen Gebrauch der Hände und der Sprache, einer **Dezeleration des Kopfwachstums** und **autistischen Verhaltensmustern. Waschende, knetende Handbewegungen** sind charakteristisch, aber nicht spezifisch für das Rett-Syndrom. Etwa 60 % der Mädchen entwickeln eine **Epilepsie.**

Nach der initialen Regression kann ein über viele Jahre anhaltendes stationäres Stadium folgen, bevor im Adoleszentenalter eine weitere motorische Verschlechterung, häufig mit **Verlust der Gehfähigkeit,** folgt. Die Lebenserwartung ist nicht regelhaft verkürzt.

Die acht diagnostischen Kriterien des Rett-Syndroms sind:
- Mädchen aus gesunder Familie
- normale Prä-/Perinatalperiode und frühkindliche Entwicklung
- Dezeleration des Schädelwachstums
- Regression des Verhaltens, sozialer und psychomotorischer Funktionen
- Verlust sinnvoller Handfunktionen
- Handstereotypien
- Gangdyspraxie

- endgültige Diagnosestellung erst im Alter von 3–5 Jahren.

> **Merke!**
> Bei jedem Mädchen mit mentaler Retardierung sollte ein Rett-Syndrom ausgeschlossen werden!

Diagnostik

- Anamnestische und klinische Kriterien (s. o.)
- **Kernspintomographie des Schädels:** häufig frontale und zerebelläre Atrophie
- **EEG:** Spikes oder Sharp-Wave-Entladungen in der Einschlafphase
- Mutationsanalyse.

Therapie

Eine kausale Behandlung ist nicht verfügbar.

19.11 Erkrankungen des Kleinhirns

Erkrankungen des Kleinhirns führen typischerweise zum klinischen Symptom der Ataxie. Die Ataxie ist definiert als Störung der Gleichgewichtsregulation und der Bewegungskoordination, die zu einer Dysmetrie oder zu einem Intentionstremor der oberen Extremität oder, bei Beteiligung der unteren Extremitäten und des Rumpfes, zu einer Gang- und Standataxie mit breitbasig schwankendem Gangbild führt.

19.11.1 Angeborene Fehlbildungen des Kleinhirns

Kleinhirnagenesie und -hypoplasie

Definition

Vollständiges Fehlen des Kleinhirns oder Entwicklungsstörung einzelner Teile, der Hemisphären oder des Kleinhirnwurms.

Klinik

Die klinischen Symptome sind sehr variabel. Bei einer vollständigen Kleinhirnagenesie beginnt die Symptomatik häufig im Säuglingsalter mit Muskelhypotonie, abgeschwächten Muskeleigenreflexen, alternierender Hyperpnoe und Apnoe. Später entwickeln sich eine Ataxie und häufig eine mentale Retardierung.

Meistens besteht gleichzeitig eine Läsion oder Fehlbildung der kontralateralen Hirnhälfte.

Diagnostik

Kernspintomographie des Schädels: Darstellung des Kleinhirns und der hinteren Schädelgrube.

Therapie

Die Behandlung ist symptomatisch und beinhaltet insbesondere physiotherapeutische Maßnahmen und Frühförderung.

Arnold-Chiari-Anomalie

Definition

Fehlbildung des Kleinhirns und des Hirnstamms mit Dislokation und Verformung durch eine dysraphische

Störung, die häufig mit einem Hydrocephalus occlusus einhergehen kann.

Klassifikation

Typ I: symmetrische oder asymmetrische Verlagerung der Kleinhirntonsillen in das Foramen occipitale magnum.
Typ II: Verlagerung von Teilen des Kleinhirnunterwurms in den Spinalkanal (eigentliches Arnold-Chiari-Syndrom). Aufgrund der Hypoplasie ist die hintere Schädelgrube verkleinert, der vierte Ventrikel kann durch Gewebe ausgefüllt sein, am Übergang der Medulla oblongata ins Halsmark entsteht eine bajonettartige Abwinkelung des Hirnstamms. Dies kann zu Hirnnervenfunktionsstörungen und vegetativer Dysregulation führen.
Typ III: extrakranielle Verlagerung des Kleinhirns in eine subokzipitale Zele (☞ Abb. 19.11).

Klinik

Die klinischen Symptome sind sehr variabel. Durch die Abwinkelung des Hirnstamms kann es zu Hirnnervenfunktionsstörungen und vegetativer Dysregulation kommen. Die Verlegung des vierten Ventrikels kann zu einem **Hydrocephalus occlusus** führen.

Diagnostik

Kernspintomographie des Schädels: Darstellung des Kleinhirns und Klassifikation der Fehlbildung.

Therapie

Die Behandlung ist symptomatisch und beinhaltet insbesondere physiotherapeutische Maßnahmen und Frühförderung.

Dandy-Walker-Syndrom

Definition

Partielle oder komplette Vermisagenesie, wodurch es zu einer zystischen Veränderung des Dachs der Rautengrube (Ventrikulozele) und zu einer starken Ausweitung der hinteren Schädelgrube kommt.

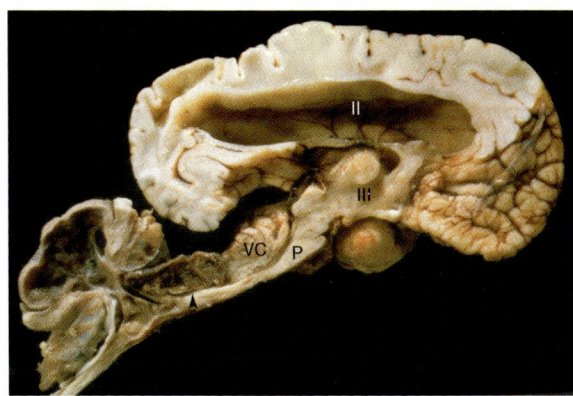

Abb. 19.11: Arnold-Chiari-Syndrom. Extreme Elongation des Pons (P) und des Kleinhirnoberwurms (VC) mit Kompression des IV. Ventrikels (schwarzer Pfeil). Verlagerung der Kleinhirntonsillen in das Foramen occipitale magnum. Hydrocephalus internus der Seitenventrikel (II) und des III. Ventrikels (III) [7].

Klinik

Die klinischen Symptome sind prominentes Okziput, Hirnnervenfunktionsstörungen, Nystagmus sowie Rumpfataxie. Sehr häufig besteht ein chronisch progredienter Hydrozephalus.

Diagnostik

Kernspintomographie des Schädels: Darstellung des Kleinhirns und der hinteren Schädelgrube.

Therapie

Neben symptomatischen Maßnahmen ist meistens eine Drainage des Ventrikelsystems und des zystischen Hohlraums erforderlich.

19.11.2 Hereditäre Ataxien

Bei den hereditären Ataxien handelt es sich um eine heterogene Gruppe genetisch bedingter Erkrankungen, bei denen es zu einer zunehmenden zerebellären Dysfunktion kommt. Sie können autosomal-dominant (autosomal-dominante Heredoataxien) oder autosomal-rezessiv vererbt werden. Als klassischer Vertreter der Heredoataxien soll hier nur die Friedreich-Ataxie besprochen werden.

Autosomal-rezessive Ataxie (Friedreich-Ataxie)

Definition

Genetisch bedingte Erkrankung, die zu einer Degeneration der Hinterstränge, der spinozerebellären Bahnen und des Tractus corticospinalis der Pyramidenbahn führt und mit einer progredienten Gangataxie, einer Dysarthrie, einem Hohlfuß sowie einer vorwiegend sensorischen Neuropathie einhergeht.

Epidemiologie

Mit einer Häufigkeit von 1:50 000 ist die Friedreich-Ataxie die häufigste rezessiv vererbte Ataxieform.

Pathogenese

Eine Verlängerung der GAA-Nukleotidsequenz im **FRDA-Gen** ist in der überwiegenden Mehrzahl der Fälle die Ursache der Friedreich-Ataxie.

Klinik

Die Erkrankung beginnt meistens vor dem zehnten Lebensjahr mit einer progredienten **Gangataxie,** einer **Dysarthrie,** einem **Hohlfuß** sowie einer vorwiegend **sensorischen Neuropathie.** Die Muskeleigenreflexe erlöschen. Es finden sich positive Pyramidenbahnzeichen und im Verlauf der Krankheit treten ein **Nystagmus** und eine **Optikusatrophie** auf. Häufig entwickelt sich eine **Skoliose.** Die Intelligenz ist erhalten. Die häufigste Todesursache im frühen Erwachsenenalter ist Herzversagen durch eine **hypertrophe Kardiomyopathie,** die bei zwei Drittel der Patienten besteht.

Diagnostik

• Periphere sensible Nervenaktionspotentiale: charakteristische Amplitudenreduktion

- Sensible Nervenleitgeschwindigkeit: diskrete Verlangsamung
- Kernspintomographie des Spinalkanals und des Schädels: Atrophie des Rückenmarks, im späteren Krankheitsverlauf auch zerebelläre und Hirnstammatrophie
- Molekulargenetische Untersuchung.

Ataxia teleangiectatica (Louis-Bar-Syndrom)

☞ Kapitel Immunologie.

19.12 Neurokutane Syndrome

Unter neurokutanen Syndromen oder Phakomatosen versteht man eine heterogene Gruppe genetisch bedingter Erkrankungen, die durch Dysplasien neuroektodermaler Gewebe charakterisiert sind.

19.12.1 Neurofibromatose Typ 1 (NF1)

Definition

Die autosomal-dominant vererbte Neurofibromatose Typ 1 (Morbus Recklinghausen) ist eine der häufigsten genetischen Erkrankungen, die mit einer sehr variablen Symptomatik einhergeht. Das Auftreten von Café-au-lait-Flecken, Neurofibromen und Lisch-Knötchen ist für die Erkrankung pathognomonisch.

Epidemiologie

Die Häufigkeit beträgt 1:3000 bis 1:4000. Damit ist die NF1 eine der häufigsten Erbkrankheiten. Sie betrifft beide Geschlechter gleich häufig.

Pathogenese

Die Erkrankung wird durch Mutationen im NF1-Gen verursacht. Das NF1-Gen kodiert ein zytoplasmatisches, mikrotubulusassoziiertes Protein (Neurofibromin), das als Tumorsuppressorprotein die Zellproliferation und -differenzierung beeinflusst. Mutationen im NF1-Gen führen daher zur Entstehung maligner Tumoren.

Klinik

Das charakteristische Merkmal der NF1 sind umschriebene, milchkaffeefarbene Hyperpigmentierungen der Haut (Café-au-lait-Flecken) mit einem Durchmesser von 0,5–50 cm (in fast 100 % der Fälle nachweisbar). In 40 % der Fälle treten sommersprossenartige Pigmentierungen der Achseln und der Inguinalregion auf. Bei fast allen Patienten entwickeln sich im Lauf des Lebens Neurofibrome, gutartige Tumoren des peripheren Nervensystems. Plexiforme Neurofibrome gehen von größeren viszeralen Nervensträngen aus und können durch ihre Größenausdehnung zur Verdrängung benachbarter Organe und zu erheblicher kosmetischer Entstellung führen (☞ Abb. 19.12). Sie sind für die NF1 spezifisch und treten im Säuglings- oder Kleinkindalter auf. Zu einer malignen Entartung kommt es in 5 % der Fälle. Dermale Neurofibrome sind kleine, häufig in großer Zahl auftretende Tumoren, die von terminalen Aufzweigungen kutaner Nerven ausgehen. Sie treten selten vor dem fünften Lebensjahr auf, das Risiko einer malignen Entartung ist sehr gering. Insgesamt ist das Risiko, an einem malignen Tumor zu erkranken, bei NF1-Patienten gegenüber der Gesamtbevölkerung nur leicht erhöht. Neurofibrosar-

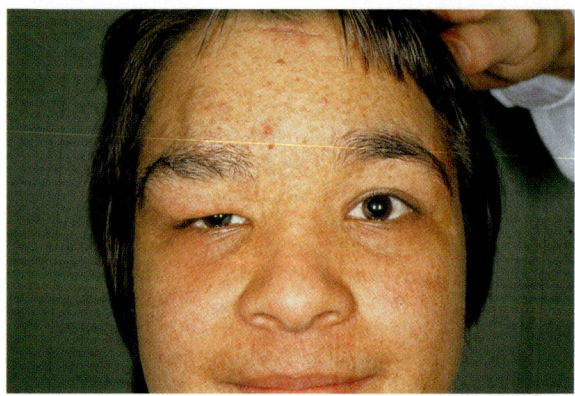

Abb. 19.12: Neurofibromatose Recklinghausen: plexiforme Neurofibrome und Ptosis [3].

kome, myeloische Leukämien, Rhabdomyosarkome, Phäochromozytome und Hirntumoren kommen gehäuft vor. Der häufigste intrazerebrale Tumor ist das Optikusgliom, das bei 15 % der NF1-Patienten vorkommt. Lisch-Knötchen sind für die NF1 pathognomonische Irishamartome. Bei 10 % der Patienten tritt eine Skoliose auf. 60 % der Kinder mit NF1 zeigen Lernschwierigkeiten, wobei eine ausgeprägte intellektuelle Beeinträchtigung bei NF1-Patienten nur geringfügig häufiger als in der Normalbevölkerung vorkommt.

> **Merke!**
> Mehr als sechs Café-au-lait-Flecken weisen mit hoher Wahrscheinlichkeit auf das Vorliegen einer Neurofibromatose Typ 1 hin!

NF1-Diagnosekriterien (NIH Consensus Conference, 1988)

Die Diagnose einer NF1 kann gestellt werden, wenn mindestens zwei der folgenden Kriterien erfüllt sind:
- sechs oder mehr Café-au-lait-Flecken < 5 mm (präpubertär) oder > 15 mm (postpubertär)
- zwei oder mehr Neurofibrome jeglichen Typs oder ein plexiformes Neurofibrom
- sommersprossenartige Pigmentierung der Achseln oder der Inguinalregion
- Optikusgliom
- Lisch-Knötchen
- Keilbeinflügeldysplasie oder Verkrümmung der langen Röhrenknochen
- Verwandter 1. Grades mit gesicherter NF1.

Weitere diagnostische Maßnahmen

- EEG
- Psychologische Testung
- Röntgen-Skelett
- Regelmäßige ophthalmologische Untersuchungen
- Regelmäßige Kernspintomographie des Schädels: kontrovers diskutiert
- Mutationsanalyse (aufwändig, da sehr großes Gen; keine Genotyp-Phänotyp-Korrelation).

Therapie

Eine kausale Therapie steht bisher nicht zur Verfügung. Die symptomatische Therapie beinhaltet die chirurgische Exzision großer Neurofibrome. Hierdurch kann jedoch ein erneutes Tumorwachstum induziert werden.

Merke!
Die genetische Beratung ist bei Familien mit NF1 von besonderer Bedeutung. Kinder von Betroffenen erkranken etwa in 50 % der Fälle. Suche nach Einzelsymptomen bei Eltern von Erkrankten ist sinnvoll.

Prognose

Die Prognose ist in erheblichem Maß von der Schwere der Erkrankung abhängig. Die Kenntnis der Mutation erlaubt keine Vorhersage des Krankheitsverlaufs.

19.12.2 Neurofibromatose Typ 2 (NF2)

Definition

Die autosomal-dominant vererbte Neurofibromatose Typ 2 ist deutlich seltener als die NF1. Sie ist durch das Auftreten bilateraler Tumoren des VIII. Hirnnervs („Vestibularis-Schwannome") gekennzeichnet, die zu progredienter Hörminderung bis zur Ertaubung sowie zu Tinnitus und Schwindel führen.

Epidemiologie

Die Häufigkeit beträgt 1 : 30 000. Nur 10 % der Patienten werden vor dem zehnten Lebensjahr symptomatisch.

Pathogenese

Die Erkrankung wird durch Mutationen im **NF2-Gen** verursacht. Das NF2-Gen kodiert ein Protein (Schwannomin oder Merlin), das an der Kontrolle von Zellform, Zellbewegung und Zell-Zell-Kommunikation sowie an der Tumorsuppression beteiligt ist.

Klinik

Die NF2 ist eine Erkrankung des Jugendlichen und jungen Erwachsenen. **Bilaterale Tumoren des VIII. Hirnnervs** sind das charakteristische klinische Merkmal der NF2 (80 %). Diese Tumoren bestehen fast ausschließlich aus Schwann-Zellen und gehen vom Vestibularisanteil des Nervs aus („Vestibularis-Schwannom"). Der Terminus Akustikusneurinom sollte nicht mehr verwendet werden. Diese Tumoren führen zu progredienter Hörminderung bis zur Ertaubung sowie zu Tinnitus und Schwindel. Bei 40 % der Patienten entstehen im Verlauf Meningeome. Andere intrakranielle Tumoren kommen ebenfalls gehäuft vor, nicht jedoch Optikusgliome. Subkapsuläre posteriore Katarakte werden bei der Hälfte der Patienten beobachtet. Sie treten meist schon im Kindesalter auf und können daher diagnoseweisend sein!

NF2-Diagnosekriterien (NIH Consensus Conference, 1988)

Die Diagnose einer NF2 kann gestellt werden, wenn die Kriterien für Punkt 1 oder Punkt 2 erfüllt sind:
1. bilateraler Tumor des VIII. Hirnnerven (CT, NMR)
2. Verwandter 1. Grades mit gesicherter NF2 **und** entweder
   – einem unilateralen Tumor des VIII. Hirnnerven **oder**
   – zwei der folgenden Befunde:

- Neurofibrom
- Meningeom
- Gliom
- Schwannom
- jvenile posteriore subkapsuläre Linsentrübung.

Weitere diagnostische Maßnahmen

- Ophthalmologische Untersuchung
- HNO-ärztliche Untersuchung
- Audiometrie
- Kernspintomographie des Schädels
- Mutationsanalyse (aufwändig, da sehr großes Gen; keine Genotyp-Phänotyp-Korrelation).

Therapie

Eine kausale Therapie steht bisher nicht zur Verfügung. Die symptomatische Therapie beinhaltet die operative Entfernung von Schwannomen. Die Wahl des richtigen Zeitpunkts ist schwierig, da die Operation in einem hohen Prozentsatz zum Verlust der Hörfähigkeit führt, der Tumor jedoch ebenfalls zu Ertaubung und Hirnstammkompression führen kann.

19.12.3 Tuberöse Hirnsklerose

Definition

Genetisch bedingtes neurokutanes Syndrom, das sich durch Angiofibrome des Gesichts, zerebrale Krampfanfälle und mentale Retardierung manifestiert. Synonym: Morbus Bourneville-Pringle.

Epidemiologie

Mit einer Häufigkeit von 1 : 20 000 gehört die tuberöse Hirnsklerose mit den Neurofibromatosen zu den häufigsten neurokutanen Syndromen.

Pathogenese

In 50 % der Fälle wird die Erkrankung autosomal-dominant vererbt, in 50 % der Fälle handelt es sich um Neumutationen. Mutationen im **TSC1-** und **TSC2-Gen** liegen zugrunde. Hamartin (TSC1) und Tuberin (TSC2) spielen eine Rolle bei der Tumorsuppression.

Pathologische Anatomie

Namensgebend sind pathognomonische fokale Dysplasien des zerebralen Kortex (Tuber). Bei Obstruktion der Liquorabflusswege durch kortikale Tuber kann ein Hydrozephalus entstehen. Die intrazerebralen Veränderungen weisen eine Verkalkungstendenz auf.

Klinik

Zerebrale Krampfanfälle sind das häufigste Initialsymptom und treten oft schon im Säuglingsalter auf. In der Folge kommt es häufig zu einer **psychomotorischen Retardierung.** Hinweisend auf die Diagnose sind blattförmige Hautdepigmentierungen mit gezacktem Rand (**„White Spots"),** die manchmal erst im Wood-Licht (UV-Licht mit 360 nm Wellenlänge) sichtbar werden (☞ Abb. 19.13). Sie sind in 90 % der Fälle bereits im Säuglingsalter nachweisbar. Die pathognomonischen **fazialen Angiofibrome** bilden sich meist erst im Alter von drei bis vier Jahren aus (☞ Abb. 19.14). Es handelt sich

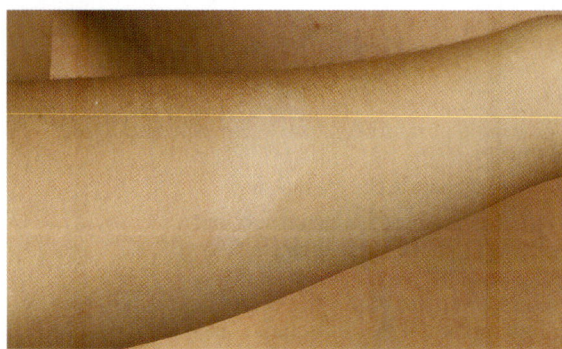

Abb. 19.13: Tuberöse Hirnsklerose. White Spots.

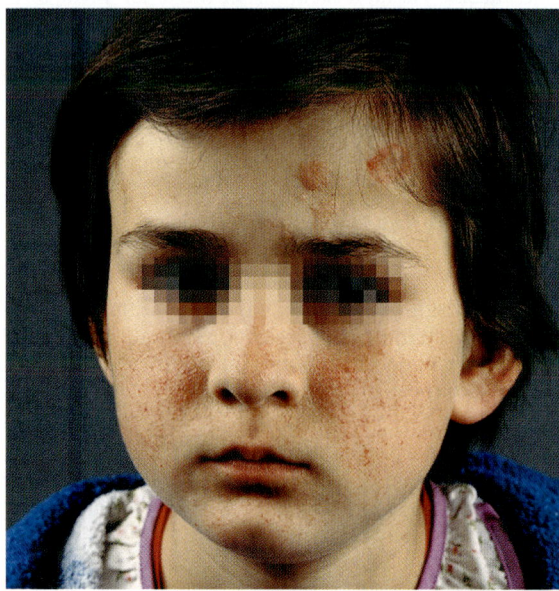

Abb. 19.14: Tuberöse Hirnsklerose. Faziale Angiofibrome.

um kleine, symmetrisch über Wangen, Nasolabialfalten und Kinn ausgebreitete teleangiektatische Papeln (früher „Adenoma sebaceum"), die hamartöse Fehlbildungen der Gesichtshaut darstellen. Sub- und periunguale Fibrome sind ebenfalls charakteristisch. Im Verlauf der Erkrankung können sich verschiedene Tumoren ausbilden: gliomatöse Tumoren der Retina und Rhabdomyome des Herzens (50 % der Patienten). Angiomyolipome oder Zysten der Nieren sind eine häufige Todesursache bei älteren Patienten.

Merke!
Die Kombination eines zerebralen Anfallsleidens mit fleckförmigen Hypopigmentierungen der Haut sollte an eine tuberöse Hirnsklerose denken lassen!

Diagnostik
- Dermatologische Untersuchung
- Ophthalmologische Untersuchung (☞ Abb. 19.15)
- Kernspintomographie des Schädels: Nachweis kortikaler Tubera.

Therapie
Eine kausale Therapie ist nicht verfügbar. Viele der Patienten benötigen eine langfristige antikonvulsive Therapie. Faziale Angiofibrome können laserchirurgisch abgetragen werden, wachsen jedoch häufig langsam nach.

19.12.4 Sturge-Weber-Syndrom

Definition
Das Sturge-Weber-Syndrom geht mit einer meningofazialen Angiomatose (Naevus flammeus) und mit zerebralen Verkalkungen einher.

Epidemiologie
Die Erkrankung tritt meist sporadisch mit einer Häufigkeit von 1:50 000 auf.

Pathogenese
Im Gegensatz zu den übrigen neurokutanen Syndromen hat sich für das Sturge-Weber-Syndrom bisher kein Hinweis auf eine genetische Ursache ergeben. Einzelne familiäre Fälle sind jedoch beschrieben.
Dem typischen Naevus flammeus liegt eine Ektasie oberflächlicher Gefäße zugrunde, deren Ursache in einem lokalen Verlust der autonomen Gefäßinnervation vermutet wird. Die zentralen Veränderungen werden als embryonale venöse Gefäßmissbildungen des Kortex gewertet. Durch die anatomische Nachbarschaft von Sehrinde, Großhirn und Augenanlagen in der Embryonalperiode lässt sich das häufige gemeinsame Auftreten von okulärer und zerebraler Beteiligung erklären.

Klinik
Der charakteristische Befund ist der meist **einseitige Naevus flammeus** im Innervationsgebiet eines oder mehrerer Äste des N. trigeminus. Das Gebiet des Stirnastes ist immer betroffen. Eine okuläre Beteiligung mit angiomatöser Veränderung der Choroidea ist häufig und kann zu einem **Glaukom** des gleichseitigen Auges führen. Bei 80 % der Patienten treten, meist im ersten Lebensjahr, **zerebrale Krampfanfälle** auf. Eine **mentale Retardierung** wird bei zwei Drittel der Patienten nachgewiesen.

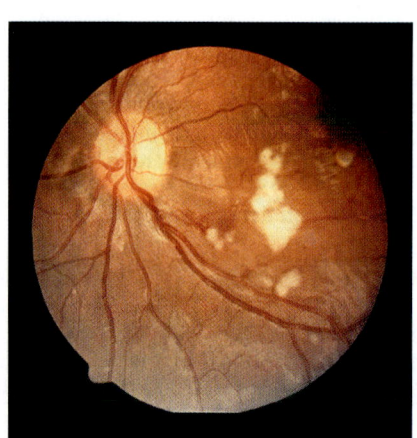

Abb. 19.15: Tuberöse Hirnsklerose. Gliomatöse Tumoren der Retina.

> **Merke!**
> Eine Naevus flammeus des Gesichts mit Beteiligung von Stirn und Oberlid sollte, insbesondere, wenn gleichzeitig zerebrale Krampfanfälle auftreten, an ein Sturge-Weber-Syndrom denken lassen!

Diagnostik

- EEG
- Ophthalmologische Untersuchung, regelmäßige Augeninnendruckmessungen
- **Kernspintomographie des Schädels:** Nachweis einer parietookzipital betonten kortikalen Atrophie mit gyriformen Verkalkungen sowie einer darüber liegenden Zone vermehrter Kontrastmittelanreicherung als Ausdruck der leptomeningealen Angiomatose.

Therapie

Neurologische Ausfallserscheinungen und mentale Retardierung sind in hohem Maß von der Schwere des zerebralen Anfallsleidens abhängig. Die **antikonvulsive Behandlung** hat daher eine entscheidende Bedeutung. Bei medikamentös nicht beherrschbarer Epilepsie kann in Abhängigkeit von der anatomischen Lokalisation zerebraler Veränderungen eine **Lobektomie oder Hemisphärektomie** den weiteren Verlauf günstig beeinflussen, insbesondere, wenn der Eingriff im ersten Lebensjahr durchgeführt wird.

19.12.5 Klippel-Trénaunay-Syndrom

Definition

Wahrscheinlich nichthereditäre Erkrankung, die durch die klassische Befundtrias aus kapillärer Malformation, Hypertrophie von Knochen und/oder Weichteilen sowie einer Varikosis gekennzeichnet ist. Synonym: Angio-Osteohypertrophie.

Pathogenese

Die Erkrankung wird auf eine frühembryonale Störung der Gefäßentwicklung zurückgeführt. Möglicherweise liegt dem Klippel-Trénaunay-Syndrom und dem Sturge-Weber-Syndrom der gleiche pathogenetische Mechanismus zugrunde, da ein gleichzeitiges Auftreten der beiden Erkrankungen in vielen Fällen beschrieben wurde.

Klinik

Die Gefäßdysplasie führt zur Ausbildung eines Hämangioms, das klinisch als **Naevus flammeus** imponiert und meist einseitig die **unteren Extremitäten** betrifft (☞ Abb. 19.16). Im Bereich der betroffenen Extremität findet sich bei zwei Drittel der Patienten eine oft erhebliche **Hypertrophie von Weichteilgewebe oder Knochen.** Bei der Mehrzahl der Patienten sind weitere Gefäßmissbildungen (arteriovenöse Anastomosen, Venektasien, Lymphangiome) der betroffenen Körperregion nachweisbar.
Ein vaskulärer Naevus, eine Hypertrophie der befallenen Extremität, Varizen und arteriovenöse Fisteln können vorkommen. Die Gefäßmissbildungen führen häufig zu sekundären trophischen Störungen der Haut, die sich infizieren können. Die weitere körperliche und intellektuelle Entwicklung ist nicht beeinträchtigt.

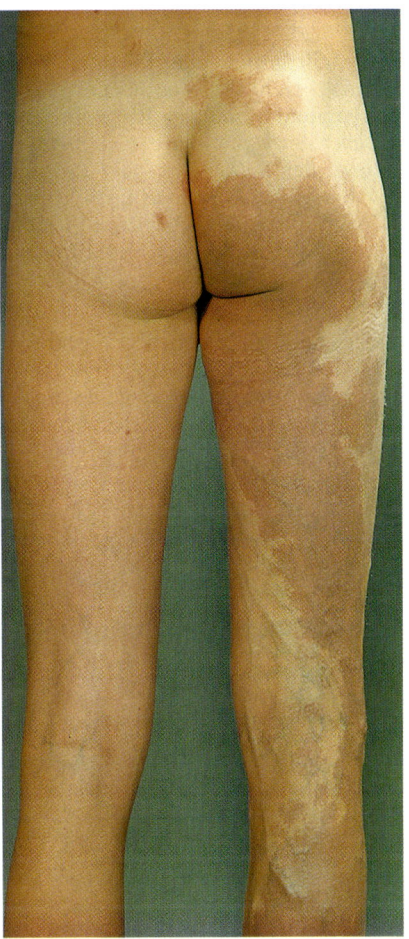

Abb. 19.16: Klippel-Trénaunay-Syndrom. Naevus flammeus (rechte Gesäßhälfte und rechtes Bein), Varikose (V. saphena magna und Seitenäste), Beinlängendifferenz (3 cm) mit sichtbarem Beckenschiefstand [4].

Therapie

Eine spezifische Therapie ist nicht möglich. Bei Beinlängendifferenz erfolgt eine orthopädische Behandlung. Bei ausgedehnten Hämangiomen mit extremer Hemihypertrophie kann eine chirurgische Intervention und ggf. eine Amputation notwendig sein. Heute werden Hämangiome zunehmend einer Sklerosierungsbehandlung zugeführt.

19.12.6 Hippel-Lindau-Syndrom

Definition

Autosomal-dominant vererbte Erkrankung, bei der es sich streng genommen nicht um ein neurokutanes Syndrom handelt, die jedoch verschiedene klinisch-pathologische Gemeinsamkeiten mit den Phakomatosen aufweist. Klinisch ist sie durch die Ausbildung multipler gut- und bösartiger Tumoren zahlreicher Organsysteme gekennzeichnet.

Ätiologie

Der Erkrankung liegen Mutationen im *VHL*-Gen zugrunde.

Klinik

Die Symptomatik beginnt meist erst im zweiten oder dritten Lebensjahrzehnt. **Akute Sehstörungen** oder **zerebelläre Symptome** sind der häufigste Vorstellungsgrund. Bei über der Hälfte der Patienten werden **Hämangioblastome** der Retina und/oder des Zerebellums gefunden. Bei 10–30 % kommen spinale Hämangioblastome, **Phäochromozytome** oder **Nierenzellkarzinome** vor. Letztere stellen die häufigste Todesursache dar.

Diagnostik

- Regelmäßige ophthalmologische Untersuchung
- Regelmäßige Sonographie des Abdomens
- Regelmäßige Kernspintomographie des Schädels
- Regelmäßige Bestimmung der Katecholamine im Urin
- Mutationsanalyse.

Therapie

Die Therapie der einzelnen Krankheitssymptome erfolgt in der Regel chirurgisch.

19.13 Erkrankungen des Rückenmarks

19.13.1 Syringomyelie

Definition

Entwicklungsstörung des Rückenmarks als dysraphische Fehlbildung mit blastomatöser Komponente.

Pathogenese

Die Syringomyelie entsteht durch einen fehlerhaften Schluss des Neuralrohrs und eine Störung in der Bildung der dorsalen Raphe. Es kommt zu einer blastomatösen Gliawucherung und zu regressiven Gewebsveränderungen mit Höhlenbildung bevorzugt im Hals- und Brustmark. Bei Hinaufreichen des Prozesses bis in die Medulla oblongata spricht man von Syringobulbie.

Klinik

Das klinische Leitsymptom der Syringomyelie ist die **dissoziierte Sensibilitätsstörung.** Es kommt zu einem halbseitigen Ausfall der Schmerz- und Temperaturempfindung bei erhaltener Oberflächensensibilität. Weitere Folgen sind trophische Störungen im Bereich der Hände sowie eine rapid fortschreitende Skoliose.

Diagnostik

Die Diagnose wird durch die Durchführung einer Kernspintomographie des Spinalkanals gestellt.

Therapie

Die Therapie erfordert häufig komplizierte chirurgische Maßnahmen und ist von der Lokalisation und der Ausprägung der Syringomyelie abhängig.

19.13.2 Tethered Cord

Definition

Verdickung und nach distal verlagerte Anheftung des Filum terminale durch eine Störung in der Embryonalentwicklung.

Embryologie

Während der fetalen Entwicklung hat das Rückenmark die gleiche Länge wie die Wirbelsäule. Aufgrund unterschiedlicher Wachstumsgeschwindigkeiten endet der Conus medullaris beim Kind auf Höhe L1. Die normale Regression des distalen embryonalen Rückenmarks führt zu einem fadenförmigen Filum terminale, das am Steißbein angeheftet ist. Zu einem Tethered Cord kommt es, wenn ein verdicktes seilartiges Filum terminale persistiert, das auf Höhe von L2 oder darunter fixiert ist.

Pathogenese

Die neurologischen Symptome entstehen durch Zug auf das Rückenmark und eine verminderte Rückenmarksdurchblutung.

Klinik

In 70 % der Fälle ist eine Mittellinienhautveränderung (Neuroporus, Lipom, Haarbüschel, Hyperpigmentierung) hinweisend (☞ Abb. 19.17). Die Symptomatik kann in Abhängigkeit von der Schwere des Befunds bereits bei Geburt oder erst im Erwachsenenalter beginnen. Asymmetrisches Längenwachstum von Fuß oder Bein, Muskelatrophien, eine Blasenfunktionsstörungen, eine fortschreitende Skoliose und diffuse Schmerzen der unteren Extremitäten sind häufige Symptome der Erkrankung.

Diagnostik

- **Sonographie des Spinalkanals** in den ersten Lebenstagen: Höhenbestimmung des Conus medullaris
- **Röntgen-Wirbelsäule:** meist Nachweis einer Spina bifida
- **Kernspintomographie des Spinalkanals:** exakte Höhenbestimmung des Conus medullaris und Darstellung des Rückenmarks.

Therapie

Die chirurgische Durchtrennung des verdickten Filum terminale verhindert oft das Fortschreiten der neurologischen Symptomatik.

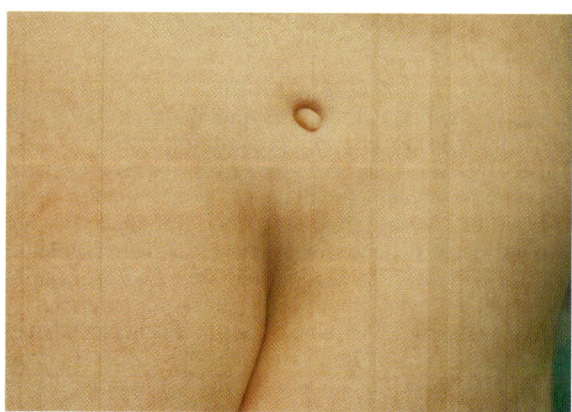

Abb. 19.17: Tethered Cord. Neuroporus mit kleinem Lipom.

19.14 Schädel-Hirn-Trauma (SHT)

Definition

Das Schädel-Hirn-Trauma ist die Folge äußerer Gewalteinwirkung auf den Schädel. Morphologische Komponenten des SHT sind Schädelfrakturen, epidurale, subdurale sowie intrazerebrale Blutungen und eine diffuse Hirnschädigung.

Klassifikation

- Leichtes SHT: Glasgow Coma Scale > 12
- Moderates SHT: Glasgow Coma Scale 9–12
- Schweres SHT: Glasgow Coma Scale ≤ 8
- Geschlossenes SHT
- Offenes SHT.

Epidemiologie

In Deutschland verunglücken jährlich etwa 1,5–2 Millionen Kinder. 700–1000 dieser Kinder sind so schwer verletzt, dass sie an den Folgen des Unfalltraumas versterben. Der Anteil der Kinder mit Schädel-Hirn-Verletzungen beträgt ca. 50 %.

Ätiologie

Die Ursachen von Schädel-Hirn-Verletzungen sind altersabhängig. Im ersten Lebensjahr werden schwere Verletzungen vor allem durch akzidentelle Stürze von Wickelkommoden oder aus Babytragen sowie nicht akzidentell durch Schütteltraumata des Kindes verursacht. Danach treten häusliche und Spielunfälle und ab dem fünften Lebensjahr zunehmend Verkehrsunfälle in den Vordergrund. Zunächst handelt es sich hauptsächlich um Unfälle, bei denen Kinder als Fußgänger beteiligt sind, mit zunehmendem Alter werden Kinder häufiger als Zweiradfahrer zu Unfallopfern. Hinzu kommen im Teenageralter Schädelverletzungen durch Sportunfälle. Jungen sind doppelt so häufig betroffen wie Mädchen.

Pathogenese

Der kindliche Schädel unterscheidet sich in wesentlichen Punkten von dem des Erwachsenen. Säuglinge und Kleinkinder haben noch offene Schädelnähte, die Kalottendicke ist noch gering, sodass Gewalteinwirkungen auf den Kopf durch eine gewisse Verformbarkeit des knöchernen Schädels kompensiert werden können. Andererseits können jedoch durch Übertragung dieser Verformungen auf den Schädelinhalt auch Hirndestruktionen verursacht werden. Eine Volumenzunahme des Schädelinhalts kann zumindest beim kleinen Kind in geringem Ausmaß durch die noch offenen Schädelnähte kompensiert werden.

Das Kopf-Körper-Verhältnis beträgt beim Säugling 1/6, beim Erwachsenen 1/30. Der Wassergehalt des kindlichen Gehirns beträgt ca. 88 % gegenüber 77 % beim Erwachsenen. Die Myelinisierung ist beim Kind noch nicht abgeschlossen, wodurch das Gehirn deutlich weicher und verformbarer ist. Hieraus resultiert eine erheblich größere Vulnerabilität des Gehirns durch plötzliche Beschleunigung oder Dezeleration.

Durch das geringere Gesamtblutvolumen sind Kinder durch Kopfschwartenverletzungen wesentlich schneller akut bedroht, beim Säugling können auch epi- und subdurale Hämatome zum hypovolämischen Schock führen.

Intrakraniale Hämatome treten bei Kindern seltener als beim Erwachsenen auf. Epidurale Hämatome sind auf Grund der Adhäsion der Dura im Bereich der Schädelnähte besonders im Säuglings- und Kleinkindalter häufig recht flach, aber großflächig und eher frontotemporal oder okzipital lokalisiert. Intrakraniale Hämatome können sich zunächst durchaus eher als Hypovolämie als durch eine neurologische Symptomatik manifestieren.

Klinik

Bei dem häufigen **leichteren SHT** kommt es u.U. zu einer kurzzeitigen Bewusstlosigkeit, einer Amnesie und vegetativen Symptomen wie Übelkeit, Erbrechen, Kopfschmerzen und Schwindel. Bei Kleinkindern treten häufig langdauernde Schreiattacken nach einer Phase verminderter Vigilanz auf. Bei älteren Kindern kann eine transitorische kortikale Amaurose, ein kurzzeitiger Verlust des Sehens ohne Störung der Pupillenreaktionen, auftreten.

Ein **schweres SHT** führt zu primärer Bewusstlosigkeit. Bei einer Blutung können neurologische Herdzeichen auftreten. Mögliche Symptome bei einer Schädelbasisfraktur sind Blut- und/oder Liquoraustritt aus der Nase und/oder den Ohren sowie ein Monokel- oder Brillen-

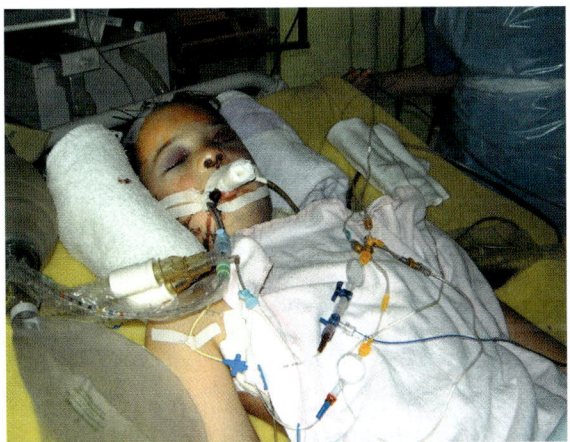

a

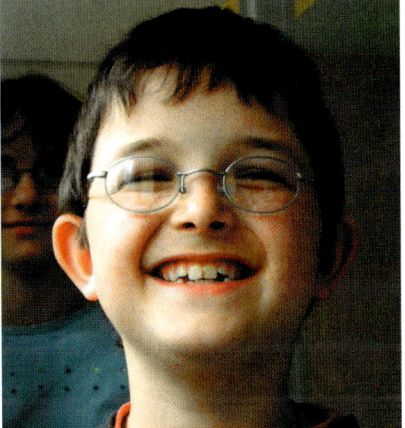

b

Abb. 19.18 a und b: a) 8 Jahre alter Patient nach Schädel-Hirn-Trauma (als Fußgänger von PKW erfasst). Brillenhämatom, Tamponade der Nase bei Liquorrhö, orotracheale Intubation, Magensonde, Hirndrucksonde. b) Derselbe Junge ein halbes Jahr später. Restitutio ad integrum.

hämatom. Bei einer Kalottenfraktur kann ein Frakturspalt tastbar sein. Bei Berstungstrauma kommt es zu einem instabilen Schädel (☞ Abb. 19.18 a und b).

Merke!

Das Auftreten eines subduralen Hämatoms, insbesondere in Gemeinschaft mit retinalen Einblutungen, sollte zunächst auch immer an ein nicht akzidentelles Trauma, also an eine Misshandlung des Kindes, denken lassen!

Komplikationen

Mögliche Komplikationen eines SHT sind persistierende Lähmungen oder eine Spastik durch fokale zerebrale Schädigung sowie persistierende psychomotorische Störungen durch eine diffuse axonale Schädigung.

Bei schwerem SHT kann eine maligne, therapierefraktäre Erhöhung des intrakraniellen Drucks mit Minderperfusion des Gehirns und Einklemmen des Hirnstamms auftreten.

Diagnostik

- Festlegung der Schwere des SHT: Glasgow Coma Scale
- Abdomen- und Thoraxsonographie zum Ausschluss weiterer Verletzungen (Polytrauma?)
- Hirnnervenprüfung, insbesondere Prüfung der Pupillenreaktion
- Augenärztliche Untersuchung: Stauungspapille?
- Röntgen-Schädel bei klinisch manifester Fraktur und bei Frakturverdacht
- Sonographie des Schädels: bei jedem Säugling mit SHT
- Computertomographie des Schädels: obligat bei GCS ≤ 8, möglichst bei GCS < 12, bei Verdacht auf intrakranielle Blutung, bei Verdacht auf Hirnödem, bei klinischem Hinweis auf eine Schädelbasisfraktur
- Röntgen-HWS: bei möglicher begleitender HWS-Läsion
- Implantation einer Hirndrucksonde: Messung des intrakraniellen Drucks (IZP) bei GCS ≤ 8
- Evozierte Potentiale: VEP, AEP, SEP
- Transkranielle Dopplersonographie
- EEG.

Therapie

Leichtes und moderates SHT: Die Kinder werden 48 Stunden überwacht. Bei Erbrechen ist Nahrungskarenz indiziert. Kreislaufparameter, Pupillenreaktionen und Vigilanz (Glasgow Coma Scale) sollten regelmäßig überprüft werden.

Schweres SHT: Präklinisch sind bei GCS ≤ 8 die Sicherung des Kreislaufs sowie die frühzeitige Intubation und Beatmung obligat.

Bei ausgeprägter neurologischer Symptomatik ist die Hebung von Kalottenimpressionen von mehr als Kalottendicke sowie die Ausräumung epi- und subduraler Hämatome erforderlich.

Zur Hirndruckprophylaxe und -therapie erfolgen eine Oberkörperhochlagerung (30°), eine Analgosedierung und ggf. eine Relaxierung. Bei Normovolämie wird die Flüssigkeitszufuhr auf zwei Drittel des Bedarfs reduziert. Zur Behandlung von Hirndruckspitzen können Barbiturate (Trapanal oder Brevimytal) eingesetzt werden. Eine Normothermie ist anzustreben, eine Hyperthermie sollte durch medikamentöse oder physikalische Maßnahmen behandelt werden.

Bei Kreislaufdepression kommen Katecholamine zum Einsatz.

Bei der Beatmung ist auf eine optimale Oxigenierung zu achten. Eine moderate Hyperventilation (PCO$_2$ um 30 mmHg) wird nur bei nachgewiesener Hirndruckerhöhung durchgeführt.

Bei Therapieresistenz und malignem Hirndruck kann als Ultima Ratio das Schädeldach im Sinn einer großen osteoklastischen Trapanation eröffnet werden.

Nach Abschluss der Hirndrucktherapie sollte baldmöglichst eine Verlegung in eine auf die Behandlung von Kindern spezialisierte Rehabilitationseinrichtung erfolgen.

Prognose

Bei leichtem und moderatem SHT ist die Prognose sehr gut. Bis zu 40 % der schweren kindlichen Schädel-Hirn-Verletzungen enden hingegen tödlich und es kommt häufig zu neurologischen Residualsymptomen. Eine primäre Areflexie sowie ein generalisiertes Hirnödem sind prognostisch ungünstig.

20 Unfälle und Vergiftungen

Unfallfolgen stellen heute in den Industrieländern nach der Neugeborenenperiode die häufigste Todesursache im Kindesalter dar. Die Unfallmortalität ist höher als die Mortalität durch Infektionskrankheiten und maligne Tumoren zusammen. Verletzungen im Kindesalter sind der häufigste Grund, einen Arzt aufzusuchen.

Epidemiologie

In Deutschland ereignen sich jährlich zwei Millionen Unfälle mit Beteiligung von Kindern unter 14 Jahren. Etwa 1000 Kinder sterben jedes Jahr an den Folgen eines Unfalls, 2000 Kinder weisen bleibende Behinderungen auf und 10 000 benötigen eine stationäre Behandlung von durchschnittlich 30 Tagen. 50 % der tödlich verletzten Kinder sind ein bis fünf Jahre alt.

Merke!
Unfallfolgen stellen heute in den Industrieländern nach der Neugeborenenperiode die häufigste Todesursache im Kindesalter dar.

Unfallursachen

Tödliche Kinderunfälle: Etwa die Hälfte der tödlichen Kinderunfälle ereignet sich im Straßenverkehr (50 % im Auto, 50 % als Fußgänger oder Radfahrer). Die zweite Hälfte der tödlichen Kinderunfälle ereignet sich im häuslichen Milieu oder in der Freizeit. Häufige Ursachen sind Fensterstürze, Vergiftungen, Verbrühungen oder Verbrennungen und Ertrinken.

Nicht tödliche Kinderunfälle: Im Säuglingsalter sind Stürze vom Wickeltisch, von Hochstühlen, aus Kinderwippen und Tragetaschen oder aus Laufwagen, Verbrühungen mit heißem Wasser oder Getränken und Aspirationen am häufigsten. Im Kleinkindalter stehen Stürze aus Fenstern, von Balkonen, Bäumen und Stockbetten im Vordergrund. Verbrühungen, Brände, Schnittverletzungen, Verätzungen sowie Vergiftungen oder Ersticken in Plastiksäcken sind ebenfalls häufige Unfallursachen. 40 % der Kinder verletzen sich als Mitfahrer im Auto.

Prophylaxe

Die Unfallhäufigkeit kann durch gezielte Präventionsmaßnahmen signifikant gesenkt werden. Neben politischen Maßnahmen, Informationskampagnen und Maß-nahmen der allgemeinen Sicherheitserziehung ist die Sicherung von Haus und Garten von Familien mit Kindern von besonderer Bedeutung.

20.1 Verbrennungen und Verbrühungen

Ätiologie
Häusliche Unfälle mit heißen Flüssigkeiten (Verbrühungen) sind am häufigsten. Außerdem kommen u.a. Grillunfälle, Feuerwerksunfälle und Hausbrände vor.

Pathophysiologie
Die thermische Schädigung führt zu Gewebsnekrosen, Kapillarkoagulation, Endothelschäden. Es kommt zu Flüssigkeits- und Wärmeverlust. Die Freisetzung von Mediatoren (z.B. Bradykinin, Histamin, Leukotriene) führt zu lokalem Ödem und bei Verbrennungen von mehr als 10–15 % der Körperoberfläche (bei Säuglingen bereits bei 5–8 %) zur generalisierten Verbrennungskrankheit. Eine erhöhte Kapillarpermeabilität führt zu Wasser-, Salz- und Eiweißverlust in das Interstitium und zu einem Volumenmangelschock. Die Infektionsgefahr ist extrem hoch.

Klinik
Man unterscheidet drei Verbrennungsgrade:
- **Grad I:** betrifft nur die Epidermis; Rötung und schmerzhafte Schwellung
- **Grad II:** betrifft Epidermis und Dermis; Blasenbildung und heftige Schmerzen; je tiefer die Verbrennung, desto geringer die Schmerzen (weniger intakte Nervenendigungen)
- **Grad III:** betrifft die gesamte Haut inklusive Anhangsgebilde; weißgraue Nekrosen. Die Schmerzempfindung kann völlig fehlen. Eine spontane Reepithelialisierung ist nicht möglich.

Das Ausmaß der geschädigten Körperoberfläche kann mit Hilfe der sog. „Neunerregel" abgeschätzt werden (☞ Abb. 20.1).

Wichtige und häufige Komplikationen
- Wundinfektion, Sepsis
- Herzinsuffizienz mit Lungenödem
- Respiratorische Insuffizienz (Schocklunge, Sepsis)
- Hirnödem (bei Hypoosmolarität)

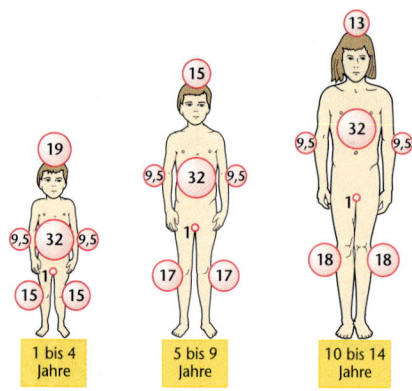

Abb. 20.1: Neunerregel zur Abschätzung des prozentualen Anteils der Körperteile an der Körperoberfläche [20].

- Gastrointestinale Blutungen (Stress), paralytischer Ileus
- Niereninsuffizienz (Schocklunge bei Hypovolämie)
- Keloidbildung, Kontrakturbildung.

Säulen der Therapie

- Erstmaßnahmen am Unfallort: Patienten aus der Gefahrenzone entfernen, Atemwege sichern, Kreislaufstabilität überprüfen, Kleidung entfernen, lokale Kühlung über 10–20 Minuten (kühles Wasser), Zugang legen
- Effektive Schmerzbehandlung (Morphin oder Morphinderivate)
- Intravenöse Flüssigkeitszufuhr zur Schockprophylaxe: 20 ml/kg KG/h Vollelektrolytlösung auf dem Transport, später je nach klinischem Zustand, Elektrolytsituation und Bilanz
- Wundversorgung: zunächst sterile Abdeckung, in der Klinik Entfernung von Blasenresten, z.B. unter Verwendung von Kompressen, die mit Betaisodona 1:10 verdünnt getränkt sind. Geschlossene Blasen an Händen und Füssen werden nicht primär eröffnet. Hautareale mit tiefgradigen Verbrennungen zweiten Grades und Verbrennungen dritten Grades werden frühzeitig exzidiert und transplantiert
- Intubation: bei allen Patienten mit Inhalationstrauma, sonst großzügig bei allen Patienten mit Vigilanzstörungen
- Großzügige antibiotische Therapie (immer an Sepsis denken!)
- Tetanusschutz nicht vergessen!
- Parenterale Ernährung
- Intensive physiotherapeutische Maßnahmen
- Rehabilitationsmaßnahmen.

Prognose

Bei Verbrennungen und Verbrühungen von mehr als 10 % der Körperoberfläche ist die Prognose ernst. Ab einer Beteiligung von 30–40 % der Körperoberfläche besteht Lebensgefahr durch Schock, Hirnödem und Sepsis. Je jünger das Kind, desto höher ist die Mortalität.

20.2 Ertrinkungsunfälle

Ätiologie

Im Kleinkindalter ertrinken Kinder bevorzugt in Gartenteichen und Schwimmbädern. Bei Adoleszenten stehen offene Naturgewässer im Vordergrund.

Pathophysiologie

Es kommt zu einem Laryngospasmus mit Hypoxämie. Nach Untertauchen des Gesichts kommt es trotz Isovolämie zu einer Kreislaufzentralisation mit Minderperfusion der Haut und des Gastrointestinaltrakts (Tauchreflex). Das Schlucken von Wasser führt zu Hypervolämie und Elektrolytveränderungen. Nach Erlöschen des Laryngospasmus kommt es zur Aspiration von Wasser, wodurch Surfactant und Pneumozyten zerstört werden. Ertrinkungsunfälle gehen nahezu regelhaft mit einer Hypothermie einher. Letztlich kommt es zu einem hypoxiebedingten Kreislaufstillstand.

Therapie

- Rettung des Unfallopfers, Sicherung der Atemwege, i.v. Zugang
- Bei fehlender Spontanatmung sofortige Intubation und Beatmung
- Kardiale Reanimation (bei Hypothermie mindestens eine Stunde lang fortsetzen!)
- Temperaturmessung und Wärmekonservierung (Kleider entfernen, Isolationsfolien, Decken)
- Transport in die Klinik
- Überdruckbeatmung mit positivem endexspiratorischem Druck (PEEP)
- Hirnödemtherapie (Oberkörperhochlagerung, Hyperventilation).

> **Merke!**
> Die langfristige Prognose nach einem Ertrinkungsunfall ist entscheidend von der schnellen und guten Erstbehandlung abhängig!

Prognose

Sie ist abhängig von der Dauer der Hypoxie und vom Ausmaß der Hypothermie. Bei starker Unterkühlung ist die Chance auf ein folgenfreies Überleben höher!

20.3 Vergiftungen

Definition

Als Ingestionsunfall wird die akzidentelle Einnahme von möglicherweise schädigenden Substanzen oder Dingen bezeichnet. Kommt es nach Ingestionen zu Krankheitssymptomen, spricht man von Vergiftung.

Epidemiologie

In Deutschland treten jährlich knapp 200 000 Ingestionsunfälle auf. Etwa 90 % betreffen Kinder im Alter von zehn Monaten bis fünf Jahren. Der Häufigkeitsgipfel liegt bei etwa zwei Jahren. Die Zahl der schweren Vergiftungen in Deutschland liegt bei 2000 jährlich, die Zahl der tödlichen Vergiftungen bei unter zehn. Die meisten Ingestionsunfälle ereignen sich in Haus (v.a. Badezimmer und Küche) und Garten. Bei Adoleszenten sind Alkoholintoxikationen und Suizidversuche am häufigsten.

Klinik

Vergiftungszeichen treten im Allgemeinen in einem engen zeitlichen Zusammenhang mit der Aufnahme des Giftes auf. Ausnahmen sind chlorierte Kohlenwasserstoffe, Eisen, Schwermetalle, Äthylenglykol, Methanol, Paracetamol, Paraquat, Knollenblätterpilze und Pfaffenhütchen. Bei Vergiftungen durch diese Substanzen kommt es typischerweise zu einem symptomfreien Intervall.

Meistens sind die klinischen Symptome unspezifisch. Bei leichteren Vergiftungen kommt es zu Verwirrung, Somnolenz, Ataxie, Hypotonie, Übelkeit und Erbre-

chen. Schwere Vergiftungen führen zu Koma, Krämpfen, Kreislauf- und Organversagen.

Nur einige Substanzen führen zu charakteristischen Symptomkonstellationen. Sie sind in Tabelle 20.1 zusammengefasst.

Diagnostik

- Anamnese: Wer, wann, was, wie viel, wie, weshalb (s. u.)?
- Notfalluntersuchung: Atemwege frei? Ausreichende Spontanatmung? Kreislauf stabil?

Merke!

Bei allen Vergiftungen sollte man sich von einer der Giftnotzentralen beraten lassen!

Tab. 20.1 Charakteristische Vergiftungssyndrome.

Syndrombezeichnung	Symptome	Substanzen
Anticholinerges Syndrom	• Mydriasis • Tachykardie • trockene Schleimhäute • Harnverhalt • Wangenrötung • leichtes Fieber • Halluzinationen	Atropin, Tollkirsche, Stechapfel
Cholinerges Syndrom	• Miosis • Bradykardie • Hypotonie • Hypersalivation • Erbrechen • Schwitzen • Hypothermie • Muskelfaszikulationen • Koma und Krämpfe	Organophosphate, Cholinergika
Sympathikomimetisches Syndrom	• Tachykardie • Hypertonie • Mydriasis • Schwitzen • Blässe • Tremor • Unruhe	Amphetamine, Adrenalin, Kokain
Opiatsyndrom	• Miosis • Halluzinationen • Sedierung • Atemdepression • Koma	Opiate, Kodein
Extrapyramidales Syndrom	• Tortikollis • Zungen-, Schlundkrämpfe • erhaltenes Bewusstsein	Neuroleptika, Metoclopramid
Glykosidvergiftung	• Herzrhythmusstörung • Übelkeit, Erbrechen • Halluzinationen • Sehstörungen	Fingerhut, Digitalis
Thalliumvergiftung	• Haarausfall • Obstipation • periphere Neuropathie • Enzephalopathie	Rattengift
Bleivergiftung	• Darmkoliken • Anämie • Enzephalopathie • aschgraue Hautfarbe • Bleisaum am Zahnfleisch	Blei

Checkliste: Die sechs wichtigsten Fragen bei V.a. Vergiftung.	
Wer?	Alter und Gewicht
Wann?	ungefähre Uhrzeit der Ingestion
Was?	alle fraglichen Substanzen/Behälter asservieren
Wie viel?	geschätzte Menge
Wie?	oral, inhalativ, kutan, intravenös
Weshalb?	akzidentell, suizidal, Abusus

Therapie

Primäre Giftentfernung: Entfernung einer Substanz aus dem Magen-Darm-Trakt vor erfolgter Resorption:

- **induziertes Erbrechen:**
  - Die Entleerung des Gastrointestinaltrakts ist vollständiger als bei Magenspülung
  - Ipecacuanhasirup: 9–12 Monate: 10 ml, 1–2 Jahre: 15 ml, > 2 Jahre: 15–30 ml; mindestens 200 ml Tee oder Saft nachtrinken lassen!
  - Kontraindikationen beachten (s. u.)!
- **Magenspülung:**
  - Bei Kleinkindern besteht die Gefahr einer Wasserintoxikation
  - weniger effektive Entleerung des Gastrointestinaltrakts
  - wird nur noch selten durchgeführt
  - Legen einer großlumigen Magensonde, Aspiration des Mageninhalts, Spülung mit NaCl 0,9 %, Applikation von Aktivkohle
- **Aktivkohle:**
  - absorbiert rasch verschiedenste Gifte
  - Verabreichung im Anschluss an induziertes Erbrechen oder Magenspülung
  - Dosis: 1 g/kg KG (pulverförmige Kohle aufschwemmen und trinken lassen)
  - zusätzlich ist die Verabreichung eines Laxans (z.B. Glaubersalz 0,5 g/kg Kg) erforderlich, um die Darmpassage zu beschleunigen und damit die Wiederfreisetzung des Giftes zu verhindern
  - Indikation: Vergiftung mit Tensiden, organischen Lösungsmitteln, Pilzgiften, Endotoxinen und zahlreichen Medikamenten
  - Kontraindikation: Schwermetallvergiftung (behindert diagnostische und u.U. operative Maßnahmen).

Merke!
Kontraindikationen für induziertes Erbrechen sind
- Somnolenz und Bewusstlosigkeit
- Ingestionsunfälle bei jungen Säuglingen
- Verätzungen mit Säuren und Laugen
- Ingestion schäumender Substanzen
- Ingestion von Kohlenwasserstoffen
- Krampfanfälle.

Sekundäre Giftentfernung

Entfernung resorbierter toxischer Substanzen aus dem Körper durch:
Forcierte Diurese: Die hoch dosierte Flüssigkeitsverabreichung unter Gabe von Diuretika ist bei Kindern wegen der Gefahr einer Wasserintoxikation fast nie indiziert.

Dialyse, Hämofiltration, Austauschtransfusion: indiziert, wenn die Giftelimination auf anderem Weg nicht gelingt und die aufgenommene Substanz wasserlöslich ist.

Keine therapeutischen Maßnahmen sind erforderlich bei Ingestion von:
- Azetylsalizylsäure < 75 mg/kg KG
- Codeinphosphat < 2 mg/kg KG
- Phenacetin < dreifache altersbezogene Einzeldosis
- Zigaretten:
  - 9–12 Monate: < ⅓ Zigarette oder ½ Kippe
  - 1–5 Jahre: < ½ Zigarette oder 1 Kippe
  - 6–12 Jahre: < ¾ Zigarette oder 2 Kippen
  - > 12 Jahre: < 1 Zigarette.
- Eine alleinige **Aktivkohlegabe** ist ausreichend bei Ingestion von:
- 9–12 Monate: < ⅓–¾ Zigarette oder ½–1 Kippe
- 1–5 Jahre: < ½–1 Zigarette oder 1–2 Kippen
- 6–12 Jahre: < 1–1½ Zigarette oder 2–3 Kippen
- > 12 Jahre: 1–2 Zigaretten oder 2–3 Kippen.

Spezifische therapeutische Maßnahmen bei den häufigsten Vergiftungen:

Nikotin: Typische Symptome sind Blässe, Tachykardie, Schwitzen. Sehr selten sind therapeutische Maßnahmen erforderlich (s. o.). Wenn o.g. Grenzen überschritten sind, aber keine Symptome bestehen, sollte Erbrechen induziert werden. Bei Symptomen ist eine Magenspülung erforderlich.

Alkohol: Typische Symptome sind Bewusstseinsstörungen und Hypoglykämie. Bei wachem Kind wird eine Magenspülung durchgeführt. Bei bewusstlosem Kind erfolgen die Intubation, Magenentleerung sowie die Verabreichung von Glukose i.v. (Glukose 50 % 2 ml/kg KG).

Paracetamol: Das klinische Leitsymptom ist die Leberzellschädigung. Ab 100 mg/kg KG Paracetamol: primäre Giftentfernung durch induziertes Erbrechen, Kohle/Glaubersalz. Verabreichung von Azetylzystein als Antidot. Leberzellschäden sind ab einer Dosis von 125 mg/kg Kg Paracetamol zu erwarten. Paracetamolspiegelbestimmungen sind hilfreich.

Azetylsalizylsäure: Typische Symptome sind Agitation, Tachykardie, Koma. Häufige Begleiterscheinungen sind eine metabolische Azidose (Entkoppelung der oxidativen Phosphorylierung) bzw. eine metabolische Alkalose (zentrale Stimulation) sowie eine Hyponatriämie (Syndrom der inadäquaten ADH-Sekretion). Ab 150 mg/kg KG: primäre Giftentfernung durch induziertes Erbrechen, Kohle/Glaubersalz. In schweren Fällen sind eine forcierte Diurese, Hämodialyse oder Hämofiltration erforderlich.

Cyanid: Typische Symptome sind eine rosige Hautfarbe, der Geruch nach Bittermandeln, Hyperventilation, Krämpfe, Opisthotonus, Atemstillstand, Herzstillstand durch Hemmung der Cytochromoxidase. Hier ist die sofortige Verabreichung von 4-DMAP und Natriumthiosulfat i.v. lebensrettend.

Digoxin: Typische Symptome sind Übelkeit, Halluzinationen, Sehstörungen, Arrhythmien sowie eine Hyperkaliämie. Eine primäre Giftentfernung ist bis vier Stunden nach Einnahme sinnvoll. Bei ventrikulären Extrasystolen wird Phenytoin, bei Tachykardie Lidocain, bei Bradykardie Atropin verabreicht. Spezifische Digitalisantikörper stehen zur Verfügung. Eine Hyperkaliämie ist als Alarmzeichen zu werten, da die Kaliumkonzentration direkt mit dem Digitalisspiegel korreliert.

Trizyklische Antidepressiva: Die typische Symptomatik manifestiert sich als Mischbild aus Agitation, Koma, Krampfanfällen, Hypertonie (initial), Tachykardie, Hypotonie und Arrhythmien. Die primäre Giftentfernung durch Magenspülung ist bis zwölf Stunden nach Einnahme sinnvoll. Anschließend werden mehrfach Kohle und Glaubersalz appliziert. Neben allgemein intensivmedizinischen Maßnahmen ist bei Arrhythmien die Verabreichung von Natriumbikarbonat, Lidocain oder Phenytoin indiziert. Bei Therapieresistenz muss eine elektrische Kardioversion erfolgen. Bei Krampfanfällen kommen Diazepam, Midazolam und später Phenytoin zum Einsatz. Kontraindiziert sind Physostigmin, Chinidin, Disopyramid und Procainamid.

Methylenglykol (Frostschutzmittel): Verabreichung von Äthanol in einer Dosierung von 600 mg/kg KG p.o. oder i.v. bis zu einem Blutspiegel von 100 mg/dl.

20.4 Schädel-Hirn-Trauma

☞ Kapitel Neurologie.

21 Vorsorgeuntersuchungen im Kindesalter

Seit 1971 besteht in Deutschland ein gesetzlicher Anspruch auf regelmäßige Untersuchungen zur Früherkennung von Krankheiten und Entwicklungsstörungen. Derzeit umfasst das Vorsorgeprogramm zehn Untersuchungen, die unmittelbar nach der Geburt beginnen und im Adoleszentenalter enden. Die folgende Checkliste fasst die Zeitpunkte der empfohlenen Vorsorgeuntersuchungen im Kindesalter zusammen.

Checkliste: Übersicht der empfohlenen Vorsorgeuntersuchungen im Kindesalter.

Vorsorge-untersuchung	Empfohlener Zeitraum
U1	Unmittelbar nach der Geburt
U2	3.–10. Lebenstag
U3	4.–6. Lebenswoche
U4	3.–4. Lebensmonat
U5	6.–7. Lebensmonat
U6	10.–12. Lebensmonat
U7	21.–24. Lebensmonat
U8	43.–48. Lebensmonat
U9	60.–64. Lebensmonat
U10/J1	12.–13. Lebensjahr

21.1 Übersicht der Untersuchungsschwerpunkte bei den Vorsorgeuntersuchungen

Das Ziel des Vorsorgeprogramms ist die Früherkennung von Erkrankungen, die die normale körperliche und geistige Entwicklung des Kindes gefährden. Das gelbe Vorsorgeheft dient als Dokumentationsgrundlage des gesamten Vorsorgeprogramms, es wird jeweils der Mutter ausgehändigt. Bei jeder Vorsorgeuntersuchung werden Gewicht, Körperlänge und Kopfumfang erhoben und in das Somatogramm des gelben Vorsorgehefts eingetragen (☞ Abb. 21.1). Zu jeder Vorsorgeuntersuchung gehört eine vollständige körperliche Untersuchung des entkleideten Kindes.

Impfungen sind in den Vorsorgeuntersuchungen nicht enthalten. Bei jeder Vorsorgeuntersuchung sollten jedoch der Impfstatus überprüft und fehlende Impfungen nachgeholt werden.

21.2 Altersgemäße psychomotorische Entwicklung

Im Neugeborenenalter sind die Primitivreflexe bei der Beurteilung der neurologischen Entwicklung hilfreich. Sie sollten bei den entsprechenden Vorsorgeuntersuchungen geprüft werden. Es handelt sich um eine Vielzahl von Reflexen und Bewegungsautomatismen, die in den ersten Lebenswochen und -monaten physiologisch nachweisbar sind und mit zunehmender Ausreifung des ZNS verschwinden. Das Fehlen, eine Asymmetrie oder ein zu langes Persistieren dieser Reflexe sprechen für das Vorliegen einer Hirnschädigung. Tabelle 21.1 fasst die wichtigsten Primitivreflexe und ihren Ablauf zusammen.

Die Beurteilung der altersgemäßen psychomotorischen Entwicklung ist ein zentraler Bestandteil der Vorsorgeuntersuchungen.

Tabelle 21.2 gibt einen stark vereinfachten Überblick über die für den klinischen Alltag wichtigen Meilensteine der motorischen Entwicklung.

Darüber hinaus ist der Denver-Developmental-Screening-Test zur Beurteilung des sozialen Kontakts, der Grob- und Feinmotorik und der Sprache sehr gut geeignet (☞ Abb. 21.2).

21.3 Vorsorgeuntersuchungen

U1

Die U1 wird **unmittelbar nach der Geburt** im Kreißsaal durchgeführt und beinhaltet folgende Schritte:
- Beurteilung des Vitalzustands des Kindes anhand von Hautkolorit, Atmung, Muskeltonus, Reflexen beim Absaugen und Herzfrequenz. Die Befunde werden nach dem Apgar-Schema 1, 5 und 10 Minuten nach der Geburt klassifiziert (☞ Kapitel Neonatologie).
- Messung des Nabelschnur-pH-Werts
- Beurteilung des Reifegrads des Kindes (☞ Kapitel Neonatologie)
- Entscheidung, ob eine Intensivtherapie (z.B. Intubation und Beatmung) erforderlich ist

21

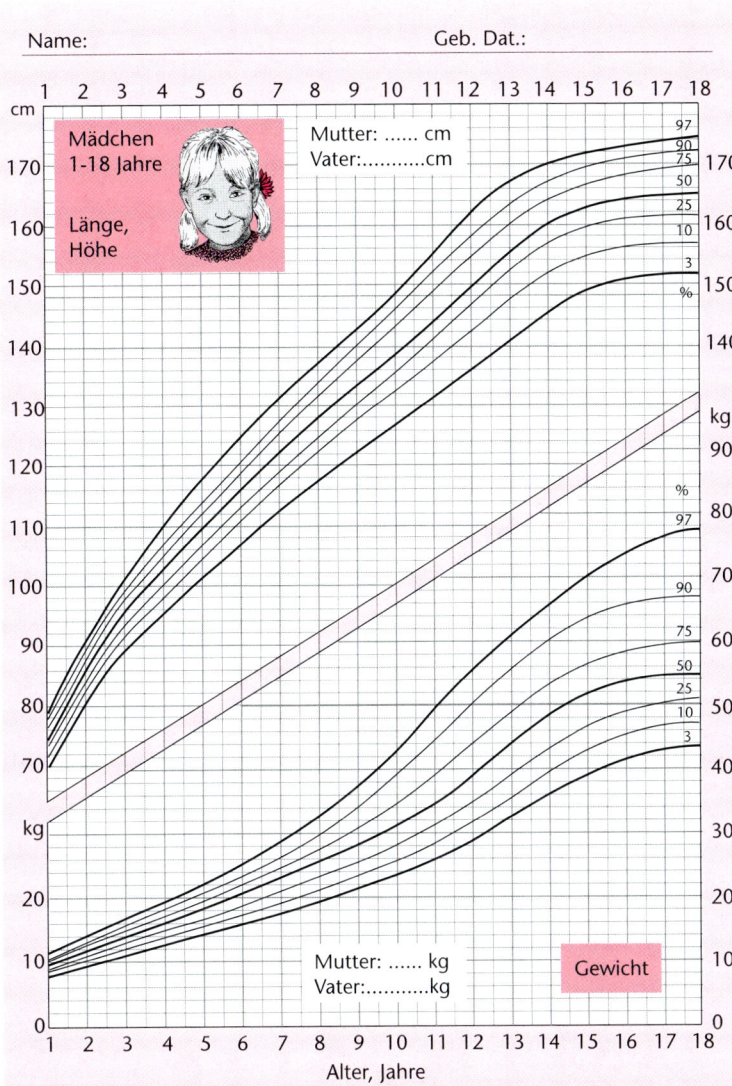

Abb. 21.1: Somatogramm Mädchen bis 18 Jahre nach Prader [13].

Tab. 21.1 Primitivreflexe und deren Ablauf.		
Primitivreflex	**Ablauf**	**Zeitlicher Rahmen**
Saugreflex	Saugen bei Berühren der Lippen	bis zum 3. Monat
Suchreflex	Mundöffnen und Hinwenden des Kopfes bei Berühren der Wange	bis zum 3. Monat
Palmarer Greifreflex	Fingerbeugung bei Bestreichen der Handinnenfläche	bis zum 6. Monat
Plantarer Greifreflex	Zehenbeugung bei Bestreichen der Fußsohle	bis zum 11. Monat
Schreitphänomen	Schreitbewegungen bei Berühren der Unterfläche	bis zum 2. Monat
Galant-Rückgratreflex	Bestreichen des Rückens seitlich der Wirbelsäule führt zu Wirbelsäulenflexion mit der Konkavität zur gereizten Seite	bis zum 3.–6. Monat
Asymmetrischer tonischer Halsreflex	Seitwärtsdrehung des Kopfes führt zu Streckung von Arm und Bein auf der Gesichtsseite und zur Beugung von Arm und Bein auf der Hinterkopfseite: Fechterstellung	bis zum 6. Monat
Symmetrischer tonischer Halsreflex	Kopfbeugung führt zu Beugung der Arme und Streckung der Beine, Kopfstreckung führt zu Streckung der Arme und Beugung der Beine	bis zum 6. Monat
Moro-Reflex	Erschütterung der Unterlage oder rasches Senken des in Rückenlage gehaltenen Kindes führt zuerst zur Streckung und Abduktion, dann zur Beugung und Adduktion der Arme mit Spreizen der Finger	bis zum 3.–6. Monat

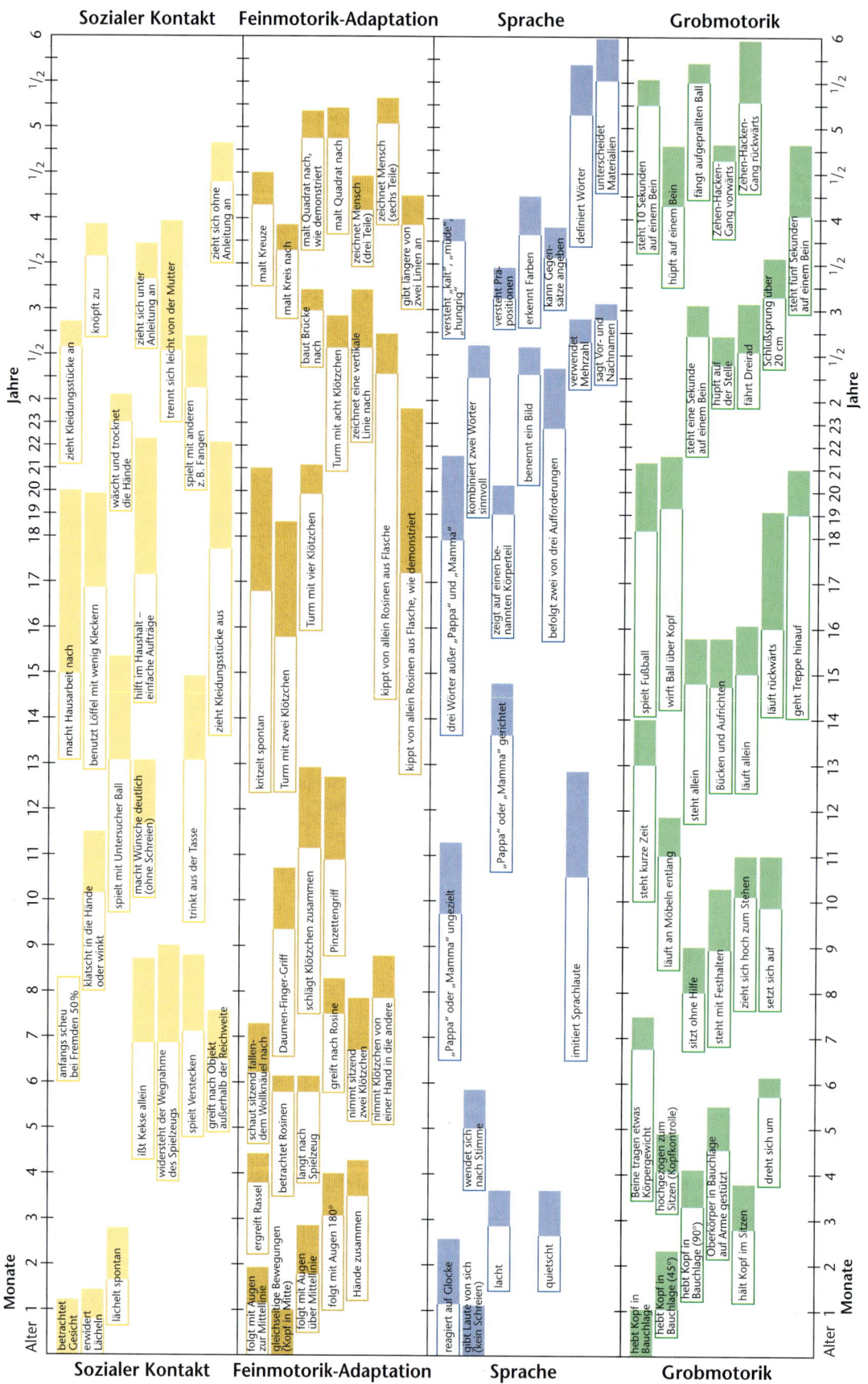

Abb. 21.2: Dokumentationsblatt für den Denver-Developmental-Screening-Test [17].

Tab. 21.2 Statomotorische Entwicklung.

Alter	Fähigkeiten
1 Monat	Massenbewegungen Drehen des Kopfes zur Seite Keine Kopfkontrolle gegen die Schwerkraft (Traktion)
2 Monate	Mitnahme des Kopfes in Linie des Rumpfes (Traktion) kurzes Heben des Kopfes in Bauchlage
3 Monate	sichere Kopfkontrolle Zuwendung zu Licht- und Schallquellen
6 Monate	Sitzen mit Unterstützung Krabbeln
9 Monate	freies Sitzen Stehen mit Unterstützung
1 Jahr	freies Stehen, Laufen mit Unterstützung
1 ½-Jahre	freies Laufen
2 Jahre	Rennen und Treppensteigen
3 Jahre	Dreiradfahren

- Verabreichung von Vitamin K 2 mg oral
- Die Credé-Prophylaxe ist nicht mehr vorgeschrieben
- Eintragungen der Daten zu Schwangerschaft und Geburt in das gelbe Heft.

U2

Die U2 wird am **3.–10. Lebenstag** durchgeführt und beinhaltet folgende Schritte:
- umfassende Untersuchung zur Erfassung behandlungs- oder kontrollbedürftiger Befunde (☞ Abb. 21.3)
- eingehende klinische Untersuchung.
- Die Blutentnahme aus der Ferse für die Durchführung des Neugeborenenscreenings auf angeborene Stoffwechselerkrankungen und Endokrinopathien sollte spätestens am fünften Lebenstag erfolgen. Hierzu werden sechs Blutstropfen auf eine Filterpapierkarte zur Untersuchung auf Hypothyreose, Phenylketonurie und Galaktosämie aufgetropft. In Deutschland haben inzwischen mehrere Bundesländer ein **erweitertes Neu-**

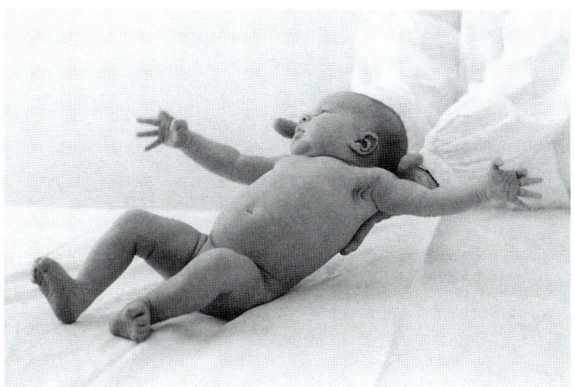

Abb. 21.3: Moro-Reaktion. Kind wird in Rückenlage gehalten. Die rasche Abwärtsbewegung des Kopfes um 4–5 cm löst eine Abduktion der Arme aus [22].

geborenenscreening mittels Tandemmassenspektrometrie eingeführt. Hierdurch können 12–30 angeborene Stoffwechselerkrankungen (z. B. Aminosäurenstoffwechselstörungen, organische Azidurien, Störungen der Fettsäurenoxidation) diagnostiziert werden. Da diese Störungen bereits in den ersten Lebenstagen manifest werden können, wird bei Durchführung des erweiterten Screenings eine frühzeitige Blutentnahme im Alter von **48 Stunden** dringend empfohlen. Erste Auswertungen haben gezeigt, dass durch die Erweiterung des Neugeborenenscreenings die Detektionsrate verdoppelt (etwa 1 : 1200 betroffene Kinder) sowie Mortalität und Morbidität durch angeborene Stoffwechselerkrankungen signifikant reduziert werden können (☞ auch Kapitel Stoffwechselstörungen).
- Besprechung der Rachitis-, Fluor- und Jodprophylaxe: Reife Neugeborene erhalten täglich 500 IE Vitamin D sowie 0,25 mg Fluor und 50 µg Jodid pro Tag. Die Tabellen 21.3 und 21.4 fassen die altersabhängigen Empfehlungen zur Fluorid- und Jodidprophylaxe zusammen.
- **Sonographie der Hüfte zum Ausschluss einer Hüftgelenksdysplasie:** Eine angeborene Hüftgelenksdysplasie kommt bei etwa 3 % der Neugeborenen vor. Mädchen sind etwa fünfmal häufiger betroffen als Jungen. Die standardisierte Sonographie der Hüfte beim Neugeborenen nach Graf erfordert eine morphologische Beschreibung des knöchernen Pfannenerkers, der Hüftgelenkspfanne, des knorpeligen Erkers und der Position des Hüftgelenkkopfs (☞ Abb. 21.4 a. und b). Tabelle 21.5 zeigt eine Klassifikation der Hüftgelenksdysplasien (☞ Abb. 21.5 a–c).

Tab. 21.3 Orientierende altersabhängige Empfehlungen zur Fluoridprophylaxe.

Alter	Fluoridmenge
1.–2. Lebensjahr	0,25 mg/d
2.–3. Lebensjahr	0,5 mg/d
3.–6. Lebensjahr	0,75 mg/d
6.–18. Lebensjahr	1 mg/d

Diese Angaben gelten für einen Fluoridgehalt des Trinkwassers von < 0,25 mg/l.

Tab. 21.4 Orientierende altersabhängige Empfehlungen zur Jodidprophylaxe.

Alter	Jodidmenge
0–4 Monate	50 µg/d
4–12 Monate	80 µg/d
1–13 Jahre	100 µg/d
ab 13 Jahre	200 µg/d

Merke!

Das Risiko einer Hüftgelenksdysplasie ist erhöht bei:
- Geburt aus Beckenendlage
- positiver Familienanamnese bezüglich Hüftgelenksdysplasie
- Stellungsanomalien der Füße
- Abspreizhemmung der Hüfte.

Tab. 21.5 Klassifikation der Hüftgelenksdysplasien.

Typ	Knöcherner Erker		Knorpeliger Erker		Hüftkopf	α	β	Therapie
	Form		Größe	Echogenität				
I	eckig	spitz	Hüftkopf übergreifend	echoarm	zentriert	$> 60°$	$< 55°$	nein
IIa	rund	breit	Hüftkopf übergreifend	echoarm	zentriert	$50–60°$	$55–77°$	Kontrolle
IIb	rund	breit	Hüftkopf übergreifend	echoarm	zentriert	$43–60°$	$55–77°$	Kontrolle
IIc	rund	breit	Hüftkopf übergreifend	echoarm	noch zentriert	$43–50°$	$55–77°$	ja
IIIa	flach	breit	nicht den Hüftkopf übergreifend	echoarm	dezentriert	$< 43°$	$> 77°$	ja
IIIb	flach	breit	nicht den Hüftkopf übergreifend	echodicht	dezentriert	$< 43°$	$> 77°$	ja
IV	flach	aufgebraucht	nicht den Hüftkopf übergreifend	echodicht	luxiert	$< 43°$	nicht bestimmbar	ja

Die **Therapie** sollte so früh wie möglich, spätestens zu Beginn der sechsten Lebenswoche erfolgen.

Bei **IIa- und IIb-Hüften** wird zunächst eine Kontrolluntersuchung im Alter von sechs Wochen durchgeführt. Ab einer **IIc-Hüfte** wird bei allen Formen der Hüftgelenksdysplasie eine Spreizhosenbehandlung durchgeführt. Dies gilt auch für dezentrierte und luxierte Hüften, da eine sofortige Reposition mit einem hohen Risiko der Hüftkopfnekrose assoziiert ist.

Bei **III- und IV-Hüften** wird über drei Wochen eine Spreizhosenbehandlung durchgeführt. Ergibt eine Kontrolluntersuchung, dass der Hüftkopf reponiert ist, handelt es sich um eine „benigne" Dysplasie. Bei der „malignen" Dysplasie, die zu diesem Zeitpunkt keine Reposi-

tion aufweist, wird dann eine Overheadextensionsbehandlung mit anschließender Ruhigstellung im Gips durchgeführt. Führt auch dies nicht zum Erfolg, muss eine manuelle oder operative Reposition mit anschließender Gipsbehandlung erfolgen. Eine Hüftkopfnekrose tritt in 5–10 % der Fälle als Therapiefolge auf.

Merke!

Wird eine angeborene Hüftgelenksdysplasie rechtzeitig erkannt und konsequent behandelt, entwickeln sich die Hüften bei über 90 % der betroffenen Kinder später funktionell und radiologisch normal.

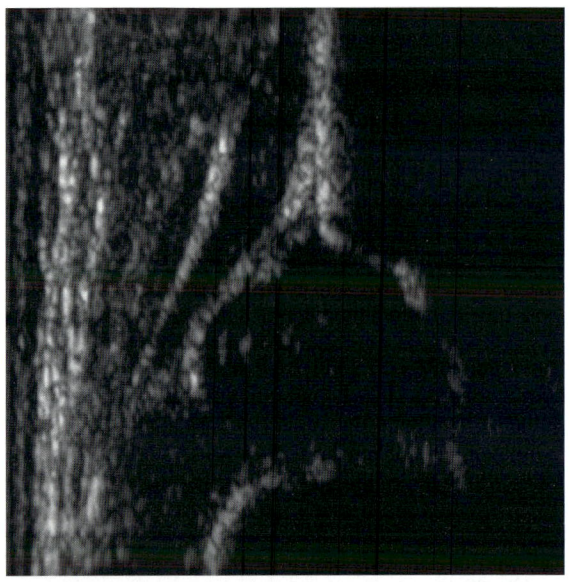

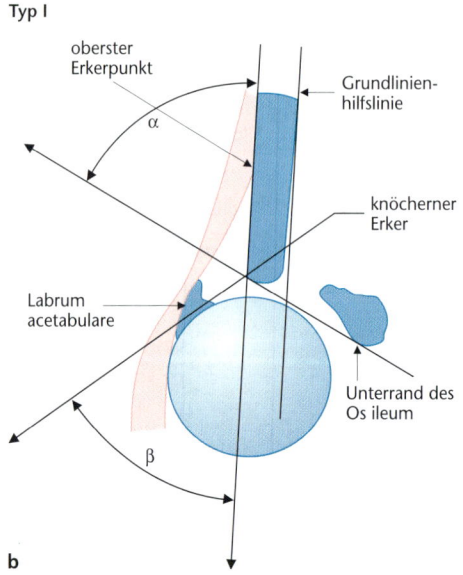

Typ I

oberster Erkerpunkt

Grundlinienhilfslinie

α

knöcherner Erker

Labrum acetabulare

Unterrand des Os ileum

β

a

b

Abb. 21.4 a und b: a) Sonographie der Säuglingshüfte. Normalbefund [23].
b) Schematische Darstellung der bei der sonographischen Untersuchung der Hüfte wichtigen anatomischen Strukturen. Normalbefund.

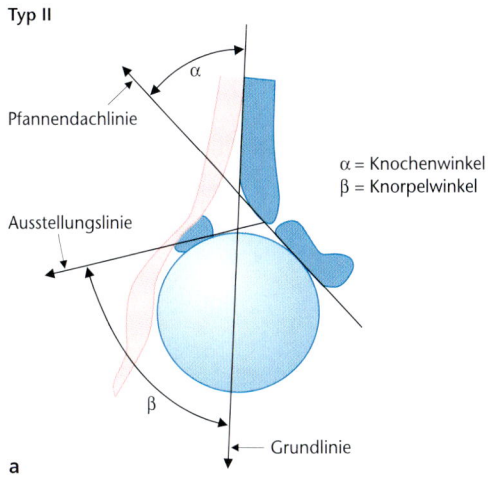

Typ II

Pfannendachlinie

α = Knochenwinkel
β = Knorpelwinkel

Ausstellungslinie

β

Grundlinie

a

Typ III

Pfannendachlinie

Ausstellungslinie

α = Knochenwinkel
β = Knorpelwinkel

nach kaudal gequetschter Pfannendachknorpel

β

Grundlinie

b

Typ IV

Gelenkkapsel

Labrum

Pfannendachknorpel

c

Abb. 21.5 a–c: Hüftgelenksdysplasie: Neuzeichnung zu den Grafwinkeln
a) Typ II-Hüfte: Breiter knöcherner Elker, knorpeliger Elker überdacht den Hüftkopf, Verkleinerung des α-Winkels, Vergrößerung des β-Winkels
b) Typ III-Hüfte: Breiter knöcherner Elker, knorpeliger Elker überdacht den Hüftkopf nicht, weiter Verkleinerung des α-Winkels, bei Vergrößerung des β-Winkels
c) Typ IV-Hüfte: Luxation

U3

Die U3 wird in der **4.–6. Lebenswoche** durchgeführt und beinhaltet folgende Schritte:
- eingehende körperliche Untersuchung
- Untersuchung der ersten Verhaltensmuster in der Sprache (Lautieren), im Sozialverhalten (lächelt, wenn es angelächelt wird) und im Spielverhalten (fixiert und verfolgt Gegenstände)
- Überprüfung von Primitivreflexen (☞ Tab. 21.4)
- Überprüfung der normalen motorischen Entwicklung (☞ Abb. 21.6)

- Nachfragen, ob die Vitamin-D-, Fluor- und Jodprophylaxe durchgeführt wird
- ggf. Kontrollsonographie der Hüfte.

U4

Die U4 wird im **3.–4. Lebensmonat** durchgeführt und beinhaltet folgende Schritte:
- Bei dieser Untersuchung soll besonders auf evtl. bestehende Störungen des Muskeltonus und der Koordination geachtet werden (☞ Abb. 21.7)
- Überprüfung des Sehens: fixieren von Gegenständen und Personen?

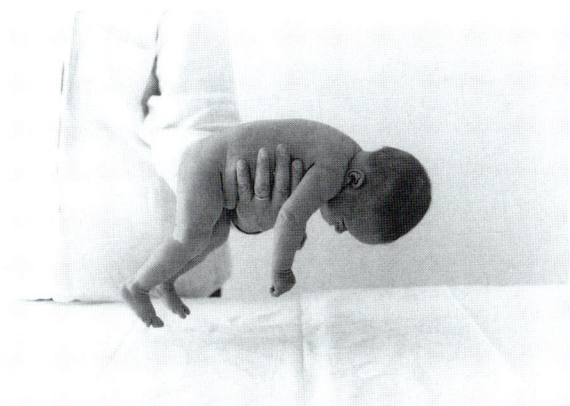

Abb. 21.6: Landau-Reaktion im Alter von 4 Wochen [22].

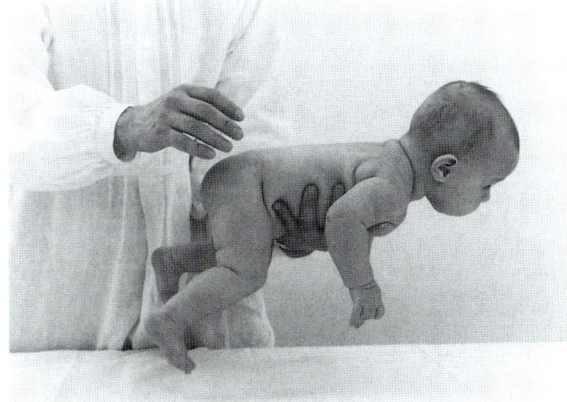

Abb. 21.7: Landau-Reaktion im Alter von 3 Monaten [22].

- Überprüfung des Hörens (klatschen, Rassel, Papierrascheln)
- Ernährungsberatung
- Anlässlich der U4 können die ersten Impfungen (DTaP, Hib, IPV, Hepatitis B) durchgeführt werden, die jedoch nicht im engeren Sinn zur Vorsorgeuntersuchung gehören.

U5

Die U5 wird im **6.–7. Lebensmonat** durchgeführt und beinhaltet folgende Schritte:
- Die Feststellung zerebraler Bewegungsstörungen und die Beurteilung der geistigen Entwicklung stehen im Vordergrund
- Beobachtung der kindlichen Reaktionsweisen (Blickkontakt, Reaktion auf akustische Reize)
- Beurteilung der motorischen Entwicklung:
  - Kopfkontrolle sollte vollendet sein (☞ Abb. 21.8)
  - Das Kind sollte sich von Rücken- in Bauchlage und umgekehrt drehen können
  - Das Kind sollte eine symmetrische Abstützreaktion mit geöffneten Händen zeigen (☞ Abb. 21.9)
  - Das Kind sollte gezielt greifen können (☞ Abb. 21.10).
- Hörprüfung mittels Kleinaudiometer
- Untersuchung der Augen: Strabismus?

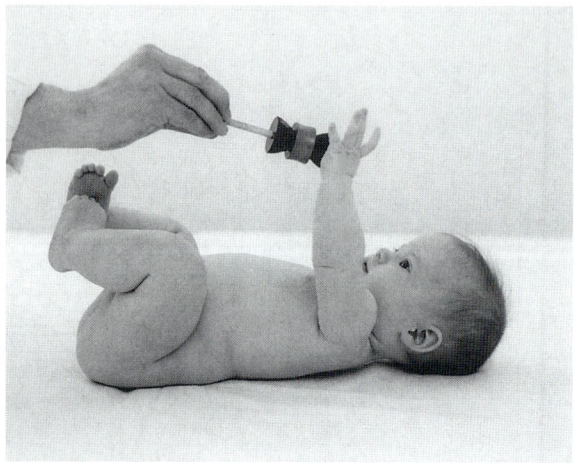

Abb. 21.10: Gezieltes Greifen [22].

- Nachfragen, ob die Vitamin-D-, Fluor- und Jodprophylaxe durchgeführt wird
- Impfung: DTaP, Hib, IPV, Hepatitis B.

U6

Die U6 wird im **10.–12. Lebensmonat** durchgeführt und beinhaltet folgende Schritte:
- Beurteilung der Körperkoordination und der Sinnes- und Sprachentwicklung:
  Reaktion auf leise Geräusche, Silbenverdopplung
- Beurteilung der motorischen Fähigkeiten:
  - Das Kind beginnt zu stehen (☞ Abb. 21.11)
  - Das Kind greift mit dem Pinzettengriff nach Gegenständen (☞ Abb. 21.12)
- Fremdeln?
- Ernährungsberatung (☞ Abb. 21.13)
- Hörprüfung: Bei Verdacht auf eine Hörstörung sollte eine differenzierte Diagnostik veranlasst werden
- Bei Strabismus muss eine augenärztliche Untersuchung veranlasst werden
- Überprüfung des Impfstatus.

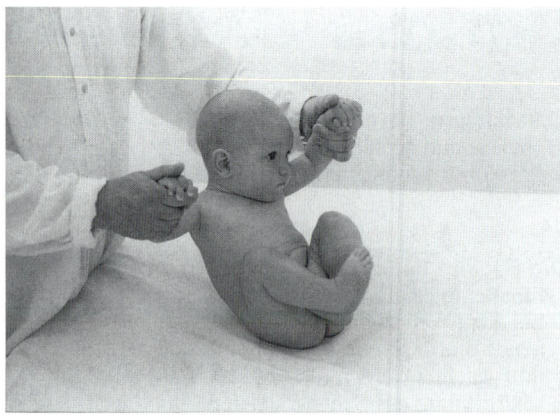

Abb. 21.8: Traktionsreaktion, 6 Monate [22].

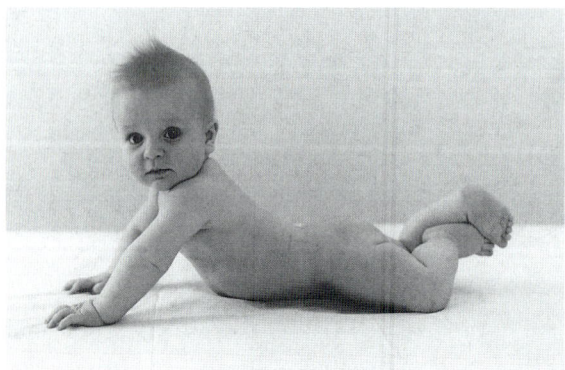

Abb. 21.9: Symmetrische Abstützreaktion mit geöffneten Händen [22].

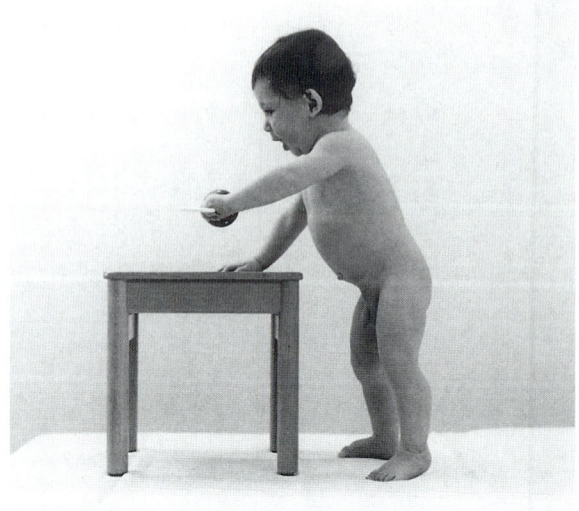

Abb. 21.11: Kind beginnt mit Unterstützung zu stehen [22].

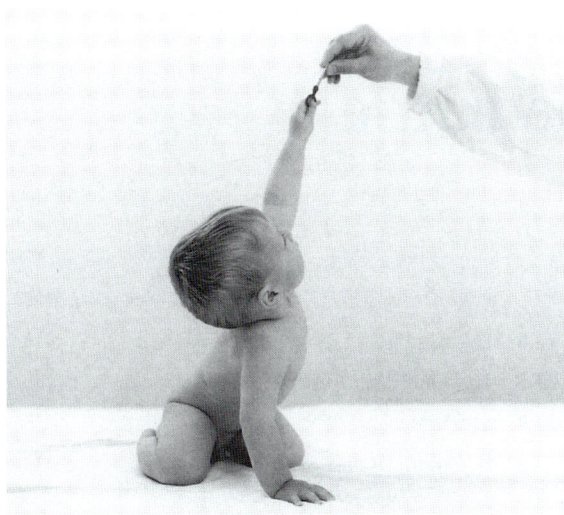

Abb. 21.12: Pinzettengriff [22].

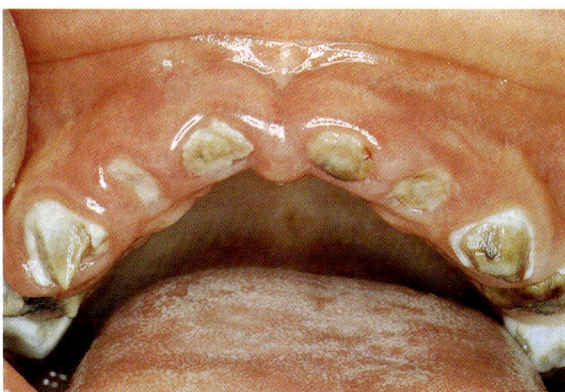

Abb. 21.13: Babybottlekaries. Sie wird in erster Linie durch Honigschnuller und gesüßte Instanttees aus Saugflaschen (nächtlicher Dauertrunk) hervorgerufen [3].

U7

Die U7 wird im 21.–24. Lebensmonat durchgeführt und beinhaltet folgende Schritte:
- Beurteilung der motorischen Entwicklung: Gangbild, freies Vor- und Rückwärtsgehen, Treppensteigen, Aufrichten aus der Hocke, schnelles Laufen
- Auf Fuß- und Beindeformitäten, Wirbelsäulendeformitäten und auf einen eventuellen Beckenschiefstand sollte besonders geachtet werden
- Frage nach Verhaltensauffälligkeiten oder Fieberkrämpfen
- Fortführung der Fluor- und Jodprophylaxe
- Überprüfung des Impfstatus.

U8

Die U8 wird im 43.–48. Lebensmonat durchgeführt und beinhaltet folgende Schritte:
- Die Erfassung von Verhaltensauffälligkeiten ist bei dieser Untersuchung besonders wichtig: Enuresis, Enkopresis, Trotzreaktionen, Konzentrationsschwierigkeiten, Stereotypien, Schlafstörungen, Aggressivität?
- Erfassung von Sprachstörungen: altersentsprechende Sprache, Stottern, Dyslalie oder Dysarthrie?
- Besprechung der Kindergartenfähigkeit
- eingehende Sehprüfung mit Sehtafeln oder einem Sehtestgerät
- Hörprüfung mit dem Kleinaudiometer, Tympanometrie
- eingehende neurologische Untersuchung: Muskeltonus, Ataxie, Koordinationsstörungen, Tremor, Hirnnervenlähmungen?
- Urinuntersuchung mittels Teststreifen
- Tuberkulintestung.

U9

Die U9 wird im 60.–64. Lebensmonat durchgeführt und beinhaltet folgende Schritte:
- ausführliche Anamnese bezüglich Infektionen, Sprachstörungen, Verhaltensauffälligkeiten, motorischer Ungeschicklichkeit, Atemnotepisoden
- Sehprüfung mit Sehtafeln oder einem Sehtestgerät
- Hörprüfung
- Überprüfung der Grob- und Feinmotorik: Seiltänzergang, Einbeinhüpfen, grobe Kraft, Körperhaltung? Überprüfung der Hand-Augen-Koordination: Nachzeichnen von Kreis, Dreieck, Quadrat. Es empfiehlt sich auch, ein zu Hause gemaltes Bild mitbringen zu lassen.
- Überprüfung der Sprechfähigkeit: Benennung von Bildern
- Besprechung der Bedeutung der Fluor- und Jodprophylaxe
- Tuberkulintestung
- Urinuntersuchung mittels Teststreifen
- Blutdruckmessung ist empfehlenswert.

U10/J1

Die U10 oder J1 wird im 12.–13. Lebensjahr durchgeführt und beinhaltet folgende Schritte:
- ausführliche Anamnese: chronische Erkrankungen, Behinderungen, Schule, Familie, psychische Belastungen
- körperliche Untersuchung mit Beurteilung der Pubertätsentwicklung
- Urinuntersuchung
- Cholesterinbestimmung im Serum
- Blutdruckmessung
- Überprüfung des Impfstatus
- Besprechung sexualhygienischer Fragen.

22 Kinderpsychologie und Sozialpädiatrie

22.1 Anorexia nervosa

Definition

Unter Anorexia nervosa versteht man eine überwiegend bei Mädchen in der Präpubertät und Pubertät auftretende selbst verursachte extreme Gewichtsabnahme oder eine unzureichende altersentsprechende Gewichtszunahme, die mit einer tief verwurzelten Überzeugung einhergeht, trotz Untergewicht zu dick zu sein.

Epidemiologie

Die Häufigkeit der Anorexia nervosa bei Frauen liegt bei 0,5–1 %. Das weibliche Geschlecht ist zehn- bis fünfzehnmal häufiger betroffen als das männliche. Die Erkrankung tritt selten vor dem zehnten oder nach dem 25. Lebensjahr auf. Der Häufigkeitsgipfel liegt bei 14 Jahren. Anorexia nervosa kommt gehäuft in der sozialen Mittel- und Oberschicht vor.

Ätiologie und Pathogenese

Bei Essstörungen handelt es sich um **multifaktoriell bedingte Erkrankungen.** Zwillings- und Familienuntersuchungen sprechen für eine Beteiligung genetischer Faktoren. Eine Rolle des **Serotonin $5HT_{2A}$-Rezeptor-Gens** wird diskutiert. Das in vielen Ländern vorherrschende Schlankheitsideal ist wohl weniger ein pathogenetischer Faktor als ein Auslöser der Essstörung. Diäten kommen ebenfalls als Auslöser in Betracht, sofern eine entsprechende Prädisposition besteht. Einzelne Untersuchungen deuten auf eine pathogenetische Bedeutung von **Östrogen** hin. Der präpubertär einsetzende Anstieg der weiblichen Geschlechtshormone könnte ein prädisponierender Faktor für die Manifestation der Anorexia nervosa sein und damit das bevorzugte Erkrankungsalter erklären. Die **Leptinkonzentration** im Serum ist bei Patientinnen mit Anorexia nervosa im Akutstadium der Erkrankung stark erniedrigt.

Zwangs-, Angststörungen und **Depressionen** können im Einzelfall der Essstörung vorausgehen. Ein niedriges Selbstwertgefühl begünstigt die Manifestation einer Essstörung. Sexueller Missbrauch lässt sich bei Patientinnen mit Essstörungen nicht häufiger nachweisen als bei Frauen mit anderen psychiatrischen Störungen, jedoch deutlich häufiger als bei gesunden. Psychodynamisch sind **Autonomiekonflikte** und die **Ablehnung der weiblichen Geschlechtsrolle** von Bedeutung.

Klinik

Das mehr oder weniger ausgeprägte **Untergewicht** ist das klinische Leitsymptom der Anorexia nervosa. Das Gewichtskriterium für die Anorexia nervosa ist erfüllt, wenn der Body-Mass-Index (BMI) unter der 10. Perzentile liegt. Bei vielen Patientinnen liegt der BMI unter der 3. Perzentile (meistens zwischen 12 und 17 kg/m^2, sehr selten unter 10 kg/m^2).

Patientinnen mit Anorexia nervosa schränken die Kalorienzufuhr durch Meidung fett- und kohlenhydratreicher Lebensmittel stark ein. Sie beschäftigen sich zwanghaft anmutend mit ihrem Körpergewicht, das sie trotz bestehenden Untergewichts für zu hoch halten. Häufig wird versucht, den Energieverbrauch durch stundenlange **sportliche Aktivitäten** zu erhöhen. Psychisch sind die betroffenen Mädchen durch eine Neigung zu **depressiven Verstimmungen,** ausgeprägtem **Ehrgeiz** bei meist **hoher Intelligenz,** oft auch durch hysterische oder schizoide Persönlichkeitszüge gekennzeichnet. Mögliche somatische Begleitsymptome sind eine Amenorrhö, Haarausfall, Osteoporose und eine reversible Pseudoatrophie des Gehirns. Zusätzlich leiden die Patienten auch unter Kälteempfindlichkeit und arterieller Hypotonie. Die häufig beklagte Obstipation ist meist auf die geringere Stuhlfrequenz durch die stark eingeschränkte Nahrungsaufnahme zurückzuführen. Eine Krankheitseinsicht besteht selten.

Die Anorexia nervosa wird in zwei Subtypen unterteilt. Bei der **restriktiven Form** fehlen Fressattacken, selbst induziertes Erbrechen, Laxanzien- und Diuretikaabusus. Bei der **„Binge-Eating/Purging"-Form** treten regelmäßig „Fressanfälle" auf, die von selbst induziertem Erbrechen, Laxanzien- und Diuretikaabusus begleitet werden.

432

Merke!
BMI-Werte $< 13\,kg/m^2$ bei stationärer Aufnahme gehen mit einer deutlich erhöhten Mortalitätsrate einher.

Diagnostik

Diagnostische Kriterien für Anorexia nervosa nach ICD-10
- Körpergewicht mindestens 15 % unterhalb der Norm bzw. BMI $\leq 17{,}5\,kg/m^2$ (☞ Abb. 22.1)
- Selbst verursachter Gewichtsverlust
- Körperschemastörung und Überzeugung, zu dick zu sein
- Endokrine Störung (Hypothalamus-Hypophysen-Gonaden-Achse), z.B. Amenorrhö
- Störung der pubertären Entwicklung und des Wachstums.

Therapie

Die Behandlung der Anorexia nervosa erfordert ein umfassendes Betreuungskonzept. Der erste Schritt der Therapie besteht im Aufbau einer **Behandlungsmotivation.**

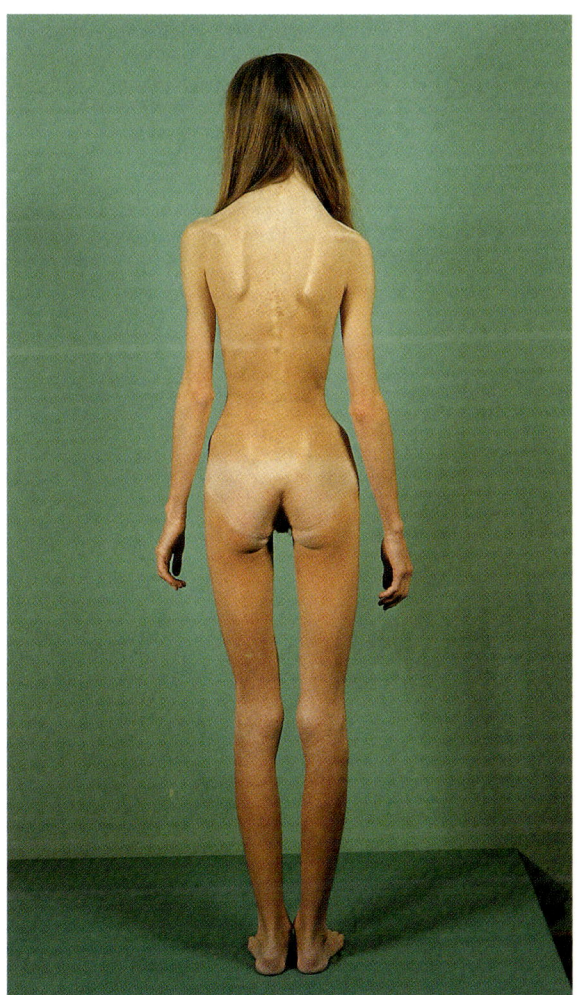

Abb. 22.1: 14-jähriges Mädchen mit Anorexia nervosa [5].

Grundsätzlich ist eine ambulante Behandlung einer stationären vorzuziehen.
Indikationen für eine stationäre Aufnahme sind eine fehlende Gewichtszunahme bei niedrigem BMI, eine weitere Gewichtsabnahme unter Therapie, ein BMI $< 14\,kg/m^2$, potenziell lebensgefährliche somatische Komplikationen, schwere Depressionen, akute Suizidgefahr und schwere familiäre Konflikte.
Die **Gewichtszunahme** ist ein zentrales Therapieziel und ist in der Regel die Grundvoraussetzung für die „Psychotherapiefähigkeit" einer Patientin. Ziel bei der Bemühung um eine **Normalisierung des Essverhaltens** ist eine regelmäßige Nahrungszufuhr zu den drei Hauptmahlzeiten sowie z.B. zwei Zwischenmahlzeiten. Eine eingehende Ernährungsberatung ist wichtig. Auf eine ausreichende Kalziumzufuhr ist zu achten (Osteoporoseprophylaxe).
Die **Psychotherapie** kann verhaltenstherapeutisch, gesprächstherapeutisch, familientherapeutisch oder tiefenpsychologisch ausgerichtet sein. Die Elternarbeit ist entscheidend. Zu Beginn muss verhindert werden, dass die Eltern die Patientin gegen ärztlichen Rat aus der Klinik nehmen, da die meisten Mädchen ihre Eltern durch Suiziddrohungen erpressen. Die Eltern müssen umfassend aufgeklärt und später in die Behandlung mit einbezogen werden.

Merke!
Zunächst sollte bei Anorexia nervosa stets versucht werden, eine orale Nahrungsaufnahme durchzusetzen. Eine Sondenernährung kann in Einzelfällen bei schwerer Abmagerung zu einer deutlichen Entlastung der Patientin führen. Eine parenterale Ernährung ist nur in absoluten Ausnahmefällen bei vitaler Bedrohung indiziert und kann zu schweren Komplikationen führen (z.B. Elektrolytentgleisungen).

Prognose

Die Letalität der Anorexia nervosa ist hoch. Sie beträgt 5–15 % nach zehn Jahren. Nur 10 % der Patientinnen genesen innerhalb von zwei Jahren. Chronische Verläufe sind durch soziale Isolation und eine hohe psychiatrische und somatische (z.B. Niereninsuffizienz) Komorbidität gekennzeichnet. Auch sog. „genesene" Patientinnen behalten mehr oder weniger leichte Auffälligkeiten des Essverhaltens bei.

Merke!
Die Anorexia nervosa weist die höchste Mortalitätsrate aller psychiatrischen Erkrankungen auf. Ein tödlicher Ausgang ist insbesondere bei langjährigem Verlauf mit niedrigem BMI zu befürchten.

22.2 Adipositas

Definition

Die Adipositas bezeichnet eine pathologische Erhöhung des Körperfettanteils an der Gesamtkörpermasse. Übergewicht ist als ein Body-Mass-Index über der 90., Adipositas als ein Body-Mass-Index über der 97. alters- und geschlechtsspezifischen Perzentile definiert.

Epidemiologie

Die Häufigkeit der Adipositas steigt in allen Industrienationen. Eine 1995 in Jena durchgeführte Studie ergab ein Übergewicht bei 10 % der 14-jährigen Jungen und bei 14 % der 14-jährigen Mädchen. Eine zum gleichen Zeitpunkt im Saarland durchgeführte Untersuchung zeigte ein Übergewicht bei 20–30 % der sechs- bis elfjährigen Kinder.

Ätiologie

Zwillingsuntersuchungen haben ergeben, dass der Anteil genetischer Faktoren etwa 70 % beträgt. Faktoren der psychosozialen Umgebung tragen ebenso zur Entstehung einer Adipositas bei. Ein Rückgang der körperlichen Bewegung durch moderne Fortbewegungsmöglichkeiten sowie Tätigkeiten vor dem Bildschirm und Fernsehen ist ursächlich sicher beteiligt. Die Prävalenz und das Ausmaß der Adipositas korreliert direkt mit der konsumierten Fettmenge.

Pathogenese

Eine Adipositas entsteht bei einer positiven Energiebilanz des Körpers, also bei übermäßiger Kalorienzufuhr und mangelnder Energieabgabe.

Wesentliche physiologische Regulationssysteme, in denen Kandidatengene für die Gewichtsregulation vermutet werden, sind die Steuerung des Grundumsatzes, der Thermogenese, der Fettoxidation, des Hunger-Sättigungsempfindens (z.B. Leptinsensitivität) sowie der Adipozytendifferenzierung. Zwei übergeordnete Regulationsmechanismen können unterschieden werden: Bei der *kurzfristigen* Kontrolle der Energiebilanz spielen Signale aus dem Magen-Darm-Trakt sowie Nahrungsmetabolite eine wichtige Rolle. Bei der *langfristigen* Kontrolle der Energiebilanz ist ein Informationsaustausch zwischen den Energiereservoirs des Körpers und den übergeordneten hypothalamischen Zentren nötig (z.B. Leptin).

Eine Adipositas entsteht dann, wenn Störfaktoren in den regulierenden Systemen keine adäquate Antwort finden. Dabei sind kleinste Energieüberschüsse pro Tag ausreichend, um ein progredientes Wachstum der Energiespeicher und damit der Körperfettmasse auszulösen.

Klinik

Kinder und Jugendliche mit Adipositas sind in der Regel **schwer und groß,** da es im Rahmen des Energieüberschusses zu einem akzelerierten Längenwachstum kommt. **Striae distensae** sowie eine **Pseudogynäkomastie** und ein **Pseudohypogenitalismus** bei Jungen sind häufig. Bei Mädchen kommt es häufig zu einer **frühzeitigen Pubertätsentwicklung.** Durch das nachteilige äußere Erscheinungsbild können schwerwiegende **psychosoziale Konsequenzen** auftreten.

Das Risiko für das Auftreten von Dyslipoproteinämien, Diabetes mellitus Typ II und einer arteriellen Hypertonie und damit das **Atheroskleroserisiko** ist stark erhöht. Typische **orthopädische Folgekrankheiten** sind Genua valga, die aseptische Nekrose der Tibiaepiphyse sowie die Epiphyseolysis capitis femoris. Das Syndrom der **obstruktiven Schlafapnoen** mit nächtlicher Hypoventilation und Hypoxämie kommt bei adipösen Kindern ebenfalls gehäuft vor (☞ Kapitel Erkrankungen des Respirationstrakts). Eine **Fettleber** sowie ein gastroösophagealer Reflux sind typische gastroenterologische Komplikationen. Bei Jugendlichen mit Adipositas kann ein **Pseudotumor cerebri** mit Kopfschmerzen und Sehstörungen auftreten.

> **Merke !**
> Kinder mit alimentärer Adipositas sind schwer und groß, Kinder mit syndromatischer Adipositas sind eher schwer und klein.

Diagnostik

- Bestimmung von Gewicht, Länge, BMI und Dokumentation in einer Perzentilenkurve (☞ Abb. 22.2)
- Blutdruckmessung
- Bestimmung von Cholesterin und Triglyzeriden im Serum
- Bestimmung der Harnsäure im Serum bei positiver Familienanamnese
- Ggf. oraler Glukosetoleranztest
- Orthopädisches Konsil bei Hüft- oder Kniegelenksschmerzen.

Therapie

Die Behandlung der Adipositas bedarf eines umfassenden Betreuungskonzepts. Wichtige Ziele sind eine gesunde Ernährung und ausreichende körperliche Bewegung. Zunächst sollte eine Stabilisierung des Körpergewichts erreicht werden. Später wird eine langsame

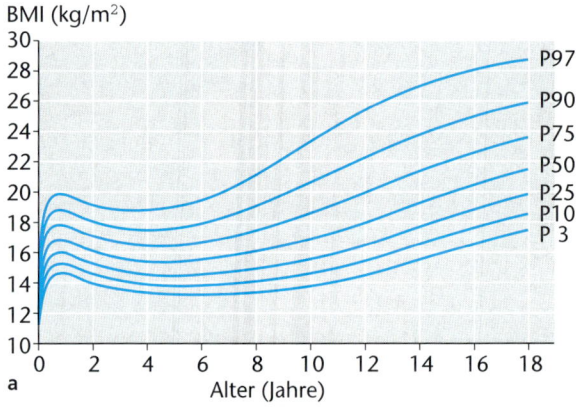

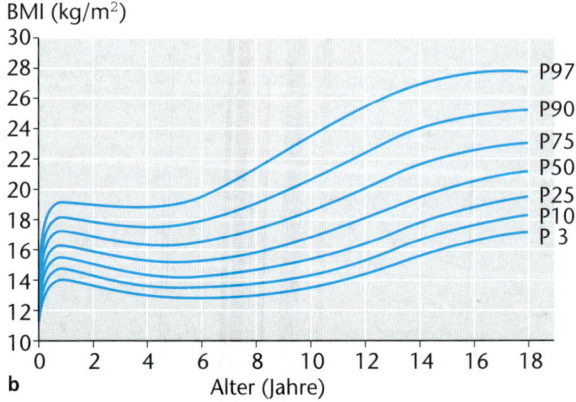

Abb. 22.2: BMI-Perzentilenkurven für Jungen (a) und Mädchen (b) [2].

Gewichtsabnahme (z. B. 0,5 kg/Monat) angestrebt, um Gegenregulationsmechanismen (Reduktion des Grundumsatzes usw.) möglichst zu unterdrücken.

Medizinisches Ziel ist die Reduktion oder Elimination der Komorbidität.

Interdisziplinäre Therapieprogramme können den Patienten dabei unterstützen, diese Ziele zu erreichen.

22.3 Kindesmisshandlung und Kindesmissbrauch

Definitionen

Körperliche Misshandlung ist definiert als die Gewaltanwendung durch Erwachsene gegenüber Kindern, die zu Wunden und körperlichem Trauma und vor allem bei Säuglingen und Kleinkindern zu schweren Schädigungen und diagnostischen Problemen führen kann.

Sexueller Missbrauch ist definiert als die Beteiligung von Kindern und Jugendlichen an sexuellen Aktivitäten, die sie nicht oder nicht in allen Konsequenzen verstehen, denen sie nicht verantwortlich zustimmen können, oder die soziale Tabus im Rahmen familiärer Strukturen verletzen.

Epidemiologie

Die Häufigkeit von Kindesmisshandlung ist schwer eruierbar. Vorsichtige Schätzungen gehen von fünf betroffenen Kindern auf 1000 Geburten pro Jahr aus. Vorwiegend sind Kinder unter vier Jahren betroffen. Man nimmt an, dass 10 % aller „Unfälle" bei Kindern unter fünf Jahren nicht akzidentell sind und dass 50 % aller Frakturen im ersten Lebensjahr und 15 % aller Verbrennungen und Verbrühungen bei Säuglingen auf Misshandlung zurückzuführen sind.

Die Häufigkeitsangabe für sexuellen Missbrauch ist noch schwieriger. Offizielle Zahlen liegen bei 0,75 : 1000. Befragungen erwachsener Frauen ergeben Zahlen von 10–15 %.

Ätiologie

Eine initiale Ablehnungshaltung der Eltern gegenüber dem Kind kann über verschiedene Wechselwirkungen zu einem chronisch konfliktreichen Beziehungsmuster führen. Bei Deprivation und Vernachlässigung steht das Fehlen klarer Grenzen und Regeln im Vordergrund. Bei Misshandlung sind Persönlichkeitsprobleme der Eltern

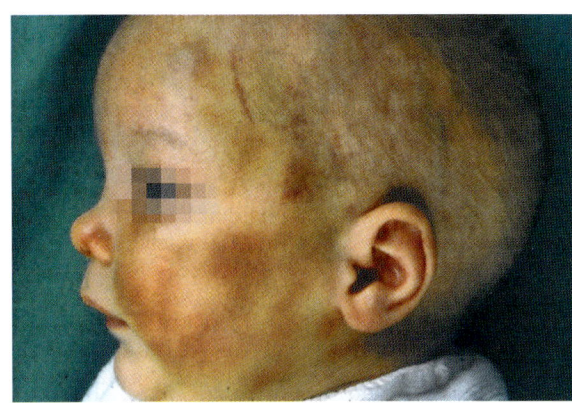

Abb. 22.3: Unterschiedlich alte Hämatome bei Kindesmisshandlung.

und widrige familiäre Bedingungen (Armut) ein wichtiger ätiologischer Faktor.

Klinik

Bei der aktiven Misshandlung weisen **Hautveränderungen** häufig auf die Diagnose hin. Hierzu gehören Narben, Striemen mit Abdruck von Gegenständen, unterschiedlich „alte" Hämatome (☞ Abb. 22.3), Bissverletzungen und Würgemale am Hals. Auch Einblutungen in die Konjunktiven kommen vor (☞ Abb. 22.4). Brandverletzungen mit kreisrundem Aussehen (Zigaretten), am Gesäß (Herdplatte) oder strumpfförmig an beiden Füßen (heißes Bad) sind fast pathognomonisch für eine nicht akzidentelle Verbrennung.

Frakturen sind diagnostisch wichtig und treten v.a. am Schädel, an den Extremitäten und an den Rippen auf. Junge Kinder sind besonders durch **Schädel-Hirn-Traumen** gefährdet, die zu Frakturen und intrazerebralen Blutungen führen können. Subdurale Hämatome und Retinaeinblutungen sind besonders häufig und charakteristisch. Stumpfe Bauchtraumen können zu Leber- oder Milzrupturen führen.

Kopf- und Bauchschmerzen, Übelkeit, Gangstörungen und Zyklusstörungen sind Symptome, die als Ausdruck der Stressbelastung gewertet werden können.

Verletzungen im Genital- und Analbereich, sexuell übertragbare Krankheiten sowie Schwangerschaft in der Pubertät sollten an sexuellen Missbrauch denken lassen.

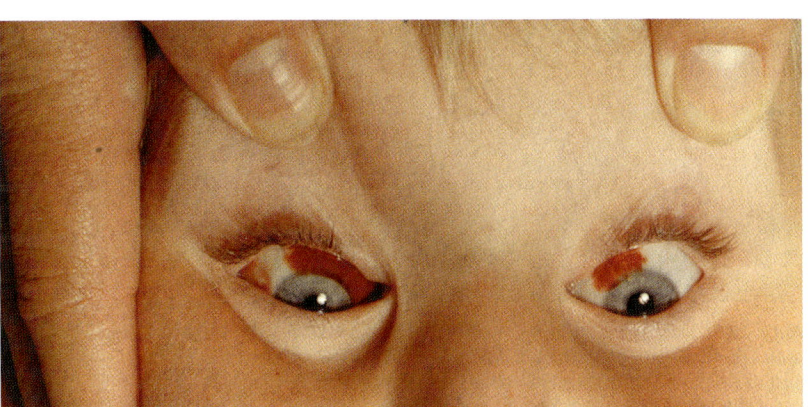

Abb. 22.4: Konjunktivale Einblutungen nach Trauma.

Auffällige Verhaltensmuster wie Weglaufen, Suizidversuche sowie sexualisiertes Verhalten können Ausdruck einer Misshandlung oder eines Missbrauchs sein. **Auffälligkeiten im sozialen Beziehungsmuster** sind Furchtsamkeit und Übervorsichtigkeit, eingeschränkte soziale Interaktionen mit Gleichaltrigen, Autoaggression oder Aggression gegenüber anderen und Teilnahmslosigkeit. Eine Ablehnungshaltung kann sowohl von Eltern gegenüber ihrem Kind, als auch von Jugendlichen gegenüber ihren Eltern oder wechselseitig vorliegen. Die Eltern haben hohe Ansprüche an die Kinder und Jugendlichen bezüglich Lob und Annerkennung. Jugendliche werden als gleichwertige Partner oder Partnerersatz behandelt. Sie zeigen ein erwachsen wirkendes Verhalten mit einem hohen Maß an Kompetenz und Verantwortung. Nur in geschütztem Rahmen kommt das Bild der Depression und Verunsicherung zum Ausdruck.

Merke!

Die Kombination eines subduralen Hämatoms mit typischen Knochenveränderungen und/oder typischen Hautveränderungen kann als pathognomonisch für eine Kindesmisshandlung angesehen werden.

Diagnostik

Diagnostisch besonders wichtig ist, bei verdächtigen Symptomen an die Möglichkeit einer Kindesmisshandlung zu denken. Die wichtigsten diagnostischen Schritte sind:

- das **Gespräch** mit der Familie und dem Patienten zur Klärung von Unfallmechanismen und Hintergründen
- sorgfältige **klinische Untersuchung**
- ggf. **kindergynäkologische Untersuchung**
- eine **Untersuchung des Skelettsystems** ist bei Verdacht auf Misshandlung stets erforderlich (☞ Abb. 22.5)
  - Säuglinge: radiologischer „Skelettstatus"
  - ältere Kinder: Skelettszintigraphie (geringere Strahlenbelastung), dann Anfertigung einer gezielten Röntgenaufnahme
  - verdächtige Röntgenbefunde: subperiostale Verkalkungen, Absprengungen am Rand der Metaphysen, spiralförmige Frakturen von Röhrenknochen
- eine **Röntgenaufnahme des Schädels** ist stets in allen Altersgruppen indiziert (☞ Abb. 22.6)
- **Sonographie des Abdomens:** intraabdominelle Blutungen?
- augenärztliche Untersuchung: retinale Blutungen?
- Blutbild
- Gerinnungsstatus
- Eisenstatus
- Vitamin D, Parathormon.

Merke!

Bei Verdacht auf Kindesmisshandlung sollten alle körperlichen Auffälligkeiten sorgfältig photographisch dokumentiert werden!

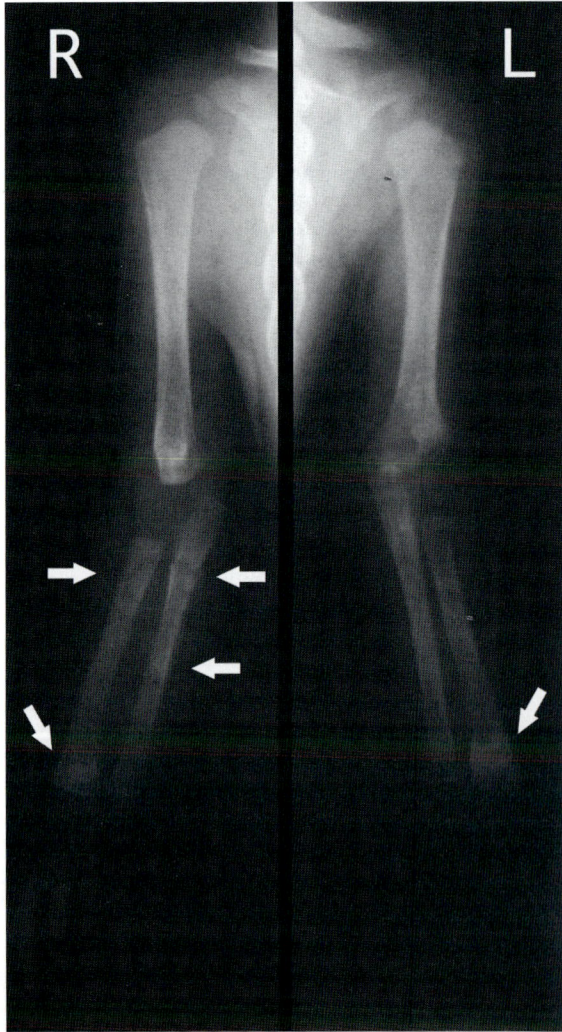

Abb. 22.5: Kindsmisshandlung. Parierfraktur. Frische proximale Radius- und Ulnafraktur rechts, Kallus am distalen Radius bds. und am Ulnaschaft rechts als Hinweis auf länger zurückliegende Frakturen (jeweils durch Pfeile markiert).

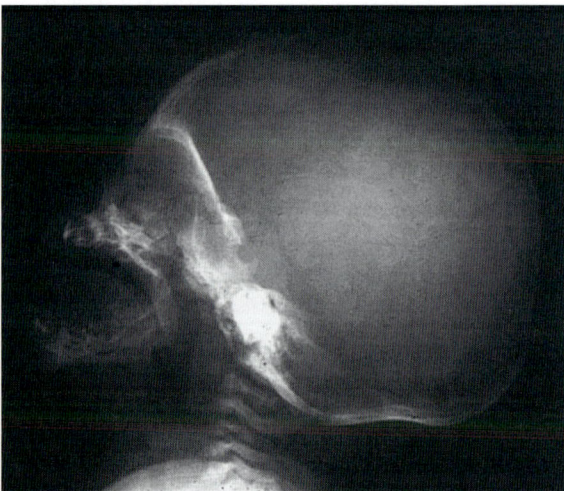

Abb. 22.6: Parietale Schädelfraktur bei Kindesmisshandlung.

Differentialdiagnose

- Leukämie (Knochenschmerzen- und Auftreibungen, Hämatome)
- Primäre Gerinnungsstörung (Hämatome)
- Rachitis (erhöhte Knochenbrüchigkeit)
- Osteogenesis imperfecta (rezidivierende Frakturen)
- Metaphysär lokalisierte Skelettdysplasien
- Glutarazidurie Typ I (subdurale Hygrome, Hämatome und Retinablutungen).

Merke!
Bei Schädelfrakturen ist darauf zu achten, ob das angegebene Trauma für das Ausmaß der Fraktur adäquat ist.

Therapie

Die Sicherheit für das Kind und praktische Hilfen (Nahrung, Wohnung, Schule) stehen im Vordergrund. Zur Krisenintervention kann das Kind durch eine **Klinikeinweisung** geschützt werden. Durch Mitarbeiter des Jugendamts wird in Zusammenarbeit mit den beteiligten Fachkräften (Psychologen, Kinder- und Jugendpsychiater, Sozialpädagogen, Erzieher, Ärzte) ein **Hilfeplan** erstellt.

Eine **Inobhutnahme** ist die gesetzlich vorgeschriebene, auch gegen den Willen der Eltern mögliche Herausnahme des Kindes aus seiner Familie und dessen Unterbringung in Einrichtungen im Fall von akuter Bedrohung des Kindeswohls. Sie kann bei akuter Gefährdung des Kindes mit sofortiger Unterbringung durch das Jugendamt veranlasst werden. Ebenso kann das **Familiengericht** eingeschaltet werden.

Strafanzeigen führen zu polizeilichen Ermittlungen. Erfahrungsgemäß reduzieren sie die Rezidivgefahr nicht.

22.4 Enuresis

Definitionen

Bei einer unkontrollierten Harnentleerung ab einem Alter von vier bis fünf Jahren spricht man von Enuresis. Man unterscheidet die Tagesinkontinenz (**Enuresis diurna**) und die Nachtinkontinenz (**Enuresis nocturna**). Bei der **primären Enuresis** war das Kind noch zu keiner Zeit kontinent. Bei der **sekundären Enuresis** tritt die Inkontinenz nach einer Kontinenzphase von mindestens sechs Monaten erneut auf.

Epidemiologie

Etwa 14 % aller Kinder sind im Alter von fünf Jahren noch nicht dauerhaft kontinent. Jungen sind häufiger betroffen als Mädchen.

Ätiologie

Mögliche Ursachen sind psychische Probleme (traumatische Erlebnisse, unbewusste Konflikte), eine mangelhafte Funktionsreifung, neurogene Blasenfunktionsstörungen (z. B. bei Spina bifida occulta oder Tethered cord), urogenitale Fehlbildungen und genetische Faktoren. Häufig spielen mehrere Faktoren eine Rolle.

Klinik

Das klinische Leitsymptom ist das **Einnässen,** wobei die Frequenz und der Zeitpunkt des Einnässens sehr unterschiedlich sein können.

Diagnostik

- Ausführliche Anamnese (bestehende Erkrankungen, psychomotorische Entwicklung, familiäre Belastungen, Umfeld usw.)
- Führen eines Enuresiskalenders über mindestens vier Wochen
- Sonographie der Nieren und der Blase: anatomische Auffälligkeiten, Restharn nach Blasenentleerung?
- Urodynamik und Uroflowmetrie: Aufschluss über die Koordination der Blasenentleerung
- Radiologische Diagnostik: nur bei auffälligen Vorbefunden (s. o.).

Therapie

Die **Behandlung der nicht organisch bedingten Enuresis** erfordert eine interdisziplinäre Zusammenarbeit von Psychologen, Pädagogen und Pädiatern. Das Führen eines **Enuresiskalenders** mit Belohnungsstrategien (operantes Konditionieren) ist die erste Maßnahme. Darüber hinaus werden die Kinder vier- bis sechsmal täglich zur **willkürlichen Blasenentleerung** aufgefordert. Häufig ist es bei Vorliegen einer Enuresis nocturna günstig, die Kinder nachts mindestens einmal zu wecken, um zur Toilette zu gehen.

Eine weitere Maßnahme besteht darin, die abendliche Trinkmenge einzuschränken. Die **medikamentöse Therapie** mit DDAVP (Minirin®) intranasal oder oral abends beruht auf der Vorstellung, dass Kinder mit nächtlicher Enuresis möglicherweise eine zu niedrige Vasopressinkonzentration während des Schlafs haben. Als ernste, aber seltene Nebenwirkung können Hyponatriämie und Wasserintoxikation vorkommen. Die Substanz sollte nicht länger als vier Wochen angewandt werden. Nach Absetzen kommt es allerdings häufig zu Rezidiven. Diese Therapie wird nicht in allen Zentren befürwortet.

Eine weitere Möglichkeit besteht in der Anwendung **verhaltenstherapeutischer Maßnahmen.** Hierzu gehört z. B. die Anwendung einer Klingelmatratze, die häufig sehr erfolgreich ist.

Die **Behandlung der organisch bedingten Enuresis** bei neurogenen Blasenentleerungsstörungen ist kompliziert. Anticholinergika (z. B. Oxybutinin) können die Detrusoraktivität blockieren. Bei vielen Patienten ist eine mehrfach tägliche Blasenkatheterisierung erforderlich.

Prognose

Die Prognose der nicht organisch bedingten Enuresis ist in der Regel günstig. Bis zum 10.–12. Lebensjahr ist die überwiegende Mehrzahl der Kinder kontinent. Die Prognose der organisch bedingten Enuresis hingegen ist ungünstig. Oberstes Ziel ist hier die dauerhafte Vermeidung von Harnwegsinfektionen.

22.5 Enkopresis

Definitionen

Bei willkürlichem oder unwillkürlichem Stuhlabgang nach dem vierten Lebensjahr, der nicht selten mit Kotschmieren assoziiert ist, spricht man von Enkopresis. Wie bei der Enuresis unterscheidet man eine **primäre** und eine **sekundäre Enkopresis**.

Epidemiologie

Die Häufigkeit der Störung ist altersabhängig. Etwa 1,5 % der Achtjährigen und 0,8 % der Zwölfjährigen koten ein. Jungen sind häufiger betroffen als Mädchen. Eine Enkopresis ist häufig mit einer Enuresis assoziiert.

Ätiologie

Eine primäre Enkopresis ist häufig durch eine allgemeine Entwicklungsverzögerung, eine Einschränkung der intellektuellen Funktionen oder eine Behinderung bedingt. Bei der sekundären Enkopresis ist sehr häufig eine chronisch habituelle Obstipation mit Überlaufenkopresis die Ursache (☞ Kapitel Gastroenterologie). Darüber hinaus spielen belastende Erlebnisse oder chronische Konfliktsituationen eine wichtige Rolle.

Klinik

Das klinische Leitsymptom ist das Einkoten. Es geschieht meist tagsüber, manchmal auch nachts. Häufig verstecken die Kinder ihre verschmutzte Wäsche. Sie zeigen oft eine merkwürdige Indolenz.

Diagnostik

- Ausführliche Anamnese (Stuhlfrequenz und -konsistenz, bestehende Erkrankungen, psychomotorische Entwicklung, familiäre Belastungen, Umfeld usw.)
- Eingehende körperliche Untersuchung
- Sorgfältige neurologische Untersuchung
- Rektale Untersuchung (chronische Obstipation?).

Therapie

Liegt eine chronisch-habituelle Obstipation vor, führen eine konsequente Darmentleerung und Normalisierung der Stuhlfrequenz und -konsistenz schon sehr bald zu einem Sistieren der Enkopresis (☞ Kapitel Gastroenterologie). Ergeben sich Anhaltspunkte dafür, dass die Beherrschung der Darmfunktion nicht richtig erlernt wurde, so sollte dieser Vorgang im Rahmen einer Übungsbehandlung unter Anwendung von Belohnungsstrategien nachgeholt werden. In anderen Fällen stehen psychologische Maßnahmen im Vordergrund. In jedem Fall ist eine eingehende Beratung der Eltern erforderlich.

Prognose

Bei Fehlen zusätzlicher Belastungsfaktoren und bei altersentsprechender Entwicklung des Kindes ist die Prognose gut.

22.6 Legasthenie

Definition

Es handelt sich um eine umschriebene Beeinträchtigung der Entwicklung der Lesefähigkeit, die nicht auf eine Intelligenzminderung, Hör- oder Sehstörung oder auf eine andere Erkrankung zurückgeführt werden kann.

> **Merke!**
> Bei der Legasthenie besteht keine allgemeine geistige Behinderung.

Epidemiologie

Die Häufigkeit beträgt im Alter von acht Jahren etwa 7 %. Jungen sind deutlich häufiger betroffen als Mädchen.

Ätiologie

Sie ist nicht geklärt. Familienuntersuchungen legen eine Beteiligung genetischer Faktoren nahe. Darüber hinaus werden eine Störung der Informationsverarbeitung sowie Veränderungen der Hirnstruktur und Hirnfunktion vermutet.

Klinik

Die **Lesefähigkeit** und **Rechtschreibleistung** liegen deutlich **unter der Altersnorm,** während der **Intelligenzquotient normal** ist. Bei vielen Kindern besteht anamnestisch eine Sprachentwicklungsverzögerung. Begleitend bestehen häufig Aufmerksamkeitsstörungen und eine Hyperaktivität. Sekundär können emotionale Störungen, Konzentrationsstörungen, psychosomatische Symptome (Kopfschmerzen, Bauchschmerzen, Übelkeit), depressive Verstimmungen sowie Störungen des Sozialverhaltens auftreten.

Diagnostik

- Klinisch-psychiatrische und neurologische Untersuchung
- Hörprüfung
- Sehprüfung
- Intelligenztestung
- Psychologische Testung: Prüfung der Lese-, Rechtschreib- und Rechenfähigkeit.

> **Merke!**
> Bisher ist keine organische Ursache für die Legasthenie bekannt.

Therapie

Eine funktionelle Übungsbehandlung des Lesens und Rechtschreibens im Rahmen einer schulischen Förderung steht im Vordergrund. Darüber hinaus sollten die Kinder bei der Bewältigung der psychischen Belastung und der Sekundärsymptome unterstützt werden.

Prognose

Nur etwa 25 % der Kinder mit einer Legasthenie erreichen im Grundschulalter altersgemäße Rechtschreibleistungen.

22.7 Frühkindlicher Autismus

Definition

Autistische Syndrome sind durch eine hochgradige interpersonelle Kontaktstörung mit einer generellen Entwicklungsverzögerung, einer Unfähigkeit, Emotionen auszudrücken, Stereotypien sowie Sprachauffälligkeiten gekennzeichnet.

Epidemiologie

Die Häufigkeit beträgt etwa 3 : 10 000. Jungen sind deutlich häufiger betroffen als Mädchen. Der frühkindliche Autismus manifestiert sich bereits im Säuglingsalter.

Pathogenese

Hirnfunktionsstörungen spielen bei der Pathogenese des frühkindlichen Autismus wahrscheinlich eine führende Rolle. Bei rund 60 % der Kinder findet man klinische Hinweise auf eine solche Hirnfunktionsstörung. Zwillingsuntersuchungen sprechen für eine bedeutende genetische Komponente bei der Entstehung autistischer Syndrome.

Klinik

Die **Entwicklung** der Kinder ist von Anfang an **verzögert.** Sie nehmen **keinen Blickkontakt** auf. Die emotionale Entwicklung kann als nahezu fehlend bezeichnet werden. Die **extreme Kontaktstörung** zeigt sich in einer Abkapselung ohne Reaktion auf Menschen. Hingegen zeigen die Kinder oft eine intensive Zuwendung zur sachlichen Umwelt. Sie halten ängstlich an Gewohnheiten fest und können in Panikzustände geraten, wenn Veränderungen in ihrer Umgebung auftreten. Die Angst vor realen Gefahren hingegen fehlt (z. B. Balancieren auf dem Balkongeländer). Es bestehen **motorische Auffälligkeiten** wie Stereotypien (z. B. Augenbohren), Zehenspitzengang, unkoordinierte Bewegungen und Leerlaufbewegungen. Die **Sprachauffälligkeiten** manifestieren sich als verzögerte Sprachentwicklung (50 %), als Neigung zu Wortneubildung und zur Echolalie. Die Kinder sprechen typischerweise von sich in der dritten Person.

Diagnostik

- Die Diagnose wird klinisch unter Verwendung von Beurteilungsskalen gestellt
- Eingehende Entwicklungsdiagnostik
- Kernspintomographie des Schädels: Ausschluss zugrunde liegender anatomischer zerebraler Veränderungen.

Merke!
Die diagnostischen Kriterien des Autismus sind eine extreme Abkapselung gegenüber der Umwelt, Veränderungsangst sowie eine Verzögerung der Gesamtentwicklung mit Sprachauffälligkeiten.

Therapie

Die Behandlung ist sehr schwierig und erfordert viel Geduld bei allen Beteiligten. Das Vorgehen besteht in einem stufenweisen Aufbau von interpersonellen Kontakten zu einer Beziehungsperson, die man dann auszuwei-

ten versucht. Hierzu eignen sich verhaltenstherapeutische Maßnahmen kombiniert mit gezielter Frühförderung, insbesondere im sprachlichen Bereich.

Prognose

Wichtige prognostische Faktoren sind die Sprachentwicklung und die Intelligenz im sechsten Lebensjahr. Ist die Sprache zu diesem Zeitpunkt recht gut entwickelt und ist die Intelligenz normal (IQ > 80), ist die Prognose relativ günstig.

22.8 Stottern

Definition

Es handelt sich um eine situationsbedingte Redeflussstörung.

Epidemiologie

Stottern tritt bei etwa 5 % der fünfjährigen Jungen und bei 2 % der fünfjährigen Mädchen auf. Die Häufigkeitsgipfel liegen zwischen dem dritten und sechsten (Sprachentwicklung), zwischen dem sechsten und siebten (Einschulung) sowie zwischen dem 12. und 14. Lebensjahr (Pubertät).

Klinik

Klonisches Stottern äußert sich in Wiederholungen beim Sprechbeginn. **Tonisches Stottern** manifestiert sich als Blockierung beim Sprechablauf. Kombinierte Formen kommen vor. Bei ausgeprägten Formen treten Mitbewegungen von Körperteilen auf.

Therapie

Eine verhaltenstherapeutisch ausgerichtete Übungsbehandlung ist häufig erfolgreich. Wichtig ist die psychologische Entlastung des Patienten.

Prognose

Bei einem Drittel der Patienten sistieren die Symptome, bei einem Drittel können sie gebessert werden, in einem Drittel der Fälle persistieren sie.

22.9 Hyperkinetisches Syndrom

Definition

Hyperkinetische Störungen sind durch einen Überschuss an motorischer Aktivität, Aufmerksamkeitsstörungen bei mangelhafter Impulskontrolle sowie emotional überschießende Reaktionen gekennzeichnet.

Epidemiologie

Die Häufigkeit beträgt im Alter von acht Jahren etwa 3 %. Jungen sind deutlich häufiger betroffen als Mädchen.

Ätiologie

Eine genetische Prädisposition gilt als gesichert. Organische Faktoren betreffen Reifungsverzögerungen im Bereich des Frontalhirns, der Basalganglien und des Kleinhirns und können perinatal entstehen. Darüber hinaus können allergische Reaktionen auf Nahrungsmittelzusätze wie Farb-, Geschmacks- oder Konservierungsstoffe ein hyperaktives Verhalten verursachen.

Klinik

Die Kinder zeigen eine **überschießende motorische Aktivität,** eine **Aufmerksamkeitsstörung** sowie ein ausgeprägt **impulsives Verhalten.** Es besteht ein übermäßiger Bewegungsdrang, der sich als Klettern und Laufen aber auch als „Zappeligkeit" manifestieren kann. Die Aufmerksamkeitsspanne ist kurz und die Kinder sind leicht ablenkbar. Als Sekundärsymptome treten Lernstörungen, Verhaltensauffälligkeiten, Dissozialität und Delinquenz auf.

Diagnostik

Die Diagnose wird klinisch unter Verwendung von Quantifizierungsskalen gestellt, die von Eltern, Lehrern und sonstigen Betreuungspersonen im Rahmen einer Verhaltensbeobachtung ausgefüllt werden.

Therapie

Die Behandlung erfolgt auf mehreren Ebenen. Eine **medikamentöse Therapie** mit Psychostimulanzien (z. B. Ritalin®) beeinflusst gezielt die Aufmerksamkeitsstörung. Darüber hinaus kommen Neuroleptika, Antidepressiva und Lithiumsalze zum Einsatz. Nur ein Teil der Patienten spricht auf medikamentöse Maßnahmen an.

Die **Verhaltenstherapie** spielt bei der Behandlung des hyperkinetischen Syndroms eine wichtige Rolle.

Merke!

Wichtige Nebenwirkungen von Psychostimulanzien (z. B. Ritalin®) sind Magenbeschwerden, Schlafstörungen und eine Wachstumsverzögerung. Sie lassen sich häufig durch zeitweiliges Absetzen der Medikation, z. B. am Wochenende und in den Schulferien, vermeiden.

Prognose

Hyperkinetische Kinder zeigen auch im Erwachsenenalter noch eine überschießende motorische Aktivität sowie leichte Aufmerksamkeitsstörungen. Etwa 10 % der Hyperaktiven zeigen als Erwachsene schwerwiegende psychopathologische Auffälligkeiten oder ein kriminelles Verhalten. Die Prognose ist am günstigsten, wenn die Kinder ihre Schulausbildung regulär beenden konnten.

Register

Pubertas praecox 66
– Hochwuchs 52
– idiopathische 66
– Kleinwuchs 50
– vera 66
– zentrale 66
Pubertas tarda 68
Pubesbehaarung
– Entwicklung, Tanner-Stadien 65
Pufferung
– Diabetes mellitus Typ I 90
Pulmonalatresie mit intaktem Ventrikelseptum 235
– Echokardiographie 236
– EKG 236
– Herzkatheter 236
– Prostaglandininfusion 236
– Röntgen-Thorax 236
– Zanose 236
pulmonale Insuffizienz
– Lungenhypoplasie 11
Pulmonalisschlinge 248
– Stridor 249
Pulmonalstenose 227, 228
– sub-/supravalvuläre 227
– Transposition der großen Arterien (TGA) 234
– Ullrich-Turner-Syndrom 30
– valvuläre 227
– Ventrikelseptumdefekt 228
Pulse/Pulsus
– Anämie, neonatale 16
– celer et altus
– – Ductus arteriosus, persistierender 7
Pupille, lichtstarre
– Koma 407
Puppengesicht
– Glykogenose Typ Ia 92
Purinnukleosidphosphorylase (PNP)
– Mangel 165
Purpura
– anaphylaktoide 320
– – Diarrhö 275
– CMV-Infektion 23
– idiopathisch-thrombozytopenische
– – Autoimmunthrombozytopenie, neonatale 17
– immunthrombozytopenische (ITP) 200
– Röteln 23
– Rötelnembryopathie 139
– Schoenlein-Henoch
– – anaphylaktoide 320
– – Diagnostik 321
– – Differentialdiagnose 44, 123
– – Gastrointestinalblutung 276
– – Glomerulonephritis, rapid progressive 320
– – Hämaturie 315
– thrombotisch-thrombozytopenische 200
– thrombozytopenische, Differentialdiagnose 44
Pusteln
– Pediculus capitis 360
PVL s. Leukomalazie periventrikuläre 9
Pyelonephritis 338
– Brucellose 129
Pyknolepsie 387
– Therapie 396
Pylorusstenose, hypertrophe
– Differentialdiagnose 60
– Erbrechen 275
– Hypokaliämie 344
– Kasuistik 281
Pyoderma gangraenosum
– Crohn-Krankheit 288
Pyodermie
– Impetigo contagiosa 347

Pyopneumothorax
– Pleuritis 272
Pyrantel-Embonat
– Spulwürmer 159
Pyrazinamid
– Nebenwirkungen 134
– Tuberkulose 135
Pyridoxal 43
Pyridoxamin 43
Pyridoxin 43
Pyruvatcarboxylase
– Biotin 44
Pyruvatcarboxylasemangel
– Hypoglykämie 86
Pyruvatkinasemangel 191
6-Pyruvoyl-Tetrahydropterin-Synthase-Defekt
– Hyperphenylalaninämie 74

Q

QT-Verlängerung
– Hypokalzämie 345
Quaddelbildung 357
Quadratschädel
– Syphilis connata tarda 23
Quickwert
– Vitamin-K-Mangel 17

R

RA (refraktäre Anämie) 193
Rachenabstrich
– Scharlach 119
Rachendiphtherie 123
Racheninspektion
– Epiglottitis, akute, Kontraindikation 254
Rachenmandelhyperplasie 251
Rachitis
– De-Toni-Debré-Fanconi-Syndrom 329
– Fanconi-Bickel-Syndrom 100
– Formen 48
– hypophosphatämische, familiäre 47
– kalzipenische, Hyperparathyreoidismus 59
– Kalzium 47
– Kleinwuchs 50
– Prophylaxe 427
– Tubulopathien 327
– Tyrosinämie 76
– Vitamin D₃ 47
– Vitamin-D-abhängige Typ I/II (VDAR I/II) 47
– Vitamin-D-Mangel 45
– Vitamin-D-refraktäre/-resistente
– – Kleinwuchs 50
– – Zystinose, nephropathische 79
rachitischer Rosenkranz
– Vitamin-D-Mangel-Rachitis 46
rachitogene Tetanie
– Vitamin-D-Mangel-Rachitis 46
RAEB (RA mit Blastenexzess) 193
RAEB-T (RAEB in Transformation) 193
Räusperhusten
– Alveolitis, exogen-allergische 271
RARS (RA mit Ringsideroblasten) 193
Rashkind-Opertion
– Transposition der großen Arterien (TGA) 234
Rasselgeräusche
– Alveolitis, exogen-allergische 271
– Bronchitis, obstruktive 257
– bronchopulmonale Dysplasie 7
– zystische Fibrose 265
RAST
– Asthma bronchiale 261
– Dermatitis, atopische 355

Rathke-Tasche
– Kraniopharyngeom 222
RBL-Gen
– Retinoblastom 216
RDS (Respiratory Distress Syndrome) s. Atemnotsyndrom
Realimentation
– Gastroenteritis, akute, infektiöse 287
Reanimation (kardiopulmonale)
– Asphyxie, perinatale 4
– Hirnblutungen, Frühgeborene 9
– Kammerflattern/-flimmern 244
Rechts-links-Shunt
– atrioventrikulärer Septumdefekt 231
– auf Vorhofebene, Surfactantmangel 6
– Herzfehler, angeborene 232
– PFC-Syndrom 13
Rechtschreibleistung
– Legasthenie 438
Rechtsherzhypertrophie
– Fallot'sche Tetralogie 232
– zystische Fibrose 264
Rechtsherzinsuffizienz
– Hydrothorax 273
– Hyperaldosteronismus, sekundär 63
– Schlafapnoe, obstruktive 251
– Ventrikelseptumdefekt 229
– zystische Fibrose 264
Rechtsherzversagen
– bronchopulmonale Dysplasie 8
Rechtsverschiebung
– Anämie, megaloblastäre 181
Recklinghausen-Neurofibromatose
– Café-au-lait-Flecken 361
Recklinghausen-Syndrom 412
5α-Reduktase-Defekt 71
Reentrytachykardie, paroxysmale 243
Reflexepilepsie 385, 394
Reflux
– gastroösophagealer 277
– – Barrett-Ösophagus 277
– – Differentialdiagnose 25
– – epigastrische Schmerzen 277
– – Erbrechen 275, 277
– – Ösophagitis 277, 278
– – Prokinetika 278
– vesikoureteraler
– – Hydronephrose 339
Refluxösophagitis
– Hiatushernie 278
Refluxprüfung
– Harnwegsinfektionen 338
Refsum-Syndrom 108
– infantiles 109
– klassisches 110
Regurgitation
– Ösophagusachalasie 278
Rehydratation, orale/parenterale 342
– Dehydratation 342
– Gastroenteritis, akute, infektiöse 287
– Dehydratation 342
Reifegrad des Kindes
– Vorsorgeuntersuchungen 424
Reifgeborene
– Atemfrequenz 246
reitende Aorta
– Fallot'sche Tetralogie 232
Reiter-Syndrom
– Arthritis, reaktive 175
Reizbarkeit
– Vitamin-A-Überdosierung 45
Reizhusten
– Alveolitis, exogen-allergische 271
– Mycoplasma pneumoniae 130
– Ornithose 131

Rektumatresie 283
Rektumbiopsie
– Hirschsprung-Krankheit 284
Rektumprolaps
– zystische Fibrose 265, 267
Rekurrensparese, geburtstraumatische
– Differentialdiagnose 248
– Stridor 249
Releasing-Hormone (RH) 49
Reliever
– Asthma bronchiale 262
renale Ausscheidung
– Hyper-/Hyokaliämie 344
Renin-Angiotensin-Aktivität
– Hyperaldosteronismus 63
Resorptionsatelektase
– Bronchiallymphknotentuberkulose 133
Respiration
– Epiglottitis, akute 255
Respirationstrakt
– Erkrankungen 246
– Fehlbildungen 247
respiratorische Affektkrämpfe 397, 398
respiratorische Infektionen
– Adenovirusinfektion 148
– Haemophilus influenzae Typ b 122
respiratorische Insuffizienz
– Asphyxie, perinatale 4
– Mekoniumaspirationssyndrom 10
– PFC-Syndrom 13
Respiratory Distress Syndrome (RDS) s. Atemnotsyndrom
Respiratory-Syncytial-(RS-)Virus s. RSV-Infektion
retikuläre Dysgenesie 165
Retikuloendotheliosen
– Splenomegalie 196
Retikulozyten
– Rh-Inkompatibilität 15
Retikulozytose
– Elliptozytose, hereditäre 185
– Thalassaemia major 189
Retinalblutungen
– Kindesmisshandlung 436
Retinitis
– CMV-Infektion 150
– pigmentosa
– – Abetalipoproteinämie 113
– – Adrenoleukodystrophie, neonatale 109
– – Refsum-Syndrom 109
Retinoblastom 216
– Katzenauge, amaurotisches 216
– RBL-Gen 216
Retinol 44
Retinopathia/-pathie
– Diabetes mellitus Typ I 91
– praematurorum 8, 9
Retinsäure 44
Retrognathie, manibuläre
– Pierre-Robin-Sequenz 248
retroösophagealer Abszess
– Ösophagitis 278
Retropharyngealabszess 250
– Stridor 249
Retrovirus 152
Rett-Syndrom 410
– Gehfähigkeit 410
Reverse-Transkriptase-Inhibitoren (RTI)
– HIV-Infektion 153
Reye-Syndrom 311
– Azetylsalizylsäure 312
– Differentialdiagnose 83
– Enzephalopathie 311
– Erbrechen 275
– Influenza B 146
– Koma 406

Quellenverzeichnis

[1] Deetjen/Speckmann: Physiologie, 3.Auflage; Urban & Fischer-Verlag, 1999

[2] Dörr/Rascher: Praxisbuch Jugendmedizin, 1. Auflage, Urban & Fischer Verlag, 2002

[3] Michalk/Schönau: Differentialdiagnose Pädiatrie, 1. Auflage, Urban & Schwarzenberg Verlag, 1999

[4] Rassner: Dermatologie, 7. Auflage; Urban & Fischer-Verlag, 2002

[5] Freisinger/Schuster/Liedtke: 80 Fälle Pädiatrie, 2. Auflage, Urban & Fischer Verlag, 2004

[6] M. Afzal Mir: Atlas of Clinical Diagnosis, 4th printing, Saunders Company Limited, 1999

[7] Böcker/Denk/Heitz: Pathologie, 2. Auflage, Urban & Fischer Verlag, 2001

[8] Renz-Polster: Basislehrbuch Innere Medizin, 2. Auflage, Urban & Fischer Verlag; 2001

[9] Kauffmann/Moser/Sauer: Radiologie, 2. Auflage, Urban & Fischer Verlag; 2001

[10] Berchtold: Chirurgie, 4. Auflage, Urban & Fischer-Verlag, 2001

[11] Abdolvahab-Emminger: Exaplan, 3. Auflage, Urban & Fischer-Verlag, 2002

[12] Ebe/Homma:Leitfaden für die EEG-Praxis, 3. Auflage, Urban & Fischer-Verlag, 2002

[13] Illing/Claßen: Klinikleitfaden Pädiatrie, 5. Auflage, Urban & Fischer-Verlag, 2000

[14] Rost I. Chromosomale Mikrodeletionssyndrome. Monatsschrift für Kinderheilkunde, 2000, 148: 55–69

[15] Blanck: Visite live Pädiatrie, 1. Auflage, Urban & Fischer-Verlag, 2002

[16] Die Abbildung wurde von Dr. Volker Straub und Dr. Stephanie Grünewald, Universitäts-Kinderklinik Essen, zur Verfügung gestellt.

[17] Sitzmann: Pädiatrie, 2. Auflage, Georg Thieme Verlag, 2002

[18] Koletzko: „Kinderheilkunde", 11. Auflage, Springer Verlag, 2000

[19] Roche Lexikon Medizin, 4. Auflage, Urban & Fischer Verlag, 1999

[20] Kretz/Beushausen: Kinder Notfall Intensiv; 2. Auflage, Urban & Fischer Verlag, 2002

[21] Koch: Klinische Nephrologie, 1. Auflage, Urban & Fischer Verlag, 2000

[22] Ambühl-Stamm: Früherkennung von Bewegungsstörungen beim Säugling, 1. Auflage, Urban & Fischer Verlag, 1999

[23] Die Abbildung wurde freundlicherweise zur Verfügung gestellt von Prof. Dr. K. Schneider, Röntgenabteilung im Dr. von Haunerschen Kinderspital der Universität München.

Alle anderen Abbildungen stammen aus der Fotosammlung des Dr. von Haunerschen Kinderspitals und wurden freundlicherweise zur Verfügung gestellt von

Prof. Dr. med. Dietrich Reinhardt
Direktor des von Haunerschen Kinderspitals
der Ludwig-Maximilians-Universität München
Lindwurmstr. 4

80337 München